John Mesa · Steven R. Buchman
Donald R. Mackay · Joseph E. Losee
Robert J. Havlik

Atlas of Operative Craniofacial Surgery

颅面外科手术图谱

约翰·梅萨
史蒂文·R. 布克曼
主　编　〔美〕唐纳德·R. 麦凯
约瑟夫·E. 卢西
罗伯特·J. 哈夫利克
主　译　柴　岗　顾　硕　王晨羽

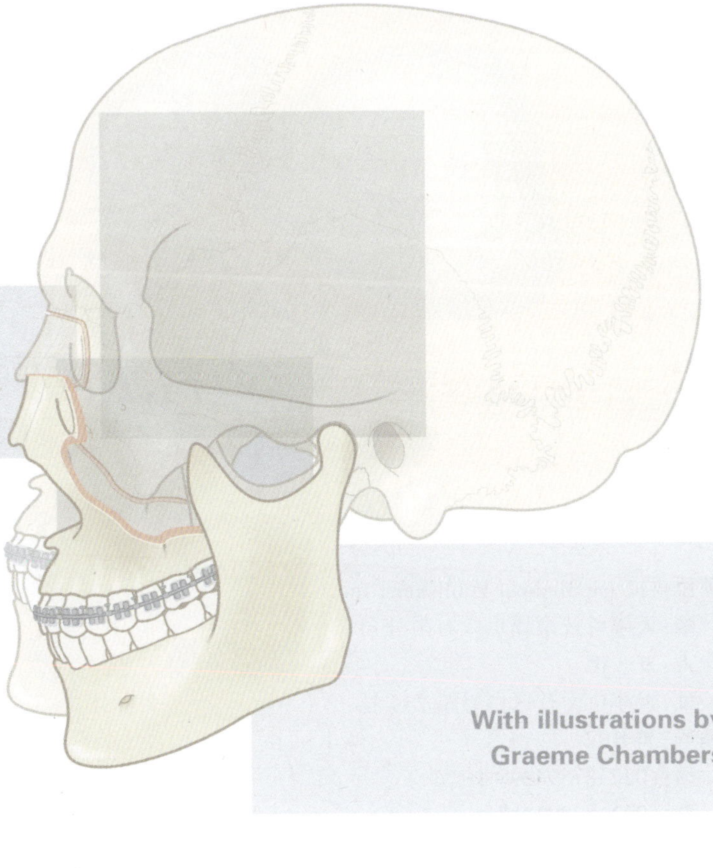

With illustrations by
Graeme Chambers

American Society of
Maxillofacial Surgeons

American Society of
Craniofacial Surgeons

天津出版传媒集团
天津科技翻译出版有限公司

著作权合同登记号:图字:02-2019-361

图书在版编目(CIP)数据

颅面外科手术图谱 / (美)约翰·梅萨(John Mesa)等主编;柴岗,顾硕,王晨羽主译. —天津:天津科技翻译出版有限公司,2024.6

书名原文: Atlas of Operative Craniofacial Surgery

ISBN 978-7-5433-4428-0

Ⅰ. ①颅… Ⅱ. ①约… ②柴… ③顾… ④王… Ⅲ. ①口腔颌面部疾病-外科手术 Ⅳ. ①R782

中国国家版本馆 CIP 数据核字(2024)第 030720 号

Original title:
Atlas of Operative Craniofacial Surgery by
John Mesa / Steven R. Buchman / Donald R. Mackay / Joseph E. Losee / Robert J. Havlik

授权单位:Thieme Medical Publishers. Inc.
出　　版:天津科技翻译出版有限公司
出 版 人:方　艳
地　　址:天津市南开区白堤路 244 号
邮政编码:300192
电　　话:(022)87894896
传　　真:(022)87893237
网　　址:www.tsttpc.com
印　　刷:山东临沂新华印刷物流集团有限责任公司
发　　行:全国新华书店
版本记录:889mm×1194mm　16 开本　31.5 印张　600 千字
2024 年 6 月第 1 版　2024 年 6 月第 1 次印刷
定价:328.00 元

译者名单

主 译 柴 岗 上海交通大学医学院附属第九人民医院

顾 硕 海南医学院第一附属医院

王晨羽 上海交通大学医学院附属第九人民医院

译 者 (按姓氏汉语拼音排序)

柴 岗 上海交通大学医学院附属第九人民医院

陈国鼎 深圳市儿童医院

陈骁俊 上海交通大学医学院附属第九人民医院

陈雪莹 中国医学科学院整形外科医院

丁桂聪 深圳市儿童医院

董晨彬 复旦大学附属儿科医院

顾 硕 海南医学院第一附属医院

顾洛莎 中国医学科学院整形外科医院

顾天一 中国医学科学院整形外科医院

韩文卿 上海交通大学医学院附属第九人民医院

贺 宇 中国医学科学院整形外科医院

刘天甲 海南医学院第一附属医院

刘翔琪 上海交通大学医学院附属第九人民医院

卢建建 中国医学科学院整形外科医院

马莉萍 上海交通大学医学院附属第九人民医院

牛 峰 中国医学科学院整形外科医院

潘 博 中国医学科学院整形外科医院

汤 莹 上海交通大学医学院附属第九人民医院

陶 凯 中国人民解放军北部战区总医院

王晨羽 上海交通大学医学院附属第九人民医院

王雪彤 上海交通大学医学院附属第九人民医院

徐海淞 上海交通大学医学院附属第九人民医院

言颖洁 上海交通大学医学院附属第九人民医院

杨娴娴 上海交通大学医学院附属第九人民医院

余泮熹 中国医学科学院整形外科医院

俞哲元 上海交通大学医学院附属第九人民医院

张　艳　上海交通大学医学院附属第九人民医院
张紫薇　上海交通大学医学院附属第九人民医院
周燕春　上海交通大学医学院附属第九人民医院
KIM BYEONG SEOP(金秉燮)　上海交通大学医学院附属第九人民医院

主编名单

John Mesa, MD
Private Practice,
New York, New York

Steven R. Buchman, MD, FACS
M. Haskell Newman Professor in Plastic Surgery, Professor of Neurosurgery;
Program Director, Craniofacial Surgery Fellowship,
University of Michigan Medical School;
Chief, Pediatric Plastic Surgery, C. S. Mott Children's Hospital;
Director, Craniofacial Anomalies Program, University of Michigan Medical Center,
Ann Arbor, Michigan

Donald R. Mackay, DDS, MD, FACS, FAAP
William P. Graham III Professor of Plastic Surgery,
Professor of Surgery and Pediatrics;
Vice Chair, Department of Surgery, Penn State Milton S. Hershey College of Medicine,
Hershey, Pennsylvania

Joseph E. Losee, MD, FACS, FAAP
Ross H. Musgrave Professor of Pediatric Plastic Surgery,
Executive Vice Chair, Department of Plastic Surgery,
University of Pittsburgh Medical Center;
Division Chief, Pediatric Plastic Surgery, Department of Pediatric Plastic Surgery,
Children's Hospital of Pittsburgh, University of Pittsburgh Medical Center,
Pittsburgh, Pennsylvania

Robert J. Havlik, MD, FACS
Chairman and George Korkos Professor of Plastic Surgery,
Department of Plastic Surgery,
Medical College of Wisconsin,
Milwaukee, Wisconsin

With illustrations by
Graeme Chambers

编者名单

Alexander C. Allori, MD, MPH
Assistant Professor of Surgery, Duke Cleft and Craniofacial Center, Department of Surgery, Division of Plastic and Reconstructive, Maxillofacial and Oral Surgery, Duke University, Durham, North Carolina

Yash J. Avashia, MD
Resident, Duke Cleft and Craniofacial Center, Department of Surgery, Division of Plastic and Reconstructive, Maxillofacial and Oral Surgery, Duke University, Durham, North Carolina

Haithem M. Elhadi Babiker, MD, DMD, FACS, FAAP
Assistant Professor of Plastic Surgery, University of Cincinnati Medical Center; Assistant Professor, Pediatric Plastic and Craniofacial Surgery, Cincinnati Children's Hospital Medical Center, Cincinnati, Ohio

Bahar Bassiri Gharb, MD, PhD
Assistant Professor of Surgery, Department of Plastic Surgery, Cleveland Clinic, Cleveland, Ohio

Stephen P. Beals, MD, FACS, FAAP
Associate Professor, Department of Plastic Surgery, Mayo Clinic, Scottsdale, Arizona; Co-Medical Director, Barrow Cleft and Craniofacial Center, St. Joseph's Hospital and Medical Center, Phoenix, Arizona

Brittany Behar, MD
Plastic Surgery Resident, Division of Plastic Surgery, Penn State Milton S. Hershey Medical Center, Hershey, Pennsylvania

Colin Brady, MD
Pediatric Plastic and Craniofacial Surgeon, Department of Pediatric Plastic Surgery, Children's Healthcare of Atlanta, Emory University, Atlanta, Georgia

John Brosious, MD
Plastic and Reconstructive Surgery Specialist, University of Nevada School of Medicine, Division of Plastic Surgery, Las Vegas, Nevada

Steven R. Buchman, MD, FACS
M. Haskell Newman Professor in Plastic Surgery, Professor of Neurosurgery; Program Director, Craniofacial Surgery Fellowship, University of Michigan Medical School; Chief, Pediatric Plastic Surgery, C. S. Mott Children's Hospital; Director, Craniofacial Anomalies Program, University of Michigan Medical Center, Ann Arbor, Michigan

Michael R. Bykowski, MD, MS
Resident, Integrated Plastic Surgery, Department of Plastic Surgery, University of Pittsburgh Medical Center, Pittsburgh, Pennsylvania

Nicole C. Cabbad, MD
Craniofacial Plastic Surgeon, Department of Plastic Surgery, Nicklaus Children's Hospital, Miami, Florida

Philip Kuo-Ting Chen, MD
Professor, Department of Surgery, Taipei Medical University; Director, Craniofacial Center, Taipei Medical University Hospital, Taipei, Taiwan

Alexandra Condé-Green, MD, FICS
Plastic Surgeon, Department of General Surgery, Division of Plastic Surgery, Rutgers New Jersey Medical School, Newark, New Jersey

Lily Daniali, MD
Plastic Surgeon, Burn and Reconstructive Centers of Colorado, Englewood, Colorado

Edward H. Davidson, MD
Resident, Integrated Plastic Surgery, Department of Plastic Surgery, University of Pittsburgh Medical Center, Pittsburgh, Pennsylvania

Erez Dayan, MD
Clinical Fellow in Surgery, Division of Plastic and Reconstructive Surgery, Massachusetts General Hospital, Harvard Medical School, Boston, Massachusetts

Brent R. DeGeorge, Jr., MD, PhD
Assistant Professor, Department of Plastic Surgery, University of Virginia, Charlottesville, Virginia

Arlen Denny, MD, FACS, FAAP
Professor, Plastic Surgery and Neurosurgery, Department of Pediatrics, Medical College of Wisconsin, Children's Hospital, Milwaukee, Wisconsin

Gaby D. Doumit, MD, MSc, FRCS(C), FACS
Assistant Professor of Surgery, University of Montreal, Montreal, Quebec, Canada; Consultant, Cleveland Clinic Foundation, Cleveland, Ohio; Vice President of Education, American Society of Maxillofacial Surgery, Beverly, Massachusetts

Yao Duan, DDS
Resident and Fellow, Department of Oral and Maxillofacial Surgery, Second Dental Center, Peking University School and Hospital of Stomatology, Beijing, China

John Girotto, MD, FACS, FAAP
Attending Plastic Surgeon, Department of Pediatric Plastic Surgery, Helen Devos Children's Hospital, Grand Rapids, Michigan

Jesse Goldstein, MD
Assistant Professor, Department of Plastic Surgery, University of Pittsburgh Medical Center, Pittsburgh, Pennsylvania

Arun K. Gosain, MD
Children's Service Board Professor and Chief, Division of Pediatric Plastic Surgery, Lurie Children's Hospital, Northwestern Feinberg School of Medicine, Chicago, Illinois

Mark S. Granick, MD, FACS
Professor of Surgery, Chief of Plastic Surgery, Rutgers New Jersey Medical School, Newark, New Jersey

Matthew R. Greives, MD, FACS
Assistant Professor of Pediatric Plastic Surgery, Department of Pediatric Surgery, McGovern Medical School at the University of Texas Health Sciences Center at Houston, Houston, Texas

Ivo Gwanmesia, FRCS(Plast)
Craniofacial Plastic Surgeon, London, United Kingdom

Ronald R. Hathaway, DDS, MS, MS
Professor of Pediatric Plastic Surgery, University of Cincinnati; Professor and Director of Craniofacial and Surgical Orthodontics, Department of Pediatric Plastic Surgery, Cincinnati Children's Hospital Medical Center, Cincinnati, Ohio

Robert J. Havlik, MD, FACS
Chairman and George Korkos Professor of Plastic Surgery, Department of Plastic Surgery, Medical College of Wisconsin, Milwaukee, Wisconsin

Ian M. Heger, MD, FAANS, FACS, FAAP
Associate Professor, Department of Neurosurgery, Augusta University/Medical College of Georgia, Augusta, Georgia

Stacy R. Henderson, MD
Chief Resident, Department of Surgery, Division of Plastic Surgery, Penn State Milton S. Hershey Medical Center, Hershey, Pennsylvania

Cathy Henry, MD
Assistant Professor of Surgery and Pediatrics, Division of Plastic Surgery, Penn State Milton S. Hershey Medical Center, Hershey, Pennsylvania

Michael J. Ingargiola, MD
Resident, Department of Surgery, Division of Plastic and Reconstructive Surgery, Mount Sinai Hospital, New York, New York

Ibrahim Khansa, MD
Clinical Instructor of Surgery (Fellow), Division of Plastic and Maxillofacial Surgery, Children's Hospital of Los Angeles, Los Angeles, California

Richard E. Kirschner, MD, FACS, FAAP
Section Chief, Plastic and Reconstructive Surgery, Nationwide Children's Hospital; Senior Vice Chair, Department of Plastic Surgery, The Ohio State University Medical College, Columbus, Ohio

Kristen A. Klement, MD
Assistant Professor, Department of Plastic Surgery, Medical College of Wisconsin, Milwaukee, Wisconsin

Anand Kumar, MD, FACS, FAAP
Chairman, Residency Program; Director, Cleft and Craniofacial Center; Division Chief, Pediatric Plastic and Craniomaxillofacial Surgery, Department of Plastic and Reconstructive Surgery; Dewayne Greenwood Richey II Endowed Professor of Plastic and Reconstructive Surgery and Pediatrics, Case Western Reserve University School of Medicine, Cleveland, Ohio

Nicole M. Kurnik, MD
Surgeon, Department of Plastic Surgery, Mayo Clinic Hospital, Phoenix, Arizona

Kant Y. Lin, MD, FACS
Professor and Chief, Department of Plastic Surgery, University of Kentucky College of Medicine, Lexington, Kentucky

Yuan Liu, MD
Physician, Department of Plastic Surgery, Kaiser Permanente, San Marcos, California

Joseph E. Losee, MD, FACS, FAAP
Ross H. Musgrave Professor of Pediatric Plastic Surgery, Executive Vice Chair, Department of Plastic Surgery, University of Pittsburgh Medical Center; Division Chief, Department of Pediatric Plastic Surgery, Pediatric Plastic Surgery, Children's Hospital of Pittsburgh, University of Pittsburgh Medical Center, Pittsburgh, Pennsylvania

Denver Lough, MD, PhD
Chairman and Chief Executive Officer, PolarityTE, Salt Lake City, Utah

Michael P. Lynch, MD
Plastic Surgeon, Private Practice, Plastic Surgeons of Lexington, Lexington, Kentucky

Donald R. Mackay, DDS, MD, FACS, FAAP
William P. Graham III Professor of Plastic Surgery, Professor of Surgery and Pediatrics; Vice Chair, Department of Surgery, Penn State Milton S. Hershey College of Medicine, Hershey, Pennsylvania

Jeffrey R. Marcus, MD, FACS, FAAP
Professor and Chief, Division of Plastic, Maxillofacial, and Oral Surgery, Duke University, Durham, North Carolina

John Mesa, MD
Private Practice, New York, New York

Karolina Mlynek, MD
Research Fellow, Department of Plastic Surgery, Cleveland Clinic, Cleveland, Ohio

David E. Morris, MD, FACS
Associate Professor, Division of Plastic, Reconstructive, and Cosmetic Surgery, University of Illinois Hospital and Health Sciences System; Department of Plastic Surgery, Shriners Hospital for Children–Chicago, Chicago, Illinois

Delora L. Mount, MD, FACS, FAAP
Associate Professor, Department of Surgery, University of Wisconsin School of Medicine and Public Health, Madison, Wisconsin

Sanjay Naran, MD
Administrative Chief Resident, Department of Plastic Surgery, University of Pittsburgh, Pittsburgh, Pennsylvania

Sami A. Nizam II, DMD, MD
Private Practice, Alabama Surgical Arts, Montgomery, Alabama

Pravin Patel, MD
Chief of Craniofacial Surgery, Professor of Surgery, Department of Surgery, Division of Plastic, Reconstructive, and Cosmetic Surgery, University of Illinois at Chicago, Chicago, Illinois

Frank A. Papay, MD, FACS, FAAP
Professor, Department of Surgery, Cleveland Clinic Lerner College of Medicine of Case Western Reserve University, Cleveland, Ohio

Phuong Pham, MD
Physician, Sono Bella–Ontario, Ontario, California

John W. Polley, MD
Attending Plastic Surgeon, Department of Pediatric Plastic Surgery and Dermatology, Helen DeVos Children's Hospital, Michigan State University, Grand Rapids, Michigan

Kavitha Ranganathan, MD
Resident, Department of Plastic Surgery, Michigan Medicine–University of Michigan, Ann Arbor, Michigan

Imran Ratanshi, MD, MSc, FRCS(C)
Clinical Fellow, Adult Craniomaxillofacial Reconstruction and Aesthetic Surgery; Assistant in Surgery, Harvard Medical School, Division of Plastic and Reconstructive Surgery; Massachusetts General Hospital, Boston, Massachusetts

Russell R. Reid, MD, PhD
Professor of Surgery, Bernard Sarnat Scholar of Craniofacial Research, University of Chicago Medicine, Chicago, Illinois

John Reinisch, MD
Professor, Department of Surgery, University of Southern California; Director of Craniofacial and Pediatric Plastic Surgery, Department of Surgery, Cedars-Sinai Medical Center, Los Angeles, California

Eduardo D. Rodriguez, MD, DDS
Chair, Hansjörg Wyss Department of Plastic Surgery, Helen L. Kimmel Professor of Reconstructive Plastic Surgery, NYU Langone Health, New York, New York

Thomas Samson, MD, FACS, FAAP
Assistant Professor of Surgery, Department of Surgery, Division of Pediatrics and Neurosurgery, Penn State Milton S. Hershey Medical Center, Hershey, Pennsylvania

Michael Sosin, MD
Resident, Plastic and Reconstructive Surgery, Hansjörg Wyss Department of Plastic Surgery, Helen L. Kimmel Professor of Reconstructive Plastic Surgery, NYU Langone Health, New York, New York

Walter M. Sweeney, MD
Chief Resident in Plastic Surgery, Division of Plastic Surgery, Northwestern University Feinberg School of Medicine, Chicago, Illinois

Peter J. Taub, MD, FACS, FAAP
Program Director, Department of Surgery, Division of Plastic and Reconstructive Surgery, Mount Sinai Hospital, New York, New York

Oren M. Tepper, MD
Director of Craniofacial Surgery and Aesthetic Surgery, Department of Plastic Surgery, Montefiore Medical Center, Albert Einstein College of Medicine, New York, New York

Mark Urata, MD, DDS, FACS, FAAP
Audrey Skirball Kenis Endowed Professor and Chief, Division of Plastic and Reconstructive Surgery, Keck School of Medicine of University of Southern California; Chair, Division of Oral and Maxillofacial Surgery, Ostrow School of Dentistry, USC; Division Head, Plastic and Maxillofacial Surgery, Children's Hospital Los Angeles, Los Angeles, California

Leo Urbinelli, MD, MA
Assistant Professor, Associate Program Director, Cleft and Craniofacial Unit, Department of Surgery, Division of Plastic and Reconstructive Surgery, Oregon Health and Sciences University, Doernbecher Children's Hospital, Portland, Oregon

John A. van Aalst, MD, MA, FACS, FAAP
Professor and Chief of Pediatric Plastic and Craniofacial Surgery, Division of Plastic Surgery, Professor of Surgery, Department of Surgery, University of Cincinnati, Cincinnati, Ohio

Henry C. Vasconez, MD, FACS, FAAP
Professor of Surgery and Pediatrics, William S. Farish Endowed Chair of Plastic Surgery, Chief of Plastic Surgery, University of Kentucky, Lexington, Kentucky

Christian J. Vercler, MD, MA, FACS, FAAP
Assistant Professor of Plastic Surgery, Department of Surgery, University of Michigan, Ann Arbor, Michigan

Dev Vibhakar, DO
Plastic Surgeon, Aqua Plastic Surgery, Miami, Ft. Lauderdale, and Jupiter, Florida

Angela G. Viers, MD
Physician, Department of Neurosurgery, Augusta University Medical Center, Augusta, Georgia

Krishna S. Vyas, MD, PhD, MHS
Resident, Plastic and Reconstructive Surgery, Department of Surgery, Division of Plastic and Reconstructive Surgery, Mayo Clinic, Rochester, Minnesota

Alan Yan, MD
Fellow, Adult Reconstructive and Aesthetic Craniomaxillofacial Surgery, Division of Plastic and Reconstructive Surgery, Massachusetts General Hospital, Boston, Massachusetts

Michael J. Yaremchuk, MD
Chief of Craniofacial Surgery, Division of Plastic and Reconstructive Surgery, Massachusetts General Hospital; Clinical Professor of Surgery Harvard Medical School, Program Director, Plastic Surgery Residency Program, Harvard Medical School, Boston, Massachusetts

Jack C. Yu, DMD, MD, MS ED, FACS
Milford B. Hatcher Professor and Chief of Section of Plastic Surgery, Department of Surgery, Medical College of Georgia at Georgia Regents University, Augusta, Georgia

Jamie Zampell, MD
Assistant Professor, Division of Plastic and Reconstructive Surgery, Ochsner Medical Center, New Orleans, Louisiana

Linping Zhao, PhD
Research Assistant Professor, Department of Surgery, Division of Plastic, Reconstructive and Cosmetic Surgery, University of Illinois at Chicago, Chicago, Illinois

中文版前言

手术从理论到实现,需要一个学习和实践的过程。颅颌面外科作为整形外科手术王冠上最闪耀的明珠,因其手术步骤繁杂、解剖复杂、医生学习曲线长而著称,年轻医生的学习有一定困难。

由 John Mesa、Steven R. Buchman、Donald R. Mackay、Joseph E. Losee、Robert J. Havlik 等国际著名颅颌面外科专家领衔撰写的《颅面外科手术图谱》一书自面世以来备受业内赞誉。本书图文并茂、内容详尽。为满足国内临床的需要,我们进行了相关翻译工作,希望能够对该领域的医生有所参考。该书包括基本原则、颅顶和骨面、眼眶、鼻部、上颌骨和下颌骨、耳、唇腭裂修补等7个部分,涉及了颅颌面领域内绝大部分手术内容。各章都包括解剖知识、适应证与禁忌证、术前管理、手术器械选择、手术步骤、手术要点、术后护理、临床案例、并发症、结论等板块。特别是手术步骤的阐释,包括大量清晰的手术图片,并搭配详尽的文字解释,利于读者理解。

我们相信,阅读该书,读者一定会对颅颌面外科手术有更深刻、更深入的理解。由于译者水平有限,本书翻译中有关内容不妥之处仍难以完全避免,恳请读者不吝指正,在此表示由衷的感谢。祝愿阅读本书的读者开卷有益,祝愿中国的颅颌面外科事业蓬勃发展!

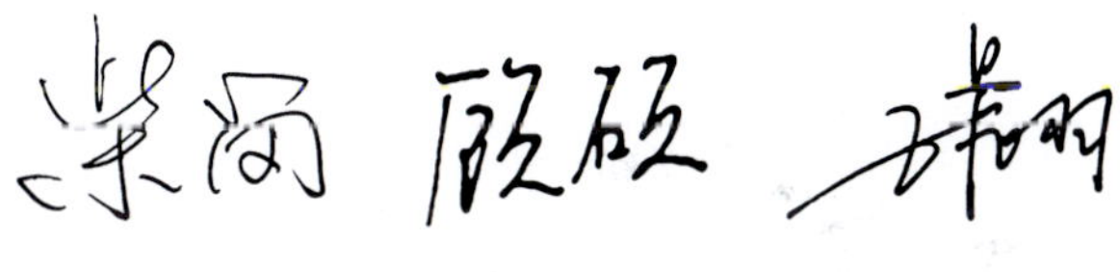

序 言

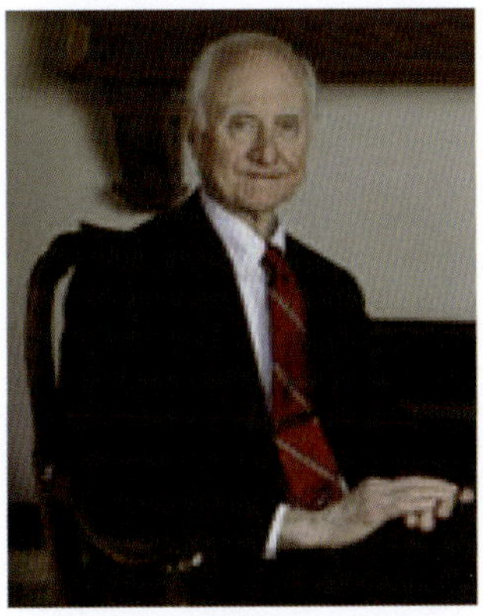

很荣幸被邀请为这本关于颅面外科的最新和全面的专著撰写前言。五位主编是该领域国际公认的权威专家。对我来说特别有意义的是，除了个别章节的几位作者外，我还对其中三位的发展和培训产生了重要影响。

我在颅面外科发展过程中的个人经历始于该领域的初期阶段。1972 年，我在巴黎参加了由颅面外科之父、第一代鼻祖 Paul Tessier 主持的会议。在这一具有里程碑意义的事件中，8 个人最终成为第二代颅面外科医生。这些人后来以不同的方式成为该领域的引领者。我们中的 4 个人成为 1982 年出版的第一本颅面外科相关图谱的主编。第三代颅面外科医生主要是由我们第二代人教导的，在某些情况下，我们也会教导第四代颅面外科医生，包括本图谱的某些编者。每一代颅面外科医生的实践都是建立在前一代的进步和见解基础之上的，并不断改进和完善，这在本图谱所呈现的内容中是显而易见的。

颅面外科现在是整形外科的主流，且仍在迅速发展。与 1982 年出版的《颅面外科手术图谱》相比，这本图谱更为详细和全面，该图谱的编者中有四位是该领域的第二代颅面外科医生。本图谱中包括一章专门介绍颅面结构的每个骨骼解剖区域、手术步骤的临床细节、特定程序的相关解剖和手术器械，以及相关手术技术的重要手术提示。书中包括了各种手术方法、详细的手术计划及较新的以计算机为基础的技术，同时每章都有重要的注释参考文献可供参考。虽然整个颅面骨骼结构的重建是本书的核心，但由经验丰富和技术领先的颅面外科医生提供的软组织治疗方法和技术，包括唇裂、腭裂、耳裂、鼻裂和睑裂等，可帮助相关专业人员实现最佳的治疗目标和功能结果。

尽管自该领域的第一本图谱出版以来，已有许多与颅面外科相关的出版物，但本书的五位主编和每章的作者的共同努力为实现理想的颅面外科手术结果和功能的目标做出了重大贡献。我向所有参与这项卓越工作的人表示祝贺,希望它将成为该领域继续发展的基础和创新。

Linton A. Whitaker, MD, FACS
宾西法尼亚州费城儿童医院
宾西法尼亚大学附属医院
名誉整形外科主任
外科教授

前 言

当我还是颅面外科培训医师时，我想以一种快速、简洁和详细的方式学习某种外科技术的步骤，但很难找到一本能满足这些需求的教科书。大多数关于颅面外科的教科书主要集中于理论知识，而缺乏手术技术的图像。虽然我知道互联网上有很多文章详细描述了我所寻找的颅面外科手术技术，但在互联网上搜索它们（如 PubMed、OVID、Google 和其他来源）是非常耗时的，而且搜索结果往往令人感到沮丧（尤其是当我搜索到的信息仅限于大学图书馆的订阅时）。作为哈佛大学和宾夕法尼亚州立大学的普通外科和整形外科住院医师，我能够接触到教科书上的最全的信息，里面包含了最常见手术技术的详细解释。例如，在普通外科中，Schwartz 编写的《外科原理》（*Principles of Surgery*），以及在整形外科中，Guyuron 编写的《整形外科：适应证和实践》（*Plastic Surgery: Indications and Practice*），这两本书中都有最常见的外科手术的详细解释，以及许多相关的插图和照片。然而，在颅面外科领域没有这样的最新专著，尽管过去也有类似的论文（*Atlas of Craniomaxillofacial Surgery* by Ian R. Munro, Linton A. Whitaker, and Kenneth E. Salyer, 1992），但它已经相当过时，目前也已无法购买。

当我还是哈佛大学麻省总医院整形外科的博士后研究员时，我第一次有了写书的想法。在我培训期间，我有幸协助我的导师 Michael Yaremchuk 博士撰写了《面部植入物图谱》（*Atlas of Facial Implants*），我协助他制作了手术视频，并提取关键步骤的照片，添加到这本著作中。《面部植入物图谱》一经出版，Yaremchuk 博士就送给我一本书。这本书的第一页是他手写的便条，上面写着："John，谢谢你的帮助，让这一切成为可能，也许将来你会让我帮你写一本书。"这句话让我大吃一惊，并激励我出版了一本书。

当我在北佛罗里达参加一个颅面外科培训医师尸体训练课程时，那时我刚开始我的颅面外科研究之路，我想到了编写这本书的主题。在进入尸体实验室之前，有一系列的讲座来更新我们即将开始的颅面外科手术技术的知识。正是 Jack Yu 医生关于 LeFort Ⅲ型截骨术的讲座，让我确定了这本专著的主题。这个信息让我醍醐灌顶，并激发了我出版这本专著的念头。他对手术技术的讲解在视觉上是如此丰富和详细，以至于我对自己说："我的天啊！听完这个演讲，我可以自己进行这个手术"，尽管当时我从未看过或进行过 LeFort Ⅲ型截骨术。这让我产生了一个想法，我告诉自己："就是这样！我需要写一本关于颅面外科的书，解释手术技术和 Yu 医生的演讲。"

就在课程的尸体实践部分开始之前，我找到 Donald Mackay 医生（我以前的整形外科住院医师项目主任和导师），讨论了我要出版的这本书的概念，他很喜欢我所提出的主题。他用南非口音对我说："John，这是一个非常棒的想法，我会支持你的。"从那时起，我一直在考虑这本图谱章节的结构，特别是包含手术步骤细节的部分。当我回到密歇根大学的研究培训项目时，我把出版图谱的想法告诉了我的颅面研究项目主任 Steven Buchman，他说："John，这是个好主意，但很难。现在很难找到一个愿意出版你的书的出版商。这是最难的部分。"我告诉他："别担心,我一定会找到的。”

我在互联网上搜索了医学领域所有主要出版商的书籍,把他们的联系方式列了一个清单,我开始一个接一个地打电话联系出版商。当我继续列清单的时候,我开始意识到,事实上,没有出版商接受我对这本书的想法。常见的借口是,“市面上有很多颅面学的教科书”“市场上不需要这样的书了”,等等。然而,当我与 Quality Medical Publishing(QMP)的负责人兼首席执行官 Karen Berger 交谈时,她很喜欢我的这个想法。她建议亲自开会,深入讨论这个建议。她想让我展示部分章节的内容,这样她就能理解我在电话里向她解释的内容。几个月后,我们在科罗拉多州丹佛市举行的美国整形外科学会(ASPS)年会上见面了。Karen 一看到试读章节的部分,就对我说:“太棒了,市面上没有这样的书。这一定会大受欢迎的!我想和你签订一份出版合同。”她还建议不要把这本书写成传统的教科书,而应该是一本图谱,主要以照片和插图为主而不是以文字为主。我还没反应过来,我们就开始编写《颅面外科手术图谱》的工作了。

在丹佛市举行的 ASPS 会议上,我被安排参加美国颌面外科学会(ASMS)董事会会议(当时我是住院医师和研究员的代表)。我向董事会成员提出了我要编写图谱的想法,并希望这本书能得到 ASMS 的赞助。每个人都对这一概念感到兴奋。像 Buchman 博士一样,董事会其他成员也表达了他们对寻找愿意承担这个项目的出版商的困难的担忧。我告诉他们,我已经和 QMP 签约了,出版商正在等待是否可以将 ASMS 包含在出版合同中这一消息。董事会成员建议包括美国颅面外科学会(ASCFS)在内作为一个共同发起人,因为一些成员也在该董事会任职。幸运的是,ASCFS 董事会在 ASPS 会议后几天开会,所以我有机会向另一个董事会展示我的图谱提案。他们一致同意参与这一项目。几周后,我们与 QMP 签订了出版合同。然后开始确定编写的覆盖范围及内容的先进性,并确保来自颅面外科特定领域的许多公认专家的参与。在编写过程中,当 Karen Berger 退休时,QMP 的合同图书项目被 Taylor & Francis/CRC 出版社收购,随后被 Thieme 收购,即目前的图谱的出版商。

本图谱适用于颅面和颌面外科研究员以及颅面外科医师,他们希望学习或复习特定颅面病例的手术技术,以便在第二天甚至当天进行手术。整形外科住院医师和在颅面外科轮转的医学生也可以从这本图谱中受益。正如您将在本书中发现的那样,该图谱侧重于最常见的颅面外科手术的手术技术,而不是基本的理论知识。与传统教科书的方案相反,这本图谱的手术技术步骤是以大量的临床示例照片呈现的。

除了在视觉上提供多张真实的手术照片和手术技术步骤指导外,本图谱中的章节遵循一致的格式,涵盖相关的手术解剖、患者选择、器械、特色的手术技巧和手术提示,以及生动的术前/术后病例示例。

我要感谢 ASMS 和 ASCFS 委员会的支持和赞助。我也要感谢为这本颅面外科手术图谱提供巨大帮助的其他四位主编:Steve Buchman 博士,我以前的颅面外科导师;Donald Mackay 博士,我以前的整形外科住院医师主任和导师;Joseph Losee 博士和 Robert Havlik 博士,他们是颅面外科医生,也是我的同事。我还要感谢我现任出版商的编辑总监 Sue Hodgson,她付出了巨大的努力,才使这一漫长而复杂的过程成为可能。如果没有她的帮助,我认为这本图谱是不可能出版的。Thieme 的编辑和制作团队对细节的关注令人震惊。我要特别感谢 Yaremchuk 博士,他是我到美国后的第一位整形外科和颅面外科导师。他激励我写一本书,没有他的指导,以及他为我所做的榜样,我就不会成为一名整形外科医生,也不会成为这本图谱的作者。最后,我要感谢我的家人,尤其是我的母亲,感谢他们支持我来美国做整形外科医生。

我希望投入在制作《颅面外科手术图谱》上的努力和时间将有助于提高颅面外科技术教学的手段和质量。

John Mesa, MD

致 谢

我要感谢 Michael J. Yaremchuk 医生鼓励我写这本书，感谢 Donald R. Mackay 医生和 Luis O. Vasconez 医生让我成为最好的整形外科医生，感谢 Steven J. Buchman 医生训练我成为一名伟大的颅面外科医生。

当然，我要感谢我的家人，尤其是我的母亲，感谢他们坚定不移地支持我实现美国梦。

John Mesa, MD

我要感谢 Henry Kawamoto(MD, DDS)、Linton Whitaker(MD)和 Scott Bartlett(MD)在颅面外科方面慷慨的指导和培训。我还要感谢 Paul Manson(MD)和 Joseph Gruss(MD)，感谢他们在我年轻时成为颅面外科主治医师的过程中对我的指导、帮助和支持。

我要感谢我的孩子们——Lauren、Brevin、Ally 和 Bradyn，感谢他们每天给我带来的爱和快乐，最后还要感谢我美丽而热情的妻子 Cindy，她的爱、耐心和独立使我能够把时间和精力投入我选择的事业中。我将永远感激和崇拜你。

Steven R. Buchman, MD

我要感谢 Wolfgang Losken 医生和 Warwick Morris 医生，我在南非的导师，他们是第一个鼓励我追求颅面外科技术的人。我还要感谢 Ernie Manders，感谢他给了我一个千载难逢的机会。我非常感谢 Warren Schubert 和 Andy Wexler，他们的领导和榜样让我加入了 ASMS，也非常感谢 Joe Serletti 和 Joe Losee 多年来的友谊和支持。我的同事和宾夕法尼亚州立大学的住院医师们，感谢他们的承诺、鼓舞和坚定的支持。

感谢 Susan，我的妻子，我的磐石，我最好的朋友；感谢我的儿子和他们的家人，Duncan、Jennifer 和 Leland；还有 Andrew、Hanna、Delaney 和 Finn；以及 Calum 和 Amanda，你们是我最宝贵的财富，我深深地爱着你们。

Donald R. Mackay, BDS, MBBCh

我要感谢我的父母，我出生在一个谦卑、勇于牺牲的家庭，他们的爱和指导让我获得了很大的优势，使我在生活中取得了成功。我感谢我的导师 Joseph M. Serletti(MD)和 W. P. Andrew Lee (MD)，他们激发了我对学术性整形手术的热爱和热情。感谢 Linton A. Whitaker (MD)，他教会了我颅面外科手术，他的指导使我们之间的友谊更加亲密。最重要的是，感谢我的丈夫 Franklyn 和我们的儿子 Hudson Cladis Losee，是他们为我们的生活提供了永恒的意义和目标。

Joseph E. Losee, MD, FACS, FAAP

我要感谢我的导师 Steve Ariyan、Richard Stahl、Joe Upton、Scott Bartlett、Linton Whitaker 和 Jack Coleman，他们都帮助照亮了我的道路。最重要的是，感谢我的妻子 Nancy、我的儿子 John 和我的女儿 Anne，他们一直支持着我，我深爱着他们。

Robert J. Havlik, MD

目　录

第 1 部分

基础知识

第 1 章

基本原理

Kristen A. Klement, Robert J. Havlik

颅颌面外科领域的确切起源可以追溯到 1967 年 Paul Tessier 教授在罗马的第四次国际整复外科学学会会议上对他的创造性工作做出的重要讲话。在此之前的近十年里，Tessier 一直在研究新的方法和技术并加以改善。他的工作无疑是建立在许多前人的杰出成就的基础之上，其中包括 Gilles、Blair、Brown、Kazanjian、Ivy、Converse、Millard、Obwegeser、Skoog 等人，但正是 Tessier 的这次讲话激发了巨大的范式转换。他展示了许多新的技术，普及了许多新的概念。在会议中，Tessier 展示了 LeFort Ⅲ型截骨手术(他甚至完成了 9 年的随访工作)、眶距过宽的矫正手术，以及口-眼裂的矫正治疗[1]。虽然 Gilles 也曾经描述过 LeFort Ⅲ型截骨手术，但 Tessier 在手术中运用的技术与之前有着天壤之别，手术效果也非常显著，并配以高质量的临床照片和详尽的插图。他有关中面部整形、眶距整形和各种腭裂整形的工作，对于建立颅颌面外科这一亚专科有着里程碑式的意义(图 1.1)。

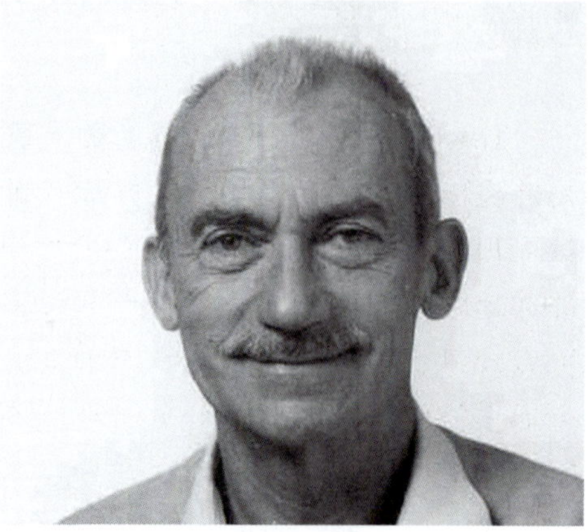

图 1.1 Paul Tessier，医学博士，颅颌面外科学之父。(Photo courtesy of Tony Wolfe, MD.)

在 Tessier 的这次演讲之后，有许多外科医生从世界各地赶到法国去拜访他，他也经常前往美国及其他国家调研，这样的交流推动了颅颌面外科的发展以及该领域原理的普及。15 年后，在 1983 年，国际颅颌面外科学会成立，旨在进一步发展颅颌面外科领域。Tessier 提出的 5 点首要原则成为现代颅颌面外科的基石[2]：①骨膜下经颅暴露；②功能性眼眶的移位；③截骨术与整块骨的移位；④畸形的最大矫正；⑤自体骨移植。除此之外，在 Tessier 影响深远的贡献之后，还有 3 项主要进展推动了颅颌面外科的发展[3]：①刚性固定；②牵引成骨手术；③虚拟手术规划。

虽然 Tessier 在手术导板和螺钉最初被批准用于临床途径的时候就开始在颅骨和面部手术中使用它们，但对他来说导板和螺钉只能算是一种新技术而非基本手术要素。那时他能用的种植体均为第一代的导板和螺丝，以今天的眼光看来，这些器械相当粗糙。刚性固定对于骨科和颅颌面外科手术非常重要，所以我们这里要简单地回顾一下牢固骨固定的内在原理和它对于骨愈合的作用。近四十年来的基础科研成果不断证实了骨愈合的原理，掌握这些原理才能理解牢固骨性固定以及牵张成骨的生物学基础。牵张成骨术为颅颌面畸形提供了一种有效的新型治疗方法，其原理在此章节中也会阐明。McCarthy 在 Ilizarov 对于面部骨骼的研究基础上进行改进[4]，并由此进一步发展出针对颅颌面骨骼的治疗方法和原理，使之成为一种治疗颅颌面畸形的好方法。至于虚拟手术规划，在 Tessier 的那个时代，它所依赖的技术发展才刚刚起步，然而 Tessier 就以超出同时代人的眼光去理解和支持三维影像学的应用了[5]。

骨膜下经颅暴露法

20 世纪中叶,神经外科以及颌面外科的手术方法都有一个共同的特点,那就是小切口、小视野。外科医生都只能通过小小的切口做出范围有限的颅骨切开。为了在颅颌面手术中做到手术视野范围合适、充分可见,Tessier 提出并完善了一种广泛暴露的手术原则。他使用的广泛骨膜下剥离方法可以在重建过程中切割和取出大块的颅骨片。他的方法还可以同时暴露鼻、眼眶、面部和颅内区域。主要冠状切口和前后头皮皮瓣的发展大大方便了整个颅骨、鼻、眶和上面部区域的视野暴露。Munro 随后将冠状切口改良为“隐形”切口,改善了术后的外观效果[6]。同时,横贯口腔的切口也被提倡用于完整暴露中面部的手术视野。这些方法均可避免在面部产生切口,从而可以消除术后难看的永久性瘢痕和扭曲。尽管其他外科医生可能使用过其中一种手术方法,Tessier 的成果的意义却是在于证明了颅内手术可以与眶部手术、鼻内手术和口腔内手术同时进行且保证安全,这极大地扩展了复杂颅面畸形矫治中可使用的外科干预手段[7]。

功能性眼眶的移位

Tessier 认识到了包括颅颌面骨发育不全在内的许多面部畸形中眼眶外形的重要性。更重要的是,他还认识到并提出了“有功能的眼眶”应该被视为一个整体,指出眼窝可以被横向、前后向或垂直向移动[7]。他发现眼眶可以向顶端移动 8~10mm,在前后向可以移动更远,因为这是一种综合方向上的移位。在 Tessier 的文章中,他对没能在动物模型中验证这一手术方法表示非常遗憾,毕竟人与动物之间的解剖结构还是有不同之处,不过他说他的发现是建立在广泛的临床手术经验的基础之上的[7]。对于通过手术整体移动眼眶的可行性的认识,以及由此发明出的安全可靠的手术方法和技术,很明显是颅颌面外科中里程碑式的进展。这项工作为矫正先天性以及后天创伤性的畸形,甚至于肿瘤切除后的治疗提供了一种新的途径。或许这项工作带来的最大成果就是眶距过宽的矫正手术了,因为此种手术中既产生了眼眶的横向移动,又达到了面部结构横向缩窄的效果。Tessier 还阐释了这些技术对患者的意义和安全性。他的成果对于整个领域都有着改革意义。眶距过宽的矫正方法在第 8 章中有具体描述。

截骨术与整块骨的移位

Harold Gillies 教授最先提出了颅颌面的切开术,即 LeFort Ⅲ型截骨术,然而他报道的方法并不是很成功。失败的其中一个原因是使用软骨作为牵拉支撑。Gillies 的手术切口一直延伸至上颌前。Tessier 研究了他的手术方法后从中发展出自己的 LeFort Ⅲ型截骨术术式,包括横贯眶底和筛骨眶板的眶内截骨术,以及泪道系统与上颌部分的整体移动。Tessier 在业内被誉为“骨骼木匠专家”,他在翼状突上颌间隙植入骨块,可以辅助中面部牵拉位的稳定性。Tessier 对这些技术的根本性改进决定了他的成功,以及 LeFort Ⅲ型截骨术作为一种有效治疗手段的前景。

Tessier 还发明了经颅整块骨的手术,术中他将眶上骨与整个中面部一起移动,并把截骨位置选在额叶稍下方的颅内额骨处,以保持筛板的完整性。额骨的截骨线与 LeFort Ⅲ眶部和翼状突上颌的截骨线汇合,并将下半额与中面部作为一个整体分割下来,这就是整块骨单元。这一颌面部单元可以以一个单一部分的形式整个向前牵拉。具体有关 LeFort Ⅲ型截骨术以及整块骨单元手术的方法将在第 20 章讨论。

畸形的最大矫正

颅颌面外科手术旨在解决患者身上最复杂的问题。虽然这些严重的畸形往往都涉及许多结构,且针对畸形的手术往往涉及不同的技术，需要分多个步骤进行，但不得不说这些步骤之间是有内在联系的，整个手术决不能被分成几个单独的手术来进行。为了达到最优的手术效果，几个小的手术并不能叠加起来代替一个大型的决定性的手术。颅颌面骨骼的主要手术一般都需要大面积切开组织来达到移动颅颌面结构的目的，常规采用颅内-颅外同时手术的方法。一旦面部和颅部的组织分割为游离部分，这些部分就必须在尽可能靠近的解剖位置重组，并且在尽可能合适的构造中重组。“骨骼木匠”技术、植骨技术和刚性固定技术可以使得这些骨块在新的位置上稳定下来。手术医生必须明白，除了这一次手术之外，可能再无上佳的视野暴露、组织游离、合适构造组建的条件和机会。游离各部分骨骼是为尽可能做到最佳位置的矫正以及打造最佳构造而创造条件。充足血供、瘢痕生成、细菌定植，甚至感染、骨吸收都有可能影响后续的二次手术条件，让二次手术变得困难且受限。治疗的最终目的，是抓紧时间细致规划手术，将手术尽可能做到完美无瑕，以及在最初的手术就达到最大的矫正效果。

自体骨移植的原则和技术

Tessier 坚信骨移植以及骨连接作为根本重建技术的重要性，并全力倡导自体骨移植。对颅骨移植的理解极大程度上依赖医生对骨移植基本原则的掌握。之前提到，Gillies 先于 Tessier 开展颅颌面分离(LeFort Ⅲ)及牵拉延伸手术，但结果并不成功的一项原因是他在面中牵拉处使用移植的软骨来作为固定材料。不管是颅顶骨的移位，还是牙槽骨的种植，抑或是其他任何一种骨移植，它们的成功都需建立在对骨骼生理学以及骨愈合机制的理解上。骨移植作为颅颌面外科中的一项根本技术，我们稍后将在本章中详述其基本原则。

骨移植与愈合的生理学

移植骨块愈合的生理学是一个包含骨诱导、成骨生成和骨传导的复杂过程。骨诱导材料会释放出可以刺激成骨细胞聚集和增殖的生长因子，比如移植骨块(骨松质、骨皮质和骨膜)、带血管蒂骨瓣、骨形态发生蛋白和脱钙骨基质。能成骨的移植体(如骨松质、骨皮质、骨膜和带血管蒂骨瓣)不仅能诱导成骨，它们本身还包含各种形成骨骼的细胞。它们可以向植入的环境中释放这些细胞，在合适的血供和血管再生条件下，就足以成骨。骨传导性的移植体则是为骨长入其表面提供了结构与支架，这些移植体一般都是自体移植物(骨松质和骨皮质)和骨水泥——硫酸钙、磷酸钙和羟基磷灰石[8-11]。

体内的骨愈合过程一般始于血肿形成，然后是募集和促进细胞分化的生长因子被释放。成纤维细胞会形成一种胶原蛋白基质来固定骨的断端，并为之后的细胞募集与迁移起到框架的作用。破骨细胞会分解坏死的骨边缘。成骨细胞开始成骨，把骨移植物和原生骨连接到一起，并引起移植物的骨重塑和血管再生。骨移植是一个涉及移植物再吸收、融合和最终以新骨形成替代的过程[8-11]。非甾体抗炎药(NSAID)会对骨愈合产生不利影响。前列腺素在初始骨愈合过程中发挥关键作用，NSAID 不仅会减少异位骨化，还将延迟愈合并增加骨的不愈合率[12]。

移植骨块的愈合与存活被许多因素所影响，包括移植物的类型、质量，以及受移植部位的一些特征。骨皮质可以提供即时稳定性和支持，然而对它来说血管再生比骨松质慢，因为骨整合主要通过骨传导发生。一般来说，骨皮质与骨松质相比，移植物的吸收较少，这可能是由于骨吸收与血管再生之间直接相关。随着血运重建，一定程度上的移植物再吸收也会发生。血管再生常伴有不同程度的新骨形成，这种新骨形成来自骨诱导和成骨生成。骨松质可以提供快速的血管再生和骨整合，一般仅需几周时间，并具有骨诱导、骨传导和成骨的特性。骨皮质移植体通常需要更长的时间来再生血管和与受体整合，甚至有可能有小部分坏死或无完整血管再生的骨质，实际上这些区域是被骨矿物质隔开了。这可能是骨皮质移植物往往最终能有更大体积保留的原因[8,10,11,13,14]。

获取和贮存移植骨块的过程都会导致移植体的质量发生变化。获取移植骨块的时候一定要尽量减少骨块的热损耗，最好尽量减少电动工具的使用。如果使用电动工具，必须不断地用生理盐水冲洗，以防细胞组织受到热损伤。热量可以破坏骨细胞并降低其再生能力。为防止移植体变质，应尽量缩短移植骨块在体外的时间，并将移植物贮存在浸血海绵中。贮存不当将对移植骨块造成渗透压性或干燥性损坏。其他能改善移植骨块融合的因素包括刚性固定和精确控制移植骨块形状、去除无效腔以增加其与受移植部位的表面接触。增加移植骨块和受移植部位之间的压力可以刺激骨形成[11,15]。

受移植部位的情况也是决定骨移植是否成功的重要因素。不良的情况包括受移植部位感染、辐射、明显瘢痕、软组织覆盖不足且无张力等。在情况不佳的受移植部位或非常大的骨缺损中应考虑用带血管蒂骨瓣。在颅顶手术中，硬脑膜的状态是骨移植整合和成骨的重要决定因素。需要注意，当受移植部位的硬脑膜有瘢痕时，移植骨块存活率可能会下降[9,15]。

移植骨块可以被切成任意的大小和形状，并有着相应的不同骨整合和吸收情况。除了标准的以骨块作为移植体的方式，还可以选择骨片、骨刨屑、骨粉和骨颗粒。移植体血管再生的临界边距为骨松质 15cm，骨皮质 10cm。骨片或刨屑可以用截骨刀、切骨刀、骨凿和手钻来获取。这些切屑可以被压实成体，以填补骨缺损和消除无效腔。高速骨钻产生的骨粉会对骨块造成热损伤，影响移植骨块融合，应避免使用。然而，手持式 Hudson 钻头或低速颅骨切开钻头切割出的骨颗粒则在骨移植术中取得了成功[9,11,15,16]。

骨移植来源部位基础知识

颅骨

颅骨是一种膜状的皮髓质骨骼，其中大部分为骨皮质，同时包含丰富的板障结构，板障内为骨松质。这些特征让颅骨成为一种既能有效血管再生，也能受到较少吸收的移植体。以颅骨作为移植体还有一个好处就是在大部分颅颌面重建手术中都能把移植体来源部位放在同一个术野里。移植体有刨屑、颗粒、劈片以及全厚度骨块等各种形态。多层薄刨屑可以通过截骨刀和锤子配合从骨皮质和骨松质上刨下，这样能减少移植体来源部位的损伤，较薄的移植体也能快速进行血运重建[17]。骨劈片可以从来源部位直接劈离，也可以先切下全厚度的完整骨块，再在手术台上劈开，它既能覆盖需要修复的缺损部位，又能覆盖移植体来源部位[9,18]。一般来说，4~5 岁的儿童的颅骨板障结构已经发育完全，可以进行劈离操作了，但安全起见最好等到儿童再大一点再进行操作[19]。颅骨最厚的地方一般是后顶骨的上方。截骨时必须避免缝合线交叉或穿透血管。需要注意的是在颞顶处没有板障结构[20]。并发症不常见，但已知的包括出血、硬脑膜损伤、颅骨形状不规则、感染，以及非常罕见的脑损伤和相关神经系统后遗症[9,15,18]。

髂嵴

髂嵴也是骨移植来源的常见部位，是一种富含骨松质的骨骼。可以通过同时取髂骨翼的内表面或外表面来组合形成有骨皮质的移植体。移植体可根据骨缺损的情况定制，并以大块皮髓质骨块或刮除骨松质的方式获取。在切取时需要注意以下几点来减少并发症：在髂前上棘后方几厘米处设计切口，以避免刺激或损伤股外侧皮神经。维持或修复腹肌和臀肌与髂骨的附着，尽可能保持髂骨的形状。对儿童来说，软骨盖的重闭合有助于保持骨骼形状[15,20]。也有一些微创操作可以减少手术时间、减少术后疼痛以及行动恢复所需时间。许多设备都可以达到这样的要求，如骨磨、骨环锯，它们能取出含有皮髓质的芯体或骨混合物[20]。一些大规模的研究表明，总体来说髂嵴骨移植的严重并发症发病率只有 1%。但是有一些常见的轻微并发症，如血肿形成、步态异常（一般是短期的，由术后最初的疼痛引起）、股外侧皮神经支配区麻木、疝形成以及慢性疼痛[15,20-22]。

肋骨

肋骨移植体的融合相对来说比较迅速。根据患者的年龄，他们可以选择较有弹性的部分，移植体也可以按需被做成曲面。然而由于肋骨中骨皮质有限，螺钉或导板的固定很成问题。肋骨里骨松质的含量也并不多。肋骨移植体可以从骨膜下平面取出，这样能保存肋骨再生的潜能，不过骨膜内再生的骨骼比较薄。取肋软骨移植体时，可以在骨-软骨交界处保留骨膜，以保持移植体在肋软骨交界处的稳定性。取出手术中应尽量避免广泛切口和肌肉剥离。移植体来源部位的潜在并发症包括气胸、胸壁畸形(通常仅在连续取肋骨时)、出血和术后疼痛。有夹板在，疼痛会导致呼吸困难，进而导致肺炎。应避免同时取双侧肋骨，因为有可能会发生双侧气胸，以及双侧胸部夹板和相关并发症。肋软骨移植体的生长可能没法预测，甚至可能过度生长。

带血管蒂骨瓣

受移植部位抵抗力低下或者面积较大应考虑使用带血管蒂骨瓣。带血管蒂骨瓣的适应证包括放射、瘢痕增生、6cm以上大小的缺损或者需要复合结构修补的缺陷。带血管蒂骨瓣一般被吸收得比较少，与抵抗力低下的受移植部位融合也比较好。骨瓣可以迅速接纳骨整合植入物[9,15,23,24]。最常见的骨瓣是腓骨、髂骨和肩胛骨。腓骨骨瓣以腓动脉为基础，可提供最大量的直骨，可达30cm。这种骨瓣是骨骼重建的主力。取移植体时必须保留胫骨近端和远端的6cm，以防损伤腓神经并且保持关节稳定性。应在骨瓣内进行多次截骨术来方便灵活改变移植体的形状[14,24]。髂骨骨瓣是一种多功能皮瓣，其血供可根据皮瓣的需要而择定。骨瓣的最佳血供来自深环屈动脉(DCIA)。髂骨骨瓣也与皮肤、腹内斜肌联合取下形成嵌合骨皮瓣。嵌合骨皮瓣的选择包括带浅环屈髂动脉(SCIA)的腹股沟皮瓣和伸展前外侧股皮瓣。游离肩胛骨瓣以弯曲的环状肩胛骨动脉为基础。它也是一种多功能骨瓣，也可以根据受移植部位的需要设计为一个嵌合骨皮瓣。移植来源部位的并发症较少，一般来说皮瓣的皮肤颜色也可以较好地与颅颌面吻合[15,24]。

骨移植的成功是多重因素决定的，包括移植来源部位的选择、获取方式、贮存技术、受移植部位的准备以及移植体的放置。对于颅颌面来说，以骨皮质作为移植体可以尽可能保存其体积。需要注意减少热损伤，以及移植体在体外存放的时间。移植骨块应当尽量紧实严密地被装进准备好的受移植部位，视情况还应加上固定。如果受移植部位之前接触过放射、有过瘢痕增生或者缺损面积太大，应当考虑使用带血管蒂骨瓣。面面俱到，才能达到较好的总体效果以及移植体的存活情况。

以下是在骨移植中取得成功的一些重要因素：

- 尽量减少移植骨块受到的热损伤。
- 尽量减少取骨和植骨之间的间隔时间。
- 尽量增加移植骨块和受移植部位的骨性接触面积。
- 尽量减少移植骨块和受移植部位之间的无效腔。
- 对移植骨块使用刚性固定。
- 尽量优化受移植部位的情况。

如果受移植部位抵抗力低下，状态不好，则应考虑使用带血管蒂骨瓣。

刚性固定

颅颌面骨骼的刚性固定在Tessier定义了颅颌面的解剖标志点之后开始发展。虽然大家都承认Tessier在他的“骨骼木匠”技术上大有成就，但就连Tessier本人也认可刚性固定给骨愈合带来的好处。Hans Luhr[25]在20世纪80年代发明出最初的内导板固定法，这种内固定板可以缩小到适应颅骨的大小，不过这些导板对于今天的大多数颅颌面外科医生来说似乎又大又不精确。

在没有干预的骨愈合过程中，活动的骨骼断端渐渐被机体生成的胶原蛋白以及骨茧固定住。这些纤维组织限制了断端的活动性，让骨骼断端得以通过两端之间新的血供通道的建立来愈合。随后，血供通道周边会产生矿物质沉积来恢复骨骼的完整性和强度。如果骨骼断端不停活动或是被固定在非解剖位置上,可能会导致骨不愈合或骨不连。

刚性固定是一种手术固定骨块末端(骨折断端或是截骨端)的方法[26,27]。这种牢固的固定法能从三个可能的平面方向上限制骨骼的移动,还能为骨愈合建立起一个典型的通道。骨愈合在长骨中被研究得最多。首先,骨骼断端之间的空隙会被类骨质填充,这是一种由骨细胞构成的纤维组织。其次,当骨折断端或截骨端转变为破骨切割锥时,哈弗斯骨板管状结构中的中央动脉也发生变化,并出现特征性的尺寸增大。这些破骨切割锥穿过类骨质和对面的骨界面,以重建骨折部位的血流。当这些破骨切割锥穿过骨间隙时,细胞机械合成新骨,新骨沿着破骨切割锥形成管壁沉积。随着骨质沿管侧壁一层层、一圈圈地排列沉积,由破骨细胞切割头形成的直径较大的孔会逐渐缩小到动脉的直径。这种骨沉积重建了骨折以及截骨断端的骨结构完整性。其原理类似在英吉利海峡下打隧道的盾构机,盾构机可以一边切割穿越岩层,一边在穿过的地方装置加强隧道壁,以保证打过洞的地方也能维持结构完整性。然而在骨骼的重建中,打隧道、加强结构这些过程会同时发生在一个骨折或截骨断端的几百处地方,以此完成力学强度的重建与骨板形成。刚性固定可以避免这些过程被打乱。不难想象,任何骨-骨界面上的横向移动或者是剪切应力都将对通道的搭建造成极大破坏。刚性固定所带来的结构刚性可以很大程度上避免剪切应力产生并保护骨愈合进程不受干扰。需要注意的是,这种骨愈合模式是长骨软骨内哈弗斯骨管修复的模式,不一定能直接应用于颅颌面的膜状骨。不过临床膜状骨模型中刚性固定似乎可以产生相似的断端变化。在膜状骨内,似乎骨膜和硬脑膜对骨愈合的帮助比在长骨内更大。

在 Luhr 最初的面部固定板发明之后,又有许多固定板被发明,用到各种厚度、各种强度的材料。目前钛板是面部重建最常用的材料,钛板可以做成薄至 0.5mm、大到可以减轻下颌骨重建牵张力的任意板材。这种导板都是按照力学需求特制的,可以建立刚性固定以方便骨愈合,大部分不需要后期拆除。

可溶解或可吸收的塑料多聚体导板的发展也吸引了颅颌面外科的兴趣。最常见的多聚体是聚乳酸和聚果酸材料,也有各种常见化合物的共聚物在重建领域被常规使用。Eppley 及其同事在最初成果的基础上深入研究[28,29],发明了能在骨愈合完成之后随着时间分解的导板和螺钉。因此,当颅外骨合成同时颅内骨吸收时,它们也不受这种跨颅骨迁移的影响。可吸收钢板和螺钉提供了有力的三维固定来促进骨愈合,但又不是永久性的,所以不会阻碍继发性生长。这种导板系统已广泛应用于颅面重建,特别是在 1~2 岁幼儿的手术中。

牵引成骨

牵引成骨本质上是一种控制和调节截骨断端间隙的微观环境的手术[30]。Ilizarov 对骨愈合和牵引成骨的研究和西方科学对骨愈合机制的阐明发生在同一时间,但又互相独立[31,32]。基本上牵引成骨就是截骨两端的刚性固定外加一种能够每天按一定距离拉开被刚性外框架固定住的骨骼两端的间距的装置。Ilizarov 通过上千例实验和临床病例说明了牵拉的距离最好是每天 1mm。有趣的是,这刚好是模拟生理系统中神经再生的速度。牵引成骨的手术包括截骨术、截骨两端安装刚性固定装置、固定板外加装刚性框架来稳定而精细地延长截骨端间隙。在牵引成骨过程中,这种缓慢的分离给截骨两端的血管和胶原蛋白基质足够的时间来向着对面生长。这个过程能保证截骨两端的矿骨质逐步向间隙中心沉降,但持续的牵拉又能避免两端骨头长实、骨骼完全连接(图1.2)。

由于牵引成骨可以控制截骨断端间隙的微环境, 骨断端的距离缓慢增加可以持续诱导和刺激骨缺损部位的细胞愈合机制,从而达到延长骨骼的效果。Ilizarov 用一套巧妙而经典的狗后肢牵引成骨模型实验来说明了延长骨间隙时牢固固定的重要性。延长间隙模拟了骨折部位的骨折断端间隙。Ilizarov 用了五个独立的实验组,每个组的固定都比前一个组更牢固一些。第一组动物被实施了开放楔形截骨术,并在截骨两端各放单个的环形固定器,用一对系在环两端、交叉贯穿骨头的克氏张力带固定住。第二组其他条件都一致,除了交叉克氏张力带被绷紧了,刚性增加,从而增加了固定器的稳定性。第三组动物身上用了每侧两个、一共四个环形固定器。每个环

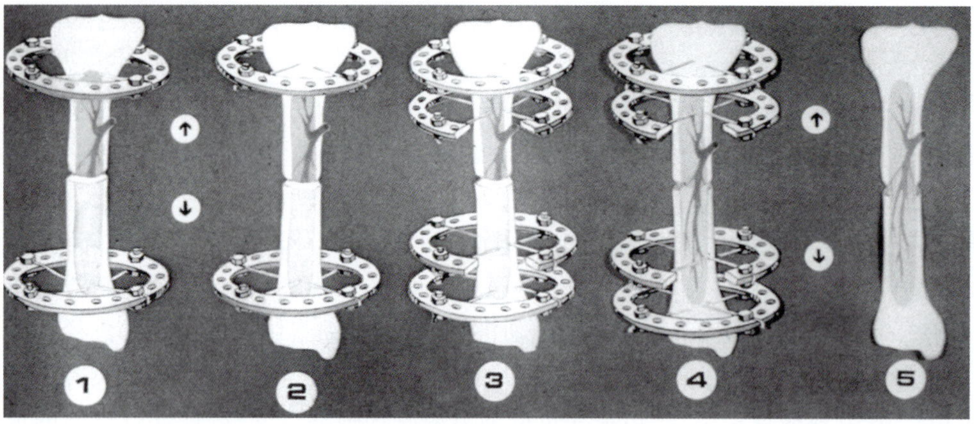

图 1.2 Ilizarov 所展现的犬的后肢的牵引成骨。(From Ilizarov GA. The Transosseous Synthesis：Theoretical and Clinical Aspects of Regeneration and the Growth of Tissue.New York，NY：Springer Publishing；1992)

里有一对绷紧的克氏张力带。第四组其他条件同第三组,但在开放截骨中保留了 1/3 横断面的骨髓。第五组保留了更多软组织,使用的是闭合式截骨,保留了供给养分的动脉。所有分组的牵引成骨速度都是每天 0.5mm,并给予充分时间让骨骼长实。每组的动物分别在截骨术后立即、7 天、14 天、21 天、28 天、6 周、2 个月、3 个月、4 个月以及 6 个月被处死(图 1.3)。

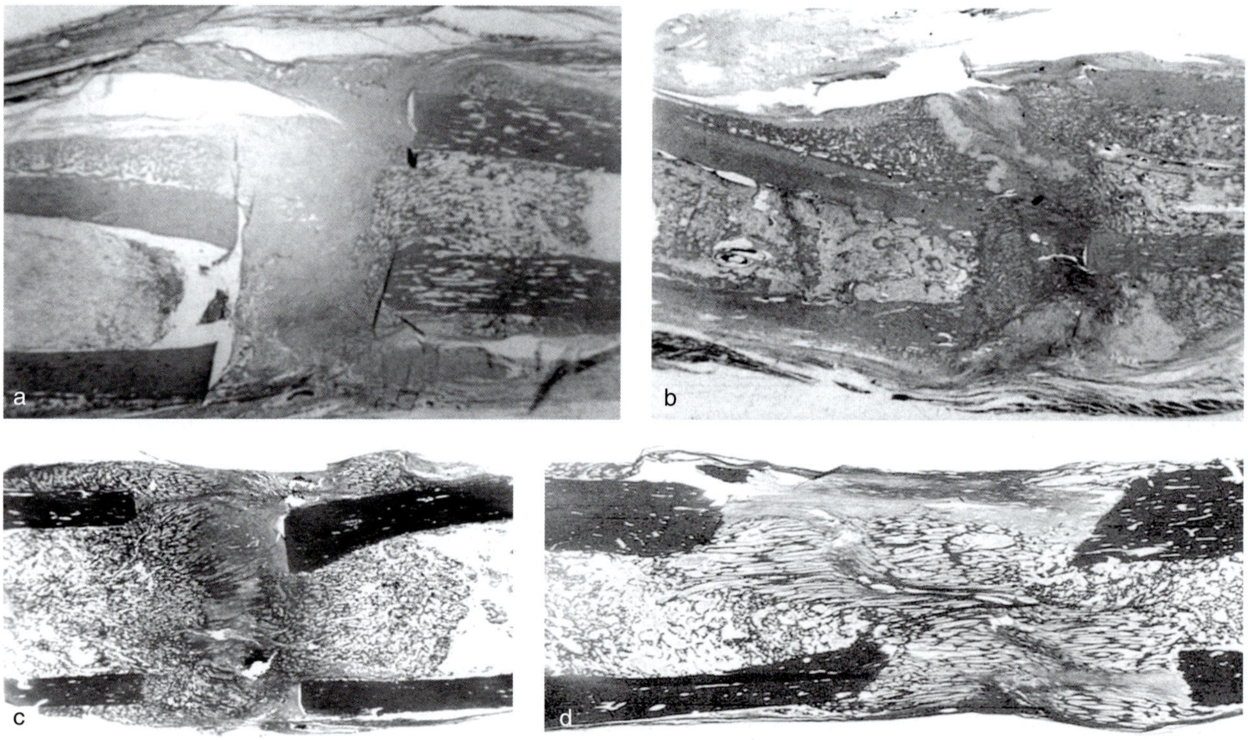

图 1.3 (a)在这个模型中,第一组展现出骨断端有不小的活动性,第 14 天的牵引间隙中只有很少的成骨生成,大部分都被纤维组织和较大的软骨岛填满了。第二组犬体内每块骨头仅有一组绷紧的克氏张力带,可见稳定性和骨生成有稍许增加。(b)骨间隙的上部和下部都充满了"被一层纤维层隔开的再生骨锥"。第三组犬体内的牵拉间隙两侧分别装了两个固定环和两组绷紧的张力带,它们的牵拉间隙中有高度的成骨活动、结缔组织纤维以及纵向排列的骨小梁。(c)一些动物的牵拉间隙内已经有再生骨与骨断端的骨皮质融合了。(d)第四组和第五组动物与第三组的固定方式一致,但保留了更多的软组织和血供,成骨也更加明显,以至于第五组的动物无法每天被牵拉 0.5mm。这些动物的骨愈合以及巩固速率几乎和牵拉速率一样了。这项研究巧妙地展示出稳定性对骨愈合的影响，不仅是在牵引成骨中，也是在骨愈合总体的生理学中。(From Ilizarov G. The Transosseous Osteosynthesis：Theoretical and Clinical Aspects of Regeneration and the Growth of Tissue. New York，NY：Springer Publishing；1992. Illustration courtesy and used with permission of Springer Publishing.)

在这项技术被应用于人体面部骨骼之前,还有些问题需要注意。其一是如何在有着重要功能的解剖结构上质密的骨骼中安装刚性固定装置。McCarthy 及其同事[33,34]是公认的最先将牵引成骨应用于面部骨骼手术的团队。他们最初也在犬类中做过手术,并用下颌骨的手术说明了牵引成骨体系在颅颌面骨骼中应用的可行性。下颌骨从许多方面来看都与长骨非常相似,它们也具有完善的骨髓腔。这个团队之后的临床工作还证明了此项技术在下颌骨延长中的安全性和有效性。他们用一种钉子固定的刚性外框架来做牵引,这种方法的并发症比较少。

之后还有更多研究把牵引成骨推广到中面部以及颅骨的应用[35-37]。这种把该原则推广到更多解剖部位的使用方法也产生了一些生理学问题。这些区域中,被牵引的骨骼是由膜内成骨分化而来的,与长骨的胚胎发育机制不同。而且,中面部的骨骼是没有骨髓腔的。颅骨则是两层骨皮质之间夹着板障结构的骨头,虽然和长骨的骨髓有点类似,但始终还是不一样的。然而,临床使用上中面部牵引成骨技术的经验,只要是遵循 Ilizarov 阐明的原则来操作的,都证实了它安全又有效。这些原则包括:

- 尽量减小手术和截骨术的创伤。
- 保证最优血供条件。
- 每块骨块都需要用刚性框架来刚性固定,保证骨块的精确分离。
- 骨块分离的速率控制在每天 1mm。
- 在每一天的骨牵张之后,需要留两天的巩固期给骨愈合发生。

这也就意味着框架在每个地方需要保留 3 天才能让骨头长 1mm。虽然最后一条原则不用那么严格遵守,但它仍然是规划牵引成骨时最核心的考虑因素。

虚拟手术规划

本章之前提到,Hemmy[5]、Vannier 和 Marsh[37]推动了基于 CT 扫描三维重建的三维图像技术最初的发展和应用。虚拟手术规划就是三维图像技术的一种非常优秀的应用案例。虚拟手术规划使得同一个三维矩阵中的不同部分的独立分割与操作成为可能,这大大增加了医学图像的效率和实用性。这方便外科医生移动其中一些部分,同时保持另一些部分的固定。因此,外科医生可以在实际手术介入之前先在三维图像上虚拟操作一遍。而且,现在的图像操作还包括对手术切割效果的三维模拟,这能帮助确定实际三维空间中各手术部分的放置。

总结

自 Paul Tessier 教授首次提出颅颌面外科领域已过去了 50 年。在 Tessier 的开创性成果以及当时其他许多娴熟而尽职的外科医生的奉献的基础上,这个领域在以不可思议的速度发展。这种发展由对有力的新型工具的飞速采纳和整合推动,并协助达到了更好的手术结局。还有一项同等重要的进步,那就是现存技术和科技的改善。这个领域对于帮助有面部疾病的患者而言有着无可比拟的潜力。它可能针对各种目标,发生各种微小而伟大的改变。这本手术图谱可以为这个广大又不断扩展的领域提供当代的最新信息。

(张艳 王雪彤 译)

参考文献

1. Wolfe SA. A Man from Heric. The Life and Work of Paul Tessier MD: Father of Craniofacial Surgery. Presented at the International Society of Plastic and Reconstructive Surgery, Rome, 1967
2. McKinnon M. Le refabricant des orbites: a tribute to Paul Tessier. Ann Plast Surg 2011;67(6):S36–S41
3. Kawamoto H. Whitaker Lecture. Presented at the American Society for Craniofacial Surgery/American Cleft Palate Association Annual Scientific Meeting. Colorado Springs, CO, March, 2017

4. Karp NS, McCarthy JG, Schreiber JS, Sissons HA, Thorne CH. Membranous bone lengthening: a serial histological study. Ann Plast Surg 1992;29(1):2–7
5. Hemmy DC. Docteur Paul Tessier, chirurgien plastique: a personal remembrance. Ann Plast Surg 2011;67(6):S16–S24
6. Munro IR, Fearon JA. The coronal incision revisited. Plast Reconstr Surg 1994;93(1):185–187
7. Tessier P. The definitive plastic surgical treatment of severe facial deformities of craniofacial dysostosis: Crouzon's and Apert's diseases. Plast Reconstr Surg 1971;48(5):419–442
8. Bauer TW, Muschler GF. Bone graft materials: an overview of the basic science. Clin Orthop Relat Res 2000;371:10–27
9. Elsalanty ME, Genecov DG. Bone grafts in craniofacial surgery. Craniomaxillofac Trauma Reconstr 2009;2(3):125–134
10. Motoki DS, Mulliken JB. The healing of bone and cartilage. Clin Plast Surg 1990;17(3):527–544
11. Rogers GF, Greene AK. Autogenous bone graft: basic science and clinical implications. J Craniofac Surg 2012;23(1):323–327
A review of autologous bone graft types, harvest, and factors involved in graft healing.
12. Vuolteenaho K, Moilanen T, Moilanen E. Non-steroidal anti-inflammatory drugs, cyclooxygenase-2 and the bone healing process. Basic Clin Pharmacol Toxicol 2008;102(1):10–14
13. Kusiak JF, Zins JE, Whitaker LA. The early revascularization of membranous bone. Plast Reconstr Surg 1985;76(4):510–514
14. Zins JE, Whitaker LA. Membranous versus endochondral bone: implications for craniofacial reconstruction. Plast Reconstr Surg 1983;72(6):778–784
An experimental study in rabbits and monkeys on bone graft volume retention. These studies confirmed increased resorption of endochondral bone grafts when compared with membranous grafts.
15. Seitz IA, Teven CM, Reid RR. Repair and grafting of bone. In: Neligan PC, Losee J, eds. Plastic Surgery, 3rd ed. St Louis, MO: Elsevier; 2013
16. Tessier P, Kawamoto H, Matthews D, Posnick J, Raulo Y, Tulasne JF, Wolfe SA. Autogenous bone grafts and bone substitutes—tools and techniques: I. A 20,000-case experience in maxillofacial and craniofacial surgery. Plast Reconstr Surg 2005;116(5 Suppl):6S–24S
The authors presented a comprehensive review of bone grafting harvest tools and techniques, including tips for improving harvesting. This was the first in a series of articles in a supplementation on bone grafting for the craniofacial skeleton.
17. Hudak KA, Hettinger P, Denny AD. Cranial bone grafting for alveolar clefts: a 25-year review of outcomes. Plastic Reconstr Surg 2014;133(5):662e–668e
18. Tessier P, Kawamoto H, Posnick J, Raulo Y, Tulasne JF, Wolfe SA. Taking calvarial grafts, either split in situ or splitting of the parietal bone flap ex vivo—tools and techniques: V. A 9650-case experience in craniofacial and maxillofacial surgery. Plast Reconstr Surg 2005;116(5 Suppl):54S–71S
19. Koenig WJ, Donovan JM, Pensler JM. Cranial bone grafting in children. Plast Reconstr Surg 1995;95(1):1–4
The authors reviewed computed tomography scans of children to evaluate diploic space. They recommended split calvarial grafts after 3 years of age and in situ only after 9 years of age.
20. Zins JE, Moreira-Gonzalez A. Calvarial thickness and its relation to cranial bone harvest. Plast Reconstr Surg 2015;117(6):1964–1971
21. Tessier P, Kawamoto H, Matthews D, Posnick J, Raulo Y, Tulasne JF, Wolfe SA. Taking bone grafts from the anterior and posterior ilium—tools and techniques: II. A 6800-case experience in maxillofacial and craniofacial surgery. Plast Reconstr Surg 2005;116(5 Suppl):25S–37S
22. Burstein FD, Simms C, Cohen SR, Work F, Paschal M. Iliac crest bone graft harvesting techniques: a comparison. Plast Reconstr Surg 2000;105(1):34–39
23. Foster RD, Anthony JP, Sharma A, Pogrel MA. Vascularized bone flaps versus nonvascularized bone grafts for mandibular reconstruction: an outcome analysis of primary bony union and endosseous implant success. Head Neck 1999;21(1):66–71
24. Hidalgo DA. Fibula free flap: a new method of mandible reconstruction. Plast Reconstr Surg 1989;84(1):71–79
25. Luhr HG. Vitallium Luhr systems for reconstructive surgery of the facial skeleton. Otolaryngol Clin North Am 1987;20(3):573–606
26. Caplan AI. The mesengenic process. Clin Plast Surg 1994;21(3):429–435
27. Schenck R. Histology of Fracture Repair and Non-union. AO/ASIF Instructional Course Bulletin. Davos, Switzerland: Arbeitsgemeinschaft fur Osteosynthesfragen/Association for the Study of Internal Fixation; 1978
28. Eppley BL, Sadove AM, Havlik RJ. Resorbable plate fixation in pediatric craniofacial surgery. Plast Reconstr Surg 1997;100(1):1–7; discussion 8–13
29. Eppley BL, Morales L, Wood R, et al. Resorbable PLLA-PGA plate and screw fixation in pediatric craniofacial surgery: clinical experience in 1883 patients. Plast Reconstr Surg 2004;114(4):850–856; discussion 857
30. Havlik RJ. Distraction osteogenesis of the facial skeleton. In: Pietrzak WS, ed. Orthopedic Biology and Medicine: Musculoskeletal Tissue Regeneration, Biologic Materials and Methods. Totowa, NJ: Humana Press; 2008
31. Ilizarov GA. Clinical application of the tension-stress effect for limb lengthening. Clin Orthop Relat Res 1992;250:8–26
32. Ilizarov GA. The Transosseous Synthesis: Theoretical and Clinical Aspects of Regeneration and the Growth of Tissue. New York, NY: Springer Publishing; 1992
33. Karp NS, Thorne CH, McCarthy JG, Sissons HA. Bone lengthening in the craniofacial skeleton. Ann Plast Surg 1990;24(3):231–237
34. McCarthy JG, Schreiber J, Karp N, Thorne CH, Grayson BH. Lengthening of the human mandible by gradual distraction. Plast Reconstr Surg 1992;89(1):1–8; discussion 9–10
35. Chin M, Toth BA. LeFort III advancement with gradual distraction using internal devices. Plast Reconstr Surg 1997;100(4):819–830; discussion 831–832
36. Polley JW, Figueroa AA. Management of severe maxillary deficiency in childhood and adolescence through distraction osteogenesis with an external adjustable rigid distraction device. Plast Reconstr Surg 1997;8(3):181–185; discussion 186
37. Vannier MW, Marsh JL. Three-dimensional imaging, surgical planning, and image-guided therapy. Radiol Clin North Am 1996;34(3):545–563

第 2 章

颅面神经阻滞

John Mesa

为了实施诊断性和(或)治疗性外科手术操作,例如切除皮肤损害、手术闭合组织的缺损和其他治疗,对于面部特定部位的麻醉通常是必要的[1]。面部的麻醉可以通过颅面神经阻滞来实现。当施术者正确操作时,使用局部麻醉药物对一条颅面神经进行阻滞,就可以使受神经干支配的面部区域产生良好的麻醉效果[2,3]。本章节聚焦在颅面区域施行神经阻滞麻醉技术。

目的

学习整形重建或美容操作中最常用的颅面部位神经阻滞局部麻醉技术。

相关外科解剖

面部的感觉由三叉神经(Ⅴ)支配。本章简要综述了三叉神经及其分支的解剖学,这对于颅面神经阻滞具有重要意义[4,5]。

眼神经支、上颌神经支和下颌神经支分别通过三个独立的小孔:眶上裂、圆孔、卵圆孔穿出颅骨。三叉神经眼神经支(V_1)传递来自头皮、前额、上眼睑、眼结膜、眼角膜、鼻(包括鼻尖,除外鼻翼)、鼻黏膜、额窦及部分脑膜(硬脑膜和血管)的感觉信号。三叉神经上颌神经支(V_2)负责来自下眼睑、面颊、鼻孔、上唇、上牙及上齿龈、鼻黏膜、上腭及咽喉顶部、上颌窦、筛窦、蝶窦和部分脑膜的感觉信号。三叉神经下颌神经支(V_3)传送下唇、下牙及下齿龈、下颌及颏(下颌角除外,其由C2-C3段神经传导)、部分外耳和部分脑膜的感觉信号。三叉神经下颌神经同时传导口腔内的触觉、位置觉和痛温觉等深浅感觉,其中的一条分支——舌神经——负责舌部的感受,但并不传递味觉信号。

额神经

额神经是三叉神经眼神经中最大的分支,经眶上裂侧面入眶,走行于泪腺神经下方,第Ⅳ对脑神经上方,位于眶骨膜与上睑提肌之间。在眶中部分为眶上神经(较大的分支)和滑车上神经。眶上神经经眶上孔穿出眼眶,后发出连接到上睑的神经纤维分支,同时供应眼结膜、额窦和从前额至颅顶中部的皮肤等部位的感觉。滑车上神经上斜肌和眶上孔间滑车出眶,弯曲上行至前额近骨处,在皱眉肌和额肌下方继续上行。它支配前额下部的皮肤感觉,紧邻结膜中线和上睑皮肤[6]。

上颌神经

三叉神经上颌神经支负责来自下眼睑、面颊、鼻孔、上唇、上牙及上齿龈、鼻黏膜、上腭及咽喉顶部、上颌窦、筛窦、蝶窦和部分脑膜的感觉信号。上颌神经分为三个分支:颧神经、翼腭神经(蝶腭神经)和上齿槽后神经。

当上颌神经离开半月神经节后,沿海绵窦侧壁硬脑膜走行,自圆孔出颅,穿过翼腭窝后经眶下裂入眶,并在此分出眶下神经。在进入圆孔之前,上颌神经分出一支位于硬脑膜,即脑膜中神经。上颌神经在翼腭窝段分出颧神经、翼腭神经(蝶腭神经)和上牙槽后神经。颧神经支可再分为颧颞神经和颧面神经。

在眼眶侧壁,上颌神经分出泪腺神经支,由蝶腭神经节发出的节后神经纤维控制泪液分泌。颧面神经在其下方走行,支配面颊部皮肤感觉。

翼腭神经(蝶腭神经)是将蝶腭神经节与上颌神经联合起来的两条神经。它们传入来自鼻、腭和咽部的感觉,同时发出副交感纤维与泪腺神经共同支配泪腺。这些节前神经纤维来源于第Ⅶ对脑神经的岩大神经和翼管神经。通常有两条上牙槽后神经,它们支配颊后部黏膜和齿龈。

下颌神经

在图 2.1 中可见,下颌神经是三叉神经最大的分支,具有感觉和运动的混合神经纤维[7]。

三叉神经下颌神经支(V_3)传送下唇、下牙及下齿龈、下颌及颏(下颌角除外,其由 C2–C3 段神经传导)、部分外耳和部分脑膜的感觉信号。三叉神经下颌神经同时传导口腔内的触觉、位置觉和痛温觉等深浅感觉。下颌神经不传递味觉信号(鼓索神经负责味觉),但它的一条分支——舌神经——含有并不来源于下颌神经的多种类型的神经纤维。

三叉神经的运动支分布于下颌神经中。这些神经纤维起源于第Ⅴ对脑神经的运动核,紧邻脑桥中的三叉神经主核。

下颌神经有以下分支:脊膜返神经、翼内肌神经、咬肌神经、颞深神经、翼外肌神经、颊神经、耳颞神经、舌神

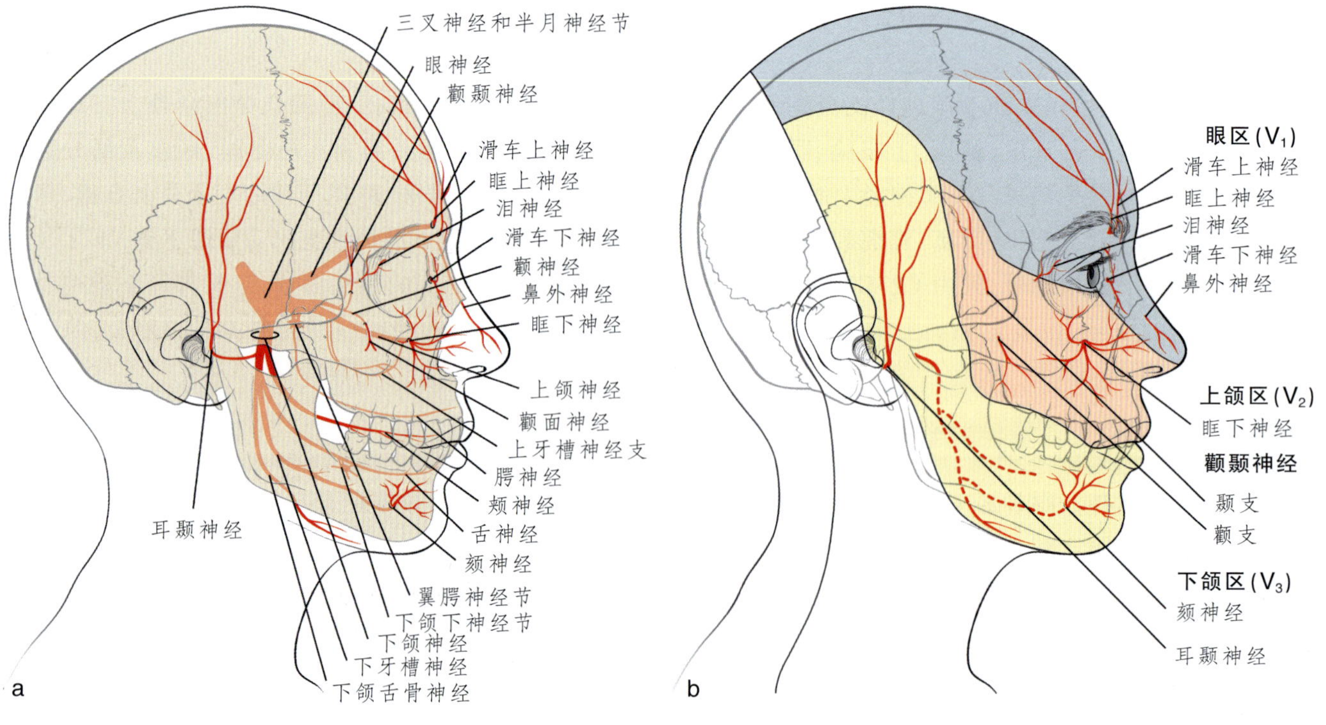

图 2.1 (a)三叉神经及其分支解剖示意图。三叉神经分支中最常用于神经阻滞麻醉的是眶上神经、眶下神经、颧颞神经、颧面神经、上颌神经、下颌神经和颏神经。(b)三叉神经在面部的感觉分支及其所支配的区域。(待续)

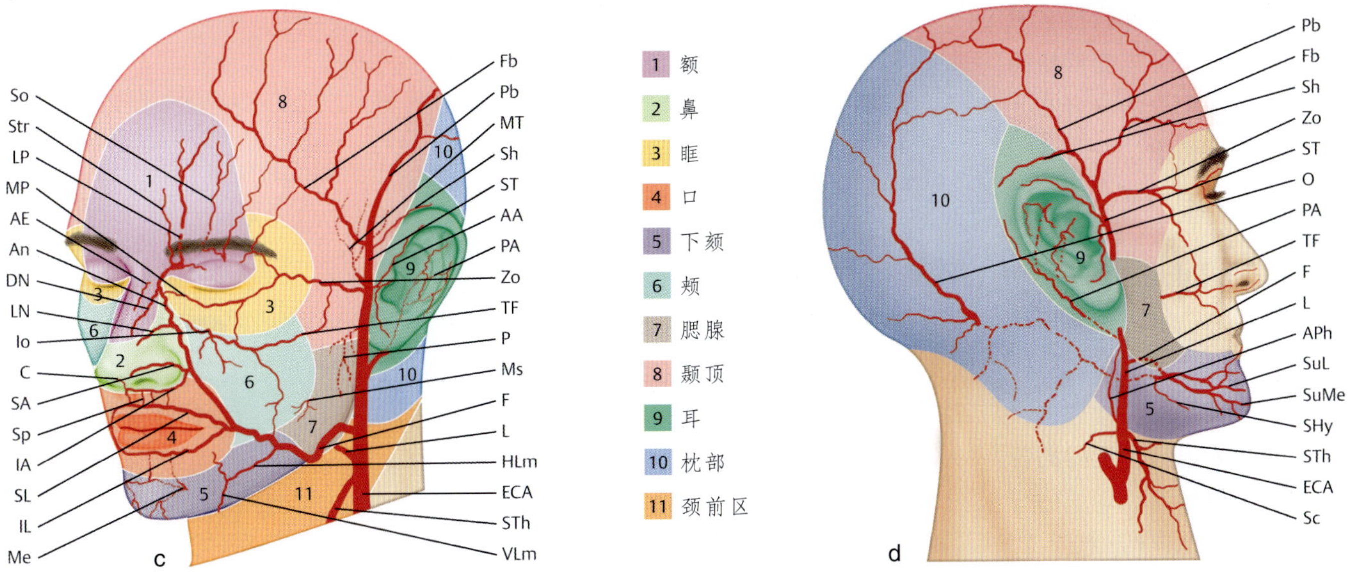

图 2.1(续)　面部的主要动脉。(c)头颈部浅动脉,前侧斜位观。(d)颈外动脉分支,后侧位观。AA,耳前动脉,AE,筛前动脉;An,角动脉;APh,咽升动脉;C,鼻柱动脉;DN,鼻背动脉;ECA,颈外动脉;F,面动脉;Fb,颞浅动脉额支;HLm,水平颏唇动脉;IA,鼻翼下动脉;IL,下唇动脉;Io,眶下动脉;MP,睑内侧动脉;Ms,咬肌动脉;Me,颏动脉;MT,颞中动脉;L,舌动脉;LN,侧鼻动脉;LP,睑外侧动脉;O,枕动脉;P,腮腺支(耳后动脉);PA,耳后动脉;Pb,颞浅动脉顶支;SA,鼻翼上动脉;Sc,胸锁乳突肌支(甲状腺上动脉);Sh,螺旋上支;Shy,舌骨上支(舌动脉);SL,上唇动脉;So,眶上动脉;Sp,鼻中隔动脉;ST,颞浅动脉;STh,甲状腺上动脉;Str,滑车上动脉;SuL,舌下动脉;SuMe,颏下动脉;TF,面横动脉;VLm,垂直颏唇动脉;Zo,颧眶动脉。(From Watanabe K, Shoja MM, Loukas M, Tubbs RS, eds. Anatomy for Plastic Surgery of the Face, Head, and Neck. New York, NY: Thieme Publishers; 2016.)

经和下牙槽神经。下牙槽神经与下牙槽动脉在下颌孔内伴行,进入下颌神经管,最终通过颏孔至颏部。它位于第一磨牙附近的颊皮质板与舌皮质板中间。颏神经是一条一般躯体传入(感觉)神经,负责下颌前部、下唇、下颌前牙和前磨牙颊侧齿龈的感觉。

患者选择

对于如何选择适合颅面神经阻滞麻醉的患者,有着详细的描述,但这超出了本章节的范围。简要来说,对于行皮肤病损切除术、创伤闭合、面部重建、美容或颅面手术操作(如颏骨植入和颏成形术)的患者,可以使用颅面神经阻滞达到局部麻醉的效果。患者需要接受完整的面部体格检查以及术前评估来衡量他们是否适合颅面神经阻滞麻醉。

适应证和禁忌证

适应证

神经阻滞适用于因特定的医疗/外科手术需要对由一条特定的颅面神经所支配的区域进行麻醉的患者。举例来说,颅面神经阻滞可用于面部创伤闭合、创伤/手术创口清创术、颅面神经激惹的诊断或治疗,以及神经痛和具有全身麻醉禁忌证的患者。

禁忌证

- 对麻醉成分的过敏或敏感状态。

- 麻醉注射部位存在感染。
- 解剖学标志变形扭曲。
- 不能配合的患者和儿童。
- 严重焦虑。
- 针头恐惧症。

术前计划

当特定的颅面神经阻滞可以实施的情况下，患者可以作为颅面神经阻滞麻醉的理想对象。除此以外，需要对患者心理健康进行评估，包括患者基线的焦虑水平。有一大部分患者恐惧针头，同时可能在面临面部的任何操作时都表现出严重的痛苦：

- 牙模型。
- 影像学评估。
- 头颅定位 X 线片。
- 锥形线束 CT 扫描。
- 颌面部 CT 扫描。
- 头影测量分析。
- 模型外科。
- 术前正畸(牙套)。

手术器械

图 2.2 中展示了操作颅面神经阻滞麻醉所需的器械和材料。

手术过程：技术细节

当术者对面部解剖结构(神经、血管、皮节的位置)都相当熟悉时，颅面神经阻滞的操作就很简单了。成功的颅面神经阻滞麻醉可以对被麻醉神经所支配的区域有效地麻醉。该技术的详细步骤在图 2.3 至图 2.60 中进行介绍。

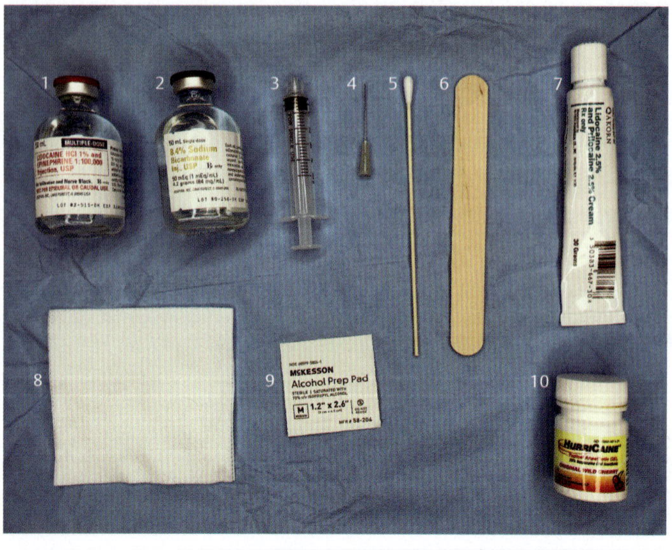

图 2.2 局部麻醉药物(含或不含肾上腺素的利多卡因、普鲁卡因及其他麻醉剂)(1)；碳酸氢钠(2)；一次性注射器(3)；27G 针头(4)；洁净棉签(5)；压舌板或其他口腔拉钩(6)；表面麻醉药物(如 EMLA 乳膏)(7)；纱布(8)；酒精棉片(9)；黏膜用表面麻醉药物(例如苯佐卡因口腔麻醉剂)[5](10)。

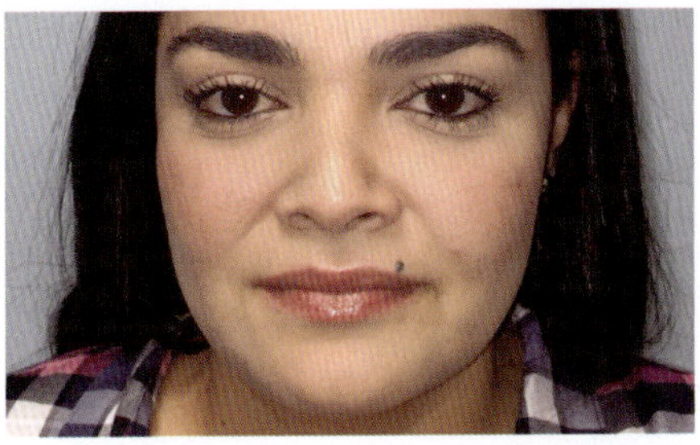

图 2.3 手术准备。颅面神经阻滞麻醉要求患者仰卧位于担架或检查床上或者坐位于检查椅或普通椅子上。通过体格检查确定颅面神经的定位是有效实施神经阻滞麻醉的关键。

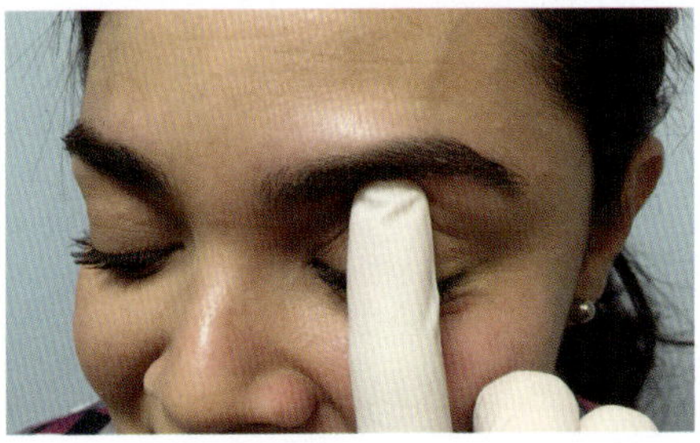

图 2.4 眶上神经阻滞。患者处于合适的体位后，触诊确定眶上神经经眶上孔出眶后的定位。眶上神经位于眶上缘与过瞳孔中点的垂直线交点处。用示指可触及眶上切迹或眶上孔。

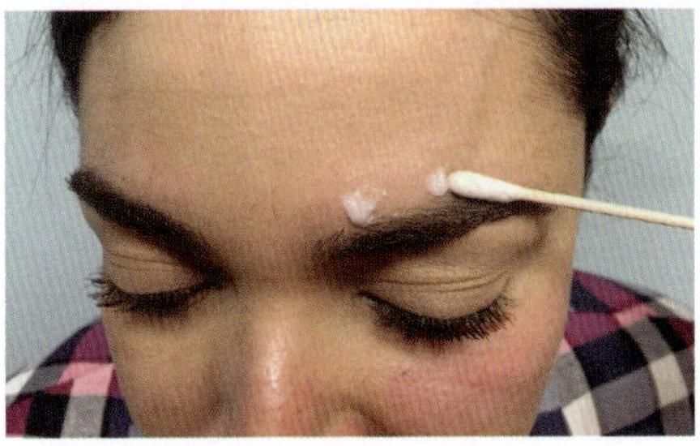

图 2.5 神经阻滞麻醉注射前 15 分钟，对神经所在的体表投影点皮肤进行表面局部麻醉（如丙胺卡因乳膏）以减轻或避免进针时的针刺不适感。

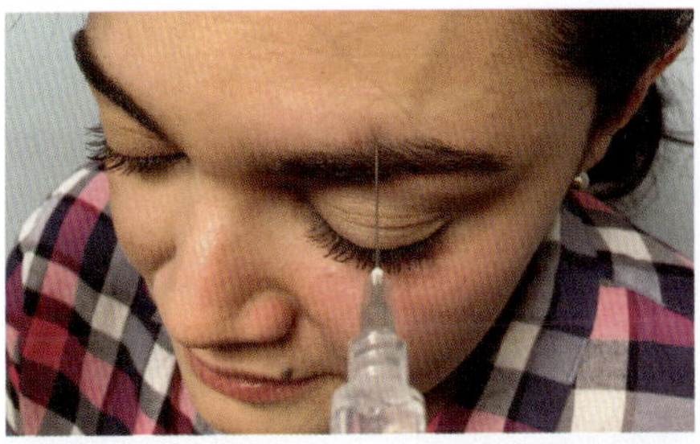

图 2.6 确定了眶上神经的位置即可垂直进针刺入皮肤。进针深度需直达骨膜。在局部麻醉浸润之前，应先回抽注射器形成负压，排除血管内注射的风险（观察是否有血液进入注射器）。如果出现血液进入注射器的情况，应将针头退出皮肤，并重新置于原注射位点的旁边进针。

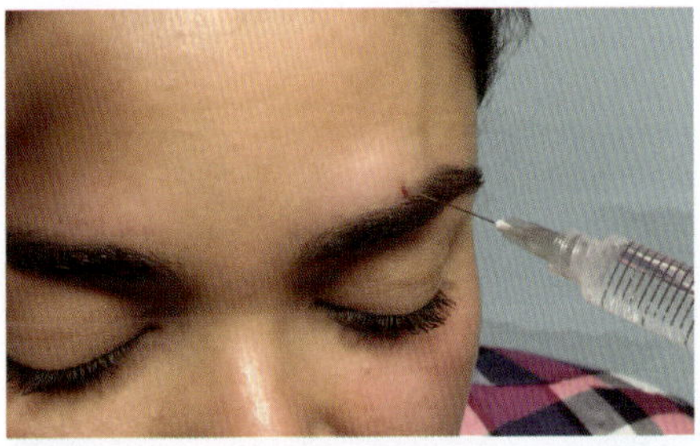

图 2.7 大约需要在理想的位点（紧邻阻滞麻醉目标神经）注入 1mL 局部麻醉药物，直到形成大约直径 1cm 的皮丘。

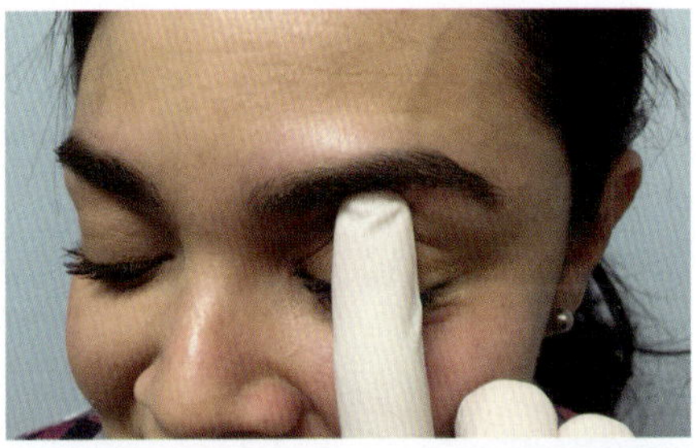

图 2.8 当注射完成后，需要对注射点持续施压，以促进麻醉剂渗透扩散进入眶上孔。

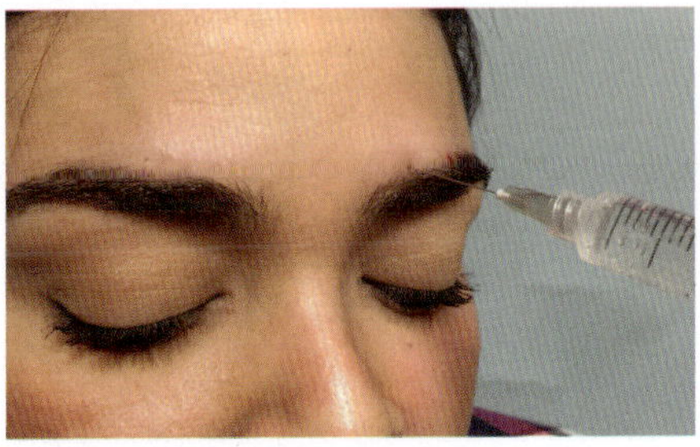

图 2.9 滑车上神经阻滞。滑车上神经阻滞麻醉技术与眶上神经阻滞麻醉类似。不同的是注射点的位置位于滑车上神经上方，具体来说位于眶上缘内侧，眉中部与同侧眶上神经间水平距离的中部。

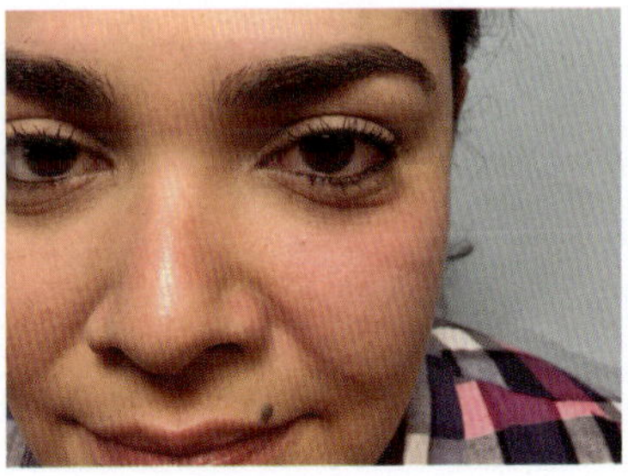

图 2.10 眶下神经阻滞。需要确定眶下神经经眶下孔出眶后的定位。

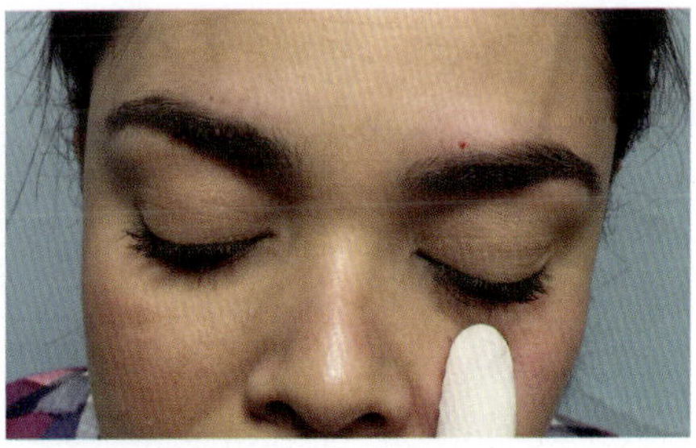

图 2.11 手术者用示指触诊眶下骨下方与过瞳孔垂线交点所在，通常可以摸到眶下孔（眶下神经定位）。手指触诊可能会有些许轻微的不适。

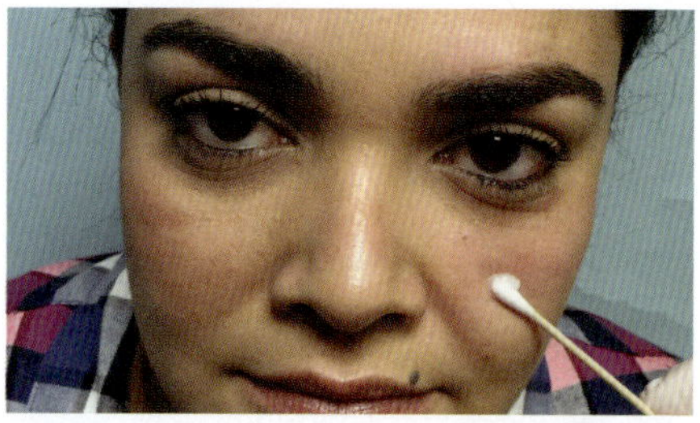

图 2.12 神经阻滞麻醉注射前 15 分钟，对神经所在的体表投影点皮肤进行表面局部麻醉（如丙胺卡因乳膏）以减轻或避免进针时的针刺不适感。

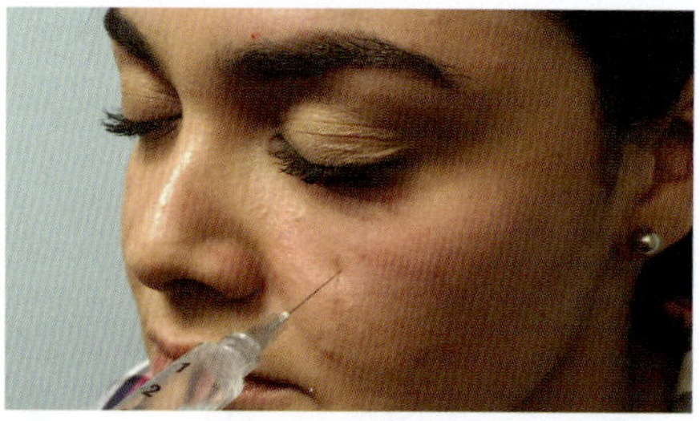

图 2.13 确定了眶下神经的位置即可垂直进针刺入皮肤。进针深度需直达骨膜。在局部麻醉浸润之前，先回抽注射器排除血管内注射的风险（观察是否有血液进入注射器）。如果出现血液进入注射器，应将针头退出，重新于原注射位点旁进针。大约注入 1mL 局部麻醉药物。

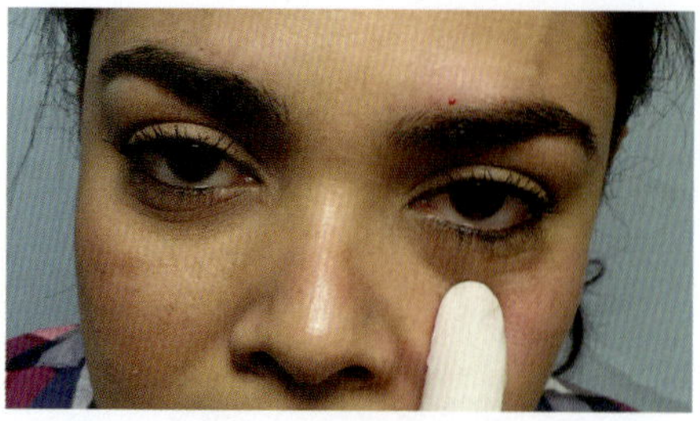

图 2.14 注射完成后，需要对注射点持续施压，以促进麻醉剂渗透扩散进入眶下孔。

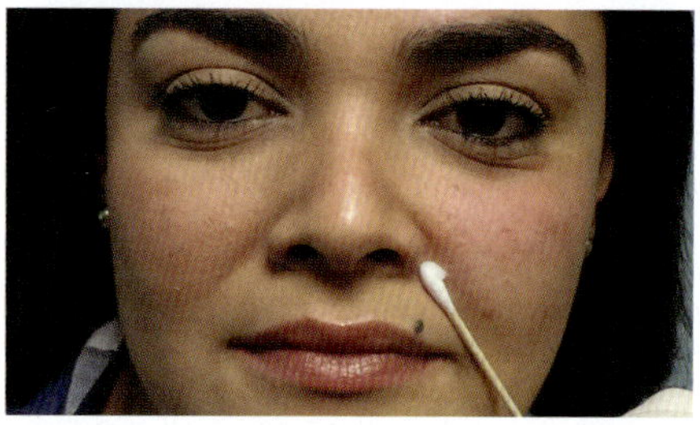

图 2.15 另一种神经阻滞麻醉眶下神经的技术是将麻醉注射点选在同侧的鼻翼旁皮肤。注射前 15 分钟，对神经所在的体表投影点皮肤进行表面局部麻醉（如丙胺卡因乳膏）以减轻或避免进针时的针刺不适感。

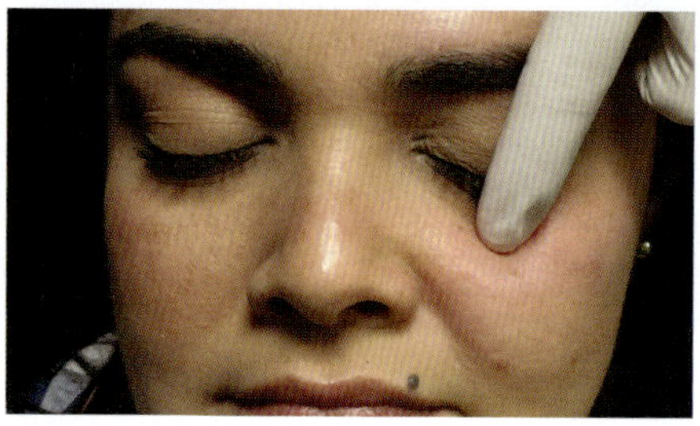

图 2.16 对于这一操作，术者需用示指触及眶下缘的中部，将手掌支撑在患者前额。这样摆放手掌位置是为了保护患者整个眼球，避免被所用的麻醉针所刺伤。

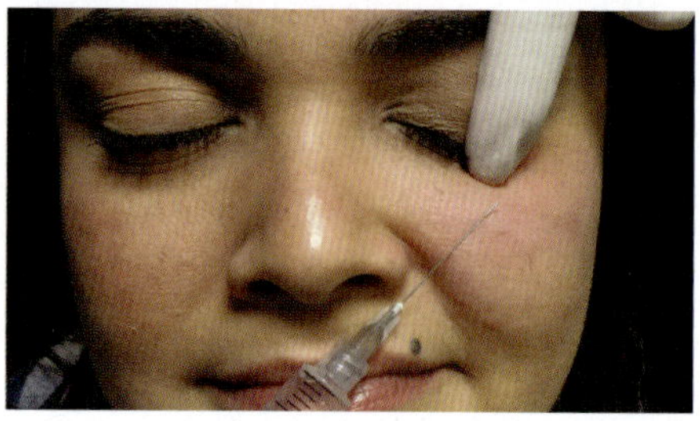

图 2.17 麻醉针将以一个向上向外的方向（45°）刺入同侧鼻翼旁皮肤，并指向眶下孔的位置，即术者触及眶下缘的示指指尖正下方。

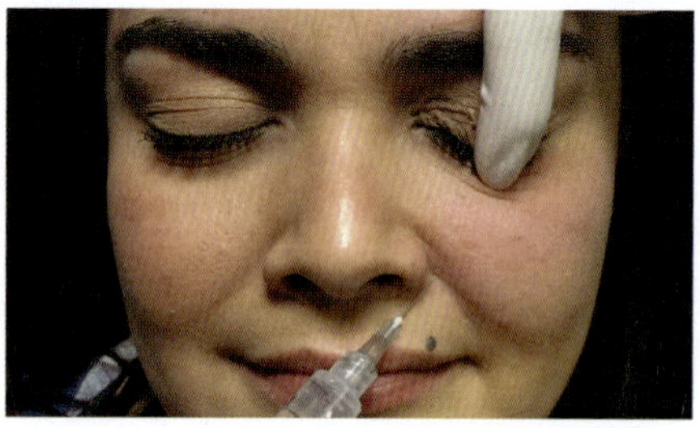

图 2.18 以 45°角继续进针直至触及眶下缘下方的颧骨。需要注意的是，为防止患者眼球受损，应避免麻醉针超出眶下缘的上端。

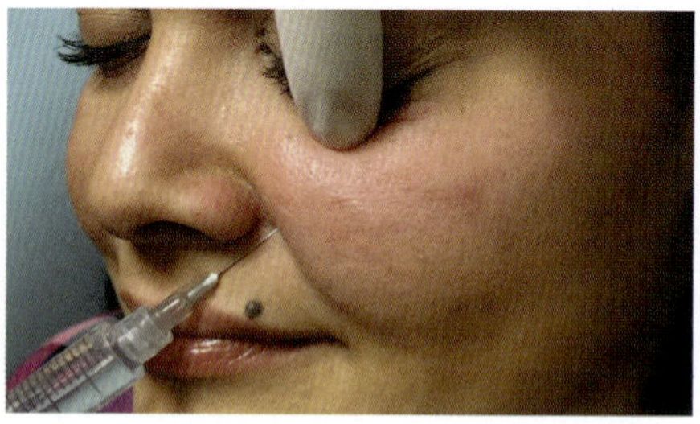

图 2.19 局部麻醉浸润前，应先回抽，如出现血液进入注射器，应重新于原注射位点旁进针。大约需要在理想的位点注入 1mL 局部麻醉药物。

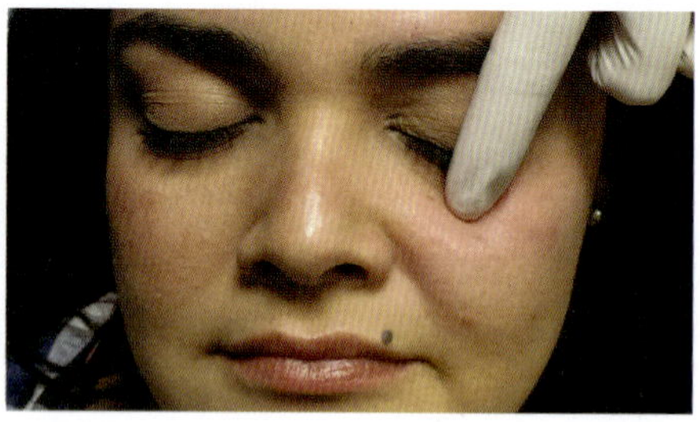

图 2.20 注射完成后，压迫以促进麻醉剂渗透扩散进入眶下孔。部分术者也尝试通过上唇沟完成麻醉浸润，有效但并不推荐，因为会增加不必要的注射器污染的风险，并进一步增加注射点的感染风险。

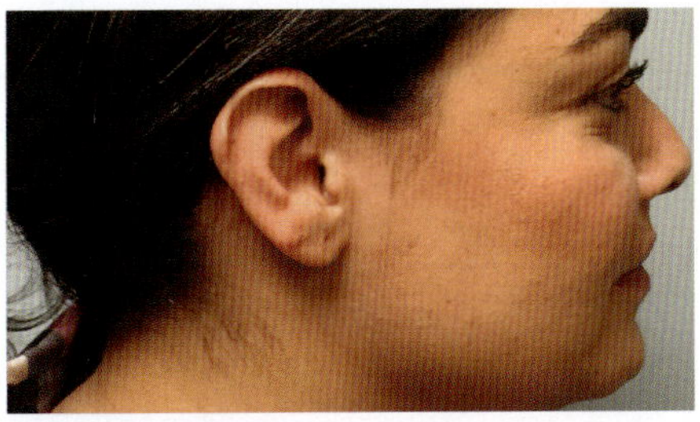

图 2.21 耳部神经阻滞。外耳由三叉神经分支(耳颞神经,下颌神经的一条分支)和颈神经分支(枕小神经,C2 段;耳大神经,C2-C3 段)所支配。对整个耳郭的麻醉通常是采用区域阻滞麻醉,而非特定的颅面神经阻滞麻醉。

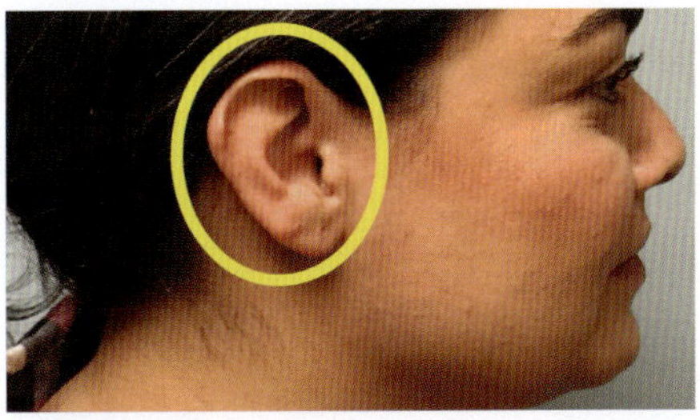

图 2.22 注射前 15 分钟,对环绕耳基底部的皮肤进行表面局部麻醉(如丙胺卡因乳膏)以减轻或避免进针时的针刺不适感。

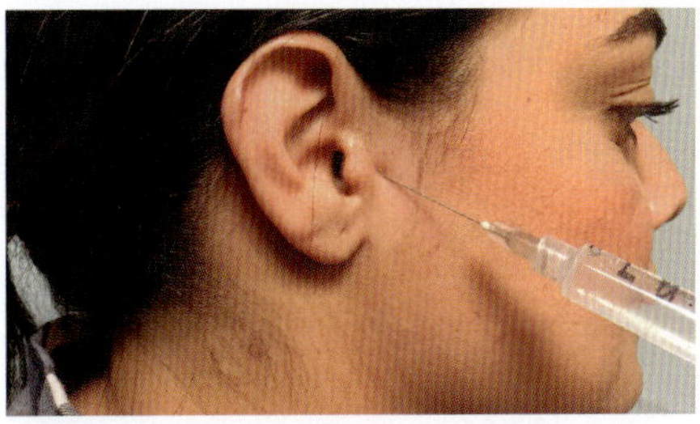

图 2.23 麻醉注射应当从耳屏前的皮肤开始。注入局部麻醉药物直到形成一个直径 1cm 皮丘。局部麻醉浸润之前,先回抽注射器排除血管内注射(观察是否有血液进入注射器)。如血液进入注射器,应将针头退出,并重新于原注射位点旁边进针。

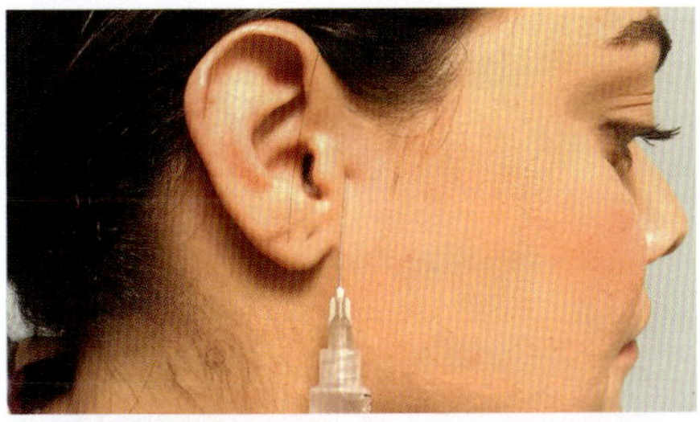

图 2.24 注射器针头接着刺入耳轮前皮肤上部,当针头进入皮下组织后就可注入局部麻醉药物。之后针头再次刺入耳屏前皮肤,但这一次指向耳垂基底部的后方。随着进针的深入渐次注入局部麻醉药物。

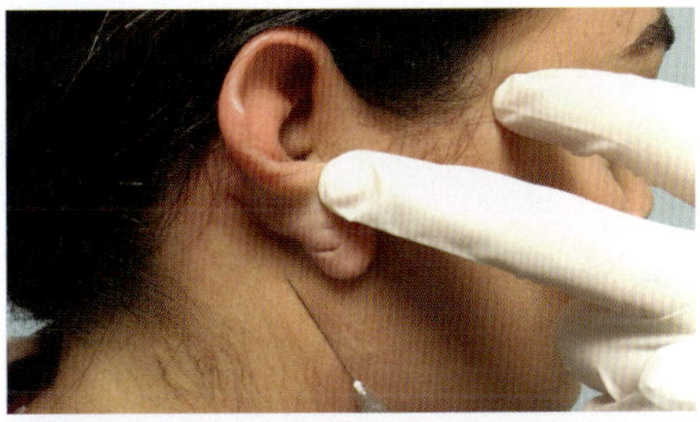

图 2.25 在耳后的皮肤同样需要局部麻醉浸润,沿耳甲基底部采用前述方法进行操作。最后,在全耳基底部外缘应当可以看到明显的因注射局部麻醉药形成的皮丘。

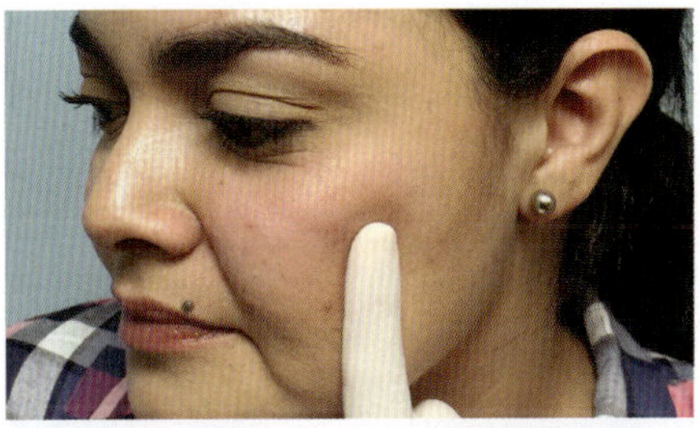

图 2.26 颧面神经阻滞。颧面神经定位于颧上颌骨复合体(ZMC)外侧面最突出的位置,在同侧眶下缘下方几厘米。

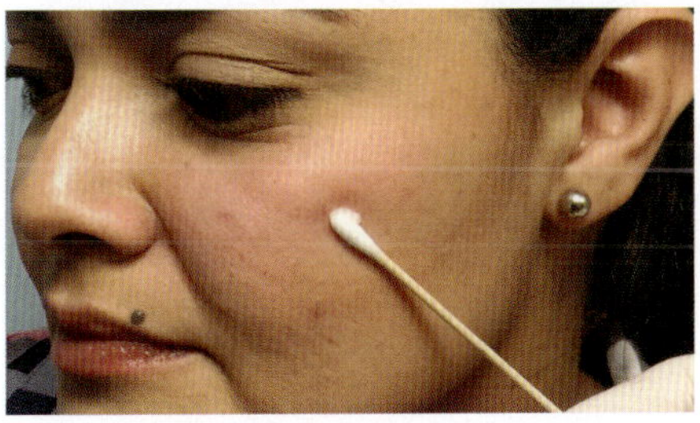

图 2.27 神经阻滞麻醉注射前 15 分钟,对神经所在的体表投影点皮肤进行表面局部麻醉(如丙胺卡因乳膏)以减轻或避免进针时的针刺不适感。

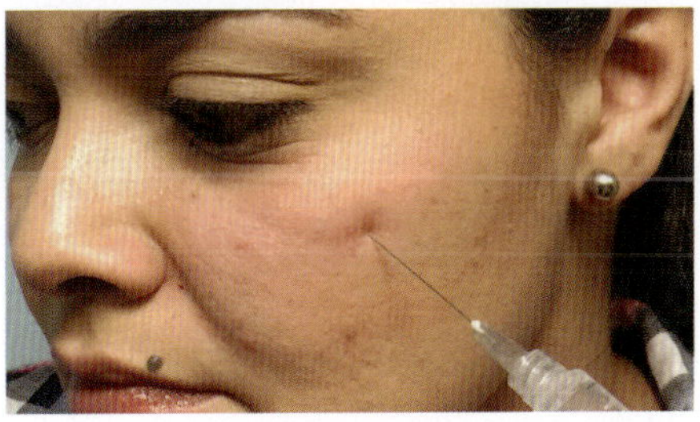

图 2.28 一旦确定了颧面神经的大致位置,即可垂直进针刺入皮肤。进针深度需直达骨膜。在局部麻醉浸润之前,应先回抽注射器形成负压,排除血管内注射的风险(观察是否有血液进入注射器)。如果出现血液进入注射器的情况,应将针头退出皮肤,并重新置于原注射位点的旁边进针。大约需要注入 1mL 局部麻醉药物。

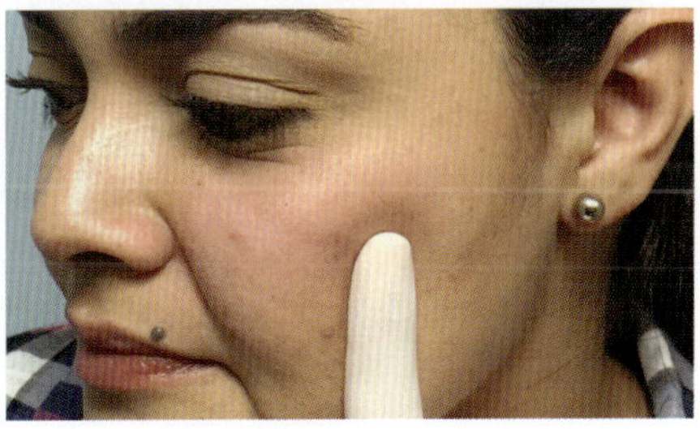

图 2.29 当注射完成后,需要对注射点持续施压,以促进麻醉剂渗透扩散进入神经。

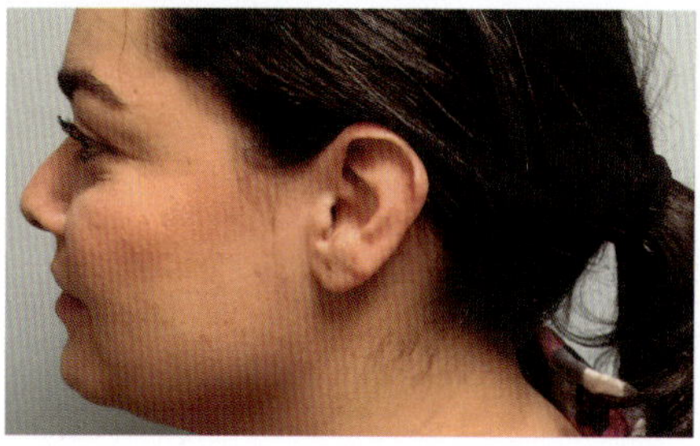

图 2.30 颧颞神经阻滞。颧颞神经从位于颞窝前壁的孔中穿过。这个孔实际位于颧骨后方的眼眶外缘背后，与外眦等高。

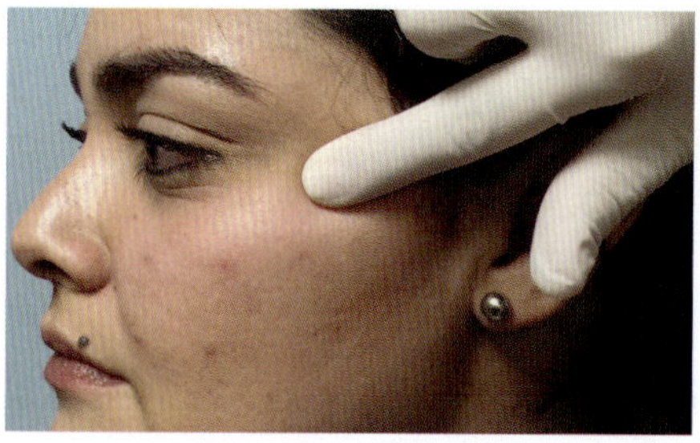

图 2.31 注射阻滞颧颞神经的方式即将针头滑入眼眶外缘的凹痕处。用示指触诊额颧骨缝高度（一般都能触及）的眼眶外缘以确定更精确的进针位置。这是一处位于眼眶外缘后外侧、额颧骨缝后内侧的浅凹。

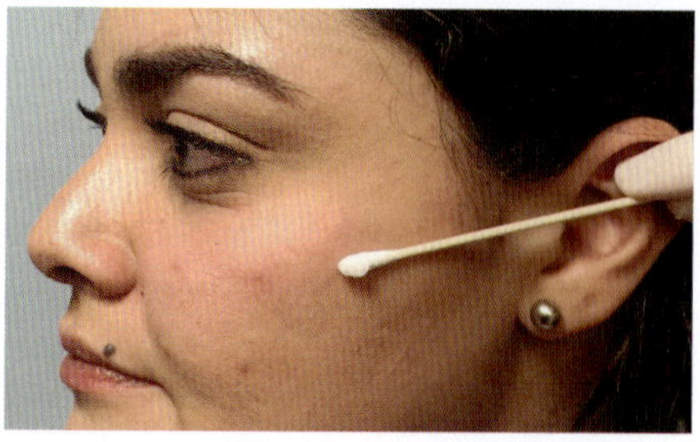

图 2.32 注射前 15 分钟，应于神经上方的皮肤涂抹一些表面麻醉剂（如丙胺卡因乳剂）以减轻或避免针头贯入皮肤的不适感。

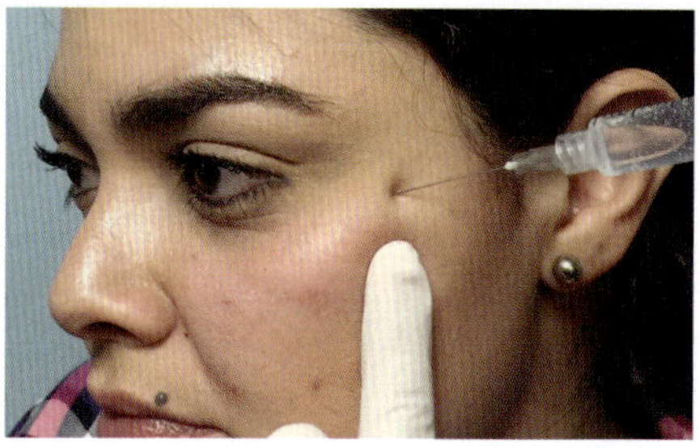

图 2.33 应于触诊的手指后方进针。针头与皮肤平面呈 45°角，在外眦等高度处向眼眶外缘下凹的后壁进针。回抽无血后注入 1~2mL 局部麻醉剂。

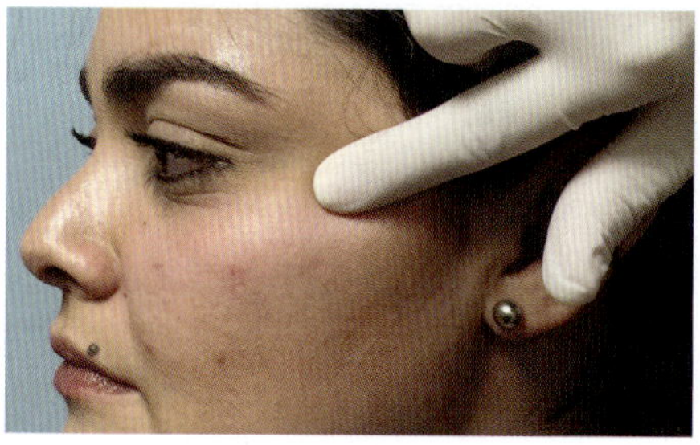

图 2.34 注射完成后，应在被注射部位按压片刻，以便麻醉剂扩散至神经。

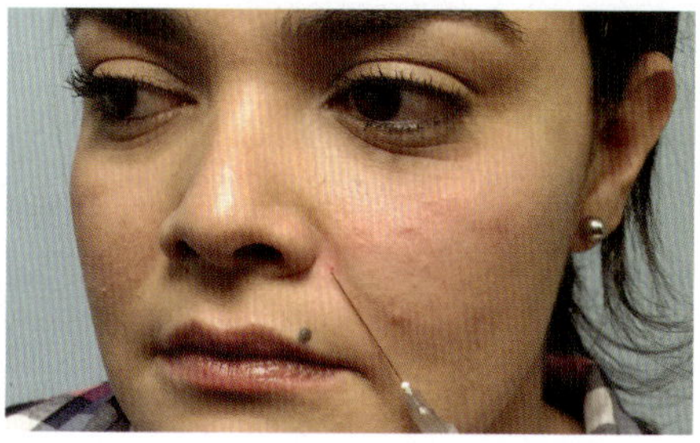

图 2.35 上唇麻醉可采用眶下神经阻滞。局部麻醉可以通过从口角处沿鼻唇沟向同侧鼻翼褶皱注射来实现，如图所示。

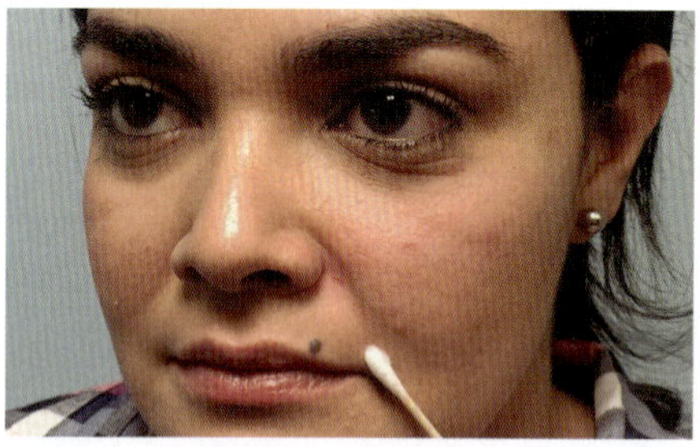

图 2.36 注射之前 15 分钟，应于口角外侧的皮肤涂抹一些表面麻醉剂（如丙胺卡因乳剂）以减轻或避免针头贯入皮肤的不适感。

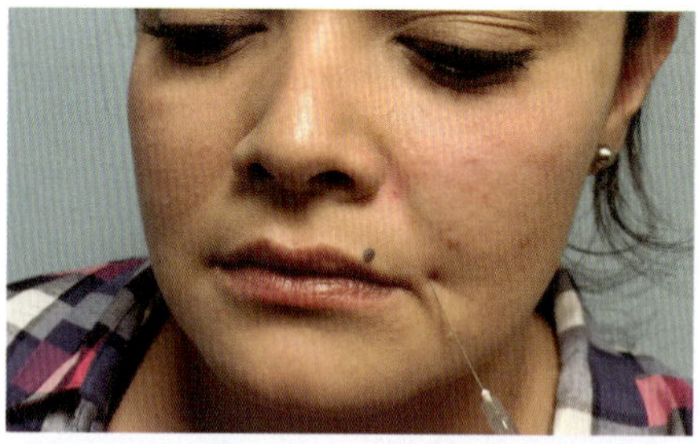

图 2.37 应从口角旁皮肤进针。局部麻醉时应注射至出现 1cm 直径的皮丘。进针后回拉注射器产生负压以确认针头不在血管内（针管内无回血可确认）。否则拔出针头重新在相邻位置进针。

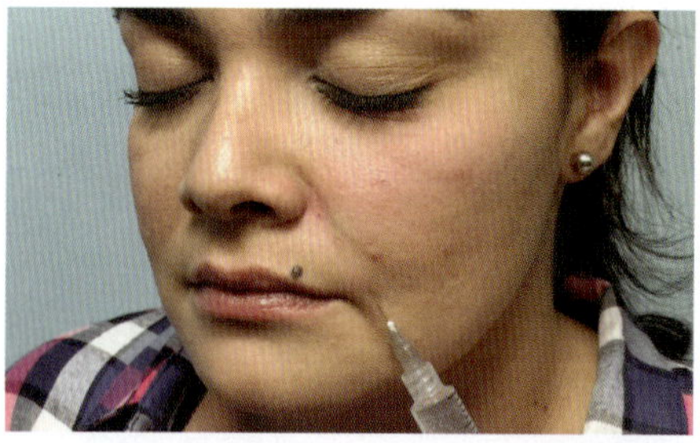

图 2.38 以 45°角继续向同侧鼻翼褶皱方向推进针头。回抽后一边退针一边沿鼻唇沟内注射 2~3mL 麻醉剂。全上唇麻醉阻滞还应于对侧进行镜像注射。

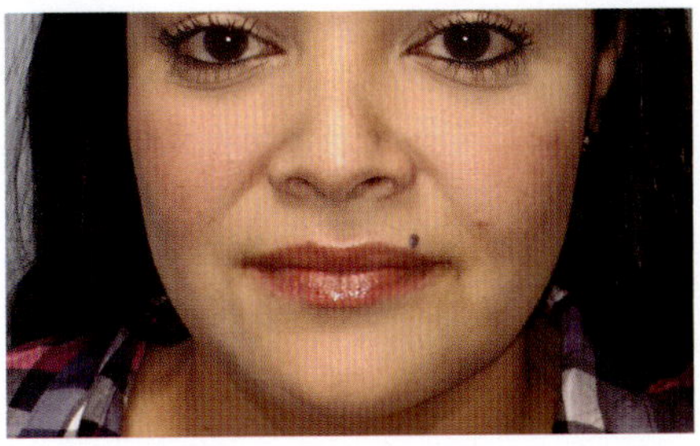

图 2.39 颏神经阻滞。颏神经主要支配同侧下唇的感觉。

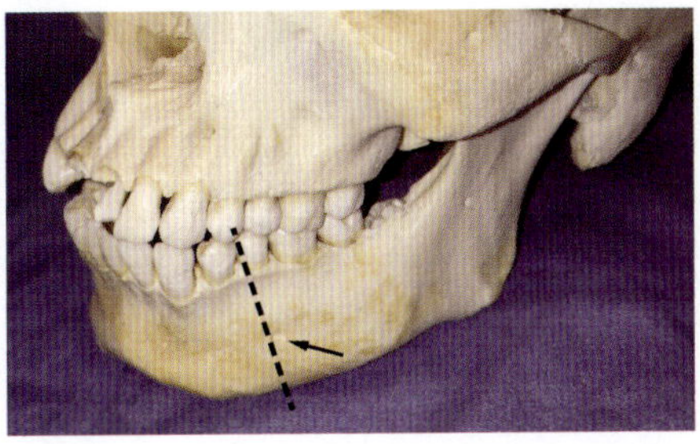

图 2.40 颏神经从颏孔中穿出，一般位于下颌骨第一、二前磨牙的尖端以下。

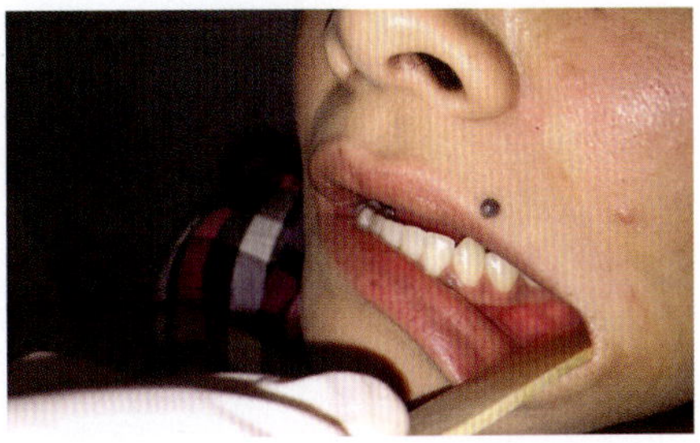

图 2.41 施行颏神经麻醉时，应使用压舌板或拉钩将下唇向远离牙齿的方向拉开。然后确定第一、二磨牙之间的黏膜位置。

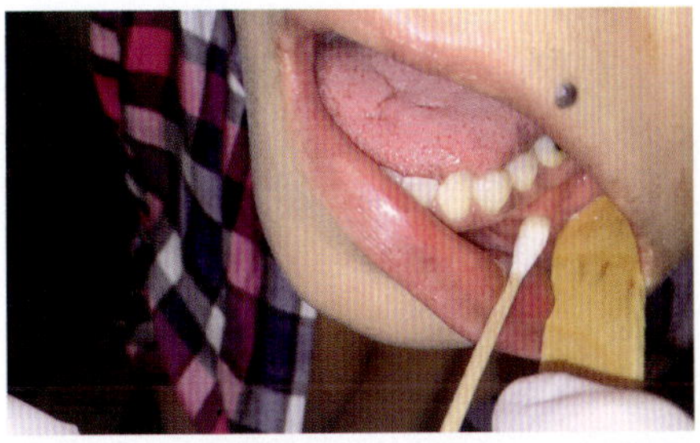

图 2.42 注射前 15 分钟，应于第一、二磨牙下方的龈颊沟处涂抹口腔表面麻醉剂（如 20%的口腔苯唑卡因），来减轻或避免口腔黏膜进针时的不适。

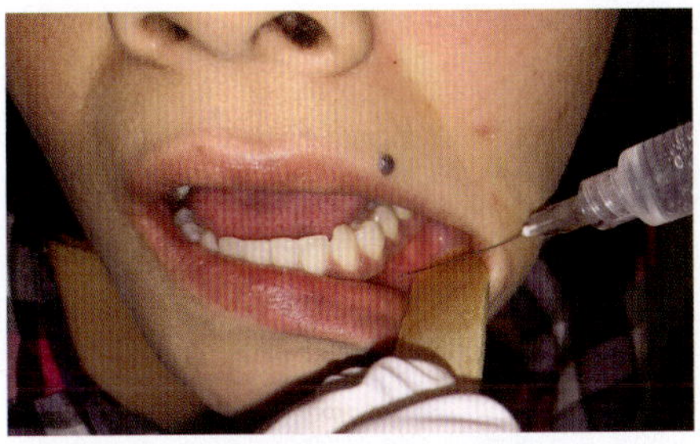

图 2.43 确定颏孔位置后，于第一、二磨牙连接处的龈颊沟以 45°角进针。进针深度需直达骨膜。回抽后局部注射 0.5~1mL 麻醉剂。

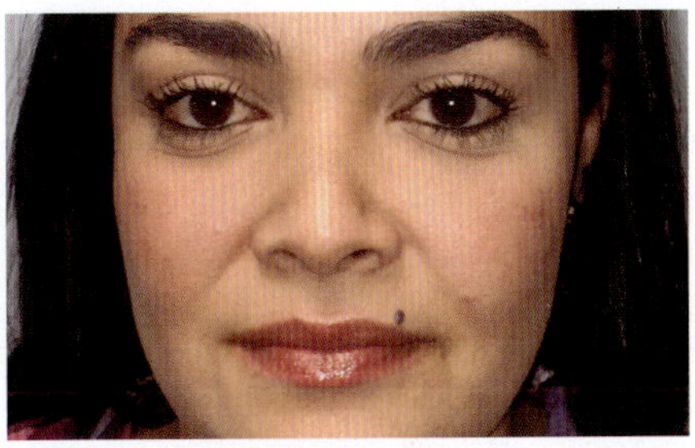

图 2.44 鼻背神经阻滞。眶下神经阻滞仅能麻醉鼻侧壁外侧，无法覆盖鼻中央区域。鼻背（外）神经阻滞通过在鼻背和鼻尖软骨区域提供麻醉来补充鼻麻醉。

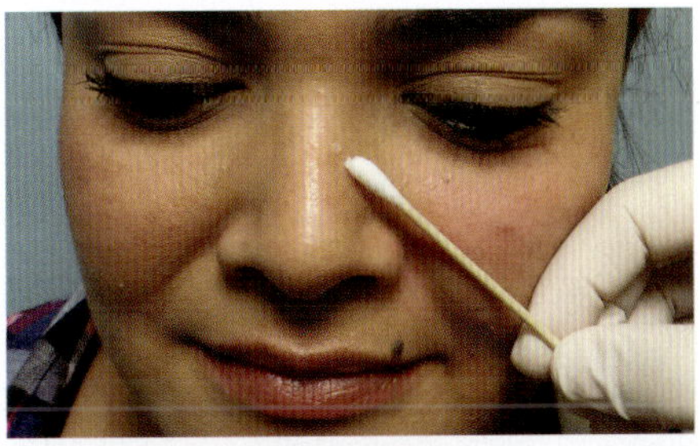

图 2.45 通过触诊骨软骨连接处的鼻骨下缘来补充鼻部麻醉。注射前 15 分钟应于鼻翼外侧皮肤涂抹表面麻醉剂（如丙胺卡因乳剂）以缓解进针时疼痛。

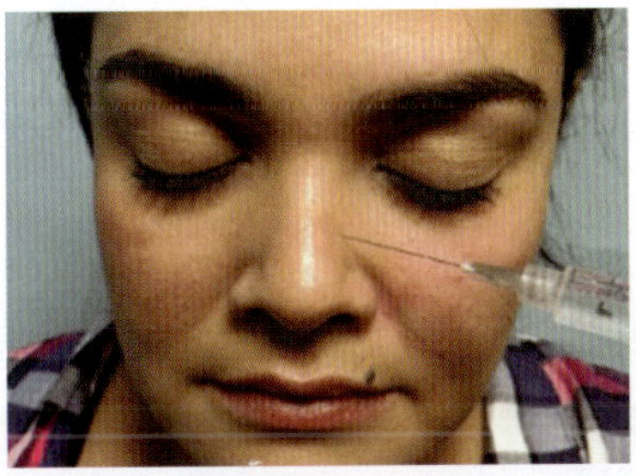

图 2.46 确认鼻背神经位置后，垂直进针，针头保持在鼻组织的皮下区域中。回抽后注射 1~2mL 麻醉剂。注射完成后按压注射部位以加速麻醉剂渗透进入神经。

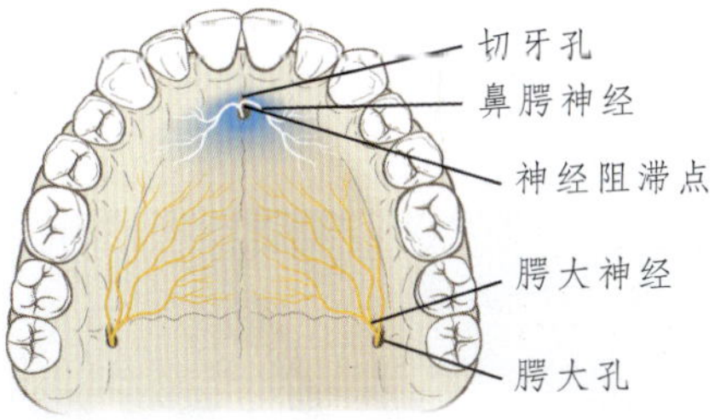

图 2.47 鼻腭神经阻滞（切牙神经阻滞）即将双侧的鼻腭神经麻醉。此步骤中需要将麻醉剂注射至切牙孔内。

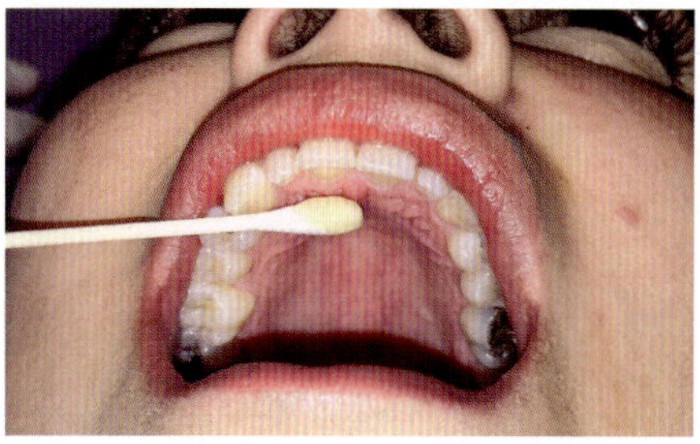

图 2.48 使患者采取仰卧抬颏体位，以便暴露麻醉所需的视野。嘱患者尽可能地张大嘴。切牙乳头外侧的区域就是麻醉部位。注射前 15 分钟，应于切牙孔上方口腔表面麻醉剂(如 20%的口腔苯唑卡因)，以减轻或避免进针时的不适。

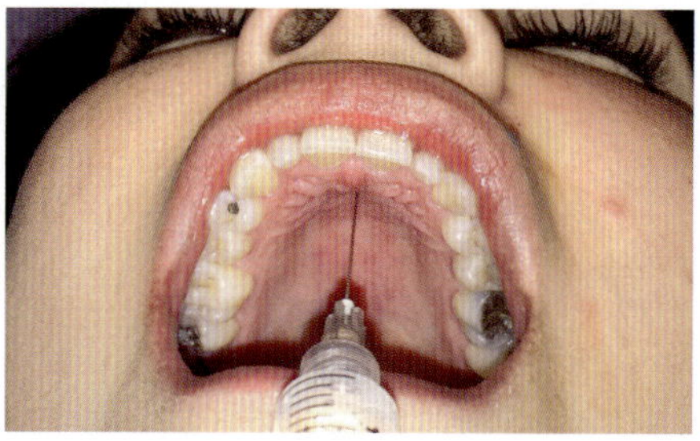

图 2.49 确认切牙乳头以及切牙孔的位置后，从黏膜进针直至抵到骨头。退针几毫米后，回抽，然后注射 0.5~1mL 局部麻醉剂。

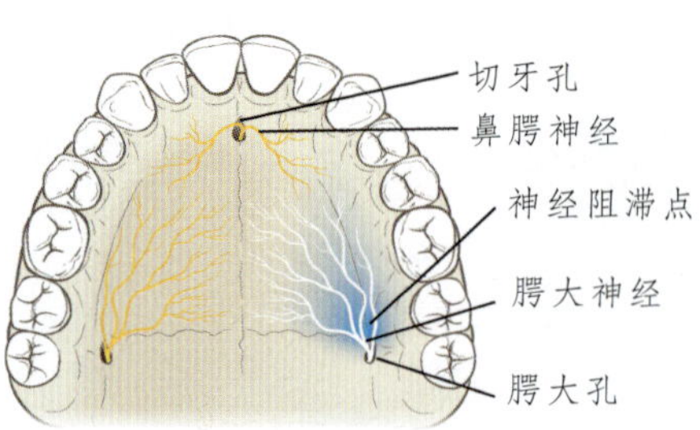

图 2.50 腭大神经阻滞。腭大神经阻滞在上腭以及上颌前磨牙、磨牙牙列的麻醉中十分必要。这种麻醉方式可以针对腭大管前面的区域。

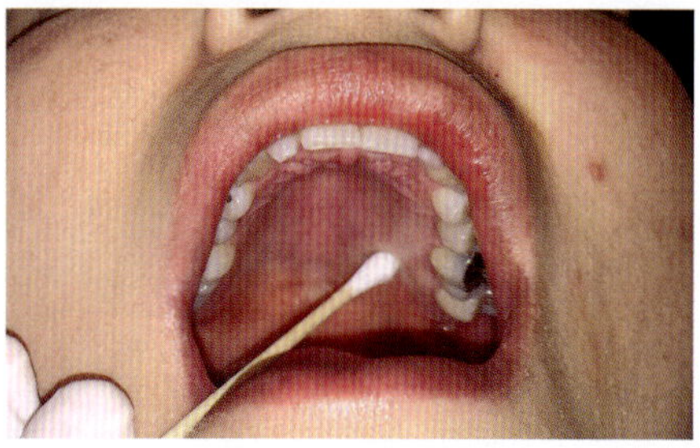

图 2.51 使患者采取仰卧抬颏体位，以便暴露麻醉所需的视野。嘱患者尽可能地张大嘴。用棉签指出第二、三磨牙交界处向内 1cm 上腭以确认腭大管的位置。按压棉签至腭大孔位置褪色。这可以明确判断腭大管位置。

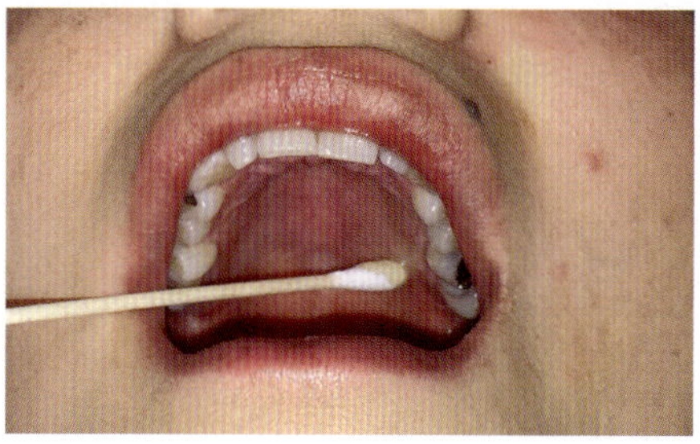

图 2.52 注射前 15 分钟，应于腭大孔前涂抹口腔表面麻醉剂(如 20%的口腔苯唑卡因)，以减轻或避免黏膜进针时的不适。

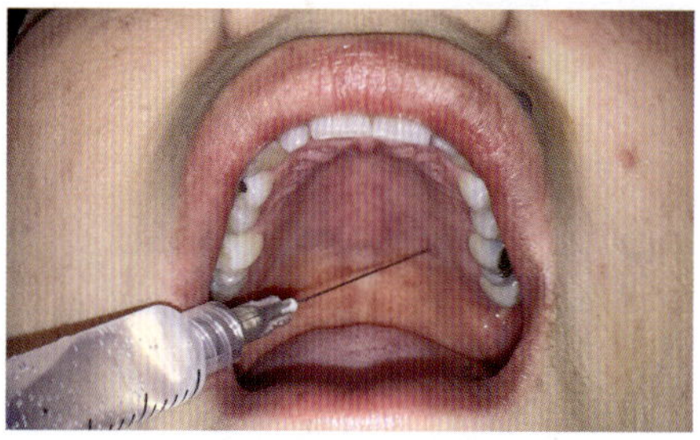

图 2.53 确认腭大孔前方 1~2mm 的位置后，黏膜进针至抵到骨头。退针几毫米后，回抽，然后注射 0.5~1mL 局部麻醉剂。这项技术可以麻醉腭黏膜和硬腭，从第一前磨牙至硬腭后部，再到中线内侧。

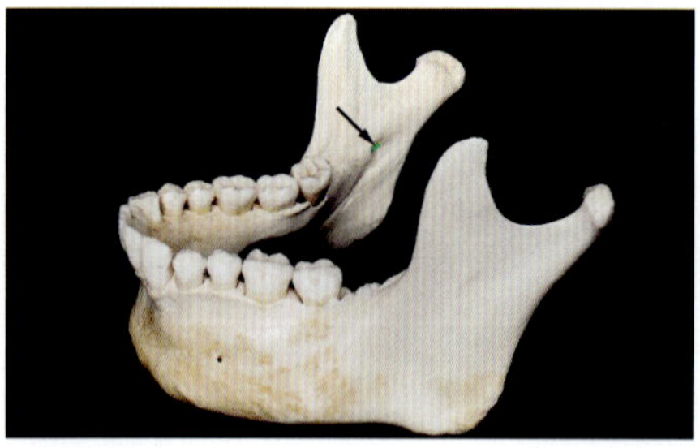

图 2.54 下牙槽神经阻滞。下牙槽神经是最大的下颌骨神经分支。它从下颌骨升支的内侧穿入下颌孔，占据下颌管和下颌体部。它支配下颌牙齿(磨牙和第二前磨牙)的感觉。

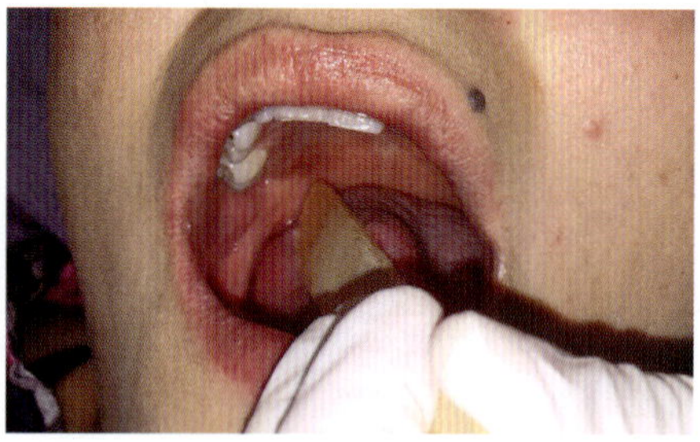

图 2.55 使患者采取仰卧抬颏体位，以便暴露麻醉所需的视野。嘱患者尽可能地张大嘴。可以用压舌板或拉钩把舌头向远离下颌骨升支的中线方向拉开。

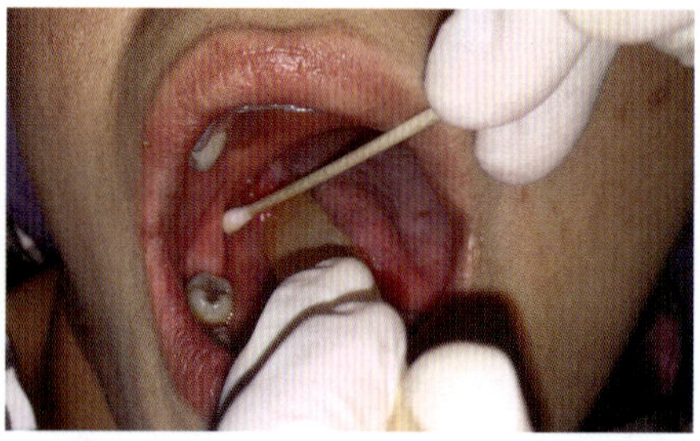

图 2.56 注射前 15 分钟应于下颌骨升支前缘内侧、上颌咬合面以上 6~10mm 处涂抹表面麻醉剂(如 20%的口腔苯唑卡因)，以减轻或避免进针时的不适。用拇指触诊下颌骨升支前缘，定位最大的凹处，也就是冠状突切迹。

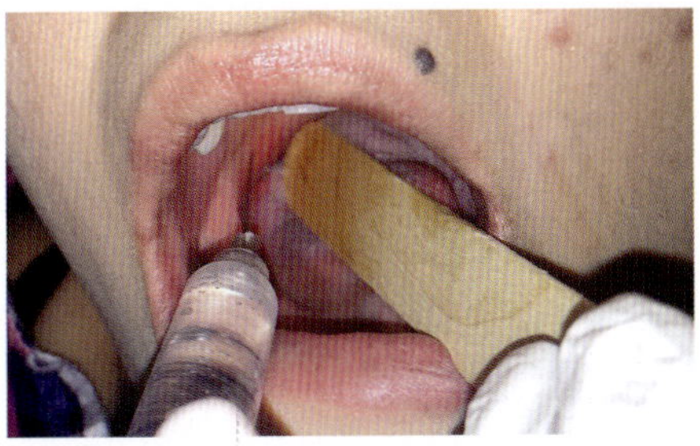

图 2.57 在靠近下颌孔，也就是下颌升支中段的颊侧位置进针。下颌升支包括冠状突切迹软组织厚度的平均宽度约为 35mm。退针几毫米后，回抽，然后注射 0.5~1mL 局部麻醉剂。

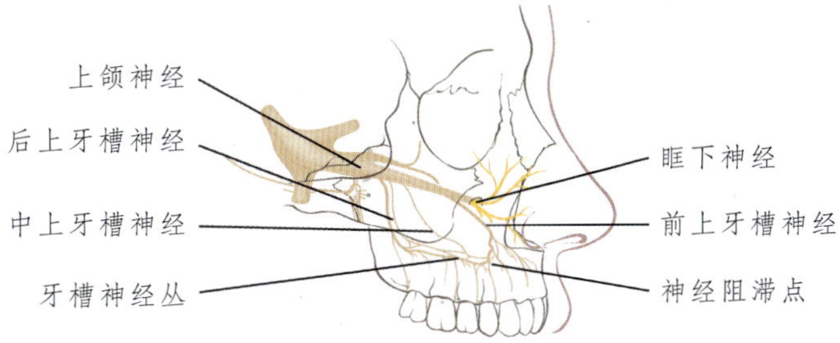

图 2.58 上牙槽神经阻滞。中上牙槽神经阻滞可以用于上颌前磨牙以及第一磨牙的麻醉，一般使用骨膜上浸润麻醉的方式。患者仰卧抬颏以暴露麻醉视野，张大嘴，并用压舌板或拉钩排开口腔内软组织。

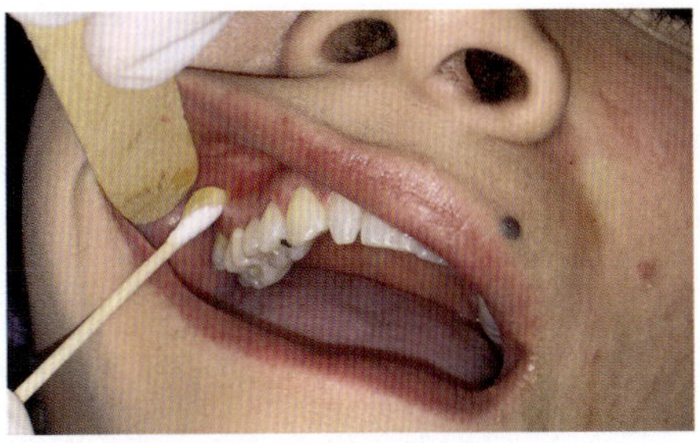

图 2.59 上牙槽神经位于上颌第二前磨牙上方的颊黏膜襞处。注射 15 分钟前，应在该区域涂抹表面麻醉剂（如 20%的口腔苯唑卡因），以减轻或避免黏膜进针时的不适。

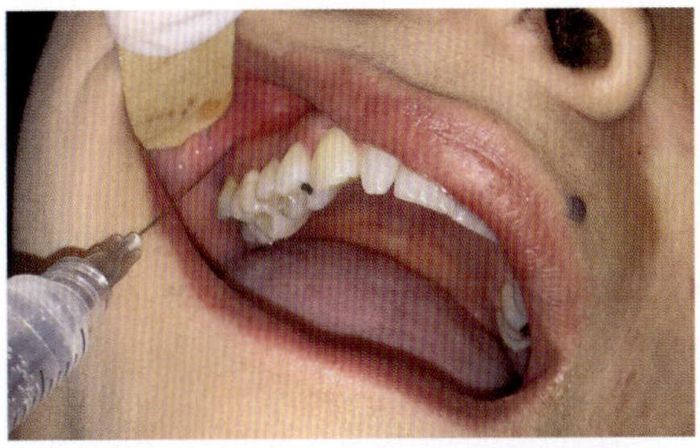

图 2.60 于上颌第二前磨牙上方的颊黏膜襞处以 30°~45°角进针至抵到骨头。回抽后注射 0.5~1mL 局部麻醉剂。

进行这一操作的效率主要包含以下几点：

- 将操作所需的外科器械按照顺序恰当地放置在手术单或工作台面上。
- 对需要麻醉的神经所在的体表投影点皮肤进行表面局部麻醉（神经阻滞麻醉注射前至少 10~15 分钟）将会很大程度上减轻或避免进针时的针刺不适感。

术后护理

麻醉后，患者将失去对该部位的感知，应告知患者局部麻醉效果的时长，以避免患者因没有本体感觉而无法适当护理麻醉部位，并导致受伤。患者可能在不知不觉中受伤或者烫到自己。应告知患者不得将冰块直接置于麻醉部位，否则可能导致冻伤。当颅颌面任何一个涉及口周的神经（眶下神经、下颌神经或颏神经）被阻滞时，患者应在麻醉有效期内避免饮用或食用过烫的食物（如热汤、咖啡、热茶、加热餐点）。应指导患者在正常感觉恢复前，不要按压、热贴敷或搔抓麻醉区域。

并发症

与颅颌面神经阻滞相关的并发症如下：

- 出血。
- 血肿形成。

- 麻醉剂过敏或全身反应。
- 感染。
- 意外损伤动脉或静脉血管。
- 麻醉失败。
- 神经损伤。
- 眼睑水肿。

总结

颅颌面神经阻滞是一种十分有效的技术，它可以在无须全身或静脉麻醉的情况下使面部（尤其是软组织）的手术达到无痛效果。在正确的神经阻滞下，患者应失去该神经支配的全部部位的知觉，或是失去该麻醉部位所有神经的知觉。

手术要点

- 事先在神经上方的皮肤或黏膜区域涂抹表面麻醉剂可以减轻或避免进针的不适。
- 用碳酸氢盐冲兑局部麻醉剂（如布比卡因）可以中和麻醉药液的 pH 值，减轻局部麻醉剂注入时产生的不适[局部麻醉剂一般偏酸性，注射于皮肤和（或）皮下组织时可能产生烧灼感][8]。
- 如果单根神经阻滞失败，可以尝试使用区域浸润麻醉。
- 单用布比卡因或与利多卡因联用可以显著延长麻醉时长至超过 4 小时。
- 如果皮肤或黏膜进针时有动脉出血，或回抽时注射器内可见血液，建议在该处按压 5~10 分钟以避免瘀青或血肿形成[9]。
- 局部麻醉剂内如果加入肾上腺素（如 1%利多卡因和肾上腺素 1:100 000）会短暂导致心率上升，可能在注射后的几分钟内引起心悸。这种感觉可能会让患者焦虑不安。如果提前告知这种可能产生的生理反应，患者可能会在轻度窦性心动过速或心悸时不那么紧张。

（张艳 王雪彤 译）

参考文献

1. Jankovic D. Facial Nerve Block: Regional Nerve Blocks in Anesthesia and Pain Therapy. New York, NY: Springer Publishing; 2015:99–103
2. Zide BM, Swift R. How to block and tackle the face. Plast Reconstr Surg 1998;101(3):840–851
3. Moore PA, Hersh EV. Local anesthetics: pharmacology and toxicity. Dent Clin North Am 2010;54(4):587–599
4. Niamtu J III. Local anesthetic blocks of the head and neck for cosmetic facial surgery. Part I. A review of basic sensory neuroanatomy. Cosmet Dermatol 2004;17:515–522
5. Koeppe T, Constantinescu MA, Schneider J, Gubisch W. Current trends in local anesthesia in cosmetic plastic surgery of the head and neck: results of a German national survey and observations on the use of ropivacaine. Plast Reconstr Surg 2005;115(6):1723–1730
6. Crystal CS, Blankenship RB. Local anesthetics and peripheral nerve blocks in the emergency department. Emerg Med Clin North Am 2005;23(2):477–502
7. Moskovitz JB, Sabatino F. Regional nerve blocks of the face. Emerg Med Clin North Am 2013;31(2):517–527
8. Steinbrook RA, Hughes N, Fanciullo G, Manzi D, Ferrante FM. Effects of alkalinization of lidocaine on the pain of skin infiltration and intravenous catheterization. J Clin Anesth 1993;5(6):456–458
9. Mesa J, Lalonde D, Vasconez LO. Local and regional anesthesia in plastic surgery: safety considerations and management of adverse events. In: Finucane BT, Tsui BCH, eds. Complications of Regional Anesthesia: Principles of Safe Practice in Local and Regional Anesthesia. 3rd ed. New York, NY: Springer; 2017:399–412

第 2 部分

颅顶和面部骨骼

第 3 章

单侧冠状缝颅缝早闭重建：额眶带前移

Kant Y. Lin, Brent R. DeGeorge, Jr.

当代颅面外科之父 Paul Tessier，于 20 世纪 60 年代中期首次报道了成人眶、额骨手术（见第 1 章）。采用了革命性的颅外和颅内联合入路，将眼窝和颅骨分开，允许在保留视力的情况下实现眼眶重建[1-3]。这项开创性的研究引领了其他外科医生探寻治疗严重颅骨、面部和眼眶异常的新方法。Daniel Marchac 被公认为是第一位在单侧冠状缝早闭的婴儿中重塑前额和颅顶实现额眶带前移的外科医生[4]。Hoffman 和 Mohr[5]介绍了一种骨移植辅助单侧眶上缘外侧前移固定的技术，实现已闭颅缝松解和额骨重建[5]。Whitaker 等[6]、Persing 等[7]也使用了相似的单侧方法。Marchac[4]是第一位主张单侧冠状缝颅缝早闭中存在双侧骨畸形需应用双侧手术来解决的外科医生，该术式现在已成为标准术式。Jane 等[8]描述了一种额骨移植术，该技术将额骨向前移动并附着在颧骨外侧和眶上切迹内侧，以重塑眶上缘。

本章中描述的技术体现了上述技术部分的演变和同化，并且基于资深作者在治疗单侧冠状缝颅缝早闭患者方面 20 多年的经验。

目的

缓解局部或整体颅内压（若存在），改善面部和颅骨的整体外观。通过移除早闭的颅缝，消除由颅缝早闭导致的生长模式改变而引起的颅骨和面部骨骼的畸变。

相关外科解剖

骨

冠状缝是一个复杂的骨性关节系统的组成部分，通过一个称为冠状环的结构将颅顶和颅底连接起来。冠状环是一个封闭和连续的结构，起源于冠状缝，并向颅底下方延伸。该系统包括额颧骨和蝶颧缝合线，沿着额蝶骨缝合线穿过蝶骨大翼，并跨越中线穿过蝶筛软骨联合。通过骨关节处的代偿性生长紊乱和潜在硬脑膜附着物传递张力，颅穹隆水平的紊乱反映在面部骨骼上，使骨眶、中面部和鼻骨发生变形。骨眶由 7 块骨组成，包括筛骨、额骨、泪骨、上颌骨、腭骨、蝶骨和颧骨。其中，额骨的眶板与蝶骨小翼结合构成眶顶。蝶骨大翼、额骨的颧骨突以及颧骨的眶突构成了眼眶的外侧壁。在内侧，在泪囊和泪窝区域中，前泪嵴和后泪嵴为内眦肌腱的止点。

血管

中央前额的血管供应包括颞浅动脉、眶上动脉和滑车上动脉。颞浅动脉的额支通常垂直于眶外侧缘。内眦垂直面是滑车上动脉的解剖学标志。眶上动脉通常位于眶上缘的水平，沿着从角膜内侧缘向头部延伸的垂直线，位于切迹或孔内。颧颞和颧面动脉是泪动脉的末端分支，穿过颧骨以供给眶外侧壁。

患者选择

适合进行前颅穹隆重建伴额眶带前移的患者应具有符合单侧冠状缝颅缝早闭的临床病史和检查。进行影像学检查以确认物理诊断和手术计划。在考虑手术之前，必须彻底评估儿童的一般健康状况。除了头颅形状的先天性异常外，还必须寻找相关的先天性异常，以确定冠状缝颅缝早闭的综合性原因。提供关于生育计划和预后信息的遗传咨询。为了彻底评估视盘水肿和视盘疾病行眼科咨询。进行物理治疗咨询以评估和治疗相关的斜颈(如果存在)以及任何潜在的继发性位置头部畸形。在我们的机构，手术通常在患儿 6 月龄时进行，从麻醉的角度来看，这通常是安全的，而且婴儿的骨骼仍然足够柔软，可以进行颅骨穹隆重建。

适应证和禁忌证

适应证

前颅穹隆重建伴额眶带前移的主要适应证主要涉及颅骨畸形和相关面部畸形的手术矫正并改善心理功能[9]。无论是局部的还是广泛的颅内压升高(ICP)，都可能继发于颅骨异常生长和脑容量增加之间的不匹配，尤其是在大脑快速生长的时期。颅骨畸形涉及前额、眼眶和中面部等明显结构，并且随着时间的推移，畸形将变得更加明显。因此，在确认诊断后无论 ICP 状态如何，大多数外科医生都选择进行手术矫正；同时，ICP 升高需要早期手术矫正。颅缝早闭对大脑发育和精神功能的影响可能在儿童达到学龄或更晚时才明显。关于手术的最佳时机存在一些争议；然而，关键的考虑是手术可以安全和完全进行的最早时间。在我们的机构，颅面团队的方案通常是在患儿约 6 月龄时进行手术。在这个年龄，骨骼通常足够柔软，易于成型和塑形。大月龄患儿的骨骼往往更脆，易断裂，难以弯曲塑形。

禁忌证

非综合征性颅缝早闭手术矫正的绝对禁忌证较为罕见。颅骨穹隆重建的主要禁忌证是体位颅骨塑形的诊断错误，即由斜颈引起的头颅畸形被错误地归因于颅缝早闭。其他相关的先天性异常，包括心脏或肺部缺陷和出血性疾病，可能构成手术的相对禁忌证，在这种情况下，手术通常被推迟，直到一般健康状况可以稳定。

术前计划

术前准备需要常规血液检查，包括全血细胞计数、电解质和凝血酶原时间以筛查出血性疾病。术中存在失血和输液可能。因此，常规进行血型检验和筛查，以备术中输血。颅缝早闭的诊断常可通过充分的病史和临床检查确定，在临床实践中常行低剂量三维 CT 扫描，以确认诊断并帮助术前规划截骨和颅骨重塑[10]。

手术器械

进行额眶带前移单侧冠状缝颅缝早闭重建所需的器械和材料如图 3.1 所示。

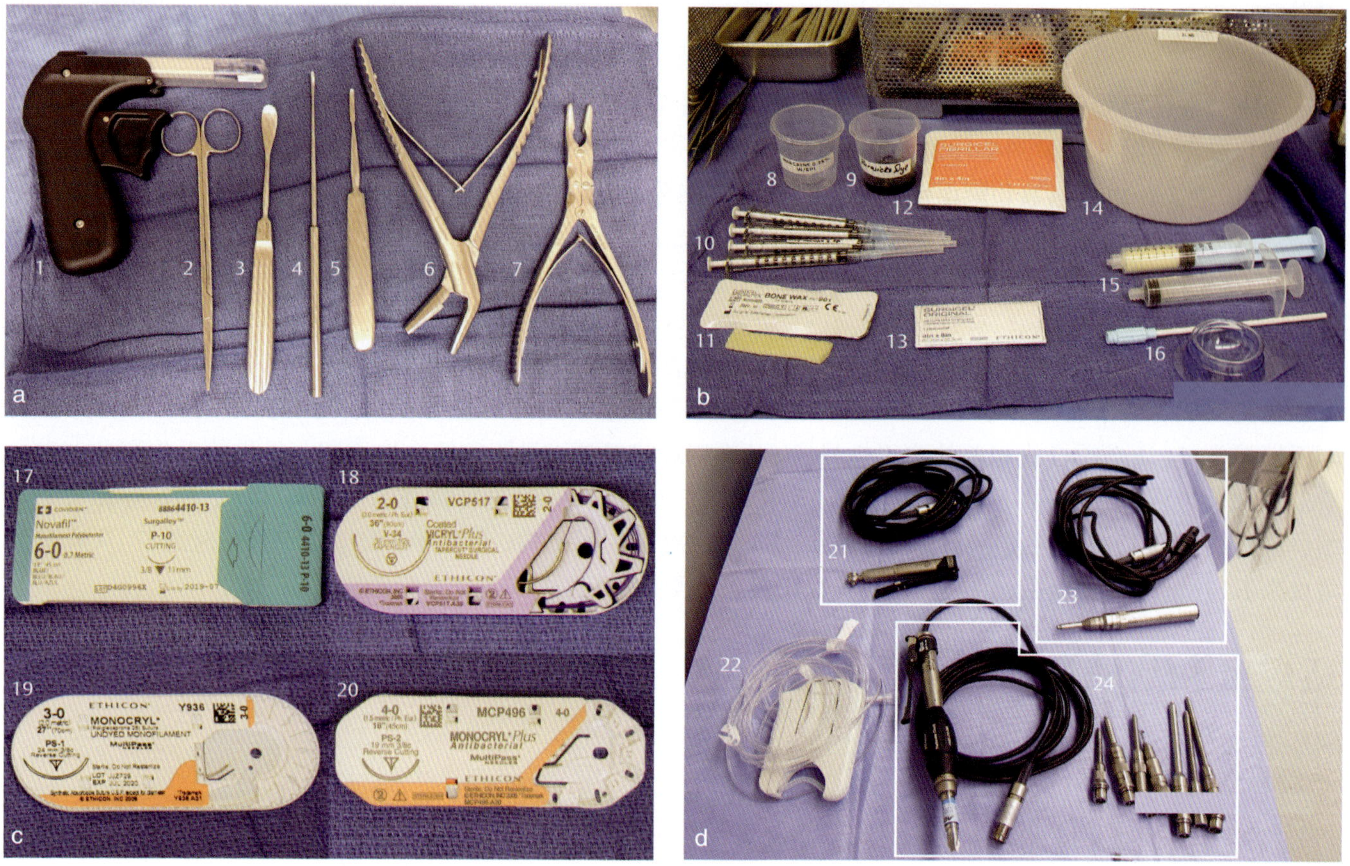

图 3.1 (a)Leroy Rainey 夹钳(1);Metzenbaum 弯剪(2);Obwegeser 骨膜剥离子(3);Penfield 剥离子(4);Joseph 剥离子(5);Tessier 折弯器(6);Lempert 咬骨器(7)。(b)手术所需的药物:0.25%布比卡因(麻卡因),1:100 000 肾上腺素(8);亚甲蓝染料(9);1mL 注射器,用于头皮切口的局部麻醉浸润(10);骨蜡(11);止血剂包括:止血纱(12);止血纱(Ethicon US)(13)和 Surgiflo 可吸收止血流体明胶;杆菌肽 50 000U 稀释在 1L 生理盐水溶液中 (14);Floseal 止血蛋白凝胶 (Baxter Healthcare,Heyward,CA)(15);Floseal 涂抹器(16)。(c)缝合线:6-0 非吸收性聚丁酯 Novafil 缝线用于睑缘(17);3-0 薇乔缝线用于自体骨移植固定(18);3-0 合成可吸收性外科缝线 Monocryl 用于颞筋膜(19);4-0 合成可吸收性外科缝线 Monocryl 用于皮肤缝合(20)。(d)大型设备:UDrill 和 4mm 菠萝钻(21);灌洗器(22);Stryker Core Sumex 动力系统(23);带有穿孔器卡盘的微型动力系统(Stryker Corp.,Kalamazoo,MI)(24);声波焊接 Rx 系统(KLS Martin,Jacksonville,FL)(图中未显示)。

手术过程:技术细节

放置两个大口径(20 号或更大)静脉通路,并放置动脉通路。放置温度记录 Foley 导管。使用心前区多普勒探头用于监测术中可能的空气栓塞。预防性给予抗生素。气管内导管用环绕下颌或环绕线固定,以保障头面部视野。该过程的步骤在图 3.2 至图 3.42 中详细描述。

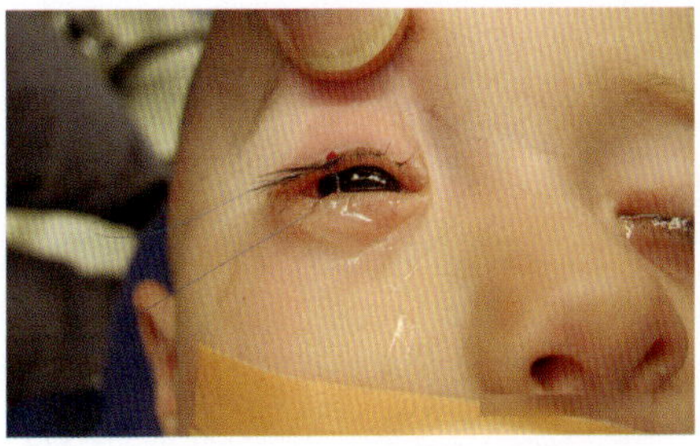

图 3.2 头皮充分备皮以完全暴露颅骨畸形。

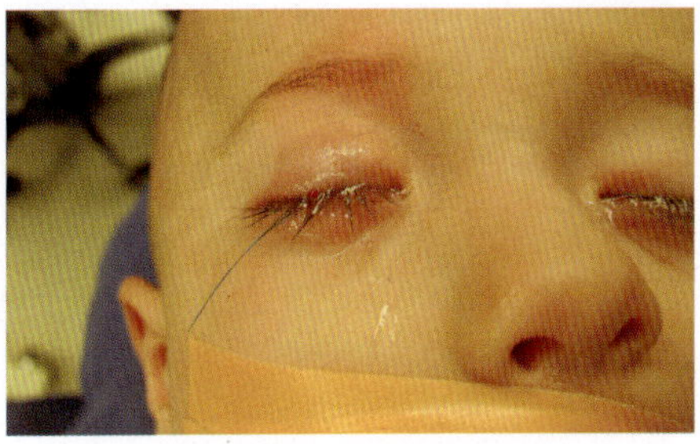

图 3.3 使用 6-0 Novafil 缝合线在外侧角膜缘处临时缝合。

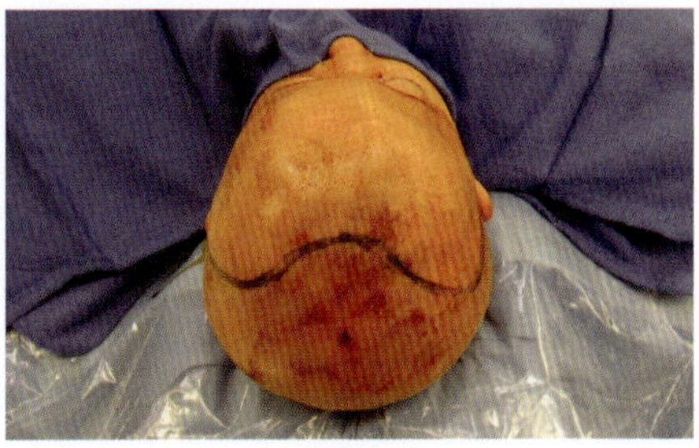

图 3.4 术前准备和开颅手术铺巾。从耳根后方向两侧延伸至前发际后方标记标准冠状切口。

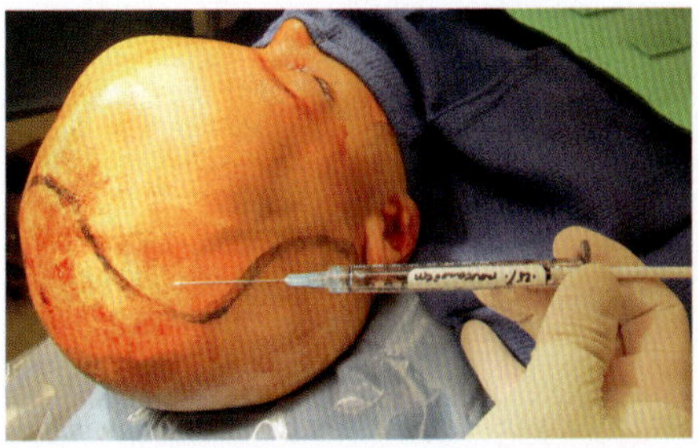

图 3.5 局部麻醉药浸润，注意每注射器 1mL 剂量以防止局部麻醉药过量。另外，注意冠状切口的形状。将由 0.25%布比卡因和 1:100 000 肾上腺素组成的局部麻醉药置于 1mL 的等量注射器中。每千克体重使用 1 份注射器用于浸润切口线；等待 6~8 分钟以产生肾上腺素止血效果。

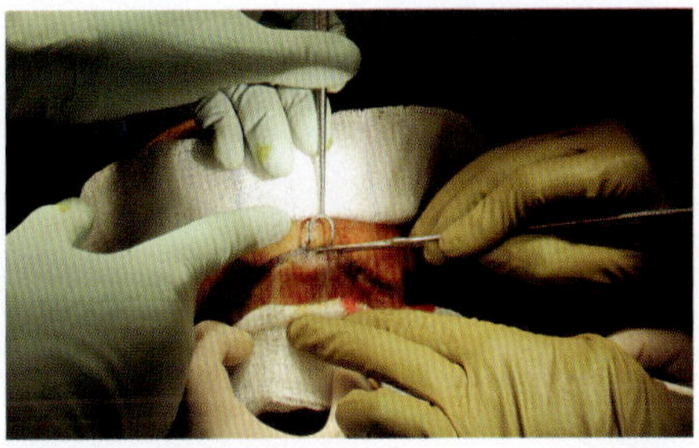

图 3.6 掀开前冠状皮瓣之前，在 Raytec 海绵上切开并分段应用 Rainey 夹止血。

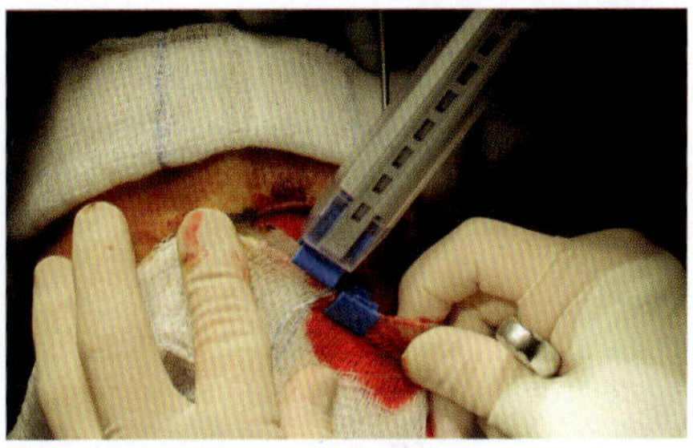

图 3.7 进行前、后皮瓣切口下广泛分离至骨膜便于应用 Rainey 夹止血。

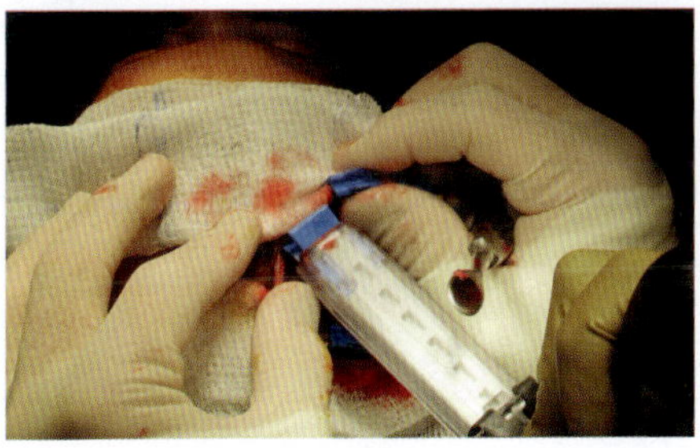

图 3.8 掀开前冠状皮瓣之前，在切口 Raytec 海绵上分段应用 Rainey 夹止血。

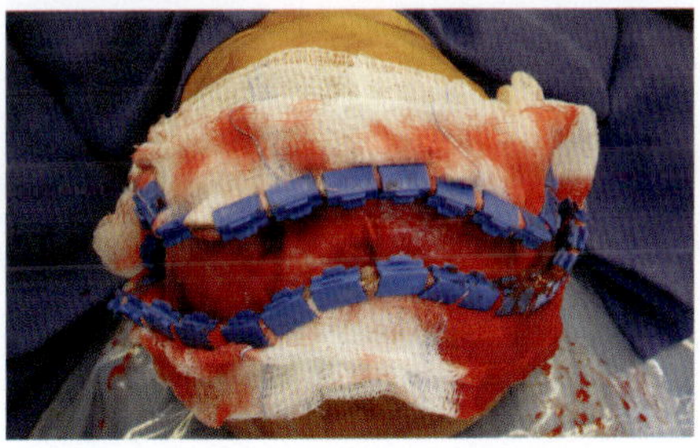

图 3.9 Rainey 夹的分段应用。

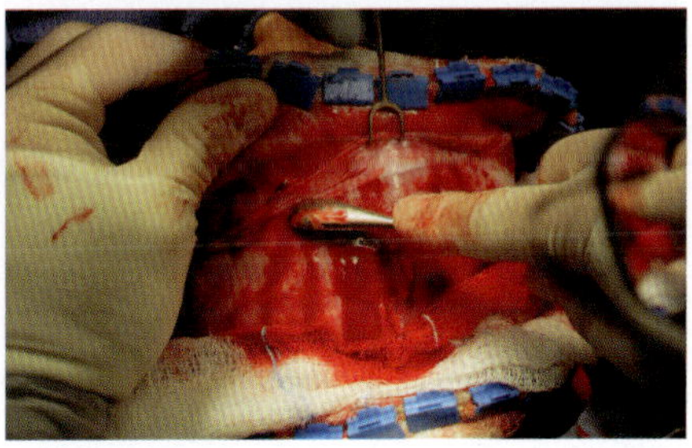

图 3.10 掀开前冠状皮瓣，骨膜下剥离至眶上缘水平。皮瓣在骨膜下掀起，向前朝向眼眶前进。

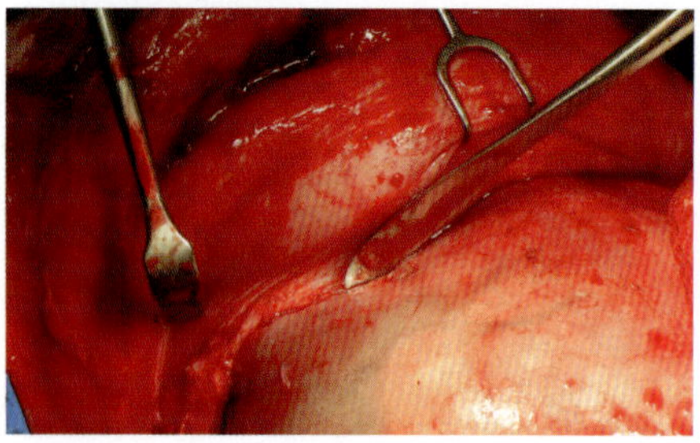

图 3.11 眶内侧壁分离至内眦腱水平。注意眶上神经束在提肌下方穿过眶上孔。术中应注意保护眶上神经血管束；然而，即使术中切断，随着时间增长这些结构将自发再生。

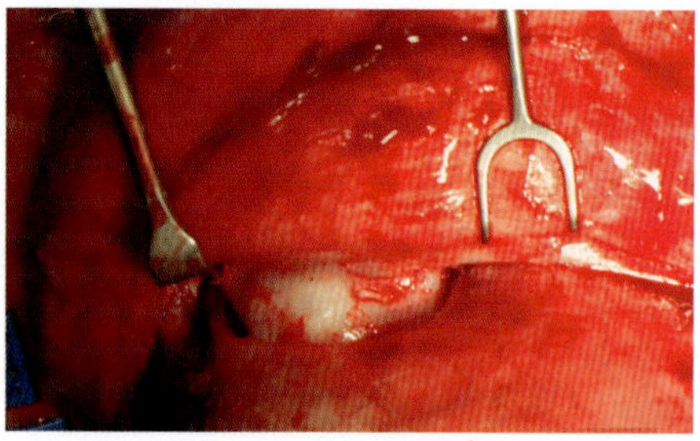

图 3.12 眶外侧壁骨膜下分离。在骨膜下平面沿着泪窝前方的眶内侧壁进行解剖。必须小心，使内眦腱的插入不脱离。

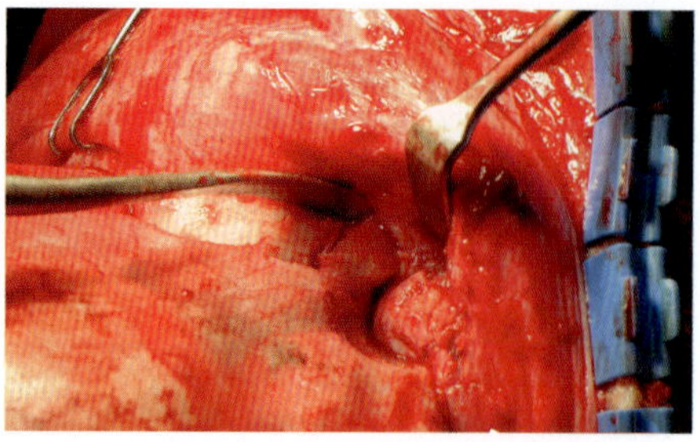

图 3.13 抬高颞肌，使外侧腱延伸。在鼻额缝的水平处连接右侧和左侧眶周解剖并暴露鼻根点。

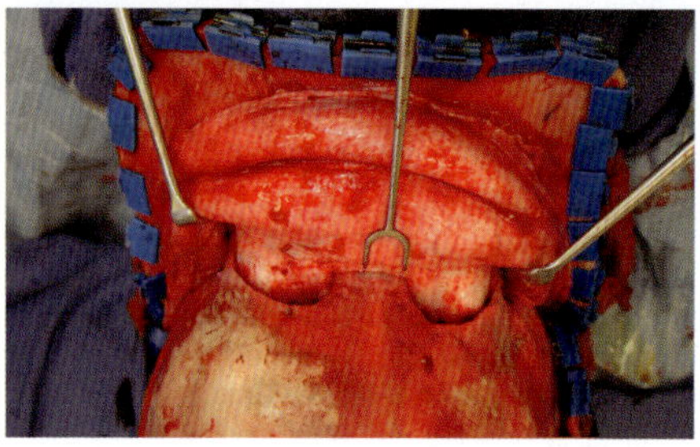

图 3.14 执行截骨术所需视野。颞肌从起点沿颧弓表面分离，与前冠状皮瓣下表面相连以进入颞下空间。

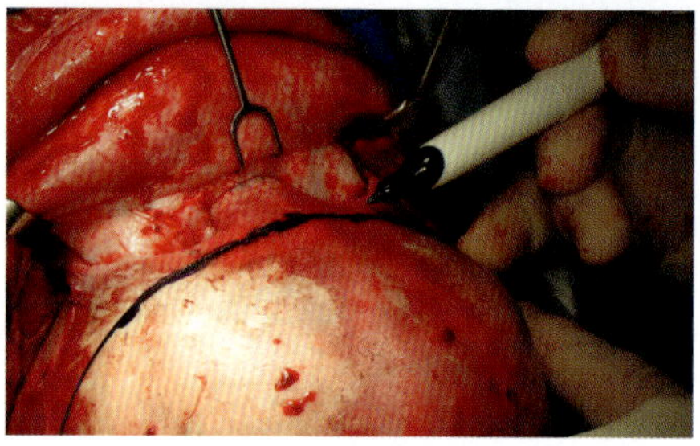

图 3.15 额眶骨段截骨术。颞骨和蝶骨暴露于侧眶缘水平至颧弓水平，以便在眶上截骨时形成一个腱状延长。这张图像显示了开颅手术的水平线，在眼眶上缘上约 1cm 处形成了眶上带。

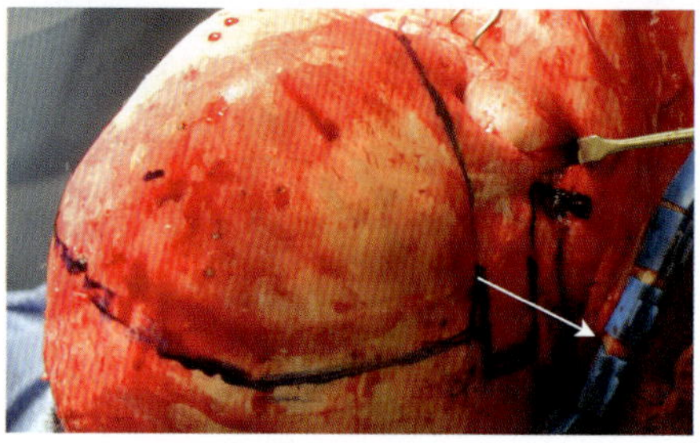

图 3.16 双额骨开颅术，范围自冠状缝位置后方至约在眶上缘水平以上 1cm。注意眼眶上棒的腱状延伸部分（箭头所示）。

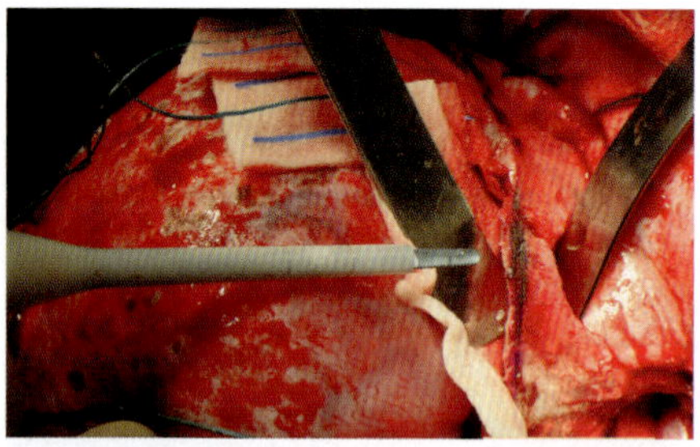

图 3.17 在眼眶上缘上方 1cm 行双额骨开颅术后，使用微矫正锯、Sonopet 超声吸引器[1]和手持式骨凿的组合进行 3/4 眼眶截骨术。截骨术从眶下壁和眶外侧壁交界处开始，向上进行至蝶骨水平，约在眶缘后方 1cm。

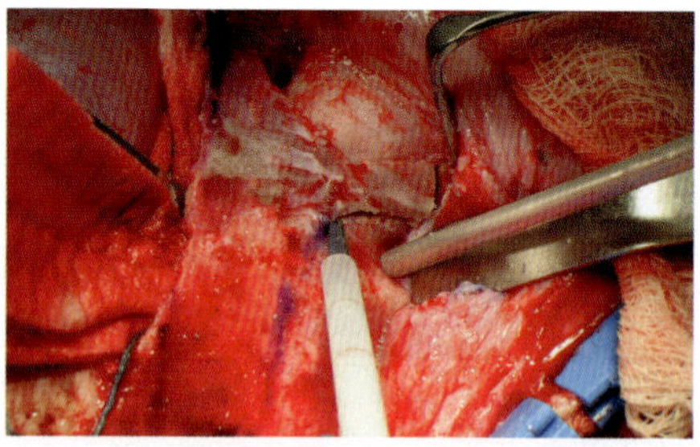

图 3.18 进行 3/4 截骨术，从外侧眶缘和下方眶缘的交界处开始，向上延伸至外侧眶缘内的颞骨。注意腱状延伸部分的轮廓。

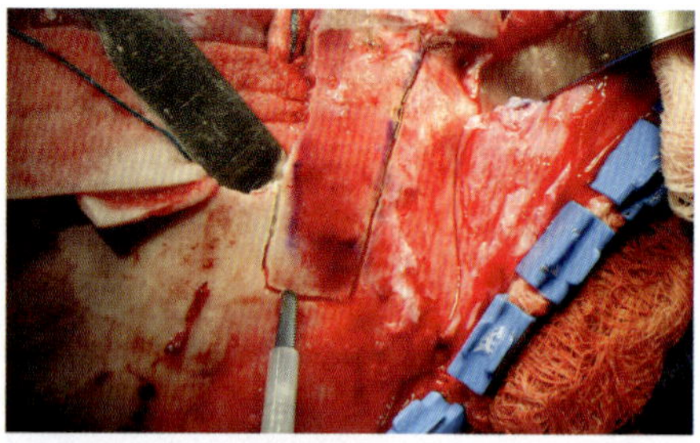

图 3.19 根据所需的推进程度，确定侧向腱状延伸的长宽在 1.5~2.0cm 之间。一旦形成所需长度的腱状延伸，截骨术就向上进行以完成腱状后缘，然后进行前内侧连接至双额开颅手术。

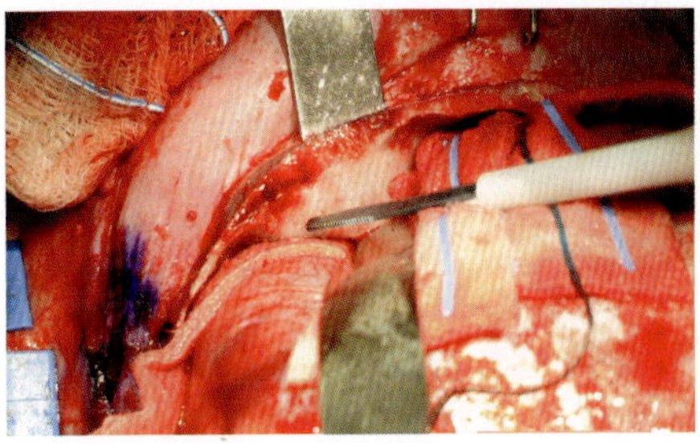

图 3.20　颅内切口横跨蝶骨的大翼、眶顶和朝向中线。下一系列的截骨术是从蝶骨外侧缘和大翼的交界处经颅进行的，穿过眶顶和眶壁上内侧，并穿过中线。始终保持在斜面和筛板前方完成中线截骨术。

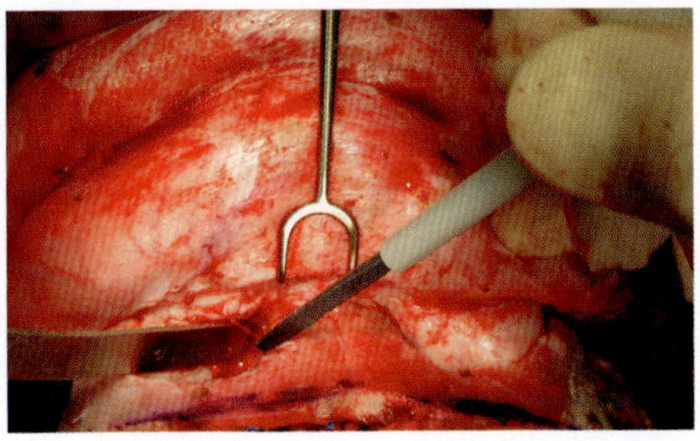

图 3.21　鼻额截骨术完成额眶骨段的游离。最后的截骨术是在鼻额缝水平以上的鼻根处进行的，从而形成可以作为单件移除并相应重塑的眶上骨单元。

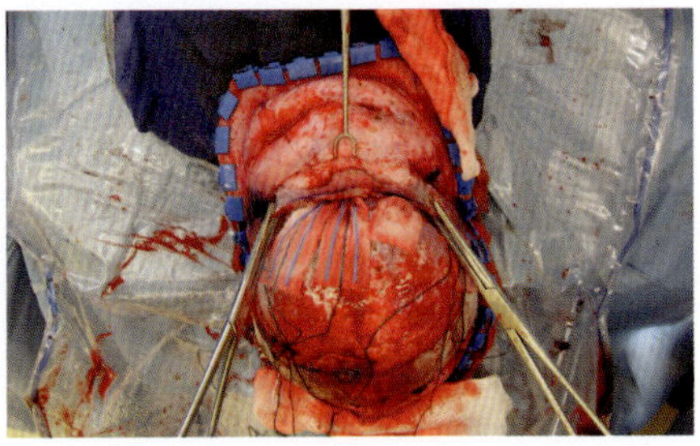

图 3.22　使用 Kocher 镊子固定额眶骨段。

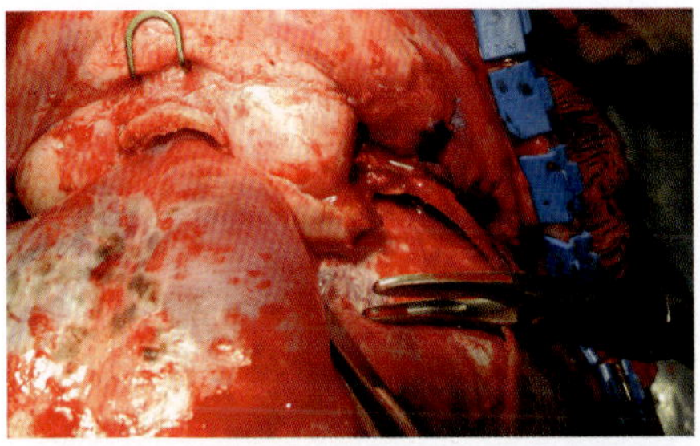

图 3.23　使用 Lempert 咬骨钳切除异常的剩余蝶骨大翼。单侧冠状缝颅缝早闭患者蝶骨大翼的剩余部分形状异常且隆起，应小心地向中间挤压到融合的额-蝶骨缝的水平，以防止可能的部位阻碍随后的脑扩张。

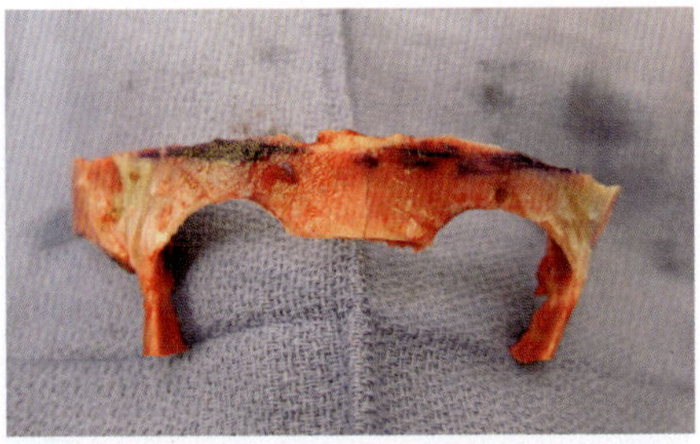

图 3.24　眶上骨单位再造。暴露完整的额眶骨段。对额眶骨段进行轮廓重塑。为了达到预期的眶上骨单位轮廓，使用菠萝磨头磨削同侧外侧眶缘区域的内板，以充分软化骨，从而可以用 Tessier 折弯器进行重塑。

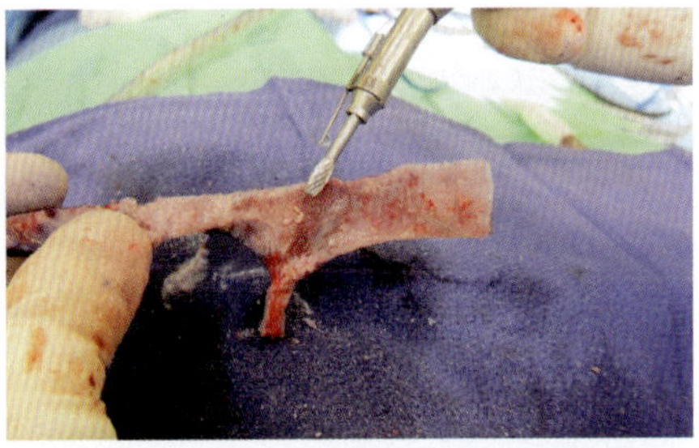

图 3.25　应用钻头磨削皮质骨的内层。

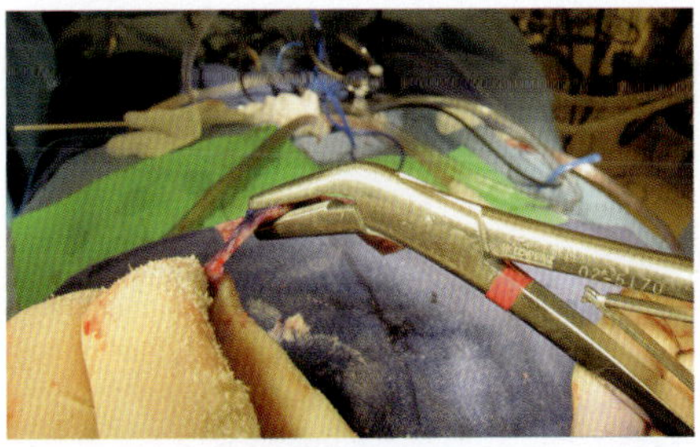

图 3.26　用 Tessier 折弯器重塑眼眶骨段。

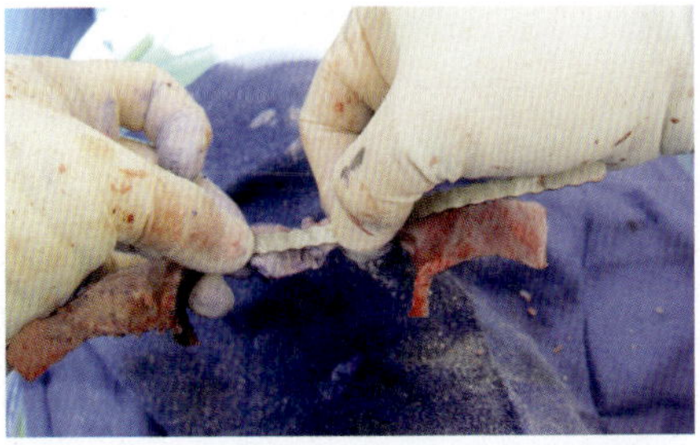

图 3.27　可吸收板的应用。弯曲可塑板以实现在颅内表面上的精确匹配。使用可吸收板重塑并加强眶上带，通常放置于颅内表面以免被触及。

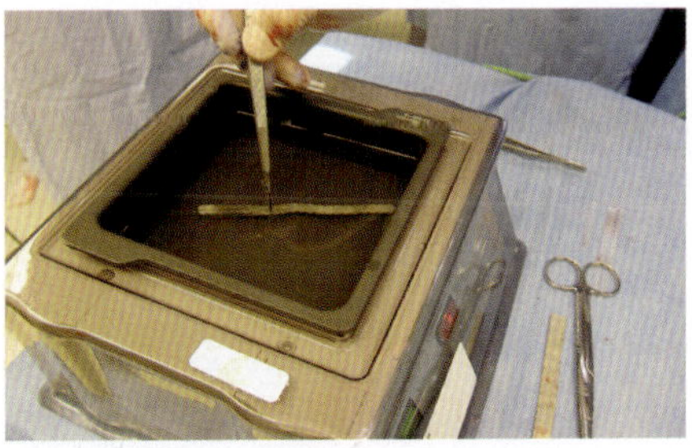

图 3.28　钢板的固定采用超声可吸收钉系统。在水浴中用模板便于板材的轮廓成型。

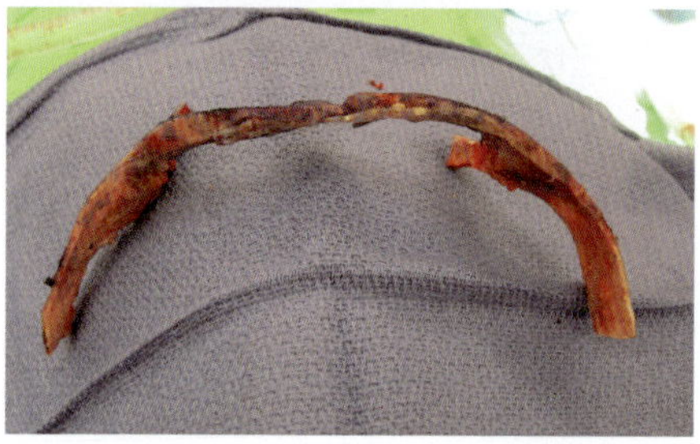

图 3.29 钢板超声可吸收钉系统固定后的眶上带。

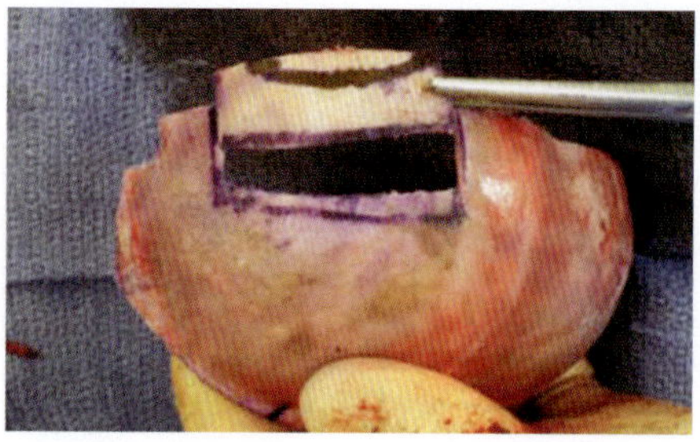

图 3.30 额骨段自体移植物用作嵌体移植物以重塑轮廓眶缘。使用嵌入式骨移植技术解决受影响侧的凹陷和扭曲的眶上缘。骨移植物取自双额骨段，用可吸收板和螺钉固定于眶上骨单位。然后，使用高速磨头塑形，以匹配眶缘轮廓。

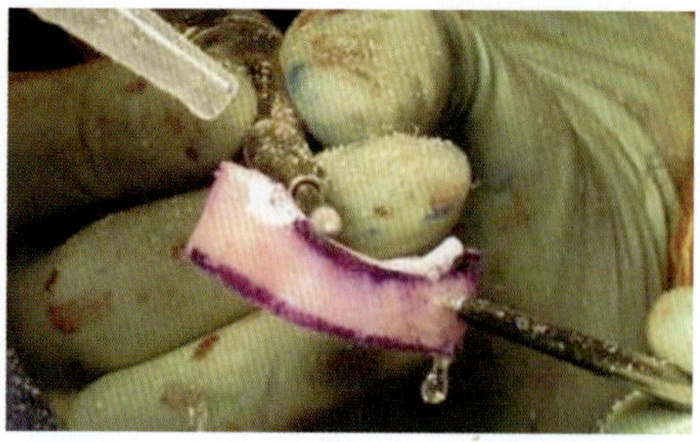

图 3.31 额骨移植物塑形以使眶缘轮廓对称。

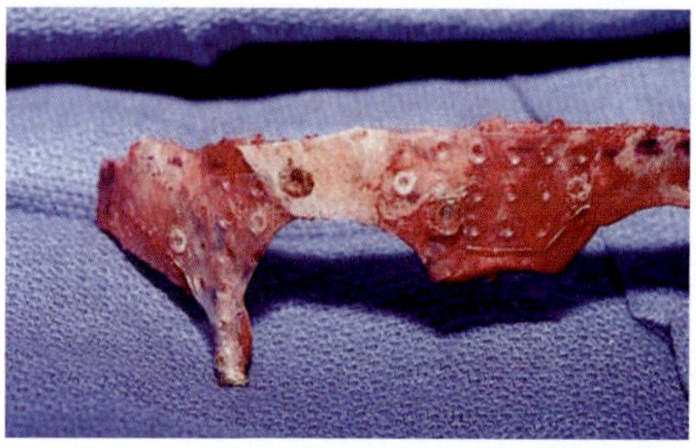

图 3.32 将嵌入植骨固定到其最终位置。

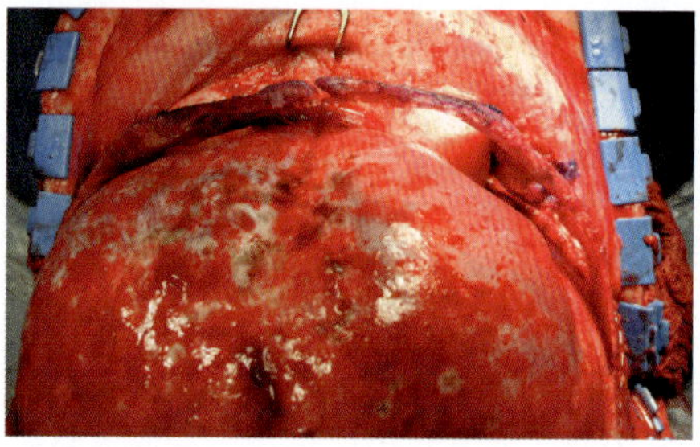

图 3.33 额眶骨段的固定。眶上骨单位固定在腱状延伸的水平，注意腱状延伸的推进量。使用可吸收板、螺钉将腱状延伸固定至邻近的颞骨。进一步延伸推进到患侧，并移除对侧部分远端腱状延伸，以促进该区域的后退。

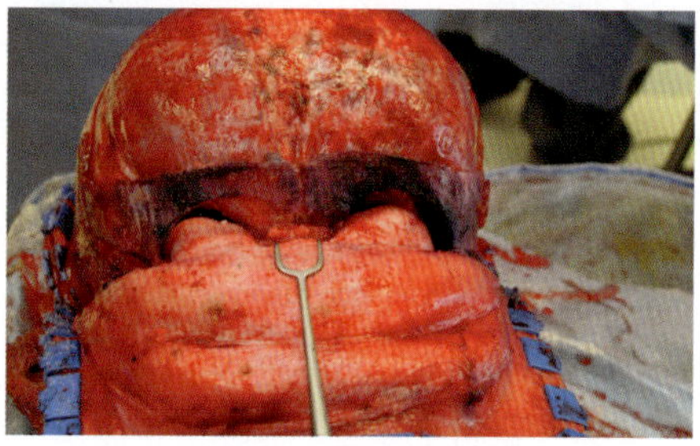

图 3.34 推进后的前后位视图。

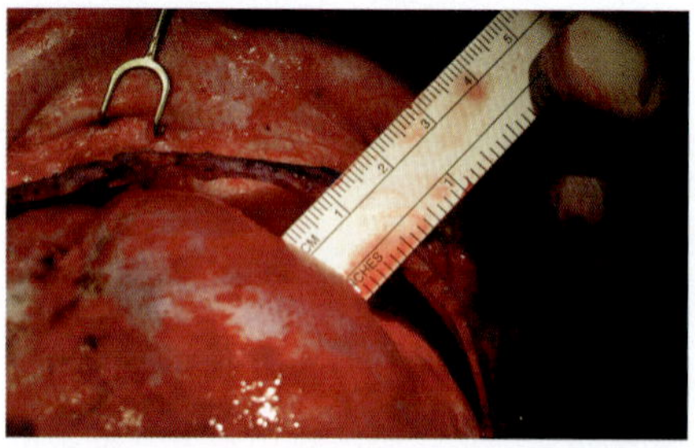

图 3.35 推进量演示。图示略低于 1cm。

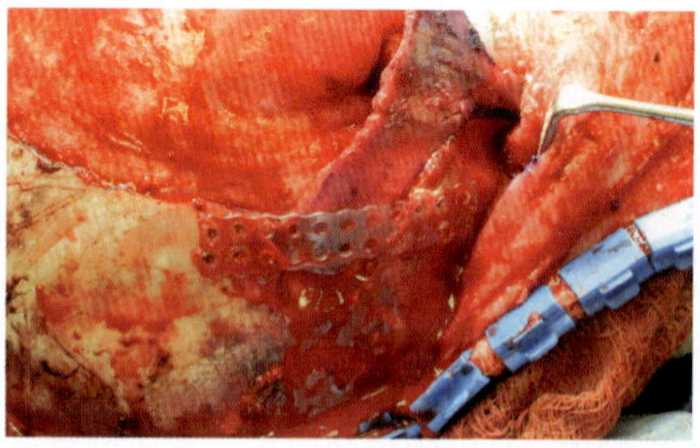

图 3.36 使用可吸收板系统固定侧向腱状延伸部。

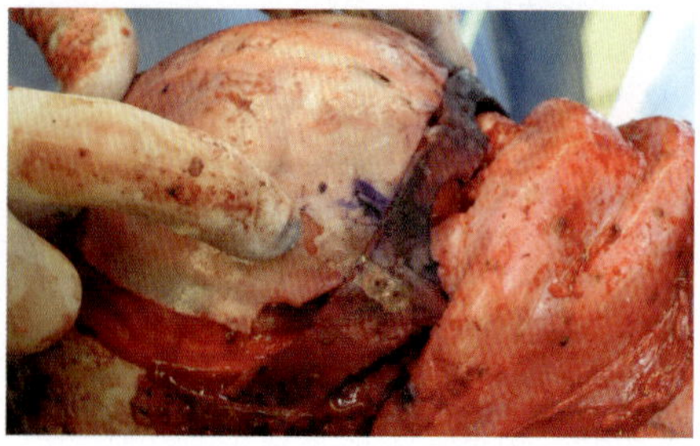

图 3.37 双额骨段的重建和固定。通过选择性磨削、弯折和桶状截骨术的组合进行重塑。一些情况下，依据颅面外科医生的选择，可以将整个骨单位旋转 180°，以获得更好的轮廓。然后使用可吸收板、螺钉将双额骨段固定在相邻的骨上。

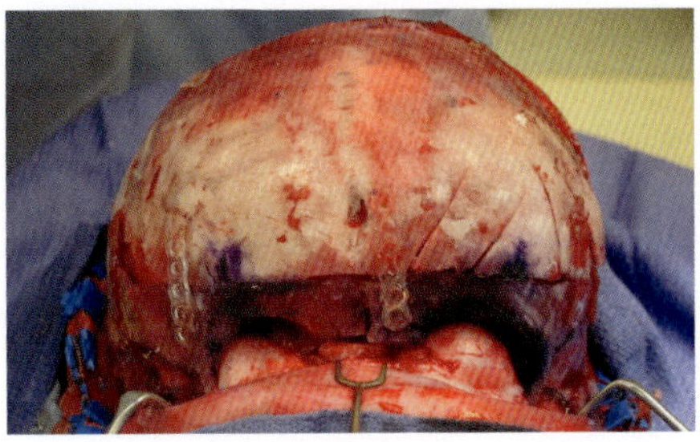

图 3.38 用可吸收板系统固定的双额骨段的前后位视图。图示桶状截骨术以重塑前额段。

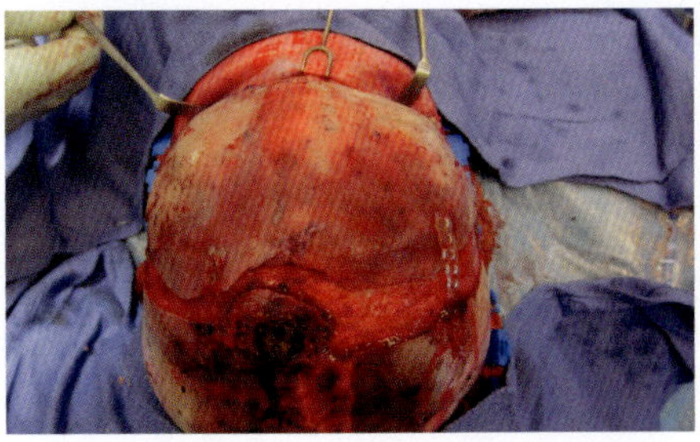

图 3.39 可吸收板系统固定的双额骨段的冠状面图。

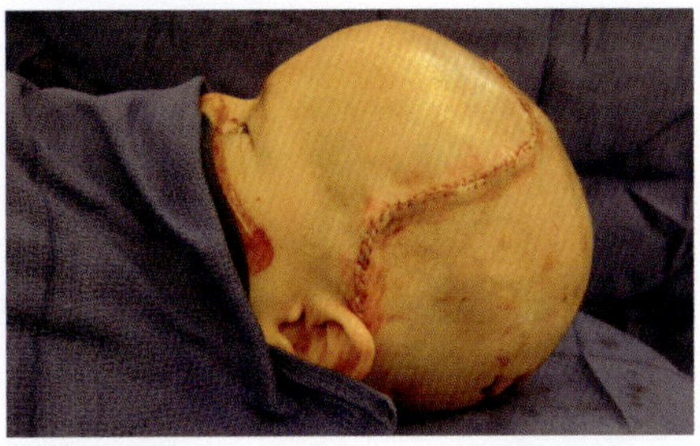

图 3.40 关窗后侧视图。采用间断 3-0 单线分层缝合头皮瓣，然后用间断 4-0 单线进行皮肤闭合。

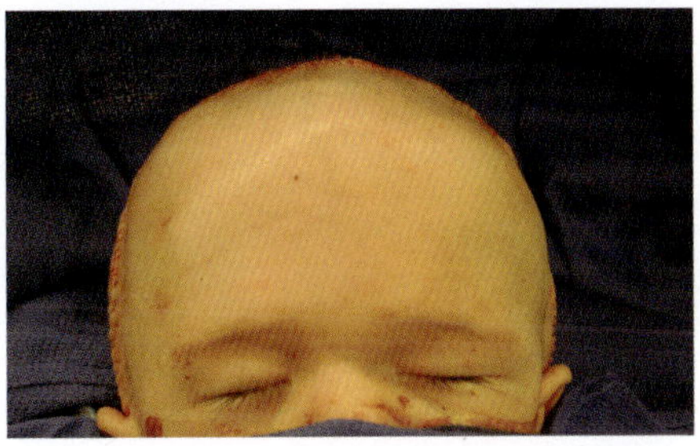

图 3.41 关窗后前后位视图。

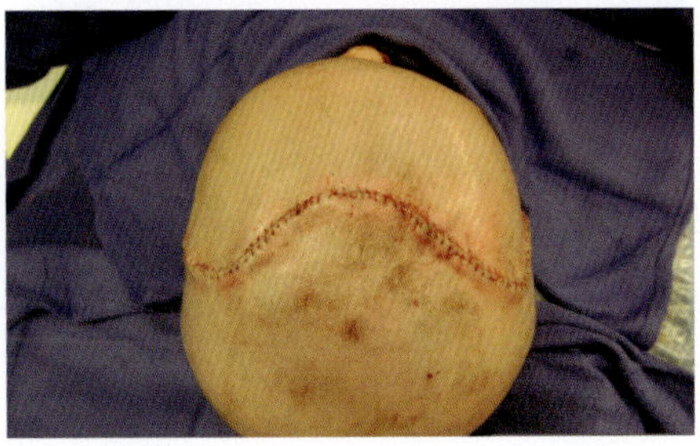

图 3.42 关窗后冠状位视图。

手术技巧

- 使用局部麻醉药时，将 0.25%布比卡因(麻卡因)与肾上腺素放置在 1mL 注射器中，每千克体重使用 1 个单位，以防局部麻醉药中毒。
- 在设计切口位置时，应考虑前发际线的形状。轻微弯曲的切口可以更好地隐藏在发际线内。
- 在分离皮瓣时，颞肌留在前冠状皮瓣上，以便在闭合时，肌肉随冠状皮瓣恢复位置。
- 延伸腱通常为 2cm 宽，其长度取决于额眶带两侧的推进量。

术后护理

- 头部包扎，并保持头部抬高，以减少术后水肿。
- 通常不使用引流，以免脑脊液从硬脑膜上任何未识别的小裂缝或孔中出现虹吸效应。
- 患者通常在手术室拔除气管插管，并转至儿科重症监护室。仔细检测生命体征、中心静脉压和尿量以评估体液平衡。
- 常规辅助检查包括全血细胞计数和 INR。输血指征通常为血小板计数<100 000，INR>1.4，血红蛋白<70g/L，血细胞比容<21%。静脉镇静和对乙酰氨基酚可用于镇痛。
- 眶周水肿通常在术后 3~4 天内自发消退。
- 在本中心，患儿通常在手术后 24~48 小时内情况平稳并转移到儿科普通病房。
- 术后第 3~4 天出现低热并不少见。本中心通常不进行发热检查，通常并不由感染引发。术后水肿消退时，发热会自然消退[12]。

■ 患者眼眶周围水肿消退，眼睛容易睁开，能够口服饮食，并有适当的排尿量后可安排出院。

临床病例

图示单侧冠状缝颅缝早闭手术前后照片（图 3.43）。

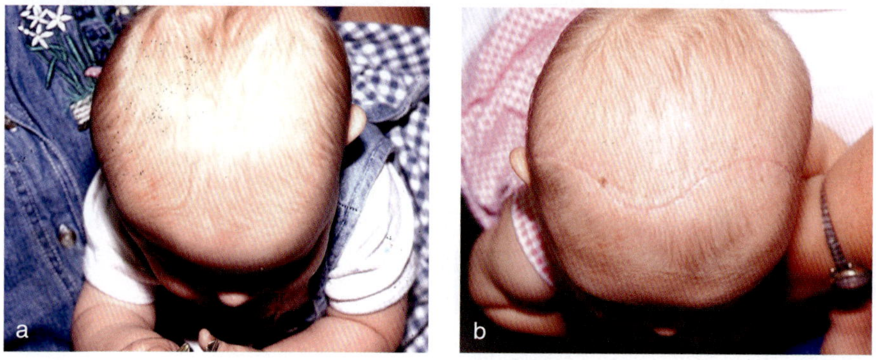

图 3.43 (a)6 月龄单侧冠状缝颅缝早闭患儿术前照片。(b)同一患儿 1 岁时前颅穹隆重建伴额眶前移矫正单侧冠状缝颅缝早闭的术后照片。

并发症

大多数急性手术后并发症是由于围术期失血和液体管理不当或不充分，包括输血。前颅穹隆重建的一个最严重的并发症是医源性的矢状窦撕裂，可能导致致命性出血。空气栓塞可以发生在矢状窦撕裂的休克患者中；患者可以耐受小体积的空气栓塞，而大体积的空气栓塞会导致血流动力学崩溃[14]。在眶上骨段截骨术期间，如果没有上述预防性操作，存在直接损伤眼球或大脑的可能性。

晚期并发症包括手术部位感染或深部感染。持续的脑脊液漏和术后脑膜炎可能与未发现的硬脑膜损伤有关。基于对手术结果的回顾性研究，总感染率一般为 2.5%~8%，大多数感染性并发症发生在二次手术中[15-17]。这些病例死亡率为 0~1.6%[18]。不完全矫正和原始畸形的复发也是潜在的晚期并发症。SonicWeld Rx 系统所需的聚右旋丙交酯、聚左旋丙交酯聚合物再吸收时间为 12~30 个月，它在植入后 10 周仍然保持其 80% 的抗张强度[19]。图 3.44 显示可吸收板碎片相关脓肿。

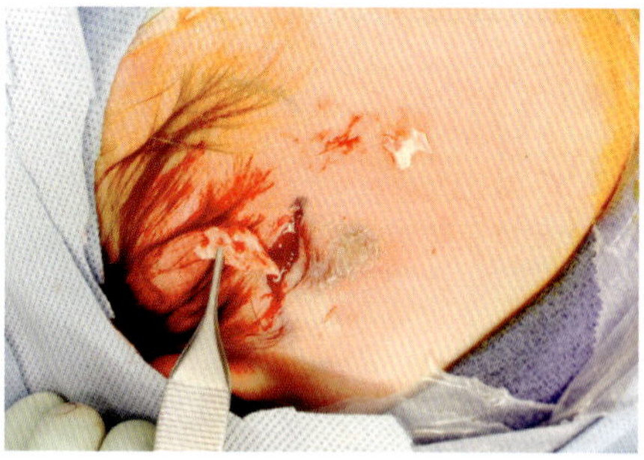

图 3.44 初次手术后 15 个月，可吸收板碎片造成局部脓肿，需要手术清创和抗生素治疗。如图所示，有时可吸收板部位可能形成小脓肿，需要进一步清创。

总结

前穹隆重建术可以实现前颅穹隆和眼眶畸形的安全矫正。纠正这些颅面部畸形最重要的概念之一是，虽然单侧颅缝受累，但最常见的畸形是双侧的。患侧生长受限，对侧由底层脑实质的生长力量驱动的代偿性骨性变化，反映了生物力学效应。必要时，这种双侧畸形需要双侧手术。

手术要点

- 本中心，氨甲环酸（TXA）用于所有小儿颅面外科手术，以减少围术期失血、输血风险和围术期总输血量。
- 缝线应放在眼睑边缘的一侧，以促进眼睑闭合，防止角膜磨损，不需要外部包扎。
- 气管内导管伸直，呈“手风琴”状延伸，有助于形成无障碍视野，并在覆盖患者之前，医生应确保导管紧密连接，以避免气道管理问题。
- 准备 0.25%布比卡因和肾上腺素溶液的 1mL 注射器，每千克体重使用一个单位，以防止医源性局部麻醉毒性。
- 冠状位抬高皮瓣最好自颞上线分段进行，再向外侧延伸，每段分离后应用 Rainey 夹以减少术中出血。
- 眶上骨段的外侧腱状延伸是通过横向延伸截骨到两侧的颞骨而发生的。其厚度通常为 1.5~2.0cm。眶上骨段设计成功的关键是根据矫正所需的向前推进量来调整外侧段和眶上缘部分的长度[21]。
- 对于单侧冠状缝颅缝早闭，眶上骨重建的目标包括：①推进同侧眶外侧缘段；②推进眶上缘，在前后平面复位与眶下缘的关系；③重塑眼眶以匹配对侧；④降低对侧眼眶外侧缘以消除代偿性改变。
- 重建双额段时，若后表面的轮廓更适合弯曲以实现前额的平滑对称，则可以将该段旋转 180°将后表面重塑为新前额。
- 避免使用金属固定，以减少生长受限，以及吸收板和螺钉的潜在颅内易位的可能性。
- 在颅骨成形术中避免电灼术以防医源性脱发。通过在 Raytec 海绵上使用 Rainey 夹进行初步止血，节段性方式移除 Rainey 夹，使用间断 Galeal 缝线进行节段性闭合。伤口不出血，因此不需要烧灼。

（柴岗　韩文卿　译）

参考文献

1. Tessier P. [Total facial osteotomy. Crouzon's syndrome, Apert's syndrome: oxycephaly, scaphocephaly, turricephaly] Ann Chir Plast 1967;12(4):273–286
2. Tessier P. [The treatment of facial dysmorphy peculiary to cranio-facial dysostosis (C. F. D.). Crouzon and Apert diseases. Total osteotomy and sagittal displacement of the facial mass] Chirurgie 1970;96(10):667–674.
3. Tessier P. The definitive plastic surgical treatment of the severe facial deformities of craniofacial dysostosis. Crouzon's and Apert's diseases. Plast Reconstr Surg 1971;48(5):419–442
4. Marchac D. Radical forehead remodeling for craniostenosis. Plast Reconstr Surg 1978;61(6):823–835
   Marchac described his technique for re-creating the optimum forehead contour which he cites as consisting of two parts: (1) the supraorbital rim and glabellar area—set at a steep angle to the nose and (2) the upper forehead which slopes gently backward. Marchac elaborated his solution to re-creating the two parts of the forehead contour with the mobilization of a supraorbital bar of bone and with transfer of a suitable cranial bone autograft to create the new upper forehead. The author reviewed his series of 18 patients treated with this technique with up to 2 cm of durable advancement of the orbital bandeau and long-term improvement in forehead contour and overall head shape.
5. Hoffman HJ, Mohr G. Lateral canthal advancement of the supraorbital margin. A new corrective technique in the treatment of coronal synostosis. J Neurosurg 1976;45(4):376–381
   The authors described their technical modifications to the technique of Tessier for the management of unicoronal synostosis. The authors noted that in addition to the fusion of the coronal suture, the frontosphenoidal and frontoethmoidal sutures are usually closed. To address this issue, the authors described an advancement of the supraorbital margin, which creates an artificial suture at skull base and thus allowing for proper correction of the deformity. The authors described their 3-year experience with 15 patients with coronal synostosis treated with their technique, which they have termed lateral canthal advancement.
6. Whitaker LA, Bartlett SP, Schut L, Bruce D. Craniosynostosis: an analysis of the timing, treatment and complications in 164 consecutive patients. Plast Reconstr Surg 1987;80(2):195–212
   The authors described their results in 164 consecutive patients with craniosynostosis over a 12-year period. The patients were subdivided into asymmetrical and symmetrical deformities. Analysis of the results led to the conclusion that excellent outcomes could be expected in the asymmetrical deformities group if the patients were treated in infancy by a unilateral approach.
7. Persing JA, Jane JA, Park TS, Edgerton MT, Delashaw JB. Floating C-shaped orbital osteotomy for orbital rim advancement in craniosynostosis: preliminary report. J Neurosurg 1990;72(1):22–26
8. Jane JA, Park TS, Zide BM, Lambruschi P, Persing JA, Edgerton MT. Alternative techniques in the treatment of unilateral coronal synostosis. J Neurosurg 1984;61(3):550–556
   The authors described the treatment of unilateral coronal craniosynostosis with one of three main procedures: frontal bone overlay, lateral canthal advancement, and tongue-and-groove cranioplasty procedure. The authors described the choice of operative technique based on the specific forehead and orbital deformities that are present.

9. Posnick JC, Lin KY, Jhawar BJ, Armstrong D. Crouzon syndrome: quantitative assessment of presenting deformity and surgical results based on CT scans. Plast Reconstr Surg 1993;92(6):1027–1037
10. Simmons NE, Lanzino G, Phillips CD, Jane JA, Lin KY. Use of preoperative computed tomography-angiography in cranial remodeling: technical note. Neurosurgery 1998;43(4):970–972; discussion 972–973
11. Ueki K, Nakagawa K, Marukawa K, Yamamoto E. Le Fort I osteotomy using an ultrasonic bone curette to fracture the pterygoid plates. J Craniomaxillofac Surg 2004;32(6):381–386
12. Akingbola OA, Singh D, Srivastav SK, Walsh JW, Jansen DA, Frieberg EM. Intensive care unit course of infants and children after cranial vault reconstruction for craniosynostosis. BMC Res Notes 2011;4:347
The authors performed a retrospective of the postoperative course of children admitted to the pediatric intensive care unit following cranial vault remodeling. The study included 82 patients, 44 males and 38 females with an age range from 2 months to 132 months and mean age of 18.2 ± 24.9 months. The authors did not identify a significant correlation between duration of surgery, suture category, patient's age, or use of blood products ($p > 0.05$). Intraoperative blood loss was higher in older patients ($p < 0.05$), and this correlated with body temperature in the PICU ($p < 0.0001$). Postoperative use of FFP correlated with intraoperative RBC transfusion ($p < 0.0001$). More PRBC was transfused within 12 to 24 hours in the PICU compared with other time periods ($p < 0.05$). Length of stay in the pediatric intensive care unit was < 3 days in 68% of patients. Patients with fever had a prolonged length of intensive care stay ($p < 0.05$). The authors conclude that pediatric ICU length of stay is determined in part by postoperative pyrexia, and length of stay can be reduced if extensive evaluations of postoperative fever are avoided.
13. Hooft N, Bristol R, Cotugno R, et al. Craniosynostosis surgery: impact of timing of intraoperative blood transfusion on postoperative course. Plast Reconstr Surg 2014;134(4 Suppl 1):S21
14. Faberowski LW, Black S, Mickle JP. Incidence of venous air embolism during craniectomy for craniosynostosis repair. Anesthesiology 2000;92(1):20–23
15. Fearon JA, Yu J, Bartlett SP, Munro IR, Chir B, Whitaker L. Infections in craniofacial surgery: a combined report of 567 procedures from two centers. Plast Reconstr Surg 1997;100(4):862–868.
A retrospective review of infectious complications undertaken at two major craniofacial centers on the authors' experience with infectious complications following craniofacial surgery. They identified 14 infections over a 6½-year period in 567 craniofacial procedures, primarily for craniosynostosis. In their series, the overall infection rate was 2.5%, and 85% of infections occurred in secondary reoperative cases. The authors identified no difference in infection rates between patients with shaved and unshaved scalps. In this series, Candida and Pseudomonas were the two most common organisms identified, and the average time to diagnosed infection was 11½ days.
16. Seruya M, Oh AK, Boyajian MJ, et al. Long-term outcomes of primary craniofacial reconstruction for craniosynostosis: a 12-year experience. Plast Reconstr Surg 2011;127(6):2397–2406
17. Yeung LC, Cunningham ML, Allpress AL, Gruss JS, Ellenbogen RG, Zerr DM. Surgical site infections after pediatric intracranial surgery for craniofacial malformations: frequency and risk factors. Neurosurgery 2005;56(4):733–739; discussion 733–739
18. Whitaker LA, Munro IR, Salyer KE, Jackson IT, Ortiz-Monasterior F, Marchac D. Combined report of problems and complications in 793 craniofacial operations. Plast Reconstr Surg 1979;64(2):198–203
19. Arnaud E, Renier D. Pediatric craniofacial osteosynthesis and distraction using an ultrasonic-assisted pinned resorbable system: a prospective report with a minimum 30 months' follow-up. J Craniofac Surg 2009;20(6):2081–2086
20. Dadure C, Sauter M, Bringuier S, et al. Intraoperative tranexamic acid reduces blood transfusion in children undergoing craniosynostosis surgery: a randomized double-blind study. Anesthesiology 2011;114(4):856–861
21. Fearon JA. Beyond the bandeau: 4 variations on fronto-orbital advancements. J Craniofacial Surg 2008;19(4):1180–1182

第 4 章

额眶带前移矫正额骨缝早闭

Kavitha Ranganathan, Steven R. Buchman

额眶带前移的颅穹隆重建是额骨缝早闭的首选手术方法和重建技术[1]。由于额骨缝的过早融合，临床表现为双侧颞部缩窄的三角头畸形，可触及额嵴和眶距过小[2,3]。该手术通常在患儿 12 月龄时进行。在这个年龄段，骨骼具有可塑性且手术风险是可接受的，面部骨骼足够稳定，可以在其上长效重建。患者随着时间的推移而成长，为提供长期的美学效果，过度矫正是必要的[4-6]。另外，过度矫正对于抵抗上覆头皮的回缩倾向十分重要[7]。头皮结构的完整性和回缩倾向不应被低估，因为这影响到颅面重建复发程度和再次手术的必要性。

颅面外科医生必须始终记住，在治疗儿科患者时，手术必须在第四维度进行，也就是说，在设计和实施一个持久长效的手术计划时，必须要考虑到随着时间的推移而出现的生长情况。坚固的固定以确保骨骼在目标范围内的前移，对于抵消头皮和周围软组织引起的组织回缩也是非常关键的[8,9]。必须注意的是，将三角头畸形矫正为具有正常前额轮廓的球形头部形状所需增加的体积和骨骼，最有效的方法是在手术的初始步骤期间分离额骨和顶骨。尽管受到患者年龄的限制，额外骨量的增加对于手术的短期和远期效果至关重要。一旦外科医生能够正确设计和执行手术中技术要求最高的步骤——截骨术，手术的其余步骤就依赖于美学原则和适当的术后管理。

目的

恢复正常的前额轮廓，纠正额骨缝早闭患者的颞部缩窄、额嵴和三角头畸形等特征。

相关外科解剖

骨头

颅骨由额骨、颞骨、顶骨和枕骨组成。额骨缝将额骨分开，从鼻根或额鼻缝延伸到前囟。为重建一个正常的前额轮廓，需要沿着眶上缘从一侧眶外缘到对侧眶外缘并穿过额鼻缝，沿冠状缝和横向沿颞骨切除整个额骨。在进行这些截骨术时，必须谨慎操作，保护下方大脑、硬脑膜和眼眶结构。

动脉

供给颅骨主要血液供应源自脑膜中动脉。来源于该血管的小的穿通支在颅骨膜内走行，因此截骨术中可能由这些血管的破裂导致高血流量出血。了解颅盖的血流灌注很重要,但在额眶前移的情况下,将颅骨劈开植骨重建最终可由周围组织和颅骨膜的血运重建来愈合,在手术过程中脑膜中动脉并没有明确显示。

静脉

在整个手术过程中最重要的结构是矢状窦。矢状窦沿大脑额叶和顶叶之间的整个颅盖中线延伸,最终流入横窦起源处的窦汇处。在开始截骨术之前,必须对每个颅骨段的下表面进行适当的解剖,以避免意外损伤矢状窦[10]。

软组织

垂直于早闭骨缝处生长受限,颞窝异位,附于颞窝的颞肌也异位,导致与额骨缝早闭相关的特征性颞部缩窄。更简单地说,因为骨头在错误的位置,附着在骨头上的肌肉也在错误的位置,颞肌的重新定位必须作为重建的一部分。颞肌由颞深动脉灌注,位于肌肉深表面,起自上颌动脉内侧。

值得注意的是,在头皮皮瓣抬高的初期,剥离平面发生在颞浅血管深处,随后走行于颞深筋膜上。相反地,在颞肌复位过程中,颞肌的解剖平面从颞窝内的颞骨上到颧弓水平上,便于颞肌适当移动,作为一种旋转推进瓣,在手术的最后阶段重新附着在外侧眶缘和额骨侧方。一旦肌肉从侧面向下解剖到颧骨颞部,沿颧弓颞部行从外到内的骨膜下解剖,使肌肉进一步从内侧移动。头皮是软组织解剖学的另一个重要组成部分。由于头皮普遍缺乏弹性,一个长期的、美观的结果的关键是对骨解剖结构的过度矫正,以抵消在三角头畸形环境中由长期扭曲的软组织包膜引起的头皮回缩倾向。

患者选择

需要额眶带前移重建颅穹隆的患者有额骨缝融合与相关的颞部缩嵴,可触及额嵴,以及异常的三角头畸形[11,12]。患者需要由神经外科医生和整形外科医生进行评估,以确定最佳的检查和术式。颅穹隆重建对于改善头部形状和最小化发育迟缓的潜在风险非常重要[13-16]。

适应证和禁忌证

适应证

本手术适用于上述头部形状异常的孤立性额骨缝早闭症患儿。适应证包括重建颅骨畸形、治疗或防止相关的颅内压升高。

禁忌证

应排除全身麻醉或失血耐受合并疾病。考虑到术后观察需求,缺乏适当的复苏和监测设备也是一个相对禁忌证[17,18]。

术前计划

额眶带前移的患者需要术前评估以确认额骨缝早闭的诊断。术前评估应与神经外科医生一起进行,最好是作为神经外科和整形外科团队的一部分。我们建议使用术前常规的三维 CT 扫描,以清楚地确定颅缝早闭的诊断和畸形程度,并描述早期颅缝早闭引起的颅内变化。

简而言之,患者需要:

- 神经外科和整形外科团队会诊。

- 由眼科医生进行眼底检查。
- 遗传咨询。
- 神经精神病学评估和测试,以确定术前认知功能。
- 术前全血细胞计数(CBC)和基本生化检查(BMP)。
- 术后 ICU 级护理-监测床。
- 血型和交叉配血试验。
- 患者 CT 扫描图像和术前照片文件。
- 术前 30 分钟静脉注射头孢呋辛和克林霉素。
- 两个或三个外周静脉通路。

手术器械

进行额眶带前移截骨术所需的器械如图 4.1 所示。

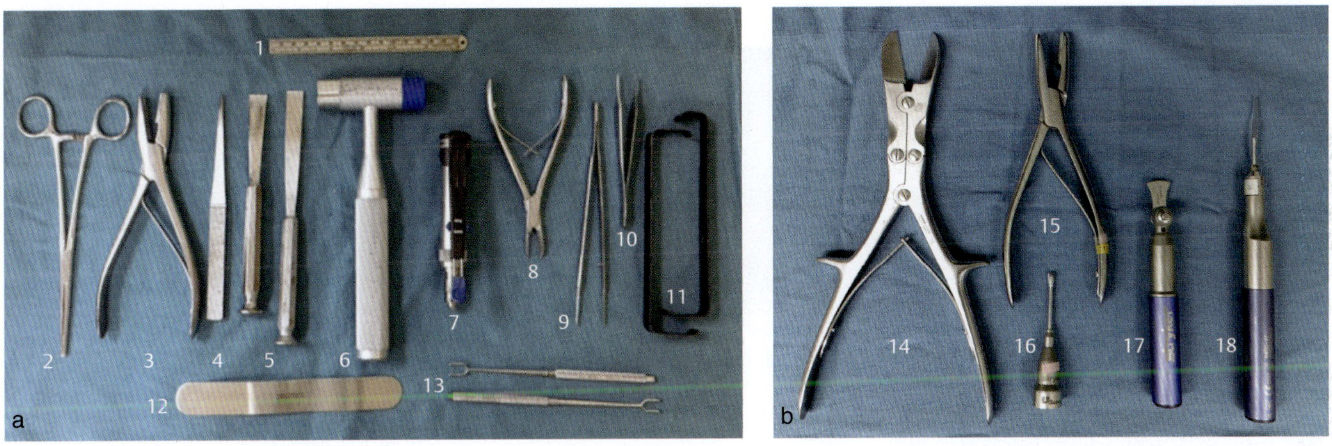

图 4.1 (a)额眶带前移术所需的器械:尺(1);Kocher 钳(2);Tessier 骨弯折器(3);2mm 骨凿(4);劈骨骨凿(5);锤(6);往复锯和锯片(7);咬骨钳(8);Gerald 齿镊(9);Adson 整形镊(10);Tessier 拉钩(11);柔性脑压板(12);双齿爪钩(13)。(b)截骨专用器械:切骨器(14);Tessier 骨弯折器(15);磨头(16);摆动锯(17);往复锯(18)。手术中还使用了蚊式钳、Vital Vue 吸引器、Obwegeser 剥离子和 Obwegeser 拉钩(图中未显示)。

手术过程:技术细节

了解额眶带前移颅穹隆重建的技术细节,有助于提高外科医生针对个体畸形优化矫形短期、长期效果的能力。

手术准备

- 沿标记的冠状切口夹住头发。
- 沿切口注射 1:200 000 单位肾上腺素溶液进行局部麻醉。
- 使用 0 号丝线将鼻气管导管固定至鼻间隔膜部。这种气道保护方式可以允许更大的头部运动范围,并且最小化意外拔管的可能性。
- 翻转手术台,以便外科和麻醉团队能够以最佳方式接近患者。
- 患者仰卧,头部轻微伸展于 Mayfield 头架,头枕辅以适当垫料,以避免对骨质枕骨隆起施加过大压力。然后用聚维酮碘溶液消毒全头和面部,铺巾。

■ 所有仪器在使用前都应进行测试，以确保术前准备完备。实施经鼻气管插管诱导全身麻醉。使用水平褥式缝合固定于鼻中隔确保该管固定在位。进行额眶带前移截骨术的步骤详见图 4.2 至图 4.90。

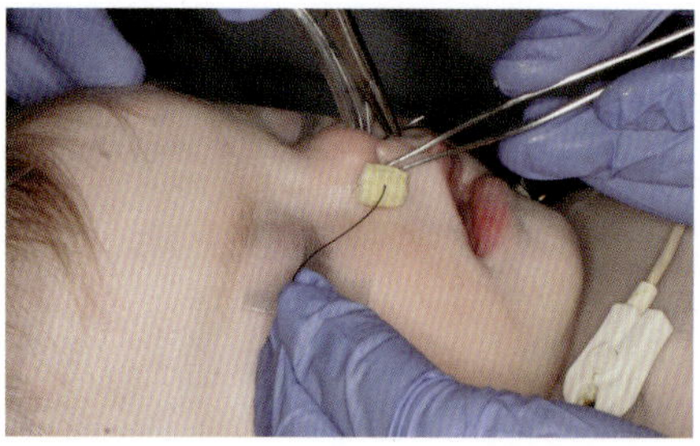

图 4.2 使用 0 号丝线固定经鼻气管导管。鼻中隔膜部注意不要缝合过紧，因为长时间的缺血会损害组织，导致局部压疮。

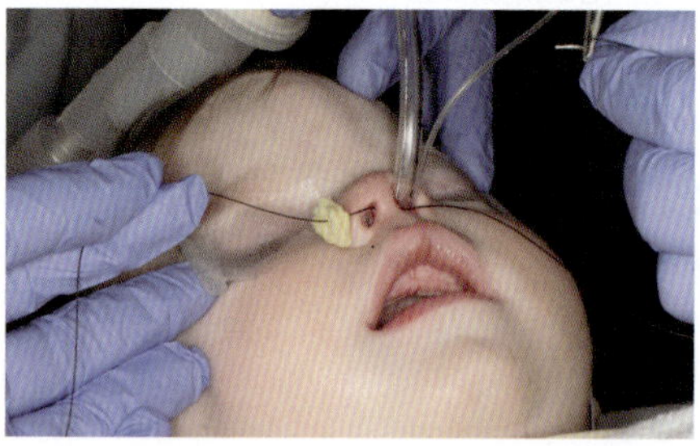

图 4.3 缝合线穿过鼻中隔膜部，然后穿过 Xeroform 油纱，再穿回鼻中隔膜部。

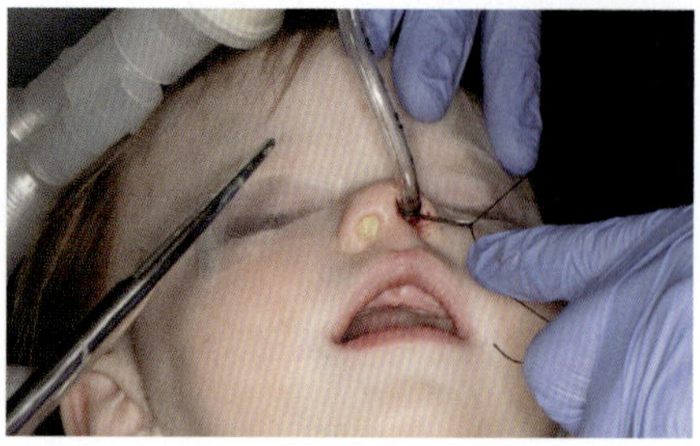

图 4.4 首先将缝合线在最小张力下系在鼻中隔膜部上，然后环绕管固定在适当的位置，类似于引流管固定。

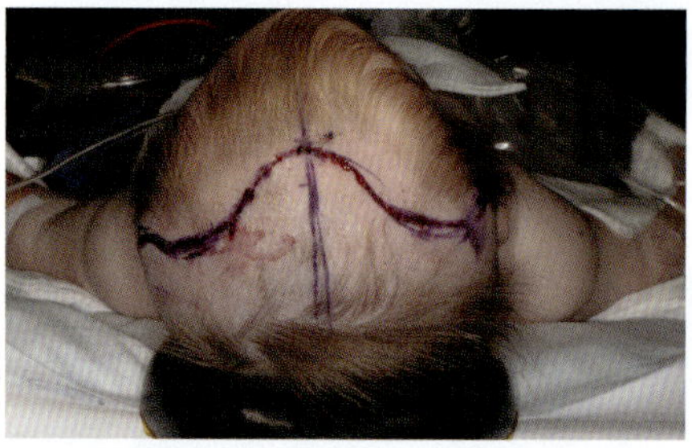

图 4.5 沿颅骨中段及最宽部位设计从耳到耳的曲线切口。曲线切口的中点应该与额嵴对齐，以优化额骨和眶外缘视野。切口应延伸至耳甲腔的中点。这优化了冠状皮瓣的移动性。切口应该向后弯曲而不是垂直地靠近耳甲腔，以更好地隐藏瘢痕。

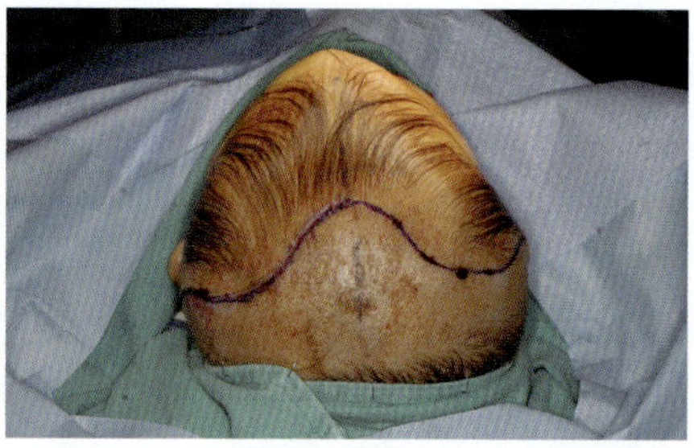

图 4.6 患者已经准备就绪，无菌铺巾。

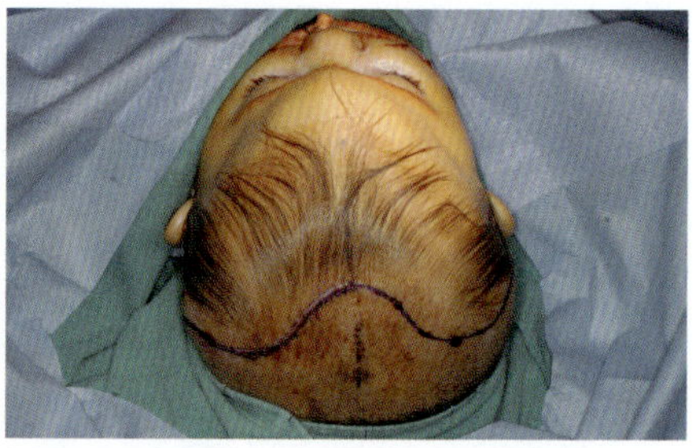

图 4.7 眼膏保护角膜。鼻插管固定在位，并于手术视野中保障气道管理，必要时由外科团队随时干预。

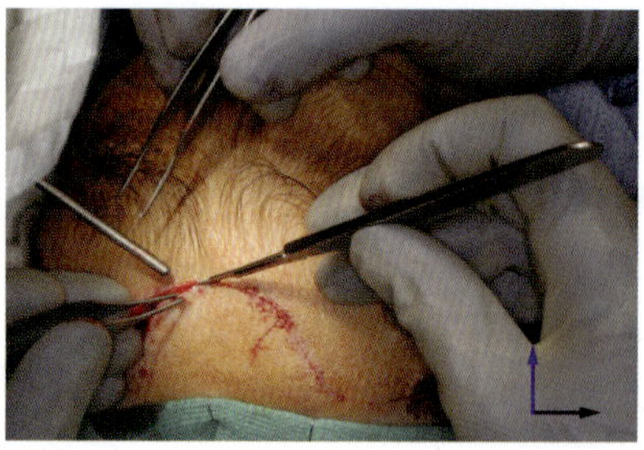

图 4.8 切口。使用镊子轻柔地收缩皮肤边缘，允许适当的反向张力，以确保解剖平面平滑、均匀。

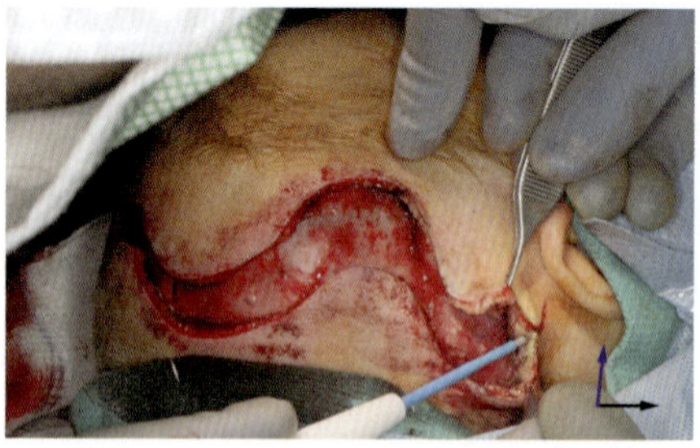

图 4.9 Bovie 电刀用于解剖皮下组织和帽状腱膜，谨慎烧灼毛囊以最小化脱发风险。使用 Bovie 电刀解剖至骨膜水平。推荐使用针状电极或 Colorado Bovie 电刀，可以最小化对周围组织的热损伤。

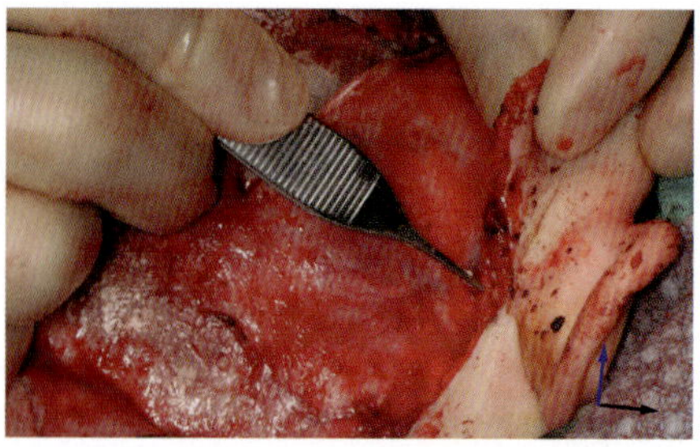

图 4.10 注意沿耳后分离完全，以便更好地松解和观察额骨带。

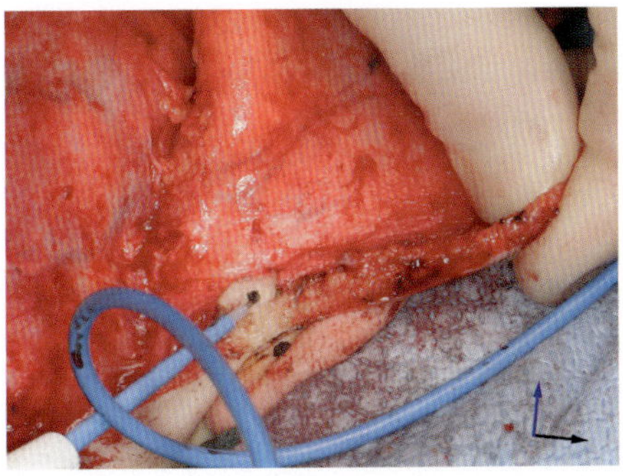

图 4.11 保证后耳郭部位切口外侧的充分松解是非常重要的。这个部位的松解将大大改善冠状皮瓣的翻转能力，改善额部轮廓的视野限制。

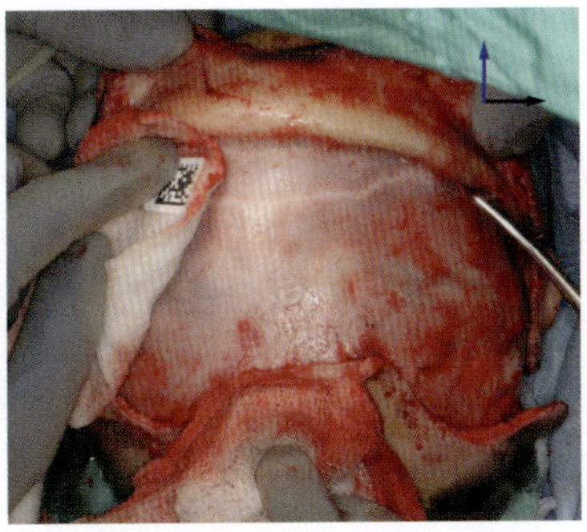

图 4.12 采用 Obwegeser 剥离子在骨膜上/帽状腱膜下平面开始向额带和眶外侧缘进行解剖。解剖平面紧靠骨膜上方，以避免出血。干燥的海绵可以用来帮助有效地剥离平面。Obwegeser 剥离子可以在不损伤下面骨膜的情况下进行剥离。

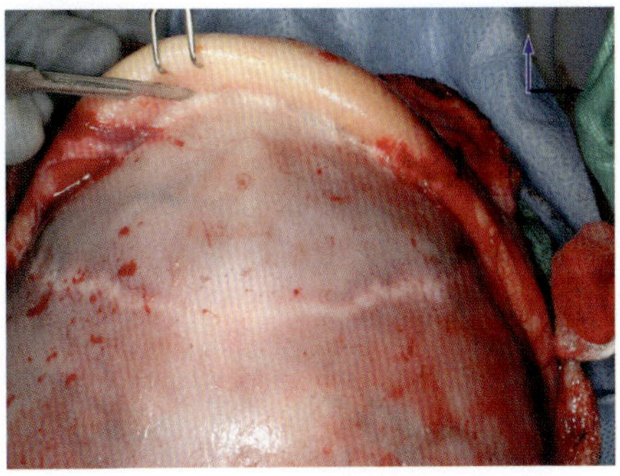

图 4.13 使用手术刀或针尖状 Bovie 电刀在帽状腱膜下平面中继续解剖。沿着额嵴进行解剖，分离至眶缘上方 1~2cm 处切开，转为骨膜下平面进行解剖。

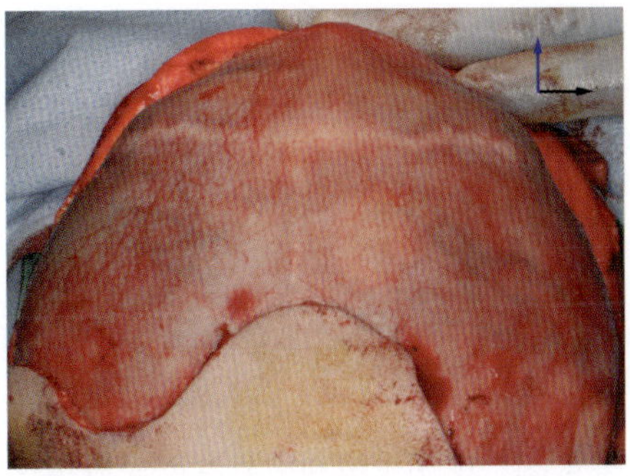

图 4.14 在眶上缘上方 1cm 或 2cm 处，用 Bovie 电刀切开骨膜，骨膜下平面分离至眼眶。分离至额带和眶外侧缘适当暴露。

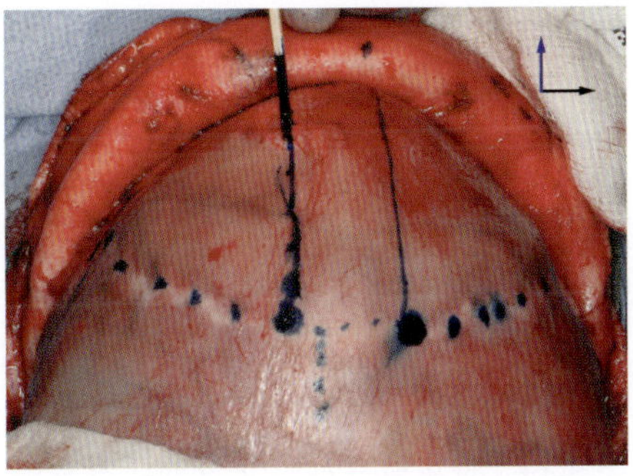

图 4.15 亚甲蓝用于标记开颅部位。冠状缝用点标记。纵向线是相对于矢状窦设计的；必须非常小心以避免对矢状窦的创伤。横向标记设计紧靠额带，约在眶上缘上方 1cm。

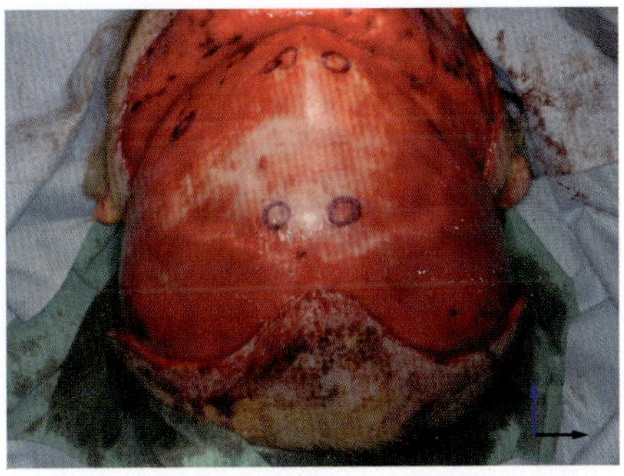

图 4.16 使用 Bovie 电刀去除在亚甲蓝下方覆盖的骨膜，准备标记部位的钻孔和开颅手术。

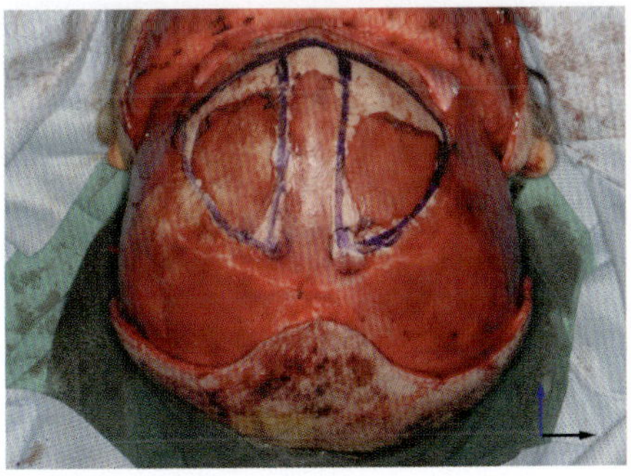

图 4.17 颅骨切开术可根据神经外科医生的偏好分为一、二或三部分进行(图示为三部分切除)。

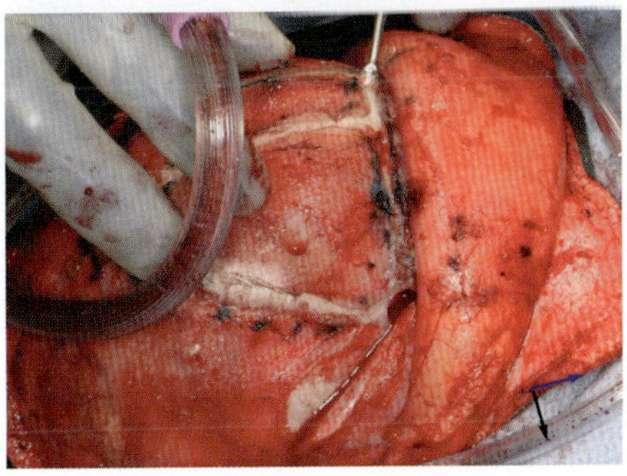

图 4.18 Bovie 电刀、骨膜剥离子和菠萝钻用于确定标记的开颅部位。使用磨头或电刀沿额带切除开颅处覆盖的骨膜。

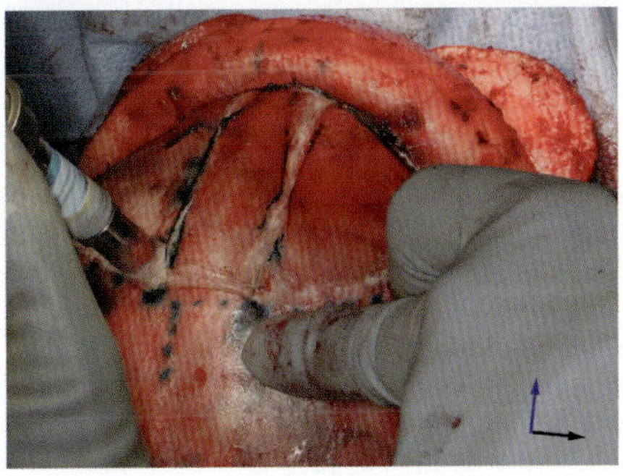

图 4.19 在冠状缝和亚甲基蓝标记的纵向线之间的交界处，用温和的盐水冲洗钻孔。如图所示，制作标记以保护中线处的矢状窦。

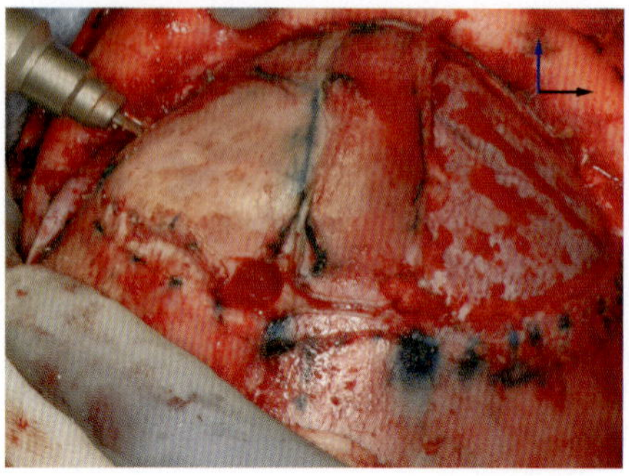

图 4.20 使用具有保护装置的电锯截骨。

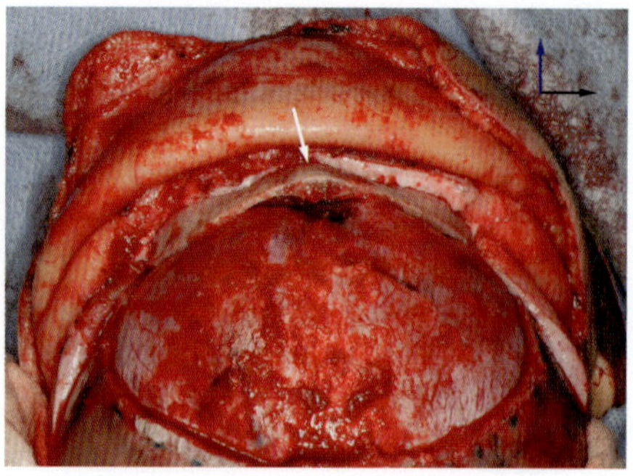

图 4.21 箭头指出了额嵴中线位置。注意三角头畸形和双颞缩窄。去除眶上带到冠状缝水平的额骨。这是失血最多的位置。尽管该位置在术后出血量非常有限，但与麻醉团队就截骨手术全程中可能失血的程度进行沟通是很重要的。

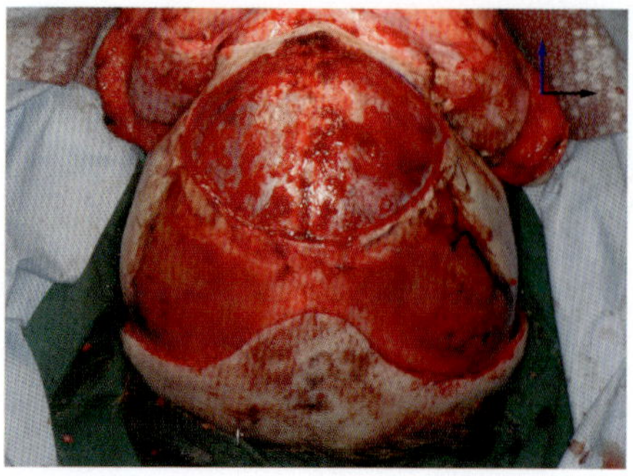

图 4.22 额骨分三块切除，暴露其下的额叶。虽然我们以三部分行截骨开颅手术并取出额骨，它也可以根据临床指征和神经外科医生的偏好以一、二或三部分切除。骨瓣越大，越有助于整形外科医生重新定位骨移植重建前额。

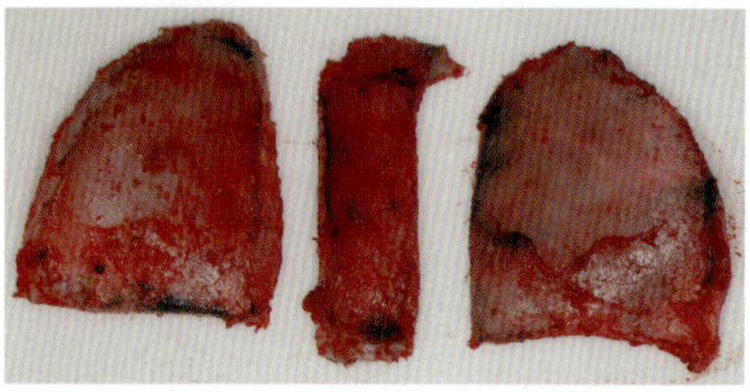

图 4.23 这是开颅手术中从额骨取出的三块骨头。取出的骨块越大(一、二或三部分截骨)，在整形手术部分(颅面重建)的植骨定位方面存在的选择就越多。

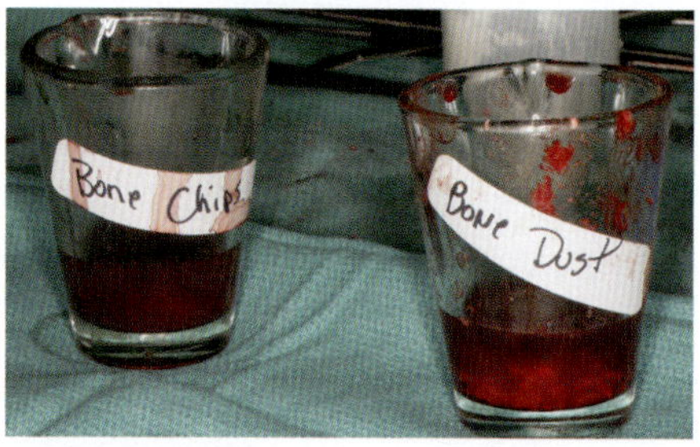

图 4.24 将从截骨部位获得的所有骨碎片和骨粉储存在血液中以保护其成骨能力。凝血酶和吸收性明胶海绵球有助于改善骨边缘处的止血。

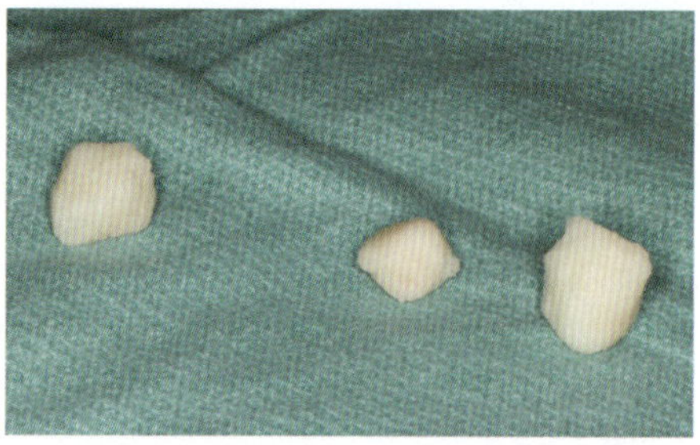

图 4.25 用凝血酶和吸收性明胶海绵球止血，Bovie 电刀对于骨性出血效果有限。

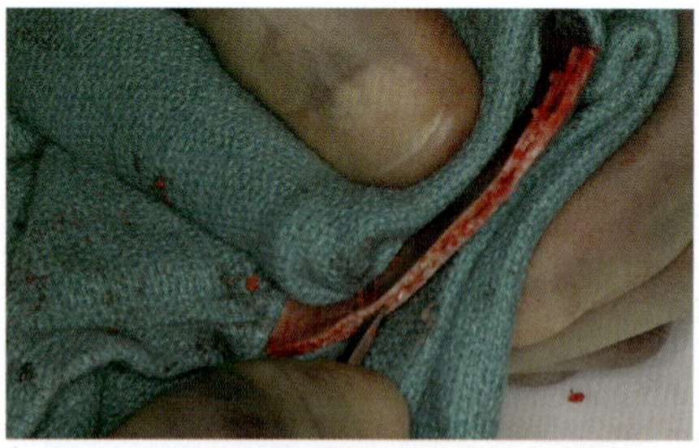

图 4.26 劈开截骨术得到的骨。使用绿色无菌单来辅助骨骼控制和处理，使用 2mm 锐利骨凿分离内板和外板。

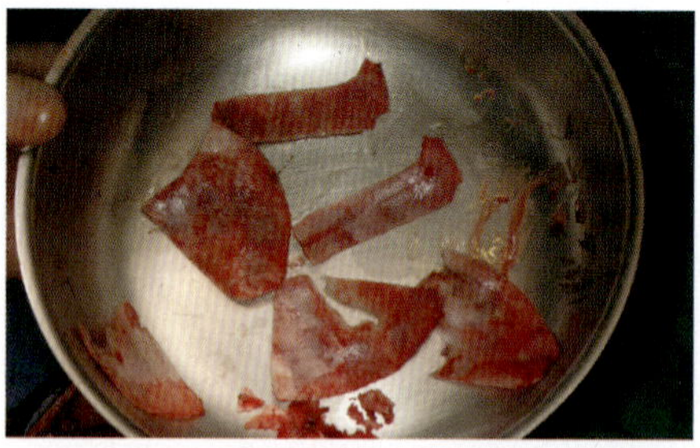

图 4.27 骨不应该储存在盐溶液中，应存放在浸血海绵中，以优化保护成骨功能[19,20]。

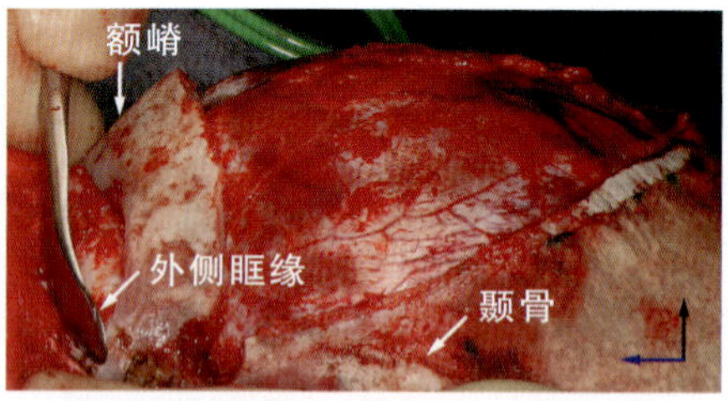

图 4.28 必须充分剥离至可直视外侧眶缘，为切除额带做准备。

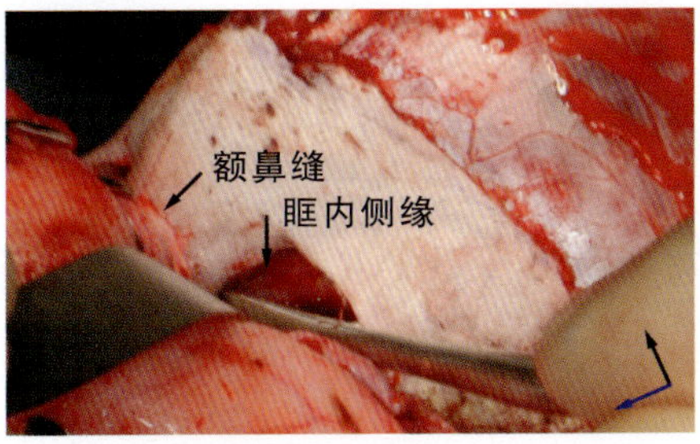

图 4.29 剥离眶内侧壁准备行额鼻缝截骨术。眼球剥离必须同时在外侧和内侧同时完成,以便在截骨术中最终使眼眶结构向下牵拉。外科医生必须小心避免内眦分离。使用柔性脑压板用来保护眼球。从这个角度来看,筛前动脉和筛后动脉是可见的。轻柔牵拉眼球。这个层面的解剖属于骨膜下剥离,因此可能需要使用凝血酶-吸收性明胶海绵球或电凝止血。

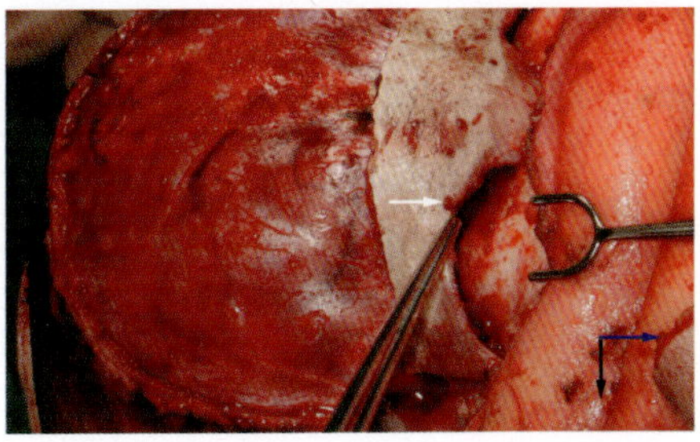

图 4.30 图示眶上缘和眶上神经。神经位于孔内而不是切迹内,可以用骨凿来松解。神经必须充分游离,并与眶周结构一起向下牵拉。

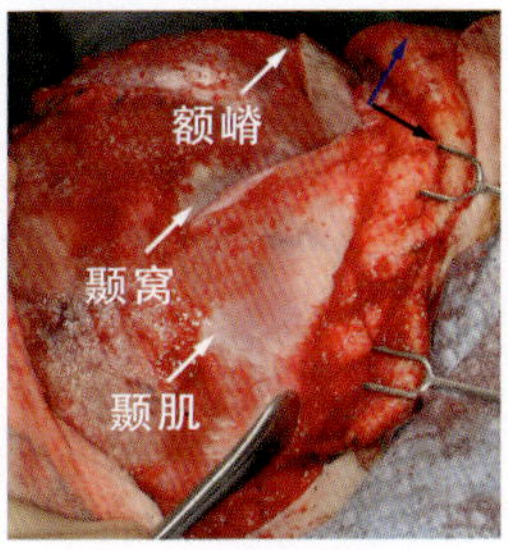

图 4.31 使用干海绵解剖颞深筋膜软组织,沿着颞深筋膜两侧颞肌,使用 Obwegeser 剥离子进一步更彻底解剖颞深筋膜的其他组织。颞深筋膜上面的所有浅表组织必须完全剥离,仔细保护颞浅神经、动脉和静脉。

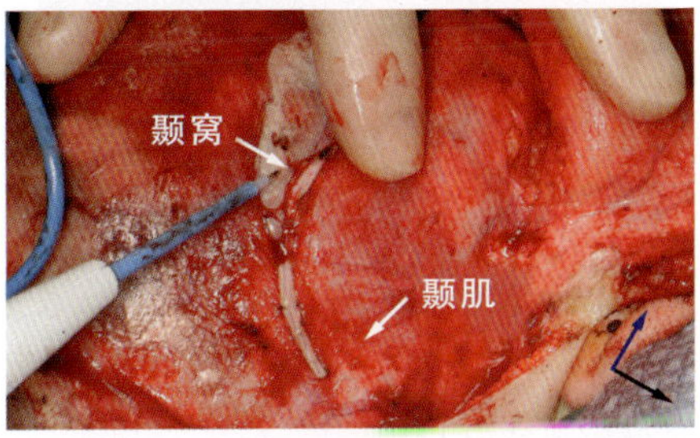

图 4.32 使用 Bovie 电刀松解颞肌在颞线和颞窝的附着。沿着颞骨在骨膜下平面进行剥离以松解肌肉的深层表面。肌肉必须可以整体向前,以便最终重新定位。

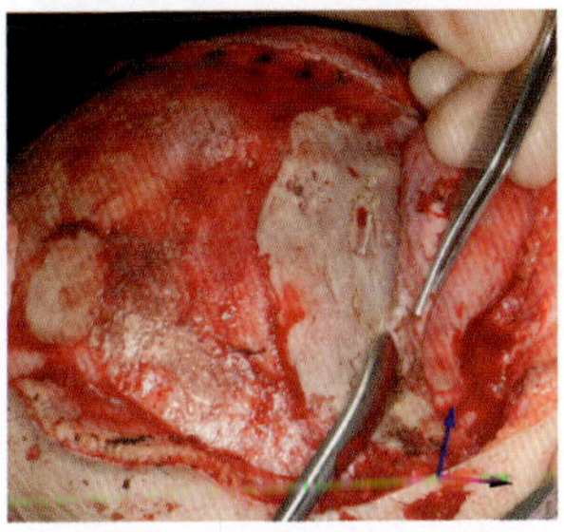

图 4.33 可以使用 Obwegeser 剥离子分离颞肌至颧弓颞部的水平。鉴于颅顶的异常形状,颞肌的起源位置也是异常的。重新定位颞肌是恢复平滑颞窝和正常轮廓的关键。

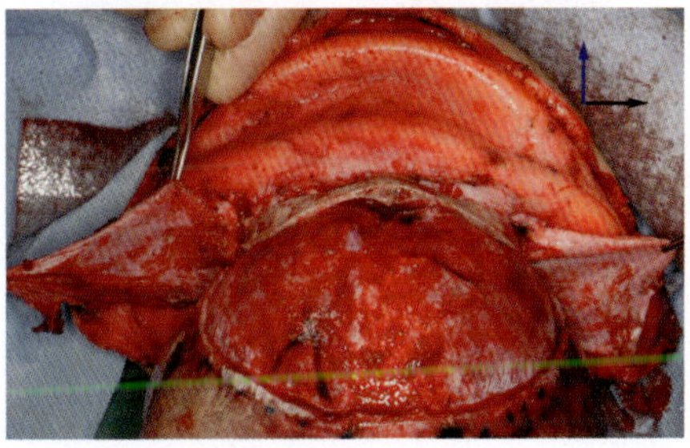

图 4.34 颞肌双侧松解。沿着翻转的冠状皮瓣的深表面观察到颞浅血管。

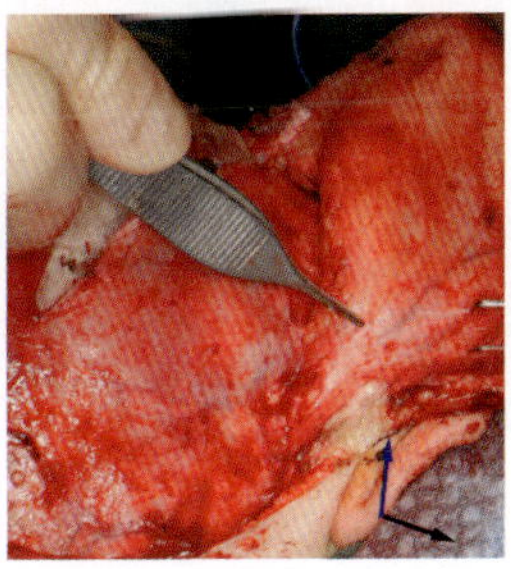

图 4.35 颞浅神经血管束在冠状皮瓣前方可见。肌肉被解剖到颧弓颞部的水平,这样它就可以向内侧收缩,这有助于重新定位肌肉,并作为颞窝最终重建的一部分。

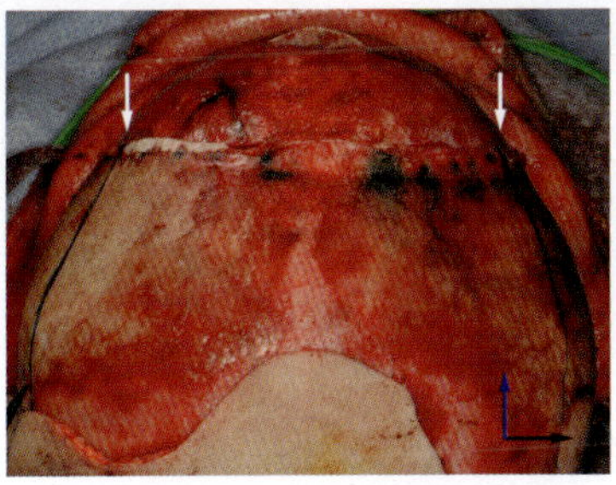

图 4.36 用亚甲蓝标记截骨部位(箭头所示),该部位用于扩大前方缩窄的颅顶。

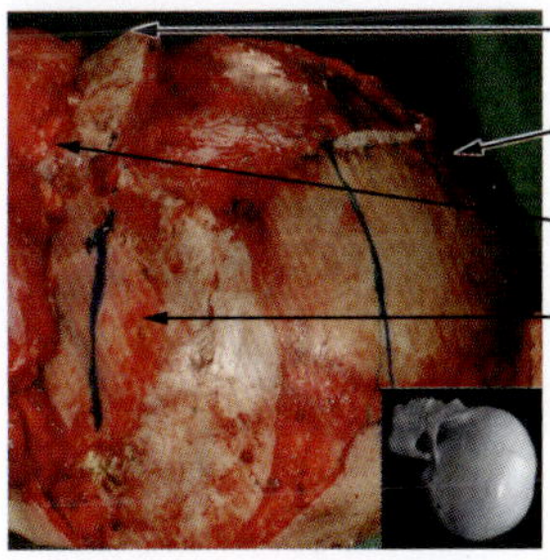

图 4.37 颞部扩张截骨术前的左颞部标记。截骨术是解决额骨缝早闭所致双侧颞部缩窄的必要手段。双侧均需标记。

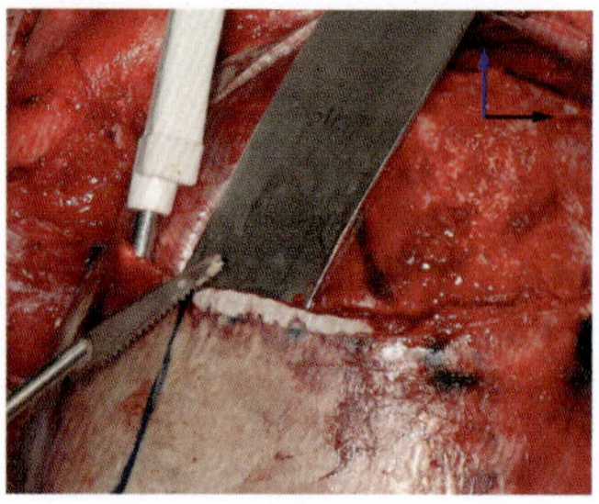

图 4.38 使用往复锯进行截骨术。应用柔性脑压板保护大脑并提供足够的内部视野，Vital Vue 吸引器提供冲洗、光源和吸引功能。图示保护大脑的脑压板和往复锯截骨的位置关系。

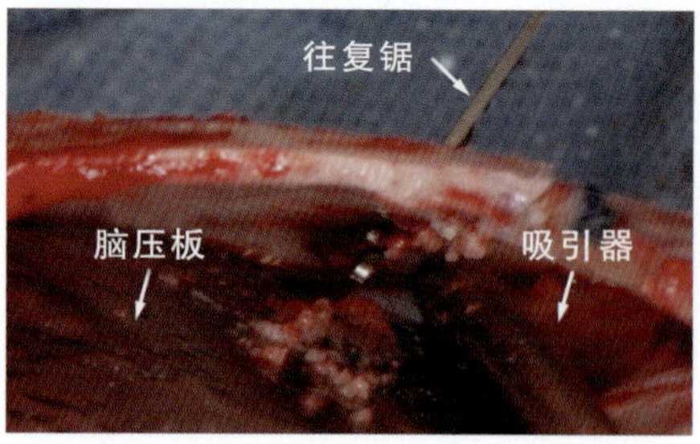

图 4.39 颅内视图显示往复锯、脑压板和吸引器的位置。必须注意保护大脑。

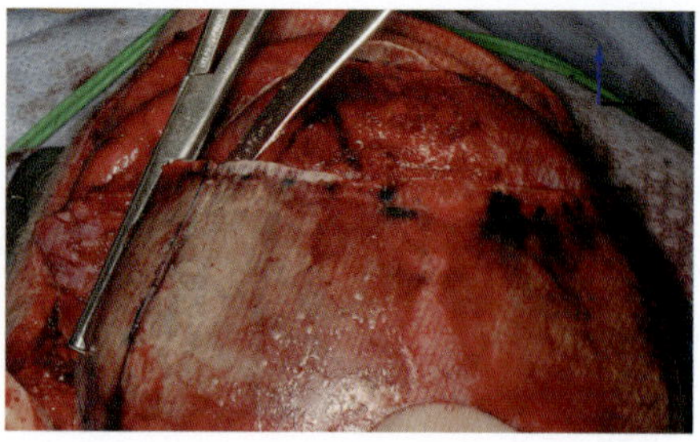

图 4.40 基于颞部缩窄程度决定将颞骨外折或完全移除重新定位。轻度颞部缩窄只需颞骨外折，而严重畸形则需要颞骨移除和重新定位，如图所示。用 Kocher 钳小心地外折标记部位的颞骨。

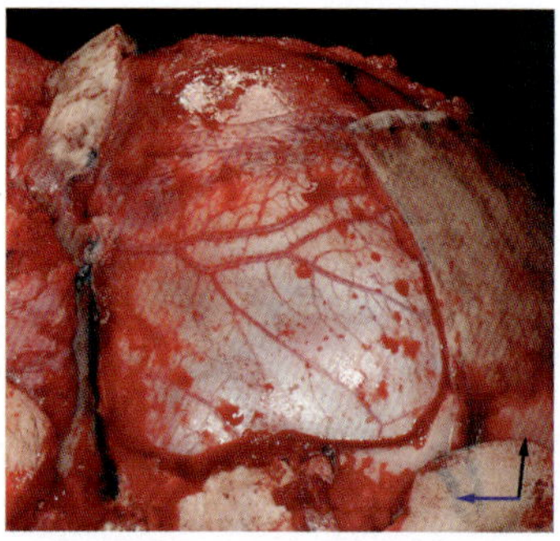

图 4.41 切除颞骨。移除后的颅骨缺损如图所示。

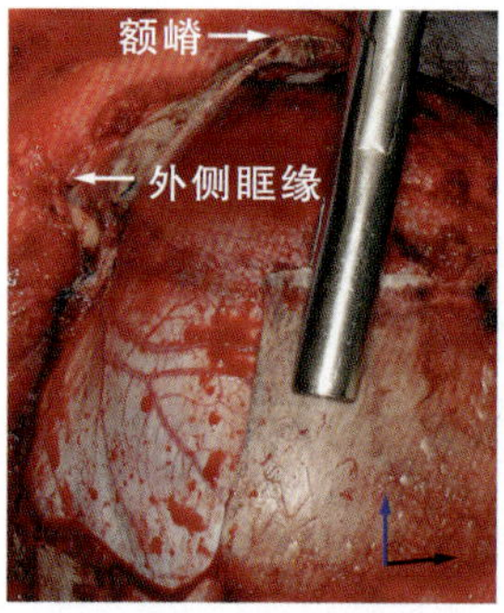

图 4.42 此处通过外骨折重建并扩大外侧截骨边缘。使用 Tessier 骨弯折器将骨的切割端的边缘向上和向外弯曲以进行颅骨穹隆扩张。

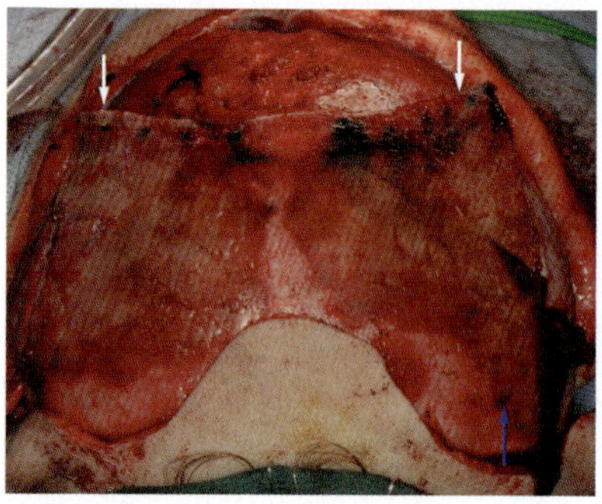

图 4.43 箭头所示为外骨折部位，双侧均需进行该操作。

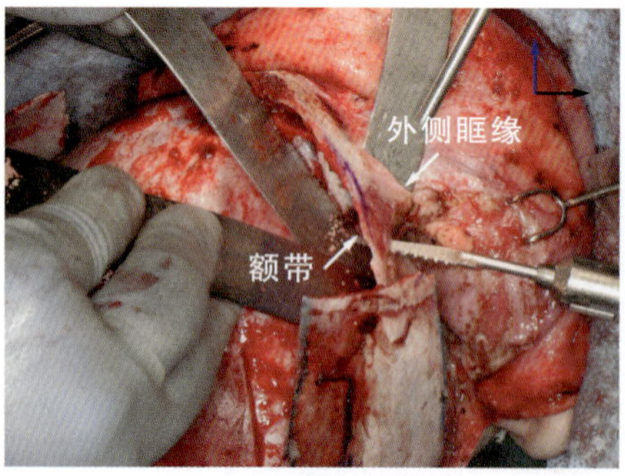

图 4.44 额骨截骨术开始时，用电锯沿眶外侧缘切开至额骨上外侧段，从眶外板（和内板）分离至颅内。柔性脑压板在锯片下方保护眼球。

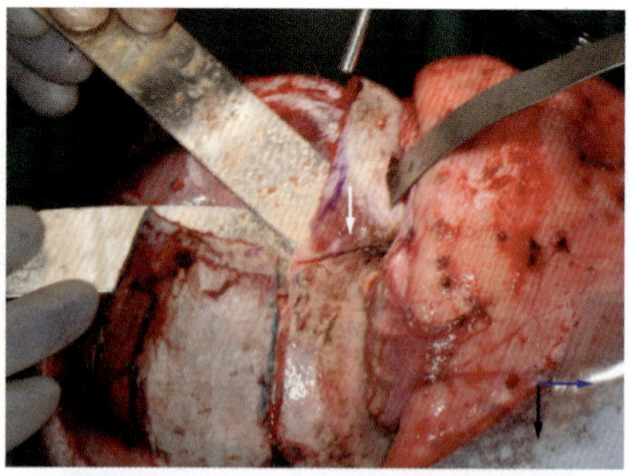

图 4.45 从外侧眶缘处（箭头所示）看到截骨完全。图示脑压板是如何用来保护大脑和眼球的。

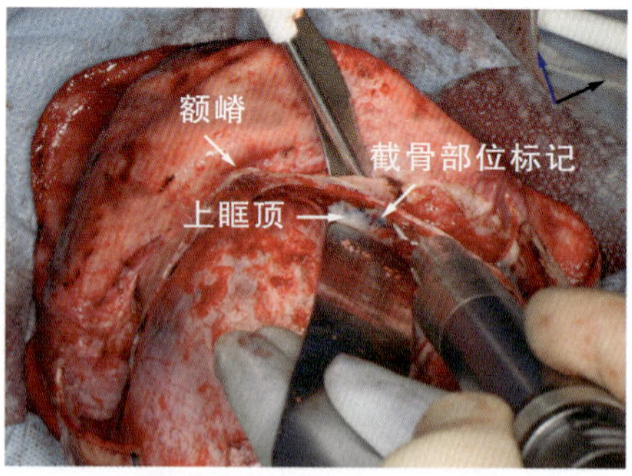

图 4.46 沿上眶顶继续截骨，并与眶缘外侧切口相连。截骨部位用亚甲蓝标记。

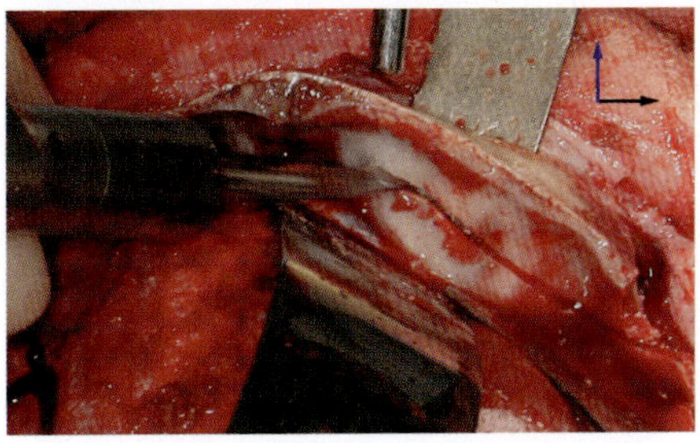

图 4.47 图示沿上眶顶继续行颅内截骨术。截骨术沿额带内侧延伸，使用往复锯去除额带。

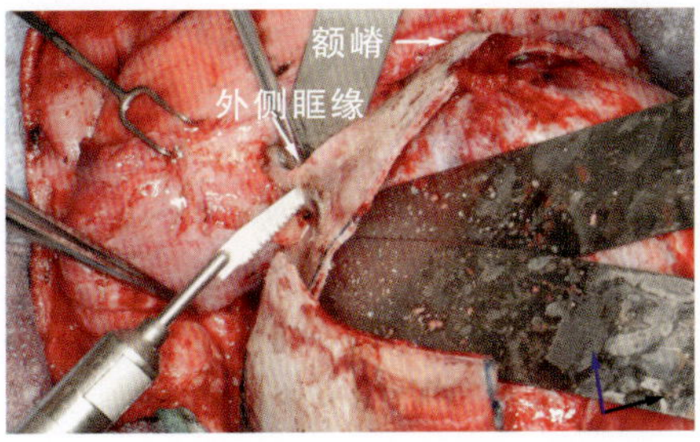

图 4.48 左侧进行相同的截骨。沿眶外侧缘（和眶内侧缘）向颅内截骨，穿过上眶顶。

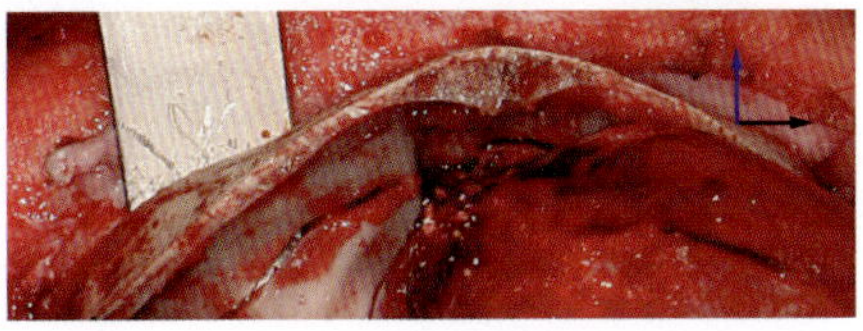

图 4.49 左侧进行相同操作。沿着上眶顶继续截骨。

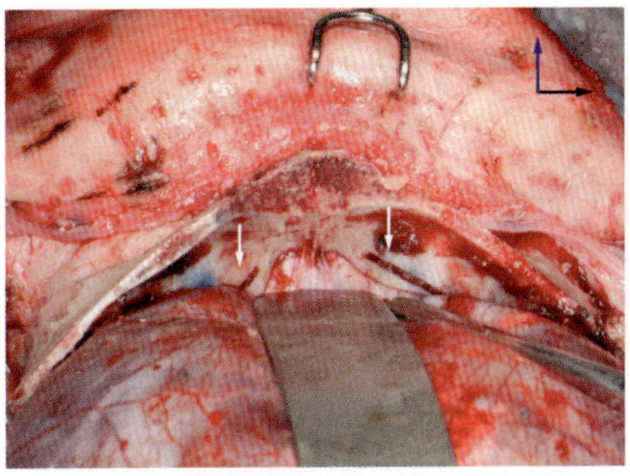

图 4.50 图示为截骨术（箭头所示）。这是上述的开颅截骨的内侧部分。其余的部分通过额鼻骨缝连接。

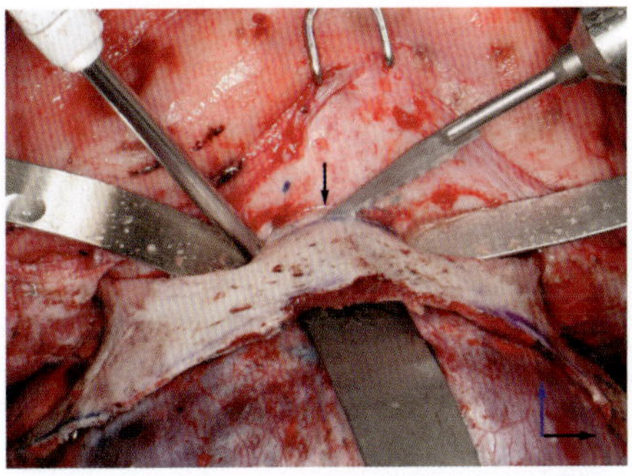

图 4.51 一旦完成沿额鼻骨缝的截骨，则移除骨。箭头所示为额鼻缝。松解额鼻缝，完全游离额带。外部截骨与上述颅内截骨相连。注意轻压和保护眼球和大脑，以防止关键位置损伤。

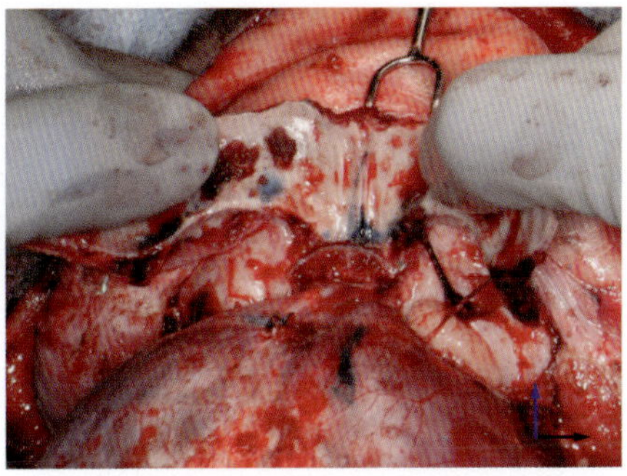

图 4.52 截骨完成后，可以轻轻地将额骨向外骨折以便于取出。轻压大脑和眼球以防受伤。

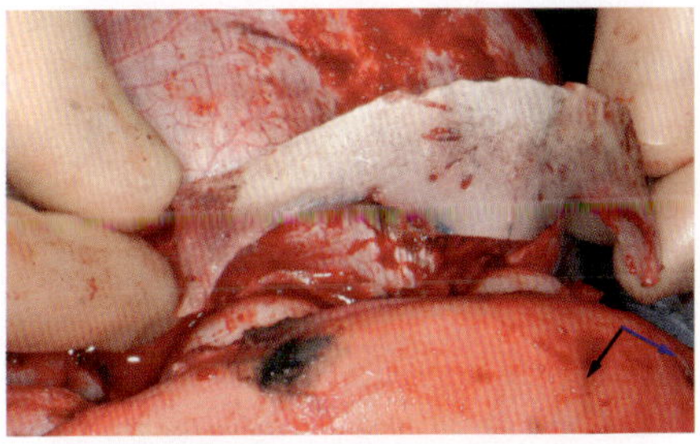

图 4.53 额带的原位分离。

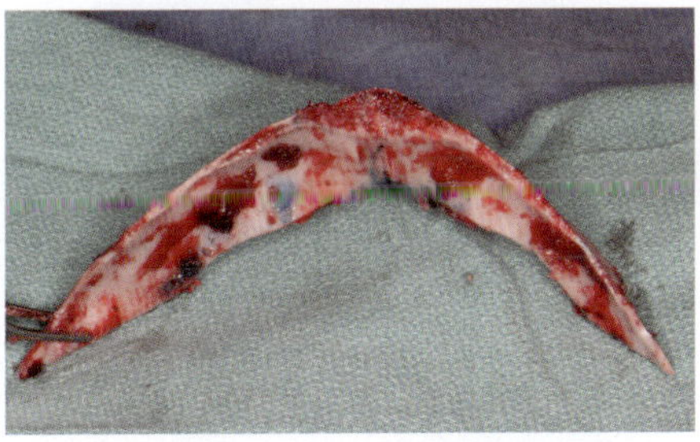

图 4.54 重塑前额带。额嵴和三角头畸形表型明显。

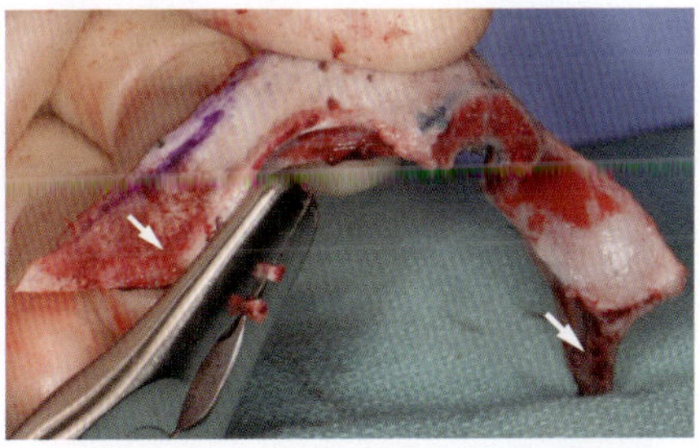

图 4.55 额骨重建时，去除外侧眶缘（箭头所示），使用咬骨钳双侧操作。颞部扩张是重建的关键组成，该操作有助于扩大外侧眼眶区域。

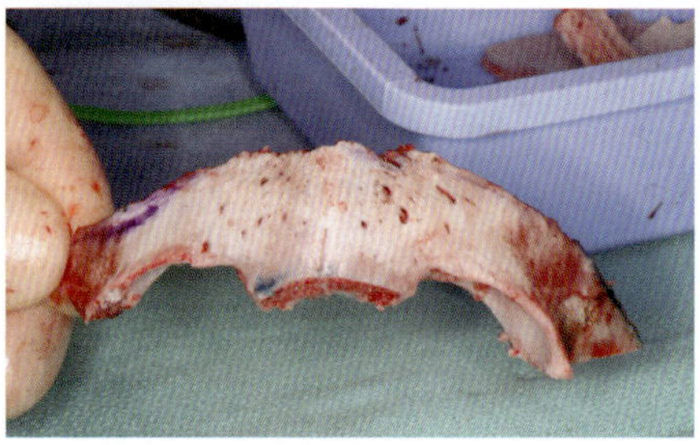

图 4.56 左侧以类似方法重建。

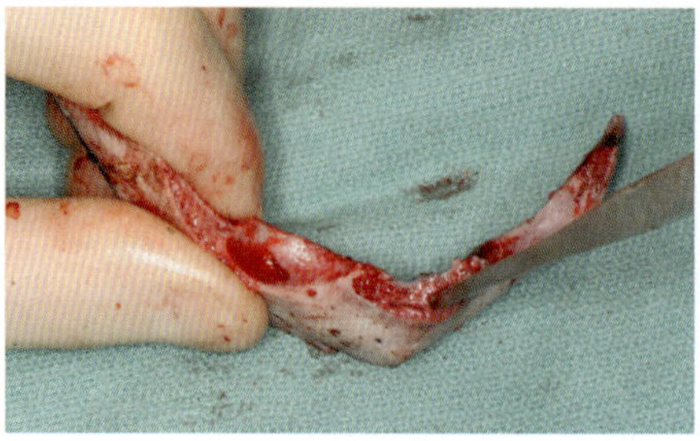

图 4.57 额骨缝早闭症患者额带的中线较厚。图示使用骨凿分离眶上带骨内板便于弯曲和重塑。

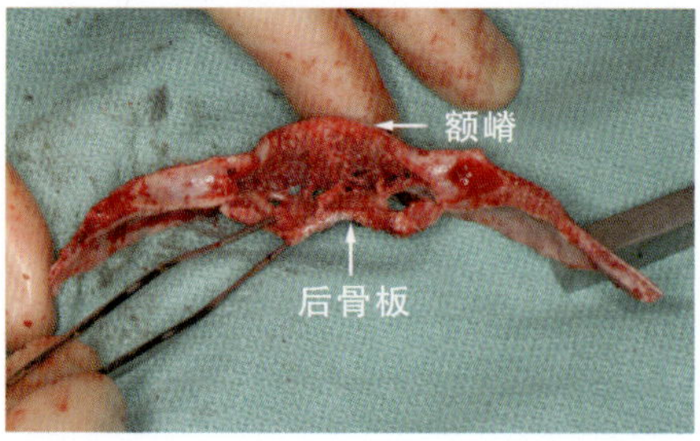

图 4.58 保留劈开的骨板为骨移植材料，以备后续手术使用。

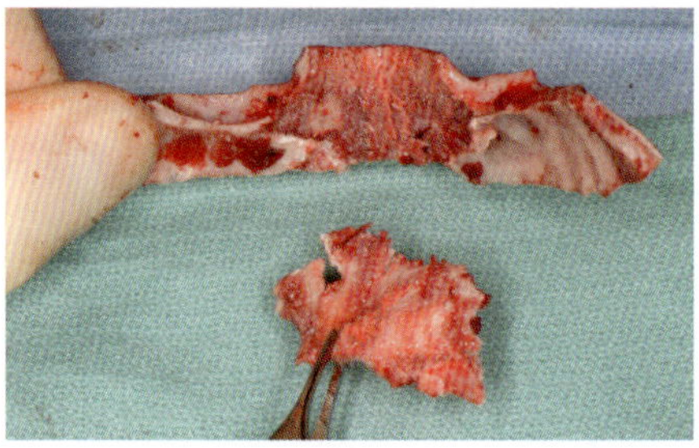

图 4.59 后期骨移植物。

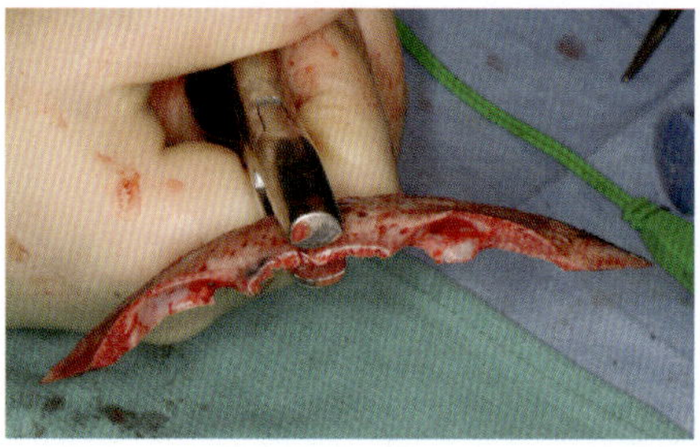

图 4.60 重塑额带的主要部分，以改善过早融合的额骨缝及其导致的额部隆起。使用 Tessier 骨弯折器将三角形眶缘弯折成一个柔和曲线，而不是术前的锐利的边缘。使用 Tessier 骨弯折器的中线突出部分温和压缩使侧边展开。

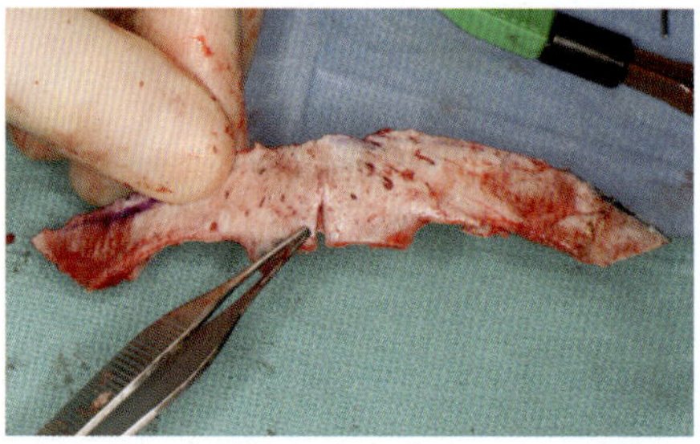

图 4.61 图示在复位前完成的额骨完整矫形和轮廓重塑。

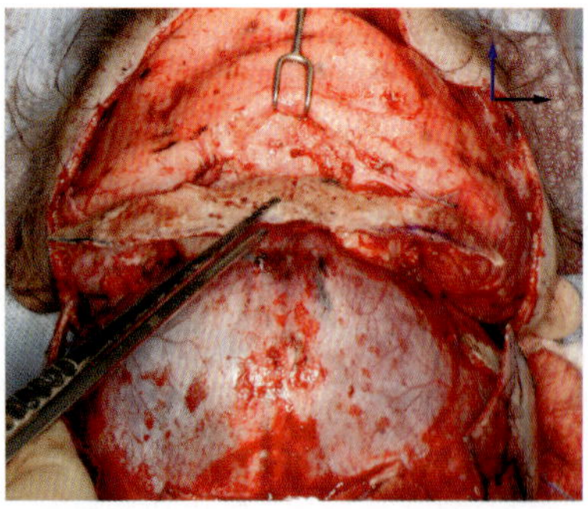

图 4.62 眶上缘复位。图示大脑的轮廓仍然保留着三角形的外观，重建的外侧眶缘与大脑形状相比有显著改善。

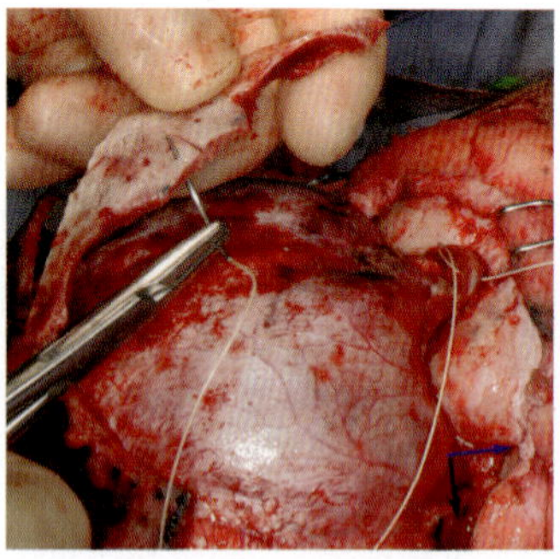

图 4.63 用 0 号 Vicryl 缝合线沿中线将重新轮廓的骨固定在适当的位置。在缝合之前，使用钻头在额鼻区和额带内钻孔。通过钻孔和 0 号 Vicryl 缝合线将眶上带的中线对应鼻中线固定。

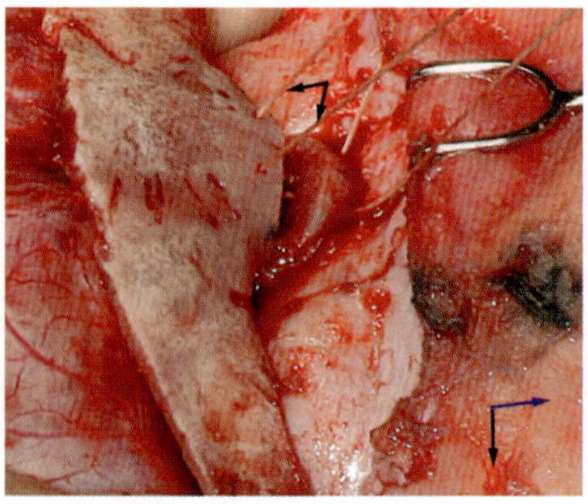

图 4.64 双线固定并加强骨性愈合，使眶上带复位至中线。

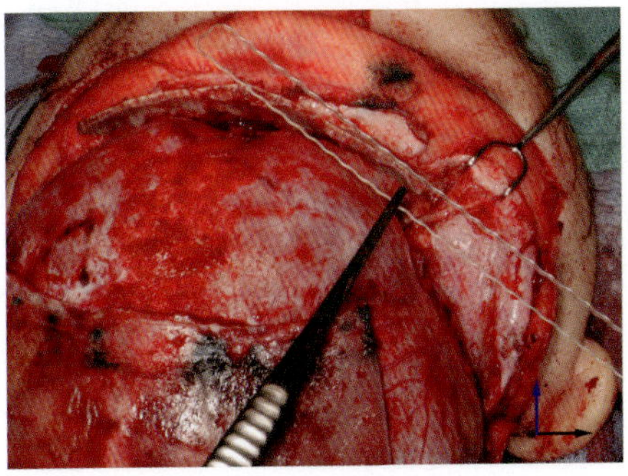

图 4.65 在热水浴中软化刚性可吸收板。刚性板用于最大化提高横向固定的刚度和强度，因为它是骨骼前移、防止复发和弧度扁平的关键支撑结构。

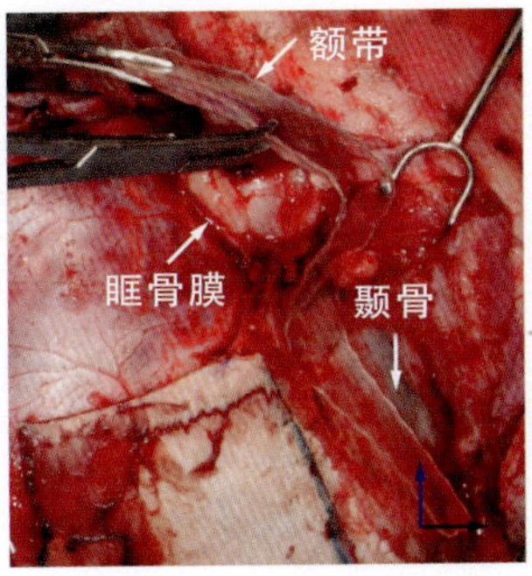

图 4.66 塑形固定板从新定位的额带横向延伸到颞窝底部。可吸收板的可塑性有助于前移侧面眶缘。图示固定板从颞骨侧面跨至重新定位的外侧眶缘前方。

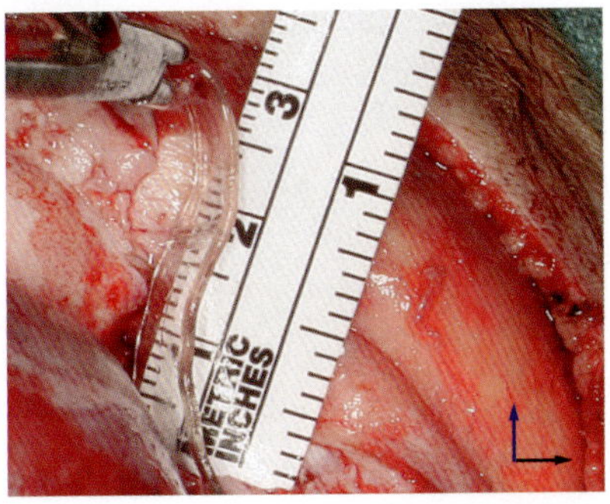

图 4.67 在骨骼的新定位进行安全、坚固的固定是十分重要的。头皮和周围软组织的明显回缩将导致重新定位的骨回缩。若不进行过度矫正将导致复发。额带的位置必须比颅骨的颞侧部分高出 2~3cm。由于畸形的严重程度，该病例实现了 3cm 的过度矫正。

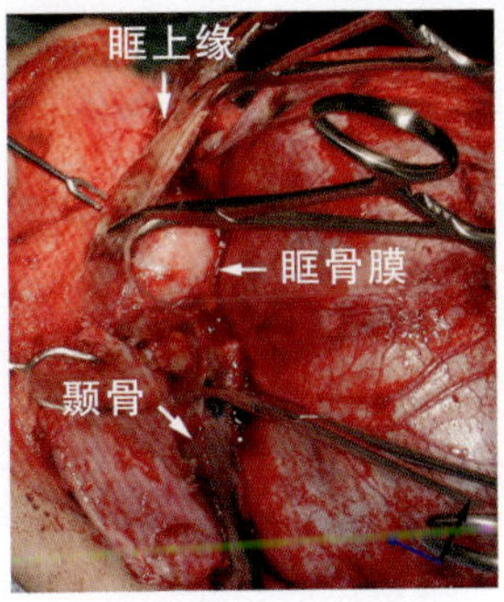

图 4.68 使用蚊式钳和止血钳将可吸收板固定在骨骼上以评估其对称性，并在可吸收板冷却变硬时将骨骼固定到位。使用夹钳固定可吸收板的位置，并在放置螺钉前调整好过度矫正的程度。应用可吸收钉将可吸收板固定至下方骨骼。

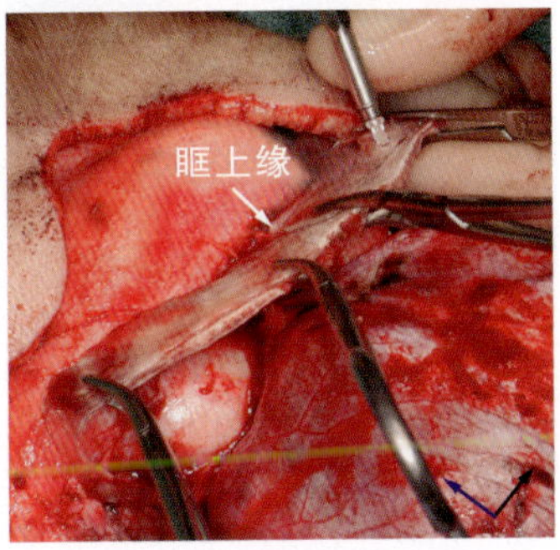

图 4.69 该手术沿额叶和双侧颞窝进行。使用可吸收钉将可吸收板全层固定至骨。可以扁平处理螺钉的颅内尖端，使其铆接，以最小化损伤下方相邻硬脑膜的风险。

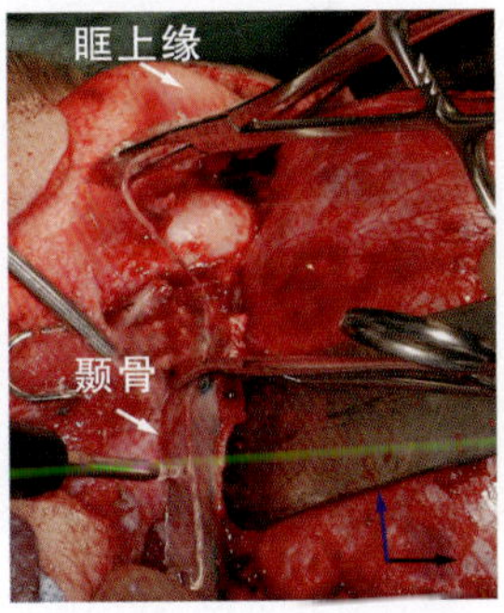

图 4.70 在颞骨上使用螺钉以横向固定可吸收板。注意应用柔性脑压板保护大脑。此处也可以扁平化螺钉尖端，以最小化对底层大脑的损伤。

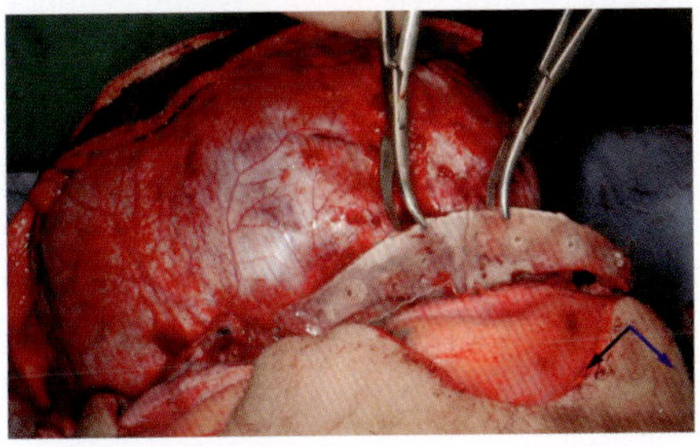

图 4.71 螺钉和可吸收板完成在额带正常位置下的固定。

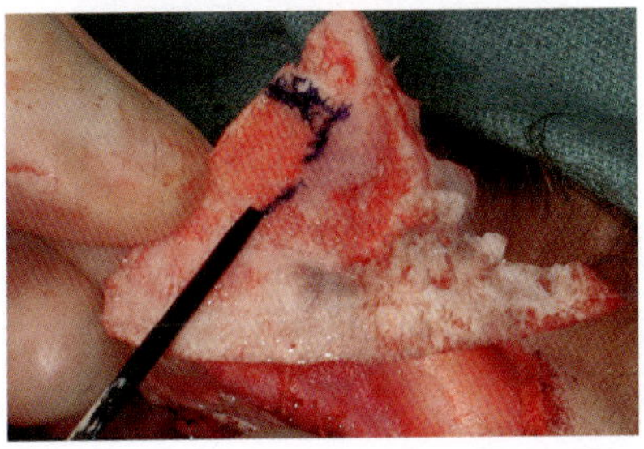

图 4.72 两块余骨用作支柱以加固该区域。当可吸收板随着时间的推移被吸收时，下方骨骼可作为持久的结构支持，并通过骨骼愈合保持轮廓。

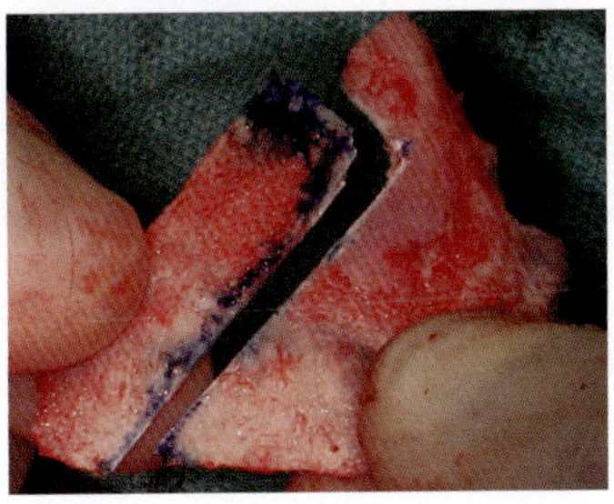

图 4.73 使用弯剪将骨移植物剪成支柱所需的形状。制作两组。

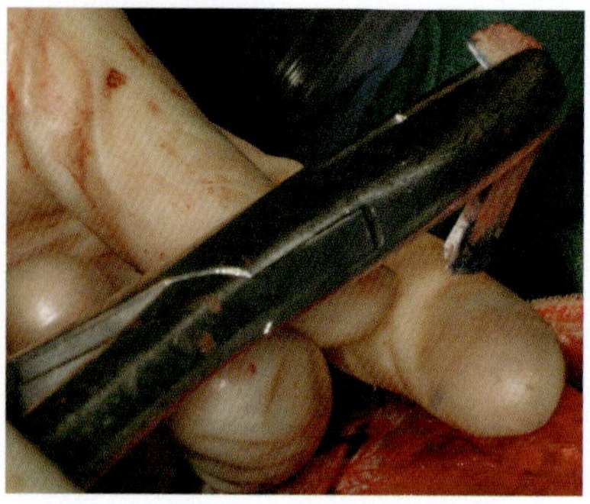

图 4.74 使用 Tessier 骨弯曲器将该骨塑造成 J 形构造。J 的弯曲具有向外的弹性，以实现侧面眶缘的前移。

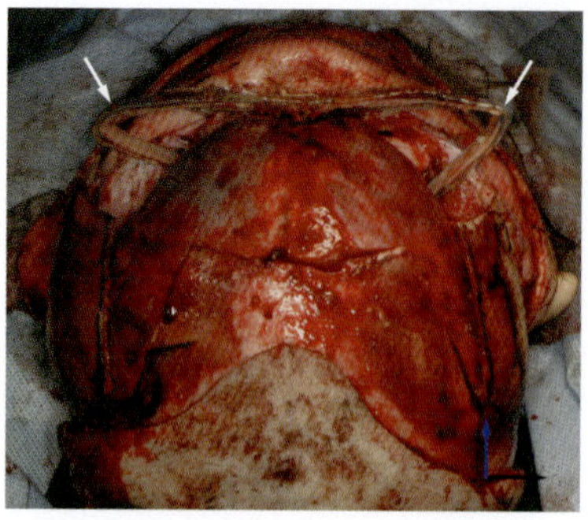

图 4.75 骨间移植物的两边使用螺钉和固定板横向固定。J 的弯曲部位外侧眶缘的正下方，以支持该部位的过度矫正。双侧进行该操作。

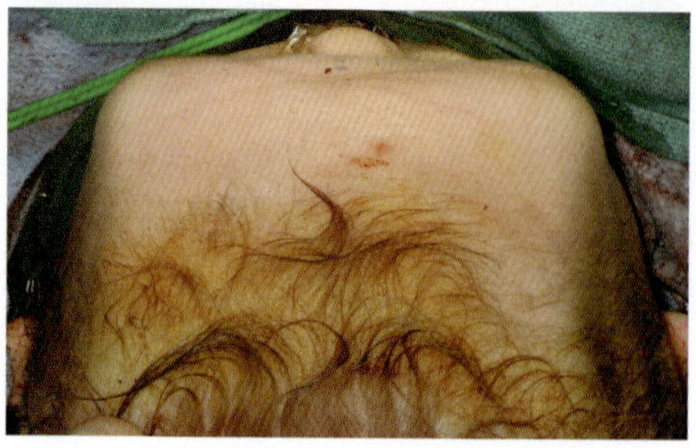

图 4.76 轻柔复位软组织以观察矫正结果和过度矫正情况。本病例沿着颞窝重新定位软组织，侧缘的突出情况将得以缓解。若缺少这种过度矫正，随着时间的推移，结果将是不尽如人意的。必须考虑受儿童成长影响的长期重建结果。

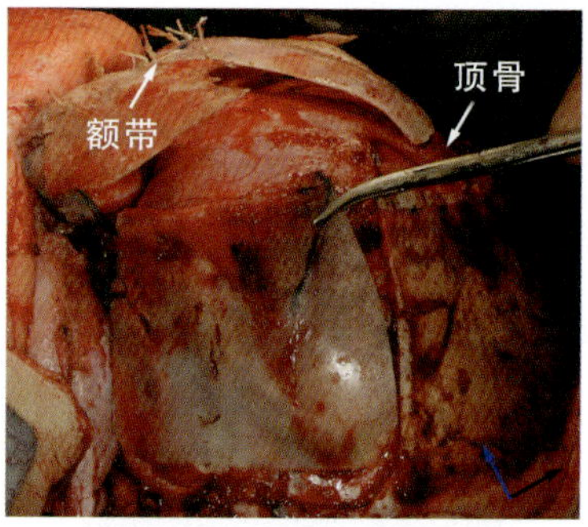

图 4.77 颞骨重新定位。骨的原始方向旋转 90°，并如上述用 0 号缝合线穿过钻孔固定在眶外缘。

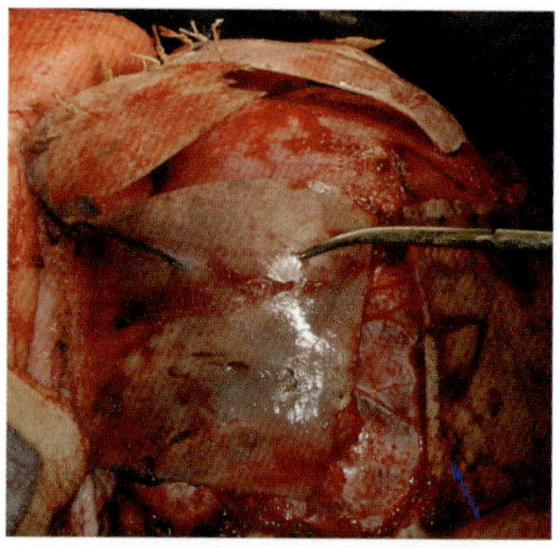

图 4.78 在该病例中前期外折并被移除的颞骨现在旋转 90°，前移并固定于眶外侧缘。这显著扩宽了缩窄的颞部。

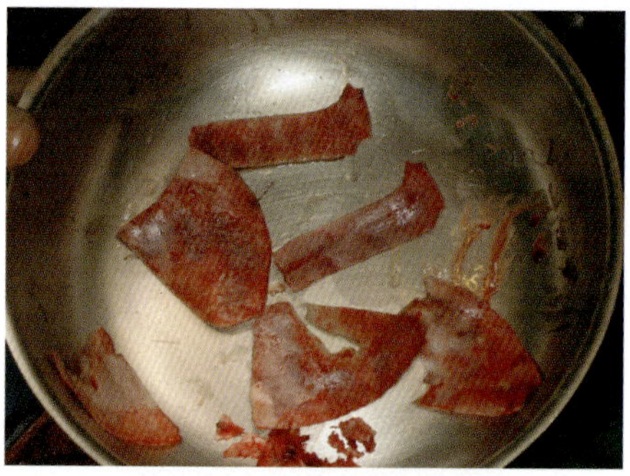

图 4.79 分裂先前切除的骨骼并用于重建颅骨的其余部分。使用钻孔和 0 号 Vicryl 缝合线将剩余的骨块固定到位。

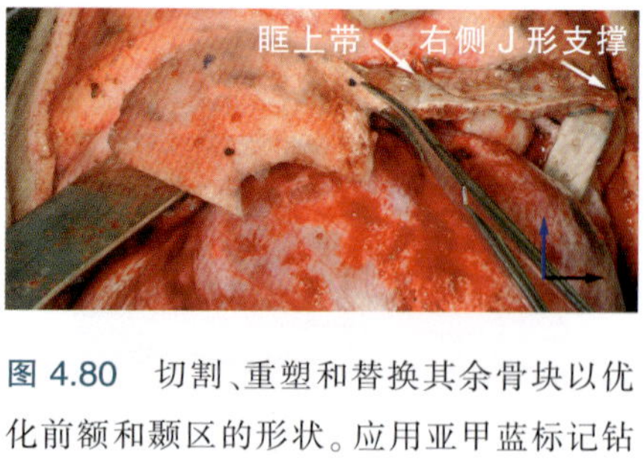

图 4.80 切割、重塑和替换其余骨块以优化前额和颞区的形状。应用亚甲蓝标记钻孔，0 号 Vicryl 缝合线放置在这些钻孔中，以固定这些骨块。

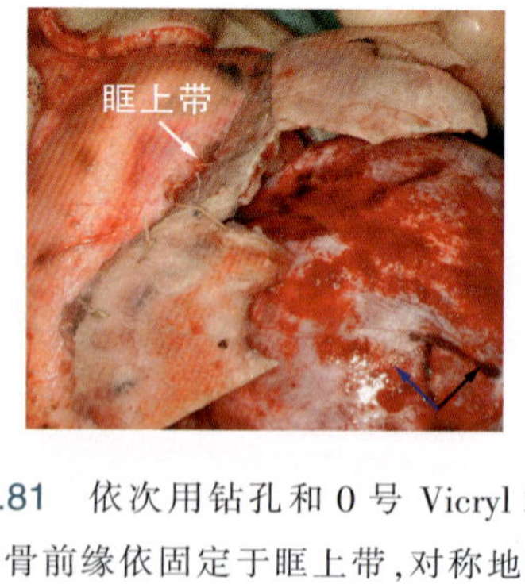

图 4.81 依次用钻孔和 0 号 Vicryl 缝合线将骨前缘依固定于眶上带，对称地重建额部，直至硬脑膜被完全覆盖。

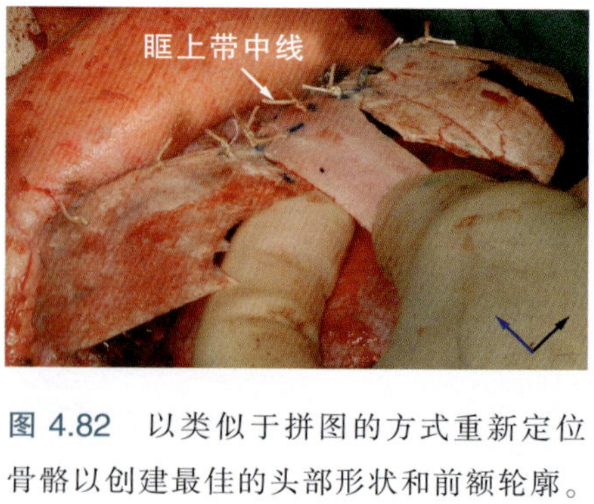

图 4.82 以类似于拼图的方式重新定位骨骼以创建最佳的头部形状和前额轮廓。

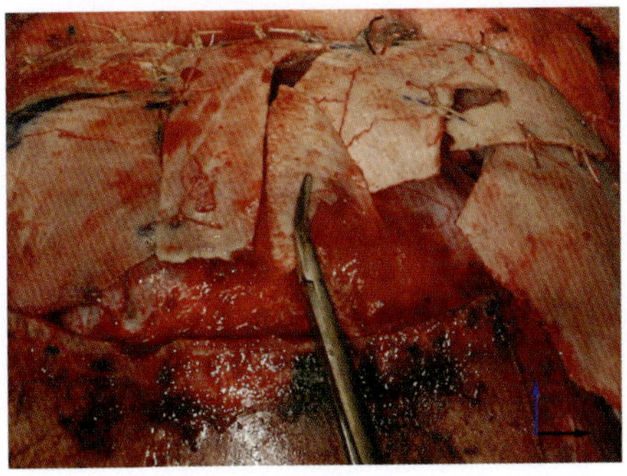

图 4.83 双侧颞部对称复位。然后添加其余骨骼，以完成前额的重建和重塑。

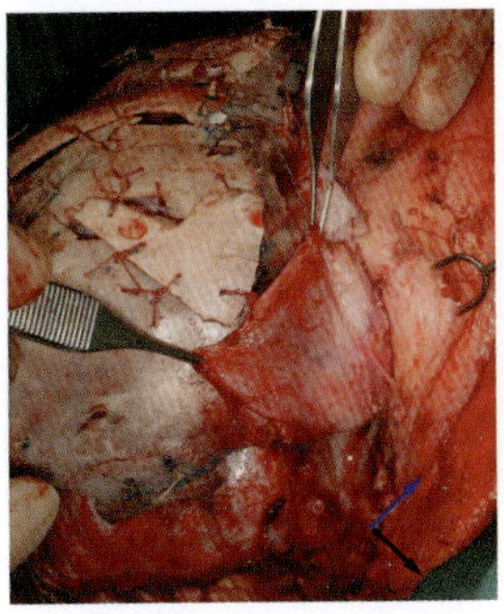

图 4.84 颞肌向前、向内移动以遮盖颞板和外侧颞窝交界处的斜坡。由于病理状态下，骨头位置异常，软组织也存在位置异常，必须重新定位软组织。颞肌皮瓣向内旋转，用 0 号 Vicryl 缝合线钻孔固定于眶外侧缘和额骨外下侧。至此，我们使用骨骼和肌肉扩展了缩窄的颞窝。

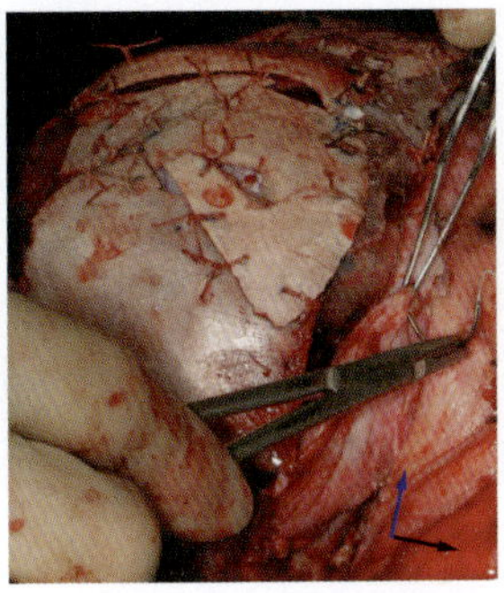

图 4.85 使用 0 号 Vicryl 缝合线将肌肉固定就位。可以将缝线固定于先前放置的缝线上，钻孔，或者悬挂在可吸收板上。肌肉也可以根据需要翻转或覆叠以优化对称性。必要时可以旋转肌肉以获得颞窝的最佳轮廓。使用 0 号 Vicryl 缝合线固定颞肌。

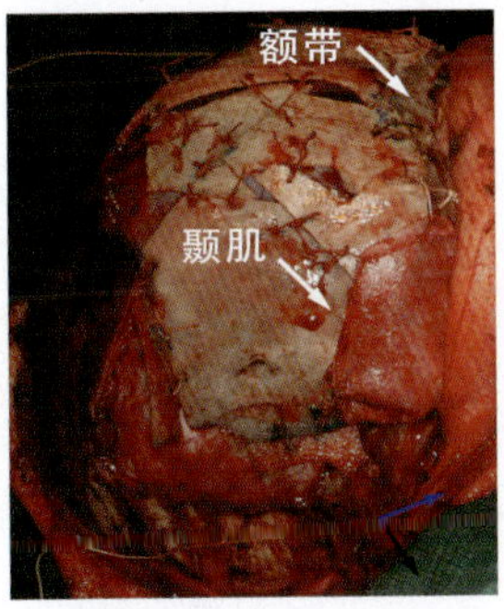

图 4.86 颞肌的最终定位。注意该操作在过度矫正位置处立即使固定板上的轮廓平滑。

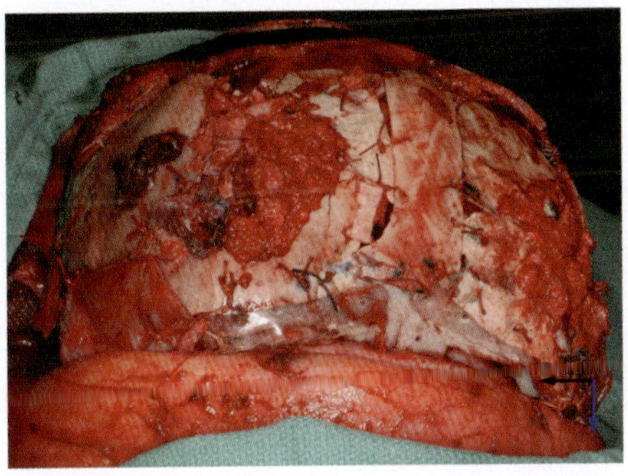

图 4.87 将骨粉和骨片放置于骨间隙处。如前所述，应始终储存在血液中而不是盐水溶液中。骨片和骨粉作为“骨骼填料”，有助于平滑颅骨轮廓。考虑到用该技术实现的颅穹隆扩张程度，骨内小间隙将被保留。随着时间的推移，这些间隙将会得以愈合。颅骨膜也用于外侧软组织以获得最佳轮廓。

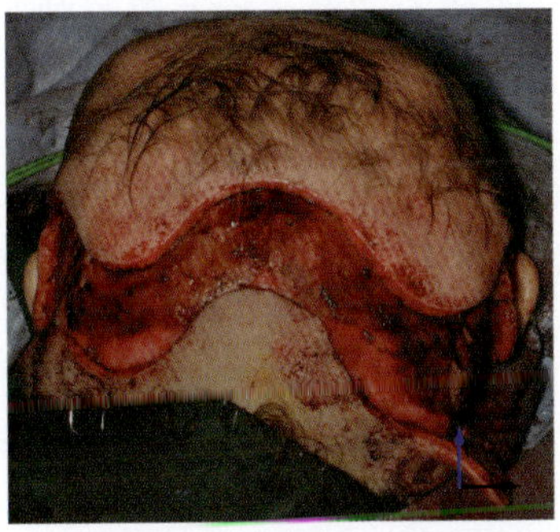

图 4.88 重新定位软组织包膜。可见过度扩张的程度。三角形额部畸形被完全矫正为更圆润的轮廓。

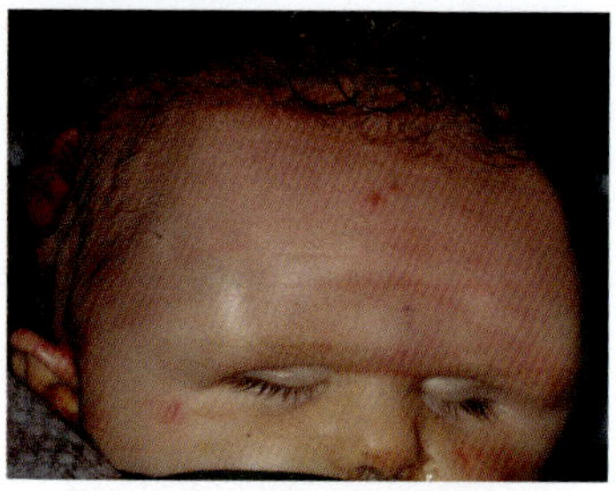

图 4.89 图示额部轮廓和颅骨体积的矫正程度。可见颞肌重新定位实现了颞窝过度矫正处的平滑轮廓。

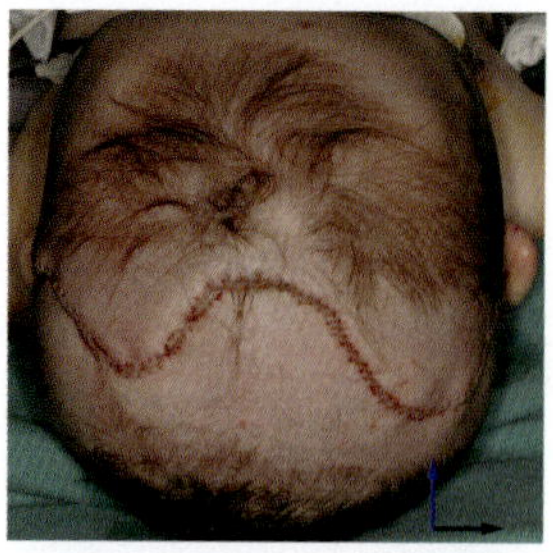

图 4.90 使用 0 号 Vicryl 缝合线闭合帽状腱膜，用 3–0 号 Vicryl 缝合真皮深处切口，用 3–0 号可吸收缝合线闭合切口。不放置引流管，在靠近耳甲腔的切口最外侧边开放 1~1.5cm，以便液体流出。这些开口位于切口的血供丰富部分，可以很好地进行二期愈合。

放置由杆菌肽、Telfa 垫和 Kerlix 包裹物组成的敷料。将 Kerlix 轻柔包裹整个颅顶，包括前额，以在切口上提供足够的无菌覆盖物并限制肿胀。在重新定位的前额和颅顶处注意不要施加太多压力。

手术技巧

- 2~3cm 额带前移的过度矫正是维持术后早期结果的关键。
- 采用曲线切口，切口的外侧延伸至耳甲软骨后方，对于正确暴露、剥离额骨和颅顶至关重要。正确切口有助于翻转这些组织瓣。耳后区域附近的软组织结构的不充分松解可造成视野受限而使手术相当困难。
- 消毒区域应该广泛，包括整个头颅下至锁骨，以便外科医生在前额重塑完成后正确评估软组织的回覆情况，并在必要时术中紧急气道插管。
- 截骨后的手术出血量很少。就输血时间和评估方面，这是一个需要考虑的关键因素[21,22]。

术后护理

- 术后在 PICU 中监测约 24 小时。
- 床头始终抬高，以尽量减少肿胀。
- 口服阿片类镇痛药用于疼痛控制。联合使用止吐药。
- 通常在术后第 1 天或第 2 天，将患者从 PICU 转移到普通病房并移除导尿管。
- 静脉注射头孢呋辛和克林霉素，出院后改为口服抗生素 10 天[(如果患者没有青霉素过敏，则继续使用阿莫西林和克拉维酸(Augmentin)]。
- 当患者能够耐受适当口服量，就开始普通儿科饮食。
- 术后约 24 小时内，每 6 小时评估钠水平。若钠水平没有出现急性下降，则可以停止实验室化验。若钠水平出现急性下降，应考虑使用高渗盐溶液，并与神经外科和 PICU 团队一起多次复查钠水平。低钠血症会增加术后癫痫发作的风险。
- 若患者血流动力学稳定，则在术后第 1 天评估 CBC。若患者经历血流动力学不稳定或在术中、术后期间接受输血，则应更早地进行抽血检验。若术后第 1 天的 CBC 在预期范围内且患者保持血流动力学稳定，则不需要额外检查。在术后第 2 天移除头套。接下来，将杆菌肽施用于切口 7~10 天。将凡士林应用于切口，直到完全愈合。每天使用棉签和 50∶50 过氧化氢和生理盐水溶液，清洁缝合线周围。

- 通常在术后第 3 天出院，出院前，患者应至少能睁开一只眼睛，能够正常饮食，并达到疼痛控制良好。
- 术后 10~14 天，整形外科和神经外科团队进行随访，2~3 个月进行第二次随访，然后每年随访一次，直到 10 岁。
- 12 个月后进行神经精神病学和眼科评估。

临床病例

额眶带前移和截骨术的临床实例详见图 4.91 和图 4.92。

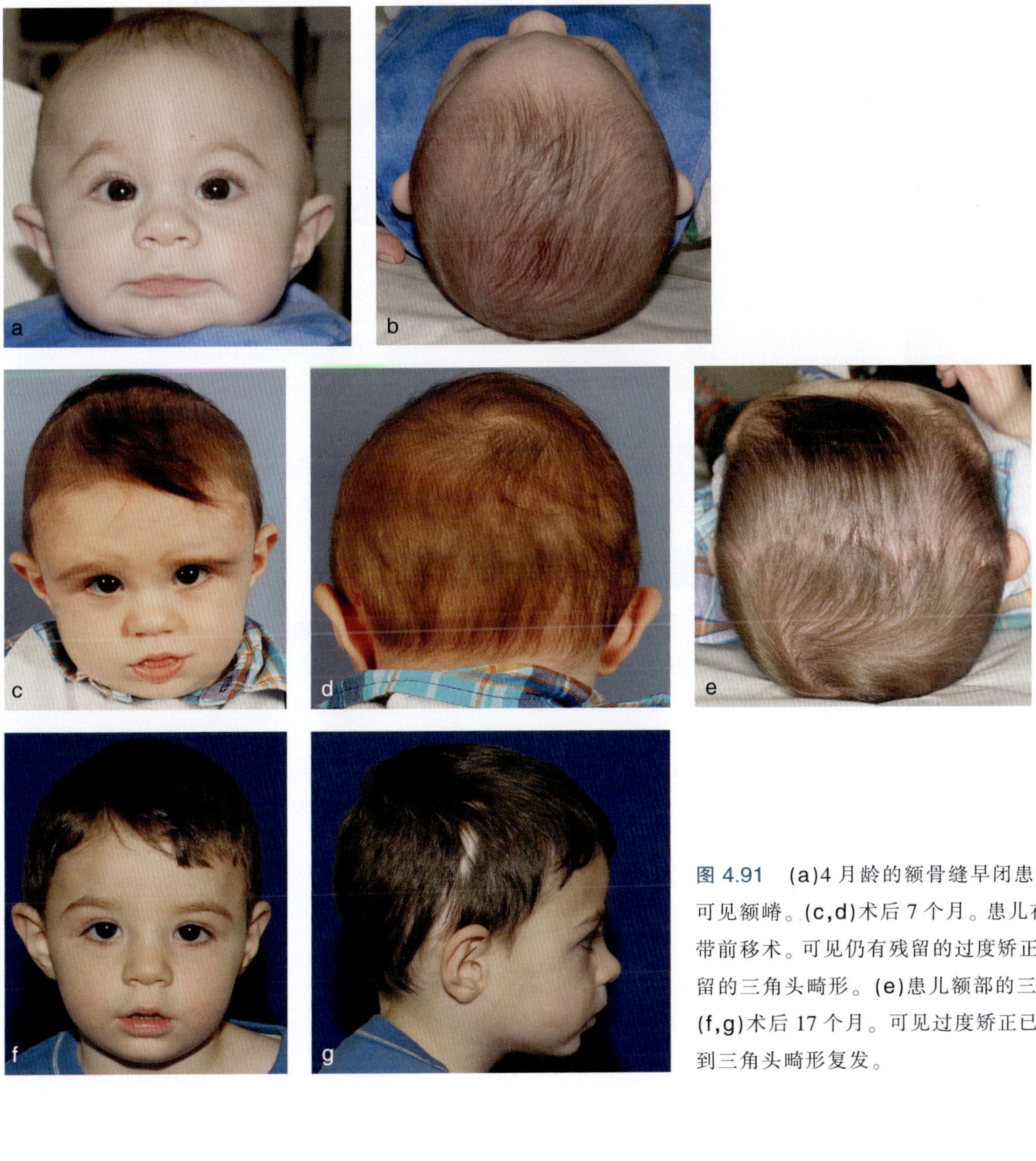

图 4.91 (a)4 月龄的额骨缝早闭患者。(b)沿前额中线可见额嵴。(c,d)术后 7 个月。患儿在 9 月龄时接受额眶带前移术。可见仍有残留的过度矫正情况，但没有任何残留的三角头畸形。(e)患儿额部的三角头畸形已经矫正。(f,g)术后 17 个月。可见过度矫正已代偿，并且没有观察到三角头畸形复发。

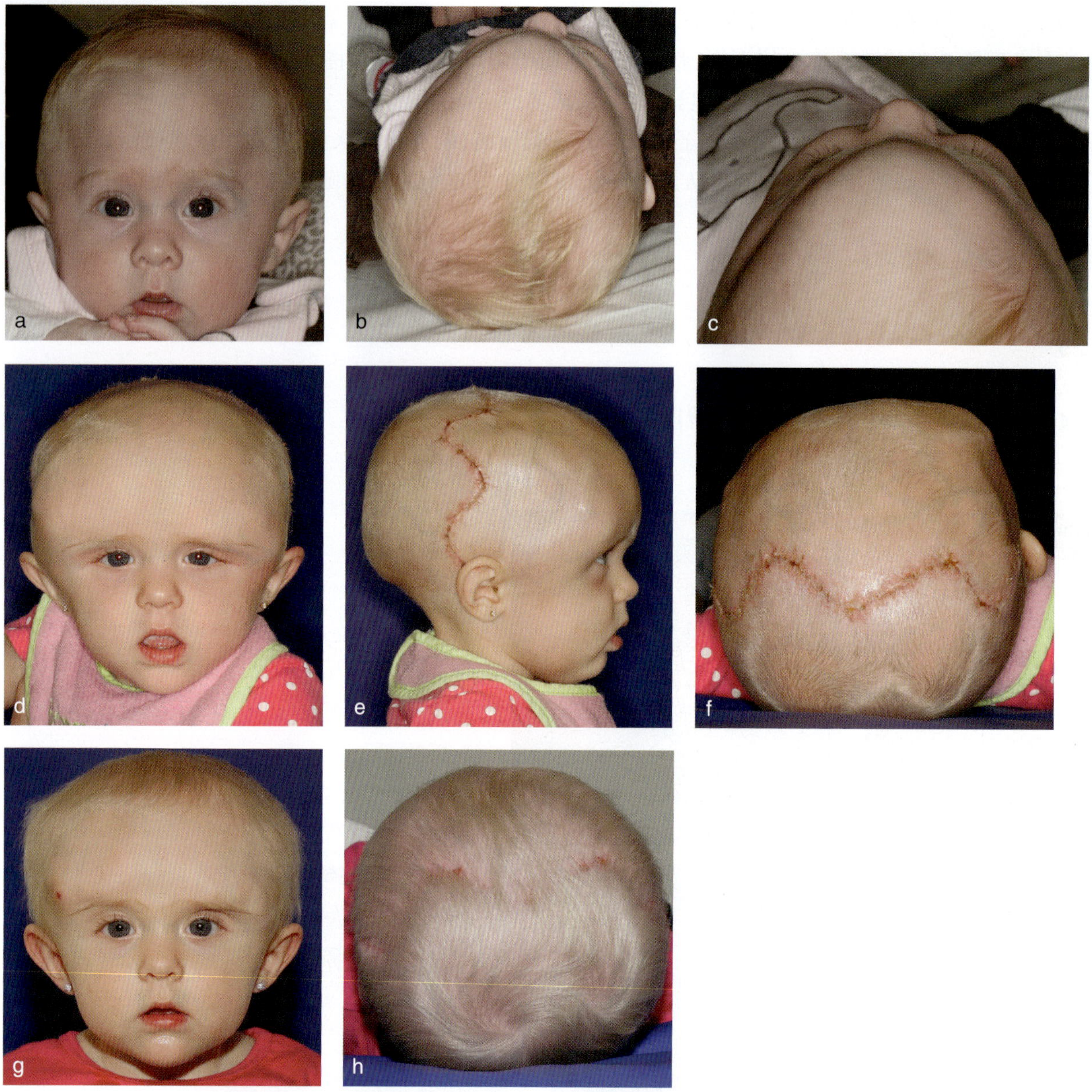

图 4.92 (a)患有额骨缝早闭的 4 月龄女性患者。(b,c)突出的额嵴和三角头畸形,存在不对称和显著的颞部缩窄表型。(d)术后 1 个月。患者 10 月龄时接受该手术。需要注意的是,为了抵抗上覆头皮的回缩倾向,需要进行相当程度的过度矫正。(e,f)额眶带前移 1 个月后切口愈合良好。颅顶膨出明显。(g,h)术后 3 个月,可见仍然存在过度矫正,颅顶轮廓的平滑度得到改善。(待续)

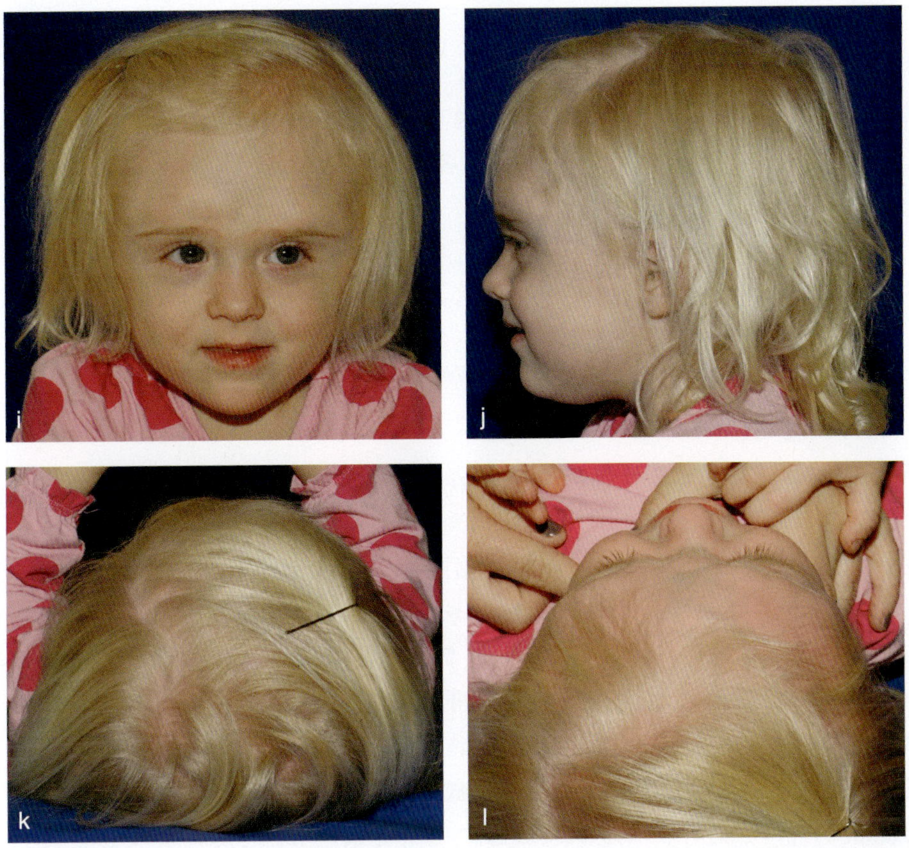

图 4.92(续)　(i,j)随着患儿年龄的增长,过度矫正的手术计划得到了持久、美观的结果。术后 11 个月,可见该患儿严重的额骨缝早闭未出现三角头畸形复发。(k,l)患儿 2 岁时,额眶带前移矫正三角头畸形术后前额轮廓正常。该病例体现了过度矫正的重要性。如果没有过度矫正,术后结果是不持久的,并可能需要随着患儿的成长再次重塑。

并发症

虽然在额眶带前移手术中并不常见,但大脑和眼球的损伤是潜在的最严重并发症。在开始截骨之前,必须确保完全暴露颅骨下表面,以减少并发症。手术过程中失血可能很严重。大约 70% 的颅穹隆重塑患者需要术中或术后输血。因此,在整个过程中精细解剖、止血是至关重要的。虽然覆盖的软组织通常会随着时间的推移而愈合,但是由于硬脑膜的成骨潜力,骨移植物会骨化,应密切监测以防止骨缺血性坏死和骨移植物感染。帽状腱膜、真皮和表皮应分层闭合从而优化闭合强度。在术后第 2 天取下敷料时,重要的是评估重新定位颅骨是否存在压力性坏死区域。鉴于所有组织与硬脑膜接近,若存在感染必须积极治疗,及时开始静脉注射抗生素治疗。

总结

额眶带前移术治疗额骨缝早闭可通过纠正异常前额和颅骨轮廓,恢复正常形态和功能,促进婴儿期大脑正常发育。具体而言,考虑到输血高风险和术后的严格检测,准确的术前计划是十分必要的。额骨截骨的同时保护大脑和眼眶结构是一项技术挑战,同时,需要在有限的骨量前提下,使前额的三角形轮廓与美学视觉相平衡,必须要有系统的手术方法。通过正确的操作和过度矫正,额骨缝早闭患者可以进行早期手术干预,从而在形式和功能方面实现持久的长期改善。

手术要点

- 鼻气管导管应使用 0 号丝线固定，以确保在头部旋转和颅顶手术过程中始终保持气道安全。
- 在该手术前，对于整形手术团队而言，应就病例全方面（包括神经外科部分）优化沟通，特别是截骨前和截骨术的步骤。
- 颞肌的重新定位可使软组织/头皮与其下的颅骨、内固定的轮廓平滑。
- 当对 12 月龄的患者进行手术时，外科医生应计划将额带额外提高 2cm 或 3cm，实现在长期维持的适当美学矫正。
- 内置光源的 Vital Vue 吸引器可以优化截骨术视野。
- 在截骨术中应使用柔性脑压板以预防脑损伤。
- 沿内侧和外侧固定板应至少置入 4 枚螺钉。尽管可吸收板随着时间的推移而吸收，但初始刚性固定和放置骨移植物是至关重要的。
- 使用 0 号 Vicryl 缝合线将颅骨重建中的分裂骨段固定在一起，模拟刚性板固定以允许最佳骨愈合；缝合必须紧密、安全。使用亚甲蓝识别缝线位置，并且缝合期间使用脑压板保护大脑。
- 应注意帽状腱膜的闭合，因为该层位于硬脑膜和重新定位的颅骨、额带上。考虑到手术所实现的扩展程度，闭合可能是困难的。优化闭合强度的方法包括：在帽状腱膜中使用 0 号 Vicryl 缝合线，先使用聚丙烯不可吸收缝合线以允许术中组织扩张，最终用可吸收线分层闭合替换上述缝合线，若闭合时张力显著，可使用不可吸收缝合线间断闭合。不精确的缝合放置可能导致硬脑膜撕裂和脑脊液渗漏。
- 在耳后区域的切口末端留下 1~1.5cm 的开口，以允许术后积液流出。随着时间的推移，切口二期愈合良好，并且不需要放置引流管。
- 早期干预可以最大限度地减少与额骨缝早闭相关的继发性面部畸形。

（韩文卿 译）

参考文献

1. Buchman SR, Muraszko K. Frontoorbital reconstruction. Atlas Oral Maxillofac Surg Clin 2002;10(1):43–56
Drs. Buchman and Muraszko reviewed the goals and indications for treatment of children with craniosynostosis. The photographs and illustrations clearly illustrate the surgical procedure and provide excellent case examples unique to the case of fronto-orbital reconstruction.
2. Birgfeld CB, Saltzman BS, Hing AV, et al. Making the diagnosis: metopic ridge versus metopic craniosynostosis. J Craniofac Surg 2013;24(1):178–185
3. Yee ST, Fearon JA, Gosain AK, Timbang MR, Papay FA, Doumit G. Classification and management of metopic craniosynostosis. J Craniofac Surg 2015;26(6):1812–1817
4. Beckett JS, Chadha P, Persing JA, Steinbacher DM. Classification of trigonocephaly in metopic synostosis. Plast Reconstr Surg 2012;130(3):442e–447e
By comparing CT scans among 25 infants and 10 controls, the authors divided metopic synostosis into two distinct severity indices based on orbitofrontal dimensions. Such classification systems may be important for standardizing outcomes and expectations postoperatively.
5. Warren SM, Proctor MR, Bartlett SP, et al. Parameters of care for craniosynostosis: craniofacial and neurologic surgery perspectives. Plast Reconstr Surg 2012;129(3):731–737
6. McCarthy JG, Warren SM, Bernstein J, et al. Parameters of care for craniosynostosis. Cleft Palate Craniofac J 2012;49(Suppl 1):1S–24S
7. Maltese G, Tarnow P, Wikberg E, et al. Intracranial volume before and after surgical treatment for isolated metopic synostosis. J Craniofac Surg 2014;25(1):262–266
8. Salokorpi N, Sinikumpu J, Iber T, et al. Frontal cranial modeling using endocranial resorbable plate fixation in 27 consecutive plagiocephaly and trigonocephaly patients. Childs Nerv Syst 2015;31(7):1–8
9. Wood RJ, Petronio JA, Graupman PC, Shell CD, Gear AJ. New resorbable plate and screw system in pediatric craniofacial surgery. J Craniofac Surg 2012;23(3):845–849
10. Russell AJ, Patel KB, Skolnick G, Woo AS, Smyth MD. The path of the superior sagittal sinus in unicoronal synostosis. Childs Nerv Syst 2014;30(10):1701–1709

11. Park SP, Beyer RP, Smyth MD, et al. Osteoblast differentiation profiles define sex specific gene expression patterns in craniosynostosis. Bone 2015;76:169–176
12. Karabagli P. Pathology in metopic synostosis. Childs Nerv Syst 2013;29(12):2165–2170
13. Bellew M, Chumas P. Long-term developmental follow-up in children with nonsyndromic craniosynostosis. J Neurosurg Pediatr 2015;16(4):445–451
14. Warschausky S, Angobaldo J, Kewman D, Buchman SR, Muraszko KM, Azengart A. Early development of infants with untreated metopic craniosynostosis. Plast Reconstr Surg 2005;115(6):1518–1523
Although the debate regarding neuropsychosocial outcomes among children with craniosynostosis persists, the authors of this study demonstrated that children with metopic craniosynostosis show normal Mental Development Index scores. There were no specific relationships between cognitive development and prenatal risk factors.
15. Speltz ML, Collett BR, Wallace ER, et al. Intellectual and academic functioning of school-age children with single-suture craniosynostosis. Pediatrics 2015;135(3):e615–e623
16. Da Costa AC, Anderson VA, Holmes AD, et al. Longitudinal study of the neurodevelopmental characteristics of treated and untreated nonsyndromic craniosynostosis in infancy. Childs Nerv Syst 2013;29(6):985–995
17. Birgfeld CB, Heike CL, Saltzman BS, Hing AV. Clinical characteristics and surgical decision making for infants with metopic craniosynostosis in conjunction with other congenital anomalies. Plast Reconstr Surg Glob Open 2013;1(7):e62
18. Tahiri Y, Paliga JT, Wes AM, Whitaker LA, Bartlett SP, Taylor JA. Perioperative complications associated with intracranial procedures in patients with nonsyndromic single-suture craniosynostosis. J Craniofac Surg 2015;26(1):118–123
19. Vercler CJ, Sugg KB, Buchman SR. Split cranial bone grafting in children younger than 3 years old: debunking a surgical myth. Plast Reconstr Surg 2014;133(6):822e–827e
In this study, the authors reviewed 418 cranioplasty patients who underwent surgery between 1997 and 2013. In every case, cranial bone was split and used as bone graft. The authors' findings challenge previous paradigms regarding the feasibility of splitting calvarial bone in young children. This method dramatically increases the potential for overcorrection during the initial operation to account for growth over time.
20. Levi B, Kasten SJ, Buchman SR. Use of cross-bone strut stabilization for barrel stave osteotomies in calvarial reconstruction. J Craniofac Surg 2010;21(2):491–494
In selected patients, crossbone strut stabilization can improve the stability of barrel stave osteotomies. The use of enhanced structural support can promote unimpeded growth of the brain and promote longevity in aesthetic outcomes in the setting of a steady framework.
21. Engel M, Bodem JP, Busch CJ, et al. The value of tranexamic acid during fronto-orbital advancement in isolated metopic craniosynostosis. J Cranioaxillofac Surg 2015;43(7):1239–1243
22. Oppenheimer AJ, Ranganathan K, Levi B, et al. Minimizing transfusions in primary cranial vault remodeling: the role of aminocaproic acid. J Craniofac Surg 2014;25(1):82–86
23. Wes AM, Paliga TJ, Goldstein JA, Whitaker LA, Bartlett SP, Taylor JA. An evaluation of complications, revisions, and long-term aesthetic outcomes in nonsyndromic metopic craniosynostosis. Plast Reconstr Surg 2014;133(6):1453–1464
In this study, the authors tracked complications among patients who underwent surgical correction of isolated metopic craniosynostosis. Although complication and reoperation rates are low, it is important to account for growth over time to prevent the need for reoperation as the child ages.

第 5 章

矢状缝早闭颅骨重建术：全颅骨重塑

Yuan Liu, Steven R. Buchman, Christian J. Vercler

非综合征型颅缝早闭的患病率在每 10 000 例活产数中为 3.5~4.0。男女患病比例为 4:1，多发于男性患儿[1]。据文献所述，矢状缝早闭在非综合征型颅缝早闭中最为普遍，最近发布的研究报告显示其比率为 22%~68%[2-6]。

矢状缝早闭外科修复具有悠久和多样的历史，也随着现代医术不断地发展。1890 年，Lannelongue 报道了第一例矢状缝早闭外科修复，其中包括双侧条状颅骨切除术[7]。这些早期的干预措施是在认识到颅缝早闭可能会抑制患儿神经和认知发育，引起患儿失明和脑积水的基础上进行的[8]。随着麻醉、输血和外科技术的进步，更加复杂的手术也能安全完成，使年龄更小的患儿也能够接受此类手术，而美容和美学也成了此修复术次重要的目标。1987 年，Jane 等人[9]提出的 π 型截骨术开创了复杂颅骨成形术的新时代。Albright[10]和 Persing 等人[11]提出了其他手术方法，其中 Persing 提出的方法最接近颅骨成形术。1998 年，Jimenez 和 Barone[12]提出的内镜下矢状条状颅骨切除术使外科技术有了进一步的发展。目前，以认知和美容的进步来衡量，全颅骨重塑仍被认为是矢状缝早闭的标准手术治疗方法[14-16]。但对于患有轻微畸形且年龄<3 月龄的患儿来说，可以考虑采用内镜下条状颅骨成形配合术后佩戴头盔的方法；但现在仍缺乏足够的术后效果来衡量其有效性。

本章所述的技术将明确纠正矢状骨结合中出现的各方面问题。我们的技术是从前文中描述的手术方法演变而来的，包括：①使用骨移植物的鸥翼结构使双顶叶足够变宽；②劈开颅骨以促进骨移植过程中的常规操作；③颞肌的提升和重新定位。

目的

缓解潜在的 ICP 和大脑生长受限；恢复正常的头形和矢状与冠状直径；消除额部隆起、颞骨缩窄和与枕板相关的畸形。

相关外科解剖

可通过全颅骨重塑来治疗失状缝早闭，可以改变颅骨的解剖结构及总周长。颅骨可从额骨的前眶缘到枕后外隆凸等区域发生变化（图 5.1）。从侧面观，颅骨一直延伸到颧弓和外耳道并止于乳突。硬脑膜在颅前窝的前方与颅骨分离，直到横窦上后方水平。考虑到矢状窦的位置，我们需要在钻孔后小心地将硬脑膜从颅骨下剥离。先从颅骨缝上的顶骨两侧剥离，再剥离矢状窦上方骨部分。冠状缝处的硬脑膜可能会有粘连，因此颅骨上方的分离较为困难。应在额骨前方进行截骨术，并在发际线处停止。接着，在额颞缝处朝颅底方向进行截骨，小心保持在蝶骨小翼的前方。沿鳞状缝的横向切除顶骨,并且使颞骨向外断裂以增加颅宽。一旦额骨的前后径缩短,大脑即可填满横向扩张。使用骨凿进行额骨重塑并使其向内断裂,并使用骨钳减少额部的隆起,使眶上嵴上方形成更大后倾。

枕突的严重程度决定了后侧的截骨范围。必须非常小心地进行骨膜下剥离,尤其是在接近后中线时,因为矢状窦有较大的导静脉连接。同样,在乳突区,在骨膜下剥离时,可因滋养孔的出血导致失血过多,因此在此区域内剥离时应格外注意。

舟状头畸形导致的颞肌后侧位置异常使颞部凹陷。将肌肉从颅骨起点处仔细剥离,并将其作为肌瓣提起,重新定位并上提到更符合解剖标准的位置,来改善颞部凹陷。将骨从其骨膜下剥离、劈开,然后进行移植和定位来进行重建颅骨。

切口采用弧形冠状切口,以保证皮瓣有充足的血供。切口的位置从耳后方开始,沿冠状缝后方向上切开。

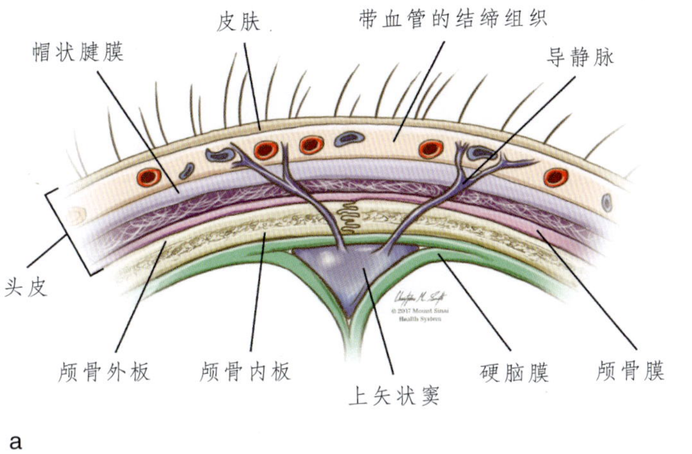

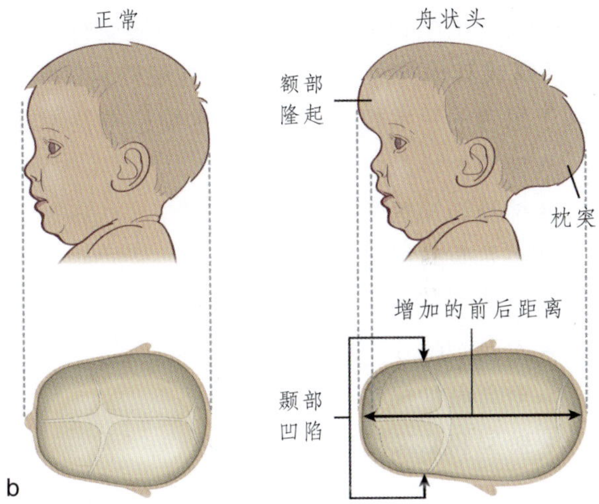

图 5.1 (a)颅骨解剖。骨皮质的内外侧由板障分开。分离内外侧骨皮质行重建术。(b)Virchow 定律解释了矢状缝早闭的头颅畸形患者的典型表现:额部与枕骨隆起导致头颅整体的前后距离更长。双颞和双顶的宽度减小。(a printed with permission from © Mount Sinai Health System.)

患者选择

诊断矢状缝早闭后,需行全颅骨重塑患者筛选的详细内容不在本章讨论范围内。简单来说,伴有颅内压异常的矢状缝早闭患者需要紧急治疗。而没有颅内压异常的患者则可以有选择性地考虑现在或是将来手术。但两种患者皆需要神经外科医生和颅面外科医生的评估,分析进行全颅骨重塑的风险和收益。研究数据表明年龄<6 月龄接受全颅骨重塑的患儿神经预后较好[17]。

适应证和禁忌证

适应证

患者的适应证可分为绝对适应证和相对适应证。

- 绝对适应证:ICP 升高[18],有或无发育迟缓或视力丧失。
- 相对适应证:头形异常。
  - □ 头颅畸形;
  - □ 额部隆起;

□ 颞骨狭窄；
□ 枕骨板隆起。

禁忌证

- 恶血质。
- 身体状况差。
- 全身麻醉禁忌证。
- 解剖因素（如血管或血流异常，因相关风险的增加而排除选择性手术）。

术前计划

首先行全颅骨重塑的患者在术前接受神经外科的检查评估，以确定是否符合手术适应证，并评估是否有ICP 升高或其他神经异常的症状，神经外科医生和颅面外科医生需在术前进行会诊并评估影像表现，以确定最有利于患者的手术规划。会诊和术前检查在术前规划中都非常重要。简而言之，患者需要完成以下流程：

- 神经外科医生会诊。
- 神经精神医学基线测试。
- 小儿眼科检查。
- 遗传学评估。
- 术前 CT。
- 全套血常规和电解质检测。
- 血型和交叉配血浓缩红细胞[19]。

手术器械

图 5.2 为进行矢状缝早闭颅骨重建术所需要的器械。

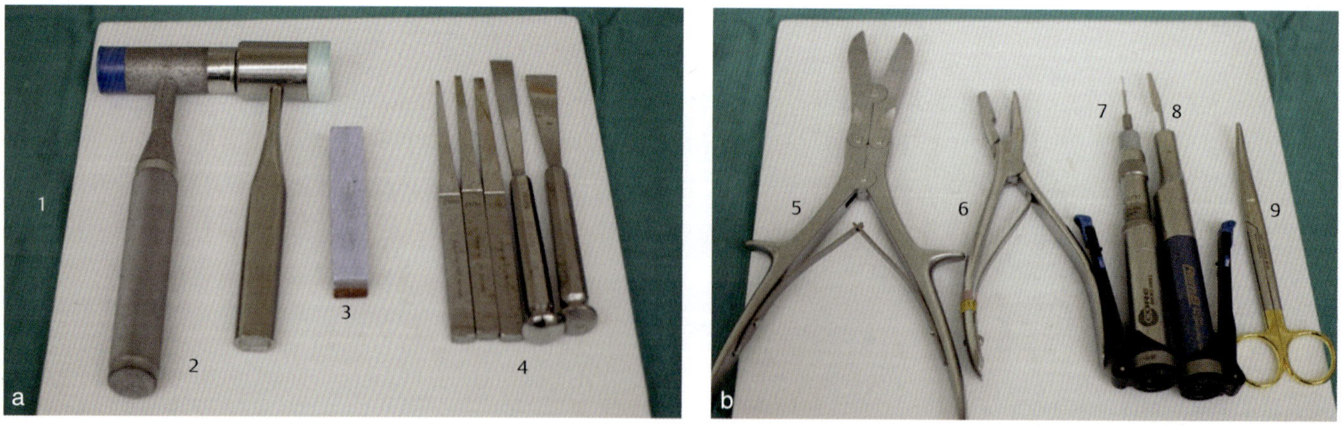

图 5.2 (a)劈骨所需器械：无菌的手术台(1)；榔头(2)；磨石(确保骨凿的锋利程度)(3)；骨凿(4)。(b)移除和重塑颅骨所需器械。骨剪(5)；Tessier 咬骨钳(6)；钻(7)；往复锯(8)；弯剪(9)。(待续)

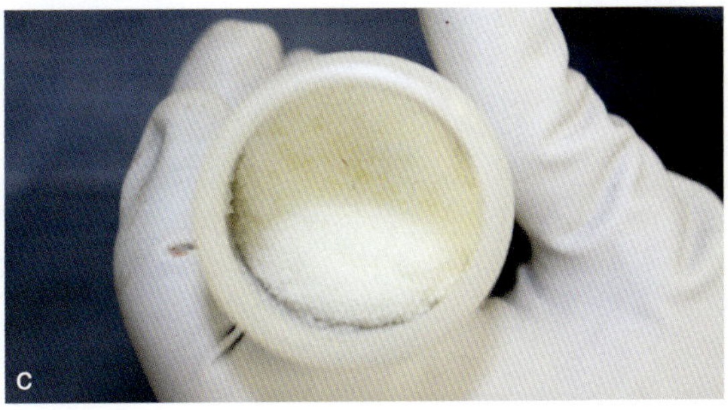

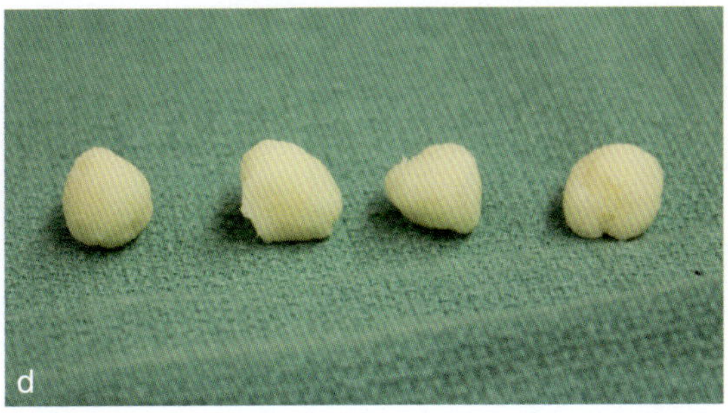

图 5.2(续) (c)骨止血时所需的吸收性明胶海绵粉。(d)将凝血酶混入吸收性明胶海绵粉并揉成球状,用于骨的止血。

手术过程:技术细节

患者经鼻气管插管;为了手术的最佳安全性,将鼻管与鼻中隔膜部缝合。留置两根静脉导管、一根动脉导管及一根导尿管。患者仰卧位,并在枕底垫一个圆形头垫。将手术台调节至离麻醉医生 90°~180°的位置。需有良好的衬垫,确保不会对身体的任何部位施加太大的压力。根据设计,弧形冠状切口从每只耳朵的耳后开始,向后延伸至耳郭最宽部分的发际线处。然后,切口继续以正弦弧形向前延伸至中线,要注意的是其波动幅度不要明显大于波长。将带有肾上腺素的局部麻醉药注射入切口。使用新鲜混合的 1:200 000 的肾上腺素溶液。将碘附凝胶涂抹于患者头皮并风干,头部放置手术洞巾,将头皮和面部暴露于鼻上方。涂抹眼膏来保护角膜,然后通过放置角膜护罩或使用无菌胶布来保持眼睑闭合。

接着,在头皮上切开一个切口。

图 5.3 至图 5.73 为矢状缝早闭颅骨重建术的具体步骤。

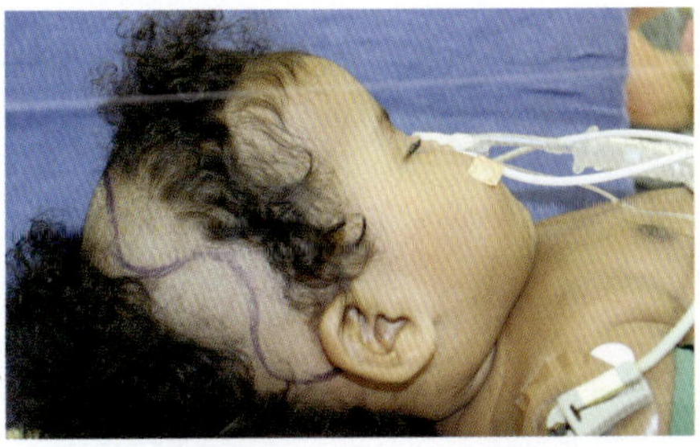

图 5.3 患儿取仰卧位,在头部标出弧形冠状切口。注意初始切口的方向是向后且水平移动的,以尽可能减少瘢痕的出现。

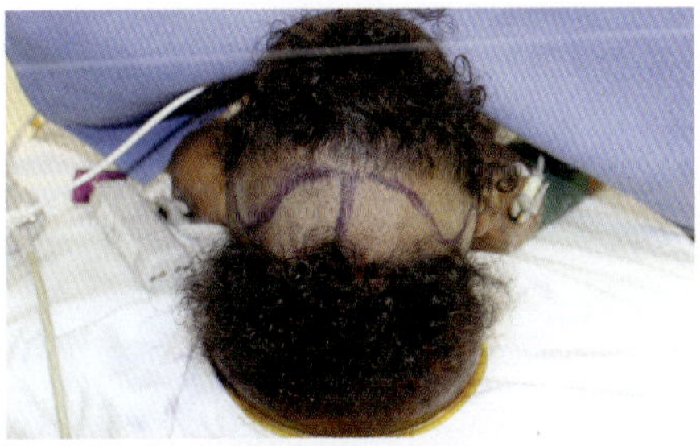

图 5.4 弧形冠状切口的俯视图。注意切口的整体曲线,位于中线最前面,并在耳后两侧轻轻向后弯曲。

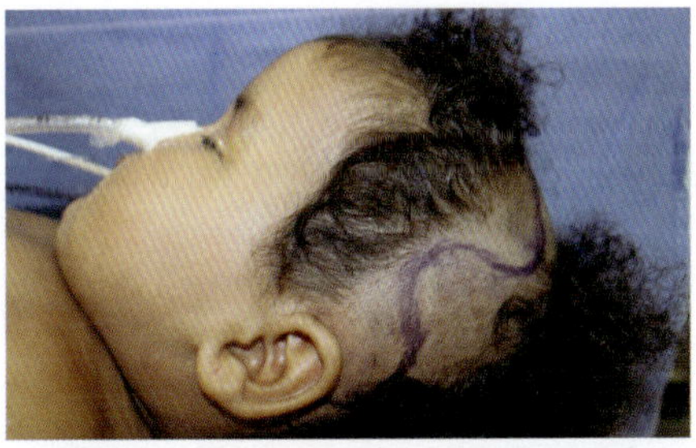

图 5.5 患者取仰卧位,并标出弧形冠状切口。

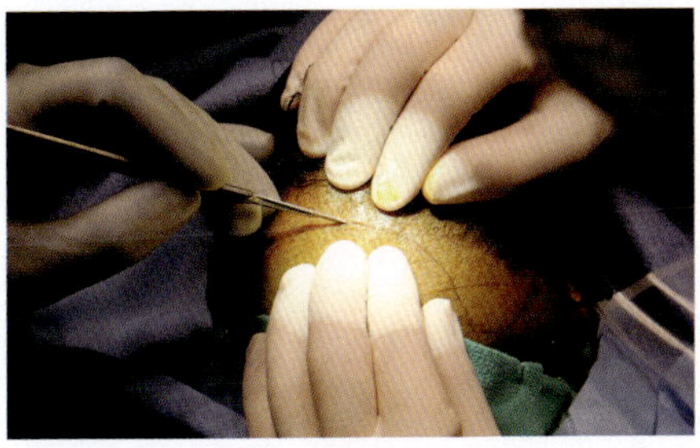

图 5.6 用 15 号刀片将切口切开。重要的是助手需用双手手指压好,以防止出血。行帽状腱膜下的骨膜上剥离。

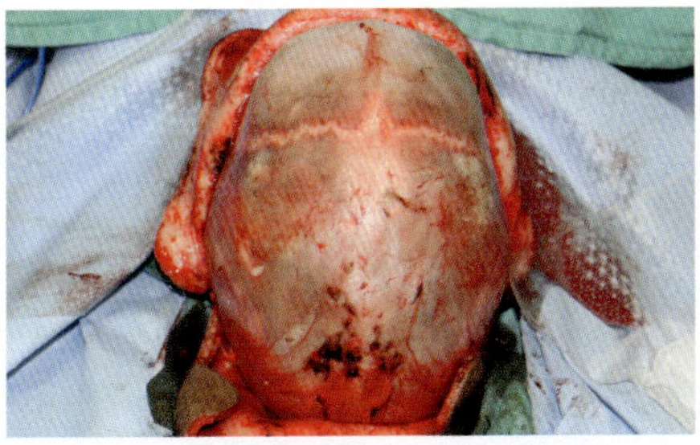

图 5.7 暴露矢状缝早闭的颅骨。

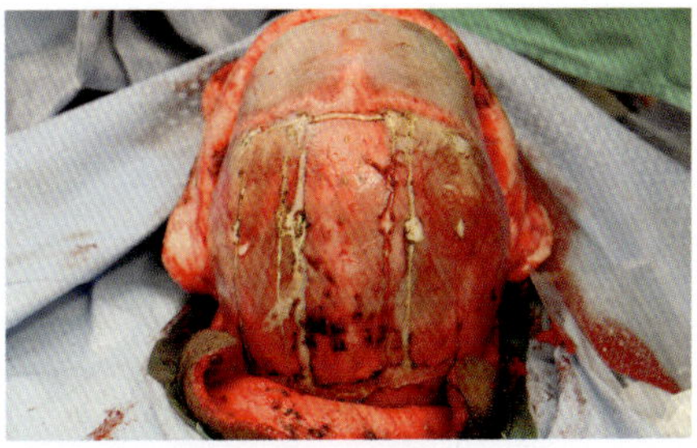

图 5.8 钻孔和颅骨切除截骨术的评估和设计。

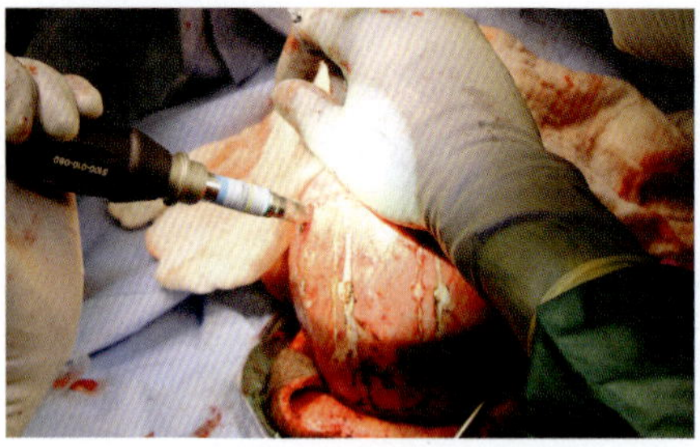

图 5.9 钻孔位置。

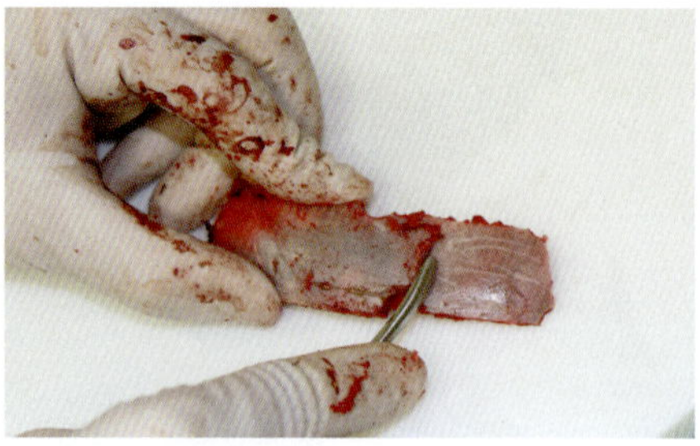

图 5.10 从移除的骨头上去除骨膜。骨膜保存在潮湿的海绵中，用于移植，以及可在手术结束时解决轮廓畸形问题。

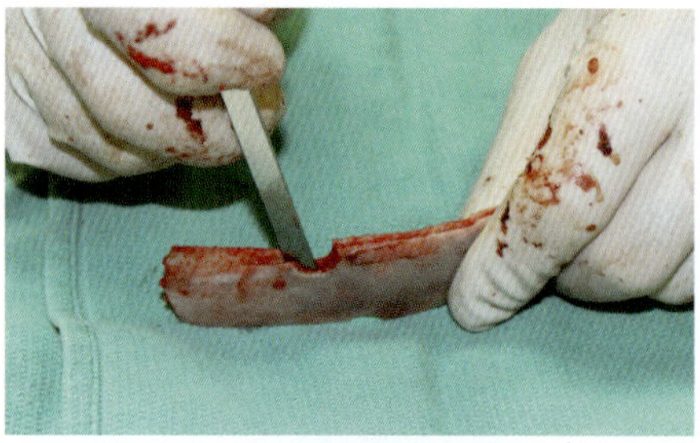

图 5.11 应用骨凿仔细进行劈骨。

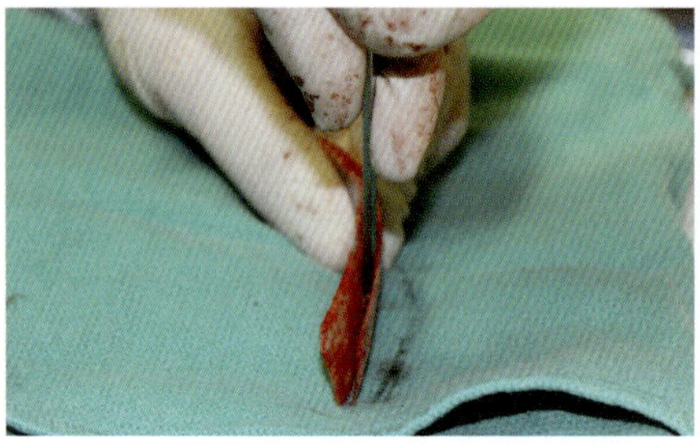

图 5.12 使用骨凿劈骨。可在大多数患儿中进行，甚至是在较小婴儿中也可进行，后将其用于颅部重建术的移植材料。通常来说不需要用到榔头。使用锋利的骨凿并施加适当压力，以最小的破坏将皮质有效分离。

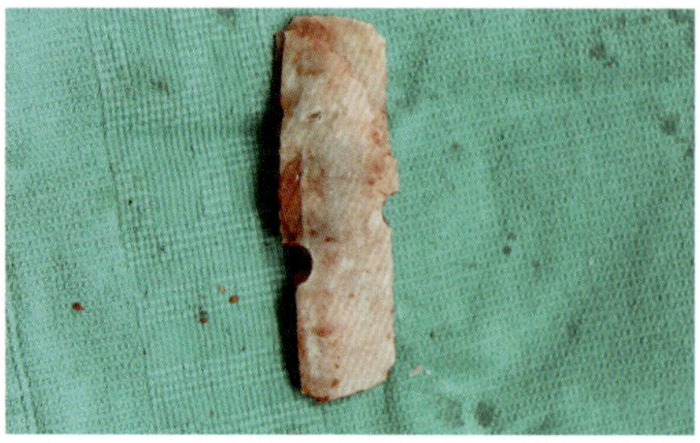

图 5.13 劈开的骨。

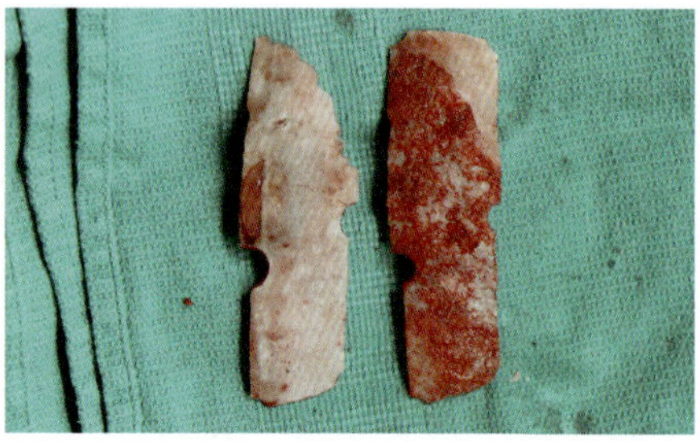

图 5.14 劈骨。请注意，可用于移植和重建的骨骼几乎增加了一倍。

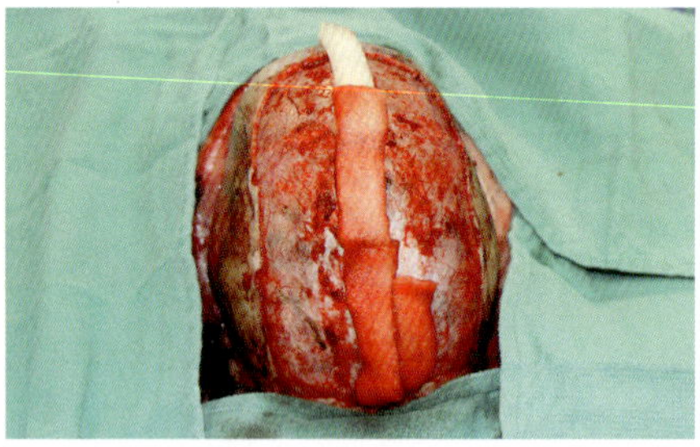

图 5.15 行截骨后的颅骨。沿矢状窦的切口放置吸收性明胶海绵以达到止血的目的。

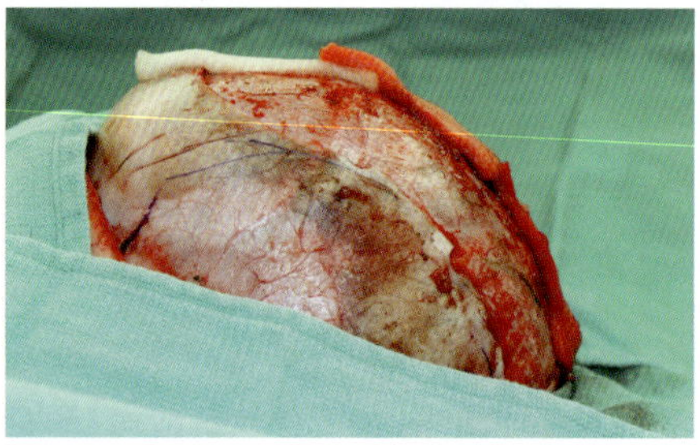

图 5.16 颅骨切除术后颅骨的侧视图。

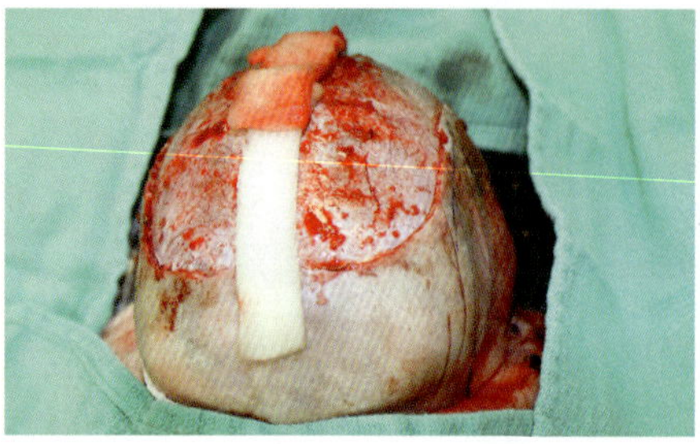

图 5.17 颅骨切除术后颅骨的正面视图。

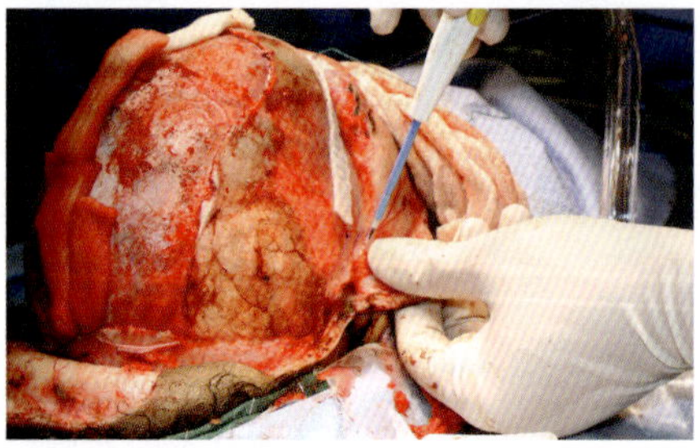

图 5.18 将后耳附近的外侧软组织完全松解，以便双侧冠状皮瓣的转瓣。

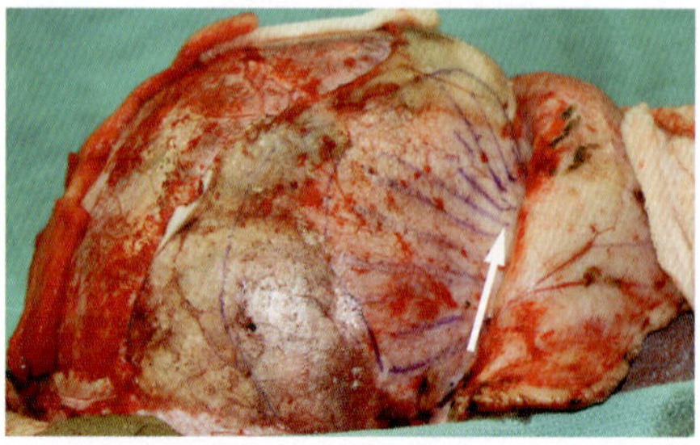

图 5.19 颞肌处于异常位置（箭头所示）。仔细检查发现它向后移位远离颞窝。

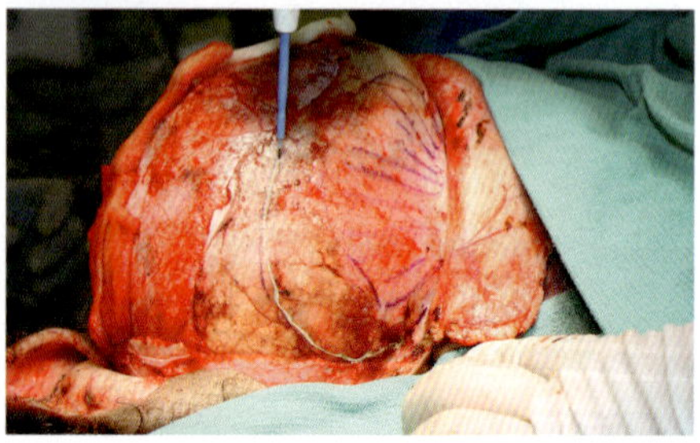

图 5.20 对颞肌外的骨膜进行刻划，以便于将肌肉作为皮瓣提起。

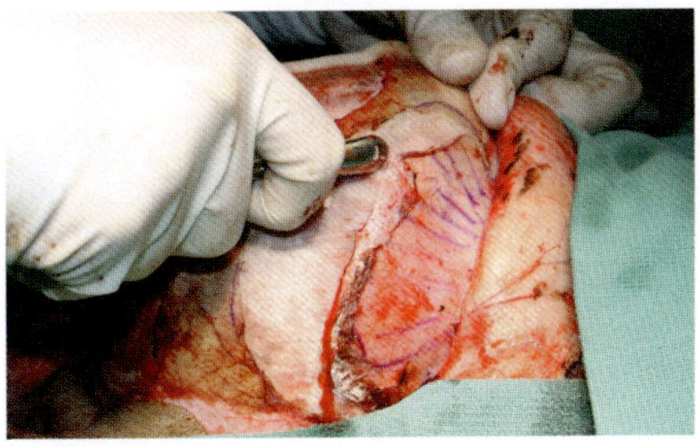

图 5.21　用骨膜剥离子对颞肌瓣进行剥离。

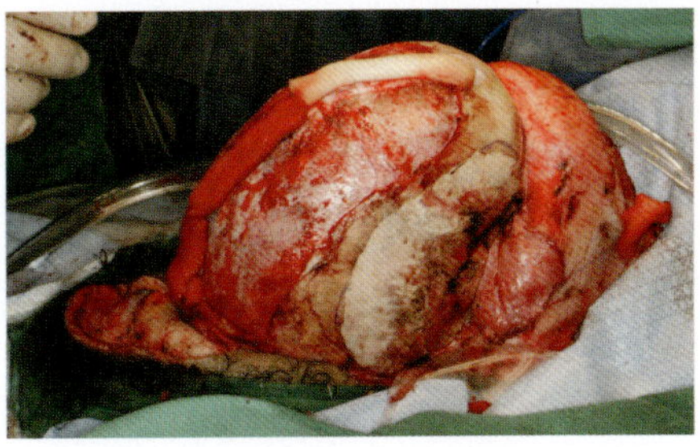

图 5.22　进行开颅术，骨膜上剥离至眶缘，剥离双侧颞肌和硬脑膜游离至颅底，暴露颅骨。

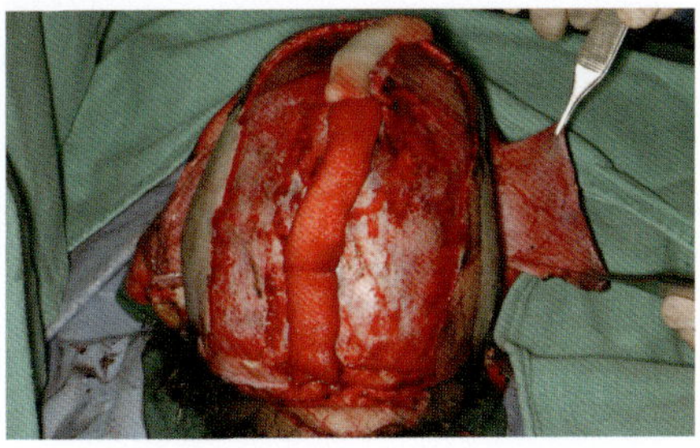

图 5.23　将颞肌从颅骨剥离，以备后续步骤中作为肌瓣来重新定位。

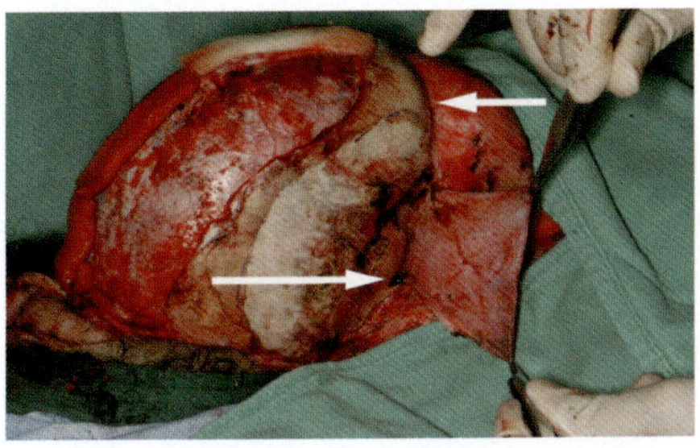

图 5.24　充分剥离后的颞肌。暴露颧弓(长箭头所示)后部并剥离骨膜下，以便颞肌的活动。充分剥离头皮，以暴露眶缘(短箭头所示)的上侧和外侧。

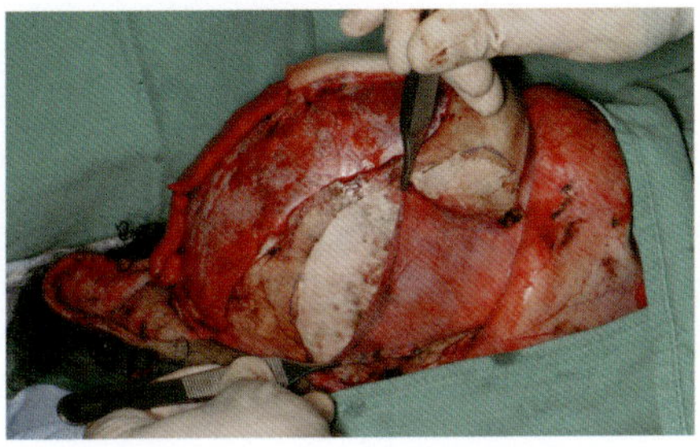

图 5.25　充分剥离后的颞肌。

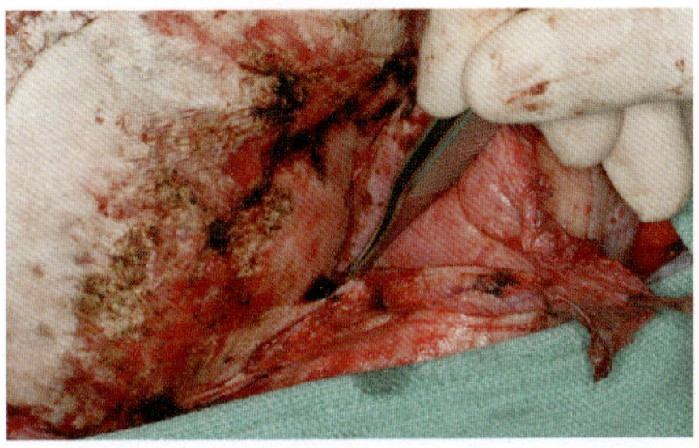

图 5.26　颧弓与外耳道相邻，而外耳道恰好位于颧弓颞侧正后方。颧弓后部会有一个明显的骨穿支。注意将颧弓从骨膜下剥离至其中部，以便颞肌的重新定位。

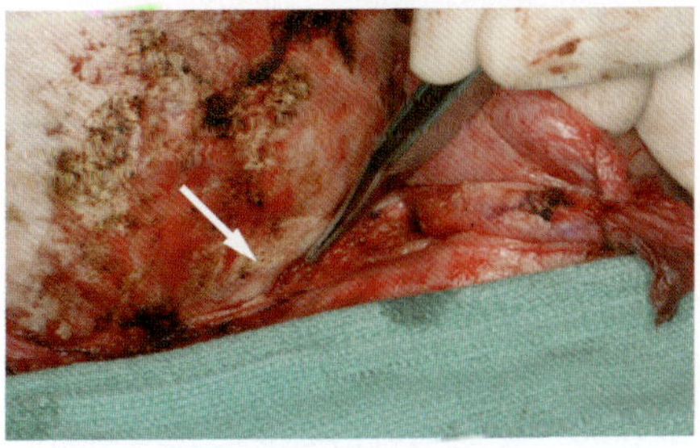

图 5.27　可见外耳道(箭头所示)。务必要避免过度剥离，因为这里有不确定的血管。面神经经过下耳道。

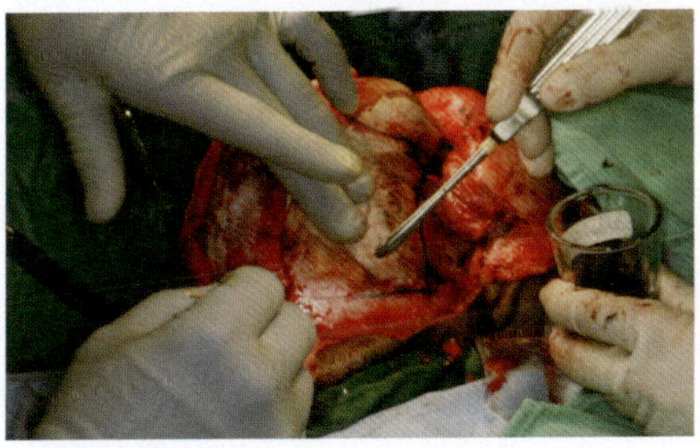

图 5.28　沿冠状的、人字形的鳞状缝对顶骨瓣进行设计。

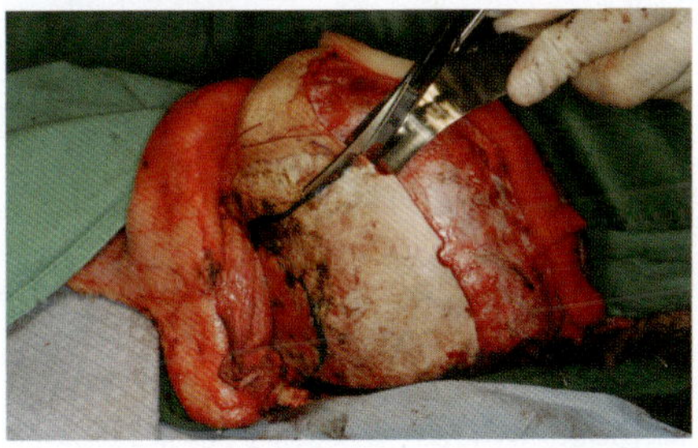

图 5.29　将硬脑膜从颅骨分离后，用脑压板和垫板保护大脑，使用弯剪完成截骨术。若患儿年龄太小，骨太软的话，也可使用剪刀操作。若骨头太硬，不适用剪刀时，也可以使用往复锯。

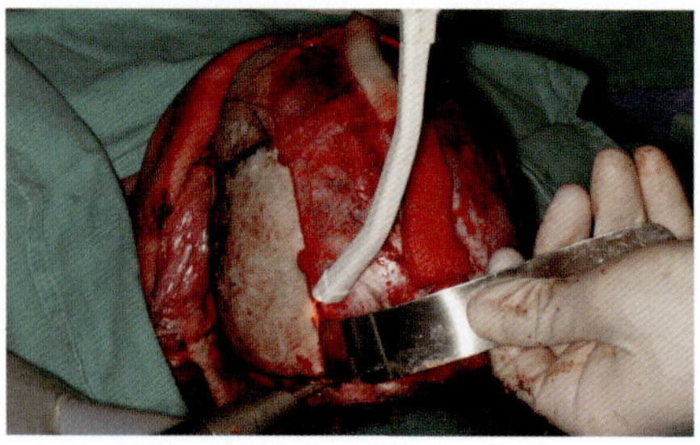

图 5.30 用脑压板保护大脑，往复锯或剪刀进行后部截骨术。应用 Vital Vue 吸引器，帮助截骨术中观察和切口冲洗。

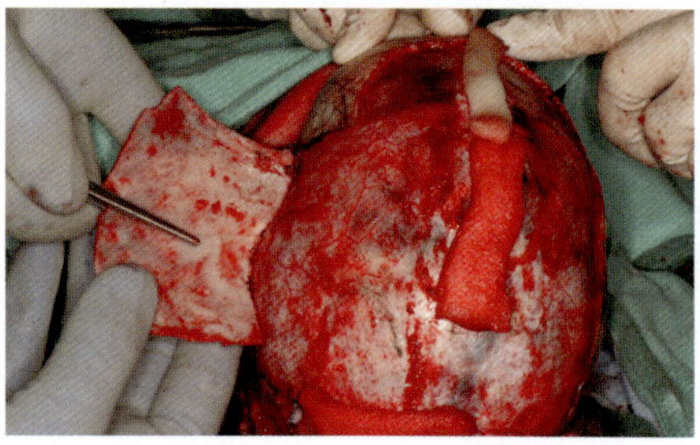

图 5.31 使用 Kocher 钳在鳞状缝处对顶骨进行断裂。

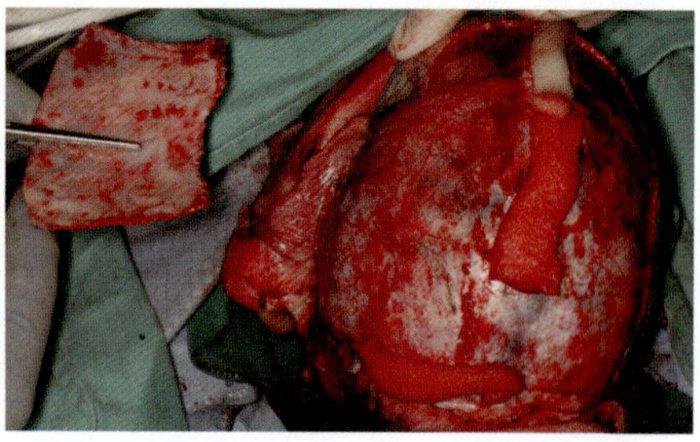

图 5.32 在使用 Kocher 钳将鳞状缝断裂后，完成顶骨的分离。

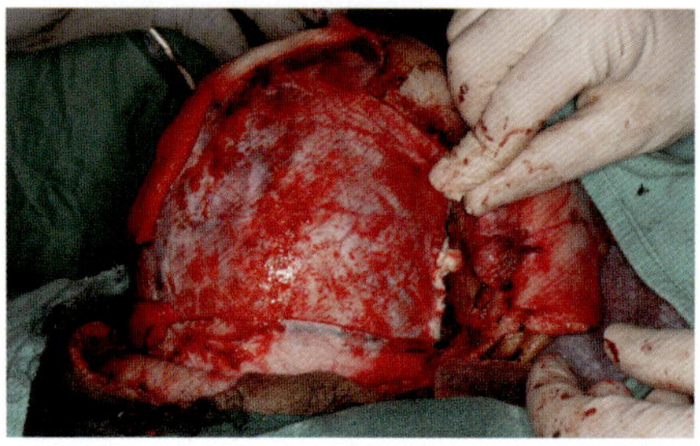

图 5.33 在骨缘处涂抹明胶凝血酶“球”，以防持续出血。

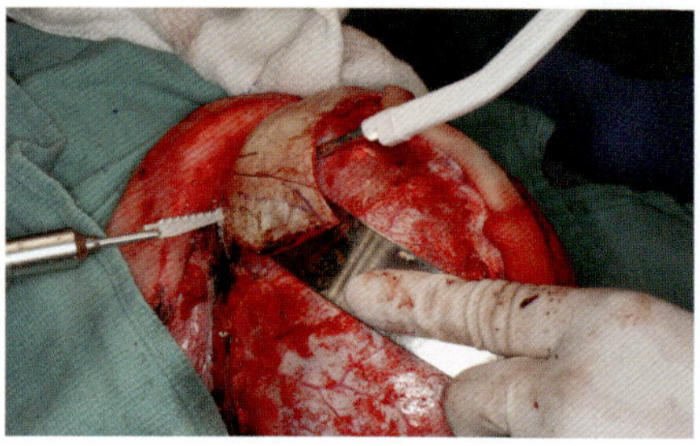

图 5.34 使用往复锯对额骨外侧部分进行截骨。使用 Tessier 咬骨钳将受压的额骨的外侧部分向外断裂并进行重塑，以增加额骨带和前额的宽度。

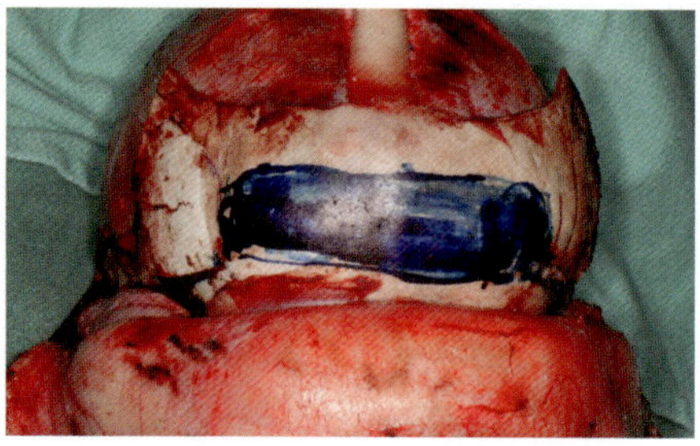

图 5.35 使用美甲蓝标记额部隆起的区域。

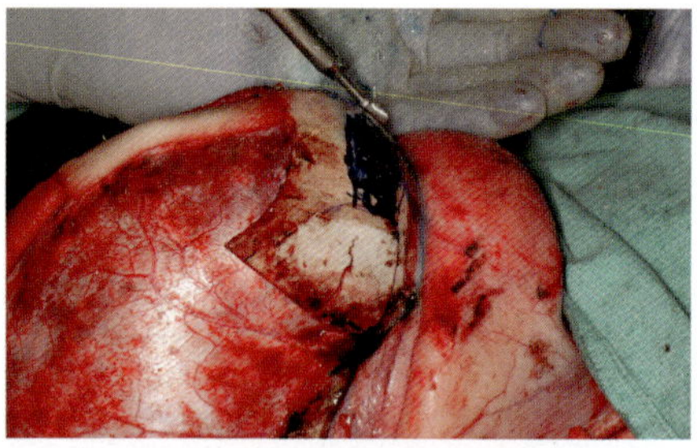

图 5.36 侧面图，在不断冲洗时将额部隆起处进行打磨，在保留皮质内侧的同时移除皮质外侧和板障骨。收集骨屑并将其存于充满血液的药杯中，以便手术后续矫正轮廓异常处时使用。

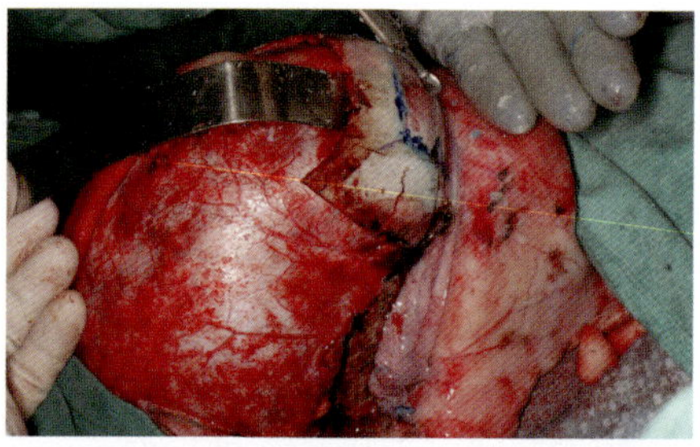

图 5.37 通过皮质外侧冲洗并磨掉额部隆起处，在只保留内皮层表面的同时将多孔的板障骨完全去除。收集骨屑并将其保存于充满血液的药杯中，以便手术最后使用。

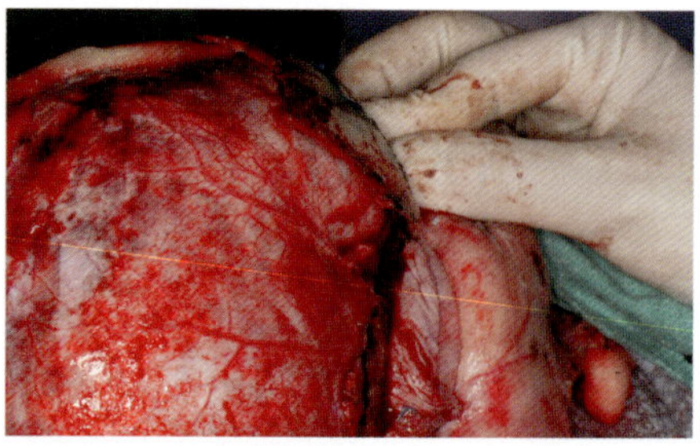

图 5.38 将额骨向内断裂使其的倾斜程度趋于正常。这可以帮助消除额部隆起和前额突出的症状。

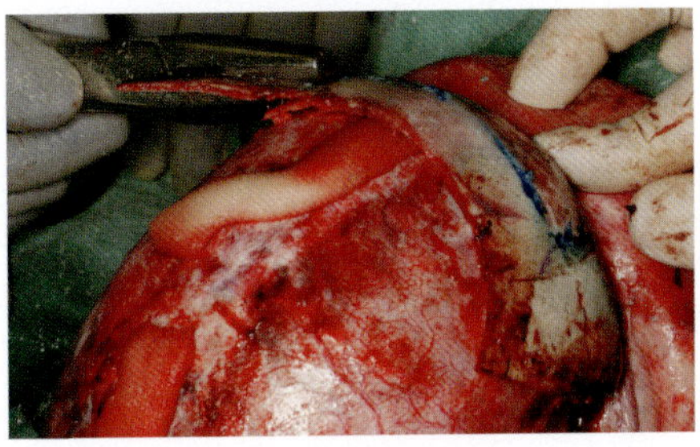

图 5.39 使用 Tessier 咬骨钳将额骨翼外侧向外断裂。这样可以减轻颞骨狭窄的问题,并增加眶上嵴和前额下方的宽度。

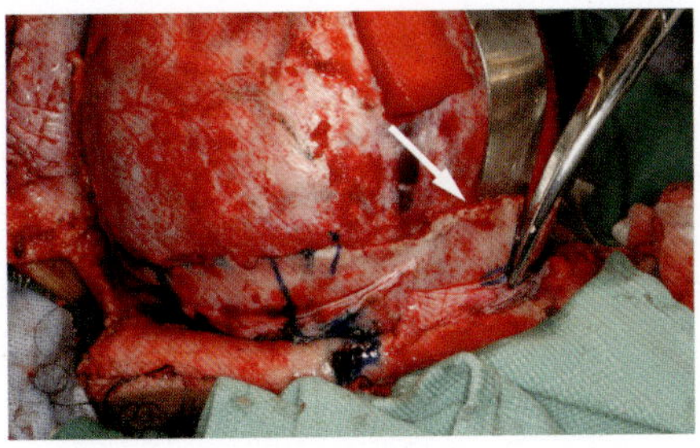

图 5.40 在进行向外断裂前,要对后颅骨的侧面进行矢状桶状截骨术。这有助于消除枕后突的症状。在枕突的侧面留有一定的区域,以便后续大脑随着时间的推移发育和扩张后,使其变圆并对其进行进一步矫正。

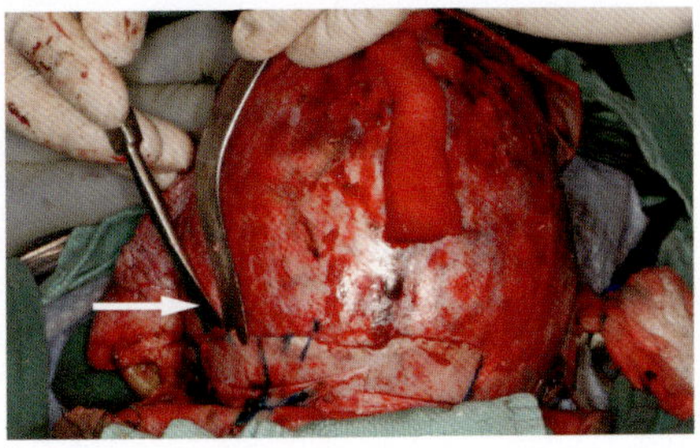

图 5.41 使用骨膜剥离子(箭头所示)将硬脑膜从颅骨分离。

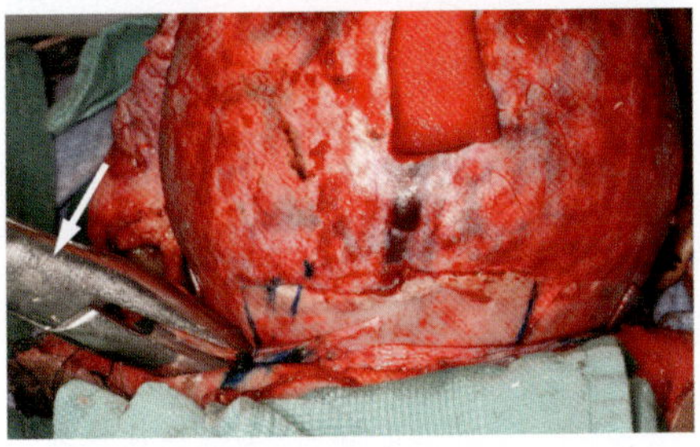

图 5.42 使用 Tessier 咬骨钳(箭头所示)将后颅向外断裂,使其重塑。

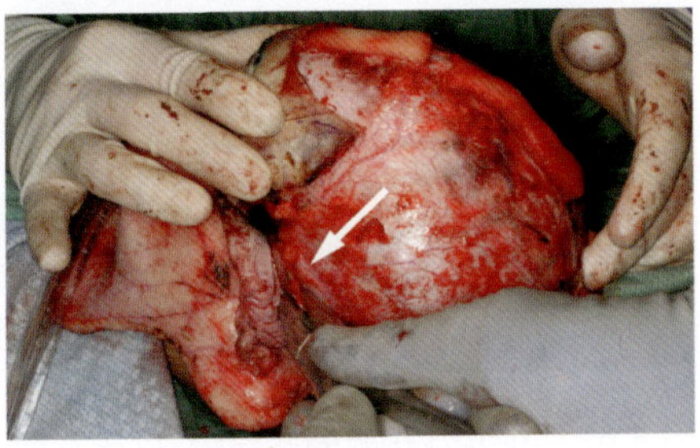

图 5.43 同时使用 Tessier 咬骨钳小心将颞骨向外断裂。这有助于增加冠状直径(箭头所示),增加中颅下部的宽度,并消除颞骨狭窄的症状。

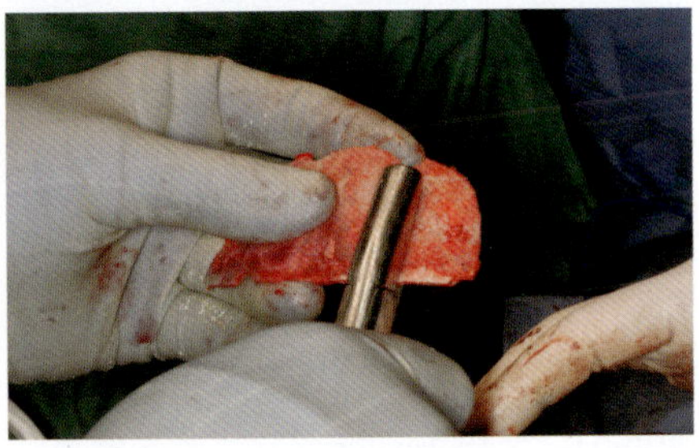

图 5.44 用 Tessier 咬骨钳将劈开的骨头重塑至合适的轮廓。

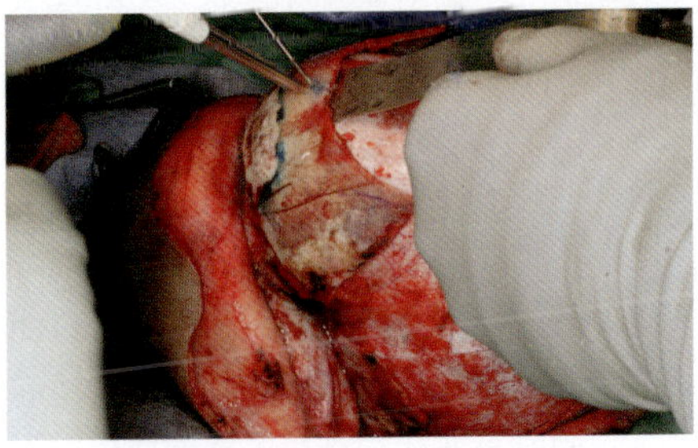

图 5.45 冲洗时钻孔,以便中心骨碎片和额骨重新连接。使用 0 号 Vicryl 缝合线以保证骨碎片的紧密固定。

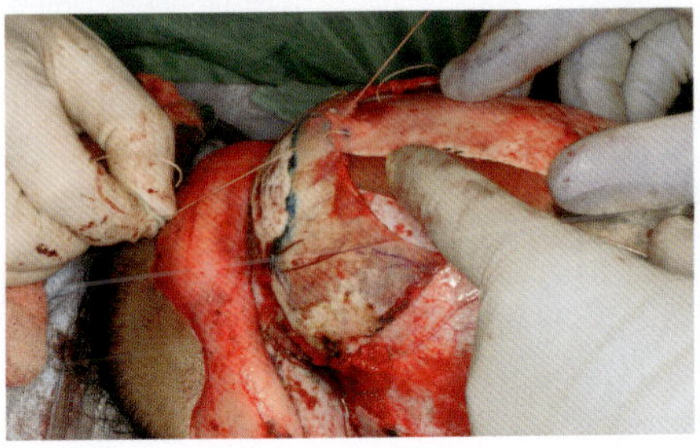

图 5.46 使用 0 号 Vicryl 缝合线将中心支撑骨的前部移植到额骨处,并使其重新连接。确保将结打到最深部。

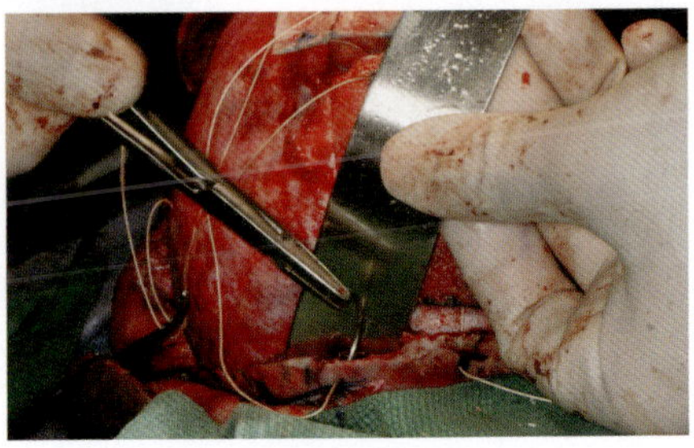

图 5.47 通过钻孔使用 0 号 Vicryl 缝合线将中心支撑骨的后部移植到枕骨的中线处,并使其重新连接。

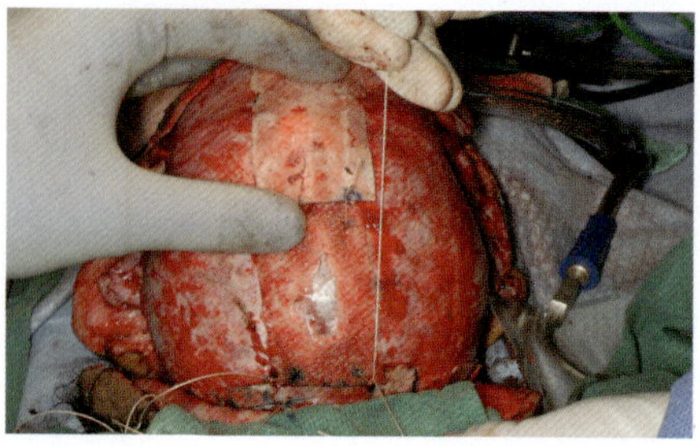

图 5.48 小心地将额骨后移并将枕骨前移，以固定中心骨碎片，这能将舟状颅骨在前后方向上进行重塑。注意在此操作后，头部应该立即呈现为圆形。

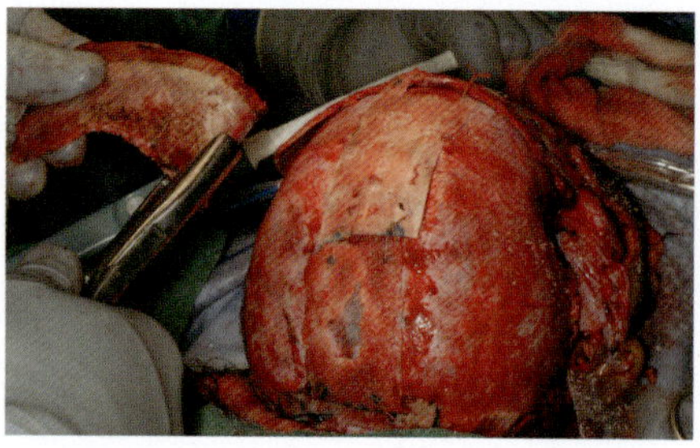

图 5.49 使用 Tessier 咬骨钳将右侧顶骨进行塑性，以备后续颅骨颞顶的重塑。

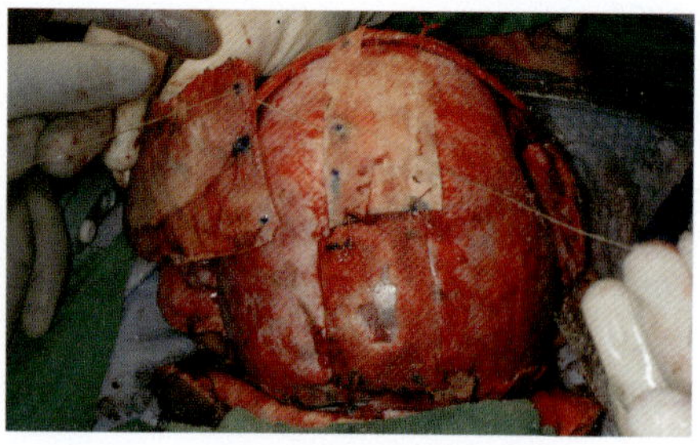

图 5.50 在将右侧顶骨 90°翻转后，使用 Vicryl 缝合线将其移植到左侧颅骨并进行固定。这个操作可以使双顶距离有效增加。而且，此时的双顶颅骨会成为颅骨的最大组成部分。

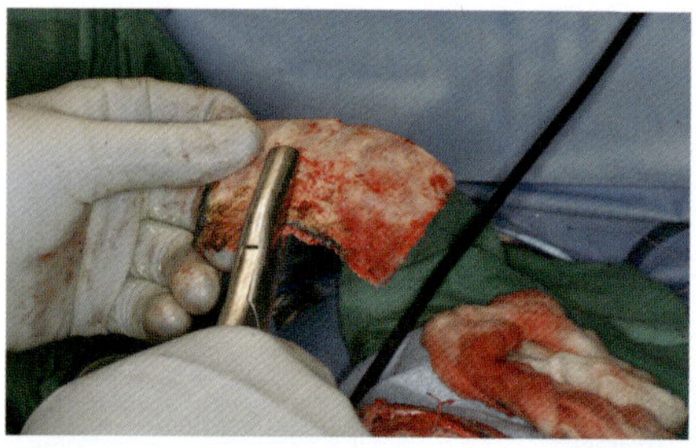

图 5.51 使用 Tessier 咬骨钳将左侧顶骨进行塑形。

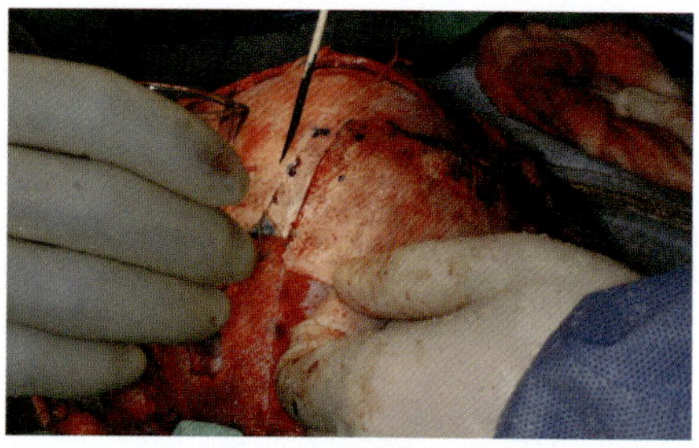

图 5.52 在缝合孔处做好标记，以放置翻转后的顶骨植骨。

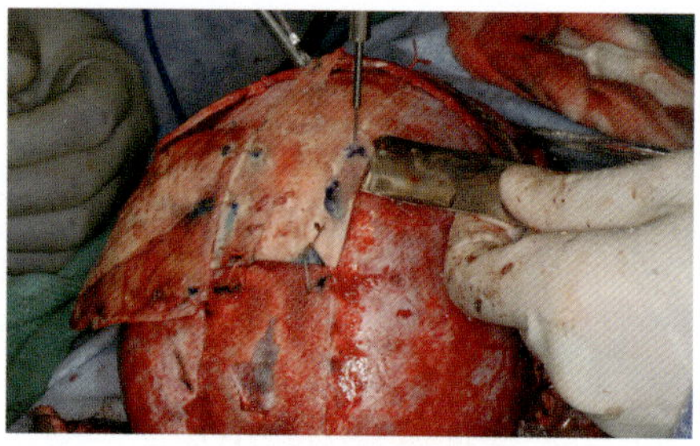

图 5.53 在冲洗的同时，为缝合孔钻孔。

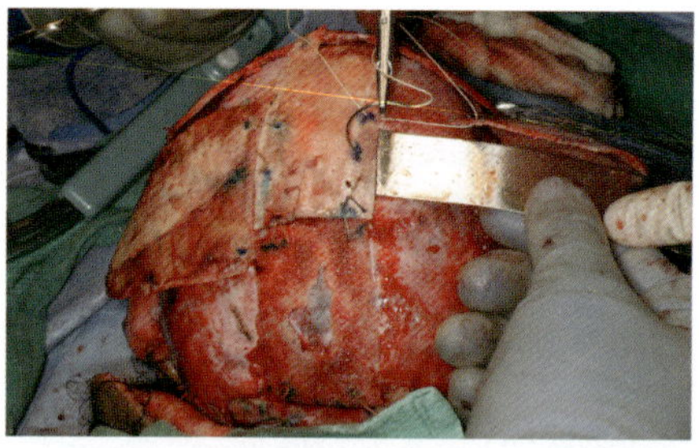

图 5.54 使用 Vicryl 缝合线进行缝合，并使用脑压板保护大脑。

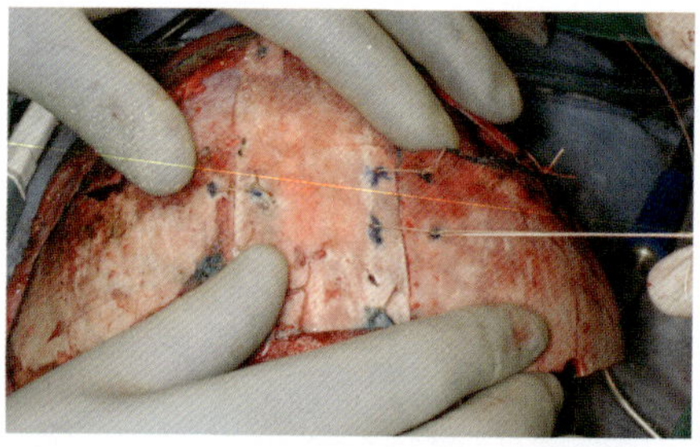

图 5.55 在捆扎缝合线时，为实现最佳的骨对位，在打结缝合线时，将结滑入钻孔打紧。

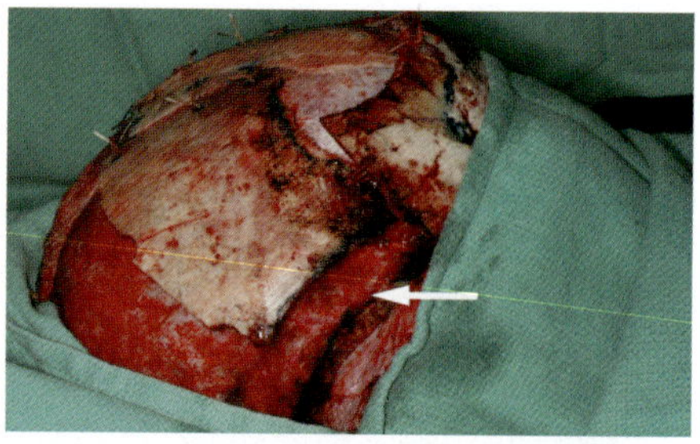

图 5.56 这张侧位图为有着新囟门功能的顶叶缝隙，它能帮助后续大脑的重塑和扩张。同时也要注意额骨下降的倾斜度和正常度。

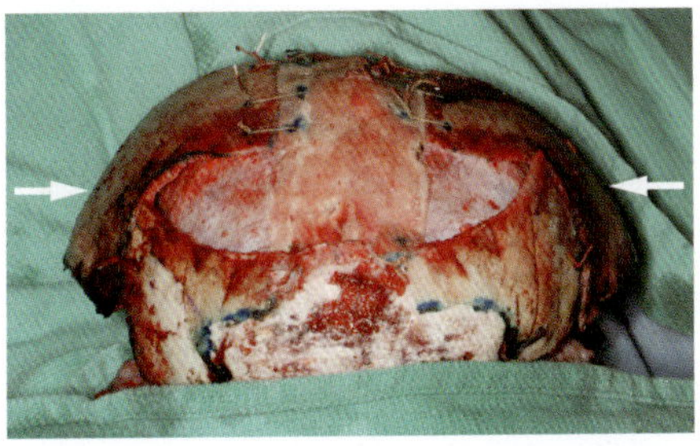

图 5.57 这张正位图显示了如何像鸥翼式车门一样定位顶骨(箭头所示),以增加颅骨的宽度。在此鸥翼式技术的帮助下,颅骨的侧开口(也称新囟门)可以使硬脑膜再生,同时帮助颞部截骨术的治愈,使骨缺损随时间而愈合并闭合。

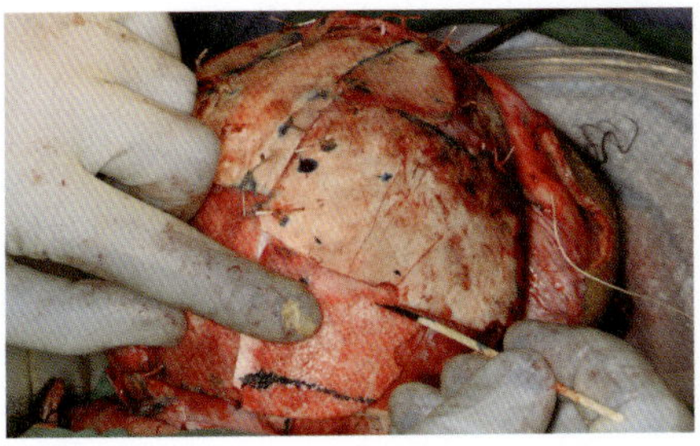

图 5.58 接下来,使用劈开颅骨的大碎片,沿着大脑正常的形状和轮廓来填补剩下的颅骨间隙。

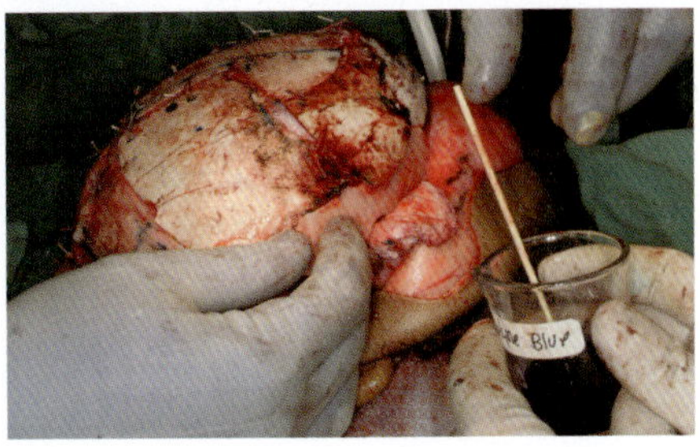

图 5.59 将骨移植物放置在颞区。

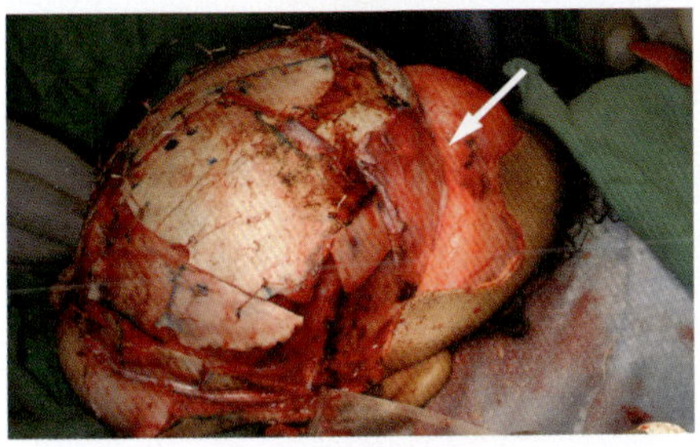

图 5.60 调换并连接颞肌的位置,以进一步矫正颞部狭窄。翻转颞肌的前侧和内侧,以重塑并填补颞窝,这样就能解决舟状畸形的症状。

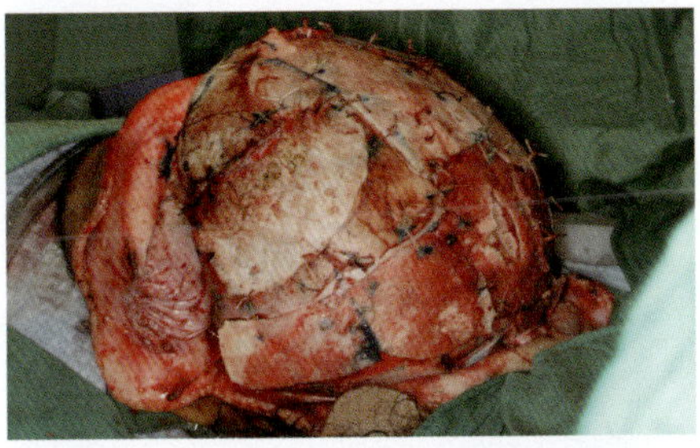

图 5.61 完成骨移植物放置的左侧位图。注意改进后的圆形头形和在矫正正常化后的前后维度。

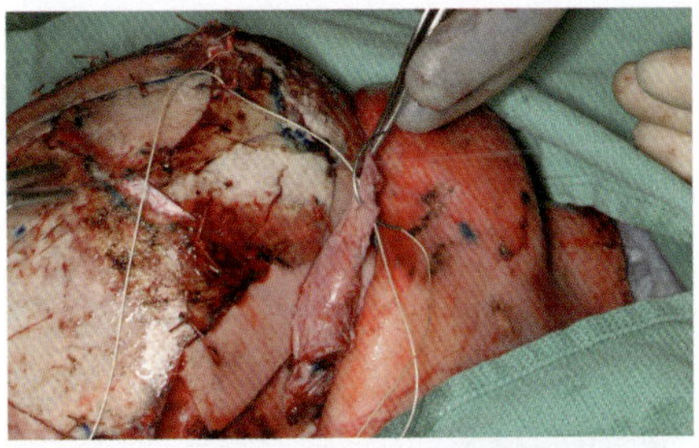

图 5.62 使用 Vicryl 缝合线调换颞肌的位置。注意颞肌的翻转、调换和连接,以矫正双颞狭窄。

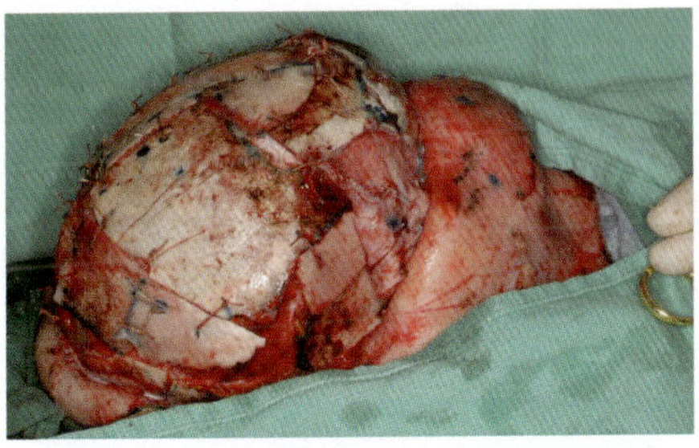

图 5.63 折叠颞肌并将其调换,使其体积增加以矫正颞狭窄并帮助恢复正常的轮廓。

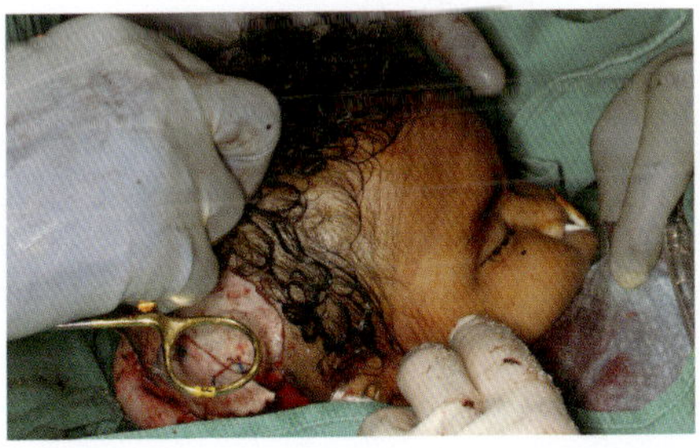

图 5.64 将额部皮瓣翻回原来的位置,来检验颞部狭窄的矫正效果,以确定重建术能帮助患儿获得更流畅的轮廓。

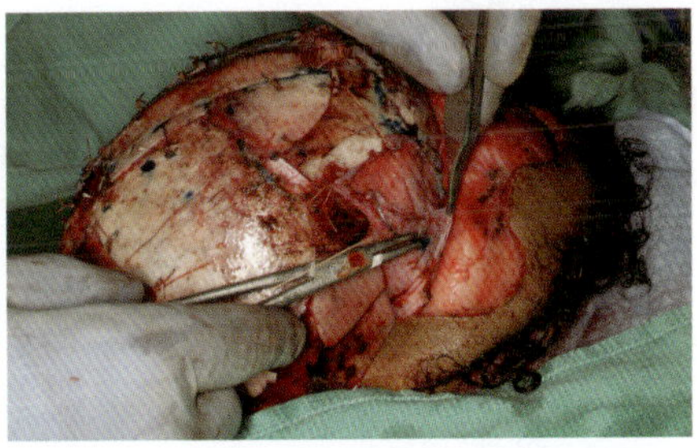

图 5.65 为达到更符合美学的手术效果,重新调整颞肌调换的位置。

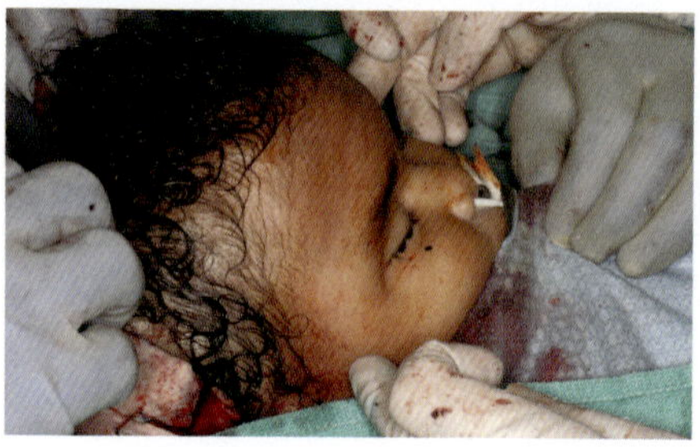

图 5.66 重新检查颞部狭窄的矫正效果和总体的轮廓。注意眶上的区域和前额下部是否变宽。

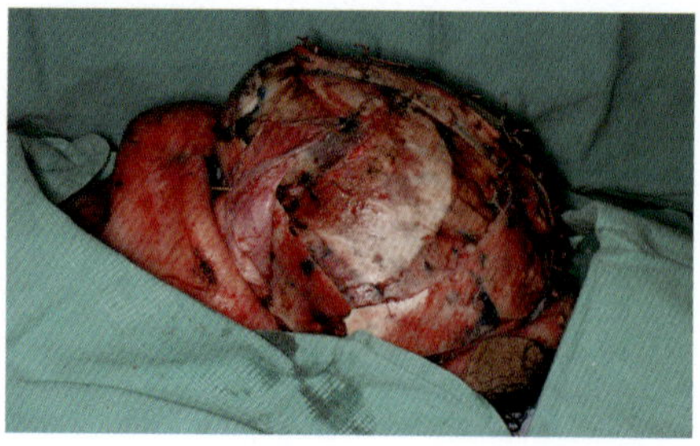

图 5.67 将肌瓣翻转，且将颞肌调换后的颅骨左侧位图。注意骨头是否有明显扩张，头部护壳的最终外观。

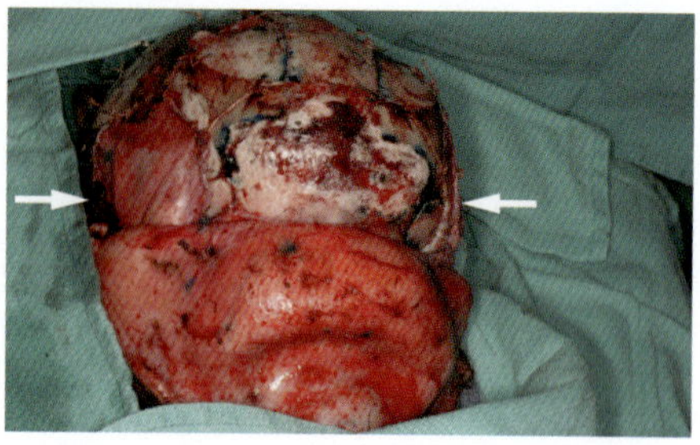

图 5.68 在完成骨和颞肌的重新定位后(箭头所示)，颅骨的正位图。

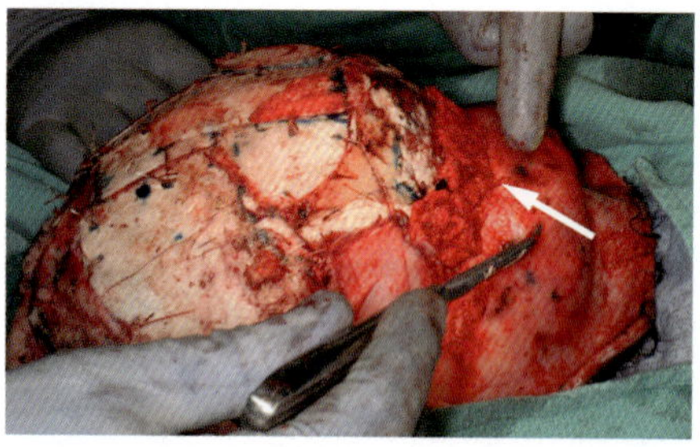

图 5.69 用之前保存好的骨屑和骨膜(箭头所示)使额骨轮廓变光滑。

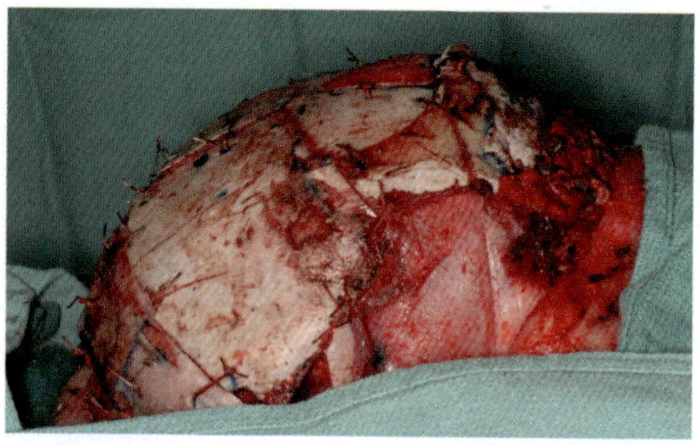

图 5.70 闭合前颅骨的侧位图。

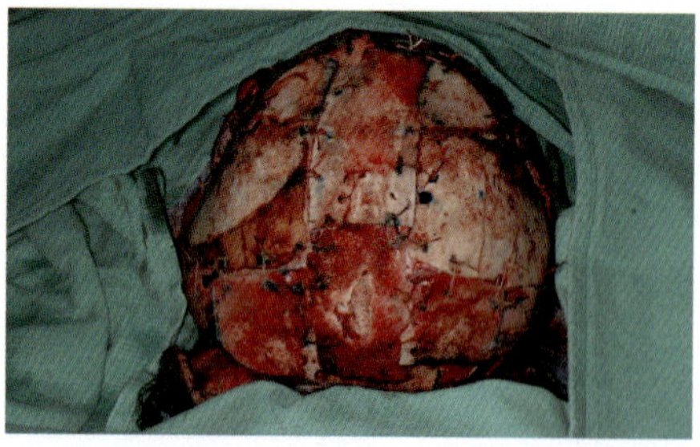

图 5.71 闭合前颅骨呈圆形且正常化的上视图。

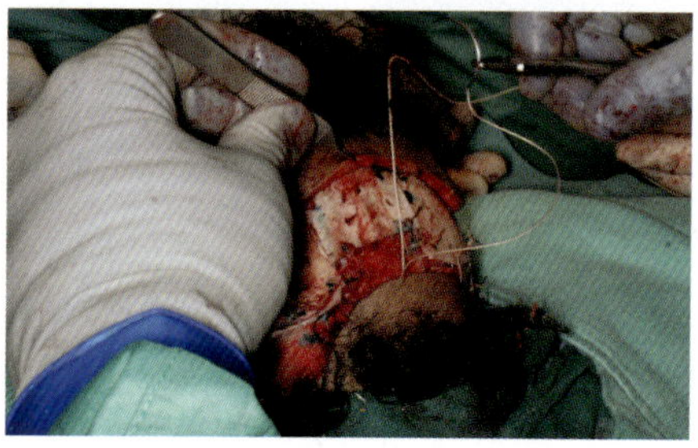

图 5.72 使用 0 号 Vicryl 缝合线缝合帽状腱膜和表皮，并将头皮进行双层缝合。

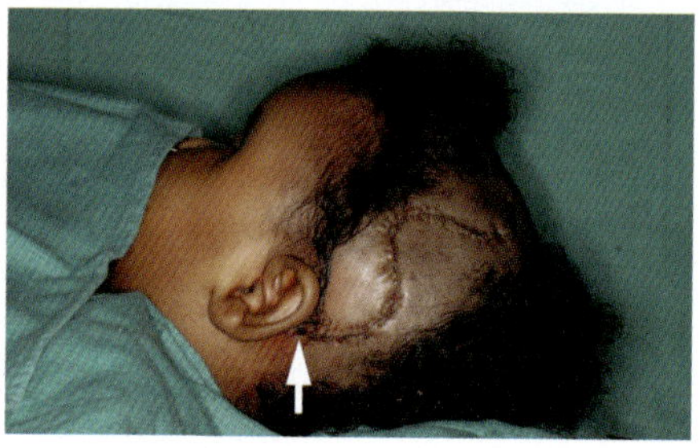

图 5.73 闭合头皮，在每只耳朵后面留 1cm 的开口以便引流(箭头所示)。这样操作无须使用闭式引流，免去了后续移除的步骤。

手术技巧

- 失血的情况大多数在最初切开和截骨时发生。
- 外耳道周围的剥离过程出血较严重。
- 尽量使出血量减到最少，血流动力学改变时需要输血。
- 为了防止骨坏死和术后骨吸收，在截骨术过程中的冲洗是非常重要的。
- 将所有颅骨尽可能劈开，以便外科医生可以安心地将双顶骨的尺寸扩大并将骨骼覆盖。
- 一定要通过替换皮瓣来检查轮廓的畸形问题是否得到解决。在手术结束时，确保颅骨的轮廓形态被完美缝合。

术后护理

- 患儿会被收入重症监护室治疗。
- 在术后的 1~2 天监测患儿的血细胞比容水平,术后 24 小时内每 6 个小时检测患儿的血清钠浓度。
- 通常来说,患儿可以在术后的 1 天后离开重症监护室。
- 在术后的第 3~5 天,若患儿的临床表现稳定,且眼周水肿改善,可以睁开一只眼睛时,患儿即可出院。
- 通常无须使用阿片类镇痛剂来控制疼痛。
- 应尽快开始口服营养(比如哺乳喂养)。
- 患儿应在出院后的 5~7 天持续服用抗生素。
- 患儿头部保持高位以减少水肿(最好的方法是让患儿在婴儿床的座椅上睡上几个星期)。
- 在术后的第 2 天移除头套。
- 在术后的第 1 周,每天两次在伤口涂抹杆菌,后续改为涂抹凡士林。
- 在术后的 2 周后对患儿进行随访。

临床病例

图为接受矢状缝早闭矫正全颅骨重塑手术的患儿(图 5.74 和图 5.75)。

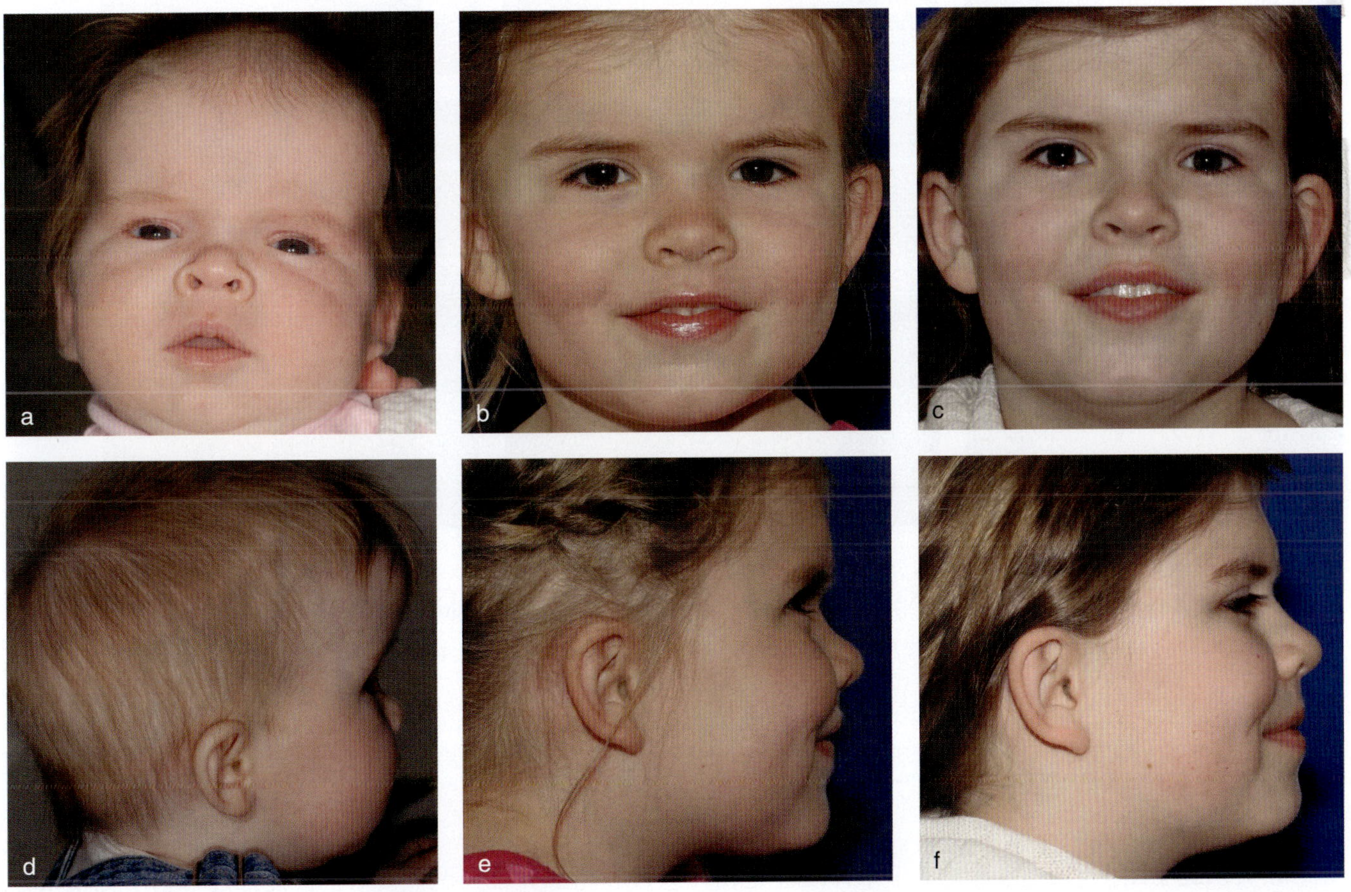

图 5.74 接受矢状缝早闭矫正全颅骨重塑手术的患儿。(a)术前正位图。注意额部隆起和双颞狭窄。图为患儿(b)术后 5 岁和(c)术后 9 岁的照片。注意患者双颞狭窄的问题得到解决,且颞区持续保持丰满。(d)术前侧位图。注意额部隆起。图为患儿(e)术后 5 岁和(f)术后 9 岁的照片。注意额部隆起的问题得到持续性的解决。

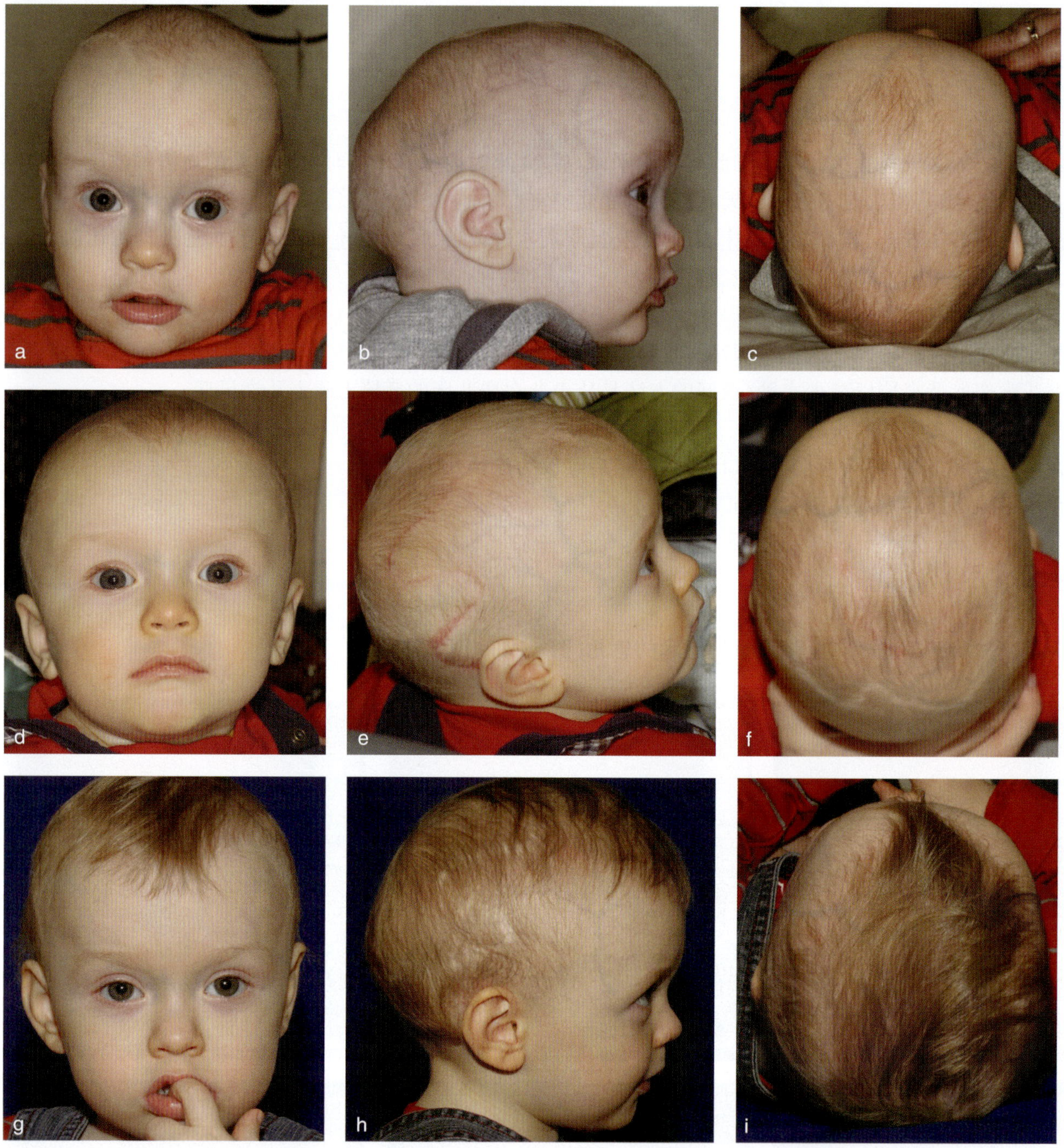

图 5.75 接受全颅骨重塑且患有舟状头的男患儿。(a)术前正位图。注意额部隆起和双颞狭窄。(b)术前侧位图。注意额部隆起和枕突症状。(c)术前上视图。注意舟状头。图为患儿在术后 3 个月的(d)正位图、(e)侧位图和(f)上视图。(g)在术后的 18 个月,可见双顶和双颞显著饱满。(h)解决额部隆起和枕突症状的侧位图。(i)术后 18 个月的上视图。

并发症

在矢状缝早闭手术中,最常见的手术并发症是伤口愈合和轮廓异常问题。文献中曾提到过一些罕见及未知的并发症,包括癫痫发作、空气栓塞、血管坏死、脑损伤和死亡。以上症状比较罕见,也因其罕见性无法预测。

总结

进行矢状缝早闭的矫正手术,主要目的是缓解脑部发育的限制,并使颅部形状恢复正常。因此,必须将矢状和冠状直径恢复正常;并消除额部隆起和颞部狭窄的问题。目前,全颅骨重塑的手术疗效以神经学和美学为基准。虽然每个病例都有其多样性,但我们认为本章节的手术程序可以解决矢状缝早闭的特征症状,特别是其他手术方法所忽略的颞部凹陷问题。

手术要点

- 需要由神经外科医生对 CT 进行测评,以避免矢状窦导静脉的问题。术前 CT 还可以评估心室大小、胼胝体缺损和其他异常的问题。
- 确保患儿家属理解及同意手术规划,清楚存在包括癫痫发作、脑损伤和死亡等在内的潜在手术风险(可以考虑将此类低风险比作机动车交通意外的死亡率)。
- 需要将弧形切口切得宽一些,尽可能地保持在发际线前后,以便手术。切口从耳沟后部开始,且尽可能沿着水平方向延伸来隐藏切口。在治愈后,此弧形切口有助于隐藏切口。
- 在最初切开时,助手需用手指在头皮处施加压力,以阻止出血。为防止脱发,需正确使用灼烧法。
- 松解并释放最初切口前的软组织,使头皮瓣快速覆盖。
- 分离外耳道的前部,以防止出血和面神经损伤。
- 一般在前移位点和中线植骨固定前 10 分钟给予甘露醇(1g/kg),并仔细监测 pCO_2,将其保持为 27~29mmHg(1mmHg≈0.133kPa)。每次使用甘露醇帮助大脑放松,并使回缩过程更容易、更温和。
- 快速进行截骨术可以帮助减少失血。
- 为在使用动力系统时防止骨坏死,需要反复冲洗手术区域。
- 允许颞骨狭窄进行轻度地过度矫正,以获得良好的长期疗效。
- 保留所有的组织。
- 尽量在截骨手术结束前避免输血。
- 尽可能避免麻醉剂的使用。麻醉剂的使用会给神经检查增加难度,只使用对乙酰氨基酚(泰诺)对大多数患儿来说就已足够。
- 指导患儿父母让患儿在接下来的几周睡在婴儿床的汽车座椅上,以确保头部高位,以及防止在婴儿床中头部创伤。
- 使用生理盐水进行静脉输液,以预防低钠血症。
- 术后低热并非意外,是正常的,且很少是由感染引起的,所以无须进行败血症检验。通常此症状会在患者出院前就恢复正常。

[柴岗 KIM BYEONG SEOP(金秉燮) 译]

参考文献

1. Persing JA. MOC-PS (SM) CME article: Management considerations in the treatment of craniosynostosis. Plast Reconstr Surg 2008;121(4 Suppl):1–11
2. Cohen MM Jr, MacLean RE, eds. Craniosynostosis. Diagnosis, Evaluation, and Management. 2nd ed. New York, NY: Oxford University Press; 2000
3. Kolar JC. An epidemiological study of nonsyndromal craniosynostoses. J Craniofac Surg 2011;22(1):47–49
4. van der Meulen J, van der Hulst R, van Adrichem L, et al. The increase of metopic synostosis: a pan-European observation. J

Craniofac Surg 2009;20(2):283–286
5. Kadri H, Alhakam AM. Incidences of craniosynostosis in Syria. J Craniofac Surg 2004;15(4):703–704
6. Oppenheimer AJ, Rhee ST, Goldstein SA. Force-induced craniosynostosis in the murine sagittal suture. Plast Reconstr Surg 2009;124(6):1840–1848
7. Lannelongue M. De la craniectomie dans la microcephalie. Compt Rend Seances Acad Sci 1890;50:1382–1385
8. Mehta VA, Bettegowda C, Jallo GI, Ahn ES. The evolution of surgical management for craniosynostosis. Neurosurg Focus 2010;29(6):E5
9. Jane JA, Edgerton MT, Futrell JW, Park TS. Immediate correction of sagittal synostosis. J Neurosurg 1978;49(5):705–710
The authors presented technique for correction of sagittal synostosis with achievement of an immediately pleasing cosmetic result. Even with replacement of bone and no attempt to inhibit bone union, premature reclosure does not occur. Moss's theory of dural tensions was discussed to explain the effect.
10. Albright LA. Operative normalization of skull shape in sagittal synostosis. Neurosurgery 1985;17(2):329–331
11. Vollmer DG, Jane JA, Park TS, Persing JA. Variants of sagittal synostosis: strategies for surgical correction. J Neurosurg 1984;61(3):557–562
12. Jimenez DF, Barone CM. Endoscopic craniectomy for early surgical correction of sagittal craniosynostosis. J Neurosurg 1998;88(1):77–81
The authors sought to minimize scalp incisions, blood loss, and operative time by using endoscopically assisted strip craniectomies and barrel stave osteotomies to treat infants with sagittal suture synostosis. Four patients, aged 2, 4, 9, and 12 weeks, who presented with scaphocephaly underwent endoscopic midline craniectomies through small midline scalp incisions. The mean operative time for the procedure was 1.68 hours (range 1.15–2.8 hours); the mean blood loss was 54.2 mL (range 12–150 mL). Three patients did not require blood transfusions and were discharged within 24 hours. Postoperatively, all patients were fitted with custom cranial molding helmets. Follow-up evaluation ranged from 8 to 15 months. All patients had successful correction of their scaphocephaly with no mortalities, morbidities, or complications.
13. Greensmith AL, Holmes AD, Lo P, Maxiner W, Heggie AA, Meara JG. Complete correction of severe scaphocephaly: the Melbourne method of total vault remodeling. Plast Reconstr Surg 2008;121(4):1300–1310
The authors presented a new method of total calvarial remodeling for correcting significant scaphocephaly and their experience with the first 30 consecutive patients with their technique. Thirty consecutive patients (22 boys and 8 girls) with moderate to severe scaphocephaly who underwent total calvarial remodeling using the Melbourne technique were analyzed retrospectively. Mean age at surgery was 7½ months (range 4 –18 months). All had significant frontal and occipital deformities, bitemporal narrowing, a low cranial index, an anteriorly located vertex, and a narrow posteroinferiorly sloping posterior cranium. Clinical photographs, computed tomographic imaging, and cranial index were evaluated preoperatively and postoperatively. A sufficient follow-up period in 17 patients enabled the measurement of changes in cranial indices. A dramatic improvement in head shape was confirmed subjectively by clinical examination and photographs, and in 17 patients, objectively by analyses of the cranial indices. In these 17 patients, the mean preoperative cranial index was 64.6% preoperatively (range 56–69.3%) and increased to a mean of 77.5% postoperatively (range 72–81%). The mean increase in cranial index was 12.9% (range 9.5–19%). Among the 30 patients, overall complications were major in one patient (3.3%) (presumed air embolus) and minor in three (10%).
14. Hashim PW, Patel A, Yang JF, et al. The effects of whole vault cranioplasty versus strip craniectomy on long-term neuropsychological outcomes in sagittal craniosynostosis. Plast Reconstr Surg 2014;134(3):491–501
This study provided the first comparative analysis examining the effects of the two techniques related to long-term intellectual functioning. A total of 70 patients were enrolled in this multicenter study, 29 of whom had previously undergone endoscopic strip craniectomy and 41 of whom had previously undergone whole-vault cranioplasty. All patients completed a battery of neurodevelopmental tests (Beery-Buktenica Developmental Test of Visual-Motor Integration, Wechsler Abbreviated Scale of Intelligence, and Wechsler Fundamentals) to evaluate various domains of neuropsychological function. In a group comparison of those treated before 6 months of age, whole-vault patients obtained higher scores relative to endoscopic strip craniectomy patients on visuomotor integration, full-scale intelligence quotient, verbal intelligence quotient, word reading, and reading comprehension ($p < 0.05$ for all). When compared with strip craniectomy performed before 3 months of age, the whole-vault group still showed significantly higher scores in verbal intelligence quotient, reading comprehension, and word reading ($p < 0.05$ for all).
15. Patel A, Yang JF, Hashim PW, et al. The impact of age at surgery on long-term neuropsychological outcomes in sagittal craniosynostosis. Plast Reconstr Surg 2014;134(4):608e–617e
16. Mathijssen I, Arnaud E, Lajeunie E, Marchac D, Renier D. Postoperative cognitive outcome for synostotic frontal plagiocephaly. J Neurosurg 2006;105(1):16–20
17. Patel A, Yang YF, Hashim PW, et al. The impact of age at surgery on long-term neuropsychological outcomes in sagittal craniosynostosis. Plast Reconstr Surg 2014;134(4):608e–617e
18. Gault DT, Renier D, Marchac D, Jones BM. Intracranial pressure and intracranial volume in children with craniosynostosis. Plast Reconstr Surg 1992;90(3):377–381
Intracranial volume and intracranial pressure were measured in 66 children with craniosynostosis, 48 boys and 18 girls. The premature fusion of skull sutures is assumed to restrict skull growth and redispose to elevated intracranial pressure. Thirteen children (20%) had raised intracranial pressure and demonstrated a significant restriction of skull growth. In this series, however, volume measurement alone did not serve as a reliable predictor that intracranial pressure was raised.
19. Warren SM, Proctor MR, Bartlett SP, et al. Parameters of care for craniosynostosis: craniofacial and neurologic surgery perspectives. Plast Reconstr Surg 2012;129(3):731–737
20. Vercler, Christian CJ, Sugg KB, Buchman SR. Split cranial bone grafting in children younger than 3 years old: debunking a surgical myth. Plast Reconstr Surg 2014;133(6):822e–827e.
This article outlined the current management of craniofacial deformities using front orbit advancement (FOA) as a treatment strategy. The authors addressed patient selection, surgical indications and timing of treatment, perioperative care, and operative techniques. This article was in no way meant to be a primer for the undertaking of this complex multifaceted procedure but rather is a source of information to better understand the approach to the reconstructive dilemmas posed by a unique group of patients with challenging congenital deformities. Only trained craniofacial surgeons, in appropriate facilities, with dedicated assembled teams should take on the care and responsibility for these high-risk procedures. The specialized care and expertise required by the patients in need of FOA is not to be underestimated. Serious complications such as brain damage, blindness, and death are known risks of the FOA procedure and can become more likely when the surgical management of these patients is approached in a cavalier manner.
21. Vercler CJ, Buchman SR, Chung KC. Discussing harm-causing errors with patients. Ann Plast Surg 2015;74(2):140–144
22. Buchman SR, Muraszko K. Frontoorbital reconstruction. Atlas Oral Maxillofac Surg Clin North Am 2002;10(1):43–56

第 6 章

后颅窝扩张

Jack C. Yu, Angela G. Viers, Phuong Pham, Ian M. Heger

后颅窝扩张是通过移动后颅窝骨瓣扩大颅腔容积，其在恢复正常的脑功能和缓解颅高压导致的头痛方面起着重要作用。后颅窝扩张可通过两种方法实现传统的后颅窝扩张手术和牵张成骨。传统后颅窝扩张的优点在于通过一次手术可达到术前规划的扩张体积，以及可精确控制骨瓣移动的范围和方向。该手术的缺点是由术毕缝合头皮导致的骨瓣扩张的幅度受到软组织的限制。即便做了广泛的分离或是帽状腱膜切口，移动后颅窝 15~20mm 也可能导致切口关闭困难[1]。牵张成骨术可使后颅逐渐移动的范围达到 25~30mm，这是传统手术方式无法实现的[2]。牵张成骨的缺点是必须进行二次手术取出牵张装置。常规扩张手术通常在患儿 8~10 月龄时进行，但如果需要后移 15~20mm，那么则首选牵张成骨。最近多中心研究表明，在矢状缝早闭病例中，早期有效的扩张，可能与更好的发育有关[3]。牵引装置有完全埋入式可自动进行牵引扩张，如颅骨牵引弹簧，也有半埋入式需手动旋拧进行牵引。值得注意的是，使用牵张成骨技术所需要剥离的组织更少，且能更好地保留骨瓣的血供。目前尚不清楚的是，这样的保留血供是否会带来更好的长期颅骨形态和神经发育的益处。

术后管理将在手术章节中进一步讨论。我们也将对包括脑脊液循环、脑部血供、颅内压自动调节、颅内组织和颅腔容积的动态平衡进行简要介绍。

目的

手术的主要目的是增加后颅窝容积，进而达到降低颅内压、改善大脑功能、减缓颅内高压所致头痛的治疗效果[4]。此外，与许多整形外科手术一样，手术的目的也为了改善头颅对称性和(或)头颅外观比例。

相关外科解剖

后颅窝由枕骨、顶骨后部、人字缝和矢状缝的后段组成。除了覆盖小脑、后顶叶和枕叶外，后颅窝还包含关键的硬脑膜反折，包括后大脑镰、小脑镰和小脑幕。在这些硬脑膜反折内是静脉窦。上矢状窦(SSS)和直窦在枕内隆起处与横窦(TS)连接，形成窦汇，也称为希罗费罗窦汇。与这个重要结构相对应的外部骨性标志是枕外隆凸[5]。静脉窦引流的常见方式有四种：41%的 SSS 只流入右 TS，35%的 SSS 和两个侧 TS 汇合，14%的 SSS 分叉流入 TS，以及少见的情况即 10%的 SSS 只流入左侧的 TS[6]，乙状窦对应的外部体表投影是乳突后上部分。乙状窦得名于两个近 90°的转弯，走行方向为前-下-内侧，最终通过颈静脉孔从后颅窝出颅。之后在茎突的内侧和枕骨髁的外侧，静脉窦流入颈内静脉，通过舌下管与之分离[7]。这些静脉是脑代谢产物通过脑脊液代谢的关键途径，对颅内组织体积的稳态和代谢都是至关重要的[8,9]。

患者选择

接受该手术的患者主要有两类。第一类为存在人字缝早闭的患者。这些患者并不常见,但人字缝早闭确实是后颅窝扩张的适应证;第二类包括有综合征、复杂颅缝早闭的患者,即使其病变没有累及人字缝。后颅窝扩张是为了增加颅内容量以适应快速发育和扩张的大脑,需要注意的是,接受后颅窝扩张的患者将来可能仍需要额眶扩张。狭窄的颅底伴尖头畸形患者可能从后颅窝扩张中充分受益,因为术后大脑增加的体积可以填充手术增加的颅内空间,进而可能减轻尖头畸形的进展。

适应证和禁忌证

适应证

人字缝早闭是一种古老的疾病,虽然罕见,但历史上早有记载,最早可追溯到 530 000 年前,在一具中更新世时期的青少年颅骨遗骸中发现[10]。婴幼儿因复杂颅缝早闭所致的脑颅不称、静脉流出道或脑脊液引流受压导致的颅内压增高是后颅窝扩张的主要患者群体[11]。有时,单侧人字缝早闭可导致明显的后斜头畸形,可通过进行不对称的后颅窝扩张来矫正,以达到颅骨对称,并且同时实现后颅窝体积的扩张。

禁忌证

由于手术创伤大,因此忌用于姿势性后斜头畸形的婴儿,姿势性后斜头畸形比颅缝早闭引起的后斜头畸形更常见。对于医生非常重要的是,不要将姿势性后斜头畸形误诊为人字缝早闭,因为前者很常见且无须手术干预[12]。

术前计划

随着认识到 CT 成像的辐射对 12 月龄以下患儿的长期影响,我们已经修改了诊疗方案,只有在治疗方式取决于 CT 结果时,才让患者接受 CT 检查。术前无须常规行 CT 扫描。人字缝早闭非常罕见,占颅缝早闭病例的不到 2.7%[14]。大多数人字缝早闭患者中,同时存在单侧冠状缝和矢状缝早闭,形成 Z 字形的复杂颅缝早闭(图 6.1 和图 6.2)。

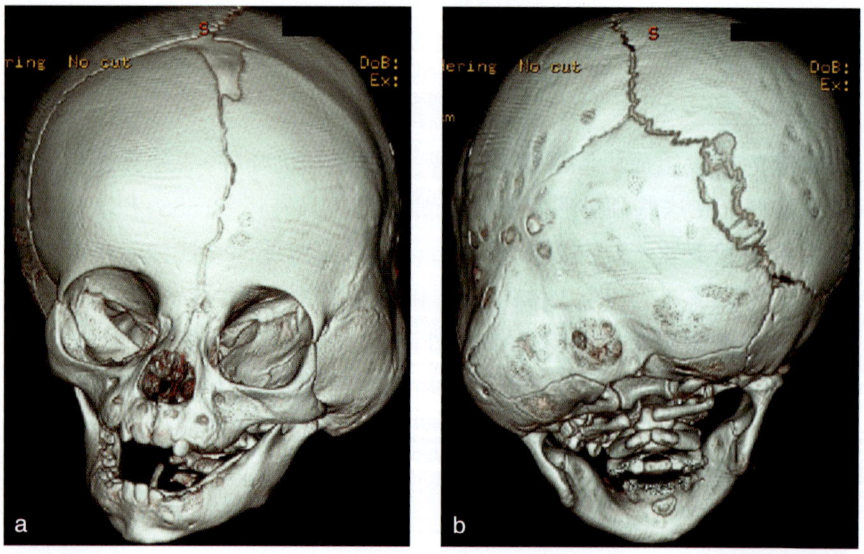

图 6.1 (a)一例复杂性颅缝早闭患者三维 CT 图像前面观,该患者病变累及左侧冠状缝和人字缝并伴有一侧颞部的代偿性膨出。(b)该患者三维 CT 图像后面观,可见其左侧人字缝早闭,并伴有同侧枕部膨出,这是一种常见的临床表现。

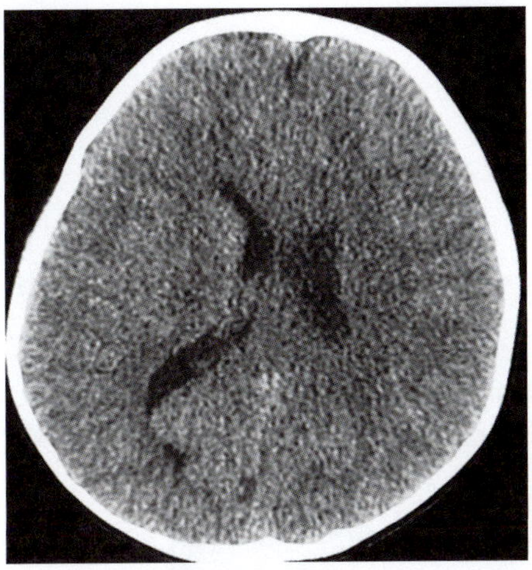

图 6.2 一例左侧人字缝早闭的 Muenke 综合征患儿颅脑横断位 CT 图像，可见其脑室不对称。

脑脊液循环

脑脊液是血液的超滤液，化学性质类似于血清。大约 70%的脑脊液是由脉络丛产生的；其余 30%来自室管膜内层和细胞外液。最近的动物实验数据表明，在睡眠期间，对流电流对脑脊液清除积聚的代谢物是至关重要的。压力梯度的扰动可能会改变这一新发现非常重要的微流体[8]。脑脊液在中枢神经系统的循环一旦完成，就会通过上矢状窦的蛛网膜颗粒被再吸收回静脉系统，最终通过颅底的颈静脉流出道出颅。如果这一循环受到干扰，脑脊液就会积聚，导致巨头畸形或脑积水。当颅缝未闭合时，脑脊液体积的增加会导致颅缝分离，导致头围增大(巨头畸形)。如果颅缝闭合，循环不畅的脑积液会导致颅内压升高(脑积水)，这不仅不利于神经发育，还可能危及生命[15,16]。颅内压升高除了直接作用于突触发育外，还可通过减少脑灌注导致缺血。根据患者的年龄、颅内压的大小和压力变化的幅度，患者表现出的体征和症状各不相同。

因为大脑没有储存营养来满足其能量需求的能力，所以它完全依赖于持续不断的氧气和葡萄糖的供应来满足其代谢需求(图 6.3)。为了满足这一需求，脑血流量(CBF)可根据需求，在较大灌注压力范围内进行自动调节。当出现低血压或颅内高压时，这种自动调节丧失，血流取决于灌注压。脑血流的测量单位是每分钟每 100g 脑组织有多少毫升血液，但很难在临床上进行测量。随着神经元活动的增加，灰质每分钟 100g 的 CBF 为 50~100mL，而白质每分钟为 10~20mL。脑脊液的再分布虽然可以在颅内压增加的情况下进行一定程度的调节，但调节范围有限。

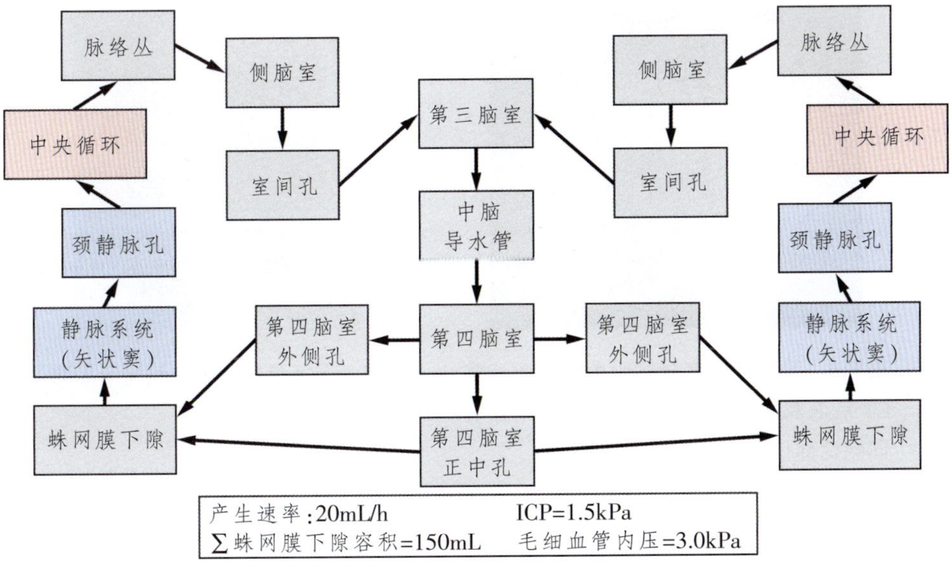

图 6.3 脑组织血氧动力交换。

手术器械

后颅窝扩张术需要的手术器械如下图所示(图 6.4)。

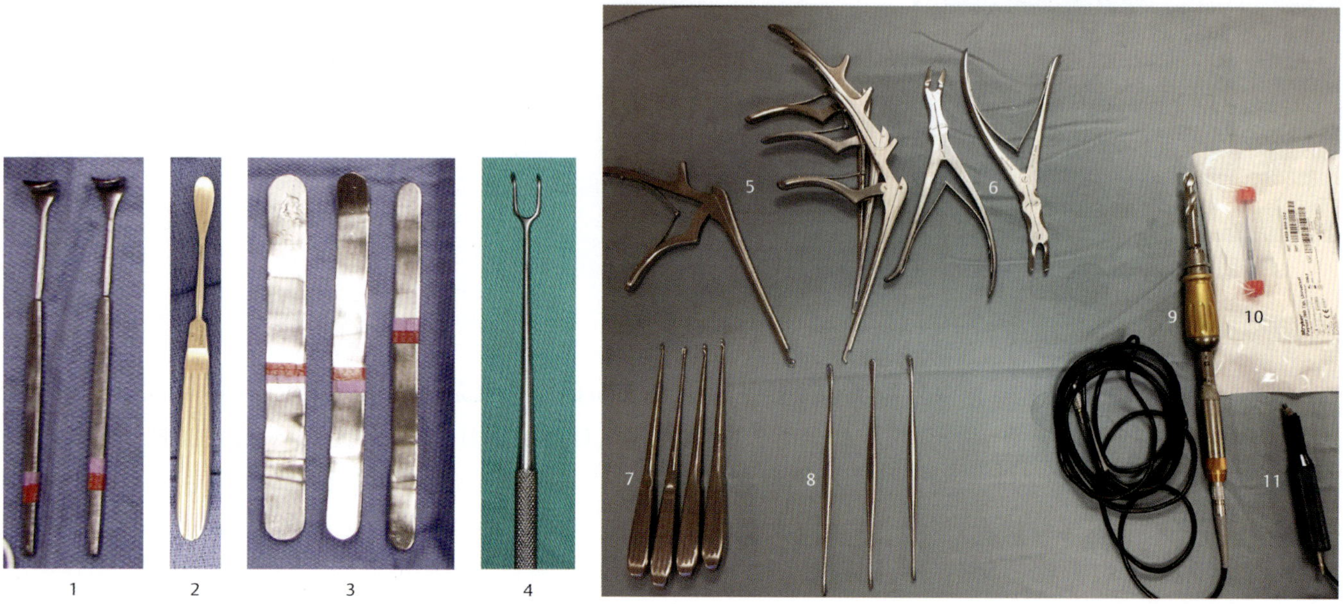

图 6.4 直角拉钩(1);骨膜剥离子(2);脑压板(3);双尖拉钩(4);椎板咬骨钳(5);咬骨钳(6);骨刮匙(7);脑膜剥离子(8);开颅钻(9);超声骨刀刀头(10);超声骨刀刀柄(11)。

手术过程:技术细节

传统后颅窝扩张

传统后颅窝扩张手术步骤如下(图 6.5 至图 6.24)。

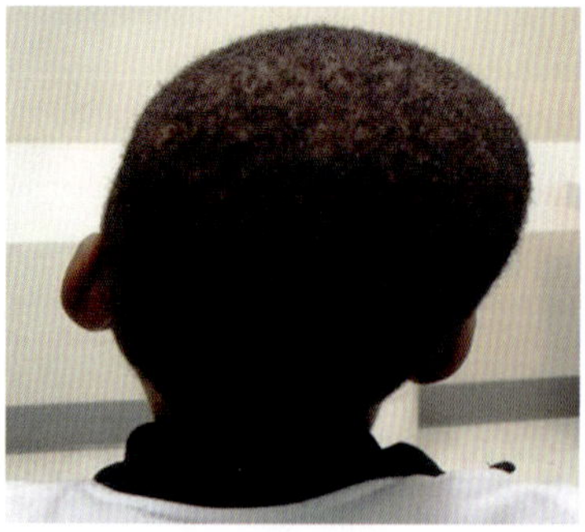

图 6.5 一例人字缝早闭患儿术前照片。

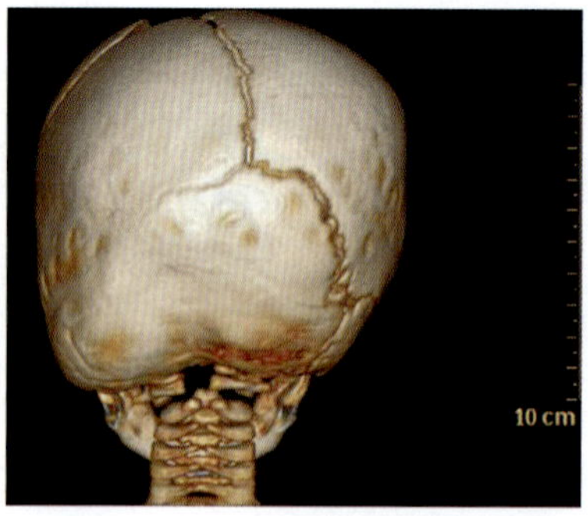

图 6.6 另一例人字缝早闭患儿头颅三维 CT 后面观，可见其左侧人字缝早闭伴有同侧枕部代偿性膨出。

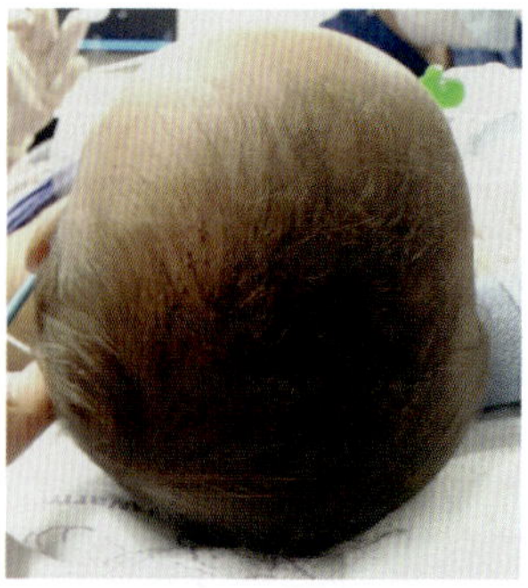

图 6.7 人字缝早闭患儿颅顶形态照片。

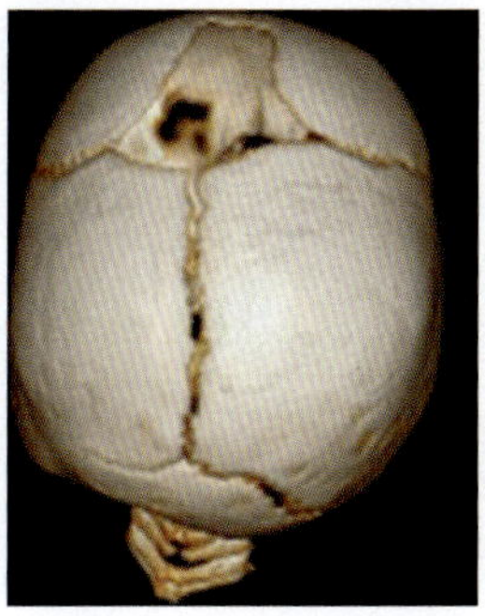

图 6.8 图 6.7 患儿的三维 CT 图像，可见其颅顶呈五边形。

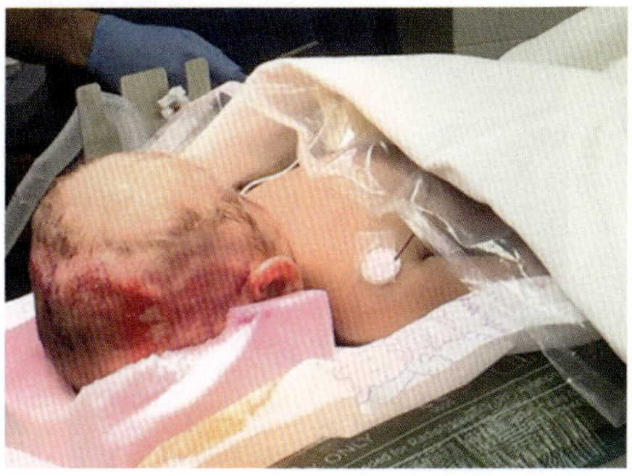

图 6.9 全身麻醉诱导、开放动静脉通路、留置导尿管以及心前区超声监测后，将患儿转向俯卧位，相应部位做好防压疮措施。术中使用温毯，持续超声监测右心室流出道监测静脉空气栓塞。

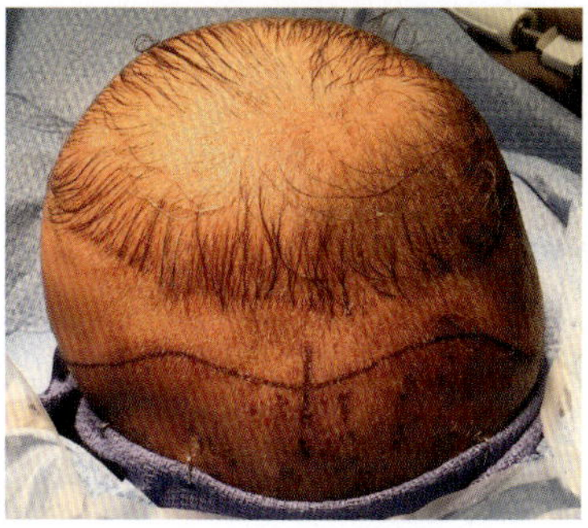

图 6.10 标记冠状切口。用电动剃刀将切口上方的头发剔除。切口设计采用小弧度的正弦形状，以减少最终瘢痕形成。脱毛宽度至双耳上方 15~20mm。术区用消毒剂消毒，如 10%聚维酮碘液，沿冠状切口采用 0.25%布比卡因加 1∶200 000 肾上腺素的溶液进行局部麻醉，剂量为 1mL/kg。

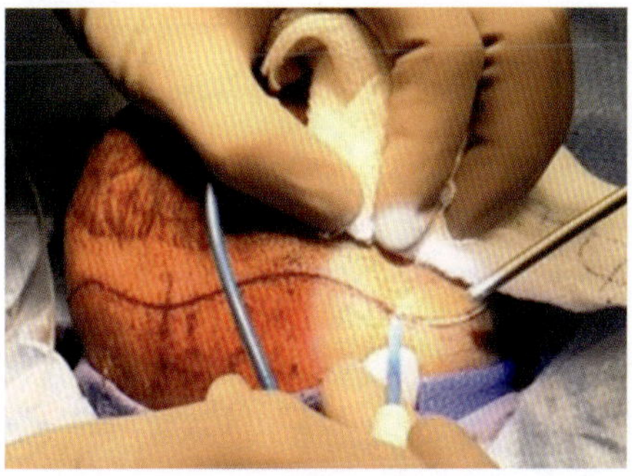

图 6.11 用 70%的异丙醇和 4%的氯己定擦洗整个头皮。用 15 号刀片切开皮肤，然后用尖头电刀打开剩下的头皮。用电刀切开全程头皮，以减少失血。

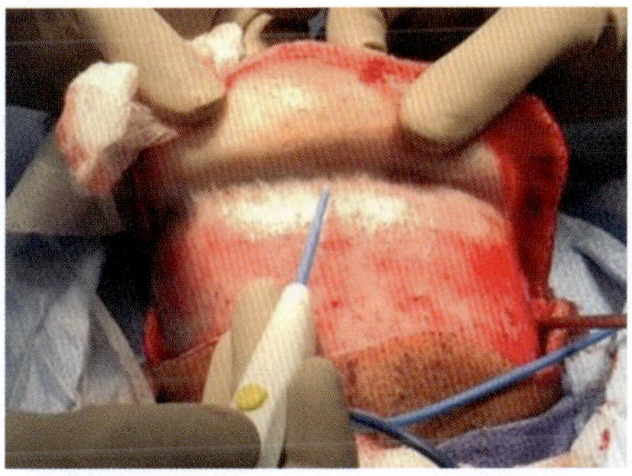

图 6.12 头皮剥离在帽状腱膜下和骨膜上水平进行。一旦到达颞嵴，就将颞肌从其骨面附着处剥离。分离平面在帽状腱膜下和骨膜上之间。

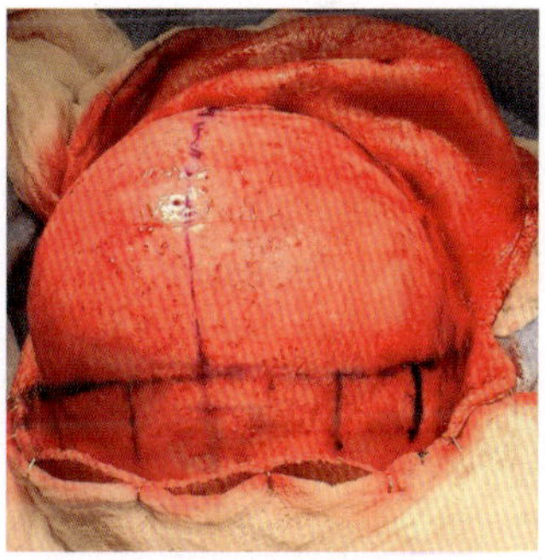

图 6.13 暴露后颅窝。在顶枕交界处前方和冠状缝后方横向画一条平行于冠状缝的线。第二条线与第一条线成 90°，与颅底平行，从一侧向另一侧延伸，至枕骨隆凸尾侧 5~10mm 处。这就形成了一个 1/4 的球，称为一个半月，如果头颅是一个理想的球形，那么它的表面积为总表面积的 1/4。第三条线与前两条线成直角，将两者平分。这就形成了两个三角形的 1/2 个半月，每个三角形的 1/2 个半月都有 3 个 90°内角(画在球面上的三角形内角之和>180°)。

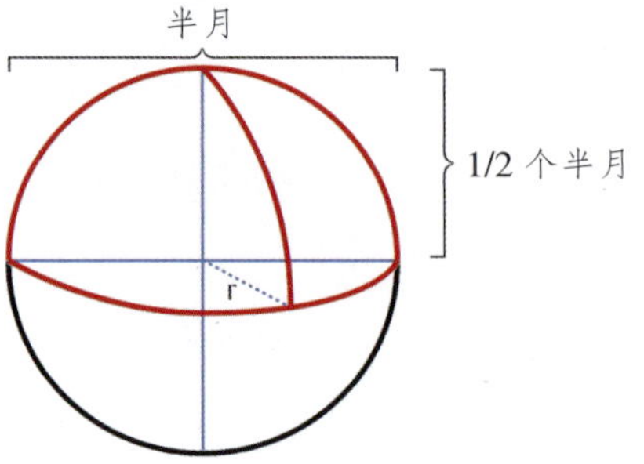

图 6.14 最初的二面角，即支撑半月面之间形成的夹角，接近 90°。半月面面积以 $2r^2\theta$ 表示，若球体直径 100mm，半径为 $r=$ 50mm，则半月面面积为 $2\times2500mm^2\times0.5$，即 $25cm^2$。半月的定义是一个球体的 1/4，被二等分时为 1/2 个半月。

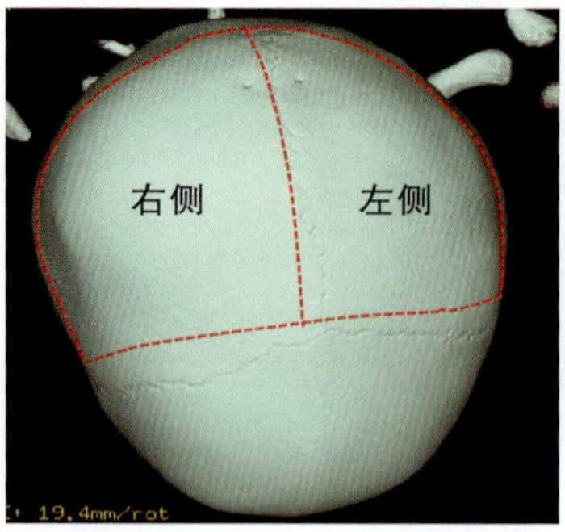

图 6.15 患者俯卧位时颅顶三维 CT 显示三条截骨线互为直角。

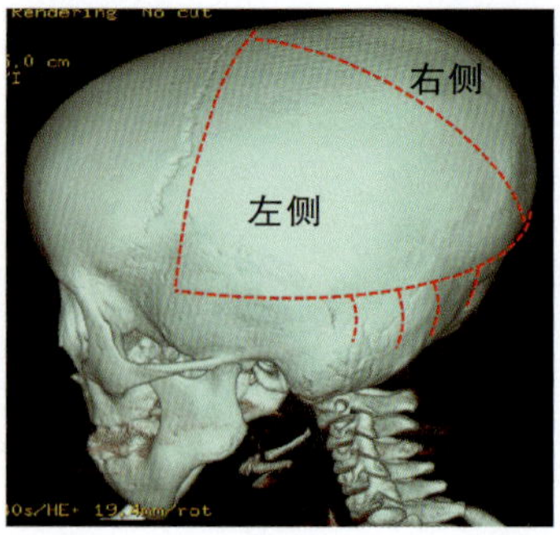

图 6.16 三条截骨线及桶状截骨以扩大左枕骨区域。截骨线钻洞，使用电钻或超声骨刀进行双侧枕部开颅手术。一旦颅骨被掀起，颅颌面组医生先暂时退出主刀位，由神经外科医生进行止血，检查硬脑膜，完成桶状截骨术。如有需要，6~8 个月以上的患者可将骨劈开进行颅骨移植。

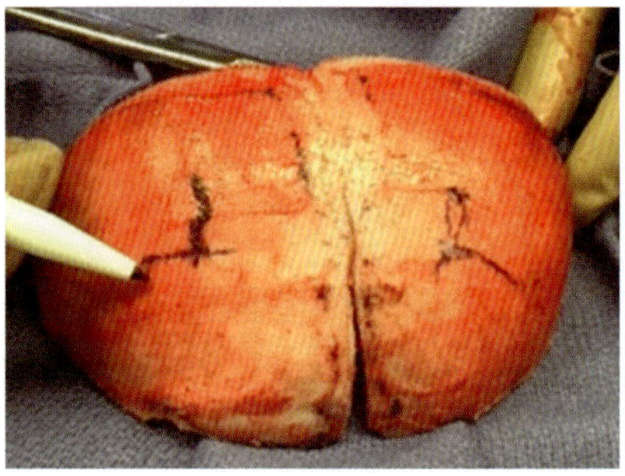

图 6.17 截骨后的双侧后颅窝颅骨。马克笔所指处为原颅骨的左侧部分。

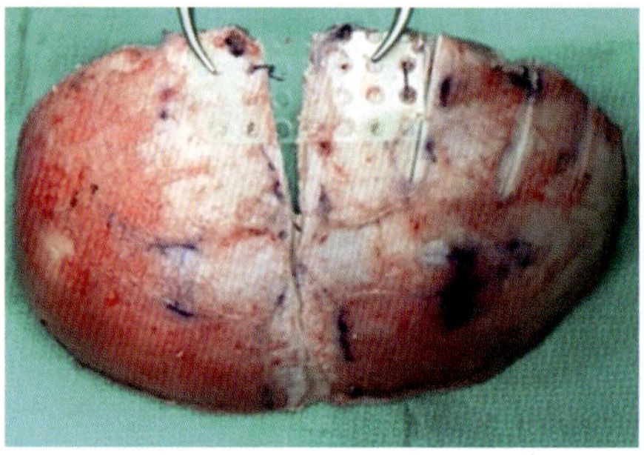

图 6.18 将骨瓣旋转 180°，用可吸收板固定增加前方横向尺寸。

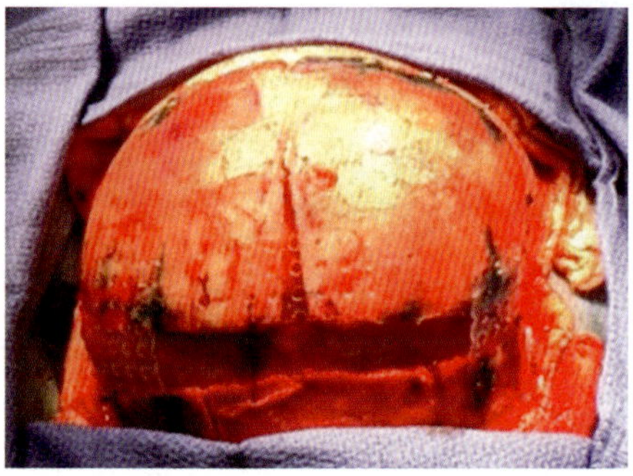

图 6.19 所有的硬组织包括骨瓣，均进行两种移动：旋转和平移。将扩张和旋转的骨瓣以不对称的方式放置，右侧向后 25mm，左侧向后 15mm。所有的动作都是这些移动在三维空间中的组合。任意给定长度的平移将增加颅腔的体积，增加的体积与骨瓣的表面积和运动的正交长度有关。

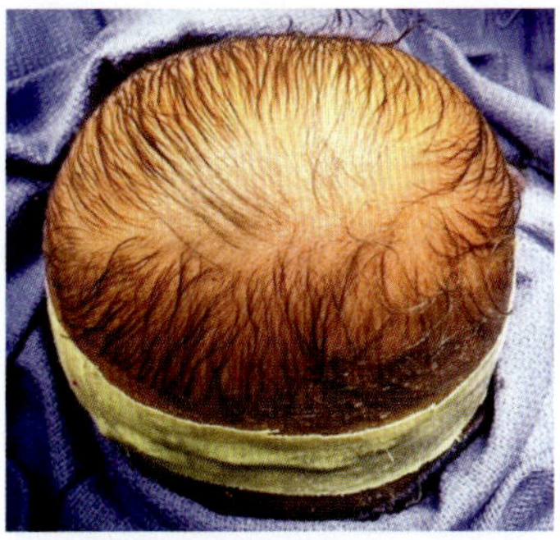

图 6.20 术毕，切口缝合后，包扎前的头颅形态。根据需要，使用 2-0 Vicryl 缝合线将颞肌在相应部位另外固定或按原来位置复位。关闭冠状切口，并应用较厚的敷料进行带有轻微压迫性的包扎。可在帽状腱膜下放置 7mm 或 10mm 的 Jackson-Pratt 引流管，用 2-0 Vicryl 缝合线，然后再用 3-0 和 4-0 Vicryl 缝合线缝合切口。皮肤表面用 4-0 可吸收缝合线间断闭合，然后用 5-0 缝合线连续缝合。在切口处涂抹局部抗生素药膏，并用较厚敷料包扎。

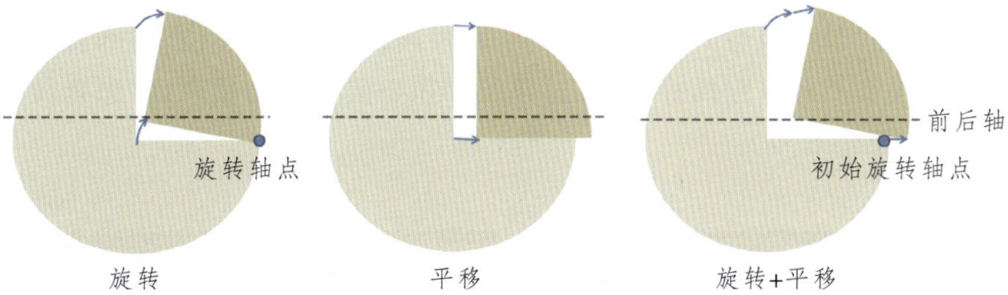

图 6.21 骨瓣基本的移动方式为旋转和平移，为简单起见，使用二维图像示意。根据定义，旋转有一个点（旋转轴心）或平移有一条线（轴）来保持其移动的稳定。这两种移动方式都会产生一定的间隙或台阶。这可以通过植骨或可吸收板来填平或固定，经常同时使用以上两种手段。

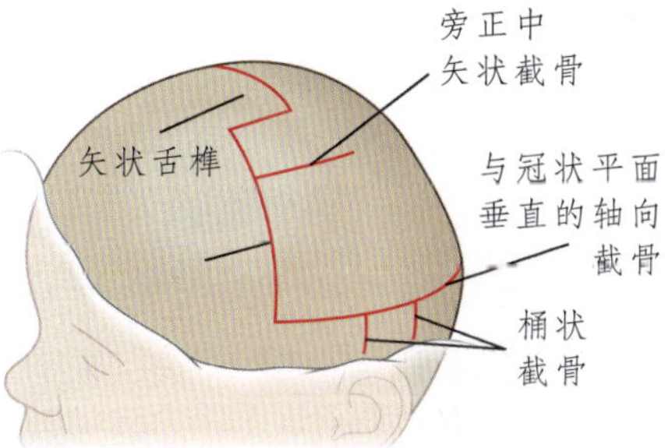

图 6.22 中线舌榫结构的设计可以使得后颅窝骨瓣移动时保留更多的骨性接触。

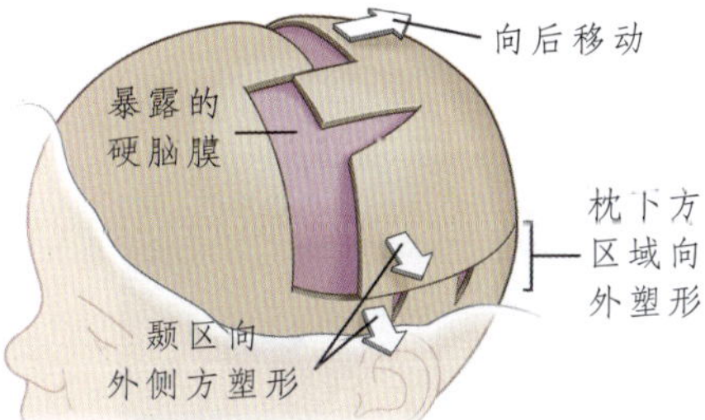

图 6.23 横向扩张是通过双侧旁正中截骨和侧移来完成的。这些扩张应为 15~18mm，因为幅度过大可能会导致切口关闭困难。

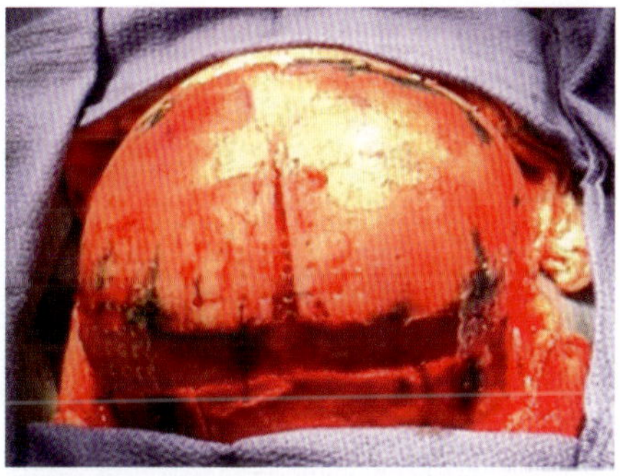

图 6.24 钻 1mm 孔便于使用 3-0 和 4-0 PDS 缝合线重新固定骨瓣结构。年龄较大患儿可用 1mm 厚度的可吸收板，年幼患儿可用厚度为 0.5mm 可吸收板，进而用可吸收螺钉固定。

手术技巧

- 颈部不应过度伸展。
- 手术团队必须警惕静脉空气栓塞的发生，其后果可能是致命的。
- 将左侧枕骨瓣旋转到右侧，将右侧枕骨瓣旋转到左侧，通常可改善对称性。
- 前后方向扩张超过 15mm 可能导致缝合困难，增加切口裂开的风险。
- Jackson-Pratt 引流管应放置在远离骨瓣边缘，因为它可能会嵌顿在骨缝中，导致需要二次手术移除。

后颅窝牵张成骨扩张术

后颅窝牵张成骨的体位与传统手术相同，即采用俯卧位，颈部轻微伸展，伸展幅度远小于矢状缝早闭手术所需的幅度。经口腔插管后，放置导尿管和心前多普勒超声，将患者转向俯卧位，所有压力点做好防压疮措施（图 6.25 至图 6.31）。

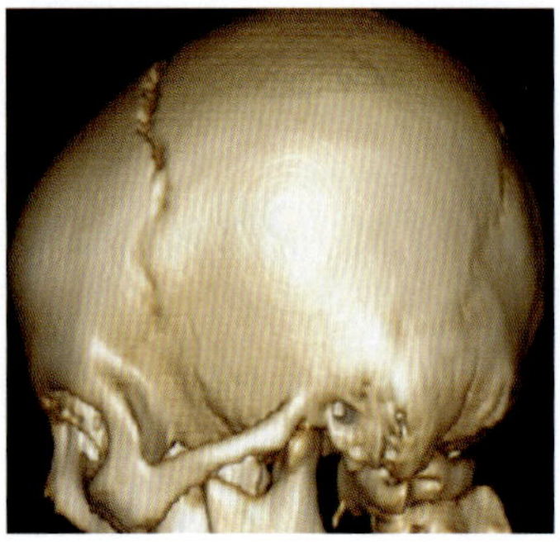

图 6.25 颅骨三维重建 CT 扫描，显示闭合的人字缝和严重压缩的后颅窝。患儿体位为俯卧位，颈部微伸。与传统的后颅窝扩张不同，只有两条互为 90°的截骨线，形成一个带有硬脑膜的单一大骨瓣，用于后颅窝牵张成骨。切口设计和头皮分离与常规后颅窝扩张完全相同。

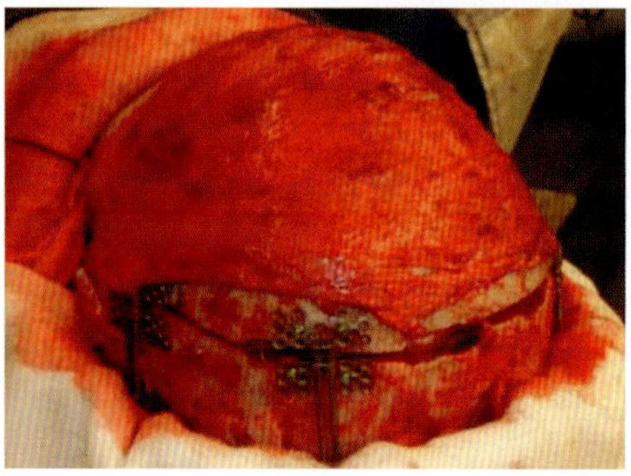

图 6.26 一旦截骨完成，就可以安置牵引器。我们倾向使用内置牵引器，牵引杆从手术切口以外的皮肤穿出。与用于面部外伤的非锁定钢板类似，牵引器的固定角需要塑形。

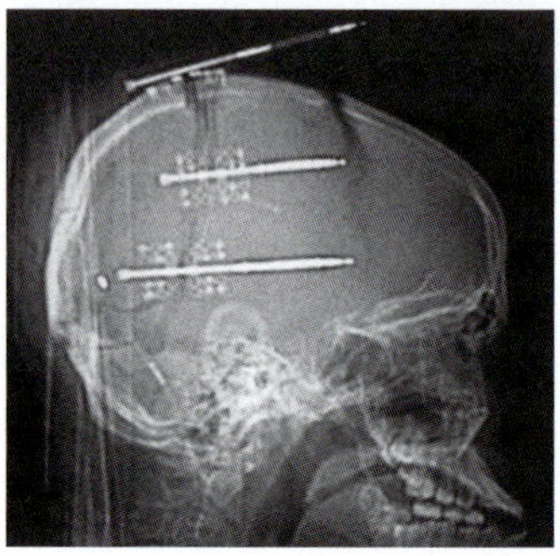

图 6.27 术后颅骨 X 线片显示截骨线和牵引器的位置。帽状腱膜用 3–0 薇乔线和 4–0 Vicryl 缝合线缝合，用 4–0 和 5–0 可吸收线缝合皮肤。婴儿术后 12~24 小时开始牵引，大龄儿童术后 24~36 小时开始牵引。每天牵引 4 次，每次 0.25~0.5mm。该术式可达到显著的扩张后颅窝的效果，可扩张 20~30mm。

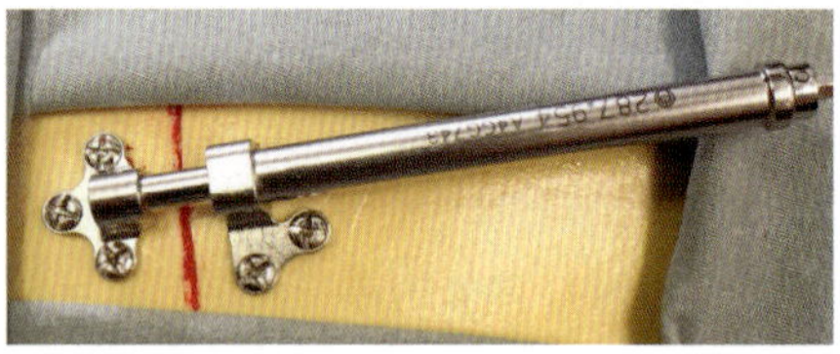

图 6.28 使用直径 1.5mm、长 5mm 的自钻螺钉。我们通常使用三个线性牵引器以便更好地控制扩张方向，一个在中线，左右两侧各一个。一旦牵引器安装好，必须测试牵引器，以确保它们可进行有效牵引。由于硬脑膜可能会撕裂，初始距离应>5mm 且<8mm。牵引器应稍微打开，然后转动以靠近分离的两个骨瓣边缘。

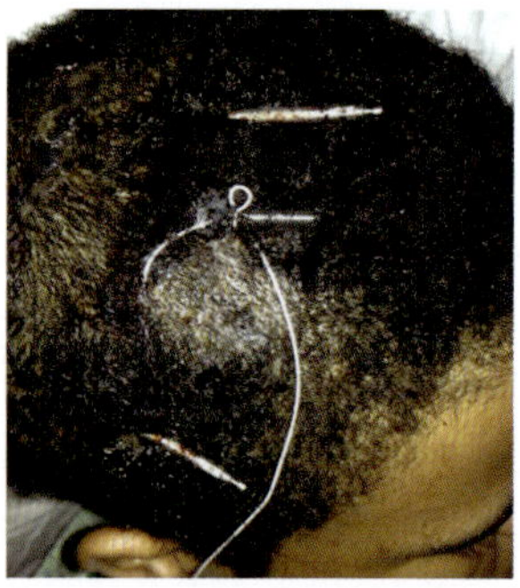

图 6.29 图中为一例术后 2 周的患儿，正处于牵引期，可见 ICP 检测仪和牵引器在位。

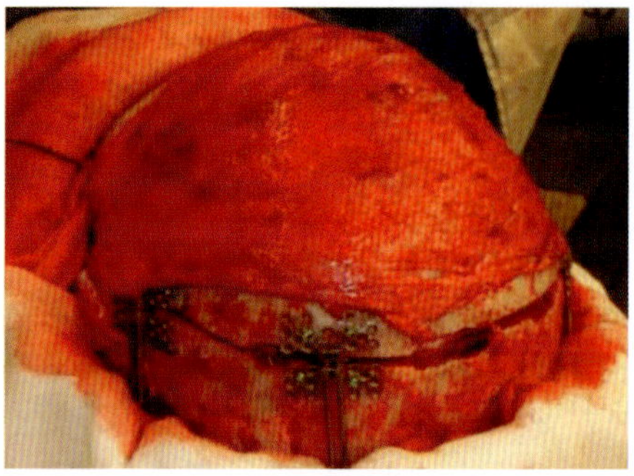

图 6.30 后颅窝牵张患儿二次手术术中照片，可见三个牵引器在位。后颅窝牵张患儿巩固期结束时，将返回手术室，在全身麻醉下移除所有牵引器。可以采用仅够取出螺钉和牵引器的更短的分段切口。

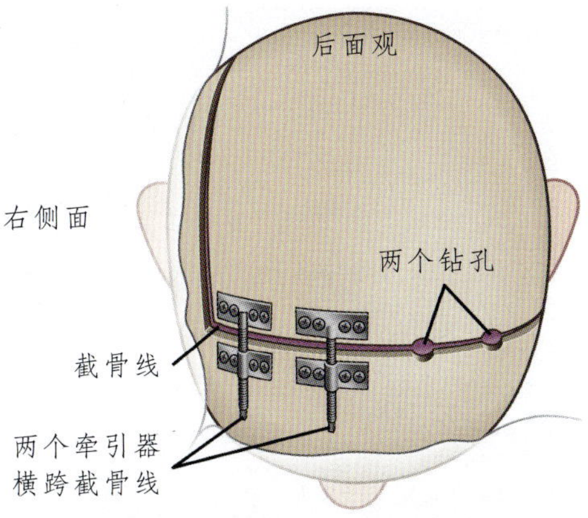

图 6.31 一旦达到了预期的扩张效果，即进入巩固阶段。牵引器暂时不动，并维持同样的最终牵引长度，巩固时间为动态牵引时间的两倍（即达到所需的最终牵引长度时间）。例如，需要牵引20mm，那么牵引时间为20天，巩固期为40天，使截骨牵引处充分骨化。牵引杆穿出皮肤处必须每天用稀释的过氧化氢溶液清洗3次，然后涂抹一层薄薄的抗生素药膏。无须使用全身性抗生素。

手术技巧

- 6月龄以下的儿童可使用牵引力为9N的弹簧牵引器。
- 坚固内置牵引器，每侧安装两个，可更好地控制1岁以上患者的牵引方向。
- 牵引杆穿出皮肤处的护理至关重要，此处容易造成感染。
- 如果截骨间隙的骨化不理想，在去除牵引器时可放置可吸收钢板和螺钉。

术后护理

- 使用大的包扎敷料包扎48小时。
- 在切口和牵引杆处每天涂抹3次抗生素药膏。
- 术后5天可用非处方的抗菌洗发水洗头。

临床病例

图6.32所示一例接受了后颅窝扩张的患儿术前和术后25个月随访时照片。

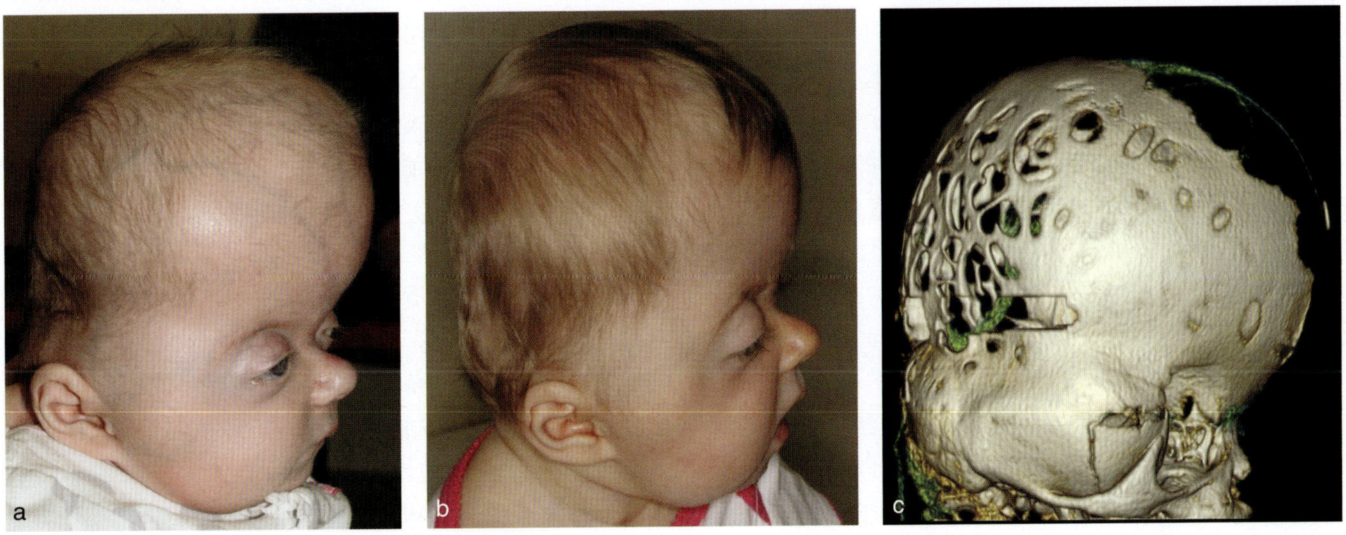

图 6.32 (a)6周龄患儿术前侧位照。(b)7.5月龄患儿术前侧位照。(c)3.5月龄患儿术前侧位三维CT图像。（待续）

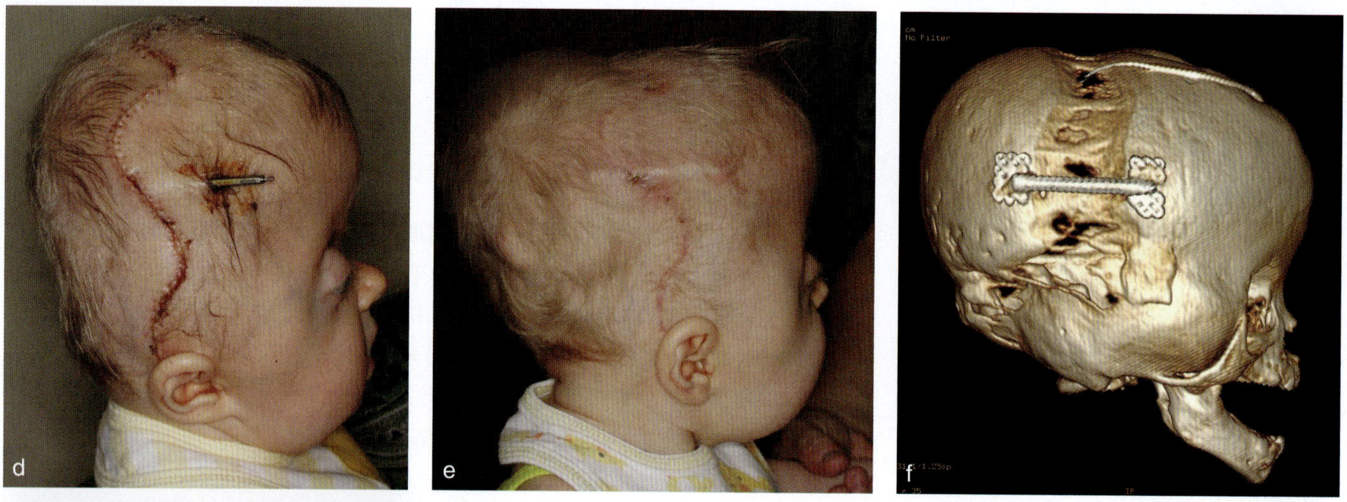

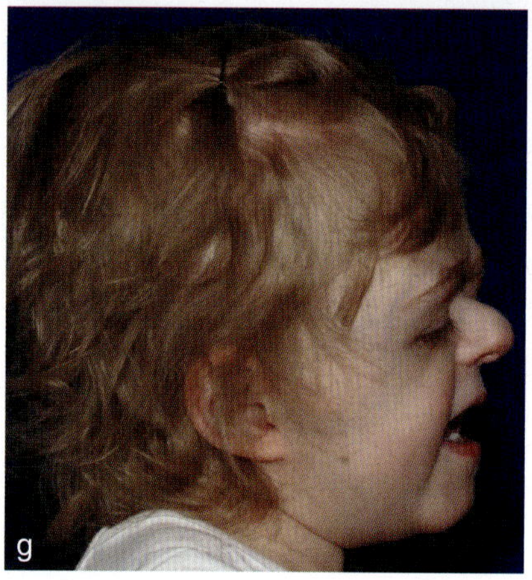

图 6.32(续) (d)牵引器安装术后 2 周,放置了两个牵引器,头部两侧各一个。牵引器上安装了牵引杆,以方便家属旋转进行牵引。(e)术后 8 个月(9+月龄)侧位片。可见明显的后颅窝扩张和颅腔容积增加,以及前额的代偿性改变。(f)牵引晚期 CT 扫描。可见牵引部位植入的骨组织、置入的引流管,以及颅底的扩张。(g)患儿 2 岁 9 个月,后颅窝牵引后 25 个月,额眶前移术后 1 年。可见颅骨形态逐渐改善和眶上缘的刻意过度矫正。

并发症

后颅窝扩张的并发症可以按其发生的时间进行归类:术中、术后即刻和术后长期。术中并发症包括失血、体温过低、静脉空气栓塞、硬脑膜撕裂和大脑皮质损伤。通过使用电凝止血、仔细定位和监测、适当降压(以脑氧饱和度为指标)和细致的手术技术,可以降低这些并发症的发病率。通过保持手术室的温度和使用温毯可以避免体温过低。静脉空气栓塞可能是致命的,需要立即采取救治措施,包括用生理盐水淹没手术野,降低头部位置,结扎或修复静脉窦的损伤。在术后即刻,可发生急性贫血和低钠血症,必须通过输血和补液治疗来纠正。伤口感染并不常见,如果确实发生了,可能在术后第 1 周没有明显症状。引流液不减少,白细胞增多,发热和化脓性分泌物可能是感染的迹象,需要进行相应的评估和治疗。可吸收的固定装置可能外化显露。对于无并发症的轻微伤口感染,清创、冲洗加上全身的抗生素治疗通常就足够了。严重的骨感染很少见,可能需要切除坏死的骨块。

总结

后颅窝扩张并不是一种常见的手术,因为人字缝闭合不常见。然而,它确实比额眶前移更有效地增加了颅内体积,有时用于伴有尖头畸形和颅底狭窄的双冠状闭合患者的颅腔容积增加。尽管确切的机制尚未明确,但在适当的适应证下,后颅窝扩张手术可以降低颅内压,减少顽固性头痛。从技术上讲,这种手术比额眶前移手术简单,因为它无须涉及眼眶和鼻腔。对于综合征颅缝早闭的患者应考虑该手术。

手术要点

- 应该在术前 24~48 小时完成手术详细规划并传达告知整个手术团队，包括时间、任务和需求三个方面。通过这种方式，手术室团队的每位成员都能准确地知道将要发生什么，以及什么时候需要什么。
- 应使用经皮组织氧饱和度监测仪，以实现精确地控制性降低血压，而不过分损害脑灌注。此外，令人欣慰的是随着颅腔的扩大，脑氧饱和度也在增加。
- 使用心前多普勒超声。当患者俯卧位，头部伸直并在静脉窦附近操作时，需要警惕静脉空气栓塞相关的并发症。心前多普勒超声可实现早期检测进入静脉系统的空气，因此术前花费 5 分钟来放置它是很有必要的。
- 在手术刀切至真皮后，用尖头电刀打开头皮的其余部分。在这个过程中，严密止血可以大大减少失血。
- 因为失血可能会很严重，常规后颅窝扩张术截骨前应提供输血。在备血到达手术室之前，术者不要开始截骨操作。
- 使用超声刀或电锯切割骨组织。对于年龄< 12 月龄的患儿，超声刀截骨效果好，更精细，软组织损伤更少，失血更少。
- 放置可吸收板和螺钉将骨瓣向后推。我们使用 5 个梯形板，在水平下方位置和矢状旁位置左右各放置一个，以固定骨瓣的向后移位。第 5 个板横向固定以保持宽度。
- 密切监测术后出血量。一些外科医生在切口两侧各留 5mm 的开口，进行引流，并对持续出血进行测量。另外，也可以使用小型的引流管。术后贫血并不少见。我们根据临床表现和血红蛋白水平决定是否输血，通常维持患儿血红蛋白>80g/L。
- 外科医生与小儿麻醉和 PICU 团队密切合作，因为这些都是涉及大量失血和血容量变化的较大手术操作。PICU 和麻醉支持是很重要的。

（刘翔琪 译　杨娴娴 校）

参考文献

1. Sandler AL, Daniels LB III, Staffenberg DA, Kolatch E, Goodrich JT, Abbott R. Successful treatment of post-shunt craniocerebral disproportion by coupling gradual external cranial vault distraction with continuous intracranial pressure monitoring. J Neurosurg Pediatr 2013;11(6):653–657
This article reported the use of distraction osteogenesis to overcome shunt-induced suture fusion and secondary craniocerebral disproportion. The magnitude of expansion was guided by contemporaneous ICP measurements.
2. White N, Evans M, Dover MS, Noons P, Solanki G, Nishikawa H. Posterior calvarial vault expansion using distraction osteogenesis. Childs Nerv Syst 2009;25(2):231–236
In this retrospective review, White and colleagues from Birmingham, UK, reported their experience with six patients with posterior cranial vault osteotomies using three linear semiburied distractors. The ages of the patients were from 1 to 9 months. The range of length of distraction was from 18 to 30 mm, with 3-day latency and a rate of distraction of 1 mm per day at 0.5 mm every 12 hours. Importantly, of the six patients, there were 8 complications, including two CSF leaks.
3. Patel A, Yang JF, Hashim PW, et al. The impact of age at surgery on long-term neuropsychological outcomes in sagittal craniosynostosis. Plast Reconstr Surg 2014;134(4):608e–617e
In this report from a group led by Dr. John Persing, the authors concluded, based on 70 cases of sagittal synostosis patients, that whole-vault correction before age 6 months is associated with a better neurodevelopmental outcome when compared with strip craniectomy. The magnitude of the effect is not that large, even though it did reach statistical significance. Complicating the issues, however, is the socioeconomic heterogeneity of the patients.
4. Baird LC, Gonda D, Cohen SR, et al. Craniofacial reconstruction as a treatment for elevated intracranial pressure. Childs Nerv Syst 2012;28(3):411–418
This is an important study; in 222 pediatric craniofacial patients reviewed over a 7-year period, 17 (7.6%) had high ICP. The average surgery time was 2 hours 20 minutes, and the average hospital stay was 4 days. ICP of 15 mm Hg for more than 1 minute was used as the cutoff for intracranial hypertension.
5. Ebraheim NA, Lu J, Biyani A, Brown JA, Yeasting RA. An anatomic study of the thickness of the occipital bone. Implications for occipitocervical instrumentation. Spine 1996;21(15):1725–1729; discussion 1729–1730
In this detailed anatomical study using dry human skull specimens from 25 males, 27 females, and 15 embalmed cadavers, the external landmarks and internal venous structures and dura reflections were meticulously documented. Although the study was done using adult specimens, the anatomical information is helpful.

6. Singh M, Nagashima M, Inoue Y. Anatomical variations of occipital bone impressions for dural venous sinuses around the torcular herophili, with special reference to the consideration of clinical significance. Surg Radiol Anat 2004;26(6):480–487
Endocranial casts were made from 160 dry human skulls to allow the detailed analysis of venous flow at the trocular herophili. Four patterns were found: in 41%, the right side dominated; in 35%, the superior sagittal sinus (SSS) and the two lateral transverse sinuses (TS) united in a common pool; in 14%, the SSS bifurcated and drained into the ipsilateral TS; and in 10%, the least common, there was left dominance, with SSS going into the left TS.
7. Booth CD, Figueroa RE, Lehn A, Yu JC. Analysis of the jugular foramen in pediatric patients with craniosynostosis. J Craniofac Surg 2011;22(1):285–288
Given the importance of venous outflow, this article reports the outcome of CT-based measurement of jugular foramen in a group of children with craniosynostosis. The results indicated reduction in the effective cross-sectional area of the jugular foramen as a result of changes in their aspect ratios.
8. Xie L, Kang H, Xu Q, et al. Sleep drives metabolite clearance from the adult brain. Science 2013;342(6156):373–377
This is a very important article for craniofacial surgeons. The discovery of aquaporin-4 (AQP4) upregulation during sleep, and the presence of convective transfer of metabolic waste during sleep through the CSF, may provide the critical link between craniosynostosis, sleep disturbance, and intracranial hypertension.
9. Bart S, Joosten KF, Driessen C, et al. Algorithm for the management of intracranial hypertension in children with syndromic craniosynostosis. Plast Reconstr Surg 2015;136(2):331–340
For complex craniosynostosis, defined as craniosynostosis involving more than one suture, and syndromic craniosynostosis, there is a 34% rate of intracranial hypertension. In this well-done, prospective investigation, cranial vault expansion was effective in reducing intracranial pressure during the first year following surgery, but the effect decreases over time, especially if there is obstructive sleep apnea.
10. Gracia A, Arsuaga JL, Martínez I, et al. Craniosynostosis in the Middle Pleistocene human Cranium 14 from the Sima de los Huesos, Atapuerca, Spain. Proc Nat Acad Sci 2009;106(16):6573–6578
These paleoanthropologists reported the finding of a specimen with definitive lambdoid craniosynostosis from the Sima de los Huesos site. Detailed analysis showed this Pleistocene specimen to belong to an immature individual, close to but less than 18 years of age, with open spheno-occipital synchondrosis. Interestingly, the estimated intracranial volume was 1,200 mL, and there was clear demonstration of Virchow's law: the fused left lambdoid suture was 114 mm long and the open right lambdoid suture was only 85 mm long. What this does show is that, at least in this one case, unilateral lambdoid synostosis was not in itself lethal either embryonically or during infancy and childhood—when the rate of cranial growth is at its highest.
11. Gault DT, Renier D, Marchac D, Jones BM. Intracranial pressure and intracranial volume in children with craniosynostosis. Plast Reconstr Surg 1992;90(3):377–381
This is a highly cited paper, although published more than two-plus decades ago; it is a very well-done study and provides a great deal of information. Of the 66 children examined (6 months to 16 years of age), 60 had ICP measured. Overall, 19.7% had increased ICP, defined as greater than 15 mm Hg. Of these with increased ICP, most are multi-suture synostosis. In the 51 children with single-suture synostosis, there were only two that had ICP greater than 15 mm Hg, and both had scaphocephaly.
12. Robinson S, Proctor M. Diagnosis and management of deformational plagiocephaly: a review. J Neurosurg 2009;3(4):284–295
The incidence of plagiocephaly has increased after the 1992 AAP recommendation for babies to sleep supine. In 1998, the FDA ruled the cranial molding helmet as a type II orthotic device. There is still a paucity of high-level evidence for the use of molding helmets.
13. Pearce MS, Salotti JA, Little MP, et al. Radiation exposure from CT scans in childhood and subsequent risk of leukaemia and brain tumours: a retrospective cohort study. Lancet 2012;380(9840):499–505
After two decades of extensive use of CT scan, the long-term effects of such low-dose radiation have been investigated by this group in UK using the NHS data. With more than 170,000 patients, they found a highly significant increase in both leukemia (a threefold increase, $p = 0.0097$) and brain tumor rate (a threefold increase, $p < 0.0001$). It is therefore prudent that CT scanning be used with clear risk-benefit deliberation and should be avoided if not needed.
14. O'Broin ES, Allcutt D, Earley MJ. Posterior plagiocephaly: proactive conservative management. Br J Plast Surg 1999;52(1):18–23
The authors reported the treatment of 39 Irish children with posterior plagiocephaly. Thirty-seven were managed without surgery, but only eight achieved normal morphology. The authors estimated the incidence of true lambdoid synostosis to be 1/75,000.
15. Tamburrini G, Caldarelli M, Massimi L, Santini P, Di Rocco C. Intracranial pressure monitoring in children with single suture and complex craniosynostosis: a review. Childs Nerv Syst 2005;21(10):913–921
The authors discussed the need to examine the ICP waveform as well as looking at the pressure. They found only 3% of single-suture craniosynostosis patients have normal ICP and advocate the selective use of ICP monitoring preoperatively as well as postoperatively. Importantly, the surgical interventions in their series, while effective in reducing ICP, did not return it to normal level.
16. Ifflaender S, Rudiger M, Koch A, Burkhardt W. Three-dimensional digital capture of head size in neonates—a method evaluation. PloS One 2013;8(4):e61274
Using a three-dimensional scanner, these investigators measured the cranial volume of 282 infants. For babies born after term pregnancy, their cranial volumes ranged from 368.6 mL to 630.6 mL.

第 7 章

Monobloc颅面整体前移：手术指征和技术要点

Colin Brady, Ibrahim Khansa, John W. Polley, Mark Urata, John Girotto

早在 20 世纪 40 年代，Harold Gillies 就报道了额眶和面中部前移的手术技术，当时他通过采用面中部前移成功治疗了一例 Crouzon 综合征患者[1]。然而，现代颅面外科手术的真正发展得益于 Paul Tessier 的开创性工作，他在 1967 年首次报道了其 LeFort Ⅲ型截骨前移的经验(第一例是在 1958 年对一位名叫 Anquetil 的患者实施的)。与 Gillies 所描述的方法相反，Tessier 描述了泪嵴后方的眶骨截骨，使得泪器与眼睑作为整体进行移动，以及在前移骨块的后方使用植骨填充[2]。当今的 LeFort Ⅲ截骨方法在很大程度上借鉴了 Tessier 所描述的方法，只是做了一些修改。尽管如此，Tessier 对他的改进 LeFort Ⅲ治疗结果并不满意，因为前移的面中部与后缩的额骨不协调，鼻子显得太长了。针对这个问题，他设计了一种叫作 BOFORT 的手术方法：眶额带与 LeFort Ⅲ同时前移。BOFORT 手术是通过一期手术将额眶带作为一个单独骨块推进的，同时行 LeFort Ⅲ截骨推进[2]。在 20 世纪 60 年代早期，Tessier 对成年患者进行了 6 次这种手术。得到了显著的效果，但两例患者出现了前移额骨的感染。Tessier 医生暂停了这项手术[2]。

Antonio Fuente del Campo 在墨西哥进行了第一次真正的 Monobloc 整体前移，包括面中部、眼眶和眶上嵴的整体推进。1978 年，Ortizo-Monasterio 和 del Campo[3]率先发表了系列病例报道。虽然 Monobloc 手术效果令人满意，但是额骨感染和脑脊液漏的发病率较高，阻碍了 Monobloc 手术的推广。随着越来越多关于此手术较高并发症的报道，大多数颅面外科医生因其风险而放弃该手术。引入牵引的方法进行 Monobloc 前移后，该手术重新回到了大众视野。在一系列相关病例报道中显示，患者进行延迟的牵引前移后，脑脊液漏、额骨感染等并发症发病率明显降低[4-12]。

对于合适的患者，Monobloc 截骨术从远期效果来看是一种重要的颅颌面重塑方法。通过一次手术，许多美学和功能问题可以得到解决和改善。然而，Monobloc 截骨术仍存在较多风险，应由具有合适的术后管理能力的经验丰富的颅面外科医生进行。目前，大多数 Monobloc 截骨术采用牵张成骨术，因为牵张成骨术可以显著降低术后感染的发生率[7,9,13]。

目的

Monobloc 手术的目的是治疗严重的颅面畸形，以达到颅面骨骼美学和功能的改善。Monobloc 手术可通过一次手术同时处理颅内压升高、眼球突出、面中部后缩、上气道阻塞和咬合问题。这项技术可以应用于从婴儿期到成年人骨骼成熟的任何阶段。在经典的临床病例中，Monobloc 手术被用于治疗颅面骨发育不良，包括 Crouzon

综合征、Apert 综合征、Saethre-Chotzen 综合征 和 Pfeiffer 综合征。

在治疗这些患者时,需要适当的前移额骨瓣,以及眼眶和面中部。当需要时,如对于 Apert 综合征和颅面裂患者,可将 Monobloc 截骨术与 Bipartition 手术结合,以纠正面部横向长度和眶距增宽。然而,Monobloc 手术主要旨在一次手术中同时矫正额颅区域(包括前颅窝),以及眼眶、鼻筛复合体和上颌的水平向发育不良。

相关外科解剖

骨组织

Monobloc 截骨术涉及的两个主要的骨块包括额骨和眶上带-面中部单位。为了能够进入前颅窝进行截骨,额骨沿眶上缘截骨。在截骨和分离额骨时,应小心保护大脑和硬脑膜。在筛状板和额骨之间进行前横向截骨,进入鼻腔,通过鼻腔进行鼻额分离。如果需要暴露颧弓,必须决定暴露多少颧骨弓。在牵张成骨中,需暴露太多的颧弓。在传统 Monobloc 手术中,需要全部暴露。眶下裂是外侧缘的一个重要标志,因为它标志着眶外侧和眶下壁截骨的起点。翼腭裂可以通过头侧入路或通过额外的上龈颊部切口入路。这样就可以进行翼上颌分离术。

血管

在手术过程中最重要的血管结构是矢状窦。从解剖学上讲,它位于大脑额叶和顶叶之间的颅骨中线。沿额骨瓣的内侧面仔细分离至关重要,以避免损伤这个潜在的结构。

软组织

采用双冠状切口,设计成锯齿状或正弦状,由于垂直于正常毛发生长的方向,可以隐藏手术部位。可以在耳前或耳后进行延长,以获得更大的尾侧暴露。颞肌是由颞深动脉灌注,该动脉起源于肌肉深层表面的上颌骨内动脉。当患者<5 岁时,我们提倡在骨膜下平面进行剥离,将颞肌作为一个部分向前提升。在这个年龄范围内,患者重新贴附而没有明显的颞区凹陷。在年龄>5 岁的患者中,我们进行颞深脂肪垫平面的分离,从颅骨到颧弓的 1.5cm 处开始。在外侧分离中,将两侧的外眦韧带分离以便暴露。在截骨手术完成后,或如果使用了牵引器,在二次手术行牵引器移除时,需要进行有效牢靠的外侧眦固定术。最重要的是内眦部位的结构,包括内眦韧带、鼻泪囊和泪管,避免破坏这些结构,并保持其自然位置。

患者选择

前颅和额区、眼眶和鼻筛区、上颌和上颌水平骨骼发育不良的患者可进行 Monobloc 截骨术。Monobloc 截骨术患者选择的难点是手术时机的选择。

Monobloc 截骨术的时机选择非常重要,因为重复或二次面中部截骨术是一项困难的手术,对患者而言有潜在风险,通常难以达到最佳的治疗效果。这是由瘢痕形成、骨质量差和额叶扩张能力受限导致的结果。理想的方法是在颅骨和上中面骨骼成熟时进行 Monobloc 截骨术。在患儿 7 岁或 8 岁的时候,颅骨和上中面部已经达到了成人形态的 85%,进行二次面中部手术是不太可能的。在患儿 6 岁或 7 岁之前,可能需要二次面中部手术。

当 5 岁以下的患儿行 Monobloc 截骨术时,外科医生应计划进行二次手术,这应在术前与家属进行充分告知和讨论。一些患者出于功能障碍原因需要早期接受手术治疗,包括纠正严重眼球突出、气道维持或扩张,以及额叶减压。外科医生需要衡量早期手术获得的功能改善是否比避免二次面中部手术更有利[14]。

成人患者进行 Monobloc 手术也有需要注意的地方,包括处理额窦和一个较不易扩张的前额区神经组织。因此,进行 Monobloc 手术的理想时间是 7~10 岁。

适应证和禁忌证

适应证

前颅额区、眼眶、鼻筛区水平骨骼发育不良，以及上颌发育不良的患者可进行 Monobloc 截骨术。Monobloc 手术可在一次手术中同时解决颅内压升高、眼球突出、面中部后缩、上气道阻塞和错殆；因此，同时出现眶上带后移和面中部发育不全的患者可进行 Monobloc 手术。由于可同时进行 Monobloc 手术及 Bipartition 手术，眶距增宽伴有或不伴有面中部后缩的患者也具有手术适应证，但在处理单独的眶距增宽时可以考虑采用颅内外联合径路截骨等其他手术方式。

禁忌证

部分患者可能体征上符合 Monobloc 截骨术指征，但仍不适合进行该项手术，包括严重发育迟缓的患者、已行多次不成功的面中部前移和严重的视觉功能异常的患者。有脑室-腹腔分流患者的分流管在术中、术后如何处理也是值得注意的问题。当分流管在手术区域内或手术将影响其通畅性时，在手术时将分流管外置通常是首选的方法。有分流的患者有较高的感染发生率。尽管成人患者或鼻窦发育完全的患者比未发育完全的年轻患者有更高的感染风险，但这并不是一个禁忌，而是一个需要引起重视的重要危险因素[9]。

术前计划

影像学

CT 三维重建是行 Monobloc 手术患者术前重要的评估手段。虽然通过体格检查可以很容易地对潜在的综合征进行诊断，但 CT 扫描可以清晰地显示颅缝闭合、脑积水、颅内压升高的迹象（指压痕）和全层颅骨缺损部位等，为医生提供有价值的信息。三维重建提供了一个相对准确的整体颅面形态，有助于术前计划，以及比较术前和术后的结果。如果在 CT 上发现颅内异常，可能需要进行 MRI 检查。

多学科协作

尽管当患者存在特殊的疾病表现时会针对性地进行术前会诊，但一般来说，在进行 Monobloc 手术之前，眼科、遗传学、呼吸科和神经外科会诊都是必要的。

头颅定位 X 线片和头影测量分析

Monobloc 颅面前移手术是根据眼球突出、面中部发育不良和咬合不正的严重程度来规划的。对于那些以骨性错颌矫正为目标的病例，讨论是否有眼部手术计划，头影测量分析都是必要的。因为，咬合不正最好通过术前正畸联合 LeFort Ⅰ 手术来解决，通常在发育完成时单独进行。而 Monobloc 手术主要为了处理前额、眼眶和颧骨区域的形态改变。

手术器械

Monobloc 截骨术所需的器械（图 7.1）是标准的颅颌面手术器械。眶内截骨手术的技术依赖于外科医生，包括往复锯、摆锯、骨凿或超声器械。必需的器械包括用于进行鼻中隔分离的鼻中隔保护凿、用于进行翼上颌截骨（分离）的小号翼突凿，以及用于确保面中部段彻底分离的上颌骨复位钳。当使用牵引装置时，各类牵引装置所匹配的器械也须备齐。

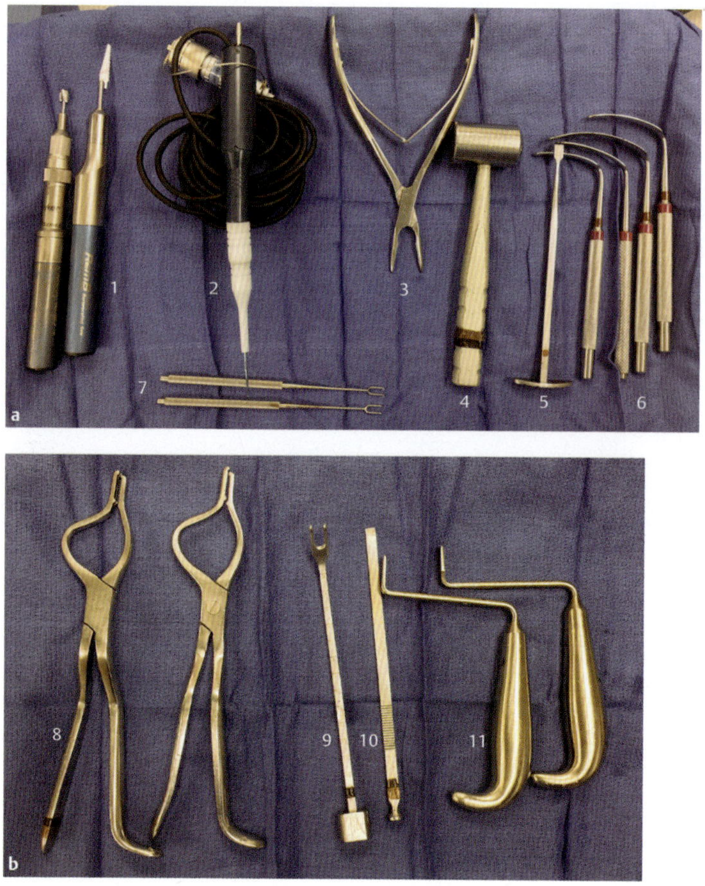

图 7.1 (a)用于 Monobloc 前移手术的器械：往复动力锯、刀片、钻和开颅钻(1)；超声骨刀(Stryker，Kalamazoo，MI)可替代往复锯，超声骨刀有着更精确的截骨效果，对软组织损伤更小(2)；Kerrison 咬骨钳(3)；骨锤(4)；T 型柄骨凿(5)；眼眶牵开器(6)；皮肤拉钩(7)；(b)Monobloc 分离器械：上颌骨复位钳(8)；鼻中隔保护凿(9)；翼突凿(10)；直角起子(11)。

手术过程：技术细节

Monobloc 颅面整体前移具体手术步骤如图 7.2 至图 7.33 所示。

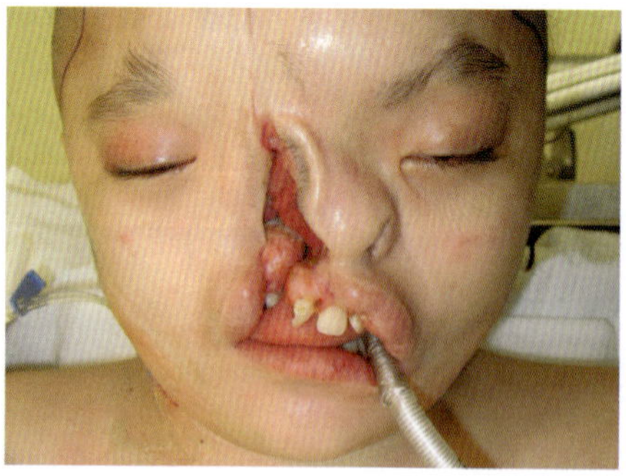

图 7.2 患儿仰卧放置在一个 Mayfield 马蹄形头枕上。气管插管可用口插，然后将气管插管固定到下颌前牙，如果需要使用咬合板，则可以通过经颏下气管插管。图示患儿前发际线已标记。

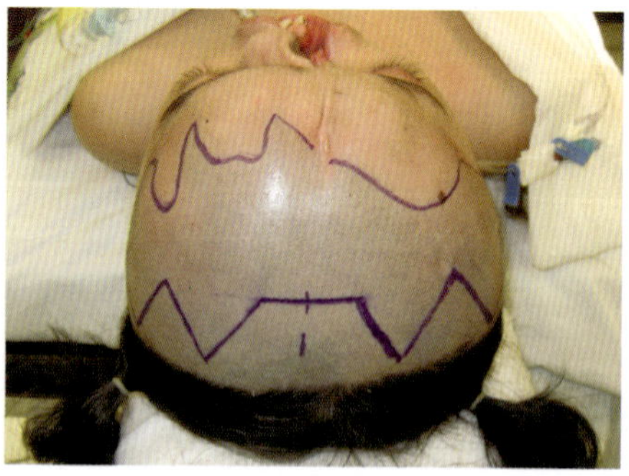

图 7.3 在全身麻醉诱导和气管插管固定好后，如需备皮，要在发际线前做标记。设计锯齿形隐藏切口。

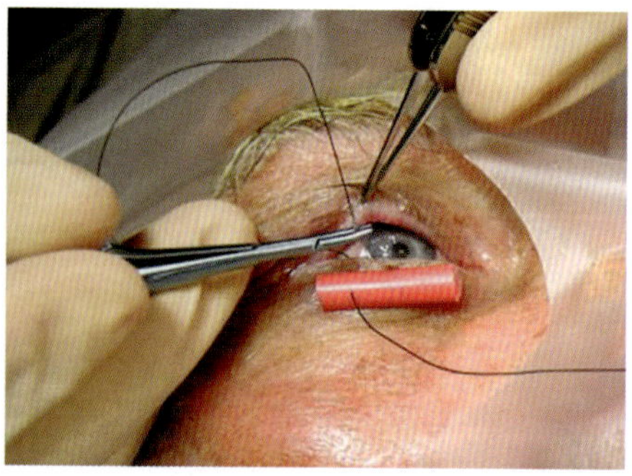

图 7.4 在手术过程中，我们进行暂时性的睑缘缝合来保护眼球，并保留到术后，直到渡过术后最肿胀时期。

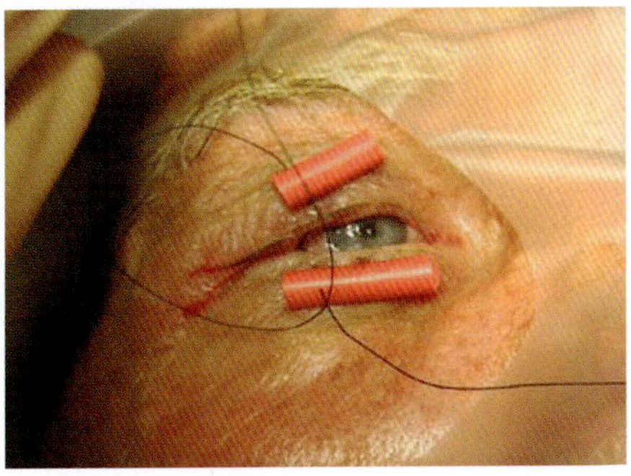

图 7.5 图中所示为保护睑缘缝合的位置。

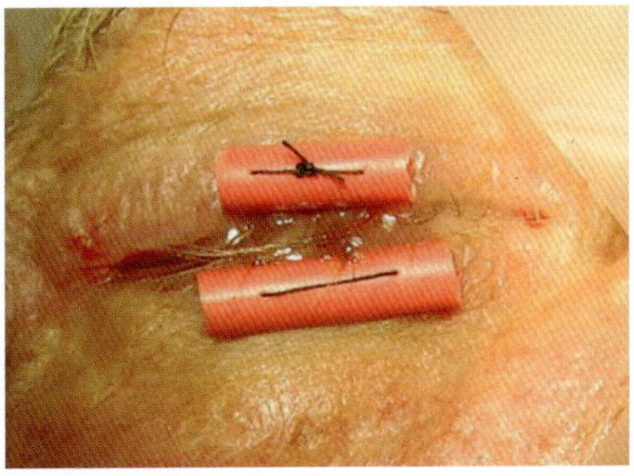

图 7.6 所有切口均行局部麻醉药加肾上腺素注射。神经保护药物如呋塞米(Lasix)或甘露醇应在每次神经外科手术操作中使用。

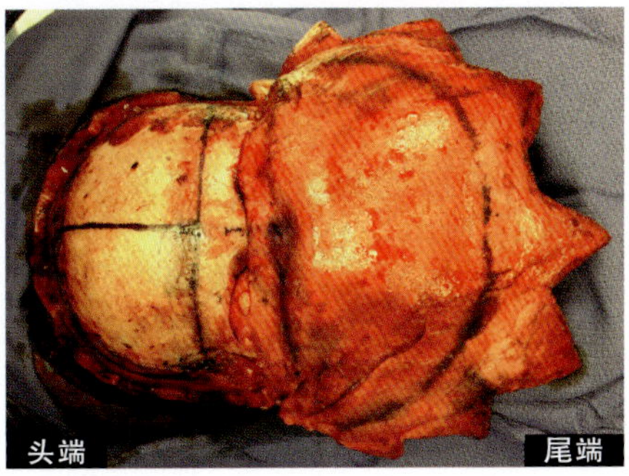

图 7.7 切开皮肤，分离在颅顶颞肌之间的骨膜下进行。在外侧，对 5 岁或以上的患儿在颞深筋膜上进行分离。而对于< 5 岁的患儿，剥离在骨膜下进行。

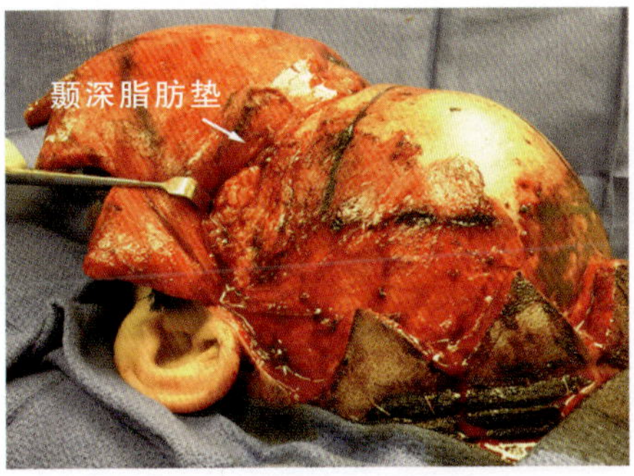

图 7.8 在颧弓上方约 2cm 处，术者进入颞深筋膜浅层以下，该层筋膜包裹颧弓。显露颧弓和眶外侧缘，而无须剥离太多的颞肌前部的附着。

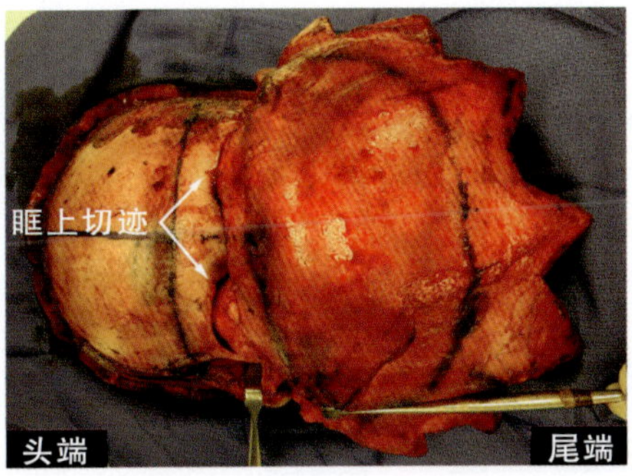

图 7.9 将眶上血管和神经从眶上切迹(眶上孔)中剥离(箭头所示)。彻底分离至眶顶，小心地用骨凿和骨锤将眶上血管和神经从眶上切迹(眶上孔)中游离。

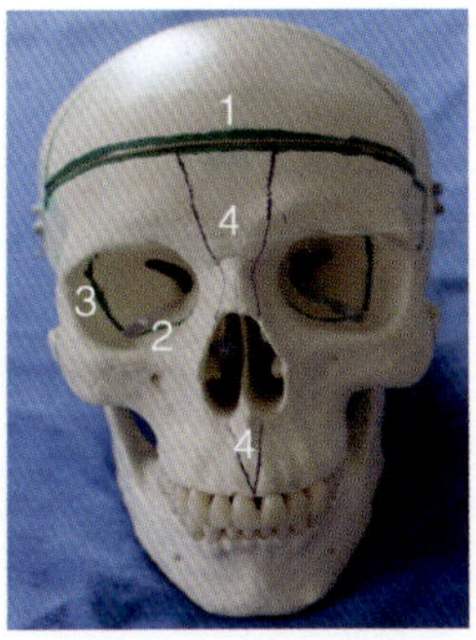

图 7.10 Monobloc 手术截骨线前面观：1，额部；2，眶底；3，眶侧壁；4，面中部中间劈开术；5，其他可能进行的截骨，但这里没有显示，包括眶顶；6，眶壁内侧；7，颧弓；8，翼上颌缝；9，筛骨的垂直板。

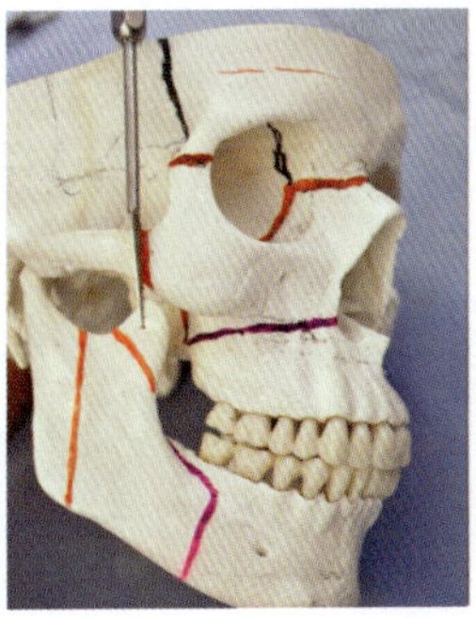

图 7.11 在颧弓与颧骨连接处进行截骨。

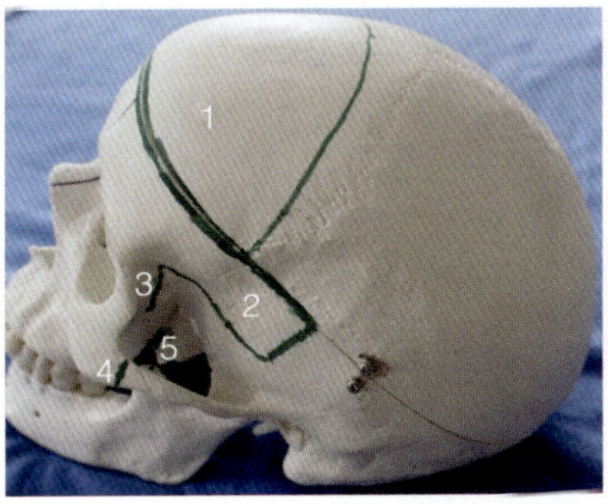

图 7.12 截骨线：1，额部截骨；2，眶上带截骨；3，眶外侧壁；4，颧弓；5，翼上颌缝。

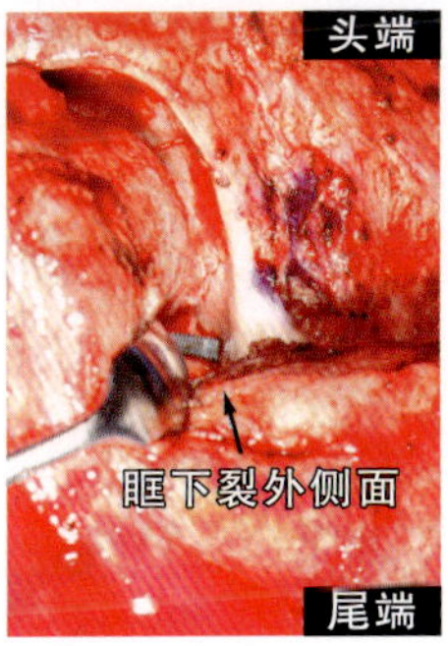

图 7.13 锯从眶外侧壁插入，可见锯尖端在眶下裂外侧面。

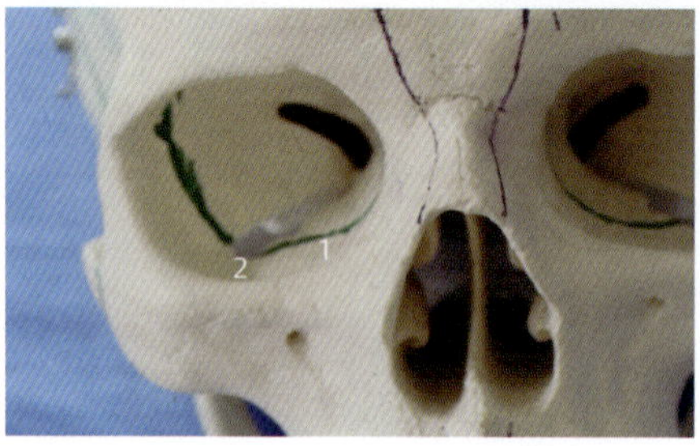

图 7.14 可以通过一个小的垂直切口通过颞肌靠近颞嵴上方入路，以保护颞肌附着。标记如下：1，眶底；2，眶下裂外侧面。

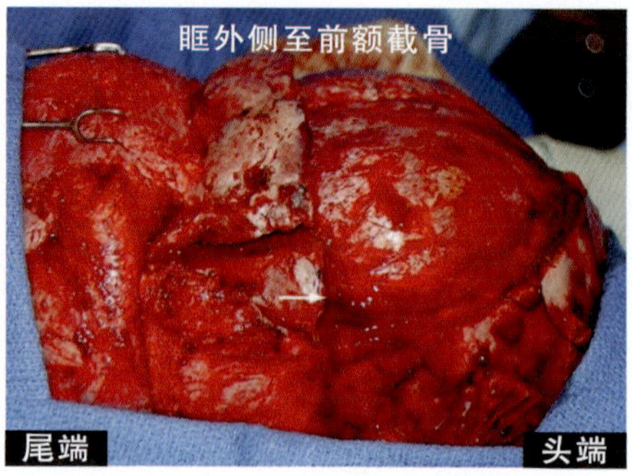

图 7.15 眶外侧至前额截骨。术者沿着眶外侧壁向上进行截骨（箭头所示），直至与前额截骨处相连（注意在此过程中保护额叶和颞叶）。

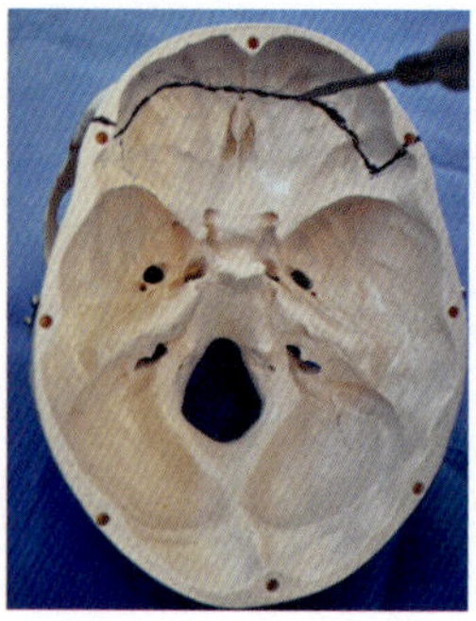

图 7.16 眶顶截骨处如标记所示。

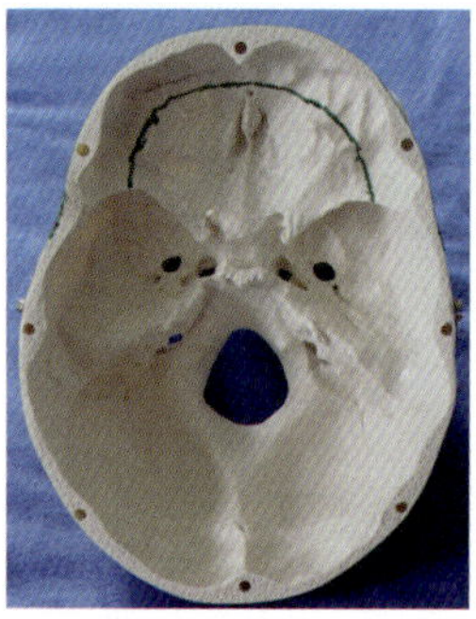

图 7.17 保护前额叶和眼球，在筛板前沿着眶顶做截骨线。

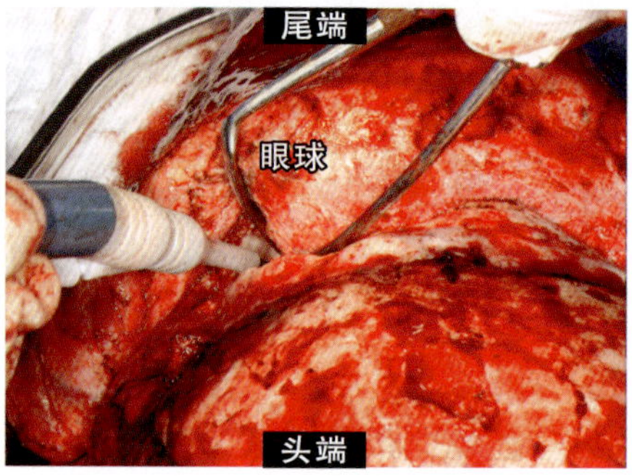

图 7.18 注意在严重的面中部后缩的病例中，这些截骨线比预期的靠后。

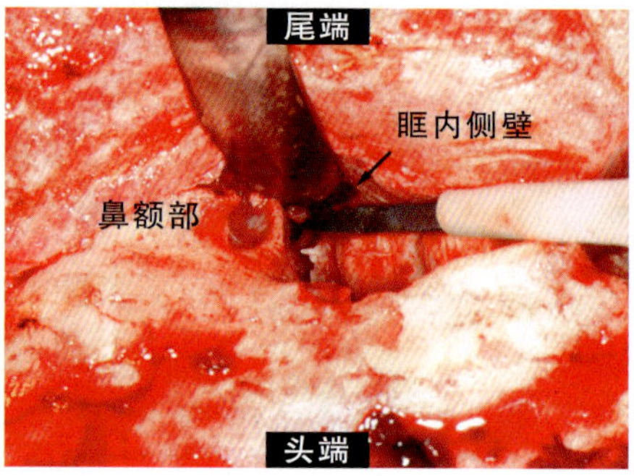

图 7.19 同样的方式，用骨凿和骨锤或超声骨刀进行眶内侧壁截骨，头端至筛前动脉，后至泪嵴。眶外侧壁的截骨通过眶底相连，完成眶部的截骨。

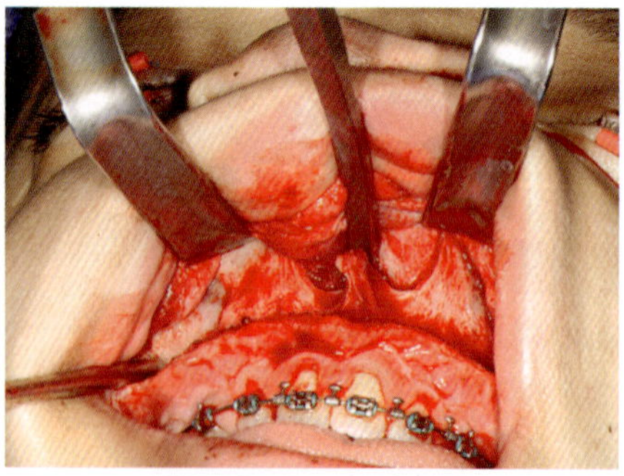

图 7.20 在颊沟注射局部麻醉药。做颊沟切口，注意不要破坏腮腺乳头。通过骨膜下剥离暴露上颌骨。

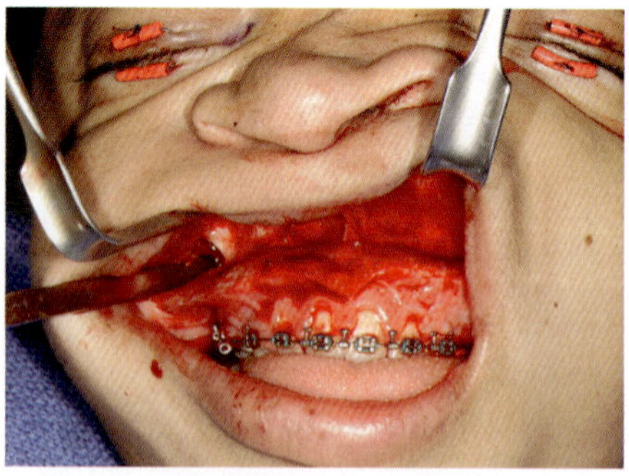

图 7.21 采用弧形的 Kawamoto 截骨，在翼上颌缝靠近尾部将其分开。

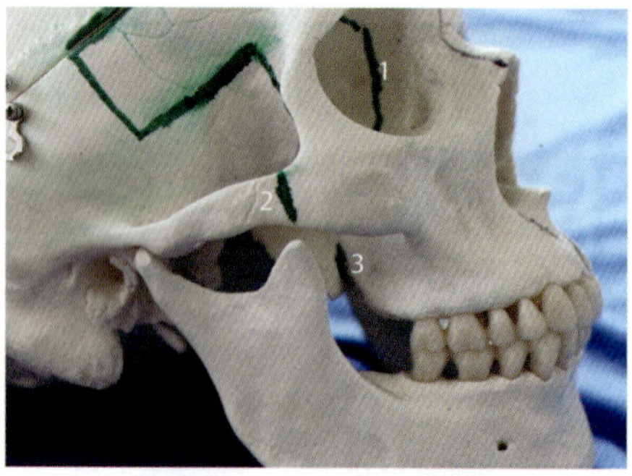

图 7.22 采用弧形的 Kawamoto 截骨在翼上颌缝的最尾部分离。如图所示的截骨：1，眶壁内侧；2，颧弓；3，翼上颌缝。

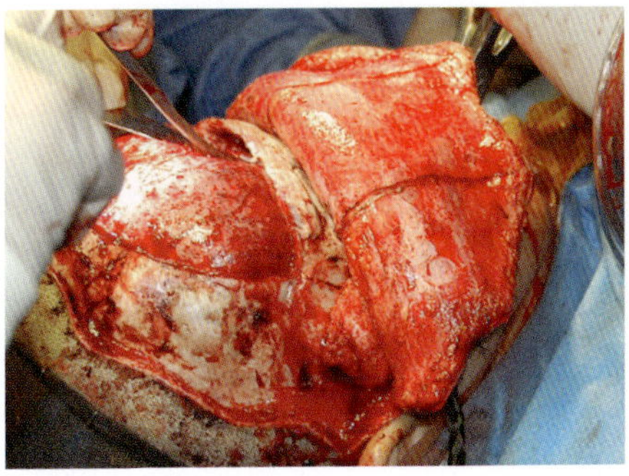

图 7.23 插入 Rowe-Killey 儿童复位钳;在鼻额交界处插入一个保护凿,用 Rowe 钳分离筛骨的垂直板。

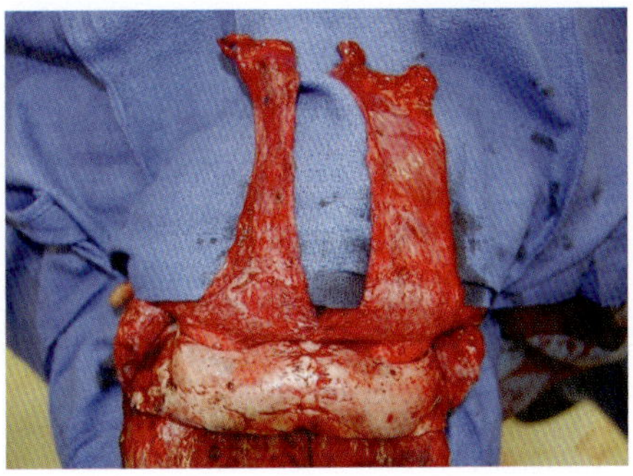

图 7.24 分离骨膜瓣。根据眶上的血管束分离颅骨膜瓣。

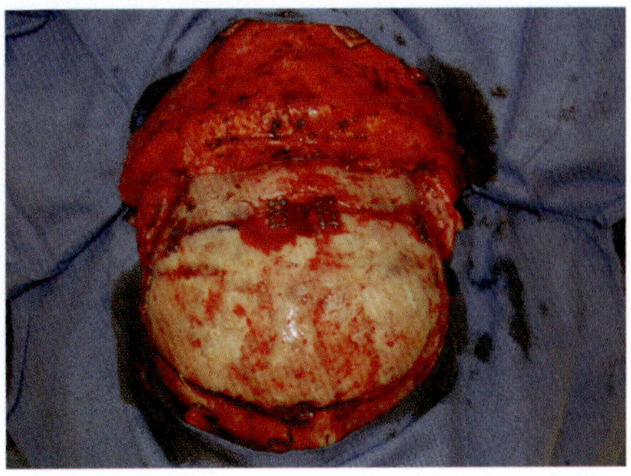

图 7.25 颅骨膜瓣通过眶顶前移(使用 Kerrison 咬骨钳去除骨组织)并覆盖在与鼻腔交通处,用纤维蛋白胶覆盖。

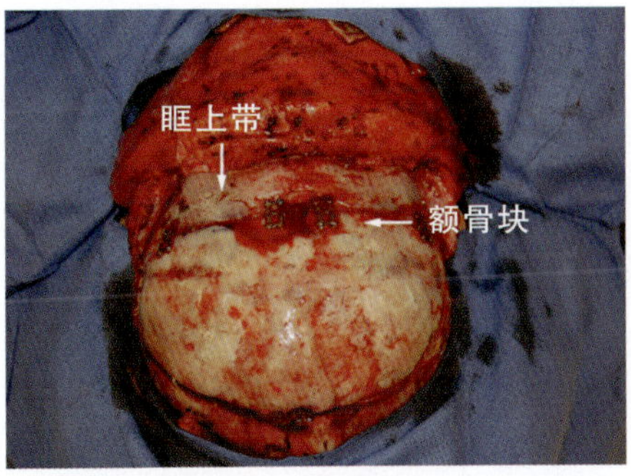

图 7.26 通过截骨分离前移,对额骨块、眶上带以及颧骨-颧弓进行固定。

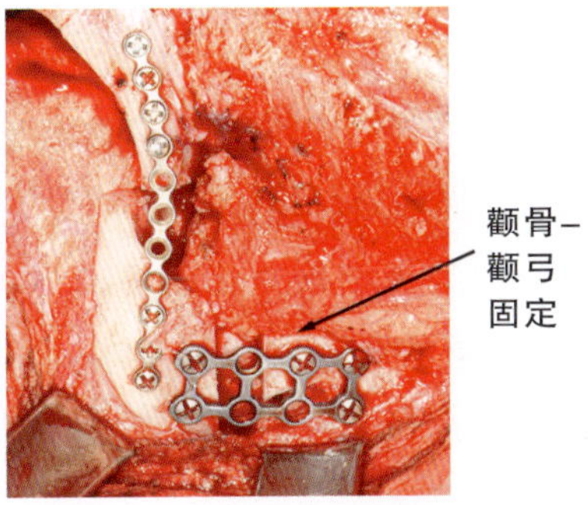

图 7.27 固定处的特写镜头。

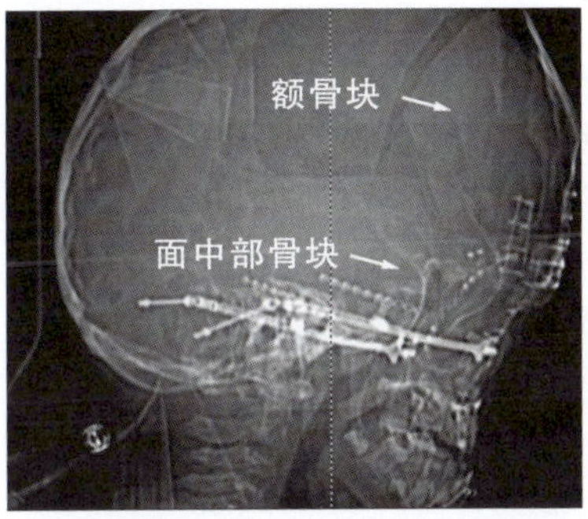

图 7.28 如果采用牵引,面中部牵引器固定在颧骨替代传统的固定。也可使用外置牵引器,如图 7.32 所示。

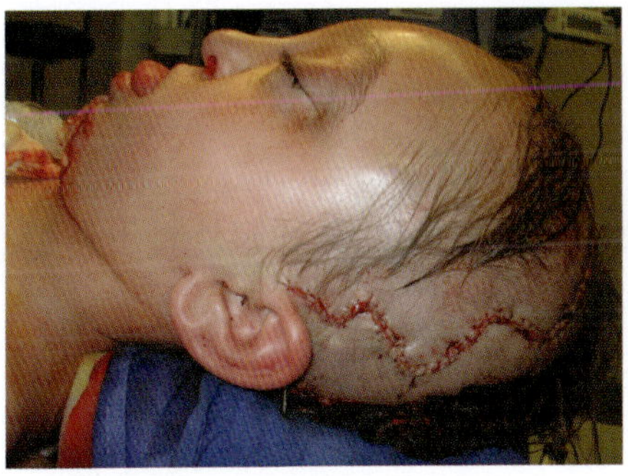

图 7.29 头皮和内切口已缝合。

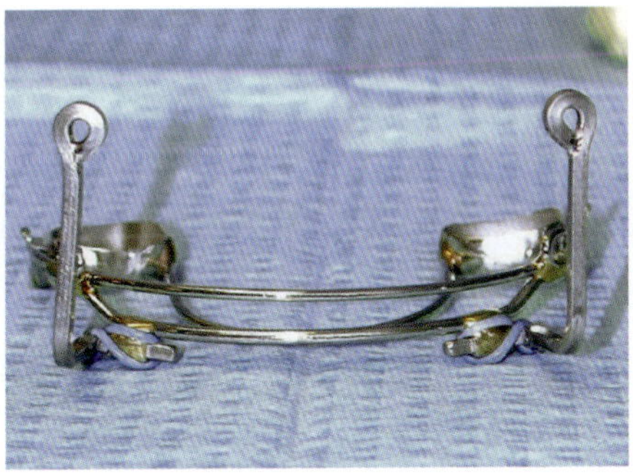

图 7.30 外置牵引器的上颌夹板。对于使用外置牵引器的患者,在截骨后使用固定于牙齿的上颌骨夹板。

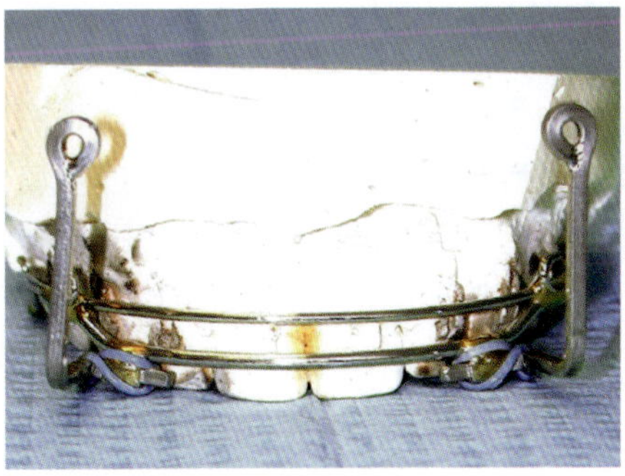

图 7.31 上颌夹板和石膏模型。可以看到装置与模型的上颌骨和牙列贴合。

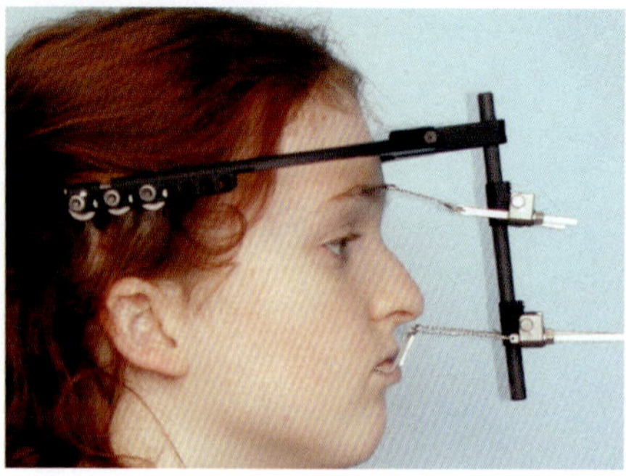

图 7.32 外置牵引架。

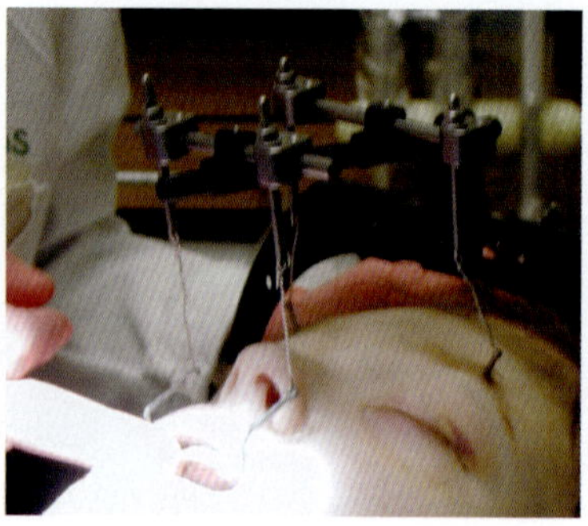

图 7.33 外置牵引架、上颌夹板和眉部牵引钢丝。眉部牵引钢丝经皮穿出，固定在 Halo 装置上，并调整至合适的牵引方向。剩下的钢丝固定在上颌夹板，如图 7.31 所示。

手术技巧

- 藏于发际线内的双冠状切口设计成锯齿形，由于切口方向与正常毛发生长方向垂直，可以隐藏手术瘢痕。可以在耳前或耳后延长，以获得更多的尾部方向的暴露。
- 通过注射龙胆紫或亚甲蓝标记内眦骨膜，有助于防止鼻额桥和中线结构的软组织过度剥离，从而导致难以矫正的松弛或畸形。
- 在可能的情况下，两位术者进行 Monobloc 骨块的移动。一位术者应使用 Rowe 钳进行有控制的骨块移动，同时另外一位术者可在鼻额交界处、眶侧壁及颧弓-颧骨交界处进行有控制的移动。

术后护理

- 患者通常在术后维持气管插管，并进入 ICU 进一步监护治疗。
- 睑缘缝线在肿胀开始消退后拆除，通常在术后第 5 天拔管。
- 当进行 Monobloc 牵引时，我们的方案是从术后第 7 天开始牵引。这使得鼻腔黏膜化，从硬膜外封闭鼻腔。
- 每天两次 0.5mm 牵引，每侧每天共推进 1mm。
- 牵引期结束后，患者接受 3 个月的巩固治疗。外置牵引器可在诊室内拆卸。然而，需要返回手术室取出内部牵引装置，我们通常在颧弓处固定板上做一个切口，只打开两侧冠状切口的外侧 2cm。

临床病例

如图 7.34 所示，一名 14 岁女孩，眶上和面中部后缩，伴有Ⅲ类错殆。

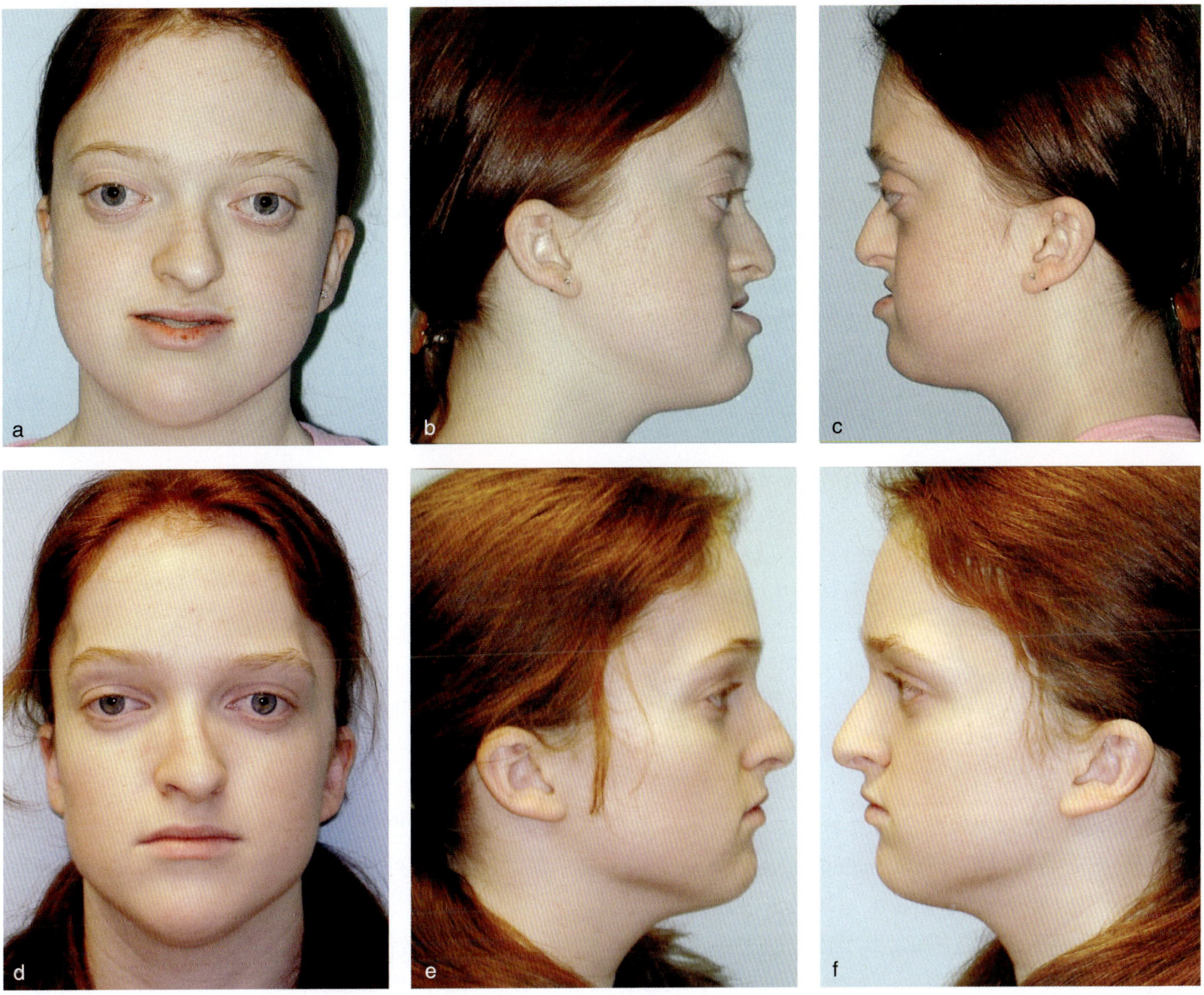

图 7.34 (a)Monobloc 牵引前患者的正面照片。(b,c)术前患者的右侧位及左侧位照片。(d)患者术后 9 个月的正面照片。(e,f)从患者术后右侧及左侧位片可见提升了其眶上和眶下的前突，矫正了眼球突出，改善了鼻唇角，以及前移上颌使患者获得 I 类咬合面型。

并发症

有些人认为 Monobloc 前移是所有颅颌面手术中风险最高的手术。即便由训练有素的外科医生进行手术，也存在一定的并发症发病率和死亡率。可能发生的并发症包括但不限于感染、出血、脑脊液漏、颅脑压缩性损伤、空气栓塞、侵犯脑实质、侵犯眼球、神经横断、牙萌出受损、眼部暴露、气管插管脱落、额骨瓣坏死和死亡。文献统计 Monobloc 手术出现并发症的概率为 50%或更高，我们将总结一些可能遇到的最常见的并发症[15-17]。

感染

Monobloc 截骨术通过前颅底截骨将整个颅面部前移。这种截骨术导致了鼻腔和前颅窝之间相通，大大增加了感染和(或)脑脊液鼻漏的风险[15-17]。使用设计好的颅骨膜瓣隔离这两个腔体，可减少术后感染发生率。在一系列关于采用和不采用颅骨膜瓣的 Monobloc 前移术的研究中，与手术相关的总并发症发病率降低了 18%[13]。

出血

Monobloc 手术出现显著出血(超过一个血容量)的发生率为 5.3%~9.1%[15,17]。

脑脊液漏

Monobloc 手术引起脑脊液漏并不少见,据报道发生率为 2%~20%,但大多会自行好转[17]。

额骨瓣坏死

关于额骨瓣坏死导致额骨瓣丢失的报道在文献中差异很大。术后因额骨瓣坏死行额骨瓣清创和颅骨重建的概率为 2%~20%。骨丢失也可能由惰性感染引起,特别是在鼻窦发育的年长患儿中[17]。

死亡率

据报道,Monobloc 前移手术术后的死亡率为 0~4.5%。总的来说,死亡率正在下降,最近的一系列报道显示,死亡率不到 1%[15-17]。

长期并发症

关于 Monobloc 前移手术的长期并发症的数据相对较少。黏液囊肿的发生率可能被低估了,这是一个公认的长期并发症。此外,文献中围术期和术后晚期癫痫的发病率也较少被报道[17]。

总结

Monobloc 截骨术是颅颌面外科的大手术,术后效果显著。对于大多数患有严重水平方向颅面发育不良的患者来说,在适当的时机进行 Monobloc 手术是患者成功康复的最大因素。其可在一次手术中同时纠正前颅及面中部严重水平发育不良,从而极大地矫正许多颅面异常。

在引入牵张成骨技术前,由于传统的 Monobloc 手术的并发症发病率较高,因此仅少数医疗中心进行该项手术。临床经验表明,利用牵张成骨的 Monobloc 手术显著降低了术后感染的发生率,并改善了预后。面中部缓慢而有节奏的牵引前移可以产生愈合组织,有助于封闭颅底,而即刻前移在前颅窝中创造了一个开放的无效腔。此外,颅底截骨可作为鼻咽上行感染的通道。此外,牵张成骨术缩短了手术时间,避免了广泛植骨和坚强内固定的操作,并可以在有限的分离和颅面暴露情况下完成。

与传统方法相比,牵张成骨不仅大大降低了 Monobloc 手术的并发症发病率,而且还有更大的前移空间,更好地改善功能和外貌。牵张成骨还能让医生根据功能和外观确定额眶部和面中部的最终位置。

手术要点

- 7~10 岁是进行 Monobloc 手术的理想年龄。在 7 岁或 8 岁时,儿童的颅骨和上中面部通常已经达到成人形态的 85%。在这个年龄及之后,外科医生可以预计患儿无须重复进行面中部手术。
- 对于已有脑室-腹腔分流的情况应在术前计划阶段充分重视,并需要与神经外科医生进行跨学科讨论。在 Monobloc 手术之前,可能需要进行分流管的移位或外置。
- 确保一丝不苟的手术准备和术区消毒铺巾,保证无菌环境,最大限度地减少植入式固定和(或)牵引装置的感染,以及在发生气道紧急情况时方便快速采取颈部相应处理非常重要。
- 在分离额骨瓣和行眶上带横行截骨时,保护额叶是非常重要的。

- 在眶上带横行截骨，以及在眶内外侧壁和眶底截骨时，眼眶牵开器和可塑形的脑压板对于眼球保护是必不可少的。
- 为了充分松解移动骨块，完整的翼上颌分离和谨慎地操作 Rowe 钳是很关键的，同时可最大限度地减少其他部位意外骨折的风险。
- 安全、细致地放置牵引装置，无论是外固定式牵引装置（RED）还是内置装置，都是确保良好牵引矢量的关键。
- 在牵引过程中定期和频繁的随访是很重要的，以便及时调整随着骨块的牵引发生任何不对称前移。

（★ Anthony Wolf 和 Joseph McCarthy 对本章有特别贡献）

（刘翔琪 译　杨娴娴 校）

参考文献

1. Gillies H, Harrison S. Operative correction by osteotomy of recessed malar maxillary compound in a case of oxycephaly. Br J Plast Surg 1950;3(2):123–127
2. Tessier P. The definitive plastic surgical treatment of the severe facial deformities of craniofacial dysostosis: Crouzon's and Apert's diseases. Plast Reconstr Surg 1971;48(5):419–442
3. Ortiz-Monasterio F, Fuente del Campo A, Carillo A. Advancements of the orbits and the midface in one piece, combined with frontal repositioning for the correction of Crouzon's deformities. Plast Reconstr Surg 1978;61(4):507–416
4. Cohen SR, Boydston W, Burstein FD, Hudgins R. Monobloc distraction osteogenesis during infancy: report of a case and presentation of a new device. Plast Reconstr Surg 1998;101(7):1919–1924
5. Polley JW, Figueroa AA, Charbel FT, Berkowitz R, Reisberg D, Cohen M. Monobloc craniomaxillofacial distraction osteogenesis in a newborn with severe craniofacial synostosis: a preliminary report. J Craniofac Surg 1995;6(5):421–423
6. Bradley JP, Gabby JS, Taub PJ, et al. Monobloc advancement by distraction osteogenesis decreases morbidity and relapse. Plast Reconstr Surg 2006;118(7):1585–1597
7. Wolfe SA, Morrison G, Page LK, Berkowitz S. The monobloc frontofacial advancement: do the pluses outweigh the minuses? Plast Reconstr Surg 1993;91(6):977–987; discussion 988–989
8. Gosain AK, Santoro TD, Havlik RJ, Cohen SR, Holmes RE. Midface distraction following Le Fort III and monobloc osteotomies: problems and solutions. Plast Reconstr Surg 2002;109(6):1797–1808
9. Shin JH, Duncan CC, Persing J. Monobloc distraction: technical modifications and considerations. J Craniofac Surg 2003;14(5):763–766
10. Chin M, Toth BA. Le Fort III distraction with gradual distraction using internal devices. Plast Reconstr Surg 1997;100(4):819–830; discussion 831–832
11. Cohen SR, Rutrick RE, Burstein FD. Distraction osteogenesis of the human craniofacial skeleton: initial experience with a new distraction system. J Craniofac Surg 1995;6(5):368–374
12. Fearon JA. The Le Fort III osteotomy: to distract or not to distract? Plast Reconstr Surg 2001;107(5):1091–1103; discussion 1104–1106
13. Arnaud E, Marcha D, Renier D. Reduction of morbidity of the frontofacial monobloc advancement in children by the use of internal distraction. Plast Reconstr Surg 2007;120(4):1009–1026
14. Ahmad F, Cobb AR, Mills C, Jones BM, Hayward RD, Dunaway DJ. Frontofacial monobloc distraction in the very young: a review of 12 consecutive cases. Plast Reconstr Surg 2012;129(3):488e–497e
15. Fearon JA, Whitaker LA. Complications with facial advancement: a comparison between the Le Fort III and monobloc advancements. Plast Reconstr Surg 1993;91(6):990–993
16. Witherow H, Thiessen F, Evans R, Jones BM, Hayward R, Dunaway D. Relapse following frontofacial advancement using the rigid external distractor. J Craniofac Surg 2008;19(1):113–120
17. Dunaway D, Britto J, Abela C, Evans RD, Jeelani NU. Complications of frontofacial advancement. Childs Nerv Syst 2012;28(9):1571–1576

第 8 章

颅内外联合径路截骨矫正眶错位畸形

Ivo Gwanmesia, Karolina Mlynek, Frank A. Papay, Gaby D. Doumit

眶错位是指眶锥及其内容物发生的任何类型的错位,可发生在轴向、矢状或冠状面。眶锥在垂直维度上的错位被称为眶垂直错位[1]。眶锥水平位上的错位为眶距过宽[2]。

眼眶位置异常在颅颌面畸形患者中很常见,对患者的外貌和功能都有影响。眶垂直错位可由多种因素引起,可分为先天性、外伤性、肿瘤性、感染性和特发性[1,3]。手术矫正效果显著,治疗效果好[4]。眶垂直错位目前还没有统一的分类方法。

眶距过宽是 1924 年由 Greig[5]首次提出的。Tessier[2,6-8]后来对其进行了改良,他成功地结合颅内和颅外入路治疗了严重的先天性眶距过宽。眶距过宽的程度是根据泪骨嵴间距而定的,分为以下几类:轻度(30~34mm)、中度(34~40mm)和重度(>40mm)[9,10]。成年男性泪骨嵴正常距离约为 28mm,成年女性泪骨嵴正常距离约为 25mm。

目的

手术目的为矫正眶锥位置异常,包括轴面、冠状面或矢状面的位置异常。这些异常常见于颅颌面综合征患者。必须通过多学科的合作以及翔实的手术计划以达到满意的美学和功能结果。

相关外科解剖

骨性眼眶是一个圆锥形结构,其顶点位于后方,其底部位于前方。成人眶缘至眶尖的深度为 40~45mm。眼眶容积约为 30mL,但不同种族和性别间有差异。最宽的部分位于眼球中部水平,大约在眶缘后 1.5cm 处。

眶上缘由额骨形成,眶上切迹位于眶内 1/3 和眶外 2/3 的交界处。眶内缘由三部分组成:①上颌骨额突的泪前嵴;②泪骨的泪后嵴;③额骨。眶下缘外侧源自颧骨,内侧源自上颌骨。眶外侧缘由额骨的颧突和颧骨的额突组成。

眼眶有四个壁:顶部、底部、内侧壁和外侧壁。顶是由额骨构成的。底从前缘向下倾斜,然后向后方朝向视孔的过程中抬升。它由上颌骨组成。眶下沟在基底处,内有眶下神经。视神经管位于蝶骨小翼内。

内侧壁位于颅骨矢状面,由泪骨、筛骨、蝶骨小翼和腭骨眶突组成。外侧壁由蝶骨的大翼和颧骨的额突组成。

患者选择

确诊为眶垂直错位和眶距过宽的患者适合这种类型手术。颅面综合征和面裂患者除了其他异常外，通常还伴有眶距过宽。患者需要接受多学科团队的诊疗，包括整形外科、神经外科、眼科、儿科、心理学和正畸学。

适应证和禁忌证

适应证

手术的主要适应证包括中度和重度眶距过宽，以及重度垂直方向的眶错位畸形。

禁忌证

手术矫正眶距过宽的禁忌证包括不能耐受全身麻醉的有严重心脏或神经系统疾病的患者。关于手术时机的选择仍存在争议，一些研究者认为手术可以最早在 5 岁左右进行，而另一些研究者认为在 8 岁之前进行手术与复发率增加有关。

术前计划

如前所述，眶垂直错位或眶距过宽的患者需要在术前进行多学科评估。采用三维成像技术进行术前计划[15]。CT 三维重建可帮助整形外科医生和神经外科医生明确是否存在先天大脑畸形。术前进行额部测量以确定眶间距离。术后的目标眶间距离为 17~19mm，因为软组织一旦重新覆盖和愈合，会显得更宽。三维颅骨模型对于术前计划和教学也非常有用。

颅内外联合径路截骨和面中部劈开两分术的选择取决于以下因素。

- 上颌弓呈倒 V 形或龙骨形使上颌切牙高于上颌磨牙的患者。因此，面中部劈开两分术会使上颌弓变宽、变平。此外，面中部劈开两分术可使横向狭窄的上颌弓扩大。相反，如果上颌弓是正常的患者，最好避免分离翼上颌缝，而颅内外联合径路截骨比较适用。
- 对眼眶的轴线向下倾斜，并靠外侧的患者，面中部劈开两分术是合适的。相反，如果眼眶轴线是水平的，颅内外联合径路截骨会更合适。
- 对于重度的眶距过宽病例，面中部劈开两分术更为合适，耳颅内外联合径路截骨加眼眶移位术更适用于有限度的眶外侧移位。
- 如果鼻腔很窄，面中部劈开两分术将扩大面下部，从而改善气道功能。
- 面中部劈开两分术方便处理颅底病变，如蝶筛型脑膜膨出。

手术器械

眶错位矫正手术所需要手术器械如下图所示(图 8.1)。

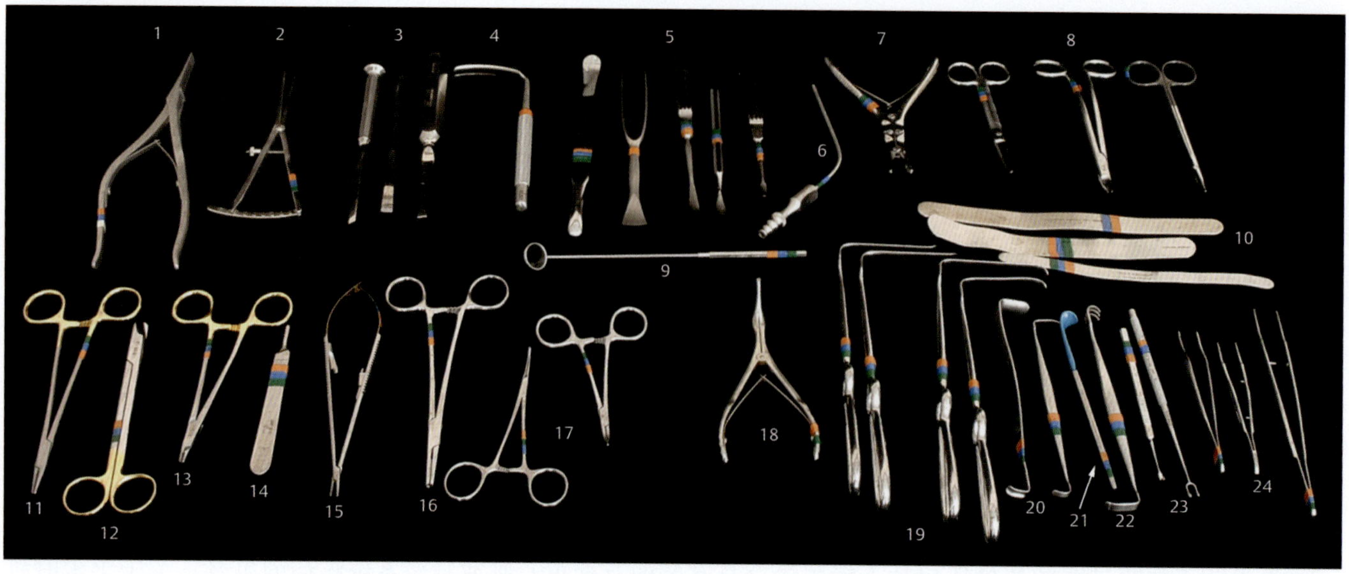

图 8.1 矢状撑开钳(1);量规(2);骨凿(3);改良 Seawall 眼眶拉钩(4);Seldin 骨膜分离器、Langenback 骨膜分离器、骨膜分离器(Mol #9)、Joseph 骨膜分离器(5);吸引器头(6);双关节咬骨钳(7);常规剪、Dean 手术剪、肌腱剪(8);牙镜(9);脑压板(10);持针器(Crile Wood)(11);钢丝剪(12);持针器(Ryder)(13);刀柄(14);显微持针器(15);止血钳(16);蚊式钳、精细蚊式钳(17);鼻内镜(18);Tessier 上弯拉钩、Tessier 下弯拉钩(19);Ragnell 拉钩(20);Desmarres 拉钩(21);Senn 牵开器(22);双头拉钩(23);镊子(24)。

手术过程:技术细节

颅内外联合径路矫正眶错位

颅内外联合径路截骨和面中部劈开两分术是矫正水平和垂直位眶错位的主要方法。颅内外联合径路截骨可使眼眶向中央靠拢至处于正常位置。该技术可用于矫正眶垂直错位和眶距过宽。患者仰卧位,气管插管,用26号钢丝固定气管插管。沿冠状切口浸润10mL 1%利多卡因和肾上腺素。颅内入路步骤详见图8.2至图8.13。

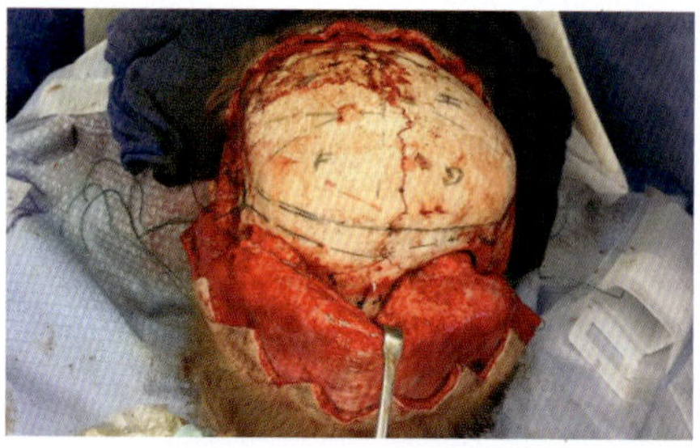

图 8.2 做冠状切口,帽状腱膜下进行分离。到眶上方2cm处,沿骨膜下进行分离。在眶上缘进行骨膜下剥离。眶上神经通过眶上孔周围截骨保留。(Reprinted with permission, Cleveland Clinic Center for Medical Art & Photography © 2018. All Rights Reserved.)

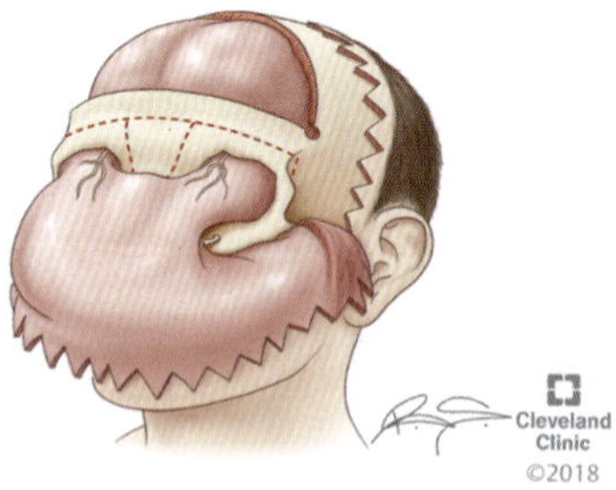

图 8.3 取下额骨瓣后,若眶外侧缘足够宽且位置合适,则将眶外侧壁整体分开。注意,在这个病例中,保留一部分额骨带,以引导和稳定眼眶的内侧运动。截骨术沿着上颌骨前方、眶下神经下方继续进行。(Reprinted with permission, Cleveland Clinic Center for Medical Art & Photography © 2018. All Rights Reserved.)

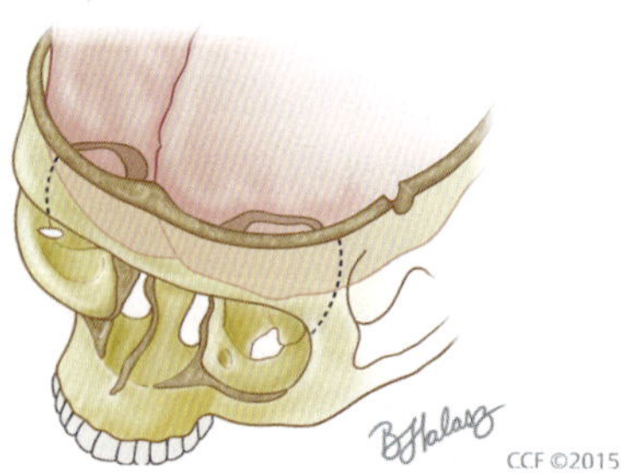

图 8.4 做颊龈切口,并进行骨膜下剥离完成术区暴露。神经外科医生进行双侧额部开颅以便显露眶顶、鸡冠和筛状板。(Reprinted with permission, Cleveland Clinic Center for Medical Art & Photography © 2018. All Rights Reserved.)

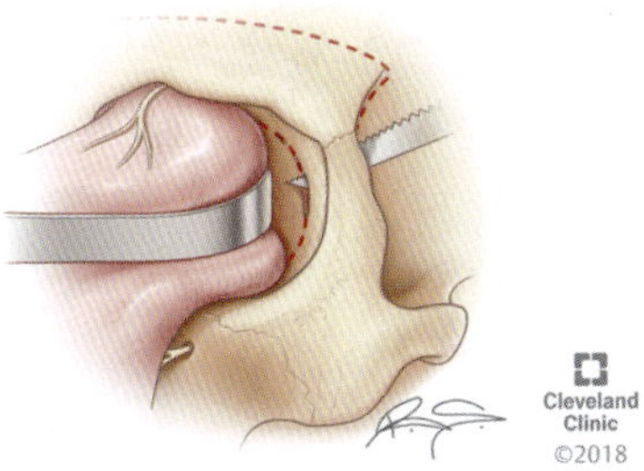

图 8.5 在颧骨外侧分离眼眶和额骨额突，避免损伤视神经和鼻泪系统。(Reprinted with permission, Cleveland Clinic Center for Medical Art &Photography © 2018. All Rights Reserved.)

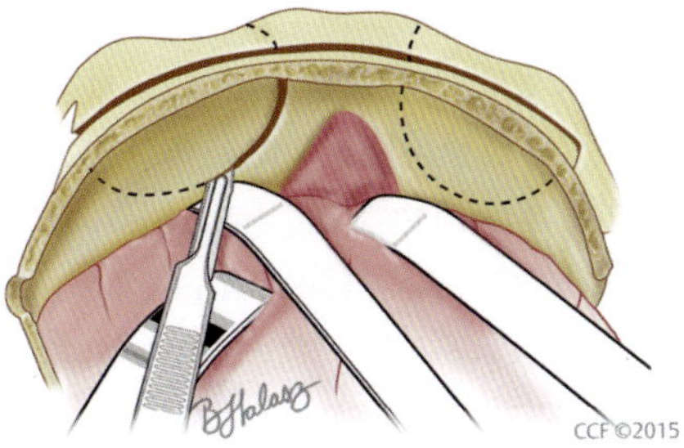

图 8.6 然后进行眶骨截骨。用 2cm 往复锯切开眶侧壁，用脑压板保护眼球。经颅内入路，穿过 1.5cm 厚的额骨带截骨，再经眶顶继续进行截骨。(Reprinted with permission, Cleveland Clinic Center for Medical Art & Photography © 2018. All Rights Reserved.)

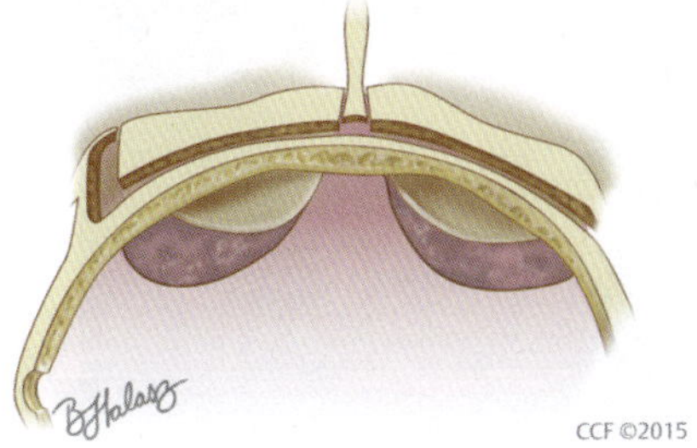

图 8.7 用 3mm 的骨凿沿眶底向眶内侧壁继续截骨。注意不要损伤视神经。(Reprinted with permission, Cleveland Clinic Center for Medical Art & Photography © 2018. All Rights Reserved.)

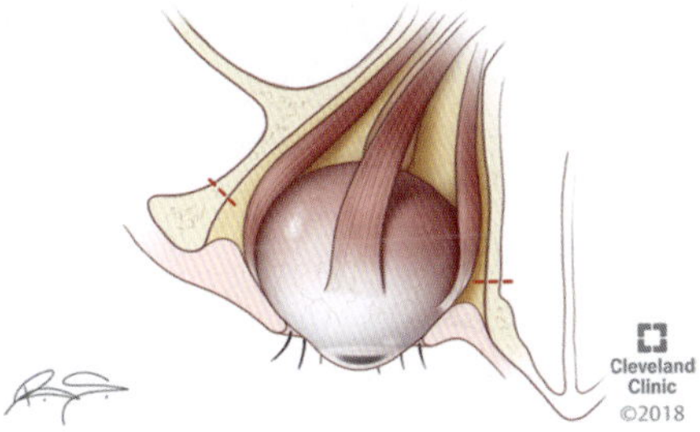

图 8.8 眶锥内的截骨需要足够深（至少在眶缘后 15mm），这样能充分地移动眼眶。(Reprinted with permission, Cleveland Clinic Center for Medical Art & Photography © 2018. All Rights Reserved.)

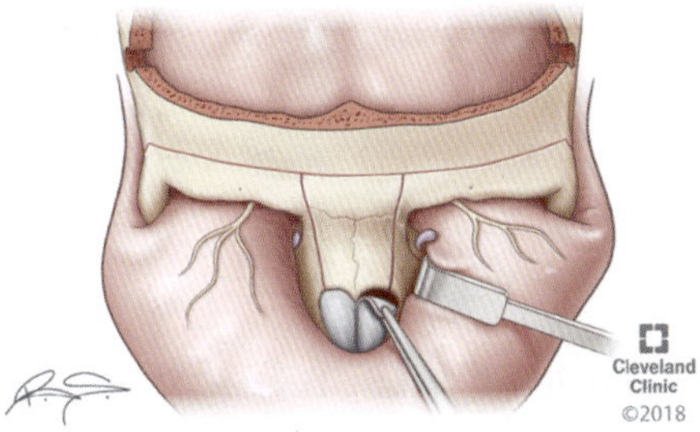

图 8.9 下一步处理鼻部，鼻上外侧软骨从鼻骨中剥离出来。辨认鼻泪系统以免损伤；眼眶两侧各保留 4~6mm 的骨条以便于后续固定。接下来，将鼻背的中央部分骨段移除。(Reprinted with permission, Cleveland Clinic Center for Medical Art & Photography © 2018. All Rights Reserved.)

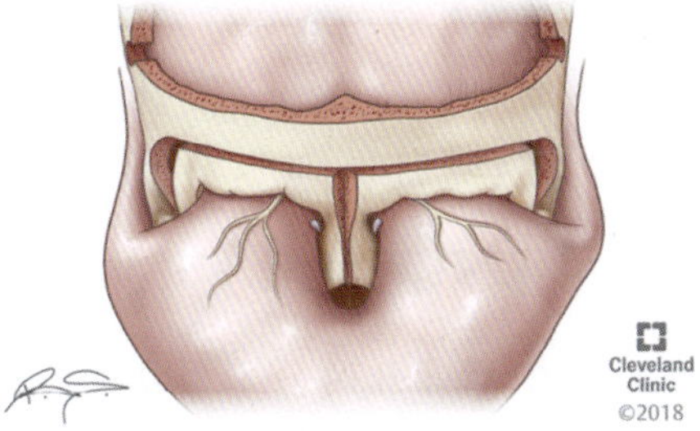

图 8.10 随后切除额骨、鼻背、筛骨和鼻中隔的中央部分，并小心保护嗅神经。在眶壁内侧钻孔，插入一根钢丝，小心地将其向下扭转，将眼眶聚拢至中线。可用微型板和螺钉进行坚强固定。(Reprinted with permission, Cleveland Clinic Center for Medical Art & Photography © 2018. All Rights Reserved.)

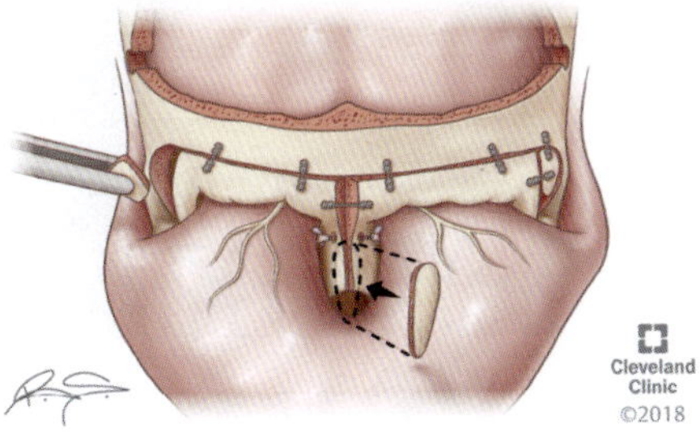

图 8.11 用钢丝和微型板将移动后的眼眶固定在前额带上。颅单端固定骨移植常用于隆鼻和鼻背侧延长。重建完成后，用骨移植物填补缝隙。(Reprinted with permission, Cleveland Clinic Center for Medical Art & Photography © 2018. All Rights Reserved.)

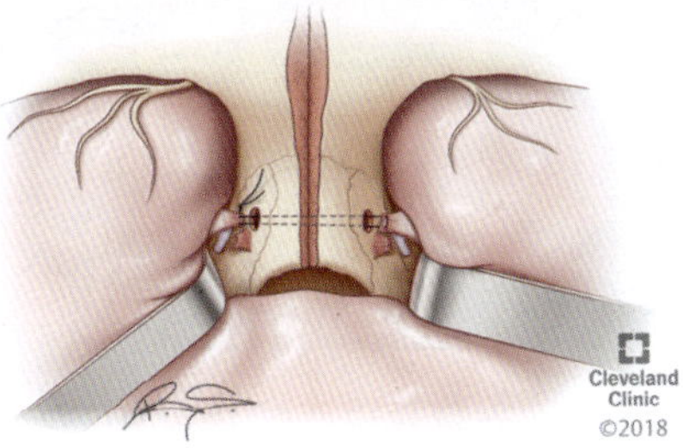

图 8.12 应保留内眦附着处。然而，如果内眦附着处磨损或移位，可行手术矫正远眦，包括经鼻钢丝固定的内眦固定术，以及内眦软组织垫块的使用。外眦固定术是通过在比原始外侧结节高 3mm 的侧壁上钻孔来进行的。这就形成了 15°的眦轴。(Reprinted with permission, Cleveland Clinic Center for Medical Art & Photography © 2018. All Rights Reserved.)

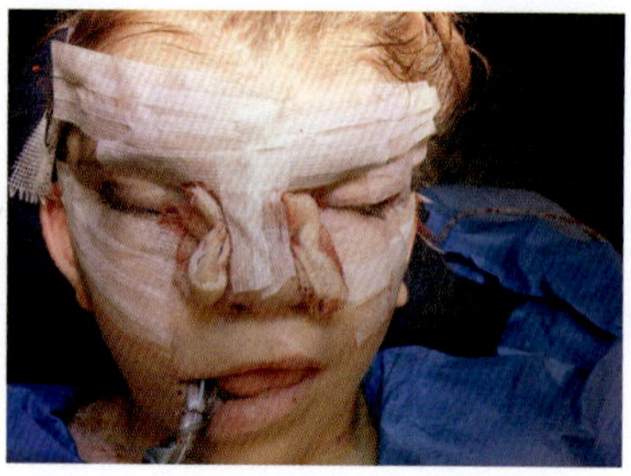

图 8.13 额骨复位，覆盖软组织。头皮切口分两层闭合，并放置引流管。龈颊切口用 Vicryl 缝合线连续锁边关闭。(Reprinted with permission, Cleveland Clinic Center for Medical Art & Photography Ⓒ 2018. All Rights Reserved.)

手术技巧

- 如果眶外侧缘较小和(或)较宽，则应避免眶上带移位方式，通过在眶外侧缘后截骨，并使该切口与眶上的颅内截骨延续，从而移动整个眶部。切口沿颧骨内侧向下，并与眶下截骨术相连。
- 眶距过宽很少被过度矫正；因此，手术目的应该是积极地缩小眶距，当需要达到适当的矫正时，应清除内侧筛骨。
- 鼻背骨移植既可矫正鼻畸形，又可掩饰扩大的眶间距离。一般来说，患者的鼻背部平坦时，看起来眼距更宽，而鼻背较高时，看起来眼距更窄。

面中部劈开两分术

面中部劈开两分术最初由 van der Muelen[16] 描述，Tessier 对其进行了改良，并由 David 等人[17]和 Ortizo-Monasterio 等[18]报道，该方法可以让两侧面部向中线旋转并调整外眦的位置。它适用于严重眶距过宽、具有龙骨脊样咬合关系和上颌牙弓横向狭窄的患者。这是大多数颅颌面外科医生矫正眶距过宽的首选方法。此外，该术式可与其他手术(如 Monobloc、LeFort Ⅰ、LeFort Ⅱ 或 LeFort Ⅲ)相结合进行。它也可以与牵张成骨结合，治疗颅面骨发育不良的患者[19]。

该手术是在全身麻醉的情况下进行的。使用加强型的气管插管，用 26 号管固定在牙齿上。图 8.14 至图 8.27 详细介绍了面中部劈开两分术的步骤。

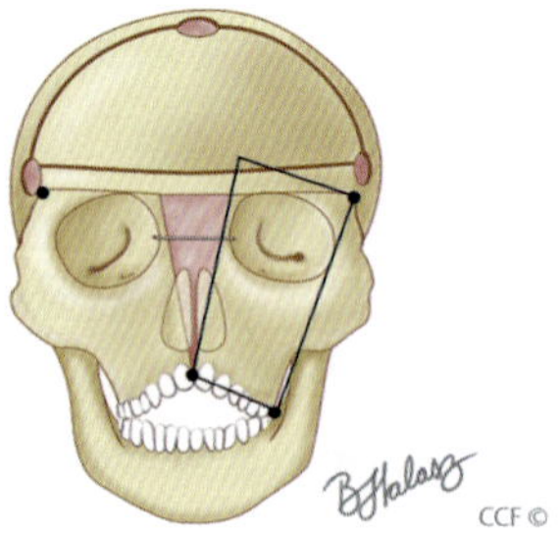

图 8.14 按照 Ortizo-Monasterio 的描述，进行术前测量规划[18]，以计算眼眶的旋转范围以及需要从面中部移除的骨量。(Reprinted with permission, Cleveland Clinic Center for Medical Art & Photography Ⓒ 2018. All Rights Reserved.)

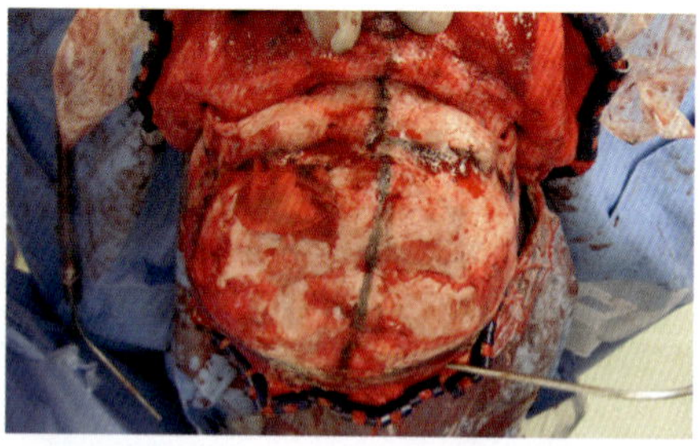

图 8.15 在冠状切口用 10mL 1%利多卡因和肾上腺素浸润，在骨膜下水平进行分离。皮瓣被分离到鼻额缝处。(Reprinted with permission, Cleveland Clinic Center for Medical Art & Photography Ⓒ 2018. All Rights Reserved.)

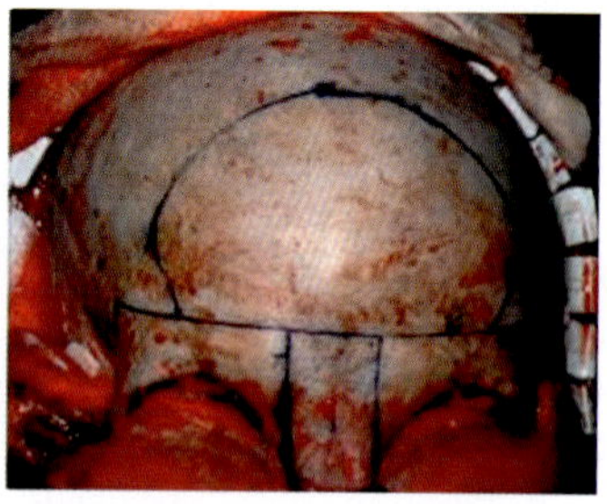

图 8.16 两侧分离至颞深筋膜浅层。(Reprinted with permission, Cleveland Clinic Center for Medical Art & Photography Ⓒ 2018. All Rights Reserved.)

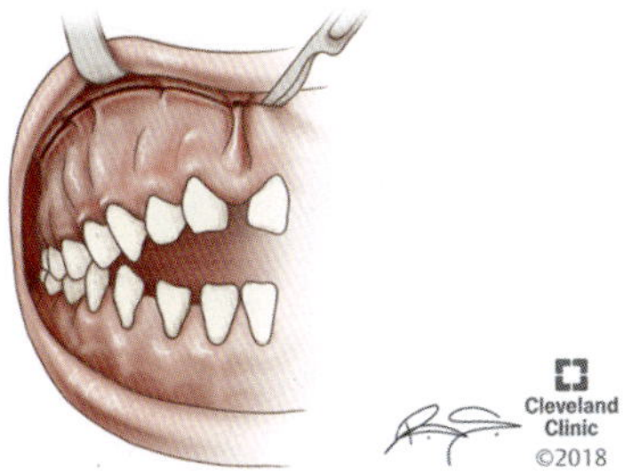

图 8.17 一旦眶周截骨部位都暴露好，接下来进行口腔部分的操作，做一个颊沟切口，以暴露上颌骨的前部。(Reprinted with permission, Cleveland Clinic Center for Medical Art & Photography © 2018. All Rights Reserved.)

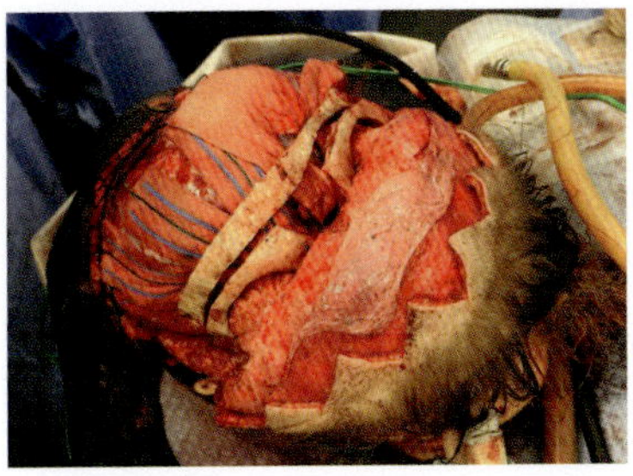

图 8.18 接下来进行双额部开颅手术，一旦移除前额骨瓣，通过牵拉额叶暴露眶顶。然后在双侧进行颧弓前部、眶外侧壁、眶顶、眶底内侧壁、眶底、翼上颌缝和鼻中隔截骨。沿眶顶继续进行眶外侧壁截骨，向前至筛板。从另一侧做类似的截骨，两侧截骨在中线相连。(Reprinted with permission, Cleveland Clinic Center for Medical Art & Photography © 2018. All Rights Reserved.)

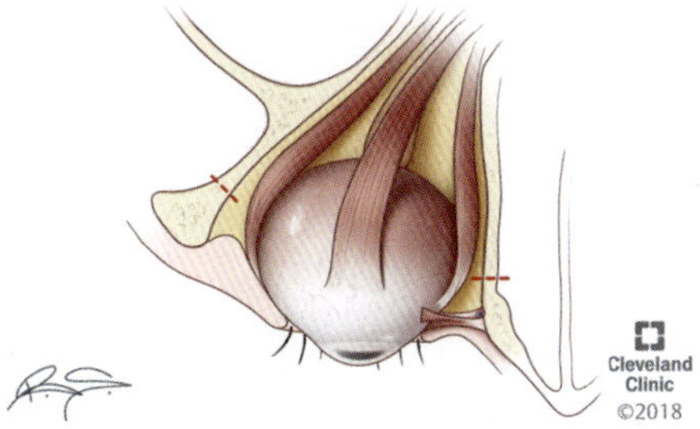

图 8.19 用一个 3mm 的骨凿进行眶底和内侧壁的截骨，截骨线在眶缘后 1.5~2cm，内眦后方。(Reprinted with permission, Cleveland Clinic Center for Medical Art & Photography © 2018. All Rights Reserved.)

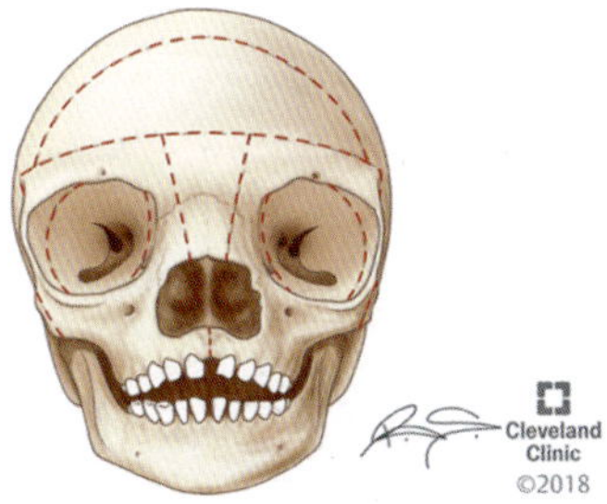

图 8.20 接下来测量两侧泪嵴点间距离，目的是在 V 形切除后保持内眦之间 17mm 的宽度。V 形切除包括部分额骨、鼻根部和鼻骨。这样使得旋转点仅位于鼻前嵴的头侧中心。在这个过程中，随着眶间部分变窄，上颌骨变平，牙弓变宽。然后进行口内操作，在上颊沟切口暴露上颌前部以暴露腭骨。(Reprinted with permission, Cleveland Clinic Center for Medical Art & Photography © 2018. All Rights Reserved.)

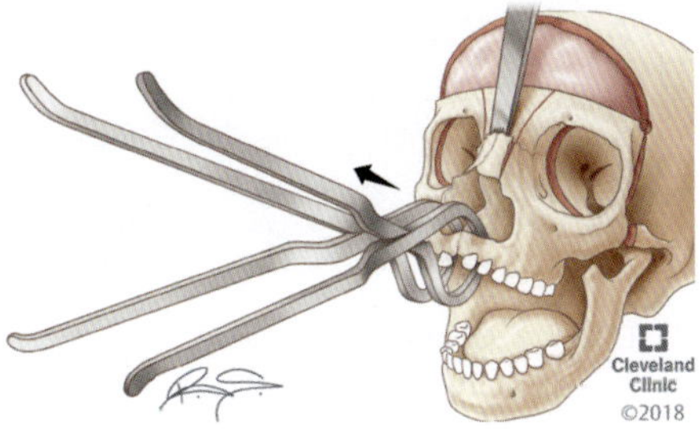

图 8.21 接下来，使用 Rowe 钳行向下骨折法，在鼻额缝的缝隙处插入鼻中隔保护凿，并将筛窦的垂直板分开，再用往复锯切除 V 形处组织。(Reprinted with permission, Cleveland Clinic Center for Medical Art & Photography © 2018. All Rights Reserved.)

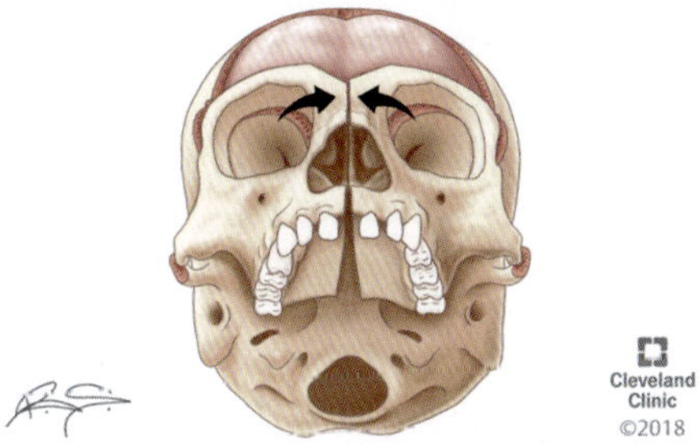

图 8.22 通过龈唇沟切口，用 Lindemann 钻头和 2mm 骨凿将梨状孔的黏膜脱套，劈开上腭。然后将两部分旋转到中线。如果存在垂直的错位，通过这个步骤可进行矫正。(Reprinted with permission, Cleveland Clinic Center for Medical Art & Photography © 2018. All Rights Reserved.)

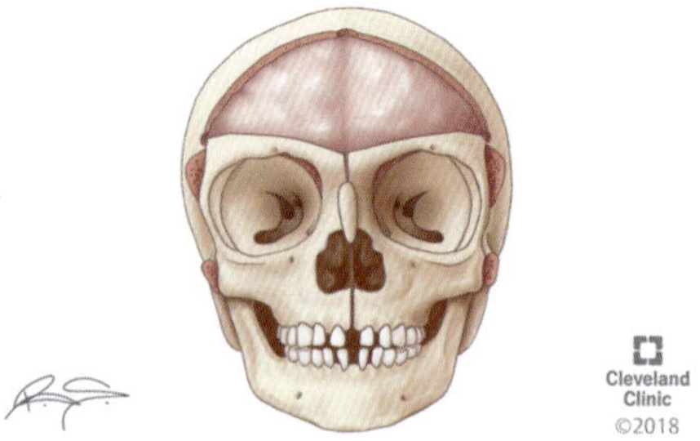

图 8.23 面部的两半通过 24 号的钢丝穿过钻孔固定。测量泪嵴点之间的距离，需在 17~20mm 范围内。(Reprinted with permission, Cleveland Clinic Center for Medical Art & Photography © 2018. All Rights Reserved.)

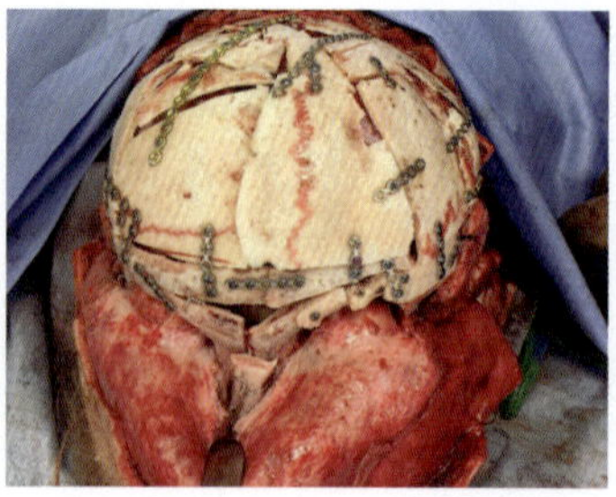

图 8.24 使用 2.0mm 的迷你板固定颧骨，1.5mm 板固定眶外侧壁。对于年长患者，保持正确的咬合关系很重要，必要时可通过行半侧 LeFort Ⅰ截骨。使用颅骨膜瓣封闭鼻腔和硬脑膜外无效腔的沟通。(Reprinted with permission, Cleveland Clinic Center for Medical Art & Photography © 2018. All Rights Reserved.)

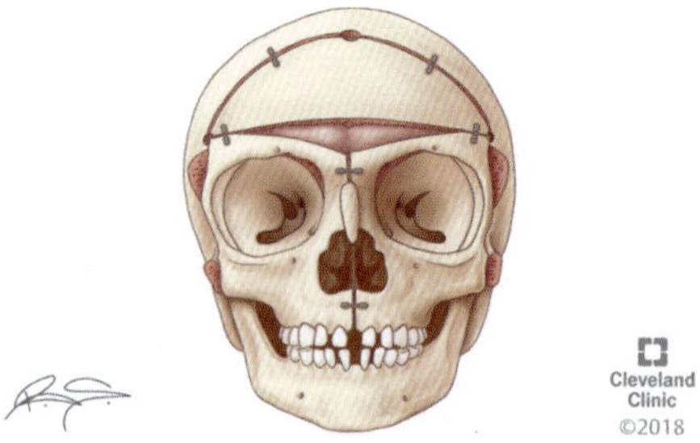

图 8.25 重塑额骨瓣，并将其通过接骨板和螺钉固定在眶缘。(Reprinted with permission, Cleveland Clinic Center for Medical Art & Photography © 2018. All Rights Reserved.)

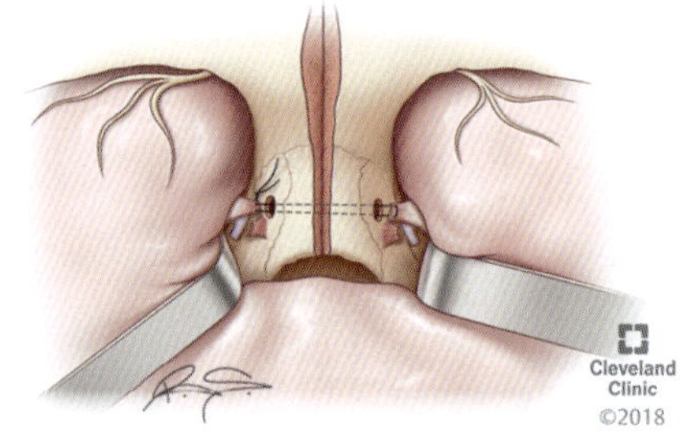

图 8.26 内眦韧带应保持完整，但如果它们磨损或移位，可能需要固定。如有需要行内眦韧带固定术，采用 26 号钢丝经鼻固定，并将其置于内侧眼眶的高处后方。如果有必要进行外眦固定术，可在眶外侧壁高处，使用 2-0 Prolene 缝合线在额颧缝上方进行双孔固定法。(Reprinted with permission, Cleveland Clinic Center for Medical Art & Photography © 2018. All Rights Reserved.)

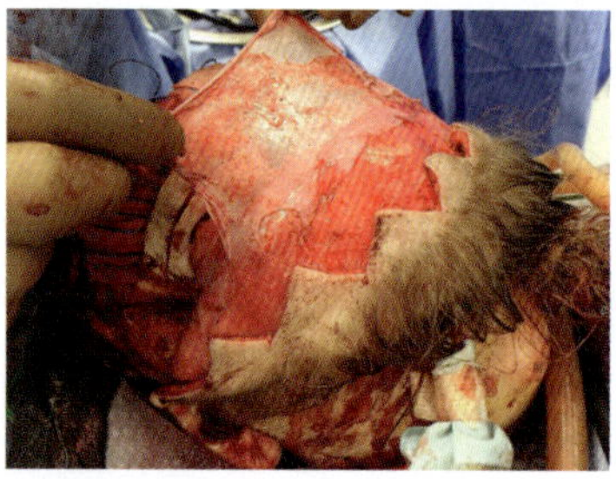

图 8.27 关闭冠状切口和龈唇沟切口，放置引流管。(Reprinted with permission, Cleveland Clinic Center for Medical Art & Photography © 2018. All Rights Reserved.)

手术技巧

- 可制作口内腭侧咬合板来填充高耸的腭弓，以防止使用 Rowe 钳时的损伤，并稳定重新固定的上颌弓。
- 在面中部劈开两分术时，应注意不要切开腭黏膜，以避免产生腭瘘。
- 在鼻棘水平放置一个小钢板，可以稳定上颌弓增加的横向宽度。
- 将鼻黏膜下翻，在筛状板前截骨水平缝合，将鼻腔与颅腔分离。
- 应采用间置性骨移植填补所有间隙，特别是筛状板前的间隙，同时应尽量将颅腔与鼻腔分开。

颅外径路矫正眶距过宽

当眶间距≤35mm，且眶外侧壁位置良好时，可采用该手术方法矫正眶距过宽[20]。该术式仅做眶内侧壁截骨移动，因此其最好用于轻度且对称的眶距过宽、额窦较大和垂体蝶鞍位置较高的患者。通常采用冠状和睫下缘联合入路。该方法与颅内外联合径路法相比具有更短的恢复期和更小的创伤。颅外径路步骤见图 8.28 至图 8.32。

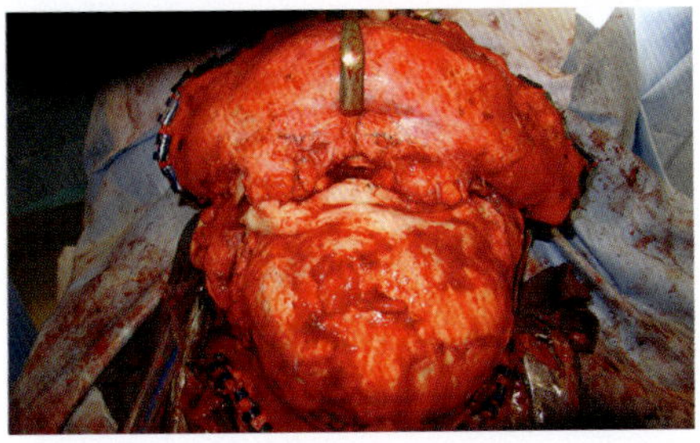

图 8.28　将 10mL 1%利多卡因加肾上腺素溶液注入冠状切口周围；每只下眼睑的结膜注射 5mL 相同的溶液。头皮在骨膜下水平进行分离，在离眼眶上 2cm 处，在骨膜下平面进行分离。(Reprinted with permission, Cleveland Clinic Center for Medical Art & Photography © 2018. All Rights Reserved.)

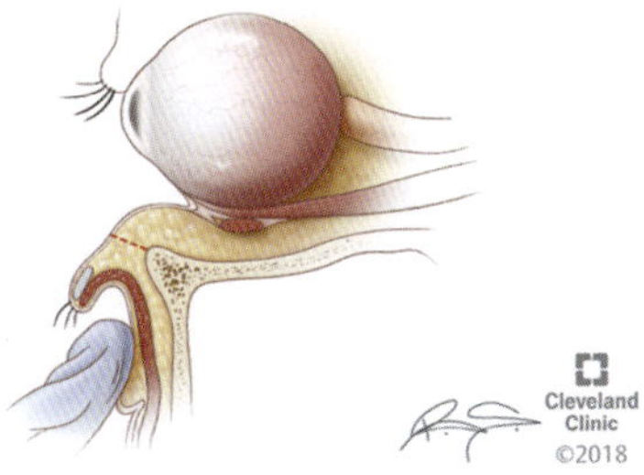

图 8.29　鼻中隔前方做经结膜切口，在眶下缘，弓状缘的分层提供了进入眶底的间隙。(Reprinted with permission, Cleveland Clinic Center for Medical Art & Photography © 2018. All Rights Reserved.)

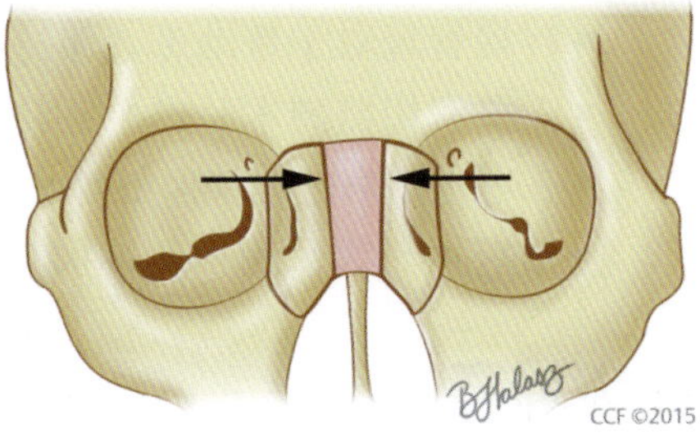

图 8.30　眶内侧壁截骨术通过使骨凿从泪窝后面的 2mm 处进行截骨。这样就保留了泪囊和泪管。截骨的深度要足够深，距眶缘至少 2cm，以方便眼球内侧移位。内侧壁截骨下边缘到达梨状孔。(Reprinted with permission, Cleveland Clinic Center for Medical Art & Photography © 2018. All Rights Reserved.)

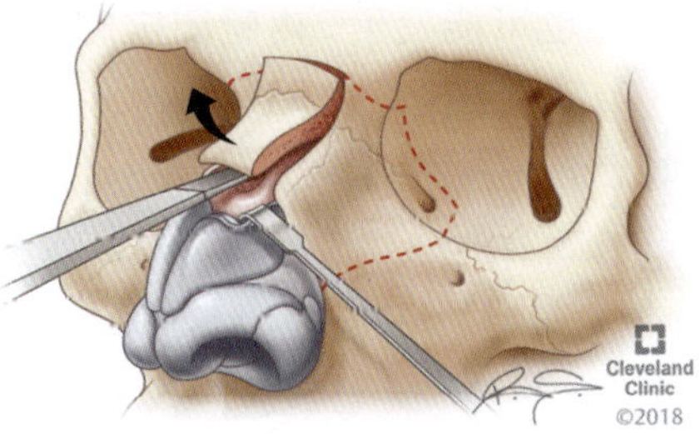

图 8.31　采用逆行入路将鼻黏膜从鼻骨上剥离。切除鼻中隔上的宽鼻骨的中央部分，也可切除一部分鼻中隔，以方便眶内侧壁的内侧活动。(Reprinted with permission, Cleveland Clinic Center for Medical Art & Photography © 2018. All Rights Reserved.)

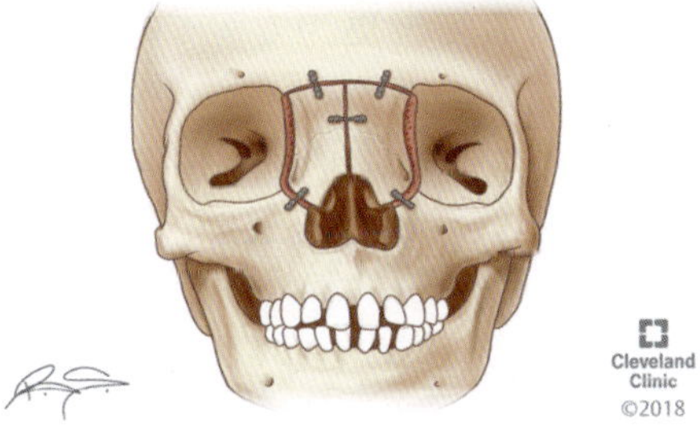

图 8.32　然后将眼眶内侧壁向内侧移动，用 2mm 厚、5mm 长的板固定骨边缘，并使用 26 号钢丝支撑。然后行双侧广泛颅下筛骨切除术以避免复发。(Reprinted with permission, Cleveland Clinic Center for MedicalArt & Photography © 2018. All Rights Reserved.)

手术技巧

- 由于眶外侧缘保持完整，该手术可能适合内眦过宽。
- 上颊沟切口可能有助于更好地进入梨状孔和固定鼻上颌支柱。
- 冠状位 CT 扫描对于确定颅底水平非常重要，这样外科医生就可以避免颅底损伤或无意中进入颅腔。StealthStation 导航系统(Stealth Surgical, Gordonsville, VA)也可以用于术中截骨指导。

术后护理

- 患者在 PICU 内接受 24 小时的密切监测。血流动力学的稳定性至关重要。
- 通常在术后第 1 天拔管。然而,如果颅底和鼻腔之间的沟通没有严密封闭,建议延长插管时间并避免气道正压。
- 面部肿胀通常在术后 48~72 小时内最为明显,可通过 2~3 剂静脉给予类固醇药物改善。
- 疼痛管理对于帮助患者保持舒适至关重要。
- 需要密切监测术后出血,因为术中大量失血可能导致凝血功能障碍。
- 在手术结束时继续保留暂时性的睑缘缝合,可在术后约 48 小时移除;这有助于防止角膜溃疡和结膜水肿。
- 术后 4~5 天采用预防性抗生素治疗。

并发症

- 出血通常是截骨所致。术中输血可能导致凝血功能障碍。监测患者的血红蛋白和血细胞比容水平至关重要。
- 感染可在早期或晚期出现。如果有额窦存在,手术中额窦颅骨化不充分可能导致感染。因此,一些医生认为应该在额窦发育之前进行手术治疗。将颅腔与鼻腔分开被认为是避免感染的一个重要方法。
- 可能出现脑脊液漏。高达 20%的患者可能会出现鼻漏。鼻腔和硬脑膜之间的瘘管可能是上行感染的来源,有导致脑膜炎的风险。一旦发现并确认有鼻漏,必须行腰椎穿刺、腰椎引流和抗生素积极治疗。
- 为了避免暴露性角膜炎和血肿等眼科并发症,暂时睑缘缝合是很重要的。失明虽然罕见但也可能发生。即使眶内移充分,如果眼球内移不足也可能出现术后斜视。眶截骨充分在距眶缘后方 2cm 处进行,可以避免上述内移不足情况。眼球内陷、眼球突出、泪道和泪囊损伤也可能发生。
- <8 岁的儿童进行眶距过宽手术治疗,术后复发更为常见。内眦软组织松弛也可能发生。内眦固定修复通常需要再次手术治疗。
- 颞部凹陷也有可能发生,尤其是在颅骨成形术后进行眶距过宽矫正术的患者中更为常见。在重建时使用颞肌来处理颞窝通常有利于避免这种情况发生。如果术后颞部凹陷,脂肪移植可能有所改善。

总结

手术矫正眶距过宽,虽然具有挑战性,但对于患者外观、功能和心理都有很大裨益。然而,手术时机的选择仍存在争议。

手术要点

- 术中泪骨嵴间距宜缩小至 17~20mm。矫枉过正应该成为基本原则。软组织一旦愈合和重新覆盖,通常会比术中看起来更宽。
- 保持内眦的软组织附着完整。这样可以避免内眦再植的需要,再植通常是不稳定的,并且在将来经常需要再次修复。
- 外眦应通过颧额线上方的两个深孔重新固定,内外眦轴倾斜 15°。
- 鼻背植骨使患者鼻部轮廓改善。在患者生长发育完成后方可进行鼻部修复手术。
- 眼睑裂口主要累及下眼睑,应在面中部重建时予以处理。对患有小眼畸形的患者,使用眶内扩张器使眼眶扩大,然后安装义眼。

(刘翔琪 译　杨娴娴 校)

参考文献

1. Edgerton MT, Jane JA. Vertical orbital dystopia—surgical correction. Plast Reconstr Surg 1981;67(2):121–138
2. Tessier P. Experiences in the treatment of hypertelorism. Plast Reconstr Surg 1974;53(1):1–18
3. Poole MD, Briggs M. The cranio-facio-cervical scoliosis complex. Br J Plast Surg 1990;43(6):670–674
4. Tan ST, Ashworth G, Czypionka S, Poole MD, Briggs M. Vertical orbital dystopia. Plast Reconstr Surg 1996;97(7):1349–1361
5. Greig DM. Hypertelorism: a hitherto undifferentiated congenital craniofacial deformity. Edinb Med J 1924;31:560–593
6. Tessier P, Guiot G, Rougerie J, Delbet JP, Pastoriza J. [Cranio-naso-orbito-facial osteotomies. Hypertelorism] Ann Chir Plast 1967;12(2):103–118
7. Tessier P. Orbital hypertelorism. I. Successive surgical attempts. Materials and methods. Causes and mechanisms. Scand J Plast Reconstr Surg 1972;6(2):135–155
8. Tessier P, Guiot G, Derome P. Orbital hypertelorism: II. Definite treatment of orbital hypertelorism (OR.H.) by craniofacial or by extracranial osteotomies. Scand J Plast Reconstr Surg 1973;7(1):39–58
9. Tessier P. Anatomical classification facial, cranio-facial and latero-facial clefts. J Maxillofac Surg 1976;4(2):69–92
10. Gunther H. Konstitutionelle Anomalien des Augenabstandes und der Interorbitalbreite. Virchows Arch Pathol Anat 1933;290:373–384
11. Marchac D, Sati S, Renier D, Deschamps-Braly J, Marchac A. Hypertelorism correction. What happens with growth? Evaluation of a series of 95 surgical cases. Plast Reconstr Surg 2012;129(3):713–727
12. Raposo-Amaral CE, Raposo-Amaral CM, Raposo-Amaral CA, Chahal H, Bradley JP, Jarrahy R. Age at surgery significantly impacts the amount of orbital relapse following hypertelorbitism correction: a 30-year longitudinal study. Plast Reconstr Surg 2011;127(4):1620–1630
13. McCarthy JG, La Trenta GS, Breitbart AS, Zide BM, Cutting CB. Hypertelorism correction in the young child. Plast Reconstr Surg 1990;86(2):214–225; discussion 226–228
14. Kawamoto HK, Heller JB, Heller MM, et al. Craniofrontonasal dysplasia: a surgical treatment algorithm. Plast Reconstr Surg 2007;120(7):1943–1956
15. Moreira Gonzalez A, Elahi M, Barakat K, Yavuzer R, Brinkmann B, Jackson IT. Hypertelorism. The importance of three-dimensional imaging and trends in the surgical correction by facial bipartition. Plast Reconstr Surg 2005;115(6):1537–1546
16. van der Muelen JC. Medial fasciotomy. Br J Plast Surg 1979;32(4):339–342
17. David DJ, Moore MH, Cootes RD. Tessier clefts revisited with a third dimension. Cleft Palate J 1989;26(3):163–168
18. Ortiz-Monasterio F, Medina O, Musolas A. Geometric planning for the correction of orbital hypertelorism. Plast Reconstr Surg 1990;86(4):650–657
19. Greig AV, Britto JA, Abela C, et al. Correcting the typical Apert face: combining bipartition with monobloc distraction. Plast Reconstr Surg 2013;131(2):219e–230e
20. Vuillemin T, Raveh J. The subcranial approach for the correction of hypertelorism. J Craniofac Surg 1990;2(1):91–96

第 9 章

额窦成形术

Denver Lough, Anand Kumar

额窦疾病的外科治疗已有 250 多年历史，一直以来都充满挑战，许多手术的术后疗效不佳，甚至是灾难性的。手术治疗应在根除疾病和症状的基础上，保留额窦功能，同时关注面部对称性和外观美学。额窦疾病或损伤的复杂性往往决定着这些目标是否都能实现。因此，选择最合适的手术方式和入路，尤其是最有利的手术时机，才能取得理想的疗效。

额窦成形术从许多方面来看都可以被认为是额窦手术中最困难的。这项手术仅适合正常解剖或者功能严重损伤的最复杂的那类病例[1]。此外，额窦解剖的个体化差异明显，需要全面了解其解剖结构及其与周围结构的关系，以帮助医生区分正常解剖、正常变异解剖和病理解剖。保护额窦后壁和去除黏膜衬里同时关闭鼻额流出道是一种额窦闭塞手术，适用于骨折或不累及额窦后壁的情况。

最终需要接受额窦成形术的病例往往复杂、困难，所以该患者群体的并发症发病率更高，正因为如此，各种手术方法和个性化调整不断优化，这些优化基于医生的手术训练和经验、局部组织的可用性、对可能并发症的预测（如硬膜撕裂），以及疾病或损伤的程度等。

目的

通过手术切除额骨后壁及所有额窦黏膜上皮，适当去除鼻额隐窝，重建前壁的完整性并将颅底与鼻咽分离来消除额窦。

相关外科解剖

额窦的形成与筛窦、鼻旁窦相关，是复杂生长过程的一部分，经历整个童年、青春期，甚至到成年，在外形和功能上都趋于成熟。两侧额窦各自独立进行容积扩张，最明显是在 5~18 岁之间[2,3]（图 9.1）。相当比例的人群有双侧额窦发育不全（3%~5%）和单侧额窦发育不全（1%~7%），很少有过度发育超过额骨外边界的[3]。

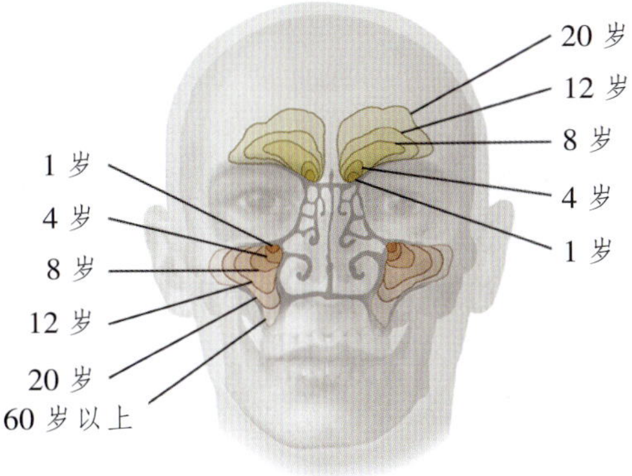

图 9.1 鼻窦解剖，显示额窦和上颌窦的发育模式。外科医生应该意识到有很大程度的个体差异。(From Gilroy AM, MacPherson BR, eds. Atlas of Anatomy. 3rd ed. New York, NY: Thieme Publishers; 2016. Illustration by Karl Wesker.)

通常，临床医生看到的额窦是一对不对称的鼻窦，由一块薄的三角形的骨性隔板分隔，在正常生理条件下，前壁较厚(2~12mm)，后壁较薄(0.1~4.8mm)[4]。前壁的浅面是额肌的筋膜和肌肉，后壁的深面是颅顶的前部和与之相关的颅内结构(额叶)。上前内侧眼眶构成了部分额窦的底面，在其后侧颅底处有筛状板。

额隐窝前界为鼻丘腔，后界为颅底、筛状板、筛泡，内侧界为中鼻甲，外侧界为眶纸板。Keros 等[5]通过测量侧板和嗅窝的长度描述了筛状板穿透鼻腔的不同深度(1 型：1~3mm；2 型：4~7mm；3 型：8~16mm)。尤其重要的是识别 3 型，因为其具有更高的医源性穿孔的风险。

这一区域的气室和鼻窦解剖由于罕见的额部气室的存在而进一步复杂化，此外还需注意额窦和截骨部位与眶上和滑车上神经血管束的关系。

患者选择

仔细选择患者包括将治疗分为急性期或立即期，以及亚急性期或迟发期。需急诊入院手术治疗的患者包括：后壁骨折伴活动性脑脊液漏、前壁和后壁联合移位伴活动性脑脊液漏、后壁骨折累及鼻额流出道。亚急性或迟发性病情的患者，如果由于感染或压力而累及或破坏了后壁，应进行成形术治疗。孤立性前壁骨折患者最好采用骨折复位和内固定治疗。孤立性前壁骨折累及鼻额流出道的患者最好的治疗方法是闭塞术而不是成形术。额窦成形术仅适用于疾病进展中累及额窦后壁的情况。

适应证与禁忌证

适应证

以下患者应考虑手术治疗：①慢性难治性额窦炎；②严重粉碎性后壁骨折伴移位和脑脊液漏；③移位性前壁骨折(超过单侧壁宽度)和累及鼻额流出道的后壁骨折；④额窦损伤引发的难治性脑脊液漏；⑤累及鼻额流出道的后壁骨折；⑥额窦黏液囊肿伴后壁缺失；⑦额窦骨髓炎；⑧额窦脓肿复发伴后壁缺失。

禁忌证

对于神经系统检查结果不稳定或全身情况不稳定的急性神经损伤患者，如低血压或败血症，应推迟或避免手术。生命垂危和严重受伤的患者行姑息性治疗。双侧额窦发育不全的患者，由于窦发育不全，无须行成形术或闭塞术。如果凹陷性骨折位置位于大脑额叶下方，预计会出现显著的轮廓异常，则可以治疗相关的前额叶凹陷性骨折。孤立性前壁骨折患者无须行成形术。如果骨折线累及鼻额流出道，则采用前壁复位固定或额窦闭塞术治疗效果较好。

术前计划

许多需要行额窦成形术的患者建议术前行神经外科会诊，因为符合该手术标准的患者发生相关颅内疾病的风险较高。后壁骨折移位的患者发生脑脊液漏风险较高，如果临床上合适，这些患者最好在最初 24~48 小时内进行成形术，以避免长期并发症[6]。如果临床医生决定观察脑脊液漏，应不超过 8 天，否则发生脑膜炎的风险增加[7]。这些患者因病情较重需要优先护理，或需要其他手术或医疗措施挽救生命，然后才会关注到额窦。需要行额窦成形术的后壁骨折患者常伴有多发骨折，这需要适当的分诊，眼眶损伤的高发提示可能需要在术前进行眼科会诊。表 9.1 列出了可能需要的放射检查评估方法。

表 9.1 放射图像分析

- 急性期影像学检查：CT 头部/大脑扫描
- CT 面部扫描与三维重建
- 慢性期影像学检查：CT 头部/大脑扫描、CT 面部三维重建、MRI（黏液囊肿/慢性鼻窦炎）

手术器械

开颅手术需要基本的颅面操作器械，大多数神经外科开颅手术器械盒和整形外科颅面基础器械盒中都可以满足。术中导航是识别额窦范围和规划双侧冠状切口开颅术的最新手段。额窦成形术所需的手术器械如图 9.2 所示。

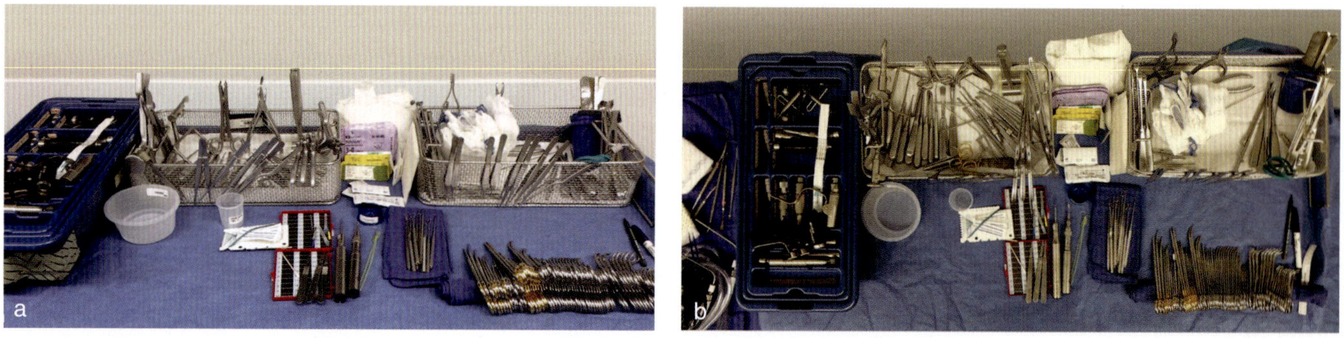

图 9.2 (a)额窦成形术所需器械的术中视图。请注意图片右侧的普通整形手术托盘、颅面托盘、用于颗粒骨移植物采集的 Hudson 支架、Tessier 骨弯曲钳、各种大小和形状的咬骨钳，以及电动工具，包括高速磨钻和根据需要用于截骨的来复锯。还要注意止血附着物，包括 Tisseel、凝血酶、Gelfoam 和 Cottonoids。最左边部分可见开颅组。(b)术中所需设备的垂直视图。

手术过程：技术细节

手术选取冠状切口或延伸现有的外伤创口，向下剥离至眉间和上眶缘水平下方区域。在剥离过程中保留了包含颅骨骨膜的头皮瓣，以便用于覆盖硬脑膜撕裂修复部位，并在修复前壁时提供额外的软组织覆盖。它作为一个额外的组织层，从下面的鼻筛腔密封前颅底（图 9.3 至图 9.15）。

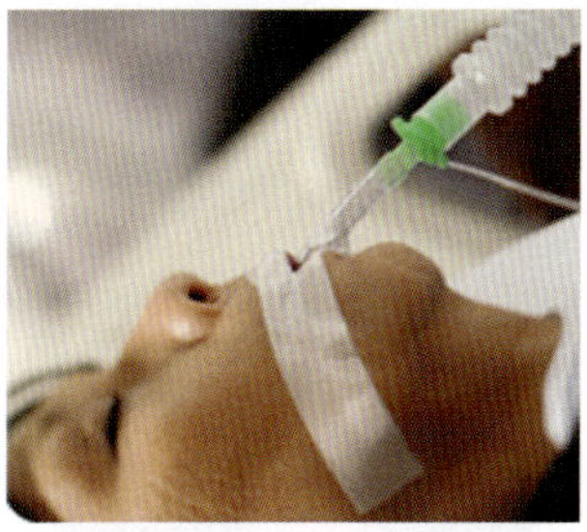

图 9.3 气管插管放置在中线位置。导管可以用胶带固定在上唇皮肤上,也可以用编织线(如丝线)缝合在舌基部。预防性静脉注射抗生素。

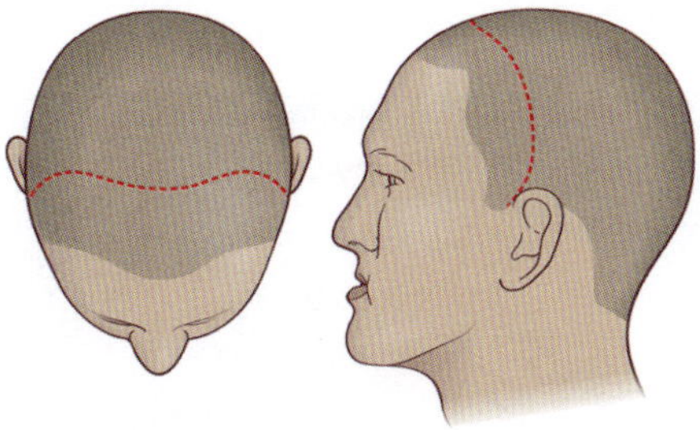

图 9.4 在头皮上设计标记双侧冠状切口,用血管收缩剂浸润有标记部位(例如,1%利多卡因加 1:100 000 肾上腺素)。

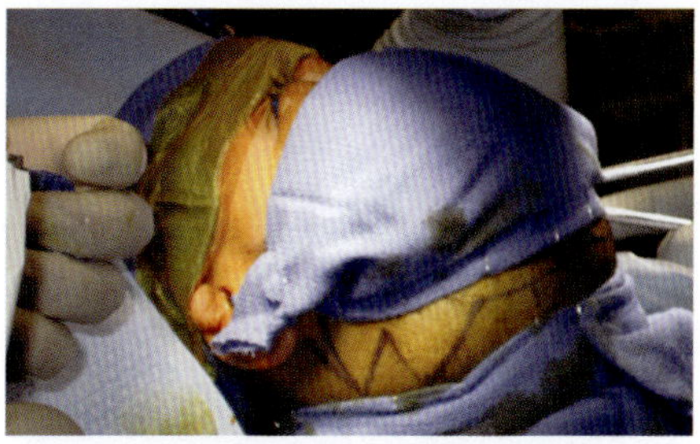

图 9.5 进入额窦腔的方法多种多样,部分取决于手术目的,部分取决于外科医生的经验。在外伤患者中,前壁骨折通常可以使入路有更大空间。必须评估并发脑损伤和硬膜外或硬膜下出血的程度,常用的双侧冠状切口开颅术可以充分控制出血,同时便于重建解剖复位和固定额窦前壁。术中照片显示冠状切口,其外侧呈锯齿状,用皮钉和毛巾覆盖头发。

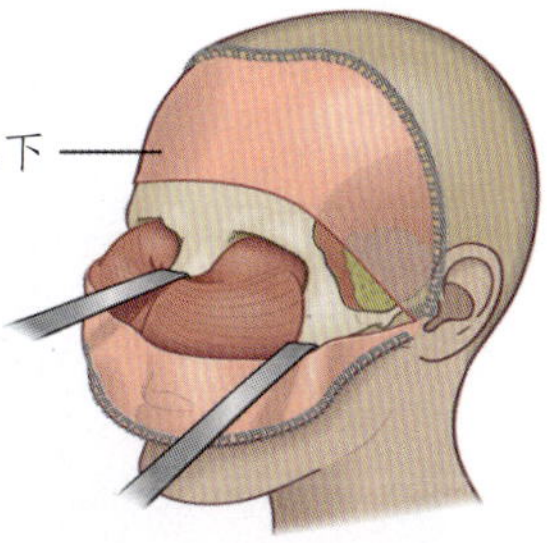

图 9.6 沿切口向下剥离至眉间和上眶缘水平下方区域。在剥离过程中保留了包含颅骨骨膜的头皮瓣,以便用于覆盖硬脑膜撕裂修复部位,并在修复前壁时提供额外的软组织覆盖。它作为一个额外的组织层,从下面的鼻筛腔密封前颅底。

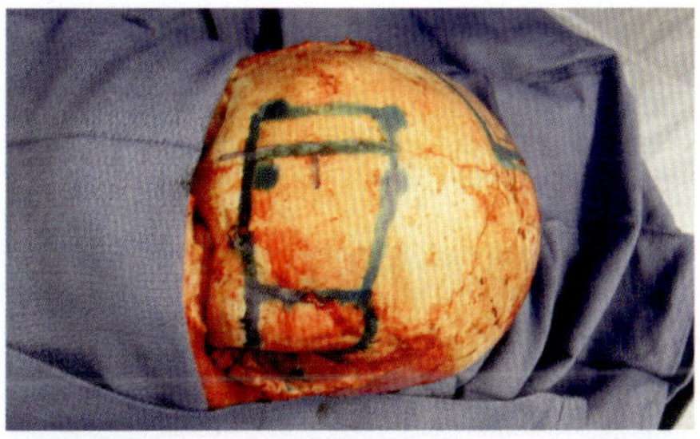

图 9.7 如果没有骨折,且手术是由于感染性原因,如额窦炎或骨髓炎,则应切除整个额窦。因此,设计至少 3 个 6mm 的钻孔,两个放置在每侧窦的下外侧边界之外,第三个孔在中线上边界以上,以减少污染。这样,疑似感染源就可以被彻底清除。然后可以在额骨的头侧设计更多的钻孔,以方便进行开颅术。应首先进入额窦上方的颅腔,将额叶适当牵拉后,可以安全地切除感染或坏死的颅骨。这张图展示了改良的额部开颅术和钻孔位置,来进行整块额骨切除,并根据此种入路进行消毒铺单。

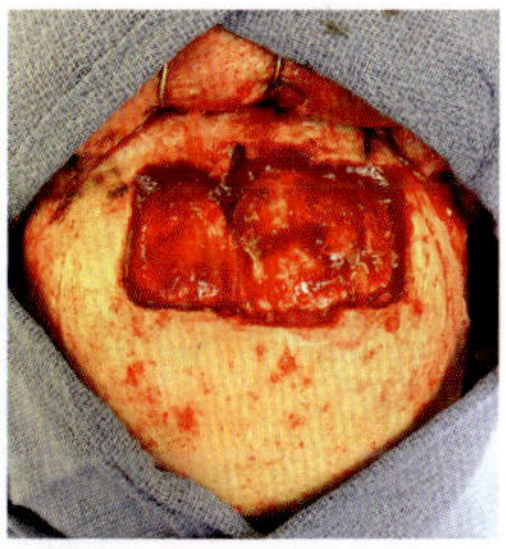

图 9.8 接下来使用高速钻头(2~3mm 钻头)沿着标记的截骨线按顺序钻孔。当额窦被间断的钻孔勾勒出来后,可以使用相同的高速钻头,也可以使用锯通过“连接钻孔”来完成截骨手术,双侧冠状切口入路开颅,额叶得到适当的保护后,如果前壁骨折,可以切除,去黏膜,与后壁固定,以备日后移植。应彻底冲洗鼻窦,并吸除所有碎片、黏液或血液。这里必须始终保持谨慎,因为后壁可能不是完整的。术中照片显示双侧冠状切口入路开颅暴露额窦。

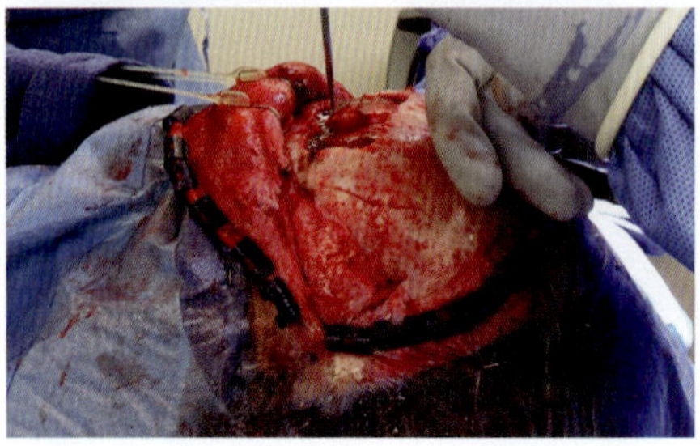

图 9.9 一旦进入额窦，就需要找到准确的边缘并标记出来。这可以通过透光、立体定向引导或刺刀钳来实现。这是一张显示术中导航的图像,可用于进一步确定双侧冠状切口入路开颅后鼻额流出道的位置。由于鼻额流出道的横断,需要进行额窦成形术。

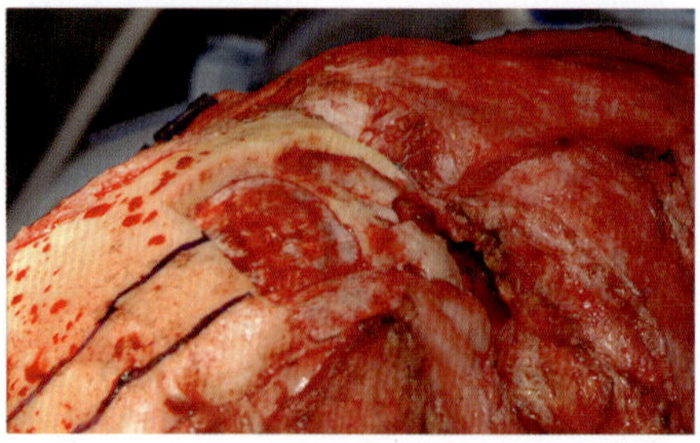

图 9.10 在切除后壁和进行额窦成形术之前,切除所有残留额窦黏膜[8]。然后联合使用骨膜剥离子、组织钳/高速钻去除所有的黏膜上皮,一旦所有的黏膜上皮被切除,后壁就可以被切除。

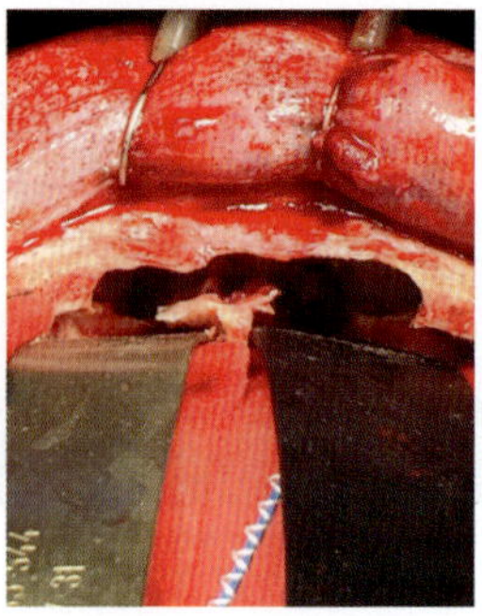

图 9.11 切除额窦黏膜，再切除窦中隔。值得注意的是,为消除无效腔,中隔必须被切除。如果有后壁骨折,应以骨折部位开始切除后壁。首先使用骨膜剥离子轻轻地推开硬脑膜,然后使用咬骨钳去除后壁小骨块。如果可能,应使用双钳或钳夹去除后壁较大的骨块。由于保留额窦黏膜有移位的风险,我们不愿使用这些碎片来重建前壁;我们倾向于从顶骨非重要区取骨行颅骨移植。

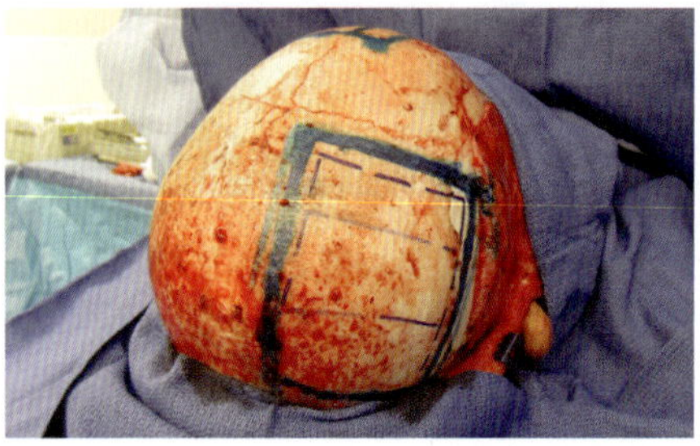

图 9.12 术中图像显示顶骨非重要区中有大量颅骨,可用于前壁重建。

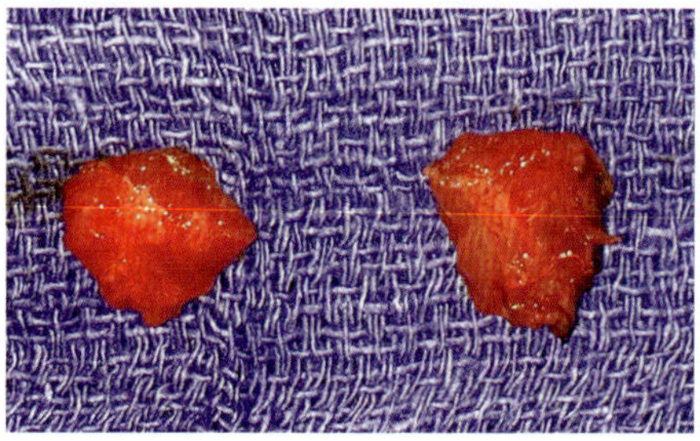

图 9.13 在最后的重建工作开始前,必须关闭鼻额流出道。关闭鼻额流出道的方法多种多样,我们首选的方法是首先去除鼻额流出道中可见的黏膜,然后在鼻额流出道中放置一小块颞肌,颞肌大小恰好能闭塞流出道使其不漏液。然后用自定义轮廓的来自顶骨区域的自体颅骨移植物进行修补,接着是覆盖皮瓣[9]。术中图像显示填塞用的颞肌,用于在鼻额流出道剥离去除黏膜后堵塞流出道形成水密封。然后再放置一层骨移植物以促进长期骨愈合。

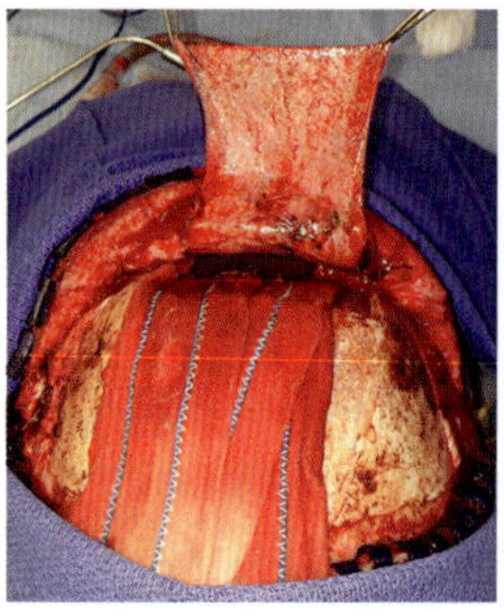

图 9.14 在将鼻额流出道与前颅窝密封和分离后,可以移植额外的一层组织来加强密封性,如筋膜移植。我们的首选方法是使用带蒂的头皮瓣来增加颅底密封性,并提供额外的血管化组织,通过血管化组织移植改善局部血供,向该区域输送更多的氧和抗生素。这是完成额窦成形术和掀起头皮瓣后,移植皮瓣前的术中视图。

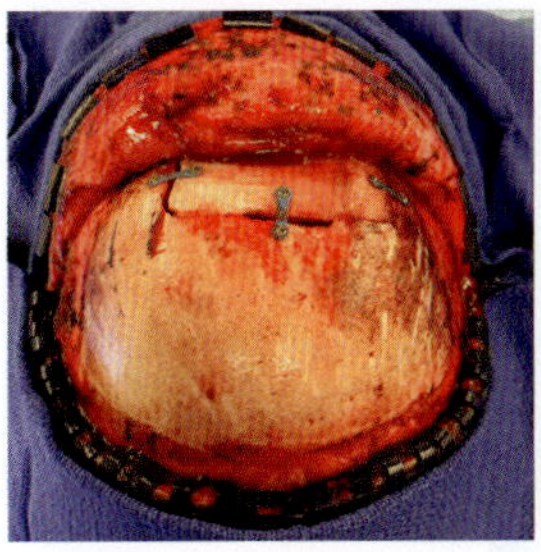

图 9.15 然后用额窦的骨碎片和取骨区碎片移植重建前壁做好内固定后，逐层缝合伤口。皮下引流可长达 72 小时，以促进皮瓣与下方骨紧密贴合。这是去除残留黏膜和通过前壁植骨恢复颅前区轮廓的术中视图。

手术技巧

- 立体定向图像导航可以帮助定位钻孔位置。
- 当使用刺刀钳探查窦边缘时，术者应将一根尖头置入窦内，再用另一根尖头在颅骨边缘处做标记。对于后壁骨折，必须非常小心，避免将镊子放入颅腔，在探测过程中应始终保持内齿与前壁接触而不是与后壁接触。
- 在取出前壁时，用弯钳夹持前壁以保持其完整。
- 当接近后壁边缘时，用可延展的牵开器轻轻推开硬脑膜，并使用高速钻磨平窦边缘。大脑会靠在这个表面上，任何尖锐的边缘都可能成为未来的致伤原因。

术后护理

- 针对行额窦成形术的主要病因，调整相应的术后护理。
- 头部抬高能明显减轻额窦开颅后的疼痛和肿胀。通常涉及针对多系统创伤、神经损伤或感染的护理。
- 常规进行疼痛管理，可联合应用麻醉剂和对乙酰氨基酚，而 NSAID 的使用目前存在争议。
- 术后不建议使用闭式负压引流，除非考虑存在持续的感染源。
- 择期行额窦成形手术，患者在可耐受的情况下恢复饮食和活动，否则应依据患者的临床情况和并发症的情况调整饮食和活动。
- 实施 3 周标准的鼻窦术后预防措施，包括不使用吸管、不擤鼻涕。有些医生术后常规使用血管收缩剂和类固醇药物，但这些药物更多用于鼻窦炎和严重的眶周肿胀。
- 术后进行标准的 CT 扫描，以确定重建的前壁进行了适当的解剖复位。

临床病例

当额眶附近有块状骨缺损时可能需要进行额窦成形术。重建缺损，进行额眶块状骨缺损修补的成人患者需要切开鼻额流出道。因此，额眶块状骨缺损修补后，需要进行额窦成形术以防止黏液囊肿的发生。该病例说明了上述原则，在去除感染的异体植入物后，留下一较大的右额眶块状缺损，且左侧额窦仅行填塞未予治疗。在移除右眼眶异体植入物后，切除左额窦，包括后壁（骨移植和移植骨固定前行额窦成形术）。在这个病例中，我们转移了头皮瓣用于填塞无效腔并分离颅面间隙以预防感染及脑膜炎（图 9.16）。

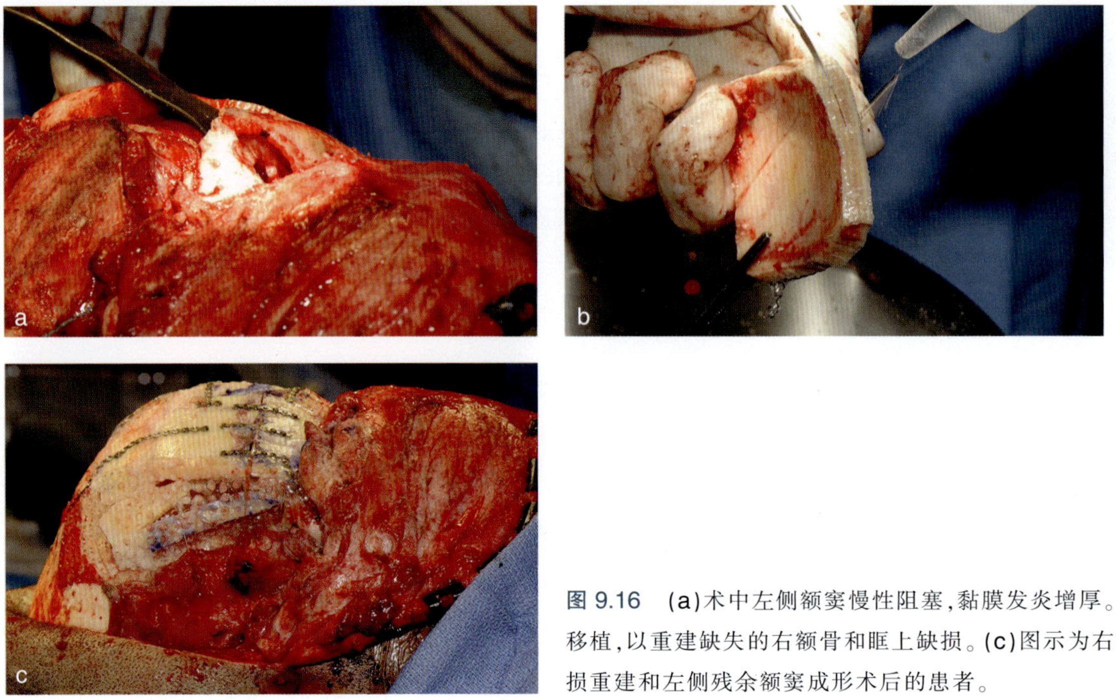

图 9.16 (a)术中左侧额窦慢性阻塞，黏膜发炎增厚。(b)将颅骨劈开，取骨移植，以重建缺失的右额骨和眶上缺损。(c)图示为右额骨重建、右眶块状缺损重建和左侧残余额窦成形术后的患者。

并发症

额窦成形术后许多并发症的病理原因和手术本身需要解决的问题相同。黏液囊肿、长期额窦炎、脓肿、骨髓炎、骨瓣感染、硬脑膜撕裂伴脑脊液漏等都是切除额窦不充分的潜在并发症。此外，医源性额叶损伤可能会发生，还可伴随常见的术后并发症，如软组织感染和伤口裂开。

结论

额窦疾病历来给外科医生带来一个具有挑战性的两难选择，因为在眼眶上方，面部和大脑之间的这个关键空间可能会出现严重的疾病。额窦成形术仍然是选择此手术的外科医生的最后手段，特别是随着鼻额内镜等替代手术的进步。在某些有严重创伤、严重感染、鼻窦炎或黏液囊肿的患者中，额窦成形术可以带来巨大的好处。需要对这些患者给予特别的护理和注意。然而，由于这是最后的手术方式，额窦成形术的失败往往会给外科医生和患者留下很少的选择。

手术要点

- 保持头皮瓣的完整性，用于修复硬脑膜撕裂或封闭鼻额流出道。
- 前壁骨碎片以解剖复位的方式放置在 Mayo 支架上或备用手术台上，以便于重新调整骨片位置。
- 因为有黏膜不完全切除的风险，我们倾向于舍弃后壁骨碎片，使用顶骨非重要区和离体骨碎片作为移植材料。
- 如果前壁相对完整，则预钻孔用螺钉固定钢板以保持解剖位置，或者可以通过双侧冠状切口开颅术进入额窦上方的颅腔以保持前壁完整。

■ 常规双侧冠状切口开颅术几乎总是需要的。因此,与神经外科医生协作实施团队手术是一种稳妥的策略。
■ 额窦成形术是一种挽救性手术,而不是美容手术,与孤立的前壁骨折不同。相关疾病根除或骨折愈合后,可进行翻修以再现自然的额部轮廓。

(顾天一 卢建建 译)

参考文献

1. Pollock RA, Hill JL Jr, Davenport DL, Snow DC, Vasconez HC. Cranialization in a cohort of 154 consecutive patients with frontal sinus fractures (1987-2007): review and update of a compelling procedure in the selected patient. Ann Plast Surg 2013;71(1):54–59
The authors reported a study that included 34 patients who underwent cranialization and 120 patients who did not. A low complication rate of 6% after cranialization was ascribed by the authors to meticulous sinus mucosal débridement; thorough obliteration of the frontal sinus outflow tract (with sterile gelatin sponge pledgets and bone chips from the outer cortex of the temporoparietal skull); and avoidance of avascular barriers, such as abdominal fat. The introduction of high-resolution CT with parasagittal views led to an increased ability to preoperatively define the extent of injury of the medial and lateral sinus floor. The authors concluded that selective use of cranialization is indicated.
2. Kountakis SE, Onerci TM. Rhinologic and sleep apnea surgical techniques. In: Winkler AA, Smith TL, Meyer TK, Le TT, eds. The Management of Frontal Sinus Fractures. Berlin, Germany: Springer; 2007
3. Kountakis SE, Senior BB, Draf W. The Frontal Sinus. New York, NY: Springer; 2005
Most authors recommend obliteration of the sinus when injury to the nasofrontal outflow tract is suspected, because this has traditionally been considered the safer long-term option. Although most nasofrontal outflow tract reconstruction attempts have historically been plagued by stenosis, new endoscopic techniques may allow delayed nasofrontal outflow tract recanalization (endoscopic frontal sinusotomy) after a trial of medical management in highly selected patients.
4. Strong EB, Pahlavan N, Saito D. Frontal sinus fractures: a 28-year retrospective review. Otolaryngol Head Neck Surg 2006;135(5):774–779
Frontal sinus fractures resulting from motor vehicle accidents have decreased from 71 to 52% ($p < 0.05$). Fractures from assaults increased from 9 to 21% ($p < 0.05$). The incidence of "through-and-through" fractures decreased from 40 to 11% ($p < 0.05$), whereas combined anterior/posterior table fractures increased from 36 to 57% ($p < 0.05$). The causes and severity of frontal sinus fractures have changed from 1974 to 2002. This is reflected in the reduced number of fractures resulting from motor vehicle accidents as well as a reduced severity of injury. The most likely explanation is the use of safety belts and airbags.
5. Keros P. On the practical value of differences in the level of the lamina cribrosa of the ethmoid. Z Laryngol Rhinol Otol 1992;41:809–813
6. Joshi A. Plastic surgery of the frontal sinus. Medscape Emedicine 2015;July
Fractures of the frontal sinus pose certain treatment dilemmas to the facial trauma surgeon. Their mismanagement may lead to potentially life-threatening intracranial complications, most commonly meningitis, encephalitis, and brain abscess. Involvement of the nasofrontal duct is not easily discernible with CT imaging and, as a result, decisions regarding management of the nasofrontal duct and frontal sinus are frequently made during surgical exploration. However, nasofrontal duct injury is strongly suggested when the CT scan demonstrates involvement of the base of the frontal sinus, the anterior ethmoid complex, or both.
7. Sakas DE, Beale DJ, Ameen, et al. Compound anterior cranial base fractures: classification using computerized tomography scanning as a basis for selection of patients for dural repair. J Neurosurg 1998;88(3):471–477
In this series, microsurgical repair was accompanied by a minimal complication rate. Hence, the authors recommended that patients with fractures that combine the potential variables should be considered to have a high long-term risk of infection, and their injury should be surgically repaired as soon as the post-traumatic edema has subsided. This applies to the following fractures: large cribriform (type 1) with transient rhinorrhea lasting 5 to 8 days, and large frontoethmoidal (type 2) with prolonged rhinorrhea lasting longer than 8 days. Furthermore, the authors concluded that this classification can improve the management of post-traumatic CSF fistulas of the anterior cranial base and may provide insights into the mechanisms underlying their spontaneous repair and susceptibility to meningitis.
8. Fusetti S, Hammer B, Kellman R, Matula C, Strong EB. Cranial vault and skull base: frontal sinus-posterior table cranialization. AO Surgery Reference 2011
9. de Melo WM, Coléte JZ, Mariano RC, Shinohara EH, Souza FÁ, Garcia IR Jr. Anterior pericranial flap for frontal sinus duct obliteration: is it a valuable resource? J Craniofac Surg 2013;24(2):e147–e149
The pericranial flap procedure has lower morbidity and decreased infection rates, which justifies its use in frontal sinus obliteration. This article reported a case of a comminuted frontal sinus fracture with a brief literature review, regarding the use of pericranial flap. The authors reported a case of a 23-year-old man with a severely comminuted fracture of the anterior and posterior walls of the frontal sinus. The patient was successfully treated by cranialization with frontal sinus duct obliteration using an anterior pericranial flap. The patient was followed for 16 months with no postoperative complication, such as infection. The pericranial flap is a good resource for frontal sinus duct obliteration.

第 10 章

经面颅底手术入路

Nicole M. Kurnik, Lily Daniali, Stephen P. Beals

因解剖结构复杂、重要结构环绕，颅底手术入路本身就非常有挑战性。经过 30 年的发展，经面入路可安全暴露颅底并同期行切除手术，缩短手术时间，减少并发症。同时，神经外科、内镜手术、放射技术、麻醉、术中和术后监测等医学技术的进步也促进了经面入路技术的成功[1-4]。

经面入路为切除颅前窝及颅底中线的良恶性肿瘤提供了良好的暴露。这是一个技术全面的颅面外科医生可驾驭的基本核心技术。作为包括了神经外科医生、耳鼻喉科医生、眼科医生、神经学专家、神经康复专家、放射肿瘤医生在内的多学科团队的一部分，颅面外科医生是独特的、不可或缺的技术专家[3]。

目的

安全且彻底的颅底显露具有以下优点，可将病灶一次性切除、缩短手术时间，以及减少并发症[3,4]。神经外科、放射学、麻醉学、术中和术后监测等医学技术的发展和联合，进一步促进了经面颅底手术入路技术的成功。然而，经面入路技术并非适用于所有患者[2]。多学科联合的颅底手术团队具有丰富的知识和经验，可为患者制订个性化的手术方案。对于适用经面入路的患者，该手术方式可达到最佳的手术效果。

相关外科解剖

骨

颅底由筛骨、蝶骨、枕骨、颞骨和额骨 5 块骨组成，形成前颅窝、中颅窝和后颅窝（图 10.1）。

前颅窝

前颅窝的前界为额鳞，后界为蝶骨小翼的后缘，中部凹陷处为筛骨筛板，筛板上有许多筛孔，构成鼻腔顶；前外侧部形成额窦和眶顶[2]。

前颅窝孔及其内容物如下。

- 盲孔：鼻腔至上矢状窦的静脉。
- 筛前孔：筛前血管和鼻睫神经。
- 筛后孔：筛后血管和神经。
- 嗅神经孔。

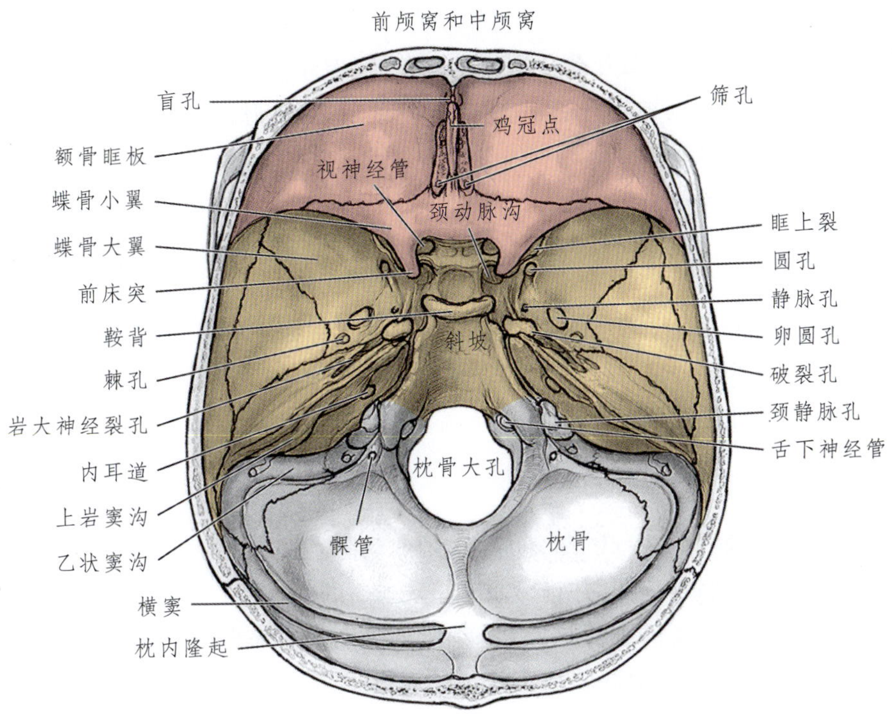

图 10.1 经面颅底手术入路的解剖包括前颅窝和中颅窝,其中包含许多重要的解剖结构。(From Di leva A,Lee JM,Cisimano MD, eds. Handbook of Skull Base Surgery. New York,NY:Thieme Publishers;2015.)

中颅窝

中颅窝前面是蝶骨小翼的后缘、前床突和交叉沟前缘形成的嵴;两侧是颞鳞、顶骨和蝶骨大翼;后面是颞骨岩部和鞍背[1-4]。

中颅窝孔及其内容物如下。

- 视神经孔:视神经。
- 眶上裂:动眼神经、滑车神经、外展神经和三叉神经第一支。
- 圆孔:上颌神经。
- 卵圆孔:下颌神经。
- 棘孔:脑膜中动脉。
- 吻合孔:脑膜中动脉至泪动脉的分支。
- 蝶导静脉孔:海绵窦至翼丛的静脉。
- 无名管(裂孔):岩小神经至耳郭神经节。
- 泪孔(髁管):翼状管神经和咽升动脉的脑膜支。

后颅窝

后颅窝主要由枕骨和颞骨岩部后上部分组成。前侧由蝶骨和鞍背形成,后部由枕骨构成;内侧由枕骨基底部构成;前外侧部由颞骨和顶骨构成[1-4]。

后颅窝孔及其内容物如下。

- 颈静脉孔：岩下窦、侧窦、枕部和咽升动脉的脑膜支、舌咽神经、迷走神经、副脊神经。
- 枕骨大孔：延髓及脑(脊)膜、副神经脊髓根、椎动脉及其前、后动脉。
- 内耳道：面神经、听神经及其动脉。
- 前髁状孔：舌下神经和咽升动脉的脑膜支。

血管

不论是整形外科主导的颅底手术，还是神经外科主导的病变切除性颅底手术，血管的处理都是经面颅底入路手术中最复杂的难点之一。术前评估血管系统和解剖特异性是术前准备的关键步骤。影像学检查包括CT扫描、MRI、PET扫描和包括静脉期的血管造影[1,5]。

动脉

颈内动脉位于中颅窝，深达颞骨，平行于茎突内侧。颈内动脉经颈动脉管进入颅内，到达破裂孔上方的海绵窦。切除颅内恶性肿瘤时，可切除颈内动脉并进行重建。

颈外动脉是头颈部软组织的主要供血动脉。颈外动脉的血液供应来自侧方并穿过内侧，其血供特点使经面颅底入路手术成为可能，并可同时保留面部软组织充足的血供。

静脉

解剖静脉时应着重注意避免阻塞主静脉或窦引流道，避免相应并发症。经面入路技术需熟知横窦、乙状窦、岩上窦和海绵窦的解剖。蝶窦的主要引流静脉为Labbe静脉和颞极静脉。

软组织

经面入路颅底手术时要注意的两个软组织结构是颞肌和颅骨膜。冠状切口入路时，自帽状腱膜下至眶上缘，剥离头皮与颅骨。颅骨膜可自正中劈开并向外侧提起。如需保留一侧完整的颅骨膜，可将一侧颞肌自颅骨上剥离抬起。

解剖颞区时，如未抬起颞肌瓣，剥离层次应为自颞肌至颞浅脂肪垫，之后深至颞深筋膜浅层，以避免损伤面神经额支。如术中不慎离断颞肌、严重损伤颞肌纤维或切断其供血血管，术后会产生颞肌萎缩和空化。

患者选择

神经外科医生和专门从事颅底手术的耳鼻喉外科医生是经面入路颅底手术跨学科团队的重要组成[1,3]，由二者根据肿瘤的类型、分期和医疗条件，决定患者是否适用经面入路颅底手术方式。确定患者手术入路方式后，颅颌面外科医生加入团队以协助手术入路和修复重建。

颅面外科医生需记录患者完整的病史，尤其注意既往手术史(手术入路和切口)、放射治疗史、面部外伤史和口腔科疾病史。完整的颅颌面体格检查至关重要，可能的游离组织移植供区也应进行充分的检查和记录[7]。

最后，颅面外科医生须向患者及其家属交代手术入路及其相关风险和并发症。对于术中可能使用颞肌瓣或前额帽状筋膜瓣，术前应告知患者术后软组织缺损、影响外观的可能。心理咨询和家庭支持对患者手术的成功也至关重要[3,7,8]。

适应证和禁忌证

适应证

跨学科合作的颅底手术团队应对患者进行充分的术前评估，通过临床检查来决定患者是否符合适应证。经面入路颅底手术可联合多种入路：单独经颅入路、经颅和经面入路、经颅和鼻内镜入路，或同时使用三种入路（图 10.2）。入路的选择取决于病变的大小、在颅底的位置及其与关键结构的解剖关系。如病变较大、显著向外侧延伸、包绕神经血管结构，并可能侵犯脑组织，最好选择经面入路联合经颅入路手术[9,10]。

禁忌证

禁忌证包括不能耐受长时间手术的内科合并疾病、凝血功能障碍、活动性感染和精神心理异常。术前尽量使患者的身心处于最佳状态。

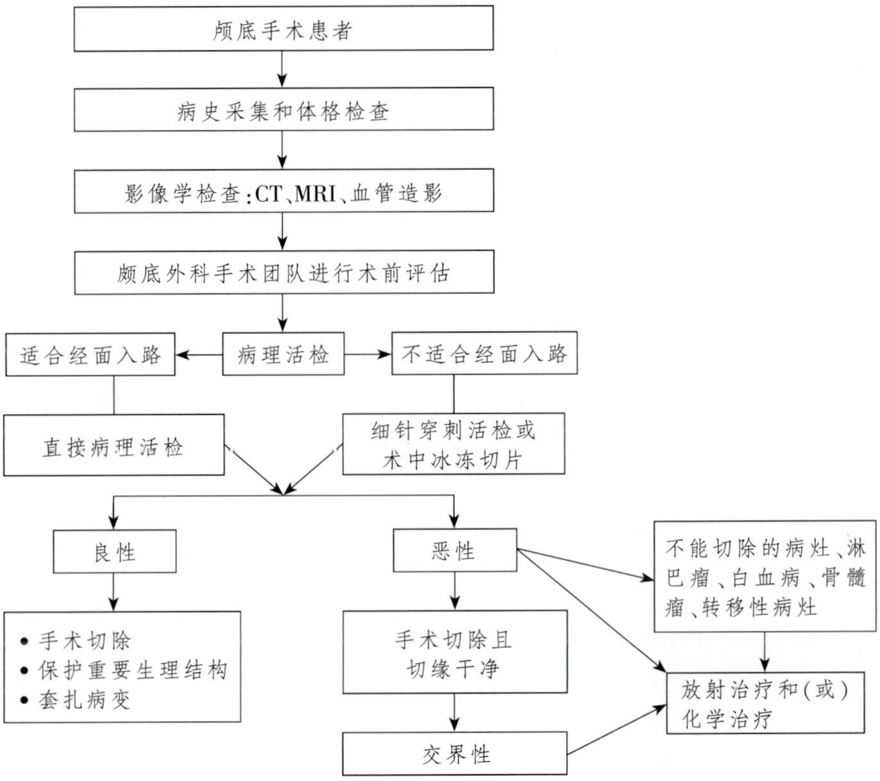

图 10.2 经面入路颅底手术患者的流程。

术前计划

术前应充分评估病变对前颅底和由枕骨大孔向上至蝶鞍的影响。术前采集完整的病史、充分体格检查，并取得知情同意。如经面入路颅底手术会影响咬合，还应进行术前头面部摄影、口内摄影，以及制作口腔科牙模型和牙弓夹板。如术中需要经腭侧分离，则制作腭裂夹板，以确保腭后部的稳定性[8-11]。

术前影像学检查包括头颅正侧位 X 线片、头颅 CT 扫描和（或）MRI，以用于术中参考。常规实验室检查、血型和检查配型，并备 4~6 单位异体血。术前可备用冷沉淀，以用于制备纤维蛋白胶。术前 1 小时预防性使用剂量充足的抗生素[8-11]。

拟切除肿瘤的解剖学位置是决定手术入路的主要因素(图 10.3)。颅底是一个后凸的结构,这使得颅底肿瘤一般垂直于面部平面。这种解剖关系决定了可经额鼻区向上入路(Ⅰ~Ⅳ级)进行肿瘤切除。肿瘤位置较后,特别是位于蝶鞍后方,应通过更下或经上颌入路进入颅底(Ⅳ~Ⅵ级)。因此,病变的位置决定了手术入路的选择(表 10.1)。

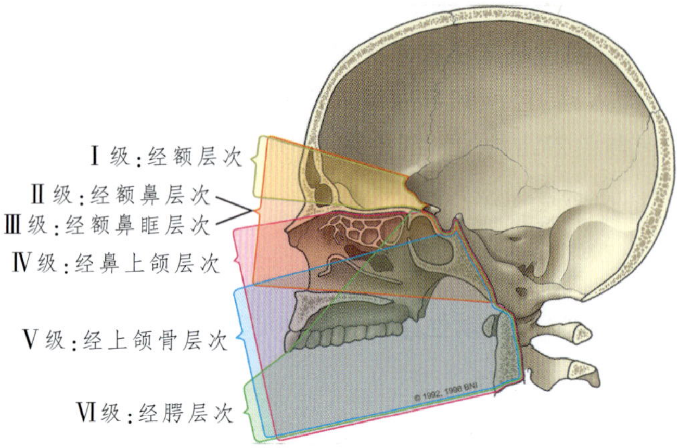

图 10.3 根据肿瘤的解剖部位和生长方向,将经面入路颅底手术分为6个入路解剖层次。Ⅰ:经额层次;Ⅱ:经额鼻层次;Ⅲ:经额鼻眶层次;Ⅳ:经鼻上颌骨层次;Ⅴ:经上颌骨层次;Ⅵ:经腭层次。

表 10.1 手术入路水平层次和可达的颅底解剖部位

入路层次	病变的解剖学位置
Ⅰ:经额层次	前颅窝
Ⅱ:经额鼻层次	前颅窝、鼻咽、向前部生长的斜坡肿瘤
Ⅲ:经额鼻眶层次	大的前颅窝或鼻咽病变
Ⅳ:经鼻上颌骨层次	鼻咽,大的向前、后或下伸展的斜坡病变
Ⅴ:经上颌骨层次	向上、下伸展的斜坡病变,小的鼻咽病变
Ⅵ:经腭层次	低位斜坡病变

手术器械

经面入路颅底手术的器械既包括用于额眶前移、LeFort 截骨术和颅骨重建的标准颅颌面器械 (图 10.4),也包括适用于 CT 或 MRI 引导下术中导航系统的特殊器械和经鼻手术的内镜设备。使用 CT 引导下术中导航系统,可实时地识别术前 CT 扫描图像中标记的骨解剖标记点,进行肿瘤的定位和精准切除,减少对重要组织的损伤。颅颌面外科医生也可利用此系统,在手术结束前评估颅面部重建的精准性。CT 引导下术中导航系统已发展得更为精密,且更容易学习掌握和使用。然而,经面入路颅底手术的术中暴露视野范围较大,可对骨块移动进行较精准的定位,通常无须 CT 引导下术中导航系统的辅助。

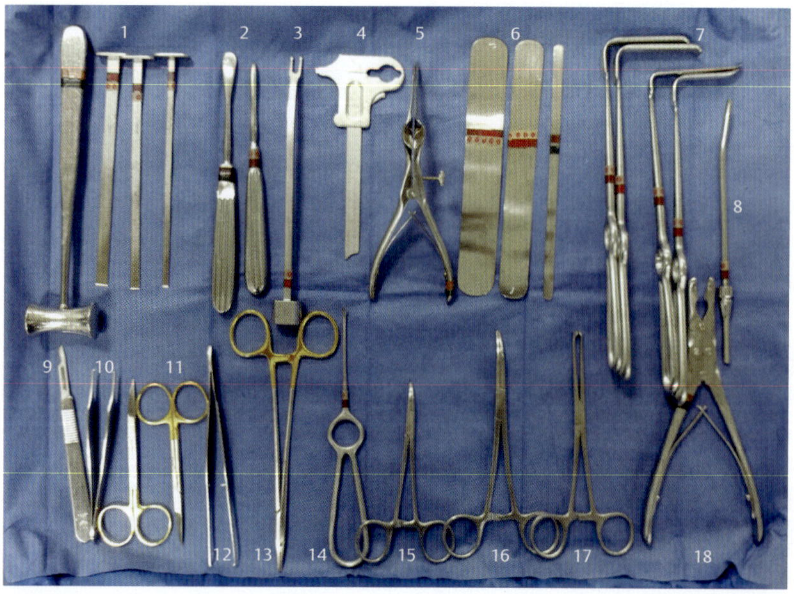

图 10.4 骨槌和骨刀(1);骨膜剥离子(2);双头骨凿(3);卡尺(4);鼻窥器(5);可塑形拉钩(6);拉钩(7);金属吸引器头(8);手术刀(9);Adson 镊(10);直剪、弯剪(11);牙镊(12);持针器(13);Tessier 锥(14); 止血钳 (15);Kocher 骨钳 (16);Alice 骨钳(17);咬骨钳(18)。(Courtesy Barrow Neurological Institute, Phoenix, Arizona.)

在颅骨膜皮瓣或额部帽状筋膜瓣的经鼻定位时通常使用内镜技术，以确保手术过程中颅底和鼻腔不相通。经验丰富的鼻窦外科医生也可以使用内镜抬高或转位鼻中隔带蒂黏膜瓣，以进一步分离颅底和鼻腔。

手术过程：技术细节

术中准备

- 患者取仰卧位。
- 经口气管插管进行全身麻醉，用 26 号丝线将气管插管固定于下齿列，以保证气道通畅，且无胶带阻碍术区视野。
- 开放静脉通路并进行心电监测后，预防性使用抗生素。
- 如需要，可行腰椎引流。
- 使用三点式刚性颅骨夹固定患者头部。
- 确认 CT/MRI 引导下术中导航系统定位棒的脑电图导联和基线。
- 5–0 丝线缝合眼睑以保护角膜。
- 在所有切口中注入肾上腺素溶液以减少出血。

图 10.5 至图 10.46 详细介绍了经面入路颅底手术的技术要点。

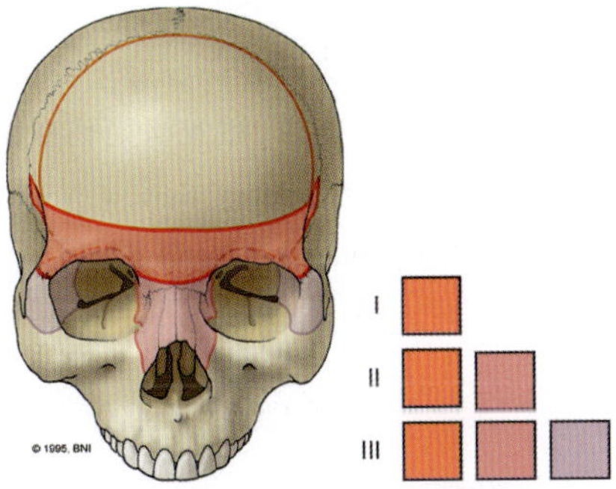

图 10.5 Ⅰ~Ⅲ级入路是眶上截骨术的改良入路。由于经面入路颅底手术的技术要点已在其他章节中进行了详述，我们在本章详细介绍经面入路颅底手术的入路层次。(Courtesy Barrow Neurological Institute, Phoenix, Arizona.)

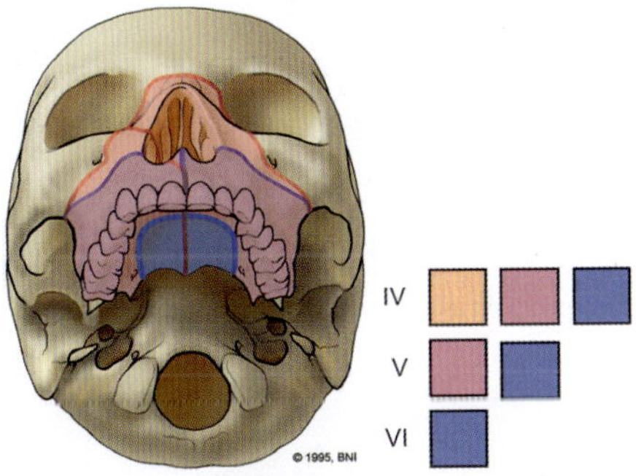

图 10.6 Ⅳ~Ⅵ级是上颌截骨术的改良入路。(Courtesy Barrow Neurological Institute, Phoenix, Arizona.)

Ⅰ~Ⅲ级入路：经额入路、经额鼻入路和经额鼻眶入路

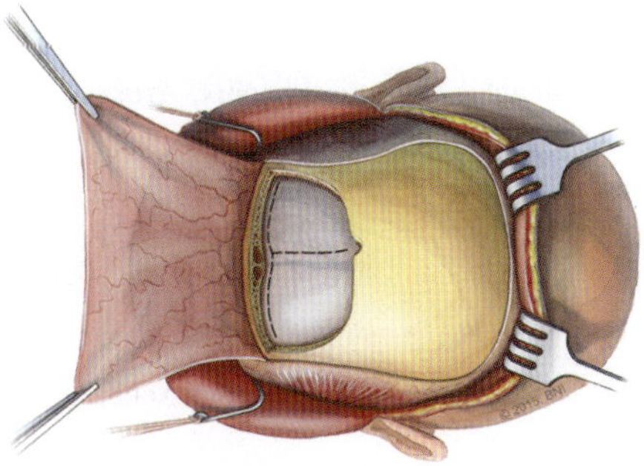

图 10.7 在最初的解剖过程中必须保留前额帽状筋膜瓣和颅骨膜瓣 对于Ⅰ~Ⅲ级入路，通常选择沿双耳连线的冠状头皮切口。切口需足够靠后，以确保切开时完整保留前额帽状筋膜瓣和颅骨膜瓣。完整的前额帽状筋膜瓣和颅骨膜瓣可用于重建颅底，而且其在暴露时可保护颅底。(Courtesy Barrow Neurological Institute, Phoenix, Arizona.)

使用针式电刀解剖头皮瓣以减少出血,同时保留颅骨膜瓣及颞肌组织。掀起头皮瓣至两侧眶上缘,向下进入颞中筋膜下方的颞肌区域,注意避免损伤面神经额支。颅骨膜瓣可位于颞肌前部,以保留其轴向血供,也可位于颞肌外侧。如某一侧需要更大长度的横向颅骨膜瓣,则切口选择在中线或偏中线一侧,将颅骨膜从一侧颞肌上完整剥离。如颅底重建不需要颅骨膜瓣,其与颞肌的附着也有助于将颞肌重新固定,附着于颞窝的解剖位置中。

第Ⅱ、Ⅲ级入路中,掀起颅骨膜瓣和颞肌,沿眶壁剥离眶骨膜,并剥离上颌骨鼻突区域的骨膜,同时注意保护鼻泪管。如需要剥离内眦韧带,可保留一小块骨附着在内眦韧带上以便于固定、附着。在鼻骨尾缘下表面剥离上外侧鼻软骨,并在鼻骨下方解剖鼻黏膜。

经双侧额骨瓣开颅术,将硬脑膜从前颅窝牵出。如保留筛板,双侧额骨瓣的后缘需位于冠状缝的水平,而且截骨线须向外下方颅底的颞区延伸,以使往复锯可垂直于蝶骨平面进行截骨。

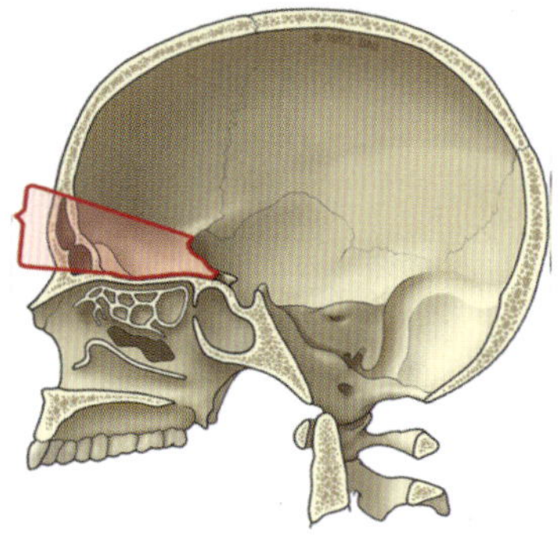

图 10.8 第Ⅰ级经额入路:切除眶上壁以进入前颅窝。(Courtesy Barrow Neurological Institute, Phoenix, Arizona.)

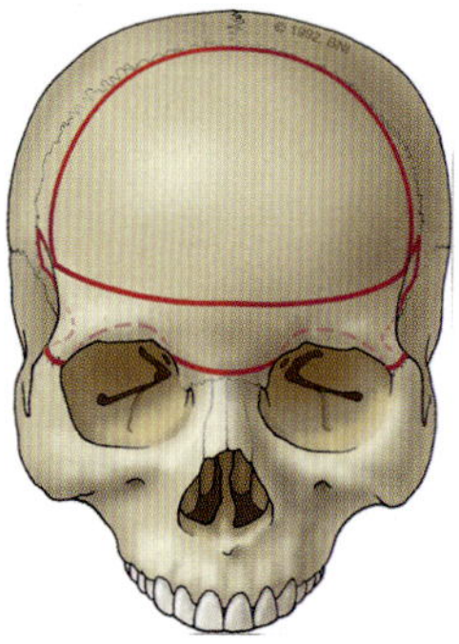

图 10.9 软组织剥离完成后,用消毒的马克笔标记颅面骨截骨线。对于定位于前颅窝的肿瘤,宜选择第Ⅰ级经额入路。(Courtesy Barrow Neurological Institute, Phoenix, Arizona.)

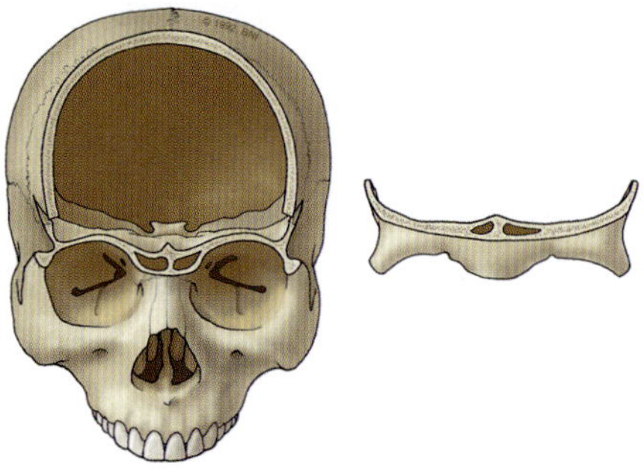

图 10.10 截骨线设计在颧额缝下外侧、鼻骨上方,切除眶上带,注意勿损伤双侧内眦韧带止点。(Courtesy Barrow Neurological Institute, Phoenix, Arizona.)

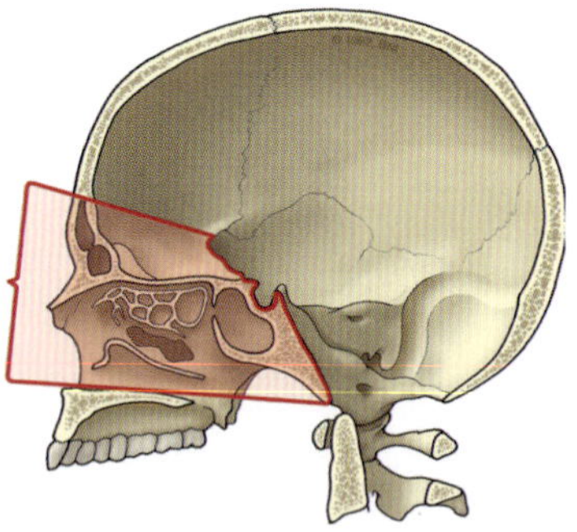

图 10.11 第Ⅱ级经额鼻入路:适用于筛状板、鼻咽、额窦和蝶窦病变以及向前生长的斜坡肿瘤。(Courtesy Barrow Neurological Institute, Phoenix, Arizona.)

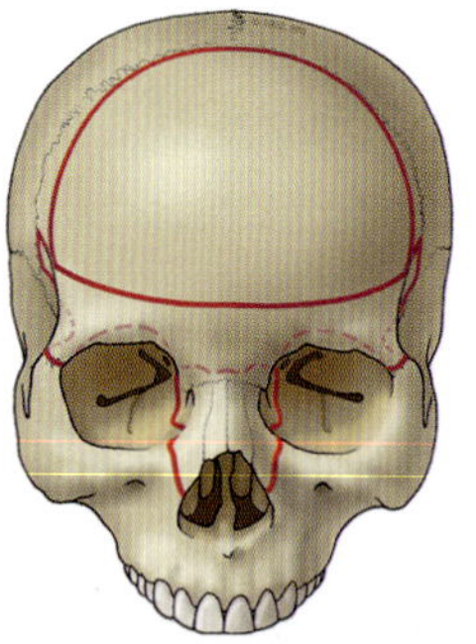

图 10.12 可垂直进入枕骨大孔中线前部。(Courtesy Barrow Neurological Institute, Phoenix, Arizona.)

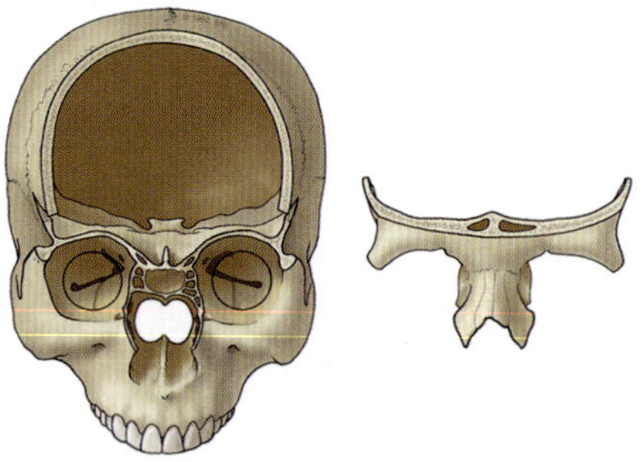

图 10.13 在第Ⅰ级入路中,将鼻骨和内侧眶壁复合体与眶上带一同截断,可获得更大的术区视野暴露。(Courtesy Barrow Neurological Institute, Phoenix, Arizona.)

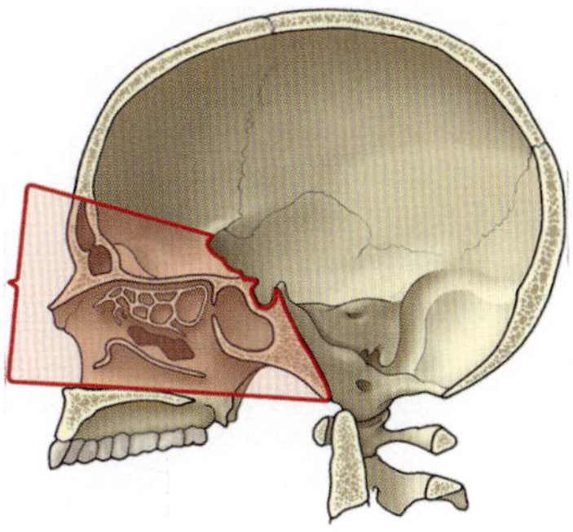

图 10.14 第Ⅲ级——经额鼻眶入路：于眶外侧壁截骨，眼球向外侧移位，可暴露更大的术野，适用于需眶间入路的颅底肿瘤。此外，第Ⅲ级入路还可以进入筛窦黏膜和鼻中隔后方，截骨线自眶下裂向上沿眶外侧壁到达颞线下缘的眶上带。(Courtesy Barrow Neurological Institute, Phoenix, Arizona.)

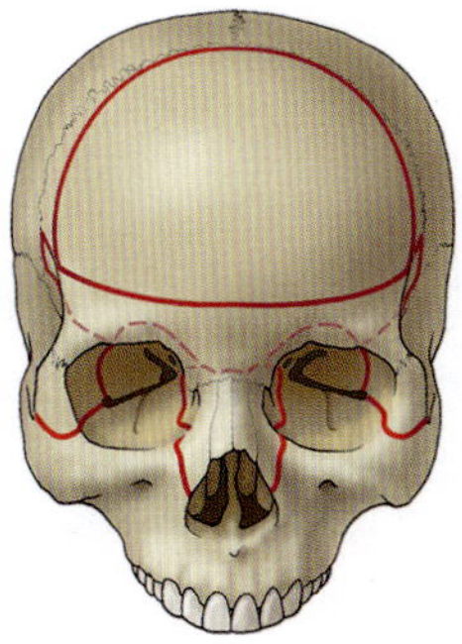

图 10.15 截骨线通常位于眶上外侧缘后方约 2cm 处，自颧弓上缘至眶底下外侧区域的眶下裂。(Courtesy Barrow Neurological Institute, Phoenix, Arizona.)

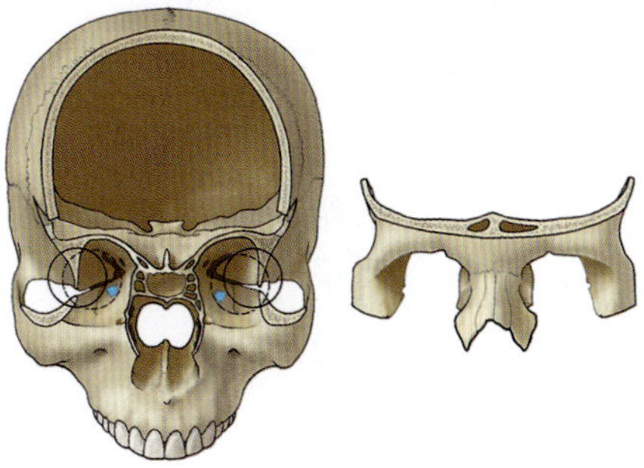

图 10.16 在中线处，截骨线穿过上颌骨鼻突，向前、内侧到鼻泪管，向后沿眶内侧壁下缘至距视神经管 1cm 处。继续沿眶内侧壁向上延伸到眶顶，以保证截骨段内包含大部分眶顶。(Courtesy Barrow Neurological Institute, Phoenix, Arizona.)

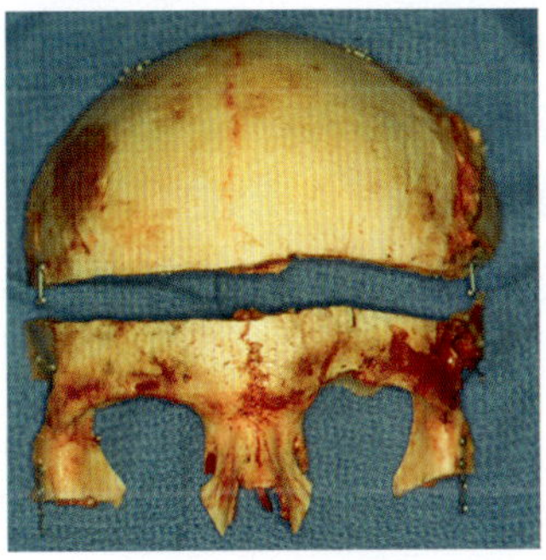

图 10.17 第Ⅲ级入路经额鼻眶截骨段包括双额骨瓣。眶顶截骨线向外延至眶外侧壁。(Courtesy Barrow Neurological Institute, Phoenix, Arizona.)

对于第Ⅱ、Ⅲ级经面入路颅底手术，可以使用环筛板截骨术获得更大的术野暴露。此截骨方法可以牵拉筛板，如肿瘤未侵袭筛板，保留筛板还可以保留嗅觉、减少脑脊液漏的发生、降低颅底重建的难度。轻轻牵拉额叶，在硬膜外显露额叶和中颅窝底。矢状旁截骨线位于筛板外侧、蝶骨平面区域的后部、帽状腱膜的前部，两侧对称。

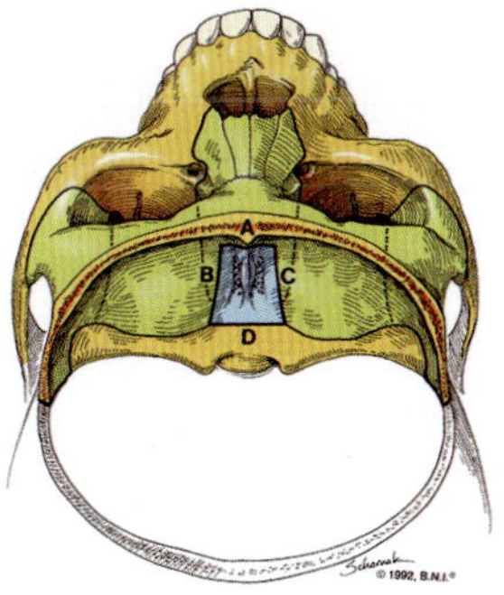

图 10.18 显示前颅窝环筛板截骨线的起点。前路截骨术(A)。矢状旁截骨术(B 和 C)。蝶骨平面后路截骨术(D)。其余截骨线为第Ⅲ级入路切除的额鼻眶骨块。筛板截骨术在保留嗅觉的同时，一定程度增加了术区视野的暴露。(Courtesy Barrow Neurological Institute, Phoenix, Arizona.)

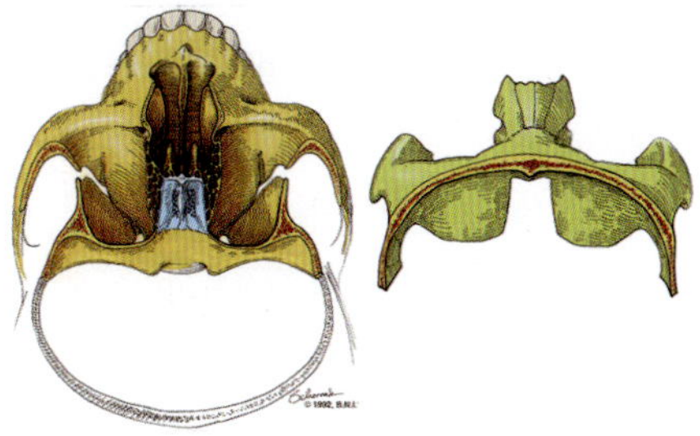

图 10.19 除后切口外，所有截骨线均用以取下额鼻眶骨块。(Courtesy Barrow Neurological Institute, Phoenix, Arizona.)

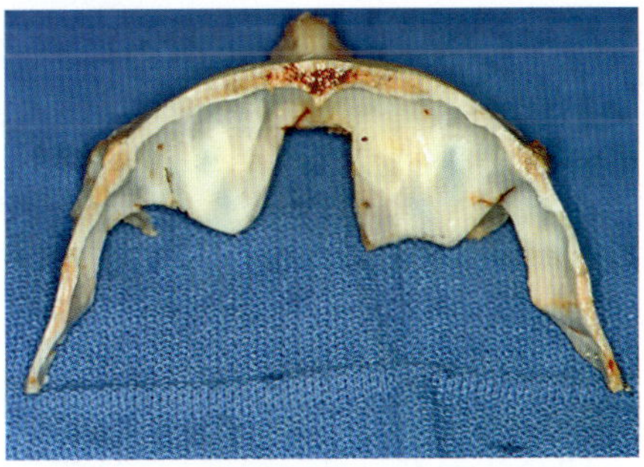

图 10.20 额鼻眶骨块。(Courtesy Barrow Neurological Institute, Phoenix, Arizona.)

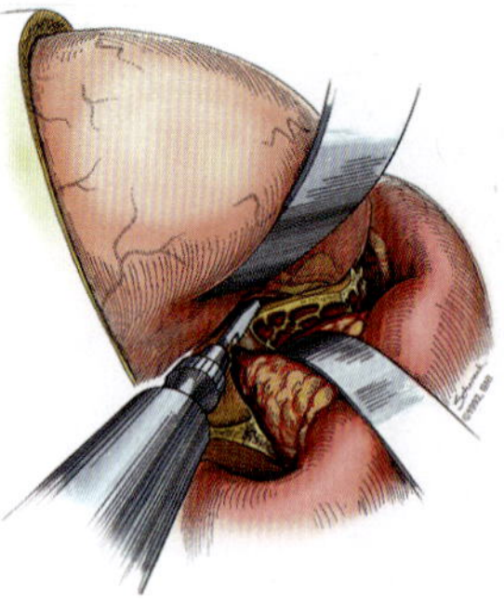

图 10.21 通过蝶骨平面继续进行后路截骨,需适当牵拉额叶硬脑膜和鼻旁软组织。(Courtesy Barrow Neurological Institute, Phoenix, Arizona.)

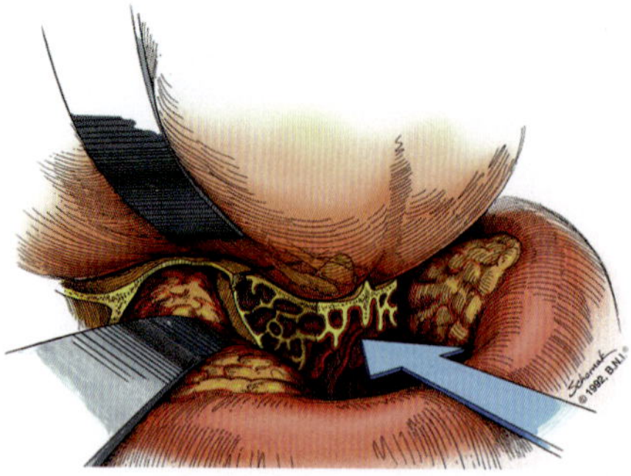

图 10.22 自筛板表面剥离,完整保留大量的黏膜袖口,可将筛板从颅底完整游离。(Courtesy Barrow Neurological Institute, Phoenix, Arizona.)

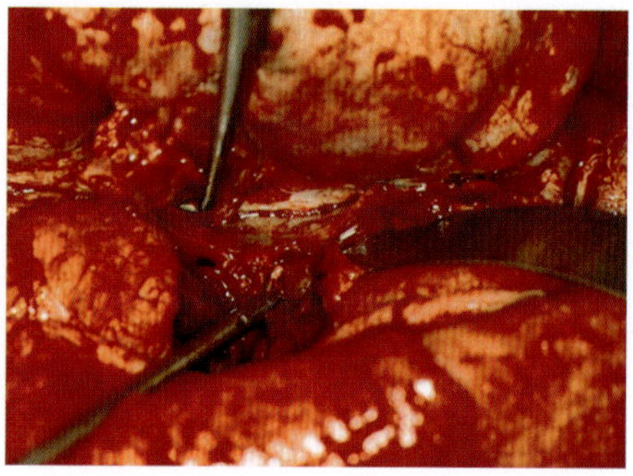

图 10.23 术中的筛板视图。(Courtesy Barrow Neurological Institute, Phoenix, Arizona.)

在进行截骨手术前,沿颧弓和眶外侧壁轮廓塑形小钛板。钻孔,将已塑形的小钛板标记、备用。双侧对称截骨,注意保留眶周骨膜、硬脑膜、鼻泪管和鼻黏膜。完成截骨后,将骨刀通过鸡冠平面向前、下方移动以分离至骨性鼻中隔,直至整个骨块完全游离。

若肿瘤未累及筛板,可通过环筛板截骨术保留筛板。在去除额鼻眶骨块的过程中,行矢状旁切口和前部切口。后侧截骨完成后,进行下切口,注意保留 1cm 长的鼻黏膜和鼻中隔。此时筛板游离,可连同硬脑膜一起掀起。

肿瘤切除后,对颅底进行重建。额骨瓣是颅骨骨移植的极佳供区,常用于重建颅底和眶壁,由于放置钢板和螺钉过于笨重,可用细钢丝进行骨间固定。

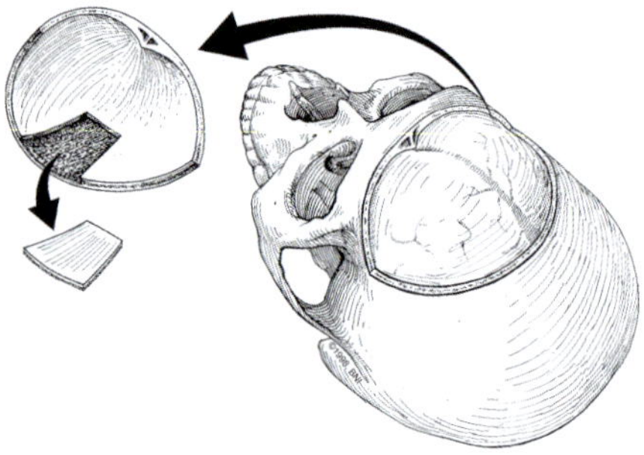

图 10.24 额骨瓣是颅骨移植的理想供体。(Courtesy Barrow Neurological Institute, Phoenix, Arizona.)

确保颅内、颅外的有效分离和封闭,是降低术后并发症和致死率的关键因素。尤其是对于硬脑膜缺损的患者,根据缺损的位置和大小,可使用局部皮瓣,如颅骨膜瓣、前额帽状筋膜瓣和颞肌对颅内进行封闭。复位额鼻眶骨块后,应将组织瓣插入并缝合固定。如未保留筛板,组织瓣应放置于骨移植物的两侧,即一个在鼻侧,另一个在骨移植物的颅内侧。如采用第Ⅰ级经额入路,可使用前额帽状筋膜瓣和颅骨膜瓣作为组织瓣。其中一个组织瓣位于鼻侧眶上壁下方,另一个组织瓣位于眶上壁上方颅内侧。对于第Ⅱ、Ⅲ级经面入路颅底手术,组织瓣无法插入至骨块下方,因此,首选单侧组织瓣。如使用两种组织瓣时,二者均须覆盖额骨瓣与额鼻眶骨块间的缺损。如保留筛板,则可使用单个(前部或侧方)皮瓣覆盖环筛骨截骨处的所有缺损[8,12]。

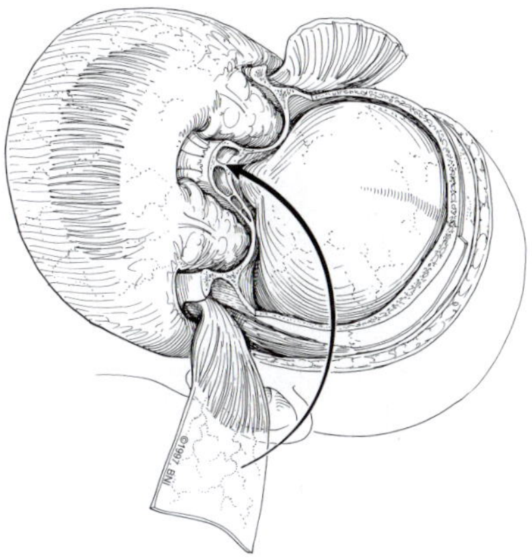

图 10.25 将一侧颞肌表面的颅骨膜瓣旋转至缺损处。(Courtesy Barrow Neurological Institute, Phoenix, Arizona.)

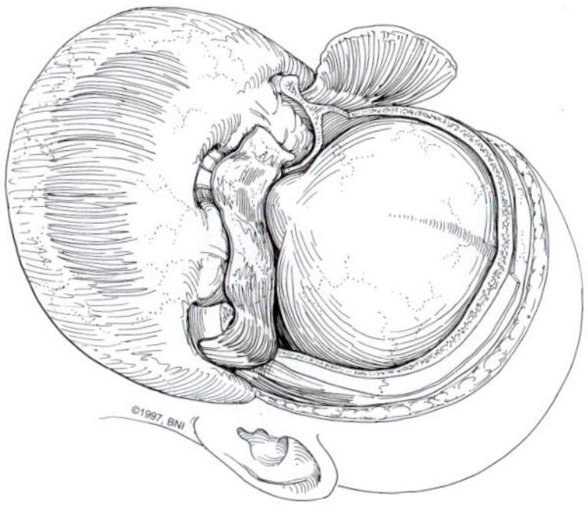

图 10.26 将颅骨膜瓣插入前颅底。(Courtesy Barrow Neurological Institute, Phoenix, Arizona.)

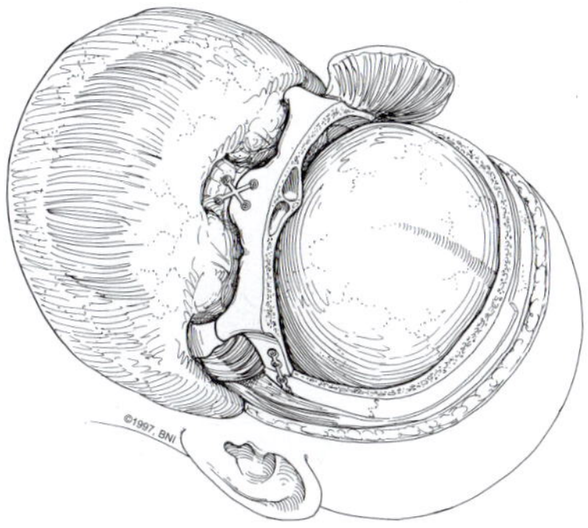

图 10.27 复位额鼻眶骨块,应用钛板固定。(Courtesy Barrow Neurological Institute, Phoenix, Arizona.)

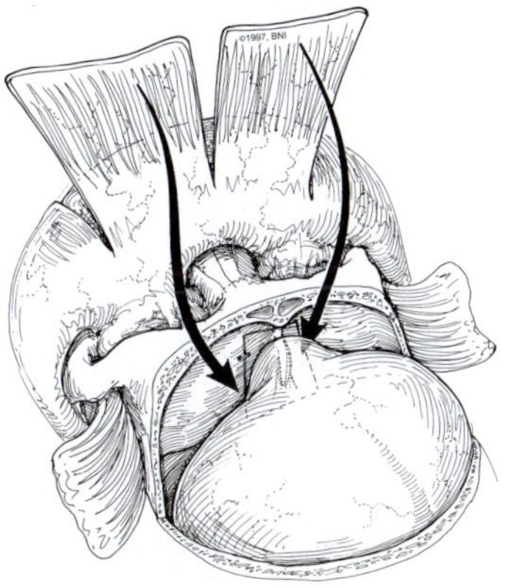

图 10.28 双侧前额帽状筋膜瓣前部向下旋转至缺损处。(Courtesy Barrow Neurological Institute, Phoenix, Arizona.)

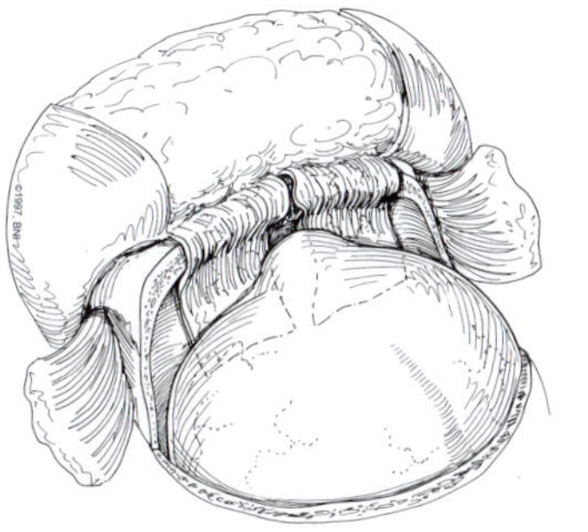

图 10.29 前额帽状筋膜瓣覆盖前颅窝缺损。(Courtesy Barrow Neurological Institute, Phoenix, Arizona.)

复位额鼻眶骨块并使用钛钉、钛板固定,上颌骨鼻突截骨处可用细钢丝固定。将钛钉、钛板置于较隐蔽区域,以确保术后外观无明显痕迹或触及,例如将钛板放置于颞窝的眶侧壁区域,而非眶上缘或眶外侧缘。

可用钢丝固定保留的筛板。纤维蛋白胶密封颅骨瓣边缘以封闭颅腔。此外,上外侧鼻软骨不能仅靠缝线固定,须钻孔固定于鼻骨尾端,以预防鞍鼻畸形的发生。这种再附着是通过在骨缘钻孔和用不可吸收缝合线将软骨与骨缝合来完成的。

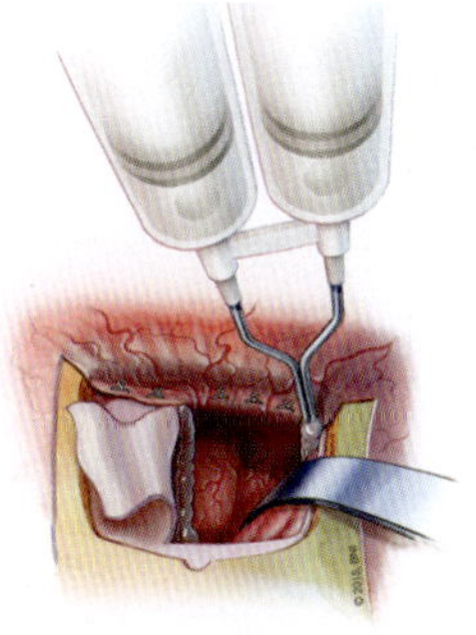

图 10.30 用纤维蛋白胶密封颅骨瓣边缘,达到"防水"闭合。(Courtesy Barrow Neurological Institute, Phoenix, Arizona.)

经鼻钢丝固定内侧眦韧带。在复位额骨前,需切除成年患者的额窦,然后使用钛板或钢丝固定额骨。颞肌或颅骨膜瓣可直接通过骨钻孔缝合固定于解剖位置上。先后用稀释一倍的过氧化氢、稀释 4 倍的聚维酮碘溶液和杆菌肽冲洗切口,最后缝合线分层缝合帽状腱膜和头皮切口。

第Ⅳ级入路:经鼻上颌骨入路

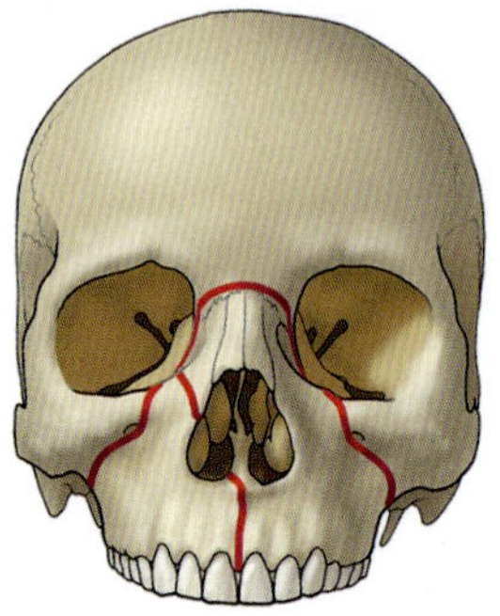

图 10.31 经鼻上颌骨第Ⅳ级入路需要明显的面部皮肤切口。鼻颌区通过改良的 Weber–Ferguson 切口显露,也可做双侧颊沟切口。剥离上颌骨膜以进行 LeFort Ⅱ型截骨,显露梨状孔、鼻底、眶底,保护鼻泪管和眶下神经。(Courtesy Barrow Neurological Institute, Phoenix, Arizona.)

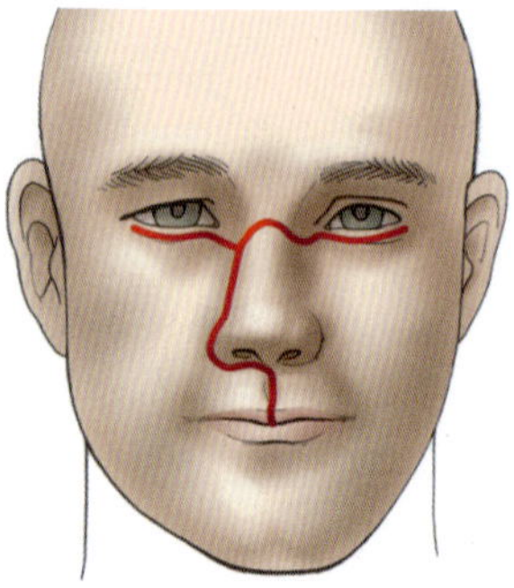

图 10.32 改良 Weber–Ferguson 切口用于经鼻上颌骨入路(Ⅳ级)。(Courtesy Barrow Neurological Institute, Phoenix, Arizona.)

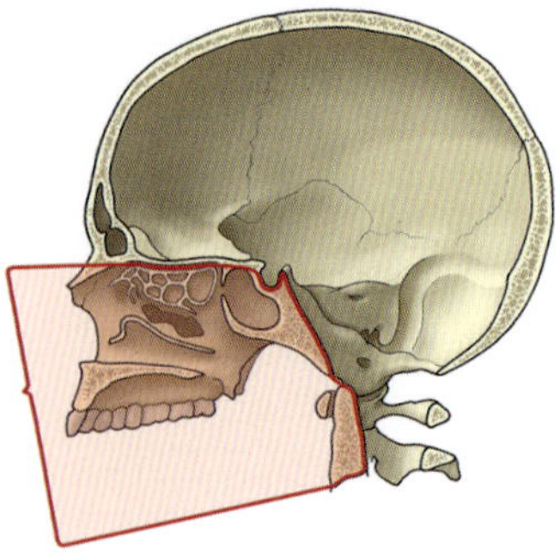

图 10.33 改良 Weber–Ferguson 切口经鼻上颌骨入路侧位(Ⅳ级)。(Courtesy Barrow Neurological Institute, Phoenix, Arizona.)

设计 LeFort Ⅱ截骨线。在进行截骨手术前,沿颧骨、眶下缘和眶底轮廓预制塑形小钛板。钻孔,将已塑形的小钛板标记、备用。一个钛板与前鼻底相贴合,以加强腭裂后的稳定性。取出钛板,标记、备用。并在截骨前预钻螺钉孔,以确保螺钉与钛板可将截骨后骨块重新固定,对合至术前解剖位置。

行 LeFort Ⅱ截骨术,游离截骨块。在上颌骨鼻部和软、硬腭的中线处分离截骨块。为切除颅底肿瘤有足够的术野暴露,可将截骨块取出后再回植。如鼻泪管限制术区显露,可将导管插入鼻泪管腔内,分离单侧或双侧鼻泪管,切除颅底肿瘤后,再修复鼻泪管。可离断、切除翼突内侧骨板或将翼突内侧骨板保留在上颌骨截骨块上,以显露更大的术区视野。

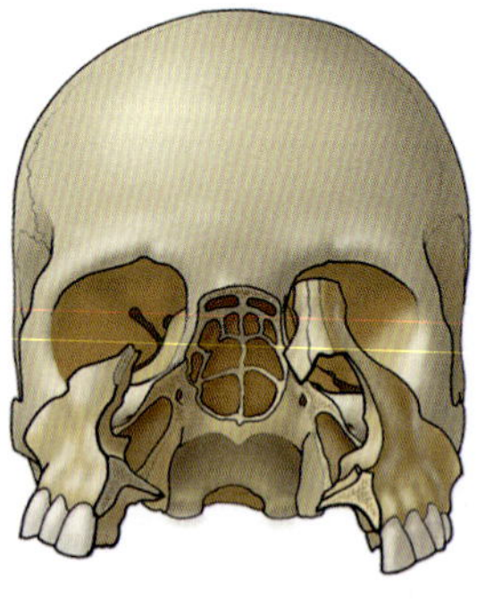

图 10.34 分离上颌骨鼻部和软腭、硬腭中线处的骨块。如切除肿瘤需要更大的术野显露,可将骨块切除后再进行回植。(Courtesy Barrow Neurological Institute, Phoenix, Arizona.)

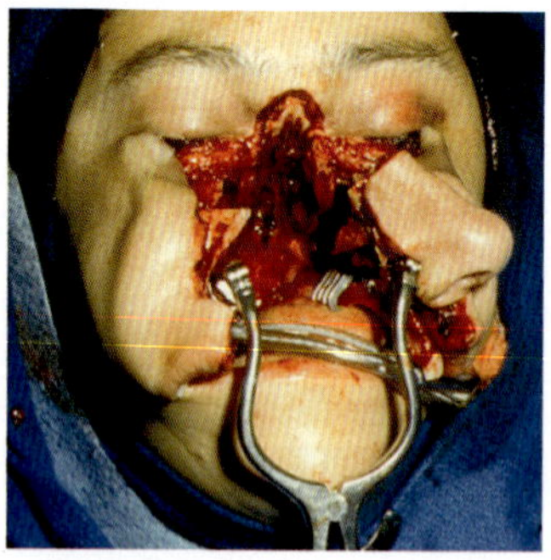

图 10.35 经鼻上颌骨入路可大范围显露整个颅底中线区域。(Courtesy Barrow Neurological Institute, Phoenix, Arizona.)

切除肿瘤后,闭合骨膜前,应用脂肪移植或骨移植修复颅底缺损。用咬合夹板定位上颌骨截骨块,并用预制的钛板进行固定。修复软腭和口腔黏膜,缝合面部切口。术后 10~14 天使用咬合夹板,4 周内进流食。

第Ⅴ级入路:经上颌骨入路

沿上颊沟切口切开,在牙龈侧保留肌肉和黏膜组织。剥离上颌骨骨膜,向前剥离至眶下缘,向后剥离至翼腭缝。前面剥离时注意保护眶下神经。从梨状孔、鼻侧壁和鼻底剥离黏膜组织,显露前鼻棘。切除颅底肿瘤时,需彻底止血,防止渗血阻碍术中解剖视野的显露。术中进行低血压麻醉(平均动脉压为正常的 2/3)可有效减少术中出血。

完成上颌骨截骨后,标记 LeFort Ⅰ型截骨部位。对于儿童患者,截骨线应选择眶下孔的下缘水平,以避免损伤未萌出的恒牙牙根。而成人患者,截骨线应位于鼻底上方水平,与咬合平面平行。将微型钛板弯曲贴合梨状孔和两侧颧牙槽嵴,在截骨线两侧钻孔,用螺钉固定,再将 4 个微型钛板取下,标记、备用。

使用往复锯行 LeFort Ⅰ型截骨术,保护型骨凿切开鼻侧壁和鼻中隔,弯型骨凿分离翼上颌裂,向下折断 LeFort Ⅰ型截骨块,电凝止血。根据肿瘤位置,重新评估切除肿瘤所需的显露程度,小的颅底肿瘤术野暴露充分,可直接切除。

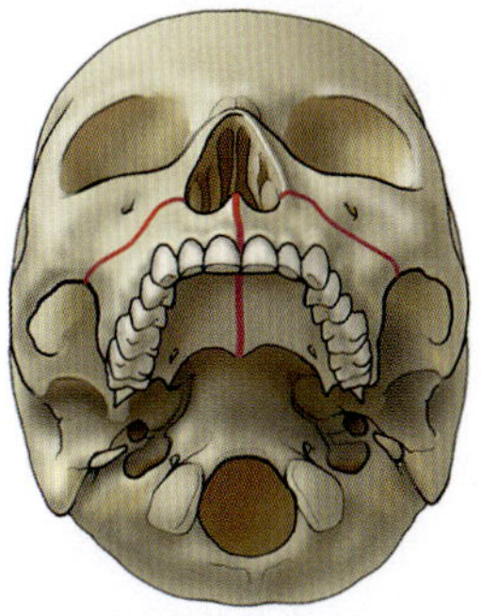

图 10.36 第Ⅴ级入路为经上颌骨入路,行 LeFort Ⅰ型截骨术,并沿中线切开软、硬腭。(Courtesy Barrow Neurological Institute, Phoenix, Arizona.)

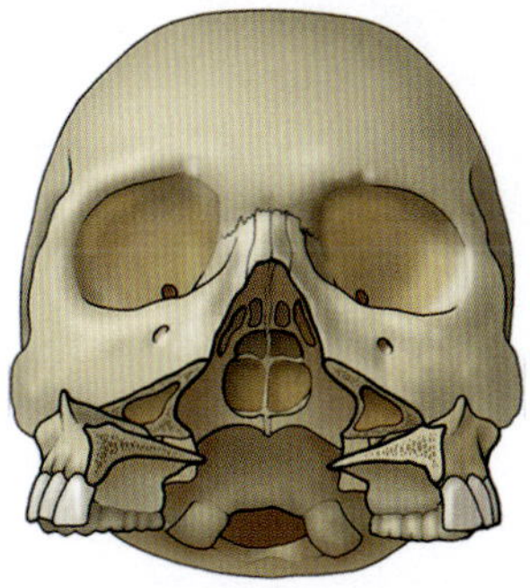

图 10.37 沿中线分离上颌骨骨块可增加横向的术区显露。(Courtesy Barrow Neurological Institute, Phoenix, Arizona.)

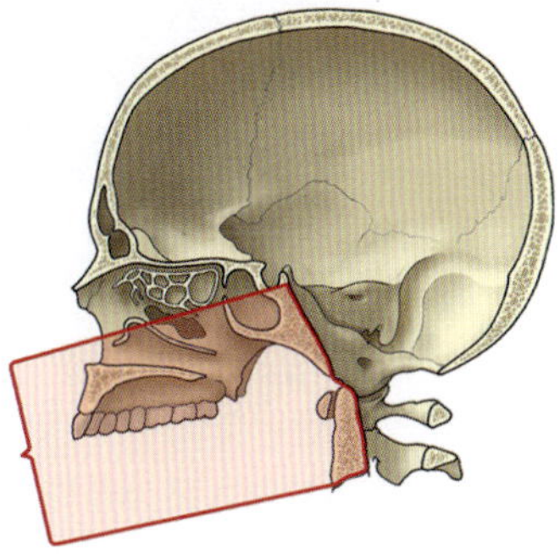

图 10.38 侧面观。沿中线分离上颌骨骨块可增加横向的术区显露。(Courtesy Barrow Neurological Institute, Phoenix, Arizona.)

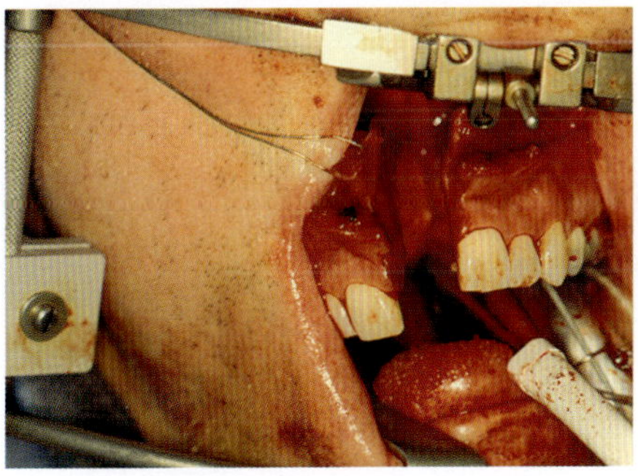

图 10.39 在上颌骨截骨线边缘的钻孔内穿入钢丝,可将骨块向侧方牵拉显露。(Courtesy Barrow Neurological Institute, Phoenix, Arizona.)

如需扩大术野,可在中线处离断上腭,将腭部截骨块向两侧牵拉。切开上腭前,将上颌骨前 1/3 处鼻底打磨平整,以便固定钛板和螺钉。沿前鼻底处对钛板塑形,钻孔,拧入螺钉。在中线处切开软腭,在切牙间的舌面和唇面切开口腔黏膜。使用往复锯在毗邻中切牙根区域的中线处劈开硬腭,保留腭大动脉,以保证两个较薄游离骨块的血运。如肿瘤侵袭腭大动脉而无法保留,骨块也可依靠软组织附着保证血供。根据肿瘤的位置,可切除犁骨、下外侧软骨和下鼻甲以获得理想的术区显露。如术区的侧面显露仍不足,可继续切除一个或两个翼突内侧板。对于需要部分或全部上颌骨切除术的颅底肿瘤,需调整上颌骨分段截骨位置,以完整或部分切除上颌骨。

肿瘤切除后，需评估缺损修复的情况。对于蝶鞍、蝶窦或斜坡中线处的缺损，可在关闭黏膜前，使用真皮脂肪移植或骨移植进行重建。

当颅底肿瘤切除和重建完成后，需借助复位咬合夹板将腭部截骨块进行解剖复位。如复位咬合夹板制作良好，则无须使用牙弓夹板或下颌咬合导板。如需放置下颌咬合导板，则需将经口气管插管移至后磨牙区或改为经鼻气管插管。复位咬合夹板固定上颌骨截骨块后，进行钛板固定。第一块钛板穿过鼻底放置，第一个螺钉置于截骨块最近的钻孔中，再依次固定其他螺钉。闭合软腭和肌肉黏膜的解剖关系至关重要，此操作在上颌骨复位之前或之后进行均可。无须填塞鼻腔。

术后10~14天应佩戴咬合夹板。如术后3天内腭黏膜肿胀，可暂时不佩戴。LeFort Ⅰ型截骨术的患者需常规进行口腔护理。流食4周后转为软食4周，术后8周恢复正常饮食。

第Ⅵ级入路：经腭入路

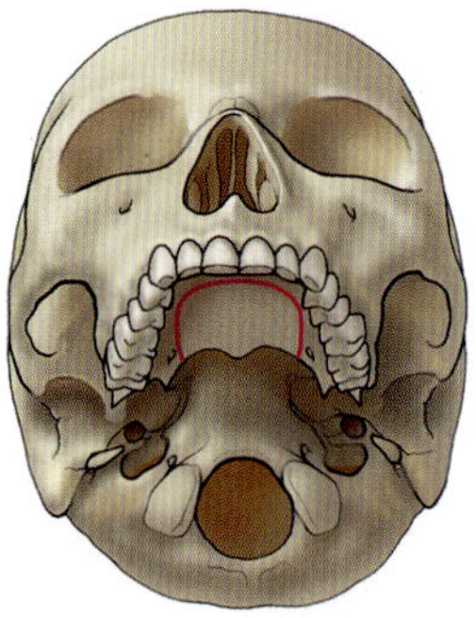

图 10.40 第Ⅵ级入路为经腭入路。切开上颊沟，显露鼻底。在中线处做腭黏膜切口，并切开软腭。向前侧切开口腔黏膜，游离整个硬腭，剥离硬腭后缘处的腭帆提肌。(Courtesy Barrow Neurological Institute, Phoenix, Arizona.)

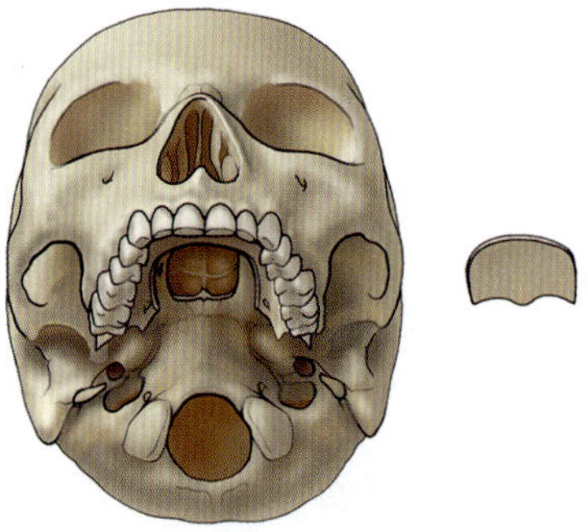

图 10.41 截骨线位于腭大动脉内侧。如特殊截骨线需位于外侧，可以牺牲腭大动脉。(Courtesy Barrow Neurological Institute, Phoenix, Arizona.)

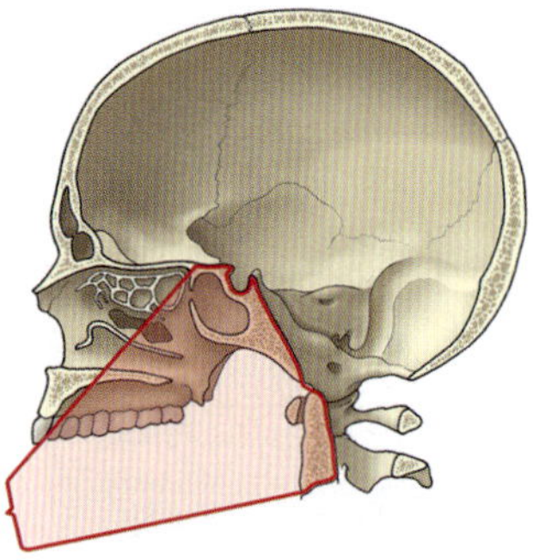

图 10.42 用往复锯沿牙槽骨切开硬腭。通过唇沟切口分离鼻中隔、鼻侧壁上的附着，游离硬腭。通过口腔和鼻腔黏膜显露颅骨枕骨大孔向上至鞍背的斜坡区。(Courtesy Barrow Neurological Institute, Phoenix, Arizona.)

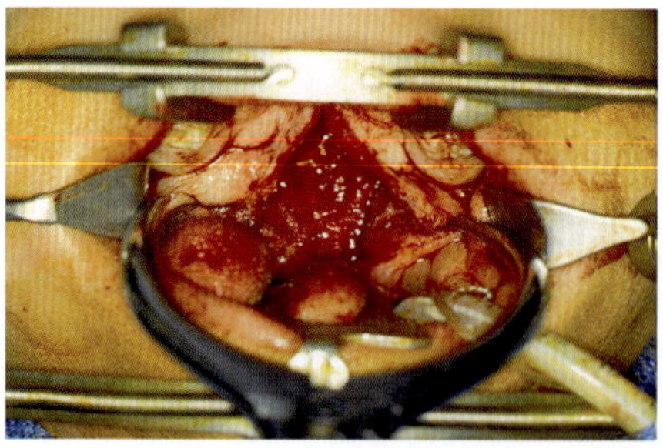

图 10.43 经腭入路(第Ⅵ级入路)的术野显露。切除肿瘤后，可移植脂肪或骨组织对颅底缺损进行重建。硬腭若足够厚，可以劈开用于斜坡区植骨重建。(Courtesy Barrow Neurological Institute, Phoenix, Arizona.)

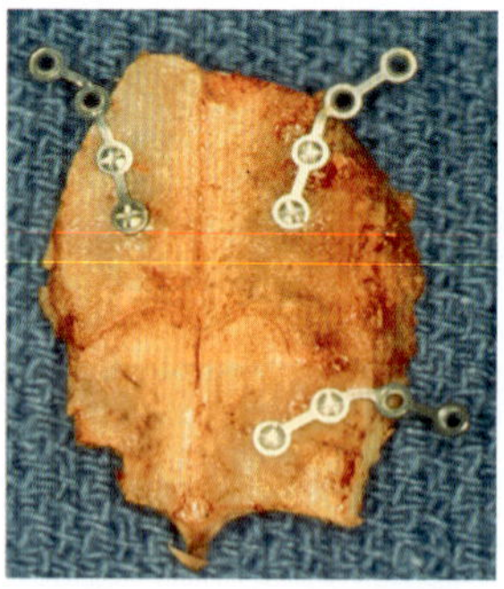

图 10.44 在解剖复位前，使用两孔或三孔钢板在三个方向固定硬腭截骨块。固定时避免损伤牙根。关闭硬腭、软腭，缝合颊沟切口。(Courtesy Barrow Neurological Institute, Phoenix, Arizona.)

联合入路

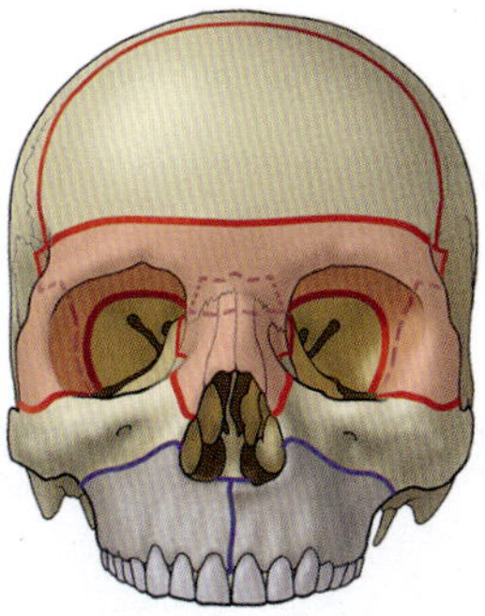

图 10.45 根据肿瘤的解剖位置，任何经颅入路均可联合经上颌骨入路或经腭入路。经额鼻眶入路(第Ⅲ级入路)联合经上颌骨入路(第Ⅴ级入路)优于单独的经鼻上颌骨入路(第Ⅳ级入路)，可广泛显露前颅窝和颅底中线，并且无明显的面部切口。(Courtesy Barrow Neurological Institute, Phoenix, Arizona.)

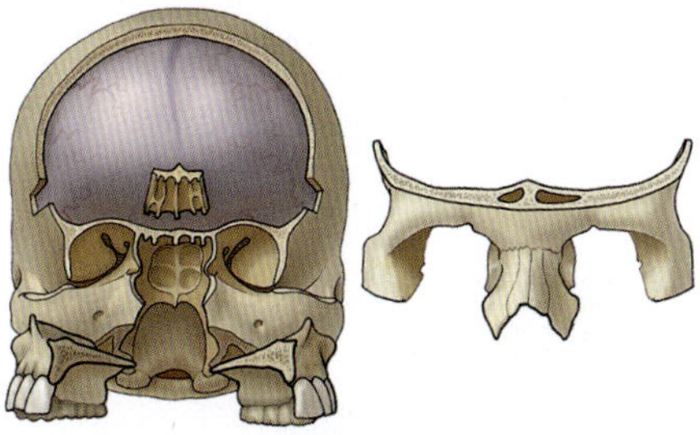

图 10.46 应用颅内外联合入路时，应首先进行经颅入路确定硬脑膜边界。颅外入路完成后，切除颅底肿瘤。颅外入路便于所有硬膜内肿瘤的切除，且可减少脑组织回缩。之后进行颅底和眶周组织的重建修复。(Courtesy Barrow Neurological Institute, Phoenix, Arizona.)

手术技巧

- 所有患者均预防性使用抗生素，术前静脉注射头孢呋辛 1.5g，每 8 小时 1 次，连续 3 天。
- 使用分级压缩弹力袜和间歇性气动压力带，以预防深静脉血栓的发生。
- 患者取仰卧位，使用颅骨固定架固定头部。
- 行冠状切口的患者，颅骨固定架置于耳后区。
- 对于第Ⅳ、Ⅴ、Ⅵ级入路的颅底手术，使用 26 号丝线将口气管插管固定于下牙列，以确保术中气道的通畅。
- 所有行肿瘤切除术的患者均可使用 CT 导航系统。

术后护理

- 术后患者应在 ICU 进行监护、治疗。
- 术后进行 CT 扫描或 MRI 以评估脑组织、肿瘤切除部位，并确定是否存在无效腔和(或)颅内积气。
- 保留气管插管，直到完全消肿，以维持气道。
- 术后 3 天留置腰椎引流以确保脑脊液引流通畅，同时继续预防性使用抗生素。
- 密切监测患者是否出现感染、出血、神经系统和(或)医源性并发症。
- 行 LeFort Ⅰ型截骨术的患者需行日常口腔护理，进流食 4 周。
- 4 周后转为软食，逐渐恢复至正常饮食。
- 使用第Ⅵ级入路手术的患者可尽快恢复正常饮食。

临床病例

68 岁女性患者，主诉嗅觉丧失 5 月余（图 10.47）。内镜辅助活检诊断为嗅神经母细胞瘤。肿瘤分期为 Kadish C，肿瘤延伸至鼻窦和鼻腔外，Hyams 3 级组织学分化较差。经额鼻眶入路联合经鼻内镜颅底肿瘤切除术，并使用阔筋膜张肌、颅骨膜瓣和颅骨移植进行修复重建。肿瘤切除术后，行放射治疗和化学治疗。

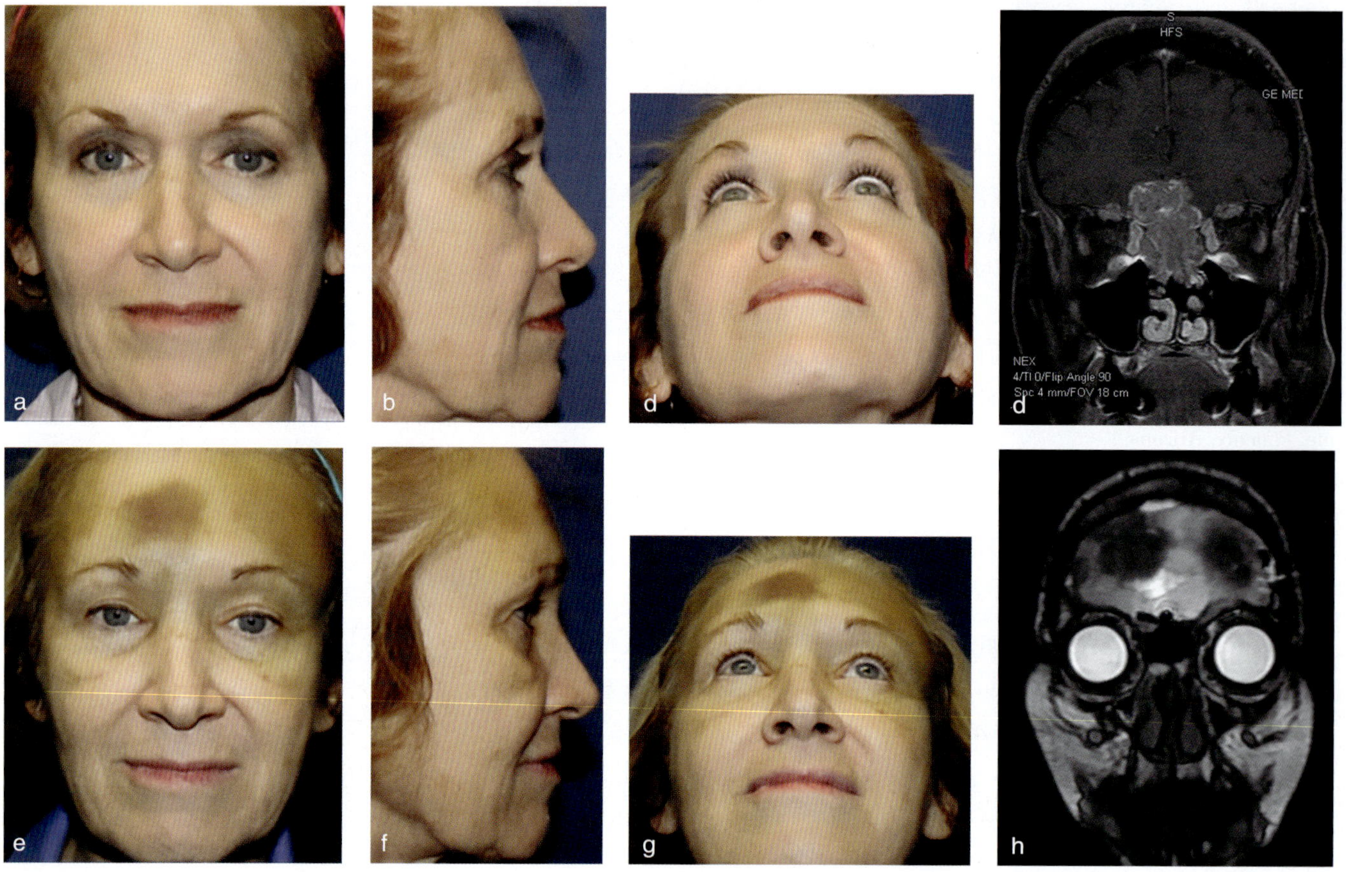

图 10.47 (a~c)术前患者正位、侧位和仰头位。(d)术前 MRI 显示鼻腔肿瘤，并通过筛状板延伸至硬脑膜和脑组织。(e~g)术后患者正位、侧位和仰头位。面部修复重建后，外观良好，鼻筛轮廓良好。无眶距增宽。(h)术后 MRI 显示肿瘤切除部位和重建区域。(Courtesy Barrow Neurological Institute, Phoenix, Arizona.)

并发症

颅底手术最严重的并发症包括脑脊液漏、伤口感染、脑膜炎等神经系统并发症。亦可发生咬合异常，如错𬌗畸形，需行术后正畸治疗或二次手术矫正。鼻泪管部分或完全破裂可导致溢泪，需要进行二次手术修复。术中若可疑损伤鼻泪管，应进行鼻泪管插管，预防溢泪的发生。

如腭黏膜愈合不全，可能发生腭瘘，需行二次手术修补腭瘘。术中可通过侧黏膜切口和中线截骨降低腭瘘风险，或者从截骨边缘向各方向游离约 1cm 的黏膜也可促进闭合。

咬合夹板可降低腭段后方咬合畸形。但由于术后水肿，咬合夹板与腭黏膜间接触过紧，可能引起腭黏膜缺血坏死。制作咬合夹板过程中，应保证夹板与黏膜之间留有较小的空间，以减少黏膜坏死的发生。

总结

经面颅底手术入路应用成熟的颅面手术方法和技术，在最小的术区暴露范围内切除颅底病灶。术中注意颅内、外组织的分离和重建，使经面颅底手术入路成为安全、有效的手术方法。

手术要点

- 术中可通过在截骨前预制钛钉、钛板的形状和位置，确保术后咬合的恢复，确保肿瘤切除后面部骨骼的解剖重建。
- 经额鼻眶入路颅底肿瘤切除时，易损伤鼻泪管。如术中过度拉伸或切断鼻泪管，应进行鼻泪管插管修复，以防止溢泪的发生，避免二次手术。
- 在额鼻眶截骨块重组过程中，需将上外侧软骨重新固定至鼻骨上，避免鞍鼻畸形的发生。固定截骨块前，可在鼻骨上钻孔，并使用不可吸收缝合线将软骨固定于鼻骨下方，深层缝合在鼻中隔处。
- 额鼻眶截骨块复位固定前，在鼻骨上单独钻孔穿入钢丝，可使内眦韧带获得更好的解剖学复位，避免了截骨块复位后再穿鼻打孔。用 18 号针将钢丝穿过内眦韧带，在双侧韧带上下方各穿一针，取下针并在钢丝之间做一个小切口。拧紧钢丝，将内侧眦韧带向下推至泪囊窝。应用可吸收缝合线缝合内眦切口。
- 行头皮冠状切口时，切口应尽量靠后，以保留足够长度的前额帽状筋膜瓣和颅骨膜瓣，用于修复重建。如需获取长度至斜坡下侧的皮瓣，头皮切口须至少位于双耳连线后方 1~2cm。
- 术中使用无框架立体定向导航工具可协助保护肿瘤附近的重要神经血管结构，避免损伤重要结构。
- 当筛板区无肿瘤侵袭时，可在该区域行环筛板截骨术，此截骨术保留了嗅觉，增加了术区显露，降低了重建难度，并可减少术后脑脊液漏的发生率。
- 制作良好的咬合夹板，可用于经上颌骨入路颅底手术正常咬合的恢复，无须牙弓夹板或改变经鼻气管插管的位置。

（陈雪莹　卢建建　译）

参考文献

1. Beals SP, Joganic EF, Hamilton MG, Spetzler RF. Posterior skull base transfacial approaches. Clin Plast Surg 1995;22(3):491–511
Dr. Beals is a plastic surgeon trained in craniofacial surgery who also specializes in skull base surgery. He also teaches a skull base surgery course to ENT, neurosurgery, and plastic surgery fellows and residents from across the country. His many contributions to the literature regarding the anatomy and surgical approaches to the skull base have advanced this field and are excellent resources for this topic.
2. Beals SP, Hammond RJB. Skull base surgery. In: Weinzweig J, ed. Plastic Surgery Secrets Plus. 2nd ed. St Louis, MO: Elsevier; 2013
3. Singh A, Wessel AP, Anand VK, Schwartz TH. Surgical anatomy and physiology for the skull base surgeon. Oper Tech Otolaryngol 2011;22(3)184–193
4. Hitotsumatsu T, Matsushima T, Rhoton AL. Surgical anatomy of the midface and the midline skull base. Oper Tech Neurosurg 1999;2:160–180
5. Origatano TC, al-Mefty O, Leonetti JP, DeMonte F, Reichman OH. Vascular consideration and complications in cranial base Surgery Neurosurgery 1994;35(3)351–363; discussion 362–363
6. Bogaev CA. Cosmetic considerations in cranial base surgery. Neurosurg Clin N Am 2002;13(4):421–441
There have been many advances in skull base surgery facilitating extensive tumor resection and good functional outcomes. This article focused not only on approaches to the skull base, but also emphasized the importance of aesthetic outcomes and what is possible regarding improved form and function.
7. Solares CA, Ong YK, Snyderman CH. Transnasal endoscopic skull base surgery: what are the limits? Curr Opin Otolaryngol Head Neck Surg 2010;18(1):1–7
8. Fusetti S, Hammer B, Kellman R, Matula C, Strong EB, Di Ieva A. Cranial vault and skull base. In: Buchbinder D, ed. Cranium. AO Foundation Website; 2014

9. Lal D, Cain RB. Updates in reconstruction of skull base defects. Curr Opin Otolaryngol Head Neck Surg 2014;22(5):419–429
Advances in skull base surgery with endoscopic techniques have made new approaches possible. With these advancements come new defects; nevertheless, these advances provide a nidus for evolution of reconstructive techniques.
10. Beals SP, Joganic EF. Transfacial exposure of anterior cranial fossa and clival tumors. BNI Q 1992;8(4):2–18
11. Sandor GK, Charles DA, Lawson VG, Tator CH. Transoral approach to the nasopharynx and clivus using the LeFort I osteotomy with midpalatal split. Int J Oral Maxillofac Surg 1990;19(6):352–355
12. Kassam AB, Thomas A, Carrau RL, et al. Endoscopic reconstruction of the cranial base using a pedicled nasoseptal flap. Neurosurgery 2008;63(1Suppl 1):ONS44-53; discussion ONS52–53

第 **3** 部分

眶部

第 11 章

眶底骨折修复

Edward H. Davidson, John Brosious, Jesse Goldstein

眶底骨折的治疗策略已被争议多年,至今仍无定论。眶底骨折是否需要手术、手术时机以及多种手术入路和技术的选择都存在争议。本章将讨论独立的眶底骨折(即所谓的单纯爆裂骨折),而不是同时累及眼眶、眶缘、眶壁或眶顶的骨折(通常被称为混合性爆裂骨折),也不是颧上颌复合体骨折。

目的

通过恢复骨折前的解剖结构来改善眼球内陷或眼球下陷等眼球异位带来的美学问题和(或)复视带来的功能问题。

相关外科解剖

掌握眼眶的功能解剖学是理解眶底骨折治疗策略的基础。

眼眶由 7 块骨头组成;上颌骨、颧骨、泪管、筛骨、腭骨、蝶骨和额骨,它们一起形成圆锥形或金字塔形。眶底则由上颌骨眶突、前外侧的颧骨以及后方的小部分腭骨(也称腭骨眶突)组成。眶底与中轴面呈向上约 30°的坡度,其后部(即上颌窦后壁的上部以及腭骨眶突)向上抬高,位于眶尖的前外下方,形成特征性的平缓 S 形曲面(图 11.1)。

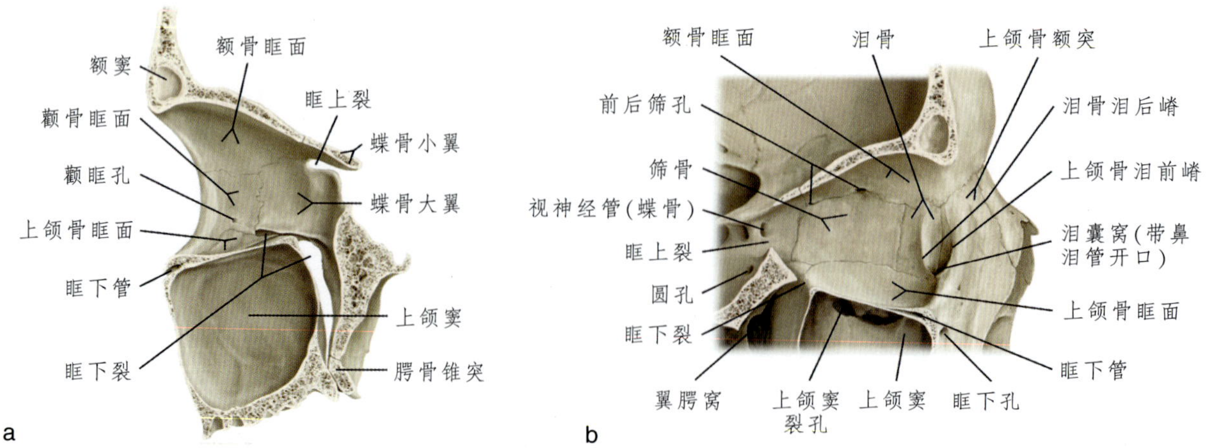

图 11.1 眶骨解剖,显示了眶上裂、眶尖、眶下裂和眶下沟的关系。(a)前后图。(b)轴向图。

外科医生还必须掌握眶上裂、眶尖、眶下裂和眶下沟的位置和相互关系(图 11.2)。眶上裂是第Ⅲ对脑神经(动眼神经)、第Ⅳ对脑神经(滑车神经)、第Ⅴ对脑神经的第一分支(三叉神经眼支)以及第Ⅵ对脑神经(展神经)自颅窝入眶的通道。此外,眼静脉也行经此结构。累及眶上裂的骨折、水肿或血肿可导致眼肌麻痹、上睑下垂或瞳孔扩大(眶上裂综合征)。眶上裂内侧的眶尖处有视神经管。除了眶上裂综合征的表现,累及视神经管的骨折还可导致失明(眶尖综合征)。眶下裂连接翼腭窝和眶底。没有重要的神经血管结构自颞下窝或翼腭窝经眶下裂入眶;仅眼下静脉的一个或多个分支经此裂汇入翼静脉丛。因此,在分离眶下裂内容物之前使用双极电凝非常有用。眶下沟包含自外向内对角穿过眶底的眶下神经,并在眶下神经于前内侧穿出眶下孔前成为管状结构。

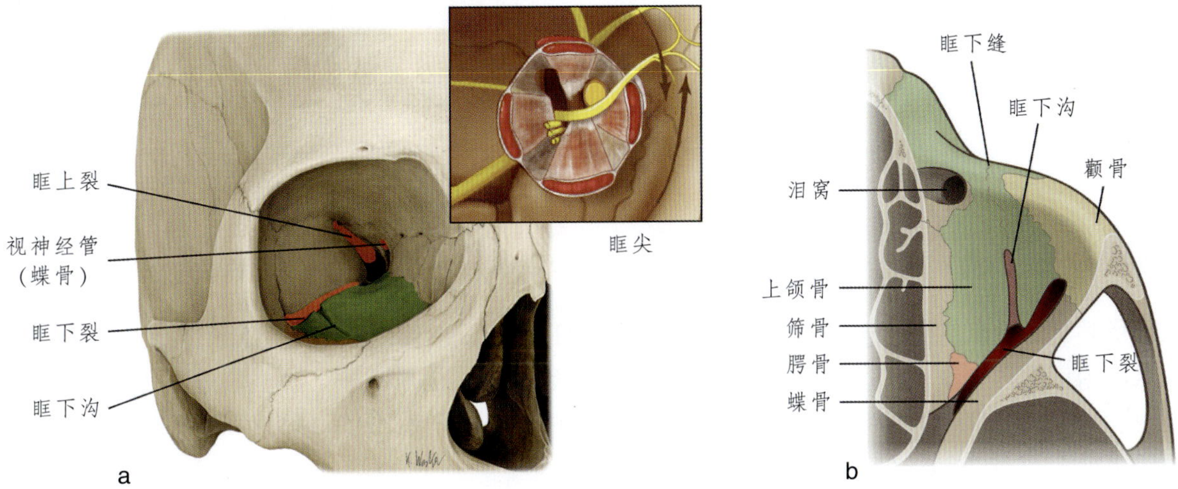

图 11.2 (a)眶底局部解剖。眶尖(小图)。(b)眶上裂及视神经管内容物。

在眶内一定范围内进行解剖的“安全距离”曾被报道(图 11.3)[1,2]。这些距离包括自眶内侧缘至眶尖约 45mm,自眶外侧缘至眶尖约 35mm,自眶外下缘至眶下裂约 10mm,自眶底后部(即上颌窦后壁的上部及腭骨眶突)的上方、内侧、后方至眶尖约 12mm。但对于眼眶严重受损或发生在儿童或先天性浅眼眶患者的眶底骨折,这些数据的参考价值有限。因此,在行眶底解剖时,识别基于解剖结构相互关系的可靠标记比参考绝对距离更为重要。不论眼眶受损程度、发育阶段(儿童或成人)以及是否有先天异常,识别这些标记都是安全解剖和修复重建的重要前提。

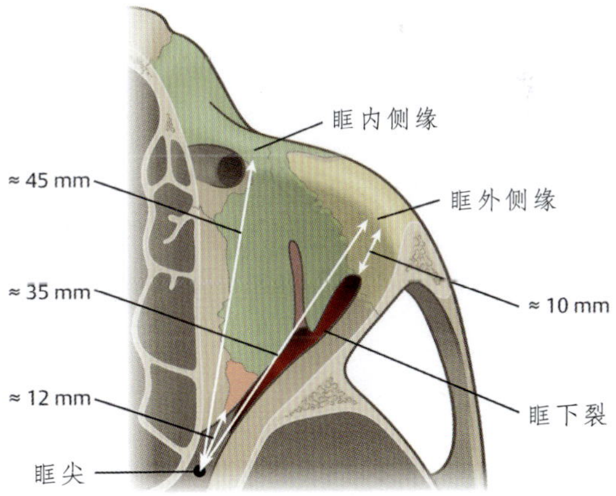

图 11.3 眶底解剖的安全距离。

平行于眶内侧壁沿着眶下神经在眶底的走行进行解剖,直至眶下裂和蝶骨大翼的中央 1/3。与蝶骨大翼三角和眶下神经一样,腭骨眶突在眼眶钝挫伤中很少被破坏。在眶下神经与眶下裂交界处的内上方进行解剖,或通过将器械置于上颌窦后壁并向上追溯至眶下神经内侧,可辨别腭骨眶突。完成眶外侧壁和眶底探查后,将到达眼眶深部四个解剖标志(眶下神经、眶下裂、蝶骨大翼中央 1/3/蝶骨大翼三角/蝶颞支柱、腭骨眶突)的交汇处(图 11.4),需在交汇点下方和眶外侧找到完好的骨块,以便在其上进行固定和重建[3]。

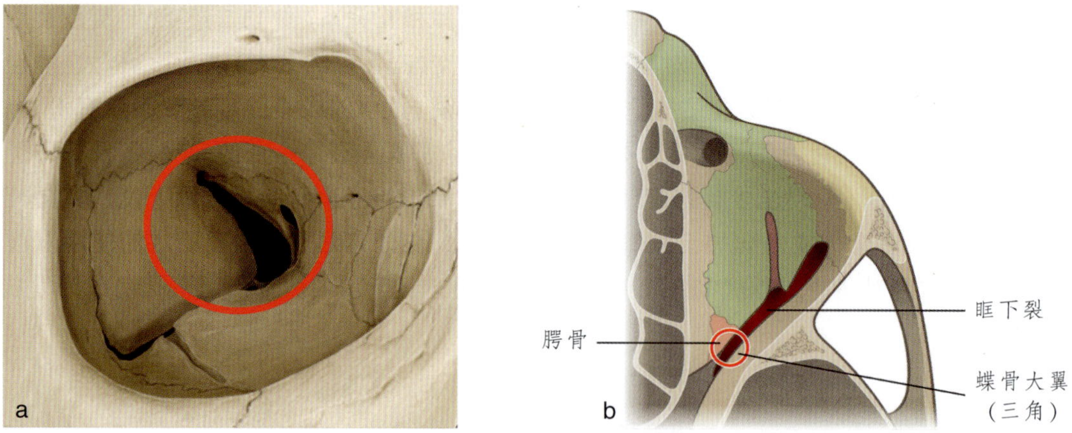

图 11.4 可靠的眼眶深部解剖标志的交汇处。(a)前后图。(b)轴向图。

患者选择

经影像学证实的眶底骨折患者,一旦创伤评估完成且病情稳定足以进行手术干预,应考虑手术修复。患者若出现肌肉卡压应行急诊手术,急性眼球异位尽管不是紧急情况,也需手术。其他考虑非急诊的手术指征包括持续复视、眶下感觉过敏和具有发生眼球内陷的风险。在没有卡压或急性眼球异位的情况下,儿童眼眶骨折通常无须手术。

适应证和禁忌证

适应证

绝对手术适应证

眶底骨折伴下直肌卡压通常表现为复视,并常伴随眼心反射(心动过缓、恶心、晕厥三联征;多见于儿童),并可能在数小时内导致无法逆转的肌肉缺血和坏死,需要急诊手术。所有眼眶损伤都必须进行被动牵拉试验。表现出急性眼球异位的患者,无论是由眶容积增加引起的眼球内陷,还是由失去支撑导致的眼球下陷,不论急症,均需手术。

相对手术适应证

持续复视

由于眶内水肿,大部分患者在眼眶骨折后会即刻出现复视。因此,如果复视在伤后 2 周仍未好转,且 CT 提示眶周卡压,才考虑手术干预,否则以观察为主。手术可能加重复视,至少会暂时加重;80%的复视将得到好转,剩下 20%可能最终需要二次手术矫正斜视[4–7]。

眼球异位风险

预测眼球异位可能是眶底骨折治疗中最具争议的部分。眼球下陷相对少见,更常见的眼球内陷则在内陷达 2~4mm 时才有明显的临床表现。由于眶组织水肿,眼球异位通常不会即刻显现,眼眶损伤所致的水肿和出血甚至可能导致患侧眼球突出。

预测哪些患者会在伤后肿胀消退后出现眼球内陷充满了挑战。一些学者提出了影像学判断标准[8–16],但这些标准都不是基于随机对照试验提出的，而是主要来自回顾性观察性队列研究。此外，眼球异位并不是单纯的与骨缺损大小和眶容积增加有关，还受到骨折部位、是否存在脂肪萎缩以及支持韧带情况的影响。位于眶底和眶内侧壁交界处的缺陷最容易引起眼球内陷[17]。此外，如果支撑眼球的筋膜束带完好无损，单纯的眶底缺损也不一定会导致眼球内陷。

眶下感觉减退

一些学者认为由眶下神经卡压引起的进行性眶下感觉减退需早期手术干预。在他们的病例报道中，尚不清楚是手术干预还是时间缓解了 4 例患者的相关主诉。然而，如果眶下疼痛不断加剧并对患者造成困扰，有必要进行手术探查[18]。

儿童手术适应证

成人可发生粉碎性骨折，但在儿童眼眶骨折中，由于儿童的骨骼更具弹性，有发生线性和(或)"活板门样"骨折的趋势[19]。在"白眼"爆裂性骨折中，没有结膜下瘀斑，且眼睛看似没有受伤，但患者会因组织卡压于骨折线中而发生严重的凝视障碍[20]。CT 或许不显示骨折，但受累的直肌不在眼眶内，而是出现在上颌窦内——即所谓的肌肉缺失综合征[21]。此征通常伴随眼心反射，并且是急症手术的绝对指征。由于韧带和骨膜对撕裂有一定抵抗性，可防止眼眶容积扩张并有利于后续骨愈合，晚期眼球内陷的预测指标可能并不完全适用于儿童患者。尽管缺乏明确的证据，但这也提示我们对可能出现的晚期眼球内陷保持观望[22]。

禁忌证

识别与眶底骨折相关的诸多眼球损伤非常重要。因此，所有眼眶损伤都应考虑请眼科会诊。事实上，若出现前房积血、视网膜撕裂、晶状体移位等眼球损伤或骨折发生在唯一的可视眼，眶底的重建手术可能是相对禁忌的。

术前计划

根据临床检查和以 CT 为基础的影像学评估进行准确的诊断，是术前计划中主要的一环。尤其是冠状位和矢状位的影像提供了关于骨折形态和方向以及眶周软组织疝的大部分信息。如前所述，手术的必要性和时机取决于是否存在眼外肌卡压、急性眼球异位、持续性复视伴眶周卡压、骨折类型以及外科医生的经验和预测晚期眼球内陷的可能性。

手术器械

修复眶底骨折所需的手术器械如图 11.5 所示。

切口

几个眶底手术入路的切口如图 11.6 所示。

睫下切口

睫下切口位于睫毛线以下几毫米处。

- 非阶梯式技术：将皮肤和眼轮匝肌在同一水平进行分离，随后在眼轮匝肌下的隔膜前平面解剖至眶下缘。
- 阶梯式技术：在分离眼轮匝肌前先分离出数毫米的皮瓣(内翻风险低)。此技术发生皮肤坏死与睑外翻的风险更高。

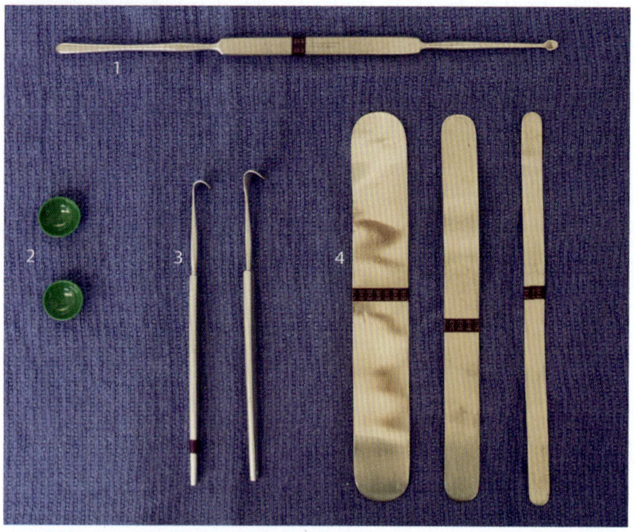

图 11.5 修复眶底骨折所需的手术器械:Cottle 剥离子(1);角膜盾(2);Desmarres 拉钩(3);可塑形拉钩(4)。

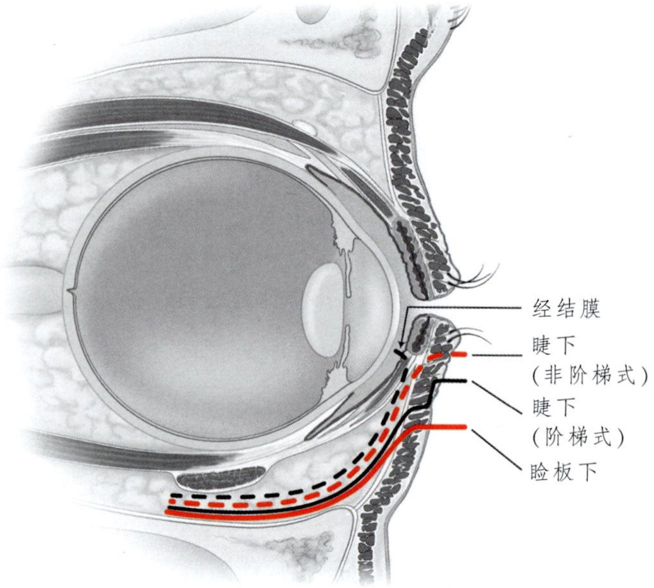

图 11.6 选择哪种手术入路取决于外科医生的习惯,还需考虑每种手术入路的利弊[23-26]。

睑板下切口

沿着睑板下方的天然褶皱做切口。采用阶梯式或非阶梯式技术,在眼轮匝肌下和眶隔前分离至眶下缘。此切口保留了睑板前眼轮匝肌的神经支配,从而降低了睑外翻和巩膜外露的风险。

眶外切口

眶外切口直接通过眼睑下方的皮肤和肌肉到达眶缘。此入路消除了外翻风险,但会带来明显的皮肤瘢痕。

经结膜眶隔前入路

经结膜眶隔前入路在睑板下缘的结膜上做切口, 随后沿眶隔前平面分离至眶缘。此切口隐蔽且外翻风险低,进一步暴露术区可能需要切开外眦。眶隔前分离的优点是不会破坏眶周脂肪。

经结膜眶隔后入路

经结膜眶隔后入路在下直肌止于眶缘的结膜处做切口。此切口隐蔽,由于无须过度牵拉眼睑而降低了眼睑异位的风险,减少了手术时间,术区暴露良好且无须行外眦切开。眶隔后入路破坏了眶周脂肪,可能影响后续的眶底分离(使用可伸展拉钩或 Clodius 拉钩有助于眶底分离)。

手术过程:技术细节

眶底骨折修复的步骤详见图 11.7 至图 11.19。

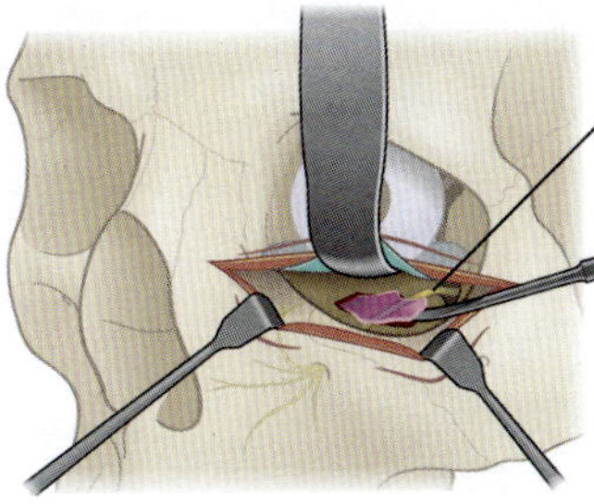

图 11.7 眶底开放解剖。无论采用何种手术入路，在用手术刀或电刀切开骨膜后，使用骨膜剥离子在骨膜下进行剥离。平行于眶内侧壁沿着眶下神经在眶底的走行进行解剖，直至眶下裂和蝶骨大翼的中央 1/3，而不是朝向眶尖进行解剖。

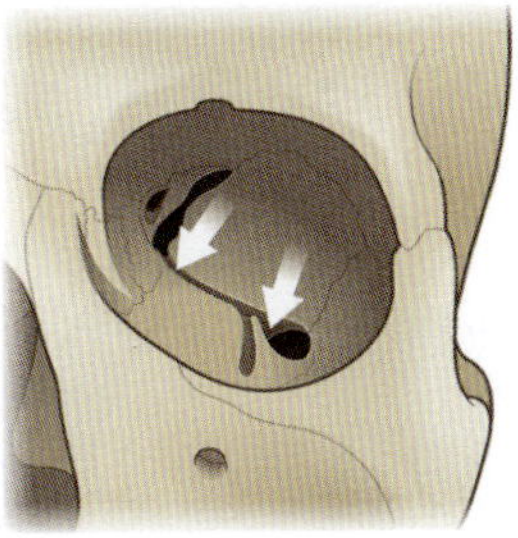

图 11.8 在分离眶下裂内容物之前可使用双极电凝，眼下静脉的一个或多个分支经此裂汇入翼静脉丛。

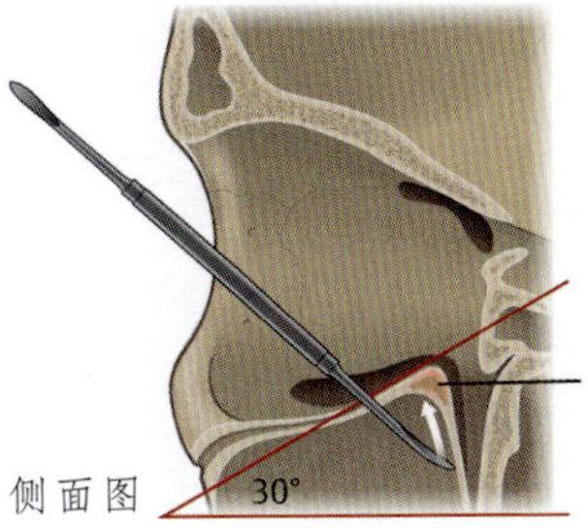

图 11.9 随后，在眶下神经与眶下裂交界处的内上方进行解剖，或通过将器械置于上颌窦后壁并向上追溯至眶下神经内侧，可辨别腭骨眶突。需谨记，眶底与中轴面呈向上约 30°的坡度。

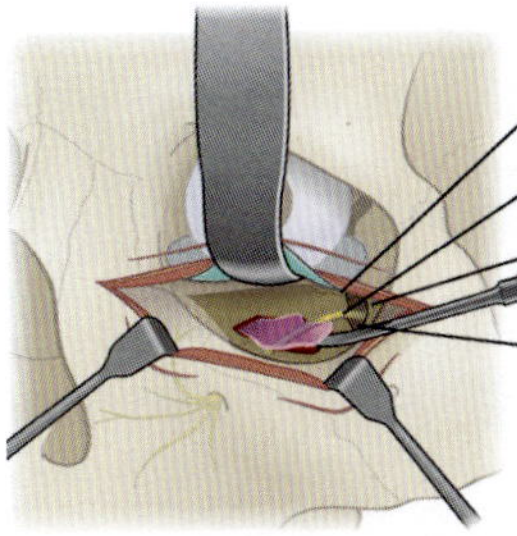

图 11.10 完成眶外侧壁和眶底的探查后，将到达眼眶深部 4 个解剖标志（眶下神经、眶下裂、蝶骨大翼中央 1/3/蝶骨大翼三角/蝶颞支柱、腭骨眶突）的交汇处，在交汇点下方和眶外侧找到完好的骨块，以便在其上进行固定和重建。

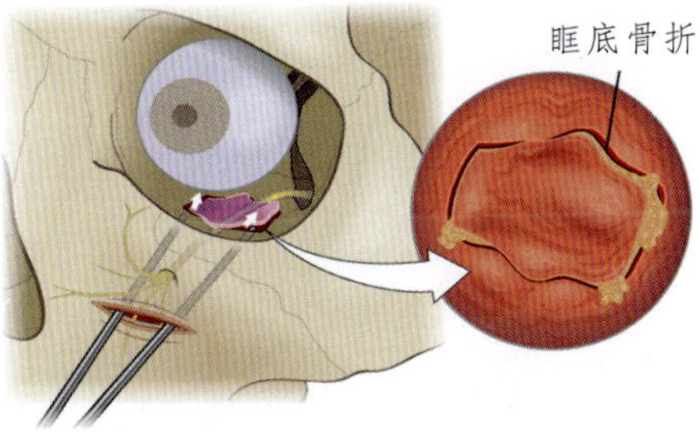

图 11.11 无论是否选择开放切口，内镜都可用于改善视野和识别组织卡压及移位。常见于儿童患者的线性骨折或“活板门样”骨折，从骨折处小心释放出卡压的软组织后，骨折缺损可能无须用植入物进行重建。

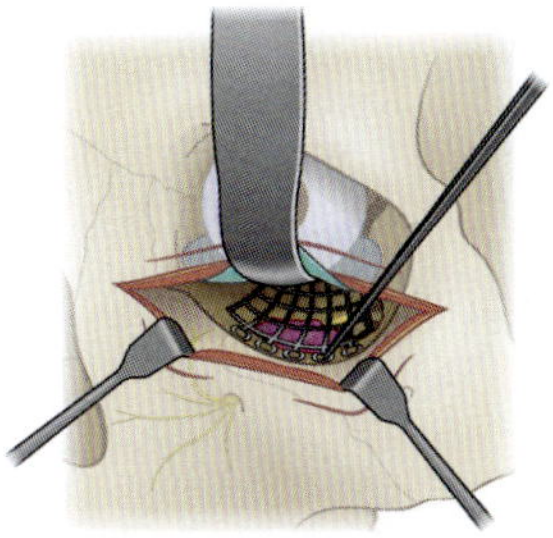

图 11.12 要恢复创伤前的解剖结构，就必须用自体或人工植入物去重建眶底轮廓。眶底很薄，骨折时易粉碎，常因骨碎片遗失或不可用而难以进行简单的骨折复位。唯一的例外是常见于儿童患者的线性骨折或“活板门样”骨折。虽然有众多支持者，骨移植尤其是颅骨移植，仍存在很多缺点，除切取颅骨的潜在风险，还有移植骨吸收的问题。

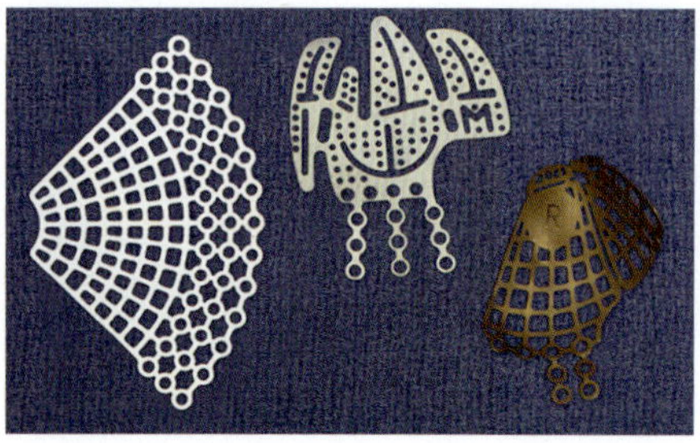

图 11.13 钛网有多种形状，都易于塑形以适应任意大小的眼眶缺损，主要缺点是有时很难将其置入眶锥。钛网边缘常卡在眶周，使其插入非常困难。此外，眶周组织会在钛金属植入物的间隙中形成瘢痕，使得二次手术的难度加大。

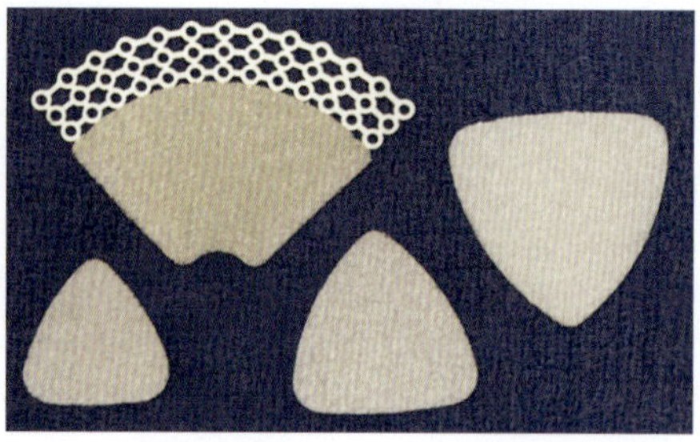

图 11.14 高密度多孔聚乙烯的植入相对容易，而且可被精确切割成所需尺寸。钛网与多孔聚乙烯的联合应用兼备两者的优点。

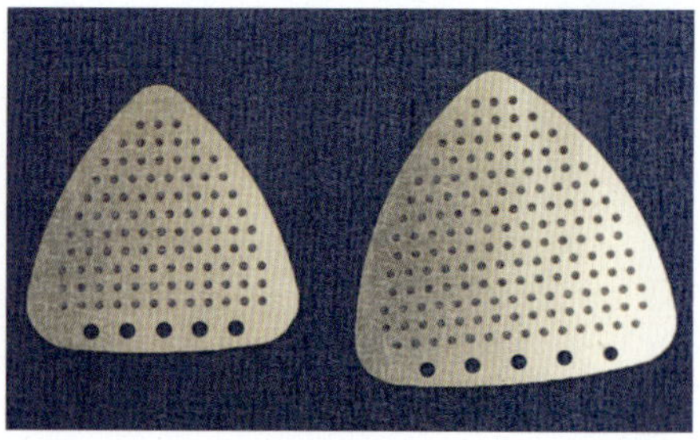

图 11.15 对于某些缺损，尤其是小面积骨折和儿童骨折，有学者提倡使用可吸收植入物——通常是一种可在 1 年或更长时间内被吸收的聚乳酸和聚乙醇酸聚合物。理论上而言，在植入物被吸收后会遗留一层纤维组织，也能为眼球提供足够支撑。

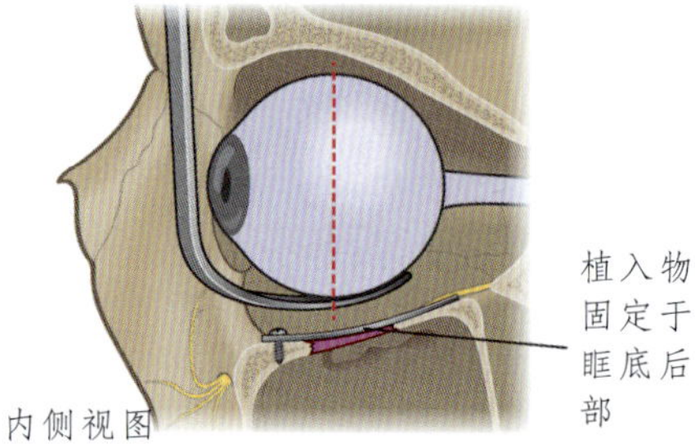

图 11.16 植入物的所有边缘都应固定于完好的骨骼上，跨过整个骨缺损，以确保眶壁的完整重建。在眼球纵轴后方沿着眶底置入移植物，将其置于眶底后部并重建上颌骨的凸度，对保持前方眼球的位置和矫正眼球内陷至关重要。

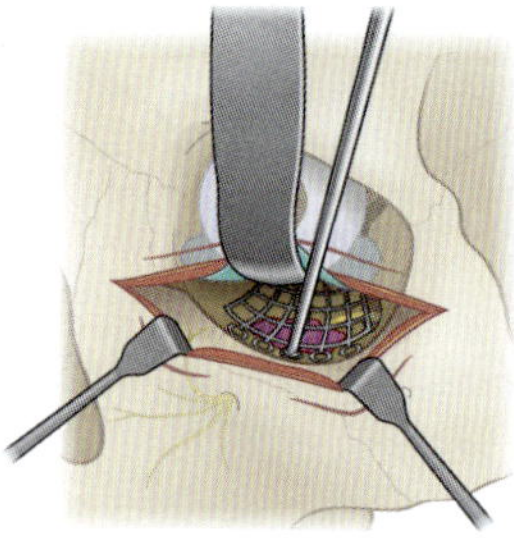

图 11.17 最后应牢固固定植入物以防止其脱出。这可以通过简单的螺钉固定来实现，最好是固定在眶缘顶部或眶底最前方，而非眶缘前方，以避免螺钉被触及。

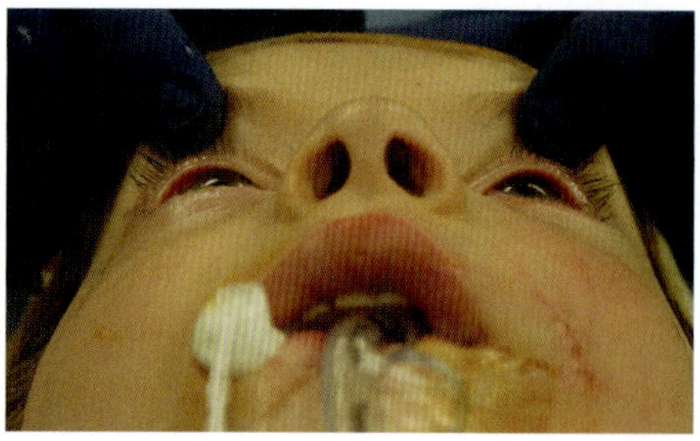

图 11.18 手术将引起水肿，因此看似矫正过度的眼球突出才是解剖重建的良好标志。过度矫正在一定程度上取决于术者经验和术中判断，如果手术侧的眼球不如健侧突出，一旦水肿消退，将会出现眼球内陷。患者对矫正不足的抱怨往往大过矫正过度。Hertel 眼球突度计可起到一定辅助作用。

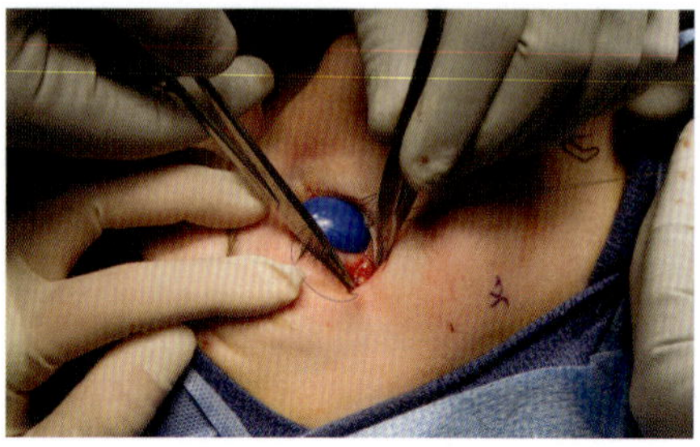

图 11.19 当采用经结膜切口时，笔者的做法是在角膜内外侧垂线上各用 6-0 快速吸收线缝合一针(尽管其他术者不缝合结膜切口)。涂抹足量妥布霉素和地塞米松眼膏，并行睑缘缝合，缝合线在术后第 1 天拆除。若行外眦切口，则需同时行外眦成形术。

手术技巧

- 外伤所致的撕裂伤口通常是最简单和最利于美观的眶底修复入路。
- 睫下切口的睑外翻风险过高，应尽量避免。
- 经结膜眶隔前入路常需联合行外眦切开术以充分暴露术区。
- 经结膜下穹隆切口可减少手术时间，减少外眦切开率，并能降低眼睑异位的风险。
- 解剖应循序渐进，有条不紊；通过追溯眶下神经或在眶后外侧缘开始解剖，可辨别眶下裂，随后便能辨别出蝶骨三角和腭骨眶突。
- 通过将器械置于上颌窦后壁并向上解剖，亦可到达眶底后部。
- 眶底以 30°的坡度抬高，应朝向上后方进行分离。
- 在使用拉钩时必须避免对眼球施加过大压力，防止眼心反射。保持与麻醉团队的沟通，时刻提醒外科医生注意心动过缓。
- 将植入物置于眶底后部对于重建眼球向前的突度至关重要。
- 置入植入物后，由于手术引起的水肿，眼球应该出现过度矫正。
- 结束手术前应进行眼球的被动牵拉试验，以确保眼球在各个方向上的运动不受限制。

术后护理

- 术后当晚应谨慎护理，为患者镇痛、评估视敏度、预防球后血肿(尽管发生率低)。
- 虽然没有明确证据支持预防性抗生素的延长使用，但可酌情考虑术中和术后早期的抗生素预防使用，尤其是在植入假体的情况下。
- 患者夜间应保持床头抬高，避免擤鼻涕和用吸管喝水等 Valsalva 动作，并在术后约 2 周内尽量用口打喷嚏。
- 短暂的眼睑异位并不少见，因此可以在术后早期积极进行按摩和被动的眼睑闭合练习。

临床病例

外伤性眼眶骨折的修复如图 11.20 所示。

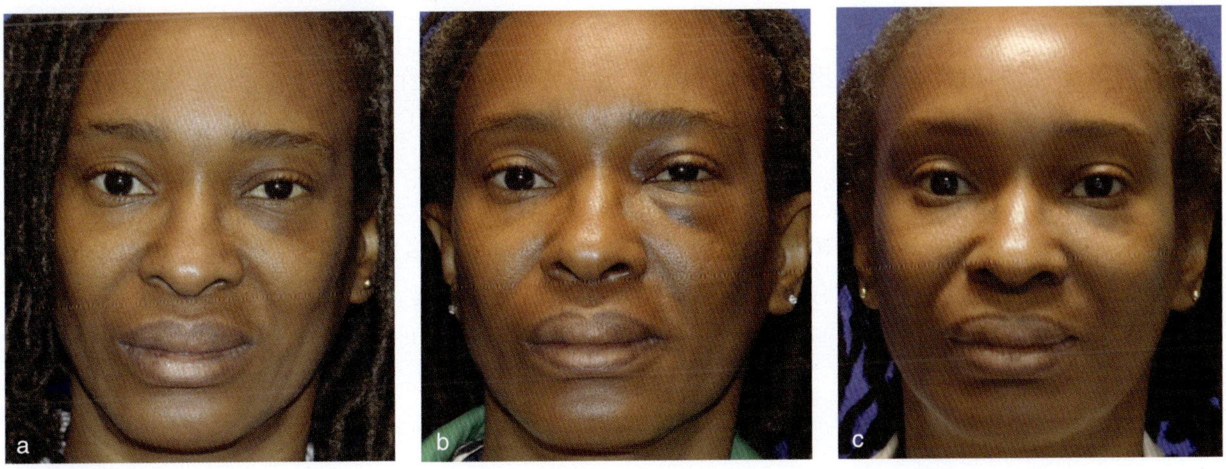

图 11.20 左侧眶底骨折患者。(a)伤后 1 个月，眼球内陷。(b)经下穹隆结膜入路进行开放性修复术后 1 周。(c)术后 3 个月观察患者，眼球异位得到矫正。

并发症

球后血肿

球后血肿是一种罕见但可能威胁视力的并发症，表现为逐渐加剧的疼痛、眼球突出、眼内肌麻痹，以及瞳孔反射减弱或消失。需要通过紧急的外眦切开和眦松解术来进行眼眶减压，同时使用甘露醇、乙酰唑胺、皮质类固醇和噻吗洛尔等药物辅助治疗。

眼眶蜂窝织炎

眼眶蜂窝织炎少见，通常出现在骨折或手术修复同时伴有鼻窦炎的时候。它表现为眶周疼痛、红斑和水肿，可经静脉予抗生素和脓肿引流进行治疗。如果不及时治疗，眼眶蜂窝织炎可导致失明、海绵窦血栓形成、脑膜炎或脑脓肿。尚无证据表明抗生素的常规预防性使用能影响此并发症的相关风险。

眼睑异位

任何眼睑切口都可能导致睑退缩/睑外翻和睑内翻，但睫下切口的睑外翻风险更高。眼睑异位可能是暂时性的，轻者可能通过眼睑按摩和闭合练习得到改善。持续的眼睑异位不易矫正，可能需行眦固定术、黏膜移植和皮肤移植。

持续性眼球内陷

持续性眼球内陷表明骨折复位不足或植入物放置不当(最常见的是没有恢复眶底后部的高度)，并需要再次手术修复。

持续性复视

大部分骨折在术后早期会由水肿而导致复视。不伴有眶周卡压的复视通常会消退。如果复视持续存在，可能需要进行斜视矫正术。

植入物移动/脱出

植入物移动或脱出的风险较低但存在；可通过牢固的一期固定来降低此风险。

失明

失明非常罕见，但如前所述，可能由球后血肿导致，或是眶尖的医源性损伤导致。

总结

体格检查和准确诊断是眶底骨折治疗的基础。需要手术修复的大多数情况涉及急性软组织卡压或早期及晚期眼球异位。熟练的解剖对于安全有效地恢复眼功能和外观至关重要。

手术要点

- 所有眼眶损伤都应进行眼科会诊，评估伴随的眼部损伤。
- 因肌肉卡压引起的复视必须手术治疗，并且是急诊手术。因此，被动牵拉试验在所有眼眶损伤中都必不可少。
- 持续性复视的患者，若被动牵拉试验为阴性，2 周后复视未缓解且 CT 显示眶周卡压，则应考虑手术干预。否则以观察为主，大多数情况下复视会逐渐消失。
- 急性眼球异位，无论是眼球内陷还是眼球下陷，都需要手术治疗。
- 判断眼球异位很有挑战性，缺陷大小、部位和损伤机制等都是眼球异位的影响因素。
- 没有肌肉卡压或急性眼球异位的儿童眼眶骨折，通常采用保守治疗，并观察是否出现晚期眼球内陷。
- 解剖眶底时，基于解剖结构的相互关系来辨别解剖标志比依赖绝对距离更加可靠。
- 除了线性/"活板门样"骨折，眶底骨折通常不能单纯地复位修复，而是需要植入物置入。
- 无论选择何种植入物，重要的是确保植入物跨越缺损及眶底后部，以恢复天然凸度的解剖结构。
- 由于术后暂时性水肿，患侧骨折修复后应表现出一定程度的过度矫正。

（余泮熹 译　卢建建 校）

参考文献

1. Danko I, Haug RH. An experimental investigation of the safe distance for internal orbital dissection. J Oral Maxillofacial Surg 1998;56(6):749–752
2. McQueen CT, Diruggiero DC, Campbell JP, Shockley WW. Orbital osteology: a study of the surgical landmarks. The Laryngoscope 1995;105(8):783–788
3. Evans BT, Webb AA. Post-traumatic orbital reconstruction: anatomical landmarks and the concept of the deep orbit. Br J Oral Maxillofacial Surg 2007;45(3):183–189
   This article insightfully described dissection of the orbital floor based on identification of reliable landmarks with the relations of anatomical structures being more important than absolute distances. These allow safe dissection and reconstruction, irrespective of the extent of orbital disruption, stage of development of the orbit (child or adult), and whether the orbit is congenitally abnormal.
4. Smith B, Lisman RD, Simonton J, Della Rocca R. Volkmann's contracture of the extraocular muscles following blowout fracture. Plast Reconstr Surg 1984;74(2):200–209
5. Iliff N, Manson PN, Rever L, Yarmechuk M. Mechanisms of extraocular muscle injury in orbital fractures. Plast Reconstr Surg 1999;103(3):787–799
6. Ellis E III. Orbital trauma. Oral Maxillofacial Surg Clin N Am 2012;24(4):629–648
   This comprehensive and insightful review was built on the extensive experience of the author.
7. Putterman AM, Stevens T, Urist MJ. Nonsurgical management of blow-out fractures of the orbital floor. Am J Ophthalmol 1974;77(2):232–239
   In this classic landmark study, Putterman and colleagues demonstrated that at 4 to 6 months after injury, 80% of patients had resolution of their diplopia without surgery, and the other 20% had diplopia only in extreme upward gaze. They attributed this to remodeling of scarring and fibrosis.
8. Hawes MJ, Dortzbach RK. Surgery on orbital floor fractures. Influence of time of repair and fracture size. Ophthalmology 1983;90(9):1066–1670
9. Manson PN, Grivas A, Rosenbaum A, Vannier M, Zinreich J, Iliff N. Studies on enophthalmos: II. The measurement of orbital injuries and their treatment by quantitative computed tomography. Plast Reconstr Surg 1986;77(2):203–214
10. Parsons GS, Mathog RH. Orbital wall and volume relationships. Arch Otolaryngol Head Neck Surg 1988;114(7):743–747
11. Osguthorpe JD. Orbital wall fractures: evaluation and management. Otolaryngol Head Neck Surg 1991; 105(5):702–707
12. Schuknecht B, Carls F, Valavanis A, Sailer HF. CT assessment of orbital volume in late post-traumatic enophthalmos. Neuroradiology 1996;38(5):470–475
13. Yab K, Tajima S, Ohba S. Displacements of eyeball in orbital blowout fractures. Plast Reconstr Surg 1997;100(6):1409–1417
14. Raskin EM, Millman AL, Lubkin V, della Rocca RC, Lisman RD, Maher EA. Prediction of late enophthalmos by volumetric analysis of orbital fractures. Ophthal Plast Reconstr Surg 1998;14(1):19–26
15. Ploder O, Klug C, Voracek M, Burggasser G, Czerny C. Evaluation of computer-based area and volume measurement from coronary computed tomography scans in isolated blowout fractures of the orbital floor. J Oral Maxillofac Surg 2002;60(11):1267–1272
16. Ahn HB, Ryu WY, Yoo KW, et al. Prediction of enophthalmos by computer-based volume measurement of orbital fractures in a Korean population. Ophthal Plast Reconstr Surg 2008;24(1):36–39
17. Burm JS, Chung CH, Oh SJ. Pure orbital blowout fracture: new concepts and importance of medial orbital blowout fracture. Plast Reconstr Surg 1999;103(7):1839–1849
18. Boush GA, Lemke BN. Progressive infraorbital nerve hypesthesia as a primary indication for blow-out fracture repair. Ophthal Plast Reconstr Surg 1994;10(4):271–275

19. Soll DB, Poley BJ. Trapdoor variety of blowout fracture of the orbital floor. Am J Ophthalmol 1965;60:269–272
20. Jordan DR, Allen LH, White J, et al. Intervention within days for some orbital floor fractures: the white-eyed blowout. Ophthal Plast Reconstr Surg 1998;14(6):379–390
21. Wachler BS, Holds JB. The missing muscle syndrome in blowout fractures: an indication for urgent surgery. Ophthal Plast Reconstr Surg 1998;14(1):17–18
22. Losee JE, Afifi A, Jiang S, et al. Pediatric orbital fractures: classification, management, and early follow-up. Plast Reconstr Surg 2008;122(3):886–897
This anatomically and clinically based study provided a basis for pediatric-specific approach to the practice of orbital trauma management in children. The authors advocate that in the absence of entrapment or acute globe malposition, orbital fractures in children are otherwise usually nonoperative. The predictors of late enophthalmos may be less relevant in children because of the hypothesized resistance of ligaments and perisosteum to tearing, thereby preventing expansion of intraorbital volume and possibly guiding subsequent bone healing.
23. Holtman B, Wray RC, Little AG. A randomized comparison of four incisions for orbital fractures. Plast Reconstr Surg 1981;67(6):731–735
24. Ridgway EB, Chen C, Kolakoglu S, Gautam S, Lee BT. The incidence of lower eyelid malposition after facial fracture repair: a retrospective study and meta-analysis comparing subtarsal, subciliary, and transconjunctival incisions. Plast Reconstr Surg 2009;24(5):1578–1586
This is one of few level 1 studies on this subject. In this meta-analysis of lid malposition with lower eyelid incision, Ridgeway et al also determined that the risk of ectropion was highest in subciliary incisions, the risk of entropion was highest in transconjunctival incisions, and the risk of hypertrophic scarring was highest in subtarsal incisions. From this they recommended limiting the subciliary approach and advocated the use of transconjunctival approach in orbital floor fracture repair.
25. McCord CD Jr, Moses JL. Exposure of the inferior orbit with fornix incision and lateral canthotomy. Ophthalmic Surg 1979;10(6):53–63
26. Shore JW. The fornix approach to the inferior orbit. Adv Ophthalmic Plast Reconstr Surg 1986;6:377–385

第 12 章

鼻骨-眶-筛骨骨折的治疗

Stacy R. Henderson, Delora L. Mount

鼻骨-眶-筛骨(NOE)骨折是面部创伤中较为少见的一种类型,在成人骨折中约占 5%,在儿童骨折中约占 15%[1]。不幸的是,这种类型的骨折属于最难矫正、术后结果难以满意的骨折之一。

高能直接冲击面中部的上半部分,导致缩进式的嵌入骨折,从而引起 NOE 骨折。鼻骨塌陷并偏向一侧,使内眦韧带移位。鼻部投射丧失会导致内眦间距过宽。由于骨折涉及眶内侧壁,其导致眼球内陷和眼球损伤的可能性很大,与其相关的影响包括眼位不正、眼睑错位和泪腺功能障碍。筛骨在受压后会向内侧缩进,其对鼻背的重要支撑会减少或丧失。

治疗这些复杂骨折的主要目的是恢复损伤前的眦间距、对称位置、鼻部投影和轮廓,以及内眦区域的正常软组织轮廓[2]。

目的

阐明 NOE 骨折重建手术中的细节,并恢复该区域至关重要的软组织关系。

相关外科解剖

NOE 骨折涉及面中部上份骨骼的中央 1/3(图 12.1)。关键的解剖区域是内侧眶缘的中央骨碎片,该处是内眦肌腱(MCT)附着的位置[2,3]。中央骨碎片的形成由以下 4 块骨的骨折引起:外侧鼻骨、眶下缘、眶内壁、梨状孔处上颌骨支柱及上颌骨额突[3]。骨折可能是单侧或双侧的,并且除了涉及的主要骨碎片,这些骨折在 2/3 的病例中延伸到额骨、颧骨和(或)上颌骨[2-4]。NOE 区域涉及垂直的鼻上颌支柱(尖牙支柱)、水平的额骨横梁、眶下缘支柱(颧突支柱)[5,6]。

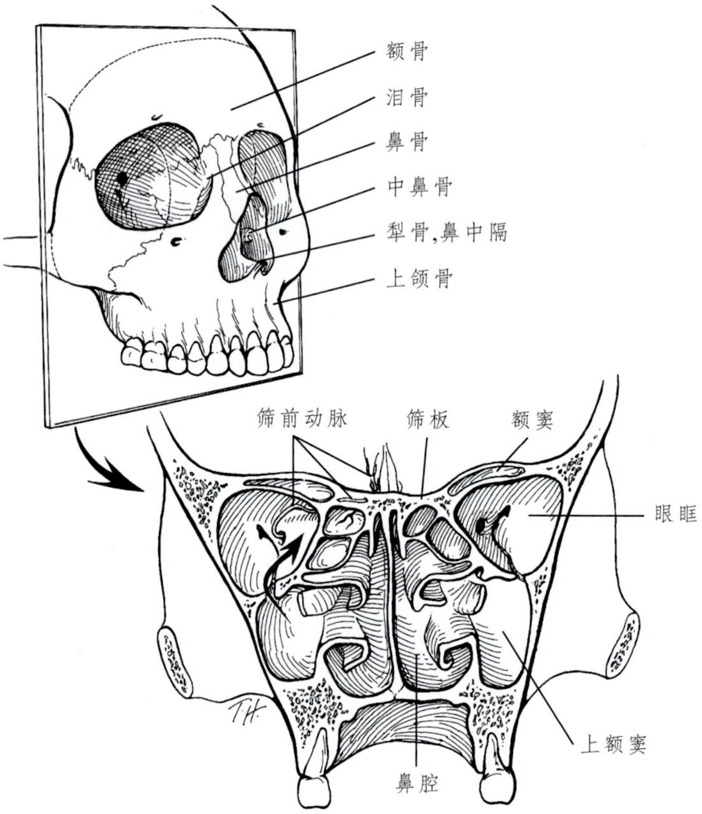

图 12.1 鼻骨-眶-筛骨局部解剖。(From Cheney M,Hadlock T,eds. Facial Surgery:Plastic and Reconstructive. New York,NY:Thieme Publishers;2014.)

内眦肌腱

MCT 的作用是将眶内侧壁和睑板锚定(图 12.2),其分为前支、后支、上支,3 个分支均起自睑板内侧端,前支与后支围绕泪腺窝。MCT 起点与睑板之间的平均距离约为 8mm,平均俯视投影约为 4.2mm[7]。

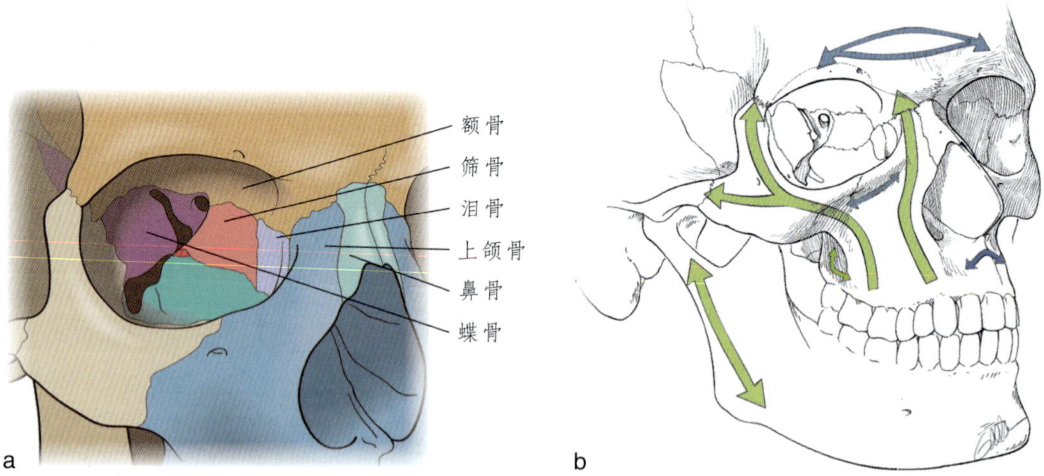

图 12.2 (a)NOE 区域的骨性结构。(b)面部支柱。NOE 区域包括垂直的鼻上颌支柱(尖牙支柱)、水平的额带、眶下缘支柱(颧突支柱)。(From Cheney M,Hadlock T,eds. Facial Surgery:Plastic and Reconstructive. New York,NY:Thieme Publishers;2014.)

Markowitz 等人[3]根据 MCT 和中央骨碎片的状态提出了广泛使用的 NOE 骨折分类系统(图 12.3)。Ⅰ型骨折涉及 MCT、单个移位或非移位的中央骨折。Ⅱ型骨折涵盖中央粉碎骨折,骨折仍保留在 MCT 插入部分的外侧。Ⅲ型骨折涵盖中央粉碎骨折,且骨折延伸到 MCT 插入部分。识别骨折分类对于手术计划至关重要[3]。

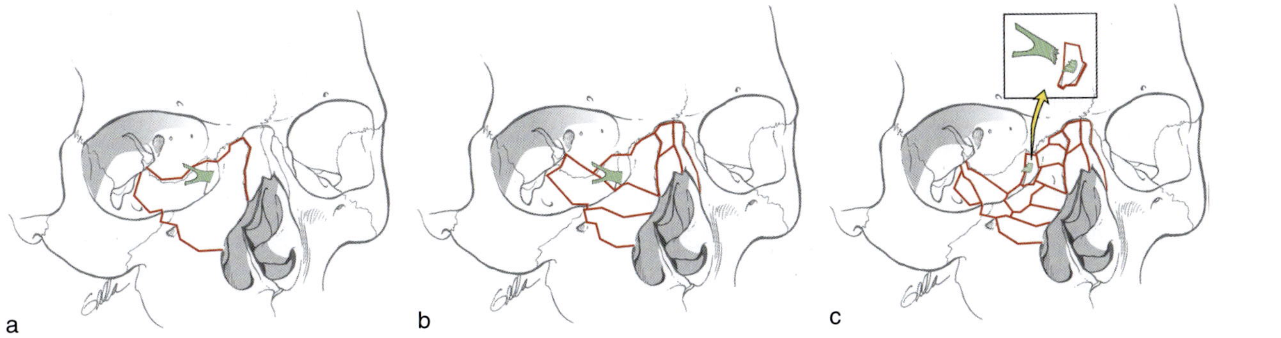

图 12.3 NOE 骨折的亚型，由 Markowitz 等人提出。(a) Ⅰ型：涉及 MCT、单个移位或非移位的中央骨折。(b) Ⅱ型：中央粉碎骨折，保留在 MCT 止点的外侧。(c) Ⅲ型：中央粉碎骨折，且骨折延伸到 MCT 止点。(From Cheney M, Hadlock T, eds. Facial Surgery: Plastic and Reconstructive. New York, NY: Thieme Publishers; 2014.)

泪器

泪器对于泪腺分泌物的排出至关重要，它与 NOE 区域的骨性结构密切相关(图 12.4)。眼睑内侧存在泪点，其通过泪小管连接到泪囊，泪囊位于眶前内壁的泪窝内，被 MCT 的分支包围，该囊延续为鼻泪管，鼻泪管继续向下走行，于下鼻甲的下方开口于鼻腔[8]。

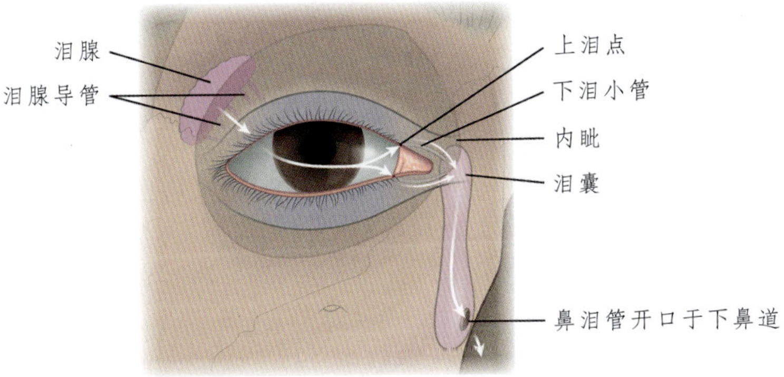

图 12.4 泪器与 NOE 区域的骨性结构密切相关。

血管解剖

NOE 区域与面部其他部位一样，具有丰富的血管供应。面中部和鼻部的血液供应来自颈外动脉和颈内动脉的分支。这些血管在眼眶周围形成丰富的吻合。颈外动脉分支为面动脉和上颌动脉，而内眦动脉源于面动脉并发出鼻背动脉对鼻背部进行血液供应。滑车上动脉和眶上动脉作为颈内动脉的终末分支离开眼眶。眶下动脉和颧面支也是终末分支，其分别从内侧和外侧的解剖孔中离开眼眶[4-6,9](图 12.5)。

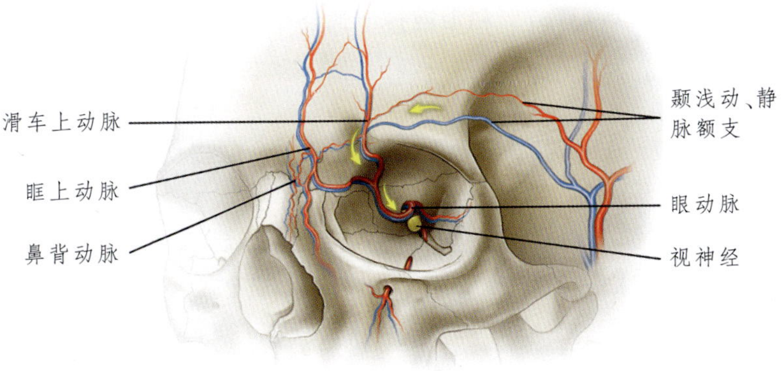

图 12.5 NOE 区域的血管解剖。

外部解剖学考虑

将眦间距(ICD)恢复到损伤前的水平对于 NOE 骨折的修复至关重要。尸体研究表明平均 ICD 为 30~35mm。ICD 也可以通过测量睑裂的长度来估算[7,10]。

鼻额部解剖的评估也是必不可少的。理想的鼻额角为 115°~130°(图 12.6)。在侧位视图上,外侧睑裂到角膜的距离应等于角膜与鼻额交界处的距离[10]。鼻部投影可以形成一个 3-4-5 的三角形:3 是从鼻翼到鼻尖;4 是从鼻翼到鼻根;5 是从鼻根到鼻尖[11]。

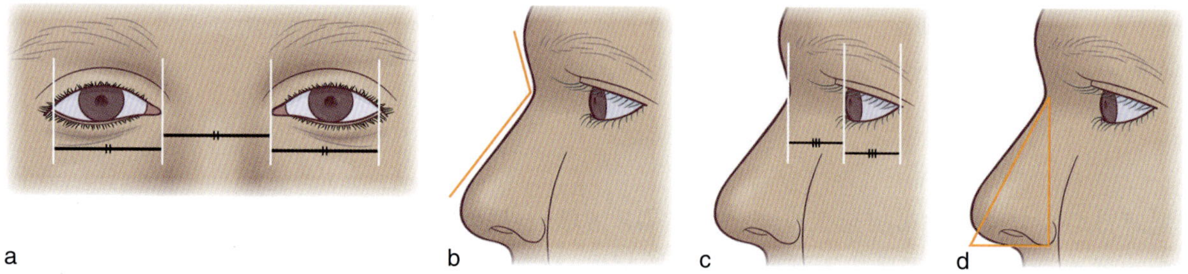

图 12.6 (a)眦间距一般等于睑裂的宽度。(b)理想的鼻额角为 115°~130°。(c)理想的鼻额突出应该是从外侧睑裂到角膜的距离与角膜和鼻额交界处的距离之间呈 1:1 关系。(d)鼻部投影三角。

患者选择

不稳定或移位的 NOE 骨折且无手术禁忌的患者是合适的候选者。NOE 骨折通常作为重大创伤的一部分并且持续存在,因此,应由相关专家(如创伤外科医生、神经外科医生或整形外科医生)对患者进行评估。任何危及生命的损伤都应优先治疗。眼科评估通常用于排除眼球损伤、眶隔室综合征、直肌卡压、前房积血和任何其他紧急眼部病变。如果面部骨折没有紧急手术指征,较为稳健的做法是等 7~10 天待急性肿胀好转后再行手术。

适应证和禁忌证

适应证

如果眶内侧与 MCT 相关的骨碎片有任何不稳定或移位,需要进行手术切开复位和固定。

当鼻锥体明显向后移位时,不稳定可能很严重,导致鼻背扁平和眼距过宽。当移位较少时,需要体格检查来确定其不稳定性。将拇指和示指置于鼻骨后的双侧骨折碎片表面,测试其稳定性,在给予压力时骨碎片有任何活动或异响,则为不稳定骨折,需要手术干预[2,3]。

未能及时手术干预可能会导致明显异常的眼球–眼睑关系、鼻畸形和泪液排泄通路中断。

禁忌证

手术修复复杂的 NOE 骨折需要大量时间。患者情况应稳定,若有未经治疗的危及生命的损伤、严重的颅内损伤、败血症或任何其他高风险因素,都应推迟手术。

早期手术复位的禁忌证还包括眼球破裂和前房积血,如果出现,则应推迟重建手术,因为麻醉和相关操作会导致视力障碍的进展。当眼部病变得到治疗,外科医生应推进手术计划,但同时应保持谨慎。

术前计划

患者受伤前的照片可能有助于了解受伤前的鼻背位置、宽度和眼睑位置。由于骨折累及结构较为广泛，高精度(1mm)CT 扫描在手术计划中至关重要，其有助于确定骨折类型、程度、位移量和相关骨折(图 12.7)。骨折的三维重建图有助于与患者及其家人的沟通，但对于骨折的细节尚不能精确显示[2]。

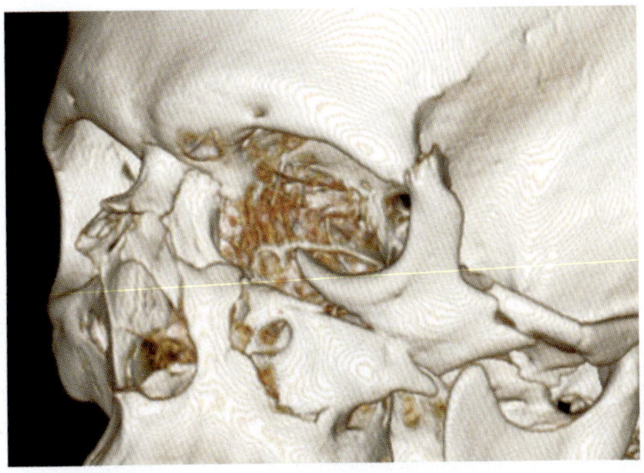

图 12.7 NOE 骨折的三维重建图。

随着计算机的建模系统的发展，外科医生可以使用软件在模型上进行虚拟修复，将未受伤的一侧投影到受伤一侧。这些软件也可作为术中导航工具[12]。这些工具的辅助有利于复杂骨折的修复。

术前使用荧光素或亚甲蓝对额鼻管和鼻泪管进行评估没有帮助，因为软组织、黏膜肿胀以及骨移位可能会产生明显的阻塞[8]。

有证据表明，围术期抗生素应在手术前 60 分钟使用，并可在手术后 24 小时继续使用。尽管最常用第一代头孢菌素和 β–内酰胺类/β–内酰胺酶抑制剂合剂，但哪种抗生素最有效尚未达成共识[13,14]。尽管研究有限且证据水平较低，有些文献不支持术前、术后使用抗生素[15]。

使用皮质类固醇以减少水肿和缩短骨折治疗等待时间的作用尚未得到文献的明确支持。

手术器械

鼻眶筛骨骨折重建所需器械见图 12.8。

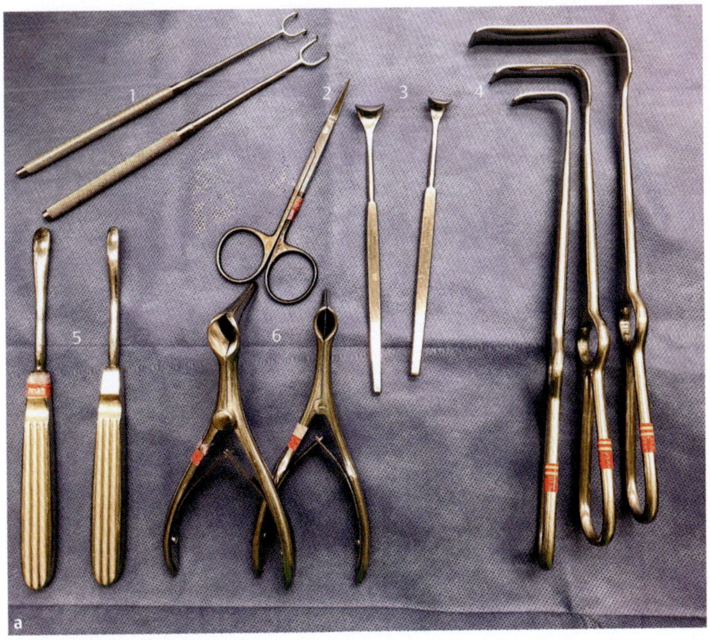

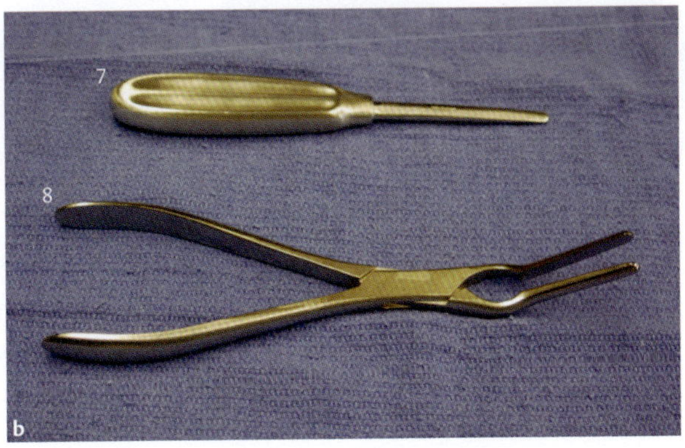

图 12.8 (a)皮肤拉钩(1)；切腱剪(2)；Desmarres 眼睑牵开器(3)；Obwegeser 手术牵开器(4)；Obwegeser 骨膜剥离器(5)；鼻窥器(6)。(b)Boies 鼻剥离器(7)；鼻骨骨折复位钳(8)。

手术过程：技术细节

NOE 骨折的手术修复步骤因骨折类型和并发骨折的存在而有很大差异。通常首先处理并发骨折，最后复位 NOE 骨折[10]。

术野的暴露

NOE 骨折的主要手术路径是头部冠状切口、中线切口、下眼睑和上颊沟（图 12.9 至图 12.17）。可能需要其他路径来处理面部其他区域的并发骨折。

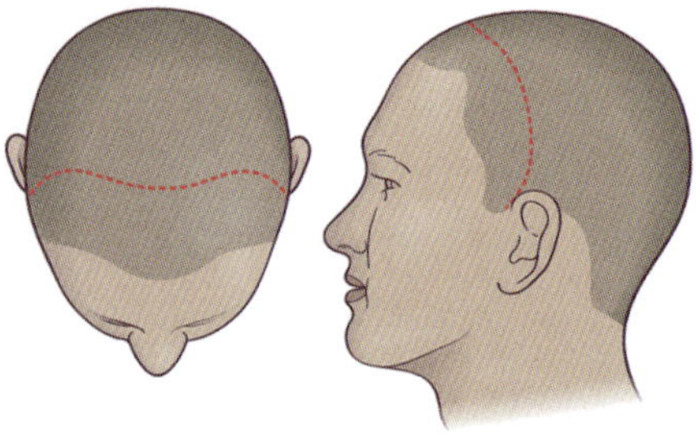

图 12.9 通过冠状切口进入 NOE 上部区域。对于头发缺如或已有裂伤的患者，可以使用“开天窗”术式，在内眦部分做一个 Z 字形切口[16]。也可以使用一个较小的鸥翼式切口进入额鼻缝并避免在 I 型骨折中采用冠状切口。

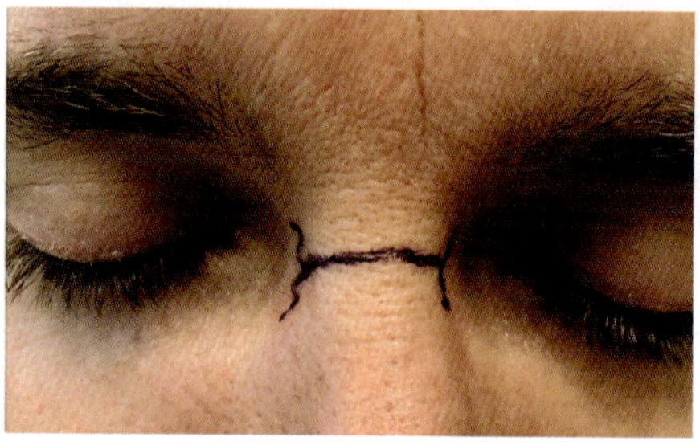

图 12.10 “开天窗”术式正位视图。

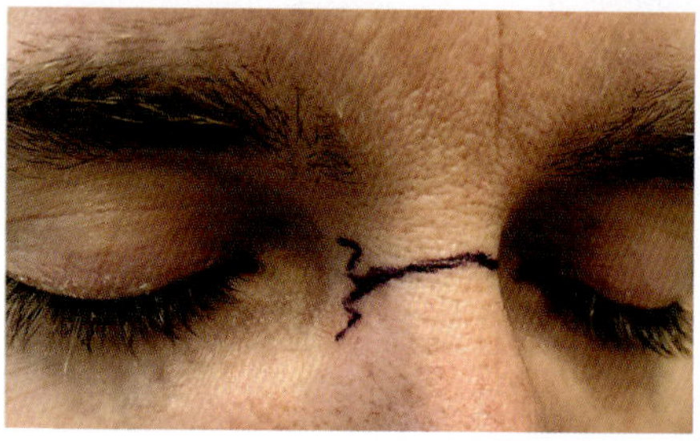

图 12.11 “开天窗”术式斜位视图，Z 字形切口以防止瘢痕形成。

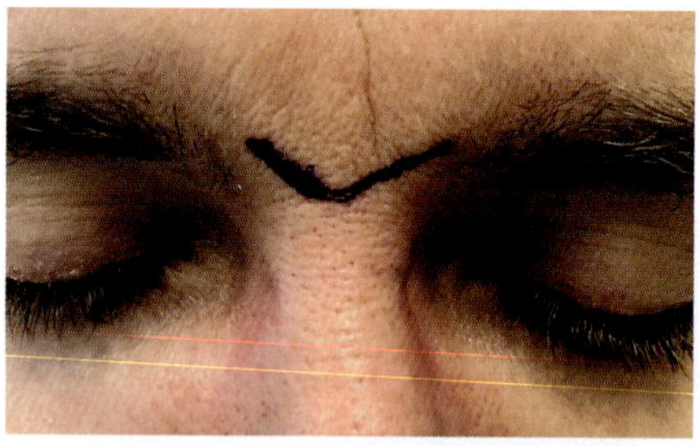

图 12.12 鸥翼式切口。

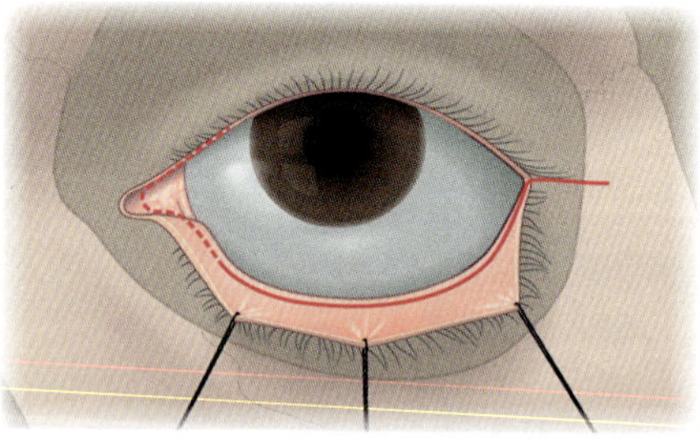

图 12.13 通过下睑切口进入骨折的下方，可以是经结膜或经皮肤。通常首选经结膜切口，因为它们可以在必要时延伸为经泪阜切口[1,17,18]。而且，经结膜入路术后并发症也较低[19]。

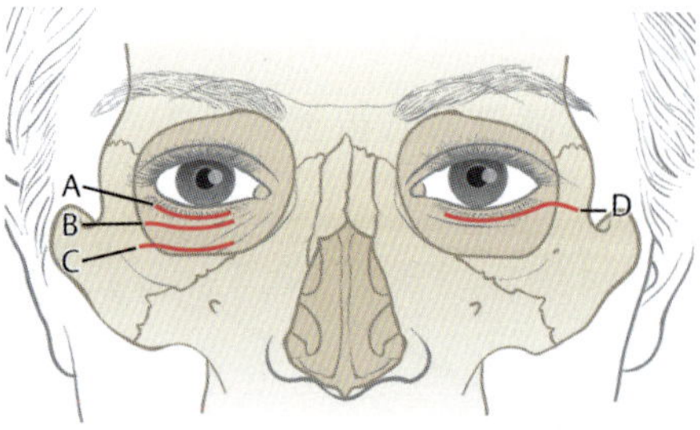

图 12.14 多种经皮入路方法。下睑缘切口(A)；下睑切口(B)；眶下切口(C)；扩展的睫毛下缘切口(D)。

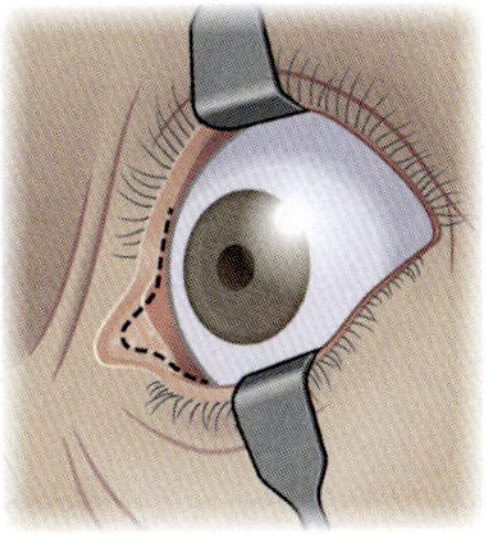

图 12.15 经泪阜切口。

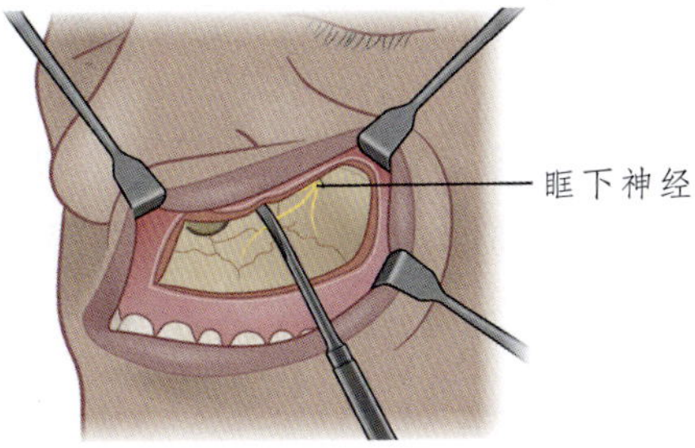

图 12.16 如果骨折涉及广泛的上颌骨部分，则可以使用上龈颊沟切口，以便观察整个上颌壁和颧骨。在大多数 NOE 骨折中，这种入路不是必需的。

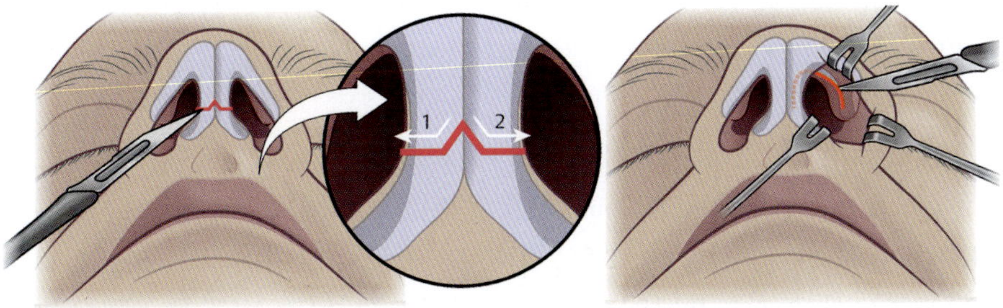

图 12.17 如果需要暴露鼻穹隆，通常可以通过冠状切口实施。如果需要进入鼻部下外侧软骨或鼻柱区域，可以做经鼻柱和软骨间切口，如图所示。

泪道支架

如果泪点或泪道系统有明显损伤，可放置塑料支架，但在没有明显损伤时进行广泛探查可能会造成更严重的损伤。如果术后出现溢泪，则可以二次处理。

复位

术野暴露后，应定位中央骨碎片。从根部向后和向下顺着额鼻缝方向，可以直接看到或定位该部位，其指向泪沟的尖部[1]。

此时应确定承载 MCT 的骨片大小，看其是否可以直接使用接骨板。通常使用 1.0mm、1.3mm、1.5mm 和 2.0mm 厚度的接骨板。较薄的接骨板应用于皮肤较薄处，如内眦区域，较厚的接骨板应沿面部骨性支撑使用[11]。

Ⅰ型骨折

Ⅰ型骨折可行解剖复位并用微型接骨板和螺钉固定(图 12.18)。第一个固定点是从骨碎片沿着鼻上颌骨直到梨状孔处完好的上颌骨。下一个固定点是额鼻缝。可以使用一块长板或两块短板来固定。如果仍然不稳定，可以在眶下缘额外放置一块接骨板。

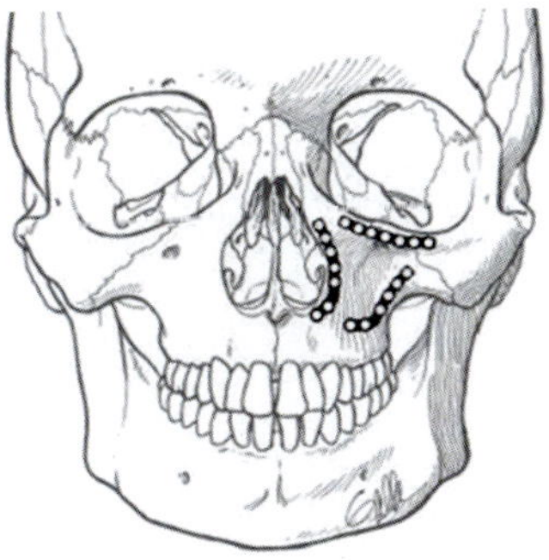

图 12.18 Ⅰ型 NOE 骨折的固定。

Ⅱ型骨折

在Ⅱ型骨折中，存在中央粉碎骨折，骨折保留在 MCT 插入部分的外侧。在许多情况下，该骨碎片大小足够固定接骨板，则固定方式类似Ⅰ型骨折，但由于是粉碎骨折，仍可能需要额外操作，例如用骨移植物或植入物重建眶内壁。在少部分Ⅱ型骨折中，内眦仅附着在一小块骨片上，此类病例应按照与Ⅲ型骨折类似的方式处理。

Ⅲ型骨折

在Ⅲ型骨折中，必须进行眦固定，这是一个复杂操作。固定 MCT 的最关键因素是将其固定在泪囊窝的后方和上方，这可以防止术后内眦间距过宽。当将 MCT 从泪嵴分离时，必须用内眦固定术重新悬吊。位置确定后(图 12.19)，用 8 字缝合或改良 Kessler 缝合配合使用 3-0 或 4-0 缝线穿过 MCT(图 12.20)，然后进行穿鼻操作以固定肌腱。一些学者主张将缝线本身经鼻传递(图 12.21)，也有学者在经鼻固定之前先将内眦肌腱连接到骨折碎片上。

如果将缝线本身经鼻传递，用开口锥或缝针沿后上方将缝线穿鼻进入对侧眼眶，该过程中必须保护眼球。为避免缝线切割对侧的眶内壁，最好将导线固定在单孔或双孔的 1mm 厚接骨板上[11](图 12.22)。

若先将 MCT 锚定到骨折碎片上，则有两种选择：中央碎片大小足够，则铆定中央碎片；如果中央碎片<6mm，则锚定骨移植物。步骤如下：在该碎片/移植物上做两个垂直方向的钻孔(相距 4~5mm)，位于 MCT 插入部分的前端，将缝线穿过钻孔并打结从而将 MCT 固定在骨片上(图 12.23)。用单独的 25 号或 28 号缝线穿过钻孔并在内侧打结，将此两条缝线在中线处打结，直到达到所需距离。Sargent[2]主张暂时移位或去除鼻骨，以便从鼻侧接近中央骨折碎片，并更好地暴露眶内壁以放置经鼻缝线[10](图 12.24)。

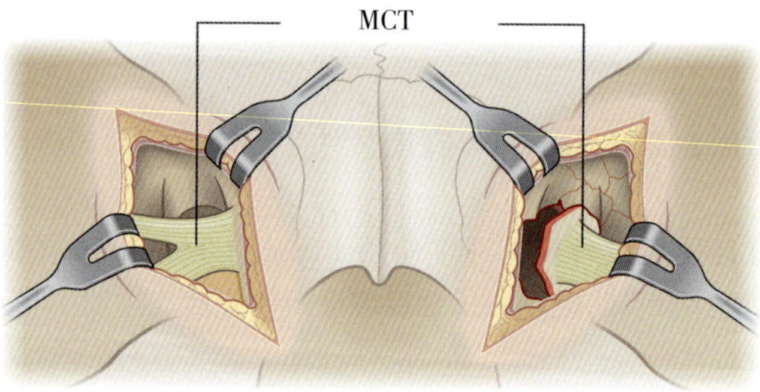

图 12.19 中央骨折碎片上 MCT 的识别。

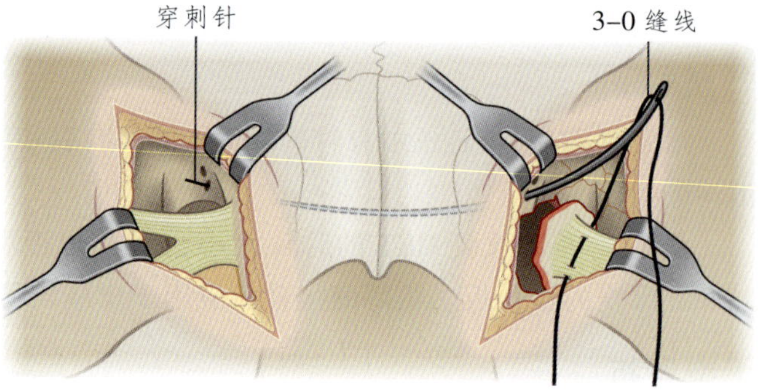

图 12.20 用 8 字缝合或改良 Kessler 缝合配合使用 3-0 或 4-0 缝线穿过 MCT，然后沿后上方进行穿鼻操作以固定肌腱。

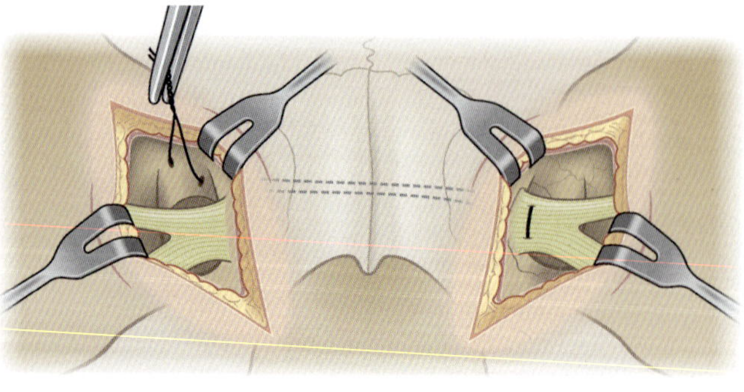

图 12.21 将缝线经鼻传递。

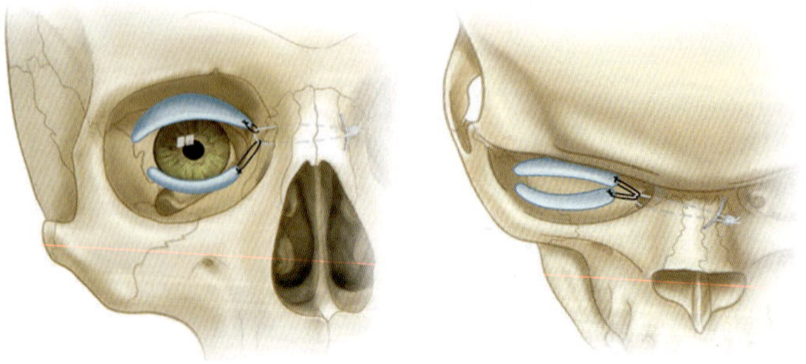

图 12.22 为避免缝线切割对侧眶内壁，最好将导线固定在单孔或双孔的接骨板上。

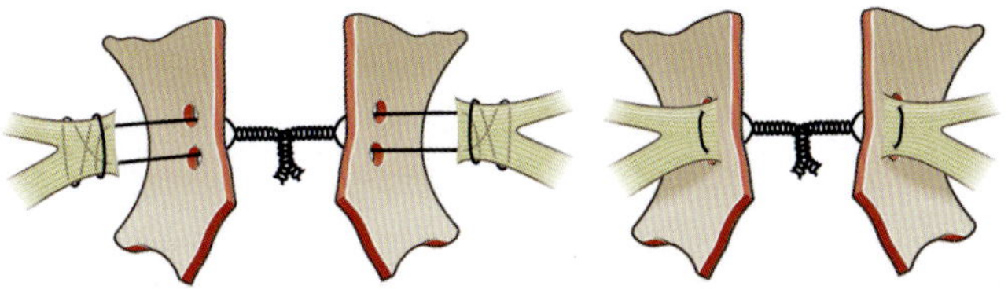

图 12.23 将缝线穿过钻孔并打结从而将 MCT 固定在骨片上(左)。用单独的 25 号或 28 号缝线穿过钻孔并在内侧打结，将此两条缝线在中线处打结，直到达到所需距离(右)。

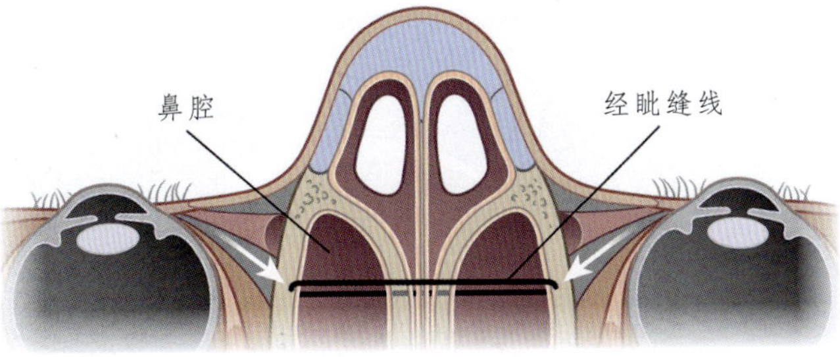

图 12.24 合适的经眦缝线的放置。

眼眶重建

我们应评估眶壁并处理骨缺损部位。传统上讲，眶壁的修复通过骨移植完成，但钛网板的安全有效性已被证实。进行骨膜下剥离并显露出完整的骨质，然后植入移植物或钛板并用微型螺钉固定。眼眶应尽可能实现解剖重建，如果存在多个骨缺损部位，则将每个区域作为一个单独的单元进行处理[2,10,17]。

鼻畸形的治疗

一旦 MCT 和眼眶充分固定，应评估是否需要进行鼻重建。如果向下压迫鼻尖可以接触鼻棘，这表明失去了鼻背部支撑，此时用骨或软骨制作成悬臂移植物[2,11,20](图 12.25)。

如果手术使用冠状切口，则颅骨移植物很容易获得，但一些学者更倾向于使用肋软骨作为移植物，因为它也可以为鼻柱移植物提供软骨[2,8,20]。

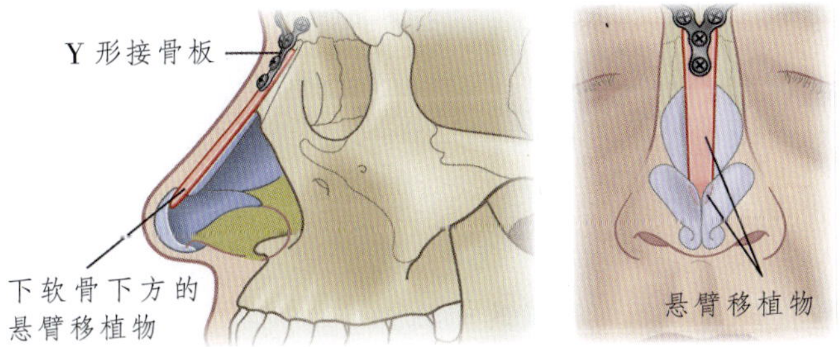

图 12.25 悬臂移植物在鼻根处用一块 Y 形板固定。移植物的下端应位于下外侧软骨下方，以支撑下鼻部并避免触碰。

接下来应修复鼻中隔以防止创伤后气道阻塞并重建背部支撑(图 12.26)。不太严重的病例可以通过鼻内操作和复位以及鼻内 Doyle 夹板治疗(图 12.27)。严重的中隔移位应另外使用 5-0 PDS 缝线进行 8 字缝合，将中隔和前鼻棘重新固定(图 12.28)。不建议在 NOE 骨折时进行黏膜下切除，可能会损害鼻背部支撑作用[20]。

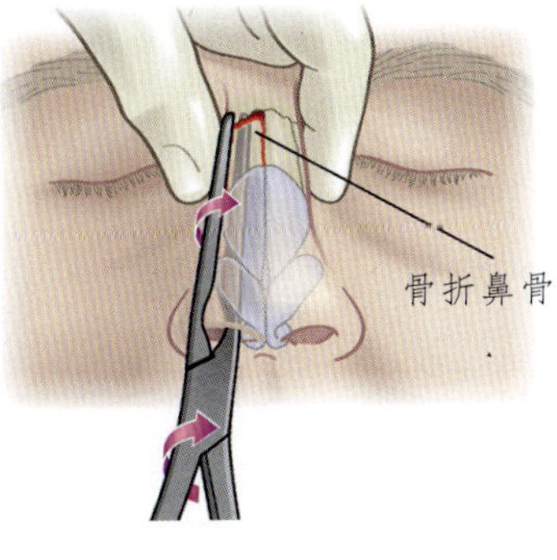

图 12.26 用镊子和 Boies 剥离器手动复位鼻骨。

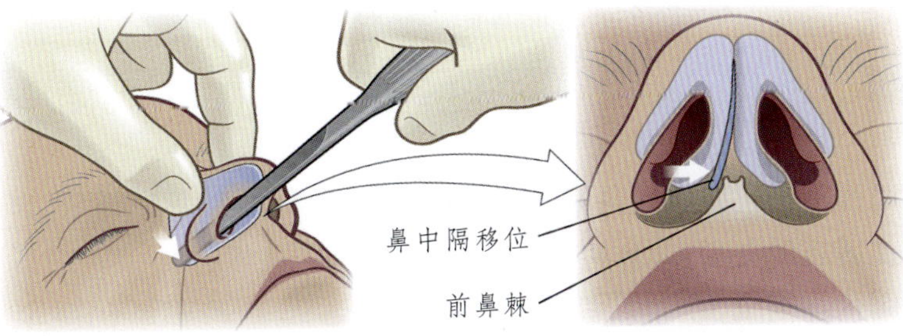

图 12.27 用 Boies 剥离器手动复位鼻骨。

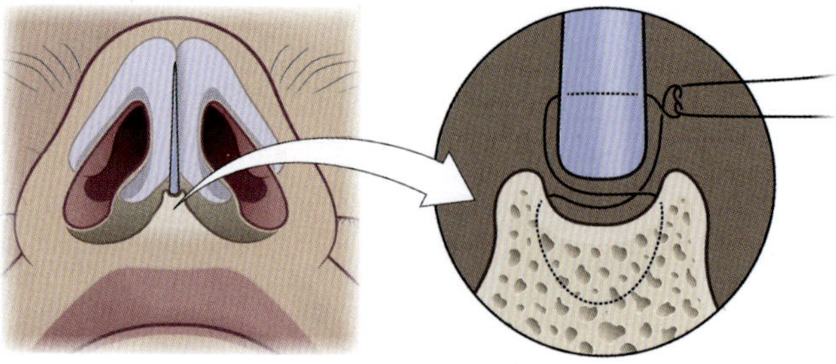

图 12.28 通过 8 字缝合，将鼻中隔和前鼻棘重新固定。

如果鼻上外侧软骨的支撑明显丧失，则应处理鼻侧壁。在没有支撑的情况下，鼻背外侧在愈合时可能会出现凹陷，并伴有表面软组织的挛缩，沿着鼻背侧壁进行覆盖式移植可能会防止此类情况发生。

鼻部垫片

在 NOE 区域进行任何广泛的操作后，应在内眦区域上放置垫片重塑该区域的正常轮廓（图 12.29）。垫片应牢固固定 1~2 周，但不能太紧，否则可能导致皮肤坏死。

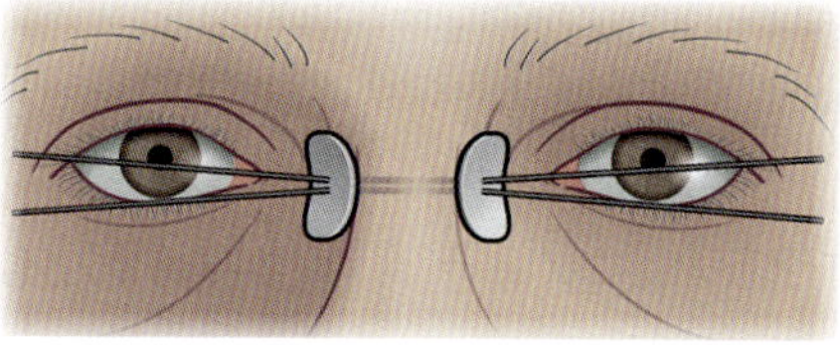

图 12.29 在 NOE 区域进行任何广泛的操作后，在内眦区域上放置垫片重塑该区域的凹曲度。

手术技巧

- 若水肿严重，可以等待 5~10 天至水肿消退，手术更易开展且不影响结果。
- 非复杂型的 NOE 骨折可以通过较小的中线切口（如鸥翼式切口）来解决，其愈合良好并且通常瘢痕较小。
- 原有的伤口可用于改善术野暴露。
- 在该区域使用微型接骨板以降低可触性和可见性，并减少患者佩戴眼镜的干扰。
- 完美校正内眦肌腱的位置几乎不可能。肌腱尽可能地向后上方悬吊。
- 经结膜切口通常会二期愈合，多无并发症。应在放置经鼻缝线后但在收紧 MCT 之前缝合此伤口。
- MCT 悬吊后可缝合经泪阜或中线切口。
- 如果采用了双冠状切口，医生应采集颅骨移植物用于悬臂支撑，这是预后理想的必要条件。
- 如果在手术结束时眶周水肿较明显，应考虑悬吊 24~48 小时的 Frost 缝线，这有助于在愈合的初始阶段优化眼睑位置。

术后护理

- 术后需即刻密切监测眼科情况。
- 应放置适当的夹板（如鼻垫、鼻背夹板或 Doyle 夹板）。
- 床头应抬高至少 30°。
- 应预防鼻窦相关问题，告知患者不要擤鼻涕或服用抗组胺药或减充血剂。
- 伤口应保持湿润，并在合适的时间拆线[11]。

临床病例

2 例患者发生 NOE 骨折，如图 12.30 和图 12.31。CT 可以帮助确定骨折类型、粉碎程度、移位量和相关骨折，并且在手术计划中至关重要。

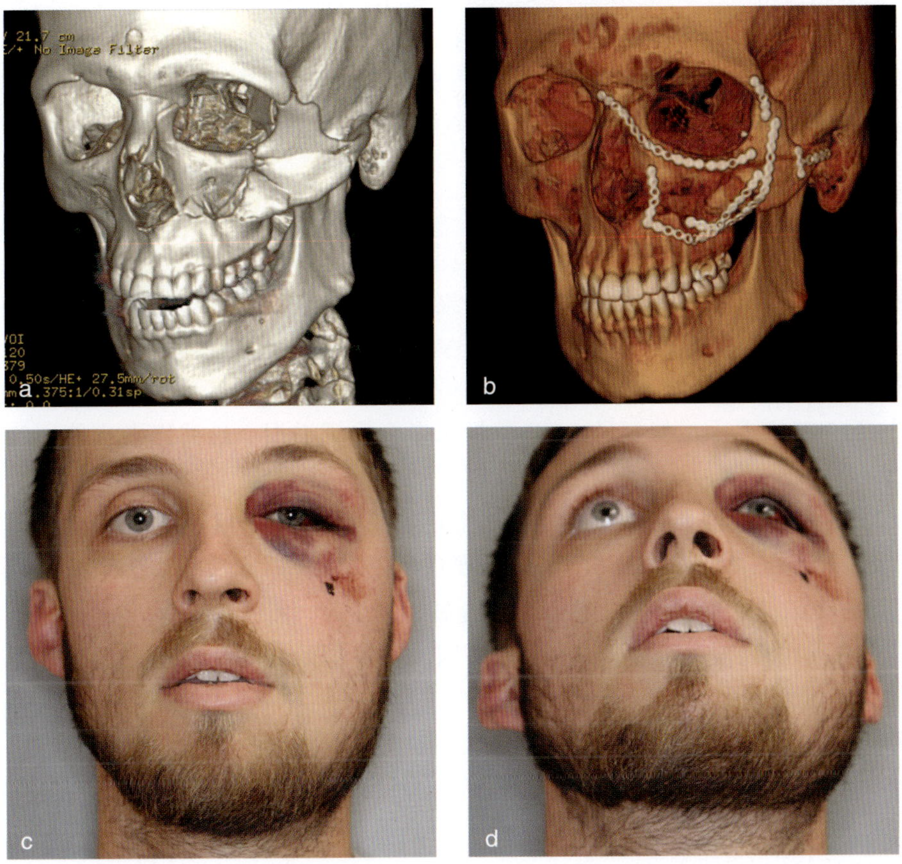

图 12.30 (a)该患者为Ⅰ型 NOE 骨折伴 LeFort Ⅰ型和颧上颌复合体骨折。(b)通过较小的鸥翼式切口和结膜下切口处理 NOE 骨折，使用单个微型接骨板固定鼻上颌骨和鼻额骨骨折。(c,d)术前照片显示左侧内眦距离过宽。

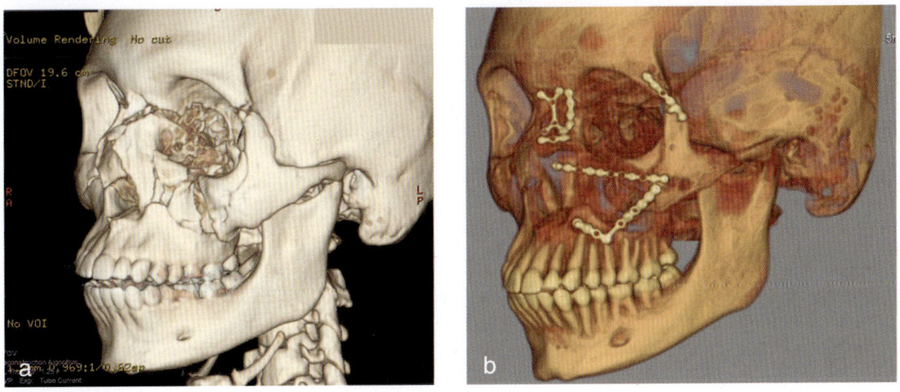

图 12.31 (a)该患者显示为Ⅱ型 NOE骨折，骨折广泛涉及鼻腔和上颌骨。(b)骨折固定后的 CT 三维重建图。(待续)

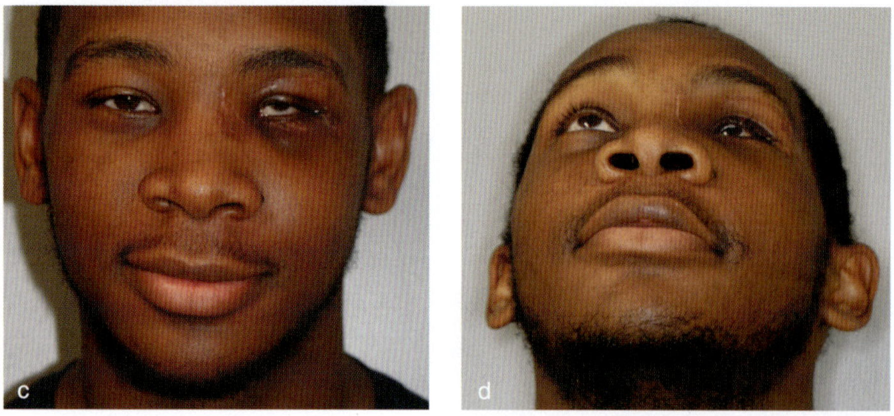

图 12.31（续） （c，d）术后效果欠佳，有残留的内眦间距过宽、睑裂变窄和眼球内陷。通过经鼻缝线的MCT悬吊可能会改善结果。

并发症

NOE 骨折导致的继发性畸形通常是手术修复延迟或修复不充分的结果。这些畸形很难修复[21]。

溢泪

NOE 骨折最常见的并发症是溢泪，近 50%需要手术修复的 NOE 骨折患者会出现溢泪。这些患者应使用注射器探查鼻泪管系统来进行眼科评估。

大多数溢泪患者的鼻泪管是开放的，但下眼睑多异常，包括瘢痕挛缩导致的睑外翻（最常见）或睑内翻，以及眼睑松弛。可以通过瘢痕按摩对患者初步治疗，如果效果不佳，可能需要进行手术矫正。术后伤口感染的患者出现溢泪可能是继发于鼻泪管狭窄。大约 20% 的患者最终需要进行泪囊鼻腔吻合术（DCR）。

接受闭合复位的 NOE 骨折患者发生溢泪的风险可能更高，这可能是因为未复位的骨碎片压迫了鼻泪管系统。这些患者中约有 60%出现梗阻并需要 DCR 修复[8,22,23]。

据文献报道，急性创伤性内眦间距过宽和泪腺窝骨缺损与阻塞性溢泪的高发生率有关[1]。

内眦间距过宽

NOE 骨折手术修复后的持续性内眦间距过宽通常是由 MCT 的位置异常引起的，并且二次矫正很难。手术矫正通常包括重构中央骨碎片，使其位置更靠近内侧。其覆盖的包膜有瘢痕组织，因此应该一并去除。

眼球内陷和眼位不正

NOE 骨折修复后的眼球内陷和眼位不正通常是眼眶重建不足的结果。粉碎骨折可能导致眼眶内侧或下方有骨质缺损。这些并发症最初可能由于肿胀的掩盖而被忽视。如果眼球内陷和眼位不正持续存在，可以通过使用骨移植物或钛网板再次手术来弥补眼眶缺陷[23]。

睑裂变窄

睑裂变窄是由持续的内眦间距过宽和瘢痕造成的。它可能很难修复，但治疗原理与持续性内眦间距过宽相似（图 12.32）。

鼻畸形

与 NOE 骨折相关鼻畸形的特征是鼻部变短和后缩，有时伴有鞍鼻畸形。照经验来说，鼻畸形多是二次修复的，但大多数作者认为鼻畸形应在初始手术时进行矫正，因为二次修复很难达到完美的损伤前外观。如果有残余畸形，应进行修正性鼻整形术。遇到此类情况，通常需要肋软骨作移植物（因为通常需要大量软骨以避免中隔支撑不足的风险）[1,2,10,17,20]。

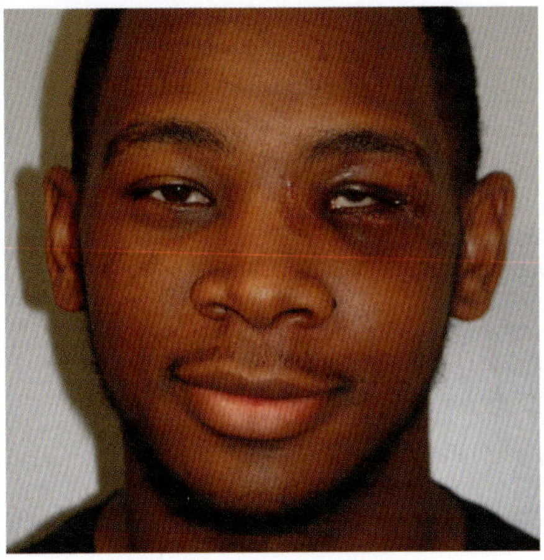

图 12.32 该患者出现了左侧睑裂变窄、内眦间距过宽和垂直性眼位不正。

脑脊液泄漏和嗅觉丧失

脑脊液漏和嗅觉丧失是筛板骨折未修复的结果。如果鼻腔持续流出清亮的液体,应怀疑脑脊液漏,可检测 β-2 转铁蛋白以确认。对于持续性渗漏,应考虑神经外科会诊,并且可能需要再次手术。即使通过手术干预,嗅觉丧失也可能是永久性的。

总结

NOE 骨折充分和准确的复位是非常困难的。必须充分理解软组织包膜、泪道和鼻窦系统以及该区域骨骼之间的相互作用。这些复杂骨折治疗的主要目标是恢复损伤前的眦间距、眦定位、鼻部投影和轮廓,以及内眦区域的正常软组织轮廓[2]。需要精确和广泛的骨折复位才能达到最佳效果,同时最大限度地减少继发性畸形。

手术要点

- 即使是最有经验的外科医生,NOE 骨折也非常具有挑战性。术前应与患者或家属就实际结果和可能存在的进一步治疗进行彻底沟通,特别是眼睑错位、鼻部轮廓不满意、溢泪和其他泪道问题。
- 对于有较大中央骨碎片的 Ⅰ 型或 Ⅱ 型骨折,应考虑使用较小的中线切口而不是冠状切口,因为可以通过该切口进行充分的复位和固定,从而避免冠状切口的并发症。
- 在内眦区域应使用较薄的微型接骨板(1mm),因为接骨板在较薄皮肤处是可见和可触及的,并且可能干扰眼镜的佩戴。较厚的微型板应用于面部的支撑。
- 外科医生应先进行骨折复位,然后检查 MCT,因为在骨折的复位后,部分撕裂可能会变成完全撕裂。
- 通过冠状切口进行经鼻固定的操作可能很困难。在鼻中线或内眦区域做一个小切口(Z 字形切口以避免瘢痕挛缩)可以帮助内眦复位。对于内眦充分复位和防止眦间距离过宽来说,较小的手术瘢痕是值得的。
- 过度校正 MCT 位置几乎是不可能的。肌腱必须尽可能地悬在上方和后方。
- 如果较早地治疗鼻部畸形,往往会有更好的效果。采用悬臂移植和鼻中隔复位可以预防后期难以纠正的并发症。
- 内眦区域的垫片对于软组织轮廓的恢复至关重要。
- 如果在手术结束时有大量眶周水肿,应考虑悬吊 24~48 小时的 Frost 缝线,这有助于在愈合的初始阶段优化眼睑位置。

(顾硕 刘天甲 译)

参考文献

1. Nguyen M, Koshy JC, Hollier LH Jr. Pearls of nasoorbitoethmoid trauma management. Semin Plast Surg 2010;24(4):383–388
2. Sargent LA. Nasoethmoid orbital fractures: diagnosis and treatment. Plast Reconstr Surg 2007;120(7 Suppl 2):16S–31S
   Sargent provided an overview of NOE fractures, with the key goals and pitfalls of operative repair. He described his own operative techniques for repair, developed over 25 years with his treatment of more than 450 patients. He also discussed common complications and recommended treatments.
3. Markowitz BL, Manson PN, Sargent L, et al. Management of the medial canthal tendon in nasoethmoid orbital fractures: the importance of the central fragment in classification and treatment. Plast Reconstr Surg 1991;87(5):843–853
   Markowitz and colleagues defined the most commonly used NOE fracture classification system. They discussed the injury pattern within the medial orbital rim in relation to technical maneuvers necessary for treatment.
4. Rodriguez ED, Dorafshar AM, Manson PN. Facial fractures. In: Neligan PC, ed. Plastic Surgery. Vol 3. 3rd ed. St Louis, MO: Elsevier; 2013:49–88
5. Wei JJ, Tang ZL, Liu L, Liao XJ, Yu YB, Jing W. The management of naso-orbital-ethmoid (NOE) fractures. Chin J Traumatol 2015;18(5):296–301
6. Rosenberger E, Kriet JD, Humphrey C. Management of nasoethmoid fractures. Curr Opin Otolaryngol Head Neck Surg 2013;21(4):410–416
7. Gulses A, Varol A, Gayretli O, Kocabiyik N, Sencimen M. Anthropometry of the medial canthal ligament related to naso-orbitoethmoidal fractures. J Craniofac Surg 2012;23(4):1151–1153
8. Gruss JS, Hurwitz JJ, Nik NA, Kassel EE. The pattern and incidence of nasolacrimal injury in naso-orbital-ethmoid fractures: the role of delayed assessment and dacryocystorhinostomy. Br J Plast Surg 1985;38(1):116–121
9. Salin MB, Smith BM. Diagnosis and treatment of midface fractures. In: Fonseca RJ, ed. Oral and Maxillofacial Trauma. Vol 2. 3rd ed. St Louis, MO: Elsevier; 2005:643–691
10. Herford AS, Ying T, Brown B. Outcomes of severely comminuted (type III) nasoorbitoethmoid fractures. J Oral Maxillofac Surg 2005;63(9):1266–1277
11. Bruchman KC, Boucree TS, Garri JI, Wolfe SA. Nasoorbitoethmoid (NOE) fractures. In: Taub PJ, Patel PK, Buchman SR, Cohen M, eds. Ferraro's Fundamentals of Maxillofacial Surgery. New York, NY: Springer; 2015:223–233
    This chapter provided a concise overview of evaluation and management of NOE fractures and offered a practical guide to treatment.
12. Pham AM, Rafii AA, Metzger MC, Jamali A, Strong EB. Computer modeling and intraoperative navigation in maxillofacial surgery. Otolaryngol Head Neck Surg 2007;137(4):624–631
13. Ariyan S, Martin J, Lal A, et al. Antibiotic prophylaxis for preventing surgical-site infection in plastic surgery: an evidence-based consensus conference statement from the American Association of Plastic Surgeons. Plast Reconstr Surg 2015;135(6):1723–1739
14. Brooke SM, Goyal N, Michelotti BF, et al. A multidisciplinary evaluation of prescribing practices for prophylactic antibiotics in operative and nonoperative facial fractures. J Craniofac Surg 2015;26(8):2299–2303
15. Mundinger GS, Borsuk DE, Okhah Z, et al. Antibiotics and facial fractures: evidence-based recommendations compared with experience-based practice. Craniomaxillofac Trauma Reconstr 2015;8(1):64–78
16. Converse JM, Hogan VM. Open-sky approach for reduction of naso-orbital fractures. Case report. Plast Reconstr Surg 1970;46(4):396–398
17. Ellis E, Zide MF. Surgical Approaches to the Facial Skeleton. 2nd ed. Philadelphia, PA: Lippincott Williams & Wilkins; 2006
    Ellis and Zide presented a straightforward, stepwise approach to accessing different points on the facial skeleton with ample detailed illustrations. Their book is a practical guide to tackling complex fractures.
18. Imaizumi A, Ishida K, Nishizeki O. An extended transcaruncular approach for naso-orbito-ethmoid and Le Fort II fracture repair. J Craniomaxillofac Surg 2016;44(12):1922–1928
19. Appling WD, Patrinely JR, Salzer TA. Transconjunctival approach vs subciliary skin-muscle flap approach for orbital fracture repair. Arch Otolaryngol Head Neck Surg 1993;119(9):1000–1007
20. Potter JK, Muzaffar AR, Ellis E, Rohrich RJ, Hackney FL. Aesthetic management of the nasal component of naso-orbital ethmoid fractures. Plast Reconstr Surg 2006;117(1):10e–18e
    Potter and colleagues presented an overview of problems specific to the nose in reconstruction of NOE fractures. The management of these deformities primarily is key in restoration of preinjury appearance.
21. Buchanan EP, Hopper RA, Suver DW, Hayes AG, Gruss JS, Birgfeld CB. Zygomaticomaxillary complex fractures and their association with naso-orbito-ethmoid fractures: a 5-year review. Plast Reconstr Surg 2012;130(6):1296–1304
22. Becelli R, Renzi G, Mannino G, Cerulli G, Iannetti G. Posttraumatic obstruction of lacrimal pathways: a retrospective analysis of 58 consecutive naso-orbitoethmoid fractures. J Craniofac Surg 2004;15(1):29–33
23. Wolff J, Sándor GK, Pyysalo M, Miettinen A, Koivumäki AV, Kainulainen VT. Late reconstruction of orbital and naso-orbital deformities. Oral Maxillofac Surg Clin North Am 2013;25(4):683–695
    Wolff and colleagues provided a detailed overview and strategies for management of complications following NOE fracture repair.

第 13 章

内侧和外侧眶壁骨折

Thomas Samson

眼眶骨折可继发于单独的低暴力钝性外伤，但作为其他面部骨折的合并骨折更常见[1-5]。眼眶骨折部位可分为眶底、内侧壁、眶顶和外侧壁。本章将重点介绍内侧壁和外侧壁的骨折。

内侧壁骨折可以单独出现，但是在多达30%~50%的病例中常与眶底骨折合并出现[6,7]，这可能会导致眼眶爆裂骨折。爆裂性骨折的发生机制是将直接作用于眼球的冲击力转移到较薄的骨壁上，从而发生移位。这种措施在发生直接眶部外伤的情况下可以保护眼球。眶缘断裂需要很强的冲击力，而眶缘一旦断裂，强度较弱的眶壁通常也会通过断裂来抵消冲击。爆裂性骨折可导致眼球内陷、复视和眼外肌卡压的可能。

外侧壁骨折常见于颧骨上颌骨复合体骨折和其他复杂的面部骨折形式[8]。单独的外侧壁骨折并不常见。在颧骨上颌骨复合体骨折的情况下，外侧壁复位作为完全还原的最重要指标。眼眶骨折复位后眼球内陷的主要原因之一是外侧壁骨折复位不完全[9,10]。

目的

完成骨折复位，回纳疝出的眶内容物并重建正常的眼眶轮廓。

相关外科解剖

骨性结构

眼眶呈圆锥形结构，眼眶边缘骨质较厚，而眶壁、眶底和眶顶相对薄弱。骨性眼眶由 7 块骨头组成：①上颌骨；②颧骨；③额骨；④腭骨；⑤泪骨；⑥筛骨；⑦蝶骨。

内侧壁由筛骨、泪骨、腭骨和上颌骨组成。外侧壁包括蝶骨大翼、额骨和颧骨。眶下裂决定了外侧壁的下边界，而眶上裂定义了外侧壁的后上方范围。这些裂隙也是外侧壁完整性的薄弱点。

提供丰富血液供应并增强骨稳定性的骨膜层分布在眼眶内。在眼眶骨折的情况下，它还提供了测量结构完整性的方法。青枝骨折在儿童中很常见，在很大程度上是因为骨膜的强度大[11]。骨膜还描绘了骨折碎片复位的正确平面。骨膜下解剖为骨折的复位提供了条件。

泪囊位于眶内壁前侧、泪骨和上颌骨的交界处以及前后泪嵴之间，而内眦韧带的前支和后支起保护作用[12]。泪液从泪小管流向泪囊，并通过鼻泪管到达同侧下鼻道。眼眶创伤会损坏泪道引流系统，出现后应及时解决。

血管

筛前动脉和筛后动脉来自眶内侧壁，它们分别位于距眼眶前缘 24mm 和 34mm 处，双极电凝烧灼术可以较容易地控制这些血管的出血。

患者选择

术前对导致包括肌肉和脂肪在内的眼眶内容物移位的眼眶创伤进行仔细评估。肌肉卡压需要紧急手术，因为肌肉的血液供应可能会受到损害。骨干扰可能导致眼部活动受限或疼痛，需要手术治疗。

通常来说，如果没有眶部肌肉卡压，等待眶周水肿消退具有重要意义，水肿减少将增加可能的手术入路。

适应证和禁忌证

适应证

当临床证据表明骨折涉及眼外肌卡压时，需要紧急手术。骨干扰导致眼部活动受限、眼球内陷或复视都是手术治疗的临床指征，这些指征并不紧急，外科医生可能会选择等待眶周水肿消退后再手术。

禁忌证

一旦眶周水肿消退，若没有任何其他的手术指征，轻微移位或非移位骨折无须手术。

术前计划

面部创伤患者在初始评估时需进行成像扫描。范围从标准 X 线片到 MRI，最常见的是通过 CT 扫描对眼眶进行精确评估。内侧壁和外侧壁很容易识别，并且可以基于骨折描绘出眶内容物。一些医学中心使用 Stealth 计算机导航技术，其使用三维成像和精密仪器在手术过程中实现实时图像引导。术中 CT 扫描也可用于确保眼眶内容物完全复位和合适的骨排列[13,14]。

一旦决定手术治疗眼眶骨折，外科医生必须确定手术入路。眶周水肿对手术入路影响最大，给予患者恢复时间和头部抬高位，水肿会自然消退。在伤后 2 周内，骨成分仍将保持可复位状态。但 2 周后进行手术存在需要截骨的风险。

手术器械

眶内、外侧骨折切开复位内固定所需手术器械见图 13.1。

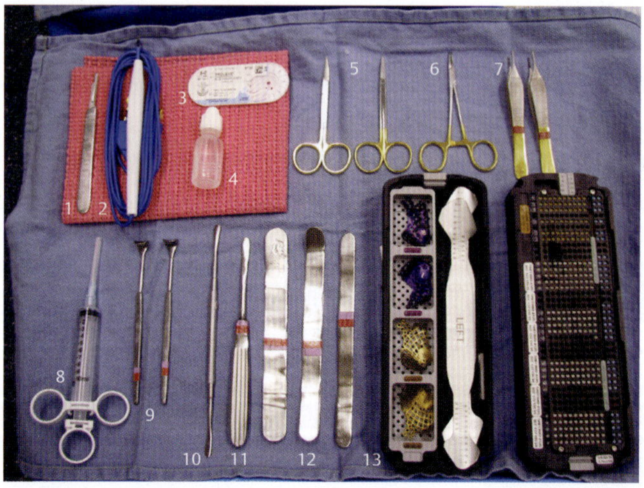

图 13.1 装有 15 号刀片的手术刀(1)；手术电刀(2)；5-0 Prolene 缝线(3)；平衡盐溶液(4)；虹膜剪(5)；持针器(6)；Adson 镊(7)；带 27 号针头的注射器，含 1%利多卡因和 1:200 000 肾上腺素(8)；Desmarres 眼睑牵开器(9)；骨膜剥离器(10)；Adson 骨膜剥离器(11)；可延展性牵开器(12)；MatrixORBITAL 钉板(用于内壁重建)和自攻螺钉(Synthes CMF，West Chester，PA)(13)。

手术过程:技术细节

内侧和外侧眶壁骨折的重建步骤在图 13.2 至图 13.15 中详细说明。

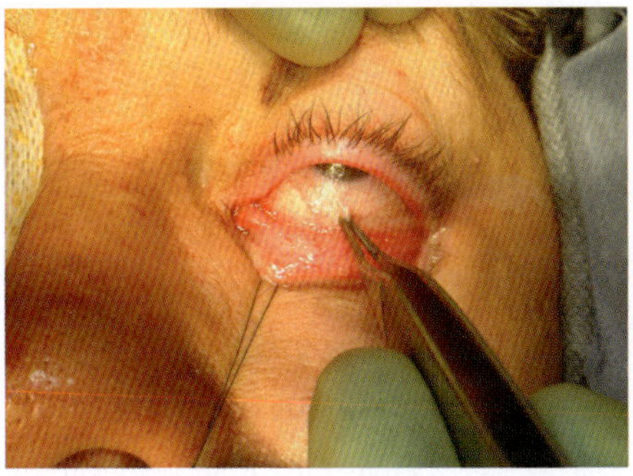

图 13.2 术者必须进行被动牵拉试验,以便在手术结束时再次测试从而进行有效比较。使用 Adson 齿镊在角膜下方提起球结膜。然后确保眼球在基本方向上可以没有阻力地平稳运动。如果存在阻力,则可能是相应的眼部肌肉组织受到骨折的限制。

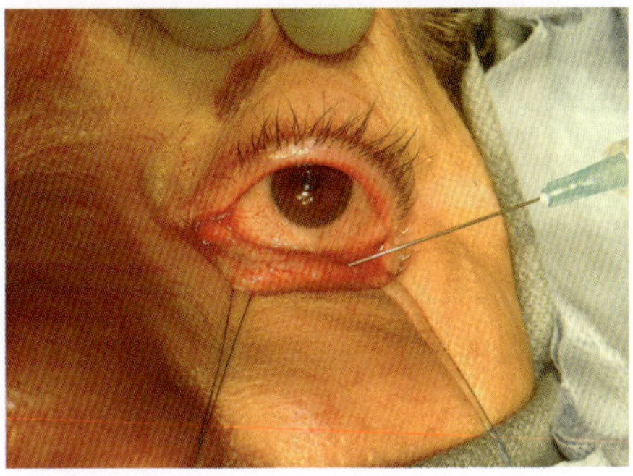

图 13.3 在整个手术过程中保护角膜并避免角膜擦伤。用 Desmarres 眼睑牵开器或两条留置缝线牵开下眼睑。在结膜上做手术切口,位于下睑睑板和穹隆之间。用少量麻醉剂对该区域进行局部浸润麻醉。

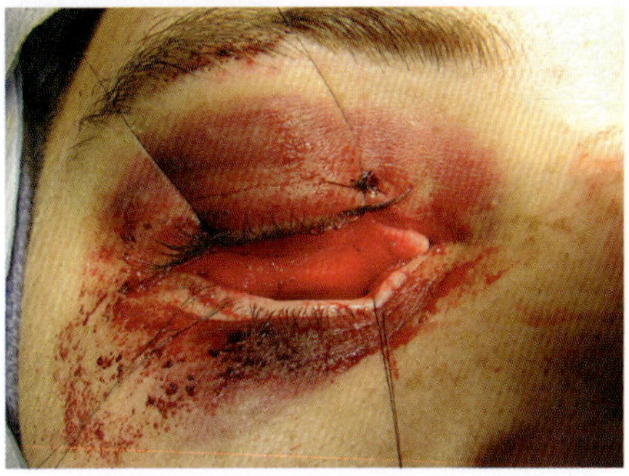

图 13.4 麻醉剂约在 7 分钟后生效,用装有 15 号刀片的手术刀通过结膜做手术切口。在眶隔后层解剖到眶底。解剖眶底和眶壁之前,将结膜的后层缝合到上睑的灰线来保护角膜。

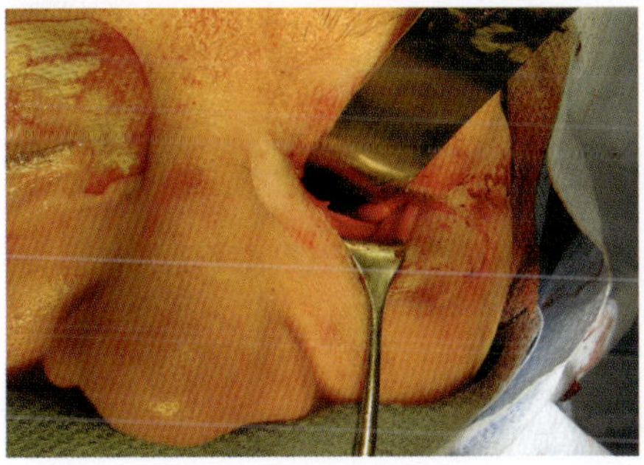

图 13.5 用电刀在骨膜下平面进行解剖并接近眶底,同时用可延展性牵开器保护眼球和眶内容物。注意,牵开器定位于眶底并将眶内容物向后、向上推压;这个动作保护了下方肌肉组织。

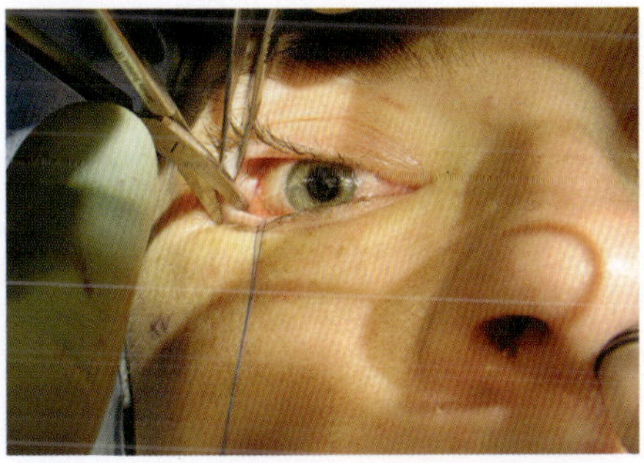

图 13.6 通常可以通过经结膜入路实现眶外壁的术野暴露而无须额外操作。但在某些情况下,需要额外的暴露,此时应进行外眦切开术。使用剪刀,向外侧眶缘横向切开皮肤 5mm。

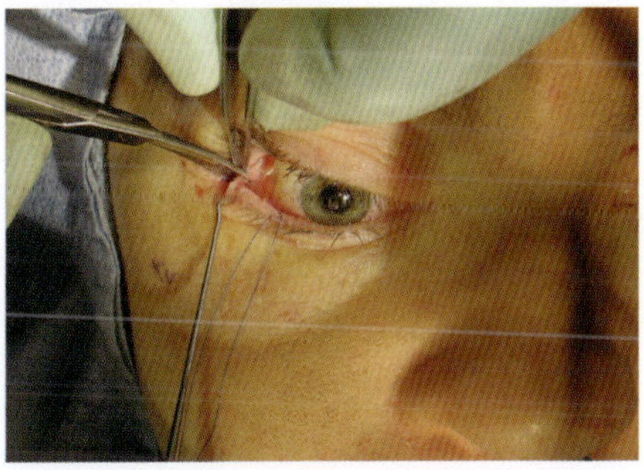

图 13.7 提起外眦韧带,识别下眦。手术剪开下眦韧带之后,将切口扩大至经结膜切口,便于进一步解剖外侧壁。

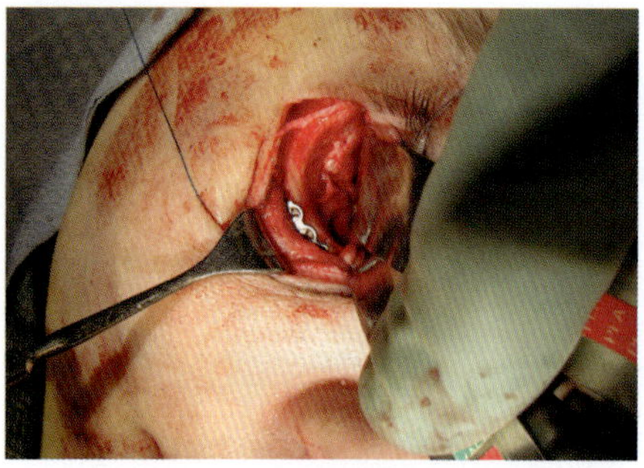

图 13.8 根据手术需要，将外侧壁的术野暴露延伸到眶顶和外侧壁的交界处，以充分观察骨折情况。注意眶缘向后约 7mm 有一个可见的突然下降。

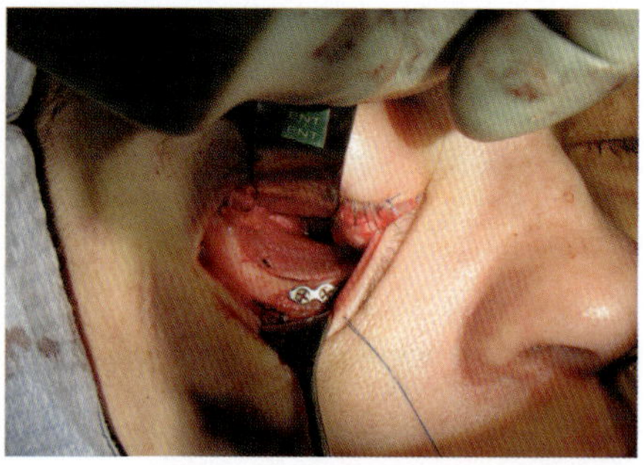

图 13.9 眶内容物复位后评估骨质缺损。眶壁重建有多种选择，包括使用自体骨、钛板、多孔聚乙烯和硅胶板[15-20]。注意使用多孔聚乙烯覆盖外侧壁和眶底骨缺损。

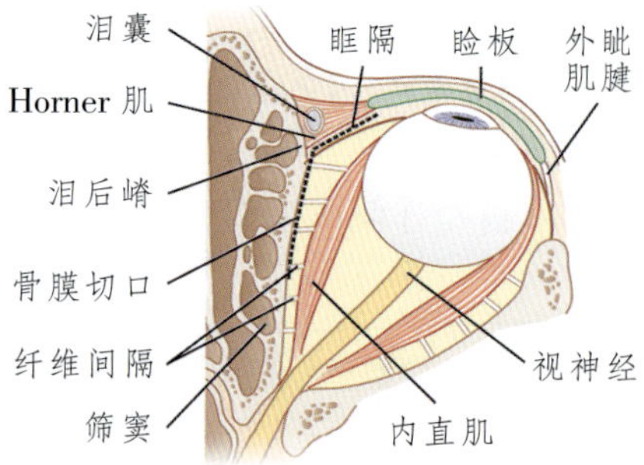

图 13.10 内侧壁术野暴露需要注意泪道系统和内眦，经泪阜切口可以将结膜切口向后过渡以避开这些结构，其中泪后嵴作为主要标志。经泪阜切口经过该结构的后方，保护了 Horner 肌和泪囊及其向内、向上的延伸。(From Ellis E Ⅲ. Surgical approaches to the orbit in primary and secondary reconstruction. Facial Plast Surg 2014;30(5):537-544.)

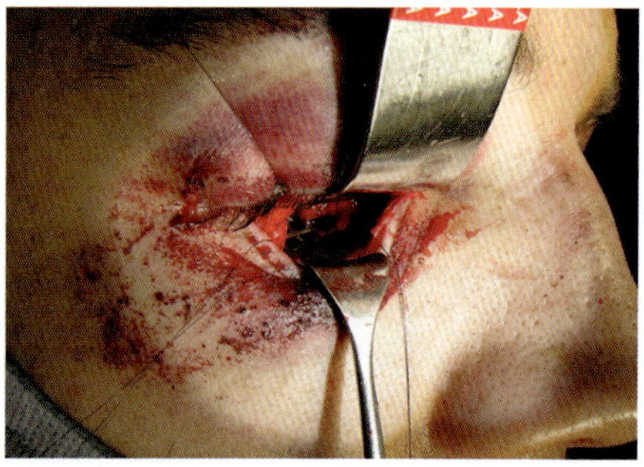

图 13.11 使用植入物时，必须将其重塑以贴合眼眶轮廓。相对于健侧，患侧眼球的异常抬高会导致术后复视。

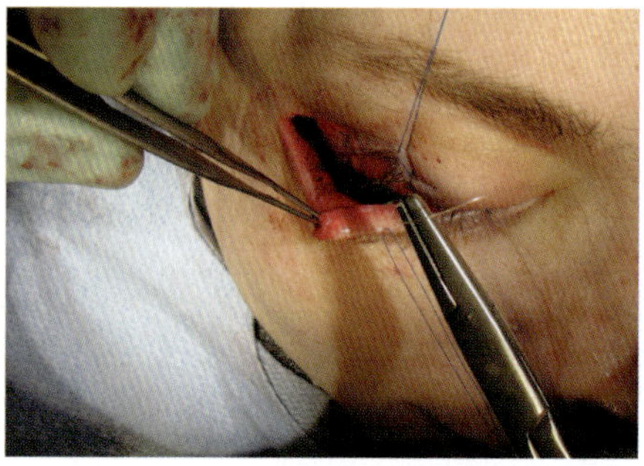

图 13.12 如果已经进行外眦切开术和下眦切开术，则必须进行修复。用透明 4-0 PDS 缝线以埋藏式缝合修复下眦。注意：在缝线操作之前，手术镊已牢牢固定下眦。

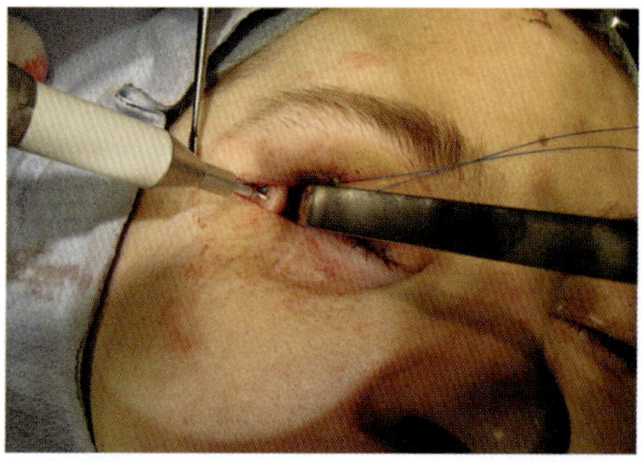

图 13.13 如果外眦已从眶外侧壁分离，则必须向后上方固定。在外侧眶缘钻孔，使用透明 4-0 PDS 缝线完成悬吊。

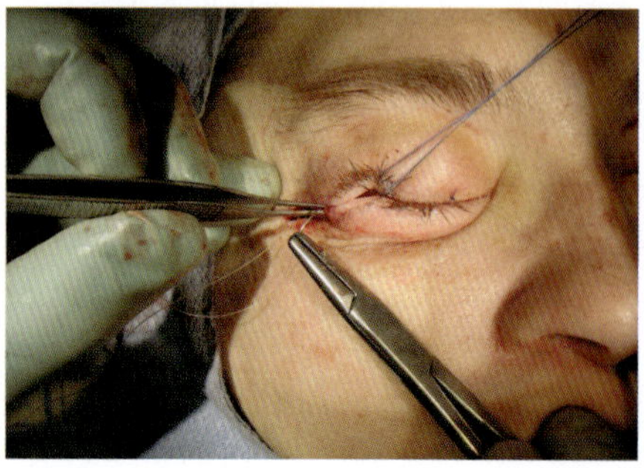

图 13.14 外侧皮肤切口用 4-0 Monocryl 深部真皮缝线修复，皮缘用 6-0 普通肠线关闭。

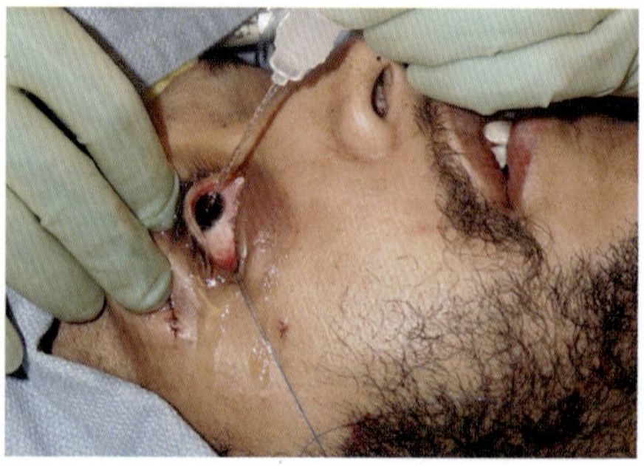

图 13.15 手术结束时用平衡盐溶液多次冲洗眼球。如果担心由于肿胀或结膜水肿而无法完全保护眼球，则在外侧做临时悬吊 Frost 缝线。用 5-0 Prolene 缝线穿过灰线，将缝线固定在前额外侧，从而在术后水肿最严重的时候提高下眼睑并保护眼球。

手术技巧

- 术前被动牵拉试验对于识别任何卡压的眶部肌肉都是必不可少的。
- 骨膜的彻底剥离十分必要，包括眶下神经后部。
- 辅助操作比如外眦切开术或经泪阜切口，可确保充分暴露和骨折的完全复位。
- 如果上颌骨的骨膜已被剥离，则必须将其重新悬吊到眶缘或植入物上。否则将导致术后中面部下陷，很难二次纠正。
- 骨折固定后必须进行被动牵拉试验，以确保所有眶部肌肉的自由活动范围已达标。

术后护理

- 多数患者只要符合出院标准，就可以在手术当天回家。
- 白天用人工泪液润滑角膜，晚上涂抹 Lacri-Lube 眼膏(Allergan)。
- 眼睑的对合对于在睡眠期间的角膜保护至关重要。
- 轻柔按摩可以治疗睑外翻或眼睑闭合不全，可以缓解患者焦虑。
- 头部抬高体位是治疗术后水肿的关键。
- 术后 4 周内鼻窦黏膜逐渐愈合，在此期间应避免打喷嚏或擤鼻涕。
- 若出现眶周红斑，应立即评估以排除蜂窝织炎。
- 超出正常范围的眼眶疼痛和眼球突出应关注是否有球后血肿，尽管不太可能，但一旦发生，应行外眦切开术来治疗。
- 术后 6 周应限制患者活动，等待骨折完全愈合。

临床病例

44 岁男性患者，酒后驾驶摩托车(未戴头盔)发生车祸，导致面部骨折(图 13.16)。

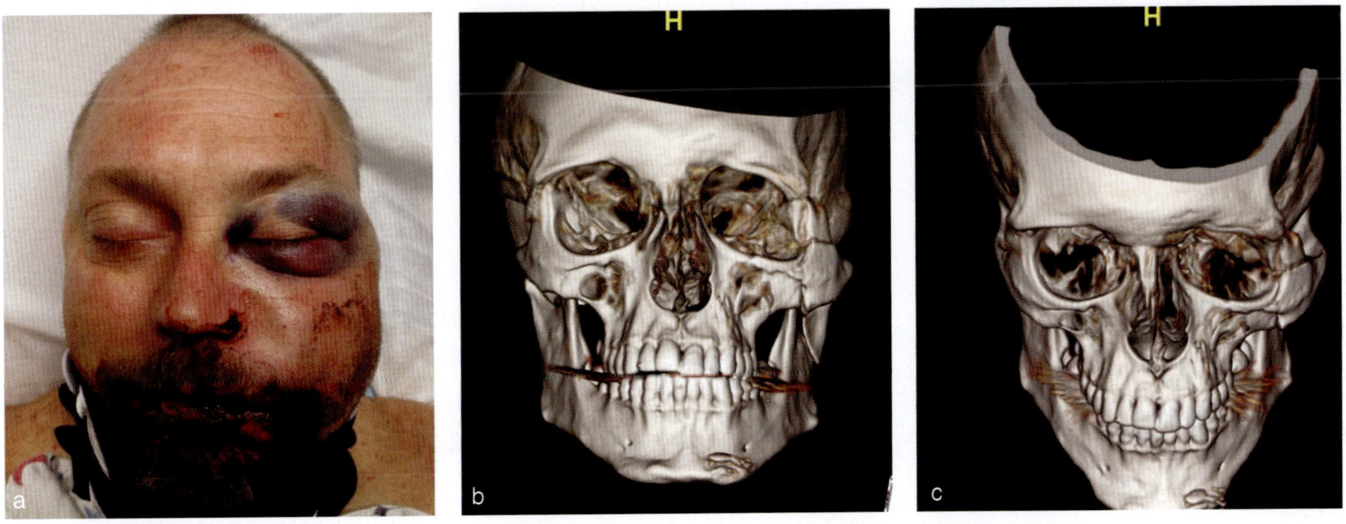

图 13.16 (a)术前正视图。(b)术前 CT 头部扫描显示左侧多处面部骨折，包括粉碎性左颧上颌复合体(ZMC)骨折。(c)术前俯视图显示左侧眼眶体积增加，如果复位不完全，患者术后可能会出现眼球内陷。(待续)

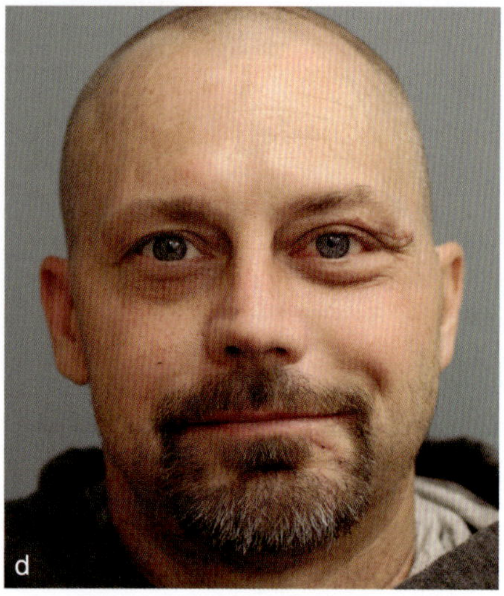

图 13.16(续) (d)术后 1 个月,仍有残留的眶周水肿,没有眼球内陷和眼位不正,待水肿完全消退,需要进一步随访以评估眼球情况。

16 岁男性患者,打篮球时发生左侧孤立性眶内侧壁骨折(图 13.17)。

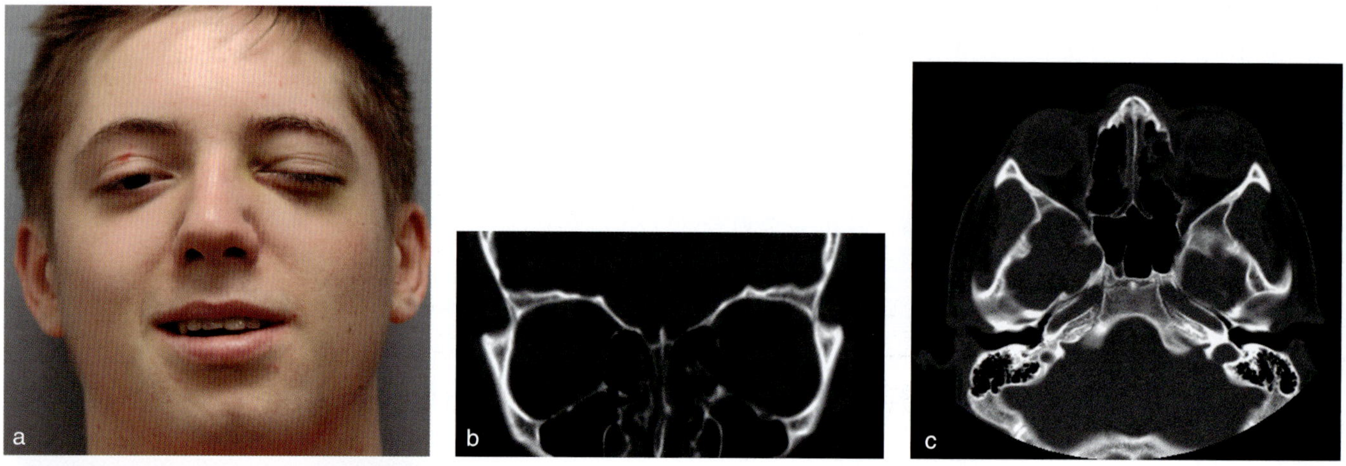

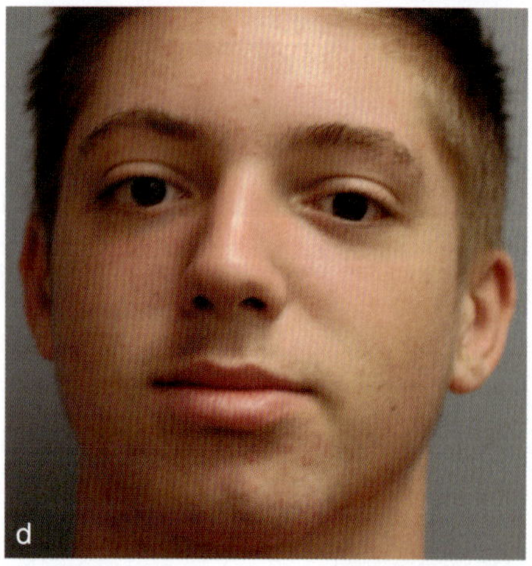

图 13.17 (a)术前正视图,体检发现患者侧向凝视时眼部运动减弱,伴轻微疼痛。(b)术前冠状位 CT 扫描显示在孤立性眶内侧壁骨折中内直肌疝出。(c)术前轴位 CT 扫描显示在孤立性眶内侧壁骨折中内直肌疝出。(d)术后 2 周患者的照片,通过经结膜入路对孤立性内侧壁骨折进行切开复位,用多孔聚乙烯板完成眶内侧壁的固定。

30 岁女性患者，于争吵中受伤，导致左侧孤立性眶内侧壁骨折(图 13.18)。

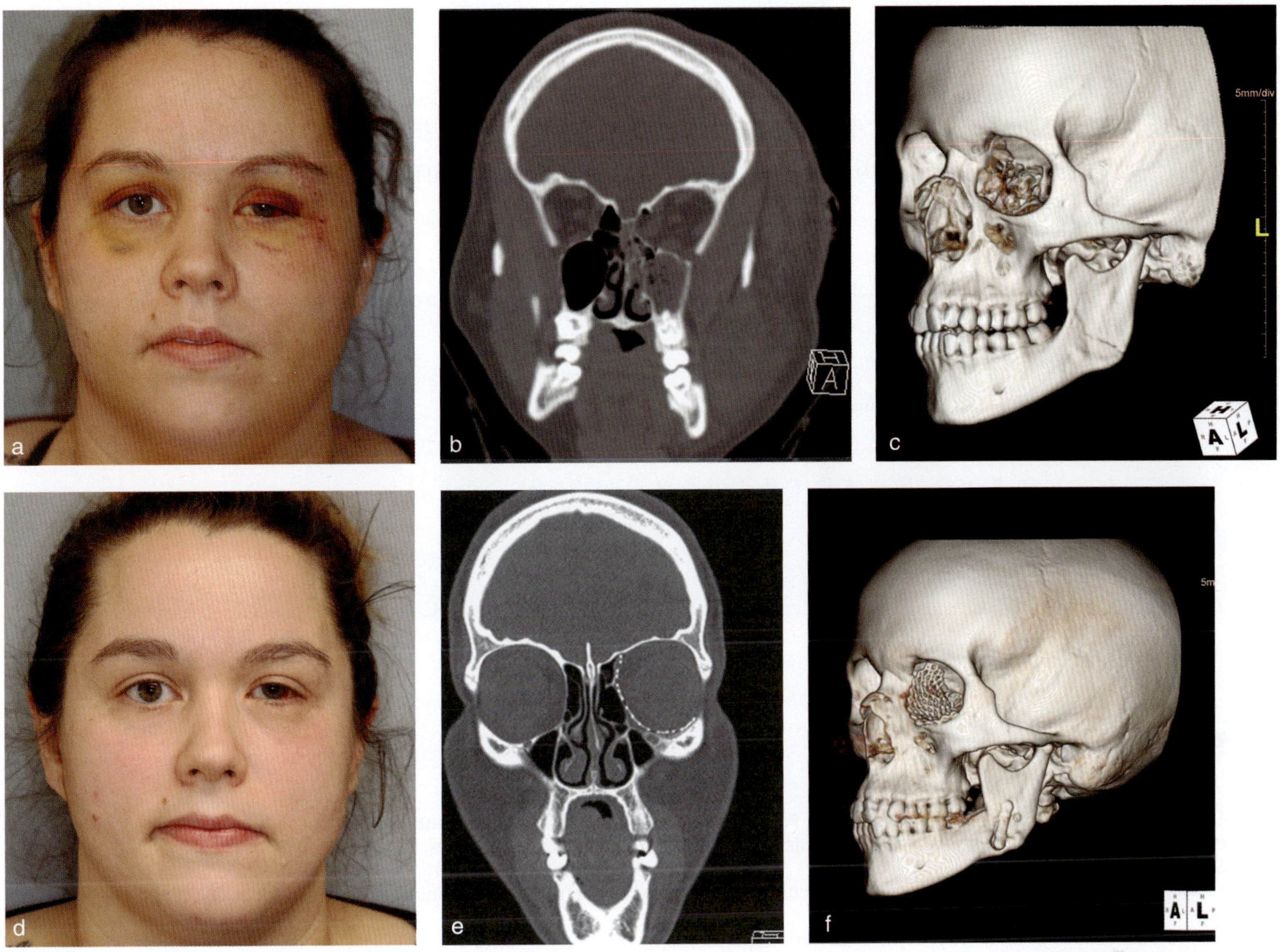

图 13.18 (a)术前正视图。(b)术前 CT 扫描显示眶内侧壁爆裂骨折和内直肌错位。(c)三维重建显示眶内侧壁骨折的程度。(d)患者术后 6 个月就诊，左上眼睑下垂。(e)术后 CT 扫描显示眶内侧壁钛板重建。(f)术后三维重建显示眶内侧壁重建细节。

并发症

修复内侧和外侧眶壁骨折引起的相关并发症可分为术中和术后两类。术中如果不注意角膜保护，可能会发生角膜擦伤，所以必须采取措施，即使用角膜保护器或患者自身的结膜。眼科医生用荧光素染色试验来检查角膜擦伤，如果存在，可采用保守治疗。如果忽视了解剖深度，可能会发生视神经损伤，距眶缘 35mm 是安全解剖深度。手术过程中可能会发生眼球的医源性损伤。

术后可能出现眶周蜂窝织炎。临床表现是眶周软组织出现红斑、皮温增高和疼痛。这是紧急事件，因为感染可能会扩散到视神经并导致失明，应尽早使用抗生素并密切观察。

复视多继发于正常术后的眼眶水肿，通常是自限性的。但某些复视可能继发于骨折的不完全复位或接骨板及骨移植物干扰眶肌肉组织，此类复视需要重新手术纠正[21]。

睑外翻多继发于下眼睑的瘢痕形成。可首先采用眼睑按摩，若效果不佳，可能需要使用皮肤移植物或黏膜移植物进行二次手术[22]。

当骨折没有完全复位时(多是眶外侧壁)可能发生眼球内陷。术后水肿消退使眼球内陷更明显。二次手术是必要的,甚至可能需要大范围的截骨[23]。

总结

当怀疑有眶壁骨折时,必须在术中仔细检查。未能识别和纠正眶壁骨折可能导致严重并发症。外科医生必须善于使用辅助措施来评估和治疗内侧和外侧眶壁骨折。必须在手术结束时进行被动牵拉试验并记录在案,以确保充分的复位和内固定。

手术要点

- 使用眼用聚维酮碘溶液(Betadine)进行术前准备。
- 术中使用结膜保护角膜时,准确识别缝合位置非常关键,否则会引起明显的角膜擦伤。
- 在放置任何固定装置之前,必须直视下确认眶部肌肉和脂肪的完全复位。
- 必须确保外侧壁的正确复位,否则术后可能会出现眼球内陷。
- 可以临时悬吊 Frost 缝线或积极使用人工泪液和 Lacri-Lube 眼膏来保护眼球。

(顾硕 刘天甲 译)

参考文献

1. Manson PN. Facial injuries. In: McCarthy JG, ed. Plastic Surgery. Philadelphia, PA: WB Saunders; 1990:867–1141
2. Luce EA, Tubb TD, Moore AM. Review of 1,000 major facial fractures and associated injuries. Plast Reconstr Surg 1979;63(1):26–29
3. Brown MS, Willy KY, Lisman RD. Concomitant ocular injuries with orbital fractures. J Craniomaxillofac Trauma 1999;5(3):41–46
4. Poon A, McCluskey PJ, Hill DA. Eye injuries in patients with major trauma. J Trauma 1999;46(3):494–499
5. Sastry SM, Paul BK, Bain L, Champion HR. Ocular trauma among major trauma victims in a regional trauma center. J Trauma 1993;34(2):223–226
6. Ilankovan V, Hadley D, Moos K, el Attar A. A comparison of imaging techniques with surgical experience in orbital injuries: a prospective study. J Craniomaxillofac Surg 1991;19(8):348–352
The authors reviewed 15 consecutive clinical cases of patients between the ages of 17 and 32 with suspected medial orbital wall fractures, as assessed with both CT and MRI examinations. The radiologic findings were then correlated with surgical findings. They found equivalent results with both CT and MRI in identifying orbital wall fractures, but both modalities underestimated the incidence of soft tissue herniation or entrapment. When comparing the two modalities, MRI was more accurate in assessing the extent of soft tissue herniation and entrapment. The authors suggested that the best assessment modality for medial orbital wall fractures, when entrapment is suspected, is MRI, when available.
7. Holck DE, Boyd EM Jr, Ng J, Mouffray RO. Benefits of stereolithography in orbital reconstruction. Ophthalmology 1999;106(6):1214–1218
8. Karabekir HS, Gocmen-Mas N, Emel E, et al. Ocular and periocular injuries associated with an isolated orbital fracture depending on a blunt cranial trauma: anatomical and surgical aspects. J Craniomaxillofac Surg 2012;40(7):e189–e193
9. Clauser L, Galiè M, Pagliaro F, Tieghi R. Posttraumatic enophthalmos: etiology, principles of reconstruction, and correction. J Craniofac Surg 2008;19(2):351–359
The authors reviewed 80 cases of post-traumatic enophthalmos treated between 1998 and 2005. They identified three causes of enophthalmos after traumatic reconstruction: enlargement of the orbital cavity; herniation of orbital fat into the maxillary sinus; and fat atrophy/loss of ligamentous support/scar contracture. Correction of enophthalmos consisted of reoperation with the use of bone graft taken from the cranium or iliac crest or biomaterial. They noted that although the bony reconstruction may be achieved, this is not always translated externally because of soft tissue limitations.
10. Ellstrom CL, Evans GR. Evidence-based medicine: zygoma fractures. Plast Reconstr Surg 2013;132(6):1649–1657
11. Losee J, Jiang S. Pediatric facial trauma. In: Guyuron B, ed. Plastic Surgery: Indications and Practice. Philadelphia, PA: Elsevier; 2009:645–655
12. Stassen L, Gellrich NC. A logical approach to orbital trauma. In: Booth PW, Eppley B, Schmelzeisen R, eds. Maxillofacial Trauma and Esthetic Facial Reconstruction. 2nd ed. Philadelphia, PA: Elsevier; 2012:162–191
13. Wilde F, Lorenz K, Ebner AK, Krauss O, Mascha F, Schramm A. Intraoperative imaging with a 3D C-arm system after zygomatico-orbital complex fracture reduction. J Oral Maxillofac Surg 2013;71(5):894–910
The authors used an intraoperative three-dimensional C-arm system to assess reduction of unilateral ZMC fractures treated

with either closed or open reduction with internal fixation. Confirmation was assured with postoperative CT and clinical exam no earlier than 5 months postoperative. The authors found that the average time of setup to completion in the operating room was 10 minutes. There were 21 patients (17 men and 4 women) included in this retrospective study, with a median age of 44 years. Of the 21 patients, 4 were treated with closed reduction, and 17 underwent open reduction with internal fixation (ORIF). Four patients required additional procedures based on the findings of the intraoperative CT scans. Two had inadequate repair of the orbital floor, one patient required repair of the lateral orbital wall, and one needed repair of the zygomatic arch. The use of intraoperative three-dimensional CT presents a viable real-time assessment of orbital fracture reduction. This would theoretically eliminate the need for an additional operative trip and anesthetic to correct the inadequately reduced fracture.

14. Eggers G, Kress B, Muhling J. Fully automated registration of intraoperative computed tomography image data for image-guided craniofacial surgery. J Oral Maxillofac Surg 2008;66:1754–1760
15. Lee CS, Yoon JS, Lee SY. Combined transconjunctival and transcaruncular approach for repair of large medial orbital wall fractures. Arch Opthalmol 2009;127(3):291–296
The authors described the technique of using a combined transconjunctival and transcaruncular approach to the large medial wall fracture. Over a 4-year period, 23 consecutive patients underwent the combined technique using Silastic sheeting to cover the sizable defect. The authors used volume assessment through CT scan to determine the degree of volume change relative to the unaffected orbit both before and after surgical intervention. They found a mean (SD) volume change of 26.00 (2.01) cm^3 to 24.08 (2.06) cm^3 after reduction. This was still found to be 1.48 (0.83) cm^3 larger than the unaffected side. This size discrepancy was attributed to the posteriormost aspect of the medial wall, which was not fully corrected. Even with the increased volume seen after reduction, the postoperative enophthalmos measured by the Hertel exophthalmometer was only 0.17 (0.29) mm at a mean follow-up of 8 months. Ten patients had preoperative diplopia of which nine resolved with surgery within 2 or 3 months. One patient had persistent limited ocular motility in the superior gaze 6 months after surgery. The authors presented a safe approach to the sizable medial orbital wall fracture using a combined approach.
16. Gunarajah DR, Samman N. Biomaterials for repair of orbital floor blowout fractures: a systematic review. J Oral Maxillofac Surg 2013;71:550–570
In this systematic review, the authors reviewed 55 articles, of which only 2 were prospective in nature. The spectrum of biomaterials ranged from autologous bone to 19 different types of implantable alloplastic materials. There were 2,438 patients in total who underwent implant placement; 827 patients had diplopia before surgery, and 151 (18.3%) had persistent diplopia after surgery. There were 449 patients with enophthalmos preoperatively; 134 (29.8%) had enophthalmos postoperatively. Infection occurred in 14 patients (0.6%); graft extrusion/displacement was seen in 2 (0.1%). No consensus was reached on the ideal material for repair of orbital fractures. Each implant material carried positives and negatives and was successful to various degrees. The authors attempted to correlate the material used with the size of the bony defect to assist in guiding implant choices.
17. Al-Sukhun J, Lindqvist C. A comparative study of 2 implants used to repair inferior orbital wall bony defects: autogenous bone graft versus bioresorbable poly-L/DL-Lactide [P(L/DL)LA 70/30] plate. J Oral Maxillofac Surg 2006;64(7):1038–1048
18. Romano JJ, Iliff NT, Manson PN. Use of Medpor porous polyethylene implants in 140 patients with facial fractures. J Craniofac Surg 1993;4(3):142–147
19. Kontio R, Suuronen R, Salonen O, Paukku P, Konttinen YT, Lindqvist C. Effectiveness of operative treatment of internal orbital wall fracture with polydioxanone implant. Int J Oral Maxillofac Surg 2001;30(5):278–285
20. Eppley BL. Use of resorbable plates and screws in pediatric facial fractures. J Oral Maxillofac Surg 2005;63(3):385–391
21. Brucoli M, Arcuri F, Cavenaghi R, Benech A. Analysis of complications after surgical repair of orbital fractures. J Craniofac Surg 2011;22(4):1387–1390
22. Raschke G, Rieger U, Bader RD, Schaefer O, Guentsch A, Schultze-Mosgau S. Outcomes analysis of eyelid deformities using photograph-assisted standardized anthropometry in 311 patients after orbital fracture treatment. J Trauma Acute Care Surg 2012;73(5):1319–1325
23. Hammer B, Prein J. Correction of post-traumatic orbital deformities: operative techniques and review of 26 patients. J Craniomaxillofac Surg 1995;23(2):81–90

第 14 章

眦固定术和眦成形术

Dev Vibhakar, Erez Dayan, Michael J. Yaremchuk, Imran Ratanshi

外眦和内眦的位置是面部重要的功能学和美学标志。眦错位改变了睑裂的宽度、形状及下眼睑的位置，导致圆眼畸形。下眼睑下移可能导致睑裂闭合不全，进一步导致眼球保护不足和暴露性角膜炎，也可能发生由下泪点移位和引流系统受损引起的溢泪。眦错位的原因可能与遗传、衰老、神经麻痹、外伤或医源性因素有关。内眦错位最常见于外伤或肿瘤切除术后。外眦错位最常见于眼眶手术和眶周结构手术后。为获得最佳手术效果，术者应熟悉眶周解剖结构，以及正常且美观的眼部特征[1-4]。

目的

恢复和强化眼部解剖标志的正确位置，创造自然、美观的睑裂。

相关外科解剖

外眦更准确的名称为外侧支持带，是上睑提肌腱膜外侧角、睑板前眼轮匝肌(外眦肌腱)及其外向延伸、下悬韧带(Lockwood 韧带)和外直肌翼状韧带的汇合。其广泛附着于 Whitnall 结节表面的骨膜上。附着点或支持带长度的不同会使眼睑的形状、张力和轮廓发生变化[2,5,6]。

内眦或内侧支持带是具有组织学和生物力学特性的结构，与肌腱相比，其更类似于韧带，它充当睑板的"韧带"附件，提供类似铰链的作用并保持眼角的正常形状。内眦还有辅助泪道泵、维持睑裂形状和防止眼位不正的作用。内眦的正常位置对应于肌腱的三个分支：前支附着于泪前嵴并在鼻骨的骨膜中延续；上支固定在眶内缘向头侧数毫米；后支跨过泪囊，附着于泪后嵴。

外眦角通常高于内眦角，高出 4.1°或约 1.2mm。这种位置关系对于有效的泪膜分布、泪道引流和轮廓的美观十分重要(图 14.1)。

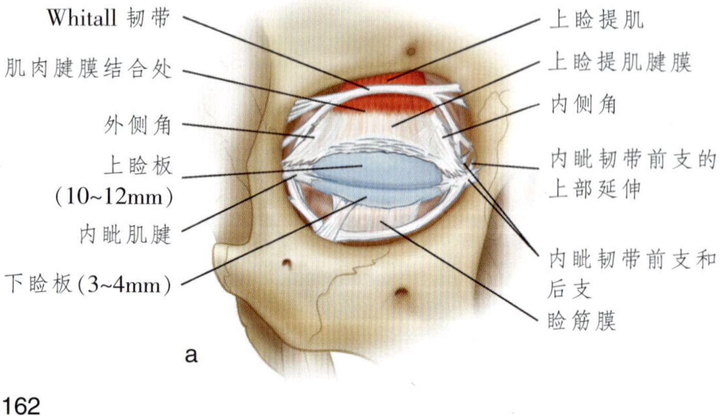

图 14.1 (a)内眦韧带和外眦韧带相对于骨性眼眶、睑板和其他韧带结构的位置。(待续)

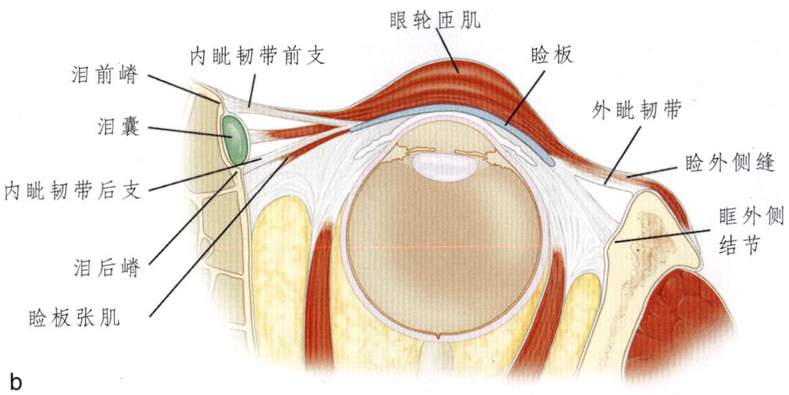

b

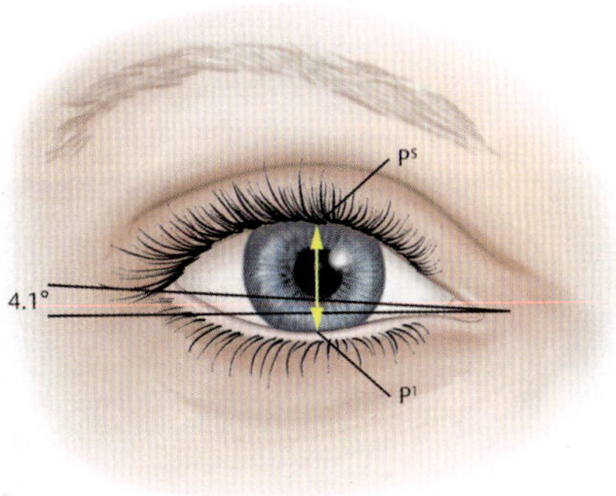

c

图 14.1(续) (b)眼眶横截面图像显示内眦的前支、后支与泪囊和骨性泪嵴相关。(c)年轻白人女性的睑裂尺寸。在瞳孔中线处，上睑(PS)到下睑((PI)边缘的睑裂平均高度为 10.8≤1.2mm(n=200)。内眦角到外眦角的眼裂平均长度为 30.7≤1.2mm(n=200)。眼裂的平均倾斜度为 4.1°±2.2°。

患者选择

对内眦或外眦位置发生改变的患者可进行手术，具体内容详见下文。

适应证和禁忌证

适应证

内眦固定术和成形术

该手术的适应证包括急性或延迟性的创伤后畸形、持续性溢泪和内眦间距过宽。

外眦固定术和成形术

该手术的适应证包括急性或延迟的创伤后畸形、外眦位置不正、眼睑松弛、睑外翻、睑内翻、伴或不伴软组织缺陷的眼睑回缩和美学改善。

禁忌证

除了因身体状况(如既往疾病)或对全身麻醉有禁忌以外，该手术没有绝对禁忌证。眼球突出是外眦固定的相对禁忌证，此类患者术后可能病情加重。

术前计划

患者的病史和体格检查是术前评估和手术计划中最重要的一部分。应拍摄标准的术前照片。

应特别注意是否有近期眼科手术史、干眼症或视力变化。关于下眼睑错位的体格检查主要包括睑裂倾斜度测试、眼睑复位试验、眼睑牵拉试验、向量分析、巩膜外露、眦间距，以及是否存在结膜水肿和角膜结膜炎。其他以患者为导向的检查包括视力测试、Schirmer 试验和裂隙灯检查。

虽然术前放射学检查对于纯美容手术不常见，但 CT 扫描多是重建性手术的常规检查。CT 扫描可以在不同平面及三维重建图像上体现解剖特征(图 14.2)。

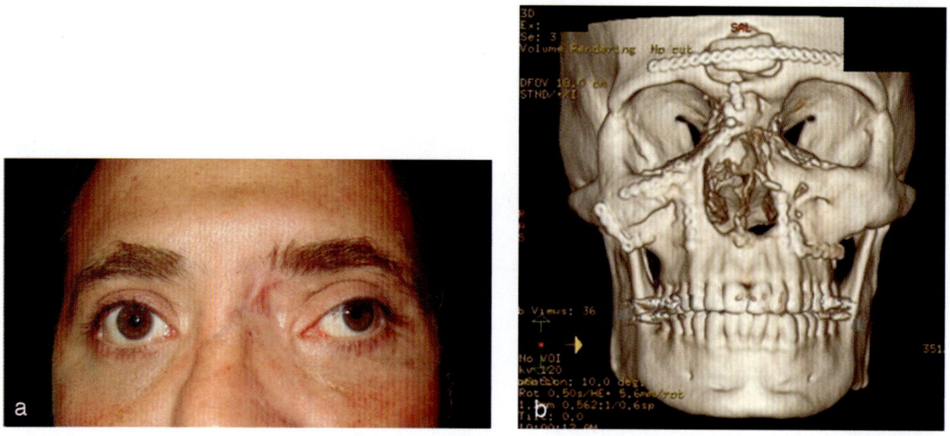

图 14.2 一例 39 岁男性患者因外伤后内眦位置不正就诊。(a)术前正视图。(b)术前 CT 三维重建显示患者既往修复的面部骨折。

手术器械

眦固定术和眦成形术所需器械如图 14.3 所示。

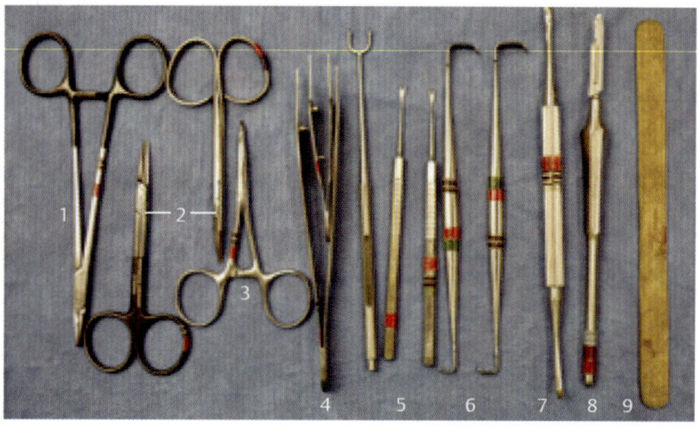

图 14.3 持针器,也被用来打结(1);用于解剖的虹膜剪和 Kaye 剪(2);精细止血钳(3);Adson 镊和精细 Bishop-Harmon 镊(4);双爪皮肤拉钩(5);Ragnell 牵开器(6);骨膜剥离器(7);手术刀(8);可伸展牵开器(9)。

手术过程:技术细节[7-10]

骨钻孔法外眦固定术的步骤在图 14.4 至图 14.11 中详细说明。

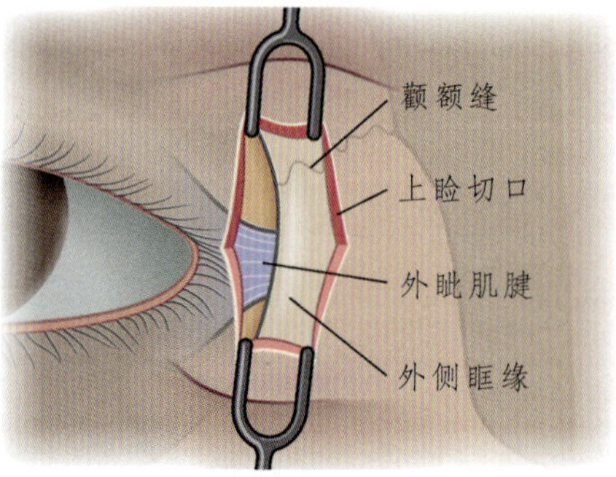

图 14.4 该手术在局部麻醉或全身麻醉下进行。该手术需要从 Whitnall 结节(眶外侧结节)到颧额缝水平处入路,到达外侧眶缘。

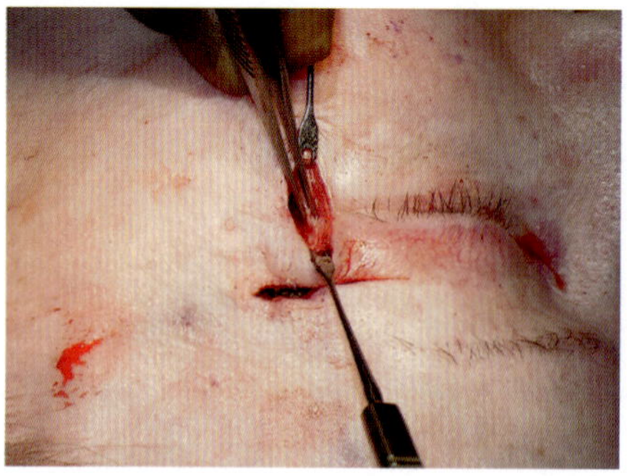

图 14.5 将下睑成形术的切口横向暴露,通过骨膜下解剖,识别外眦,并将其从眶外侧结节上游离。

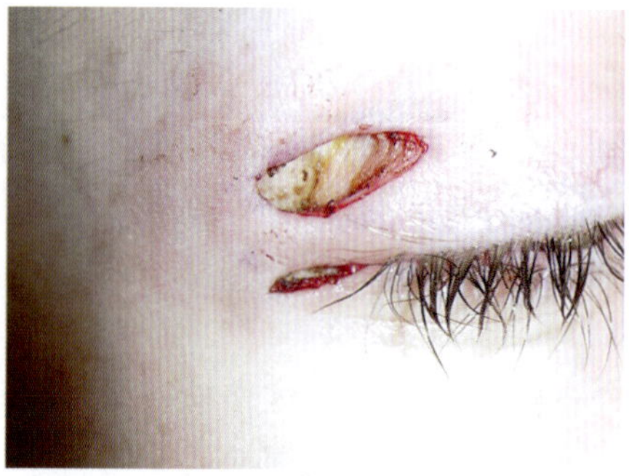

图 14.6 通过横向暴露上睑成形术切口也可达到目的,但为了实现更好的手术暴露,大多数情况下,上、下睑的切口缺一不可。当行创伤性骨折或美容性提眉手术时,需要做双冠状切口,通过此切口也可到达外眦。

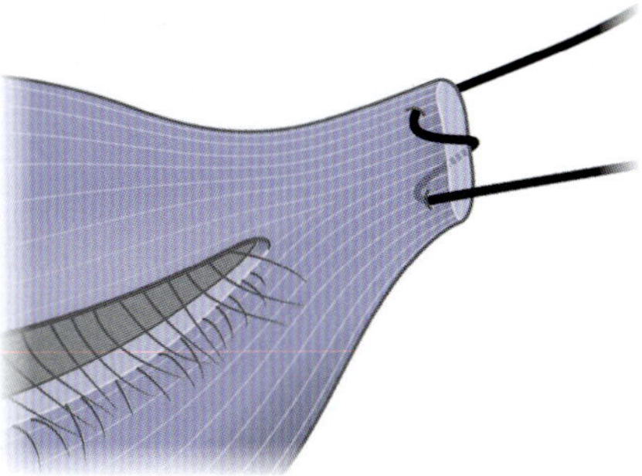

图 14.7 当外眦和相邻的睑缘只需要向上或向外移动 1~2mm 时，可以通过 8 字缝合钩住外眦的一支或两支，而无须游离来自外侧眶缘的支持带。睑外侧连合的活动范围受韧带长度、缝合点的位置及外侧眼眶钻孔位置的限制。当睑连合错位较小且既往没有眼睑手术造成局部瘢痕时，这种方法最为合适。若需要更明显地移动睑外侧连合和睑缘，则需要在 8 字缝合之前将外侧支持带从骨膜下完全游离。通过横向暴露下睑成形术切口，识别并解剖外侧支持带，并用不可吸收缝线或 30/32 号钛丝通过 8 字缝合钩住外眦的两支。如果有既往下睑手术形成的瘢痕限制了外眦的活动，则用电刀切开眼睑中层的外侧 1/3。

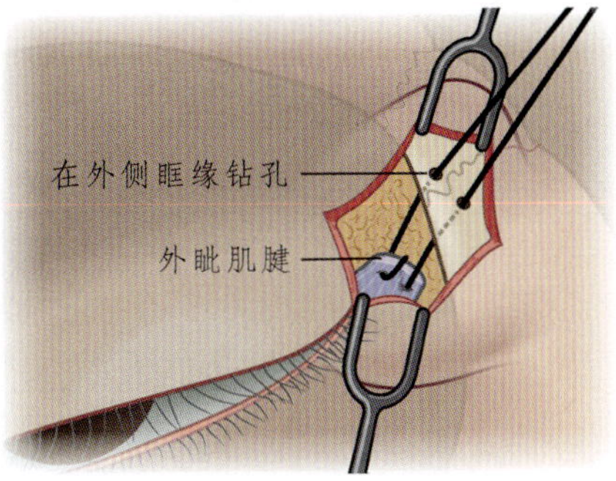

图 14.8 在外侧眶缘钻孔。使用颧额缝作为标志，在外侧眶缘做两个钻孔。下位钻孔的位置很关键，因为其决定了外眦向上运动的最大范围。上位钻孔提供了稳固的固定点，是形成“骨桥”不可缺少的一步。

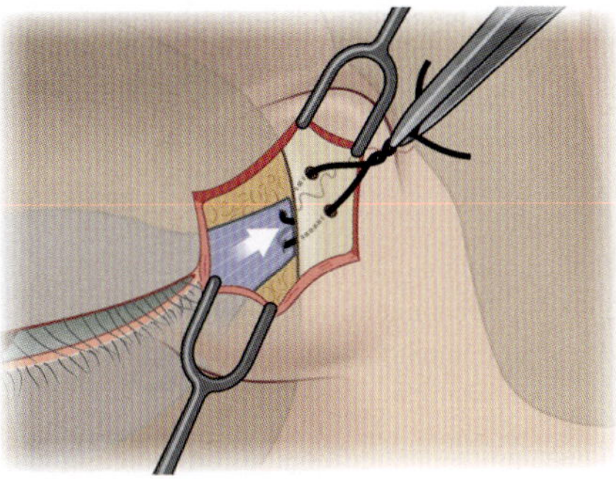

图 14.9 缝线的两端分别从眶内穿过钻孔，钻孔一般位于颧额缝及其下方 2~3mm。缝线末端在骨桥上扭紧。

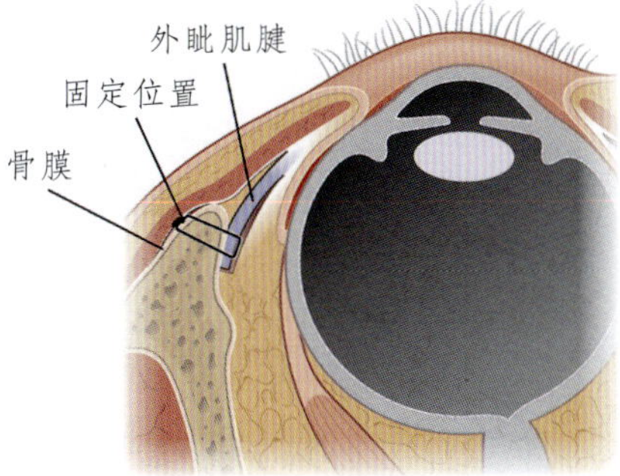

图 14.10 将缝线从眶内侧穿到外侧。

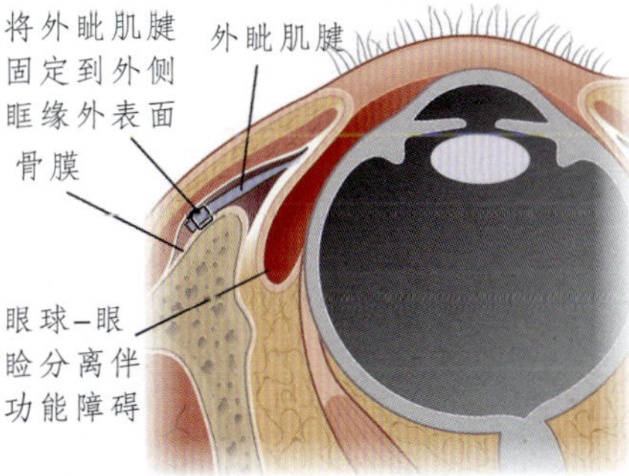

图 14.11 将外眦固定到外侧眶缘的外表面是一个常见的技术错误。这种情况会使眼睑从眼球分离，产生空隙，睑裂变小。

- 外眦固定术：外眦手术的相关术语有些模糊不清。外眦固定术调整了外眦的定位，同时不会损伤睑外侧连合。而按照手术设计，眦成形术则会改变睑裂的形状（因为术中会调整外侧连合），并通常会使下眼睑边缘缩短。
- 外侧支持带固定术：该手术将外眦缝合到外侧眶缘内侧的骨膜上。
- 骨钻孔法外眦固定术：手术需要暴露外侧眼眶和改变外眦软组织结构。外侧眶骨上的钻孔可以提供稳定的固定点，这是该手术发挥效果的根本所在。对于多数符合手术适应证的患者而言，其是首选术式。

无须进行多次缝合固定，缝线留置足够长度，使其末端可以置于钻孔内或眶内，这减少了术后缝线末端的可见性或可及性。如果手术使用局部小切口，则从上睑的外侧去除一块椭圆形的皮肤和肌肉，以避免由眼角向上运动引起的眼睑冗余，分层缝合手术切口。眼睑成形术可缩短下睑缘，通常被用于治疗眼睑松弛（如老年性睑外翻或睑内翻）。

手术技巧

- 骨钻孔法外眦固定术需要从 Whitnall 结节（眶外侧结节）到颧额缝水平处入路，到达外侧眶缘。
- 颧额缝可以作为在外侧眶缘钻孔的标志。
- 大多数情况下，手术中会用到上睑和下睑成形术的两个切口。
- 在创伤性骨折或美容性提眉手术中需要做双冠状切口，通过此切口也可到达外眦。
- 当睑外侧连合和睑缘需要更明显的移动时，则需要在 8 字缝合之前将前外侧支持带从骨膜下完全游离。
- 下位钻孔的位置很关键，因为其决定了外眦向上运动的最大范围。
- 外眦位置应高于内眦平面 2~3mm，使眦间轴略微向上倾斜。
- 钻孔应位于眶外侧缘前缘向后 3~4mm 处，防止外侧眼睑与眼球分离。
- 缝线张力将决定外眦运动的灵活度。
- 缝线必须从眶内穿过钻孔，到达眶外。

经鼻内眦固定术

经鼻内眦固定术的目的是沿泪嵴恢复正常的眦位置，重建正常的眼睑外形，并保持正常的眼睑功能[3,4]。

该手术多在紧急情况下或以延迟手术的方式进行。当患者发生 NOE 骨折（参见第 12 章）并伴有相关软组织脱套损伤或骨质破坏时，可能需要进行此操作。将所有移位的骨碎片复位并重建眼眶容积和形状后进行内侧眦固定术。术中需要精确识别肌腱正确的解剖位置，并牢牢固定。

该手术最好尽早进行，因为延迟手术可能导致瘢痕和继发性适应不良，从而损害解剖结构的重建。未复位的 NOE 骨折导致的畸形及眦错位非常严重且难以纠正，通常需要截骨和骨移植。

该手术在全身麻醉下进行。经鼻内眦固定术的步骤在图 14.12 至图 14.17 中详细说明。

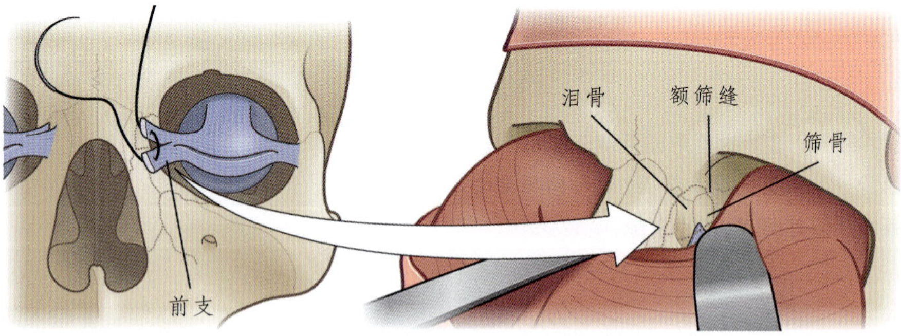

图 14.12 经鼻固定需要足够充分的术野暴露，使缝线横穿鼻和筛骨。局部小切口或双冠状切口可以很好地暴露内眦区域。若术前存在撕裂伤，也可以用于暴露术野。通过观察皮肤的拉伸，在镊子的辅助下精准识别内眦结构。用 30/32 号钛丝通过 8 字缝合钩住内眦韧带前支和后支。

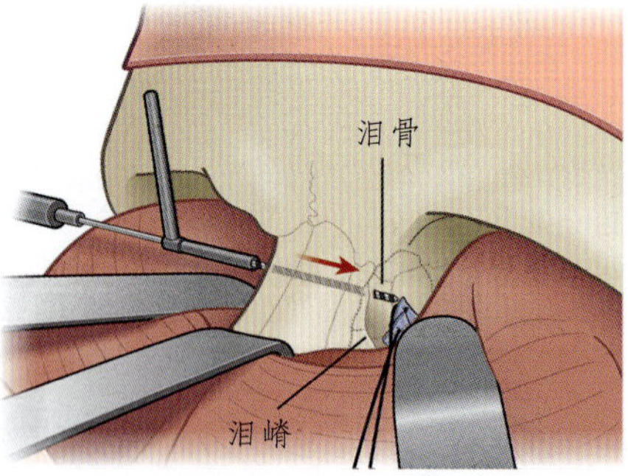

图 14.13 在健侧眼眶内壁的前 1/3 沿骨膜下平面进行解剖，以辅助钻孔。使用2.0~2.4mm 的钻头从健侧朝患侧泪嵴后上方钻孔。使用可伸展牵开器，以保护眼球，并且用牵开器牵开泪囊。

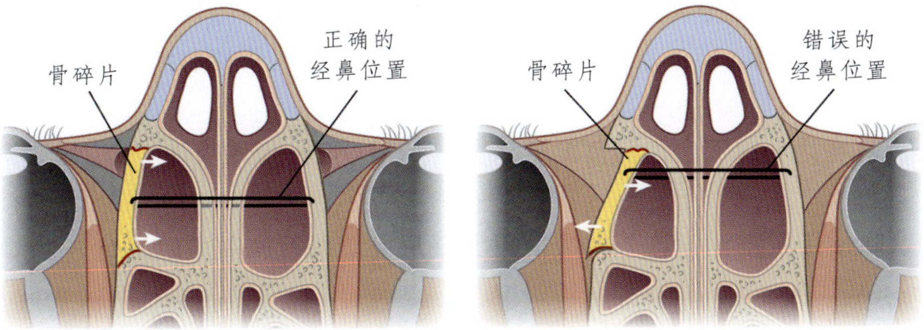

图 14.14 对于需要经鼻固定的 NOE 骨折重建，将缝线固定在适当的后部位置很重要。如果将其放在靠前位置，将导致支撑内眦的骨骼横向移动，并使内眦间距进一步增加。

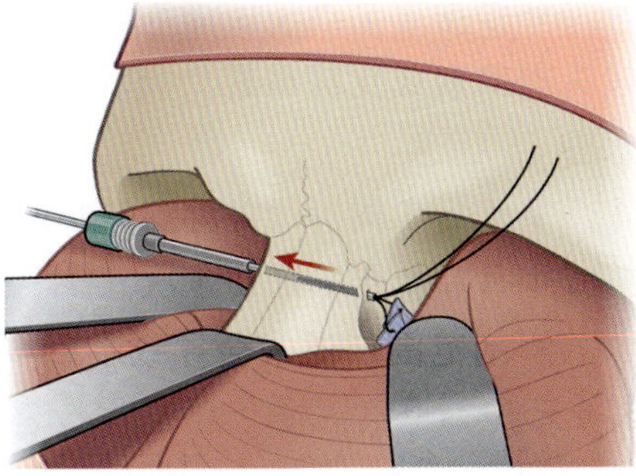

图 14.15 钻孔完成后，借助导丝器将钛丝或不可吸收缝线的两端一次性送至对侧。

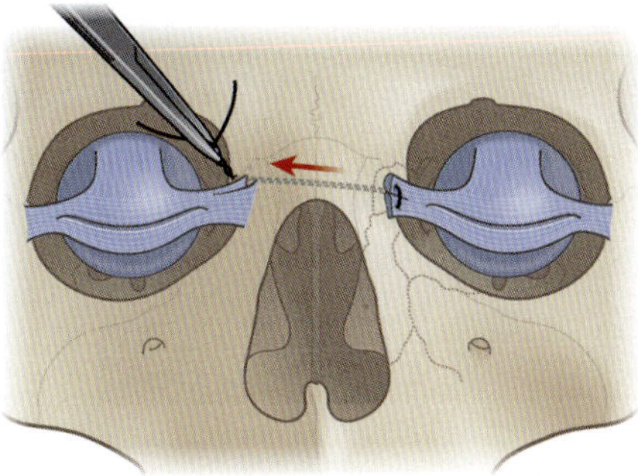

图 14.16 用螺钉将经鼻钛丝或缝线固定在健侧的额骨上，调整张力，将内眦固定在所需位置。

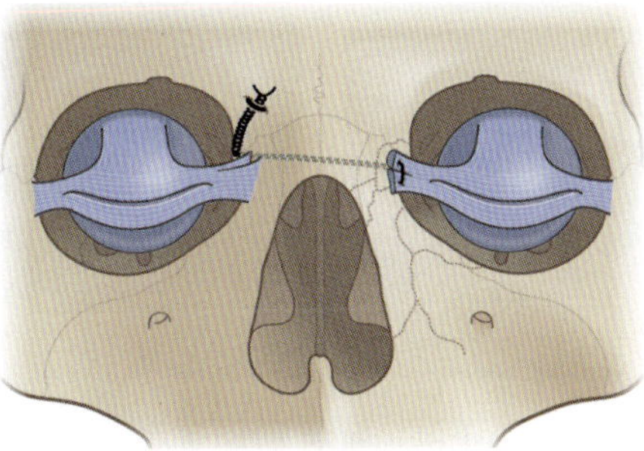

图 14.17 逐层缝合手术切口。

使用经皮鼻垫或鼻夹板，以确保内眦皮肤与该处骨骼相适应。

手术技巧

- 需要充分暴露手术视野，多通过局部切口、双冠状切口或预先存在的撕裂伤口进行暴露。
- 钻孔方向应从健侧到患侧。
- 钻头必须指向泪嵴的后上方。
- 必须用牵开器，以保护眼球和泪囊。
- 借助导丝器将钛丝或不可吸收缝线的两端一次性送至对侧。
- 用螺钉将钛丝或不可吸收缝线固定在健侧的额骨上，并检查张力，以确保内眦运动的灵活性。

术后护理

- 患者保持头高位，以尽量减少水肿和疼痛。
- 使用冰袋消肿。

■ 根据需要给予镇痛剂和止吐剂。切皮前 30~60 分钟经静脉注射单剂抗生素(对青霉素过敏患者使用第一代头孢菌素或克林霉素)。术后继续使用口服抗生素,但不超过 24 小时。使用皮质类固醇可能有助于缓解术后水肿。

■ 术后 1 周拆线并移除鼻垫或鼻夹板(在内侧眦固定术的情况下)。此后 1 个月内,每周随访 1 次,并在术后 6 个月和 1 年各随访 1 次。

解剖范围广泛常会导致术后水肿。除使用眼部润滑液外, 应使用 5-0 尼龙缝线行临时睑缘缝合并保留 5~7天。

临床病例

35 岁女性患者患有 Treacher Collins 综合征。术中使用定制的多孔聚乙烯植入物和骨钻孔法外眦固定术修补缺损(图 14.18)。

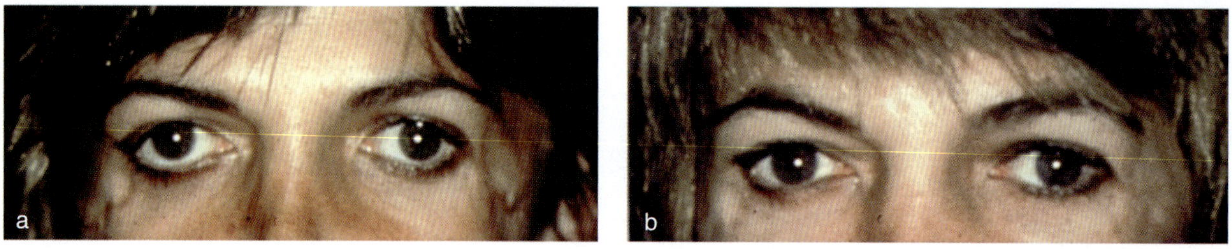

图 14.18 (a)术前正视图。(b)术后 2 年正视图。

27 岁女性患者无既往眶部手术史。患者希望上移外眦,遂行骨钻孔法外眦固定术(图 14.19)。

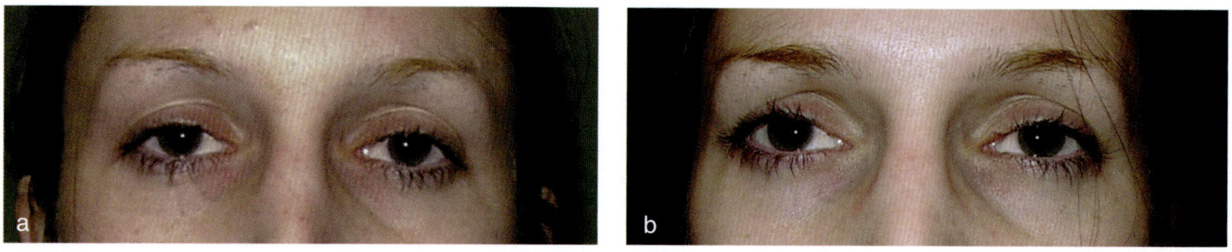

图 14.19 (a)术前正视图。(b)术后 6 个月正视图。

50 岁女性患者既往有下睑成形术手术史,导致下睑错位和巩膜外露,遂行骨膜下面中部提升术和外眦固定术(图 14.20)。

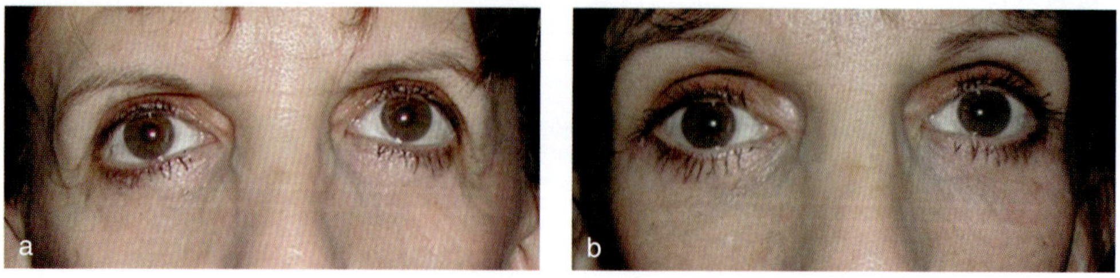

图 14.20 (a)术前正视图。(b)术后 1 年正视图。

52 岁女性患者曾接受提眉术、面部除皱术和上下眼睑成形术。其下睑回缩通过多次眦固定术、骨移植物和全层皮肤移植术治疗,其干眼症状持续存在。眶下缘增强术、面中部提升术和眦固定术缓解了症状(图 14.21)。

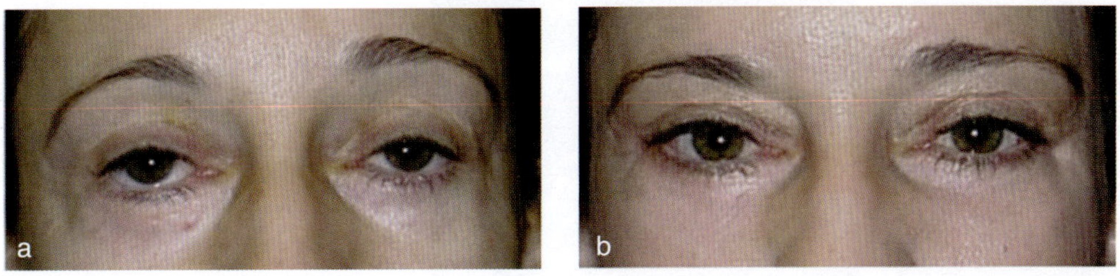

图 14.21 患者的眉毛和发际线被重新定位。(a)术前正视图。(b)术后 2 年正视图。

44 岁女性患者存在多处面中部和眼眶骨折,并接受数次眶周手术,遗留眼睑错位和巩膜外露(图 14.22)。

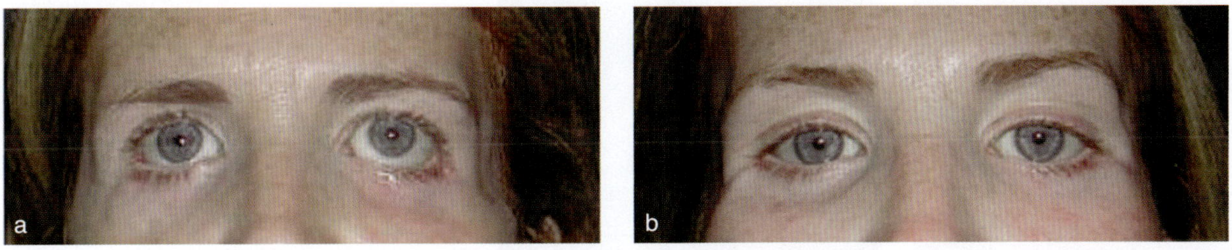

图 14.22 (a)患者的术前正视图,之后她接受骨钻孔法外眦固定术,并将腭黏膜移植物植入下眼睑。(b)术后 6 个月正视图。

48 岁男性患者因车祸引起复杂 NOE 骨折,右侧内眦错位(图 14.23)。

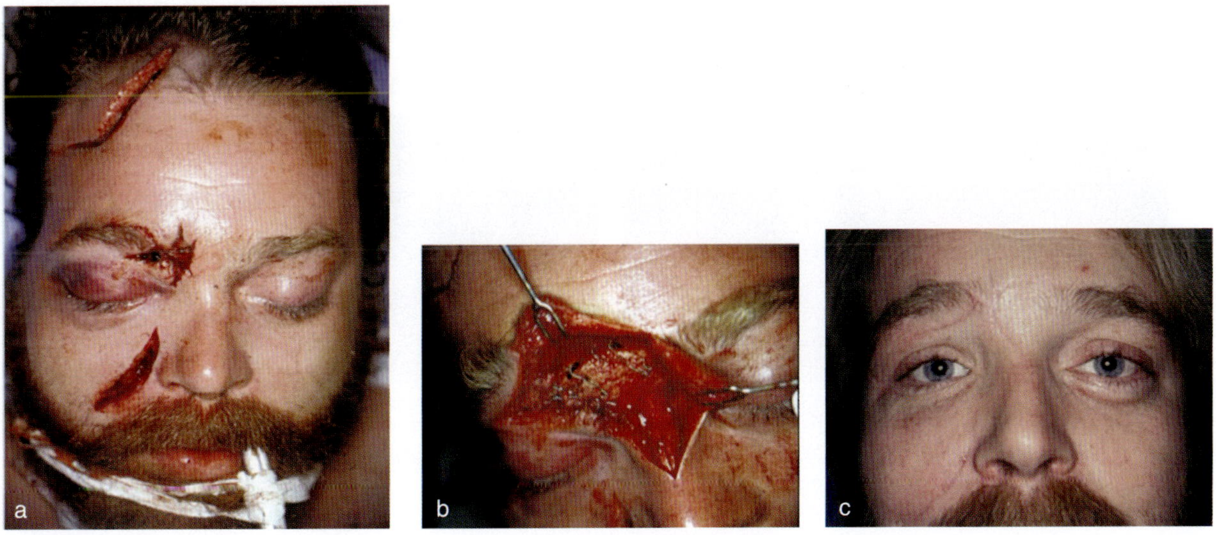

图 14.23 (a,b)患者接受了早期手术干预,以复位和固定骨折,然后进行经鼻内眦固定术。(c)术后 6 个月正视图显示内眦错位。经鼻缝线位置错误,导致支撑内眦的骨骼横向移动,并使内眦间距进一步增加。

34 岁男性患者于交通事故中受伤(图 14.24)。

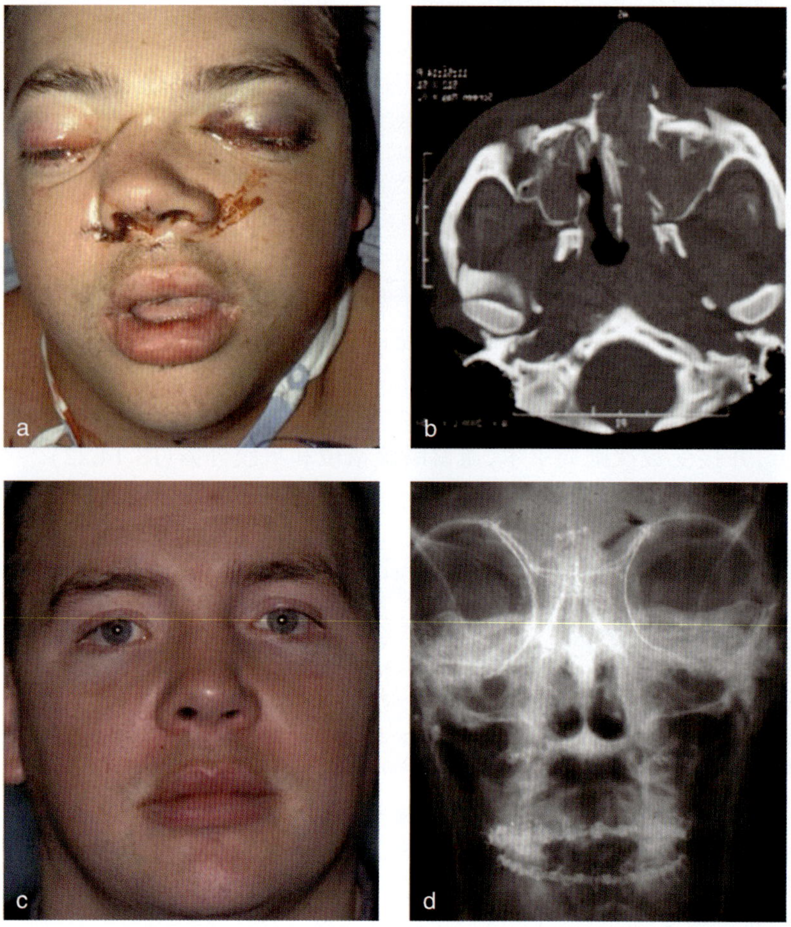

图 14.24 (a)术前照片。(b)CT 扫描显示 NOE 骨折，导致内眦距过宽。(c)内眦固定术后 1 年的正视图，内眦间距和内眦位置均正常。(d)术后 X 线片显示眼球和经鼻缝线充分对齐，位置良好。

48 岁女性患者既往发生 NOE 骨折，未得到充分治疗，导致内眦间距过宽、下睑错位和鞍鼻畸形(图14.25)。

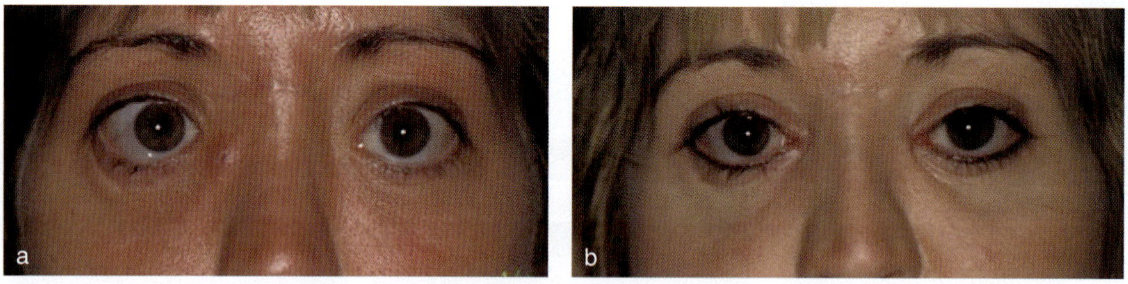

图 14.25 (a)术前正视图。(b)数年后进行了二次手术，包括中央和内侧截骨术、鼻背颅骨移植术、经鼻内眦固定术、面中部提升术和眶下缘增强术。

并发症

与眦固定术和眼睑成形术相关的潜在并发症包括：

- 结膜水肿。

- 眦漂移。
- 溢泪。
- 缝线排斥。
- 感染。

结论

内眦和外眦错位会导致睑裂的形状和下眼睑的形态变化。有效的内、外侧眦固定术可以恢复内、外眦和眼睑的正确位置。

手术要点

骨钻孔法外眦固定术

- 使用颧额缝作为参考位置，在眶外缘钻孔。
- 这种精确的位置有助于实现对称的外眦重新定位。
- 钻孔之间的骨桥提供了一个稳定的平台，可以将缝线绑在平台上。
- 钻孔应位于眶外侧缘前缘向后 3~4mm 处。
- 下位钻孔的位置很关键，因为其决定了外眦向上运动的最大范围。

经鼻内眦固定术

- 当固定内眦时，应将其固定在正常附着位置的后上方。
- 内眦最发达、附着最牢固的部位是前支。
- 必须注意识别泪囊并防止压迫，否则会导致术后溢泪。
- 应从健侧开始钻孔，因为其骨骼强度可以提供更强支撑。
- 用螺钉将钛丝或不可吸收缝线固定在健侧的额骨上。
- 拧紧螺丝前应评估下睑的张力和位置。

（顾硕 刘天甲 译）

参考文献

1. Flowers RS, Nassif JM. Aesthetic periorbital surgery. In: Mathes SJ, ed. Plastic Surgery. Vol 2. 2nd ed. Part 1: The Head and Neck. Philadelphia, PA: Saunders-Elsevier; 2006:111–122
2. Yaremchuk MJ. Restoring palpebral fissure shape after previous lower blepharoplasty. Plast Reconstr Surg 2003;111(1):441–450
   The author presented a technique to correct significant postsurgical lower lid malposition and palpebral fissure distortion without the use of outer or inner lamellar grafts. In an overview, Yaremchuk described how subperiosteal dissection frees scarred lid structures and cheek soft tissues, creating a continuous composite flap. Elevation of the cheek soft tissues recruits deficient outer lamellas and allows the suborbicularis oculi fat to be positioned between the orbital rim and scarred lid structures, filling this space and helping to support the repositioned lid margin. Titanium screws placed in the lateral orbit provide a point for secure fixation of elevated cheek tissues. Transosseous wire fixation securely repositions the lateral canthus. This procedure not only restores lower lid position and the vertical height of the palpebral fissure, but it also restores the palpebral fissure's horizontal length and the lateral canthal angle.
3. Yaremchuk MJ. Orbital deformity after craniofacial fracture repair: avoidance and treatment. J Craniomaxillofac Trauma 1999;5(2):7–16
   This article described the common deformities following such repairs, outlined a strategy to avoid them, and reviewed the surgical techniques to correct them. The deformities were categorized by the anatomical zones of the orbit—zygomatic, frontal, and nasoethmoidal—affected by low-, middle-, and high-energy impacts. The common types of deformity and acute and late treatments were discussed for each category. The optimal time to correct post-traumatic orbital deformities is during the acute phase. Extended open reduction and rigid fixation techniques have their own morbidity, which must not outweigh the deformity

of an untreated or partially treated injury. The results of late reconstruction are always limited by scarring of the overlaying soft tissue envelope.

4. Yaremchuk MJ, Kim WK. Soft tissue alterations associated with acute, extended open reduction and internal fixation or orbital fractures. J Craniofac Surg 1992;3(3):134–140
In this article, the blepharoplasty skin muscle flap incision was employed in conjunction with (as necessary) gingivobuccal sulcus and coronary incisions. Patients were evaluated between 6 and 20 months after surgery. Physical examination and standardized photographs were used for assessment. Ectropion developed in 2 lids (4%), and 10 lids (20%) had increased scleral show. Thirteen of the 51 lids (25%) revealed lateral canthal displacement; all 13 lids underwent canthal stripping. Cheek pad displacement developed in 8 patients (22%), all of whom had complete maxillary degloving without soft tissue resuspension. No patient had frontal nerve palsy. Depression in the temporal area was noted in all patients in whom the temporalis was mobilized. The authors concluded that remote incisions and soft tissue degloving used for extended open reduction and internal fixation are associated with morbidity that can be minimized by meticulous technique and soft tissue repositioning at closure.
5. Gioia VM, Linberg JV, McCormick SA. The anatomy of the lateral canthal tendon. Arch Ophthalmol 1987;105(4):529–532
6. Most SP, Mobley SR, Larrabee WF Jr. Anatomy of the eyelids. Facial Plast Surg Clin North Am 2005;13(4):487–492
7. Fagien S. Lower-eyelid rejuvenation via transconjunctival blepharoplasty and lateral retinacular suspension: a simplified suture canthopexy and algorithm for treatment of the anterior lower eyelid lamella. Oper Tech Plast Reconstr Surg 1998;5(2):121–128
8. Fagien S. Algorithm for canthoplasty: the lateral retinacular suspension: a simplified suture canthopexy. Plast Reconstr Surg 1999;103(7):2042–2053; discussion 2054–2058
In this article, a simplified, effective, and aesthetic suture canthopexy, the transpalpebral lateral retinacular suspension, was introduced; it can be universally applied.
9. Glat PM, Jelks GW, Jelks EB, Wood M, Gadangi P, Longaker MT. Evolution of the lateral canthoplasty: techniques and indications. Plast Reconstr Surg 1997;100(6):1396–1405; discussion 1406–1408
The authors described the success of the procedure depends on the proper analysis of periorbital anatomy as it relates to the specific indication for lateral canthoplasty. They reported the experience with 1,565 lateral canthoplasties, with emphasis on the evaluation of newer techniques that better address anatomical and functional requirements.
10. Hinderer UT. Correction of weakness of the lower eyelid and lateral canthus. Personal techniques. Clin Plast Surg 1993; 20(2):331–349
The author described the approach to weakness of the lower eyelid and lateral canthus caused by a decreased tension of the orbicularis muscle and canthal ligament. He described several techniques such as blepharocanthoplasty, muscular suspension blepharoplasty, submusculoaponeurotic system rhytidectomy of the upper two thirds of the face, and a temporal fascial sling procedure indicated for major elevation of the lower eyelid and rim.

第 4 部分

鼻

第 15 章

颅骨移植物的获取

Cathy Henry, Arlen Denny

颅骨移植物是一种多功能资源，可被广泛应用于重建手术。颅骨移植物的获取方式是根据需要的骨量量身定制的。对于需要颅骨移植物结构完整的大缺陷，颅骨可以离体分离。对于中型缺损，或者在仅需要较小的颅骨移植物的情况下，颅骨可以原位分离。对于较小的缺损，颅骨移植物可以通过刮取骨外皮层薄片获得。髂嵴和颅骨是供骨最常见的来源之一，在某些手术中，这些部位也可以互换使用。当受体位于头部和颈部区域时，通常使用颅骨作为供体移植物，以使得供体和受体处于同一手术区域[1-4]。

安全取骨取决于外科医生的经验和技术。对于那些刚开始实施手术的新手医生，应特别考虑控制头皮及切骨边缘的出血，以及硬脑膜、鼻窦和大脑的解剖。以防出现并发症，最好是在有神经外科医生的机构进行这类手术。本章所描述的技术来源于 Tessier 等人的著作[5,6]。

目的

以安全有效的方式为重建手术提供供骨。

相关外科解剖

头皮是覆盖在颅骨上的动态覆盖物。该结构由 5 层组成[7]：

1. 最外层是皮肤，包含毛发和大量皮脂腺。

2.第 2 层是结缔组织层，由纤维脂肪组织组成，连接皮肤和下方的帽状腱膜。血管和神经穿过这一层。对纤维成分的附着可防止血管被切断时发生血管痉挛，因此导致大量出血。

3.第 3 层是帽状腱膜，是额肌和枕肌的插入点。外侧筋膜继续延伸成为颞筋膜。

4.第 4 层由疏松的蜂窝组织组成，连接帽状腱膜和下方的颅骨膜。其允许表层作为一个整体在下方的颅骨膜上滑动，并作为一个相对无血管的平面，可以在其间抬高头皮皮瓣。然而，有大的导静脉穿过这一层，将头皮静脉连接到板障间隙和颅内静脉窦。

5.颅骨膜是颅骨的骨膜。当采集颅骨移植物时，在骨水平将头皮抬高，或者如果在帽状腱膜下平面抬高头皮，则必须将颅骨膜抬离预定的供体位置。

脑颅由 8 块骨骼组成：额骨、筛骨、蝶骨和枕骨构成颅底，两侧有成对的颞骨和顶骨。在婴儿时期，骨骼更像软骨，它们之间有骨缝，这允许在生命的最初几年里大脑快速生长。随着儿童成长，骨骼结构会变得更加坚硬。在成人期，颅骨是一个双层结构，具有明显的内部和外部结构，以及一个形成的位于中间的板障间隙。这种结构有利于安全地获取分裂的颅骨移植物。大多数研究人员都认为，在 4 岁以下儿童中很难获得分裂的颅骨移植物，因为骨很薄，而且直到 9 岁时才会出现成熟的板障间隙。获取骨移植物的首选对象是顶骨，应避开中线矢状窦和冠状缝。

患者选择

颅骨移植一般适用于 4~55 岁的患者，一些外科医生支持对 2 月龄患儿使用分裂的颅骨移植物[5]。当考虑幼龄患者的移植物获取时，必须考虑骨间隙的厚度，以及最终形成的板障间隙的厚度。一些研究表明，对于 3 岁以下儿童，不应该尝试分裂颅骨，但这仍是有争议的[8,9]。当患儿 9 岁时，板障间隙更可靠地呈现，在此之前不应尝试原位分裂[8]。

适应证和禁忌证

适应证

考虑进行颅骨移植手术的患者应该身体健康，能够承受手术压力和潜在的失血风险。

使用颅骨移植的适应证有很多。这里将讨论 3 种主要的骨移植物获取方式。选择的骨移植物类型将取决于相关缺陷的大小。常见的适应证在表 15.1 中描述。

禁忌证

禁忌证包括使接受全身麻醉成为不合理风险的合并疾病，以及对潜在供体骨的预先辐照。

相对禁忌证

应用术前 CT 扫描评估潜在供区的适用性。对于既往接受过颅骨手术的患者，如脑部手术、脑积水分流术造成的多种并发症，或既往行颅骨重建，可能没有足够的骨资源进行骨移植。

表 15.1 骨移植类型及潜在用途

需要骨量	移植物获取方式	临床实例
小	外皮层刮取 板障间隙的松质骨[10]	牙槽骨二期植骨
中	原位分裂颅骨	悬臂骨植骨 鼻眶筛窦骨折 面中部推进后植骨 颅骨小缺损
大	离体分裂颅骨	下颌缺损 面部创伤或癌症重建 颅骨大缺损

术前计划

头部 CT 扫描被用来评估顶骨的厚度及检测异常。这对于曾经接受过颅骨手术的患者来说越来越重要。CT 扫描还可以帮助描绘受体部位的解剖结构，并确定是否需要进行原位外板分裂或离体顶骨分裂[11]（图 15.1）。

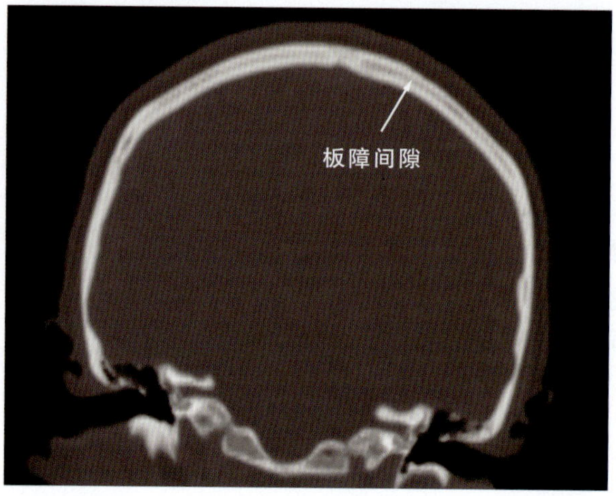

图 15.1 头部顶骨区域冠状位 CT 扫描显示板障间隙。

手术器械

获取骨移植物的典型手术器械装置如图 15.2 所示。

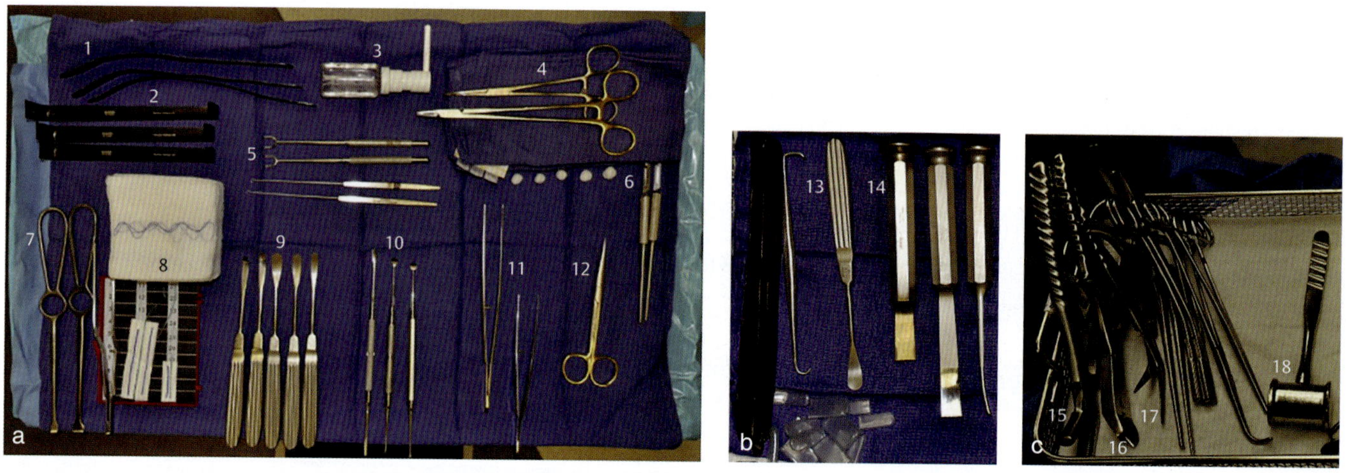

图 15.2 (a)可伸展牵开器(1);双头牵引器(2);外用凝血酶(3);长短持针器(4);皮肤抓钩(5);骨蜡(6);von Langenbeck 牵开器(7);神经垫布(8);骨膜剥离器(9);Molt 骨膜剥离器(10);手术钳(11);剪刀(12)。(b)大型骨膜剥离器(13);弯曲的和直的锋利的截骨刀(14)。(c)骨折弯器(15);切骨器(16);骨剪刀(17);短柄重锤(18)。

手术过程:技术细节

手术需要全身麻醉。由于可能出现大量出血的情况,患者应进行血型鉴定和交叉配型,以备一旦有输血需要,血液可以立即被供应。Foley 导管和动脉导管也可以帮助术中监测。首选经口气管插管;气管插管可以用一根弯曲的金属线直接固定到下颌骨。

移植物获取的步骤详见图 15.3 至图 15.26。

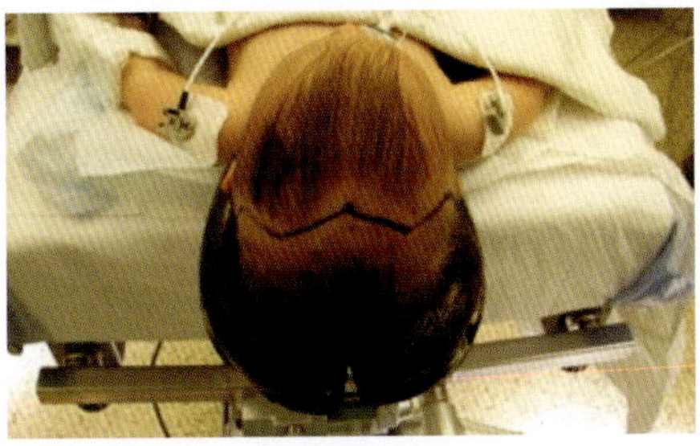

图 15.3 头皮切口取决于所需的骨量。如果需要大规格的移植物，或者需要将颅骨或上 1/3 的面部作为重建的一部分，则计划做冠状切口。从一侧耳前(用于行面部提升术的切口部位)横跨过头骨顶点，并延伸到另一侧的耳前。做直切口有加快闭合和减少失血的好处，但是有收缩的倾向，可能留下一个更明显的瘢痕，头发也会不正常地分开。

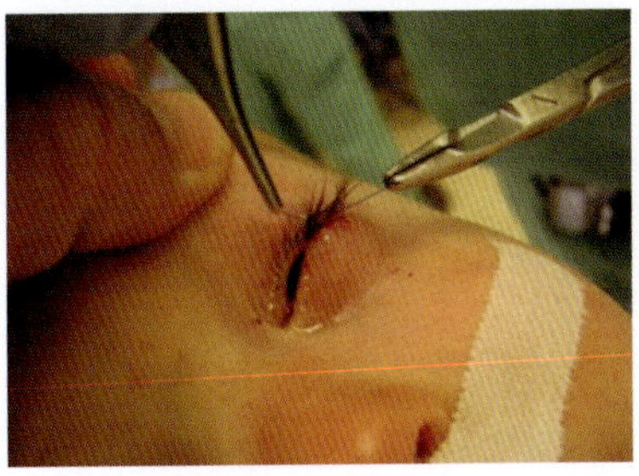

图 15.4 必须保护眼睛；该方法可能因外科医生的偏好而异。一种安全、可靠的方法是行眼睑缝合。将 Lacri-Lube 滴入两只眼睛。然后，使用 5-0 Prolene 缝合线，在角膜外侧进行眼睑缝合，缝合线连接上下眼睑的灰线。

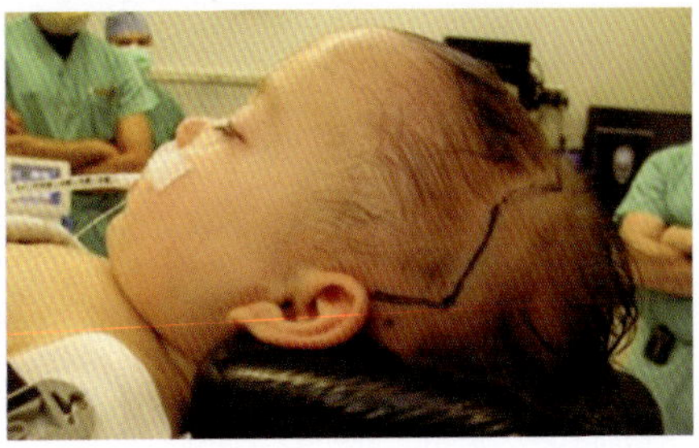

图 15.5 做正弦形或锯齿形切口可能需要更长的闭合时间，因此有失血更多的风险，但是其会形成一个不那么明显的瘢痕。如果需要的话，可将切口两侧的头发编成辫子或发髻。一些外科医生也会选择剪掉两边的头发。

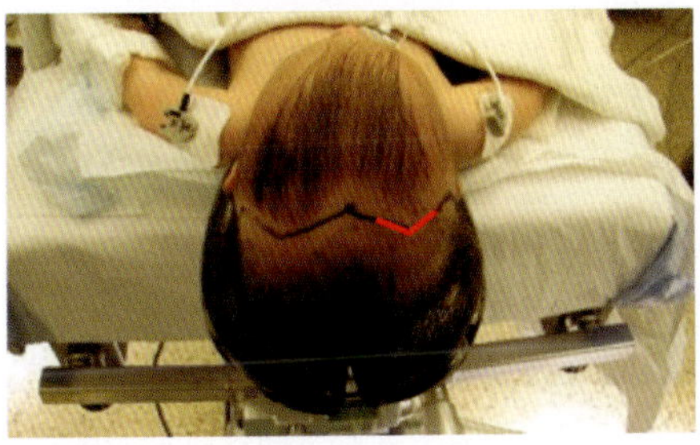

图 15.6 如果需要削骨或小的原位分裂移植物，而重建的其余部分不需要做冠状切口，则可以代替使用一个局限的切口。我们的目标是避免损伤正中线和颞肌，在计划的获取移植物区域上做切口。对于有可能进行多次手术的患者，则将切口限制在另一台手术可能产生的完整切口之内。

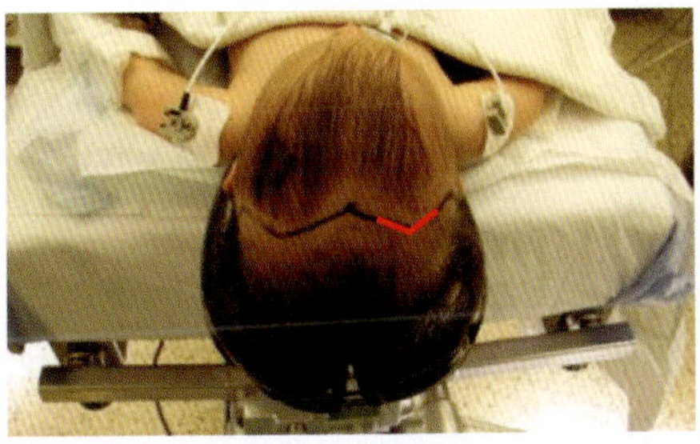

图 15.7 可采用局限的切口，但无论切口入路如何，步骤相似。通过整理两侧的毛发来准备切口部位。在计划切口的两侧进行最少量剃发。切口被含有肾上腺素的局部麻醉药浸润。在术前准备阶段，这有助于给肾上腺素的止血作用生效留出时间。然后以无菌方式对面部和头皮进行预处理和覆盖。

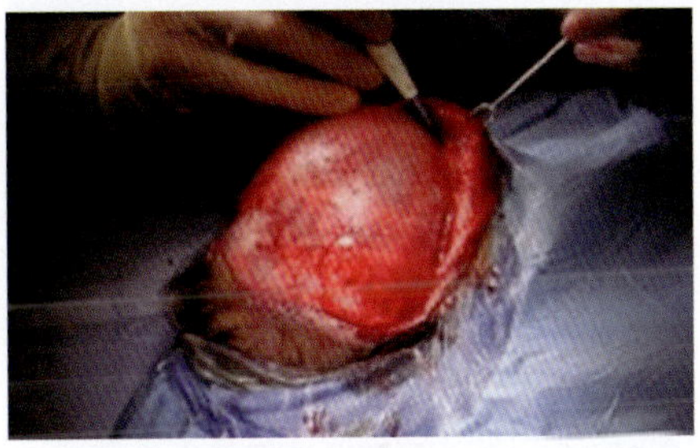

图 15.8 切开头皮和帽状腱膜。切开骨膜，然后用骨膜提升器将其抬高。用头皮夹或 Rainey 夹止血。然后用手用力抬高头皮。可使用外用凝血酶，通过对裸露的颅骨使用骨蜡和对头皮进行电灼来实现止血。

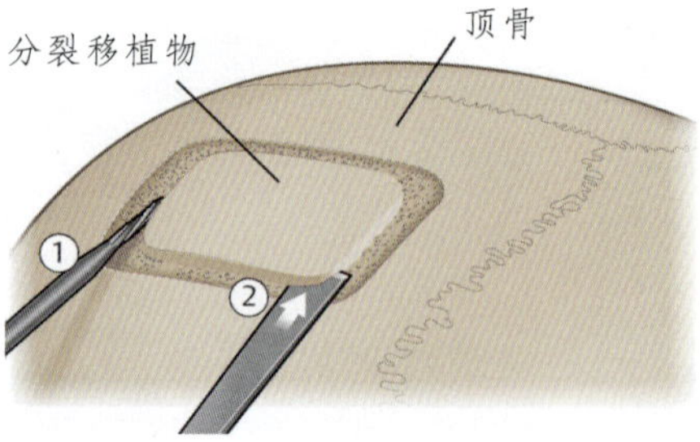

图 15.9 原位分裂颅骨移植物的获取。仔细地识别标志物，包括冠状缝和矢状缝、穿支血管、颞嵴和骨内、外侧静脉。顶骨是获取移植物的部位。可以利用相应的缺陷制作模板，以辅助设计移植物。侧切钻①被用来勾勒移植物的轮廓，并将边缘压平，这样就可以获得分裂的移植物。该进入部位允许截骨器②位于与骨表面平行的平面上。

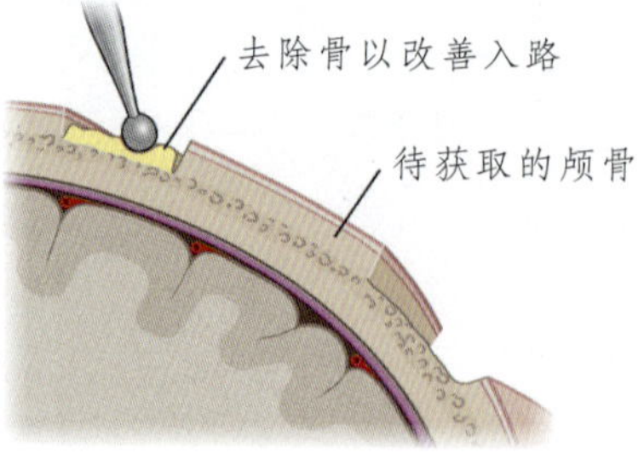

图 15.10 可使用圆形或椭圆形的钻头进入板障间隙，并将边缘压平，以允许入路来劈开颅骨移植物。

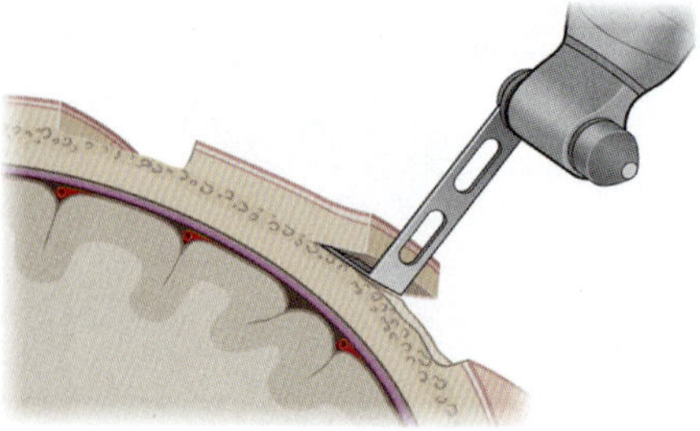

图 15.11 如图所示，使用 L 形摆动锯穿过板障来获取外板。

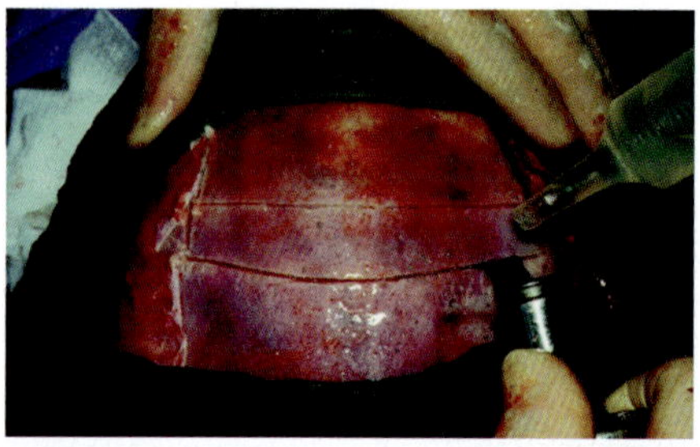

图 15.12 使用 L 形摆动锯的术中照片。

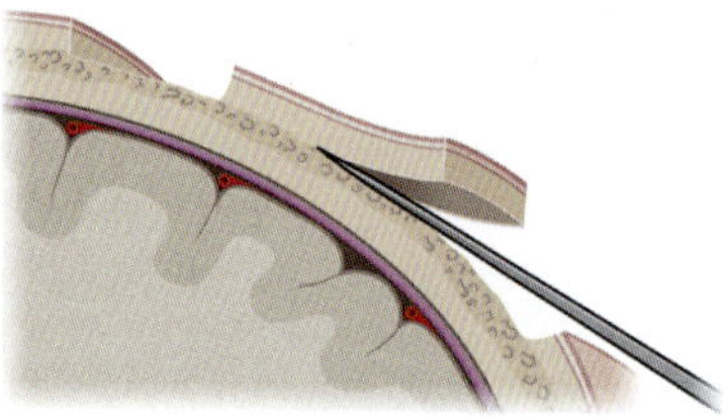

图 15.13 用截骨器原位取骨。

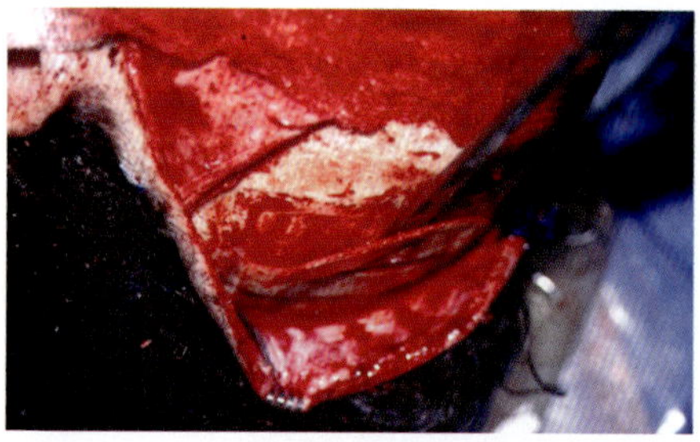

图 15.14 原位分裂颅骨移植物来自顶骨。

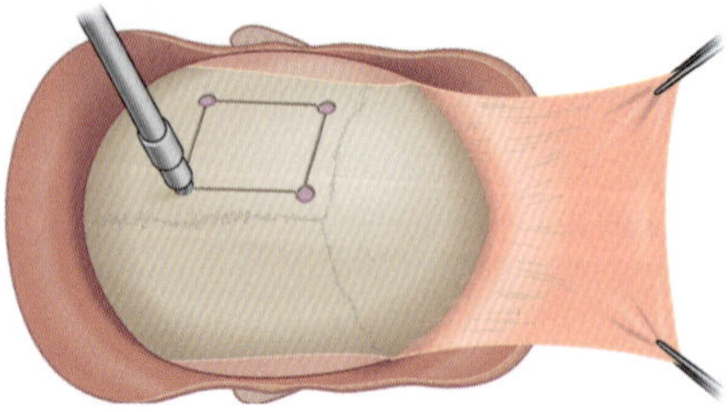

图 15.15 获取待分裂头骨。最好与神经外科医生联合进行顶骨瓣切除。使用手持式或电动支架在颅骨上穿孔。如果这一步在低速和低热能产生的情况下完成，形成的骨碎片也可以用作移植物。使用 Penfield 剥离器完成硬脑膜剥离。

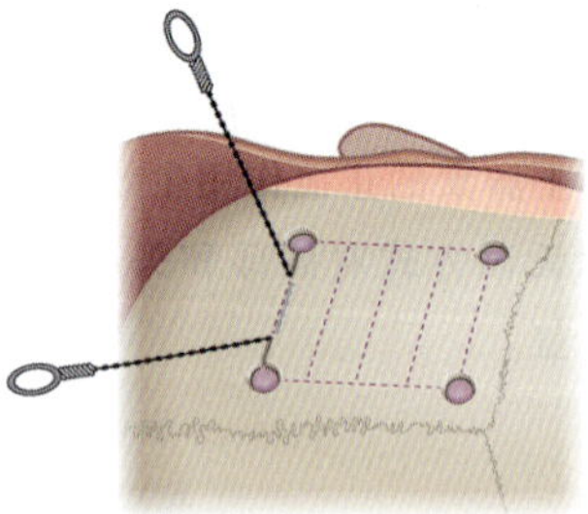

图 15.16 使用吉利锯连接穿孔，以完成颅骨切开术。

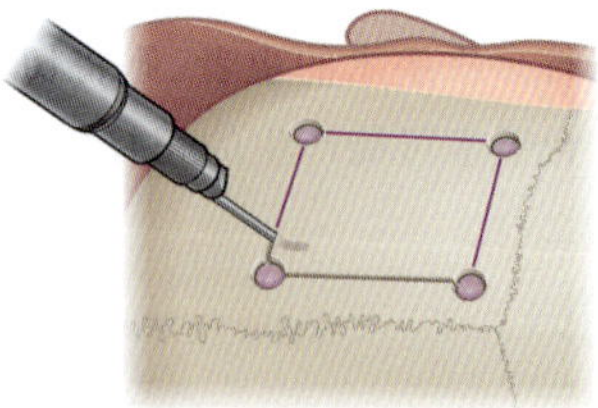

图 15.17 使用开颅器完成颅骨切开术。

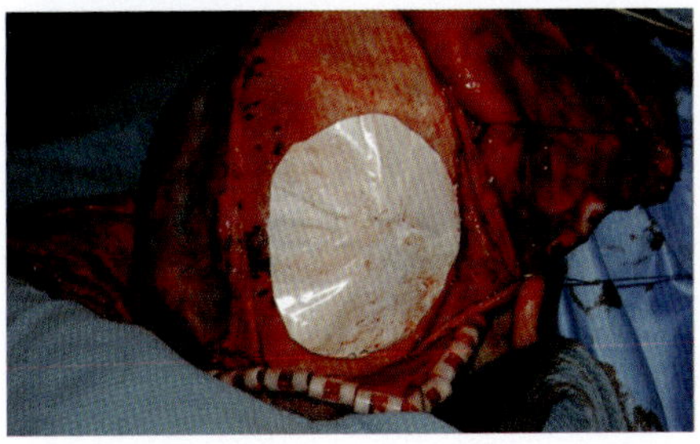

图 15.18 术中照片显示了用于在供区顶骨上勾勒受区部位形状的缺损模板。手术获取了全层移植物。

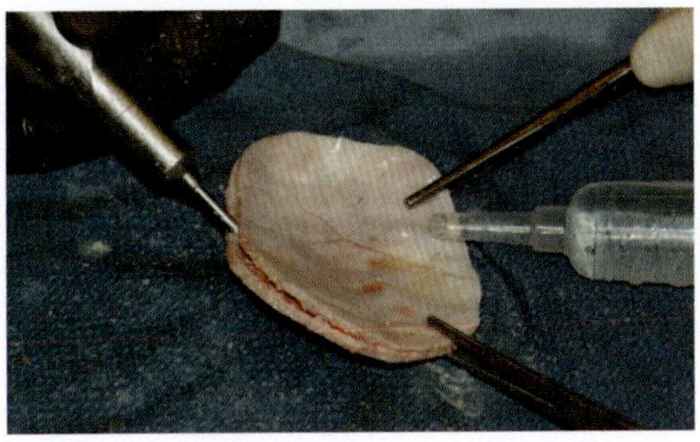

图 15.19 骨被分裂开，在这种情况下可使用一把往复锯。不断地冲洗，以防止骨骼过热。

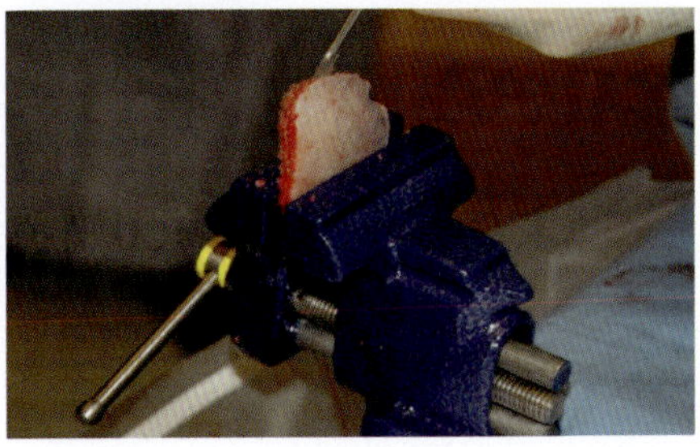

图 15.20 使用无菌钳固定全层移植物，使分裂过程更容易。

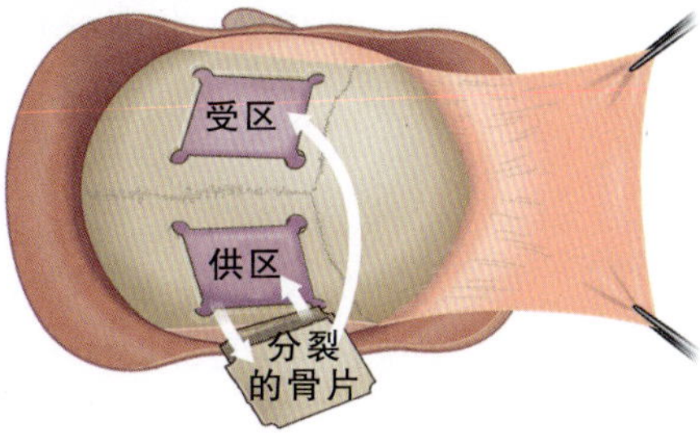

图 15.21 分裂的骨片一半被用来覆盖缺损，另一半被用来填充供区缺损。

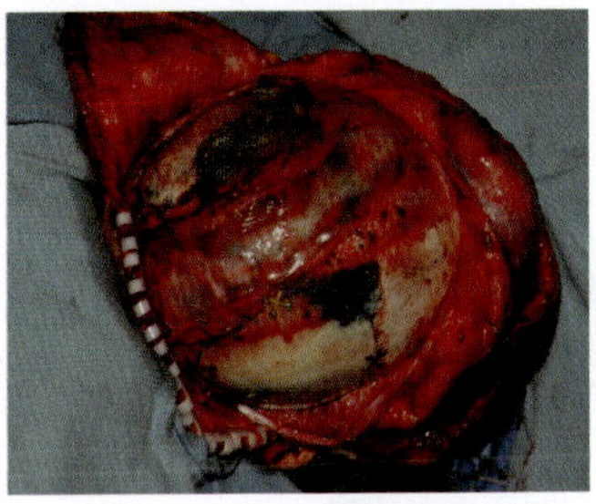

图 15.22 最后一次重建的术中照片，其中一块分裂的移植物被用于重建缺损，另一块被用于重建供区。

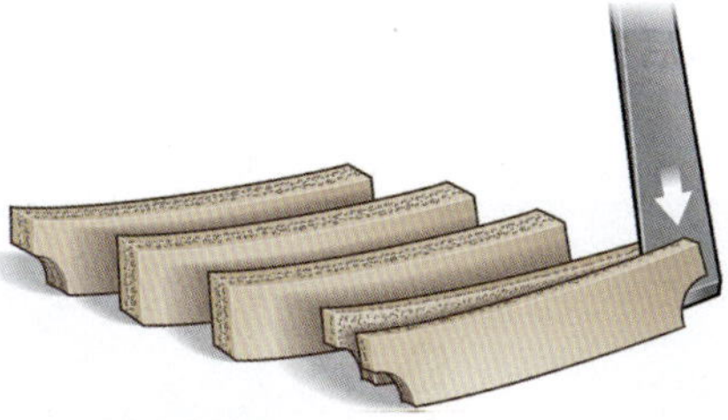

图 15.23 将全层移植物切成条状，也可使分裂过程更容易。使用薄的骨凿穿过板障间隙，以将这些骨条分裂开来。

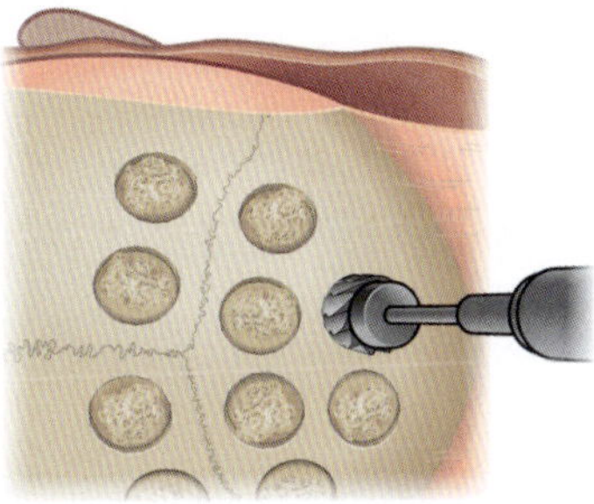

图 15.24 颅骨薄片的获取。外板骨薄片可以用大口径或电动穿孔器获取。

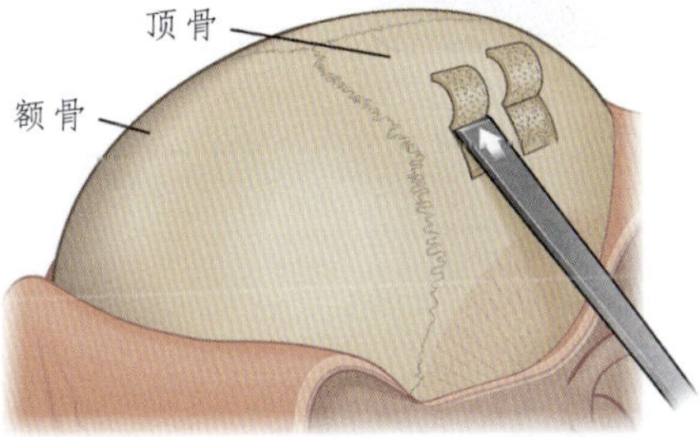

图 15.25 颅骨薄片的获取。外板骨薄片也可以用骨凿获取。

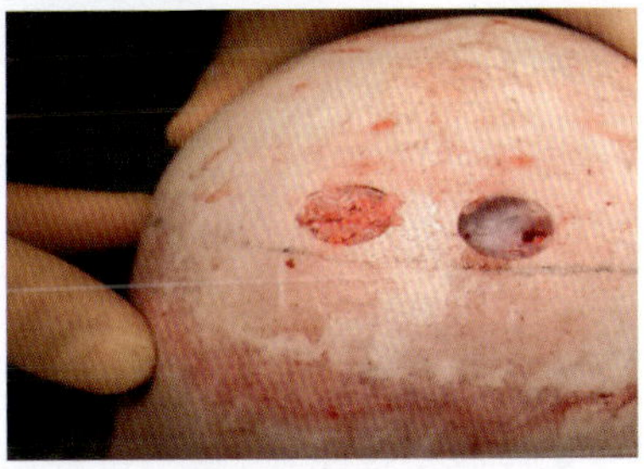

图 15.26 孔内填充植骨片(左侧)。右侧的钻孔里还有骨蜡。一旦形成钻孔，骨蜡就被用来控制出血。

手术技巧

- 在头皮切开和缝合过程中会发生大量出血。可以通过小心使用双极电刀、Rainey 夹或头皮夹来实现止血。必须避免损伤毛囊，以减少瘢痕性脱发的风险。
- 正确使用仪器至关重要。锋利的骨膜剥离器有助于抬高头皮，并减少出血。
- 切除外皮层可发现静脉湖的存在。重新定位采集部位，用骨蜡控制出血。
- 板障间隙的存在是对内板位置的警告。如果在术中看到的大多是松质骨，那么获取移植物的部位就太深了。

术后护理

患者在术后可能需要 ICU 监护,这取决于失血量和麻醉时间的长短。气管插管可能第二天就会被拆除。

临床病例

原位分裂颅骨移植物

该患者出生时患有 Binder 综合征,也被称为上颌鼻发育异常,导致其面中部发育不良,鼻部发育不全(图 15.27)。当患者 17 岁时,她接受了多期原位分裂颅骨植骨。一期手术主要是补充鼻底部的上颌骨,并放置一个悬臂骨移植物。随着患者成长,其鼻部相对于面部过短,于是二期手术获取并放置另一个悬臂骨移植物。获取移植物后的缺陷相当小。

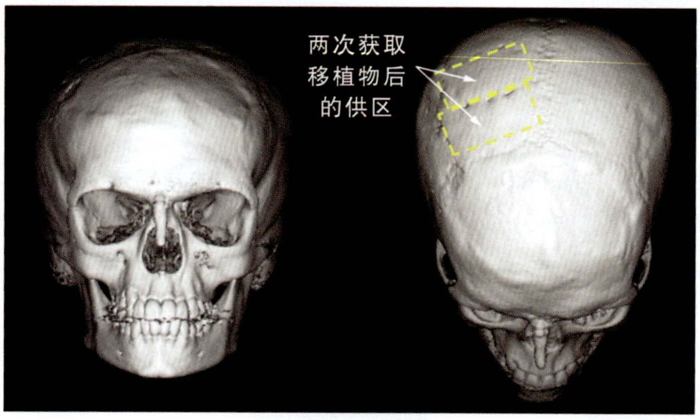

图 15.27 头部三维重建显示悬臂骨移植物和先前获取骨移植物后的最小残留缺损。

并发症

潜在的并发症和处理方法如下[5,12–14]。

- 骨或头皮出血:整个过程中必须保持止血。
- 硬脑膜损伤并发出血或脑脊液漏:任何一种获取移植骨的方法都可能发生这种情况;最好在供区可视化良好,骨钻、骨凿和其他器械运动控制良好的条件下手术,以避免该情况发生。外科医生必须把双手放在平台上,以避免震颤。如果发生损伤,必须取出足够的内板,以便直接缝合或修补受损硬脑膜。在此情况下,一定要咨询神经外科医生[15,16]。
- 脑损伤:虽然这是颅骨移植术后最令人担忧的并发症,但其非常罕见,而且通过谨慎的技术和应用适当的器械可以避免。曾有术后短暂性神经功能缺损被报道[16]。
- 感觉异常:感觉异常通常是暂时的,但其更常见于冠状切口太靠前的情况。
- 头皮下血肿:止血是预防血肿的重要方法。放置引流管也可能有助于防止这种情况。
- 供体部位轮廓不规则:虽然不规则轮廓往往很小,但通过在双皮质和独皮质骨连接处磨平骨性阶梯,可使其进一步缩小,并被患者的头发很好地掩盖。
- 感染:无菌技术和在围术期适当使用抗生素可将感染风险降到最低。
- 疼痛程度通常很小。
- 颅骨厚度减小:这不属于并发症,更像是手术的预期效果,但其临床效果并不完全清楚。对尸体的研究证实了供区薄弱，但当涉及职业或娱乐活动时，没有任何关于采取特殊预防措施的正式建议[7,18]。

■ 感染：预防是最好的策略，必须使用标准的无菌技术和供区的专用仪器（避免受体部位被污染，如鼻和口）。围术期应使用抗生素。如果发生感染，应启动对疑似菌群（如口腔和皮肤菌群）进行广谱覆盖的典型策略，并在微生物培养成功后开始进行靶向治疗。

结论

颅骨是一个供骨移植物的主要来源。其优势包括：与缺损在同一手术区域内，供体疼痛和残余缺陷最小化。

手术要点

- 骨凿必须磨得非常锋利才能正确地劈开颅骨。使用后，骨凿会变得迟钝，因此每次手术可能需要一个以上的骨凿。
- 移植物边缘距冠状缝至少 1cm，距矢状缝至少 1.5cm。
- 当外科医生在外层手术台上钻孔时，应能看到板障间隙，以确保操作已达到适当的深度。
- 尽可能选择非优势侧作为供体部位。

（徐海淞 言颖洁 译）

参考文献

1. Posnick JC, Gray JA. Is it safe to re-harvest the anterior iliac crest to manage Le Fort I interpositional defects in young adults with a repaired cleft? J Oral Maxillofac Surg 2015;73(12 Suppl):S32–S39
2. Sadove AM, Nelson CL, Eppley BL, Nguyen B. An evaluation of calvarial and iliac donor sites in alveolar cleft grafting. Cleft Palate J 1990;27(3):225–228; discussion 229
3. Sharma S, Schneider LF, Barr J, et al. Comparison of minimally invasive versus conventional open harvesting techniques for iliac bone graft in secondary alveolar cleft patients. Plast Reconstr Surg 2011;128(2):485–491
4. Zins JE, Langevin CJ, Nasir S. Controversies in skull reconstruction. J Craniofac Surg 2010;21(6):1755–1760
5. Tessier P, Kawamoto H, Posnick J, Raulo Y, Tulasne JF, Wolfe SA. Taking calvarial grafts, either split in situ or splitting of the parietal bone flap ex vivo—tools and techniques: V. A 9650-case experience in craniofacial and maxillofacial surgery. Plast Reconstr Surg 2005;116(5 Suppl):54S–71S
The authors reported on techniques of cranial bone graft harvest described by Tessier and refined by his fellows. Techniques were described in detail with photographs of each step. This series of articles was part of a supplement in PRS that included various bone graft harvest techniques, analysis of use, and review of potential complications.
6. Tessier P, Kawamoto H, Posnick J, Raulo Y, Tulasne JF, Wolfe SA. Taking calvarial grafts—tools and techniques: VI. The splitting of a parietal bone "flap." Plast Reconstr Surg 2005;116(5 Suppl):74S–88S
The authors reviewed split calvarial bone graft harvest technique in detail. The discussion included preoperative planning, required tools, surgical pearls, and management of complications.
7. Ellis H, Mahadevan V. The surgical anatomy of the scalp. Surgery 2013;32(Suppl 1):e1–e5
The anatomy of the scalp was reviewed in detail. Management of bleeding during surgery while minimizing potential complications of skin death or alopecia requires knowledge of the scalp anatomy.
8. Koenig WJ, Donovan JM, Pensler JM. Cranial bone grafting in children. Plast Reconstr Surg 1995;95(1):1–4
9. Vercler CJ, Sugg KB, Buchman SR. Split cranial bone grafting in children younger than 3 years old: debunking a surgical myth. Plast Reconstr Surg 2014;133(6):822e–827e
10. Han K, Jeong W, Yeo H, et al. Long-term results of secondary alveolar bone grafting using a technique to harvest pure calvarial cancellous bone: evaluation based on plain radiography and computed tomography. J Plast Reconstr Aesthet Surg 2017;70(3):352–359
This retrospective chart review was of a patient undergoing secondary alveolar bone grafting using calvarial cancellous bone. Bone survival was evaluated using the Enemark grading system of plain radiographs. CT imaging was used to analyze the height and thickness of the alveolar bone. No significant complications were noted. The authors concluded that the calvaria is a good alternative to the iliac crest and produces similar outcomes.
11. Tellioglu AT, Yilmaz S, Baydar S, Tekdemir I, Elhan AH. Computed tomographic evaluation before cranial bone harvesting to avoid unexpected hazards during aesthetic procedures. Aesthetic Plast Surg 2001;25(3):198–201
12. Movahed R, Pinto LP, Morales-Ryan C, Allen WR, Wolford LM. Application of cranial bone grafts for reconstruction of maxillofacial deformities. Proc (Bayl Univ Med Cent) 2013;26(3):252–255

13. Sammartino G, Marenzi G, Colella G, Califano L, Grivetto F, Mortellaro C. Autogenous calvarial bone graft harvest: intraoperational complications. J Craniofac Surg 2005;16(2):312–319
14. Scheerlinck LM, Muradin MS, van der Bilt A, Meijer GJ, Koole R, Van Cann EM. Donor site complications in bone grafting: comparison of iliac crest, calvarial, and mandibular ramus bone. Int J Oral Maxillofac Implants 2013;28(1):222–227
15. Strong EB, Moulthrop T. Calvarial bone graft harvest: a new technique. Otolaryngol Head Neck Surg 2000;123(5):547–552
16. Kline RM Jr, Wolfe SA. Complications associated with the harvesting of cranial bone grafts. Plast Reconstr Surg 1995;95(1):5–13; discussion 14–20
As part of the PRS supplement on bone grafting, this separate article was devoted to complications. The authors included the incidence of complications, ways to avoid them, and management if they occur.
17. Laure B, Petraud A, Sury F, Tranquart F, Goga D. Resistance of the sheep skull after a monocortical cranial graft harvest. J Craniomaxillofac Surg 2012;40(3):261–265
18. Laure B, Tranquart F, Geais L, Goga D. Evaluation of skull strength following parietal bone graft harvest. Plast Reconstr Surg 2010;126(5):1492–1499
19. Lewis VL, Cook JQ, Bailey MH. Infection following cranial bone grafting—a need for caution. Ann Plast Surg 1990;24(3):276–278

第 16 章

鼻骨截骨术

Gaby D. Doumit, Ivo Gwanmesia, Bahar Bassiri Gharb, Frank A. Papay

鼻骨截骨术是简单控制下的鼻骨骨折。一旦截骨术完成，鼻骨可能不完全骨折、完全骨折或重新排列。1932 年，Jacques Joseph 在他的《鼻整形和鼻骨截骨术》一书中报道了许多目前鼻整形和鼻截骨手术中的概念。Jack Sheen 进一步扩展了我们的鼻骨截骨术的基本原则，强调了侧向鼻截骨术的重要性，以避免阶梯状畸形，避免发生极端不完全骨折或完全骨折，还强调了保持骨连续性的重要性，以获得自然的鼻轮廓[1]。

目的

矫正骨性不对称，摆正歪斜的鼻骨和缩窄过宽的鼻基（或鼻背）。鼻侧壁的运动程度将决定需要截骨的类型和数量。如果鼻壁需要较大的移动，则需要完全截骨[2]。相反，如果需要限制性地缩窄鼻外壁，则横向使其发生青枝骨折是合适的[2]。

相关外科解剖

鼻的解剖结构包括覆盖皮肤包膜的骨和软骨框架（图 16.1）。骨穹隆代表鼻的上 1/3；骨穹隆由两块鼻骨和上颌骨额升突组成[1]。

从上方看，成对的鼻骨在鼻根处与额骨的鼻突相连。后者是鼻根在矢状面上最深的凹陷，形成鼻额角。从侧

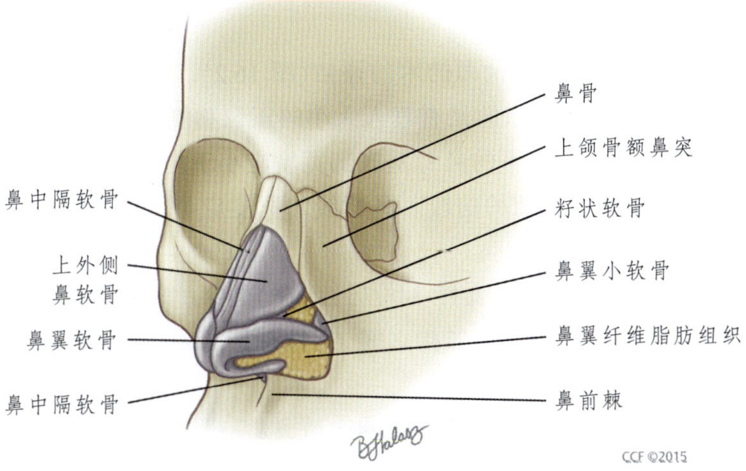

图 16.1 骨和软骨框架解剖。

面看，鼻骨与上颌骨额升突相连[3]。鼻骨一般呈椎体状。椎体的下边缘至鼻前棘的解剖结构被称为梨状孔[4]。鼻骨在鼻额缝处较宽（平均14mm），在内眦水平最窄（10mm），然后随着向尾部走行时向外侧展开[5]。鼻骨在鼻额交界处的颅内部分最厚（平均6mm），在下外侧最薄[6]。

在鼻骨的尾缘，部分鼻骨覆盖了上外侧软骨。Converse[7,8]和其他人首先提到了将该区域作为重点区域，在该区域内，鼻中隔、筛骨的垂直板和上外侧软骨附着在鼻骨的下表面[9,10]。骨和软骨之间的薄层结缔组织被认为是与软骨膜融合的骨膜。相比侧平面（4mm），重叠区域更常见于副矢状面（11mm）。在该区域内，筛骨的垂直板和鼻中隔软骨为鼻背提供支撑。在背峰切除和截骨术中，当鼻背的基础被破坏时，这种关系是重要的。

白人的鼻骨平均长度约为25mm[3]。在亚洲和非洲血统的患者中，鼻骨从侧面看往往更短、更低[13]。在鼻截骨术中，外科医生必须考虑鼻骨的长度，因为较短的鼻骨发生骨折的风险更高。此外，短鼻骨通常与较长的上外侧软骨相关，这使得中间穹隆容易塌陷。

鼻的血供来自颈外动脉的分支（面动脉）和颈内动脉的分支（眼动脉）。角动脉、唇动脉和外鼻动脉是面动脉的分支。鼻背动脉、筛前动脉和筛后动脉是眼动脉的分支。在上方，筛前和筛后动脉通过鼻外动脉或鼻背动脉供应鼻内壁及部分皮肤。在下方，唇动脉和角动脉供应鼻尖端区域。鼻外动脉通常在鼻翼沟上分支，而上唇动脉则经过鼻小柱，并作为鼻小柱动脉继续向上延伸[14,15]。静脉引流通过面静脉和角静脉完成。

患者选择

鼻骨截骨术最好是当患者13~15岁、面中部骨发育成熟时进行。对于需要鼻骨切除术的患者，其鼻穹隆较宽、偏曲或不对称。若有必要，鼻骨截骨术和鼻整形术最好在正颌手术后进行。

适应证和禁忌证

适应证

鼻骨截骨术的适应证是纠正骨不对称，矫正歪斜的鼻骨，缩小宽鼻基，缩小宽鼻背，背峰切除术后关闭鼻背，以及某些颅面综合征病例的缩窄后鼻骨再扩大和伸长。

禁忌证

截骨术的禁忌证包括狭窄的内鼻瓣（<10°）和非常短的鼻骨（小于鼻根到鼻中隔角距离的1/4）。

术前计划

在进行任何手术治疗之前，对患者的鼻部、面部和心理状态进行全面的术前评估（图16.2）。术前对患者的正位、侧位和从鼻尾部到颅骨位的图像进行分析和术前复查。最理想的是有真人大小的正位和侧位头部照片。

在正位图像上，评估鼻基底骨宽度、背线和侧壁形状。上颌骨水平的鼻骨基底部宽度应小于内眦距。鼻背线应形成一条与眶上脊至同侧鼻尖表现点连线平行的平缓而又不间断的曲线。鼻背线的宽度应与人中的宽度相对应。评估骨穹隆的形状，并记录过度弯曲或垂直。

在两侧侧面图像上，鼻面角对于确定鼻背高度非常重要。鼻面角（女性34°；男性36°）是穿过理想鼻根点的垂直线与鼻根到鼻尖连线之间的夹角。鼻根点理想的位置在睫毛和上睑皱褶之间。男性理想的侧面鼻背线是直的，而对于女性来说会稍微凹一些。

在术前评估中，患者被要求指出不满意的部位。医生会与患者讨论其关注的区域，以及患者的组织和患者的期望是否允许颅面外科医生实现期望的结果。

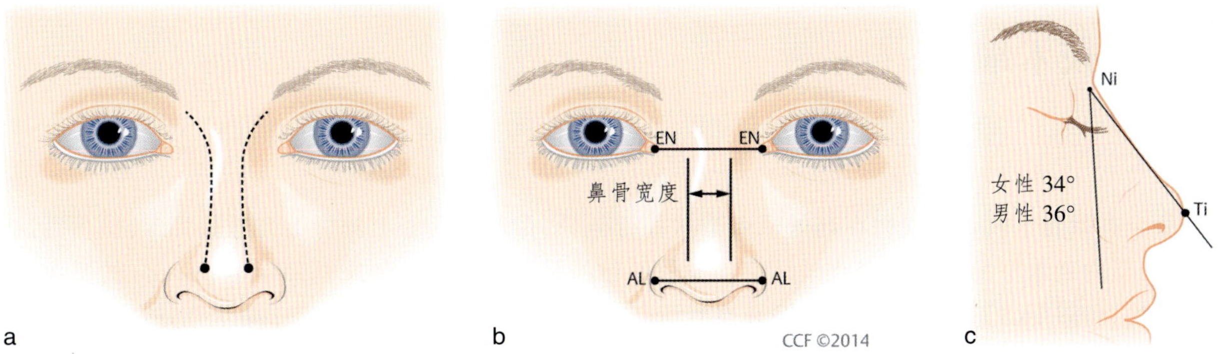

图 16.2 鼻部美学。(a)角度。(b)测量。(c)侧面观。Ni,鼻根;Ti,鼻尖表现点。NFa,鼻面角。

手术器械

鼻骨截骨术需要的典型手术器械如图 16.3 所示。

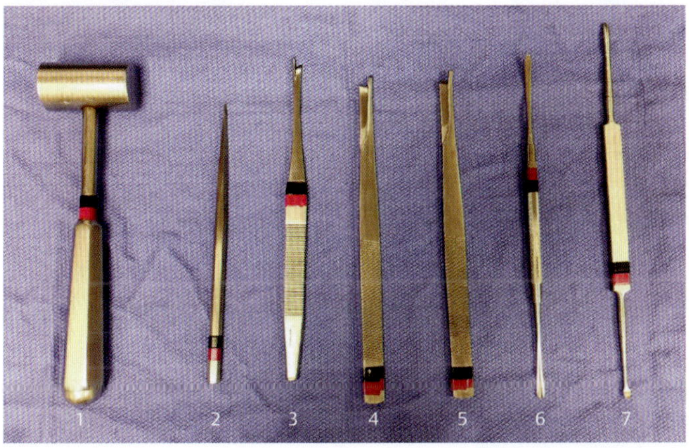

图 16.3 木槌(1);对于穿通性截骨术(横向或纵向),使用2mm无护柄的骨刀(2);对于鼻内外侧截骨术,使用 3mm 带护柄的弯曲或直型骨刀(3~5);双头骨膜剥离器(6);Cottle 骨膜剥离器(7)。

分类

截骨术一般分为鼻内或经皮截骨术,外侧或内侧截骨术。外侧截骨术可进一步分为高至低至高、低至高、低至低和双水平截骨术。外侧截骨术可采用连续法或穿孔法进行。也有人将穿孔法称为显微截骨术(图 16.4)。

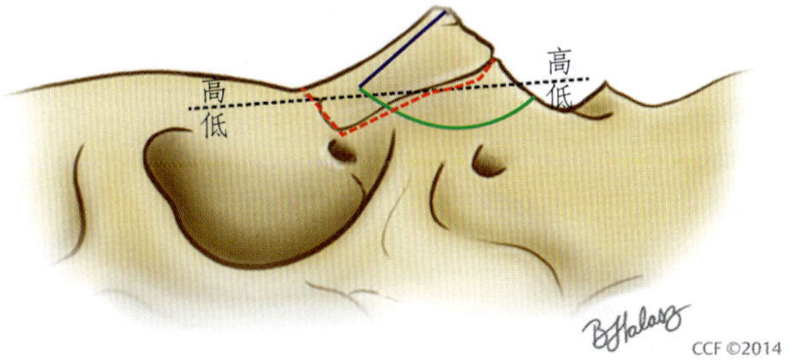

图 16.4 鼻截骨分类:内斜位(蓝线);低至高(绿线);高至低至高(红线)。

手术过程:技术细节

外侧截骨术

高至低至高截骨术转化成最初在高处沿着梨状孔行截骨,在低处沿着上颌骨上升行截骨术,然后再次在高处行截骨术,至内眦水平的鼻骨缝合线处结束。截骨的目的是在梨状孔外侧壁基部保留3~4mm的三角形骨嵴[图16.4(红线)和图16.5]。这种方法可以防止鼻骨骨折时气道狭窄。此截骨术适用于梨状孔处鼻底宽度最小的患者。必须注意的是,外侧截骨术是沿着上颌骨的上升过程进行的,而不是沿着鼻上颌缝。沿着鼻上颌缝进行外侧截骨术会导致明显的阶梯状畸形和不良的美容结果。外侧截骨术的步骤见图16.5至图16.9。

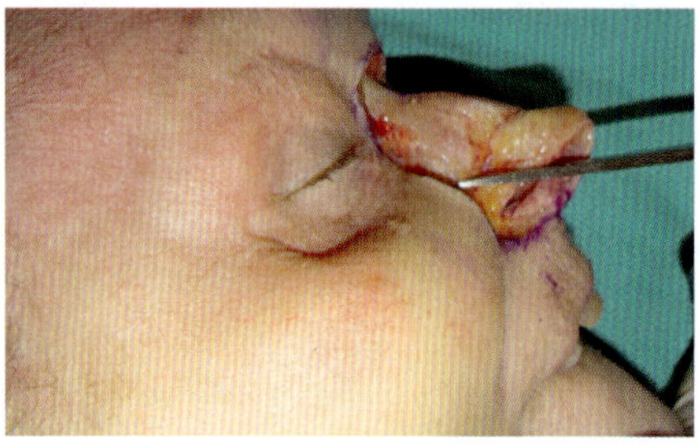

图 16.5 高至低至高截骨术。在下鼻甲的前外侧附着处保留3~4mm的骨三角形。

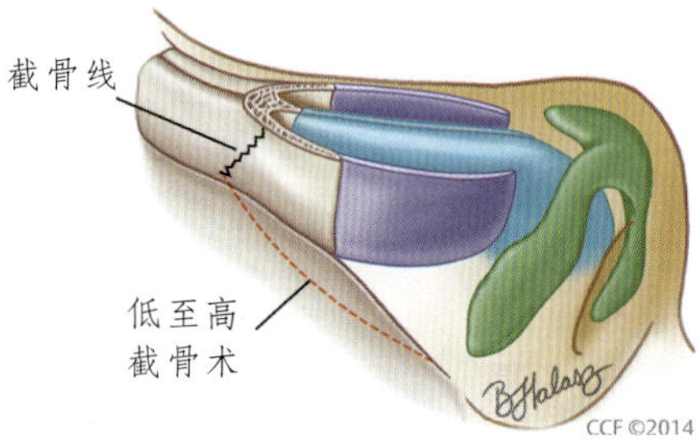

图 16.6 高至低至高截骨术。

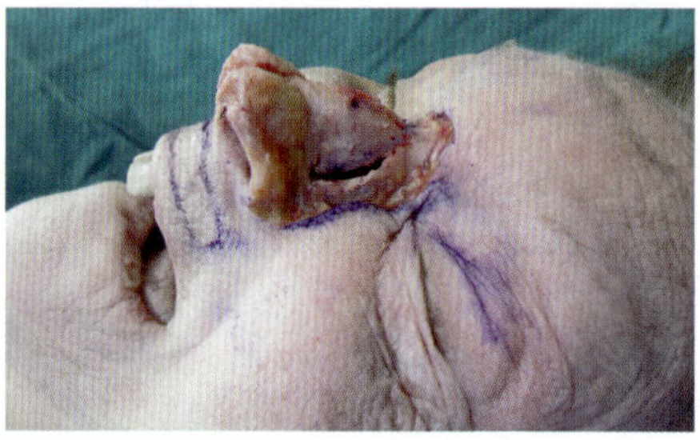

图 16.7 低至高截骨术将弯曲的骨刀置于低处的梨状孔处,然后驱动骨刀穿过上颌骨额突,行至高处,结束于内眦水平处的鼻骨缝。对于低至高的外侧截骨术,驱动弯曲的骨刀直接穿过上颌骨额突,在高处结束于内眦水平处的鼻骨缝。

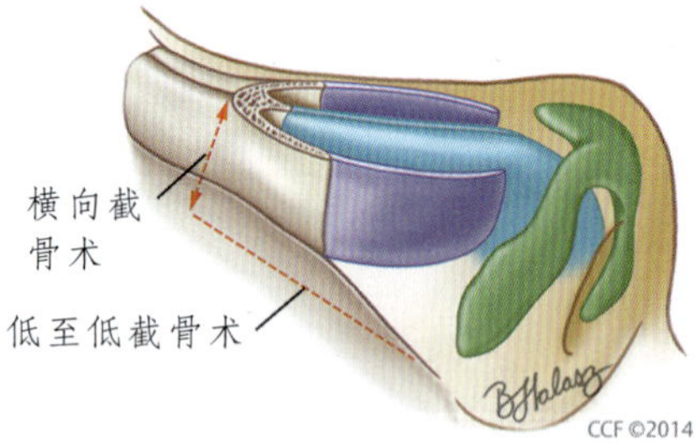

图 16.8 当需要较大程度的骨顶活动以纠正过宽的鼻基底或纠正较大的开顶畸形时,可采用低至低的截骨术。驱动直型骨刀穿过上颌骨额突的基底,行至内眦内侧的一个点。横向截骨术从内眦上方沿鼻骨向上横向进行。

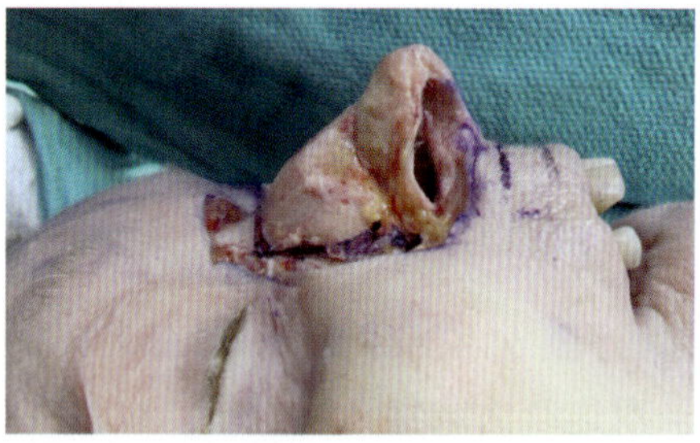

图 16.9 将直型骨刀置于低处的梨状孔上;然后沿着上颌骨额突的底部向上方推动骨刀,行至内眦的内侧。对于非常宽的鼻骨,特别是那些上部较宽的鼻骨,中间或双节段截骨可能是有益的。中间截骨总是首先进行。

手术技巧

- 外侧鼻骨截骨术沿着上颌骨的上升过程进行，以避免伴有骨折的阶梯状畸形。
- 在鼻内外侧截骨术中，用一个小的带护柄的骨刀(3mm)可靠地切割骨，对软组织造成的创伤最小。
- 对于经皮截骨术，推荐使用无护柄的小骨刀(2mm)。

连续截骨术

在截骨部位注射 1mL 局部麻醉药。使用一个小的鼻内镜横跨梨状孔，在下鼻甲头前方、下方和外侧的黏膜上做一个小的横向切口(宽 3mm)。切口从梨状孔延伸至鼻骨尾缘水平。通过切口插入一个小的骨膜剥离器，将骨膜小心地抬高到鼻骨之上，以避免撕裂。这保留了一个与骨膜相连的口袋，以稳定截骨术后的鼻骨。然后将一个稍微弯曲或直型的带护柄的骨刀(2mm 或 3mm)插入，其护柄留在外部，以便于触诊。用优势手握骨刀，另一只手用于触诊。将骨刀置于梨状孔基部以上 3~4mm 的骨面(高梨状孔截骨术)或低处的梨状孔上(低梨状孔截骨术)。一种温和的双次轻叩技巧被用于推进骨刀，最初是向后侧和头侧方向倾斜。然后调整外侧截骨术，以继续到内眦内侧或之前横向截骨基部的一点。如果进行低至高截骨术，弯曲的骨刀应止于高处的鼻骨缝处。然后取出骨刀，用手指压在鼻骨上形成青枝骨折，以达到所需的倾斜。施行低至低截骨术，驱动直型骨刀沿额突基部向上行至内眦内侧，或在横向截骨基部结束(稍后讨论)。然后，将骨刀抵着上颌骨旋转 90°，迫使鼻骨向内。

手术技巧

- 小型带护柄的骨刀(3mm)是切割鼻锥骨的可靠工具，因为它的厚度小于 2.5mm，在鼻内外侧截骨时术中对软组织的创伤最小[16]。
- 狭窄截骨术可减少鼻支撑的丧失和术后水肿[17]。
- 高至低截骨术造成的鼻气道狭窄程度最小[18]。

内侧截骨术

内侧截骨术有助于确保骨折线符合外科医生的要求。它们对于那些鼻背特别宽、鼻骨很厚的患者也很有用。最好通过开放入路来实现。这些截骨术从上外侧鼻根和鼻骨的交界处开始。最好使用 3mm 或更小的骨刀。从中线到内眦，骨刀以 15°的倾斜角温和地退出，确保骨切面不会进入额骨，可避免发生摇臂畸形[19]。在截骨术中，用手指在鼻背上触诊检查，确定骨刀的位置。内侧截骨术与外侧截骨术和青枝骨折联合使用时，可以确保鼻背的平滑轮廓(图 16.10)。

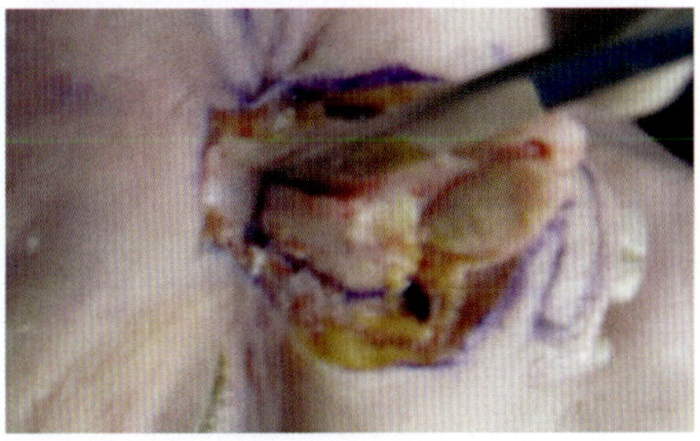

图 16.10 内侧截骨术。骨刀以 15°的倾斜角从中线被推到额骨的水平。最好使用 3mm 或更小的骨刀。从中线到内眦，骨刀以 15°的倾斜角温和地退出，确保骨切面不会进入额骨，避免发生摇臂畸形[19]。在截骨术中，用手指在鼻背上触诊检查，确定骨刀的位置。

手术技巧

- 如果鼻骨较厚,外侧截骨术后很难造成鼻骨骨折,应谨慎行内侧或内侧斜面截骨术。
- 以15°倾斜角驱动小骨刀沿着鼻中隔向上,从中线行至额骨鼻突水平。
- 0°内侧截骨术切开较厚的鼻骨,可导致88%的患者出现伴摇臂畸形的骨不规则[19]。
- 以15°倾斜角进行的内侧截骨术将使鼻穹隆变窄而不产生轮廓畸形,因为它遵循由骨厚度过渡形成的自然裂面[19]。
- 行内侧截骨术首选薄、小、锋利的骨刀。

内侧斜面/横向截骨术

内侧斜面截骨术是为了缩小宽阔的骨背,通常与低至低截骨术联合进行(图16.11和图16.12)。

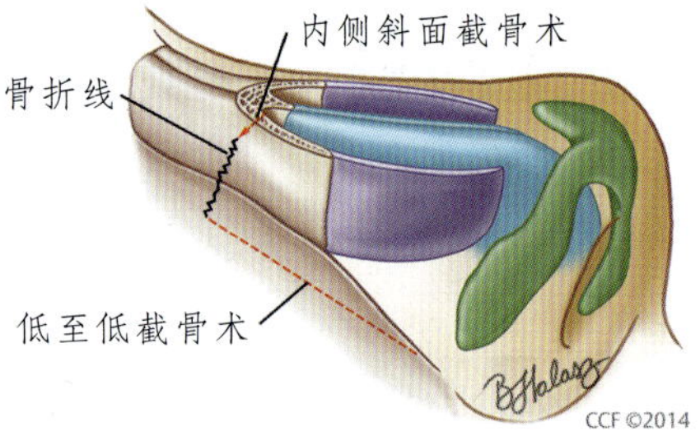

图16.11 内侧斜面截骨术。将一个小骨刀置于开放顶板的上端,并部分朝着内眦向外侧推动。将2mm或3mm的直型骨刀置于开放顶板的头端,并部分朝着内眦方向向外侧推动。

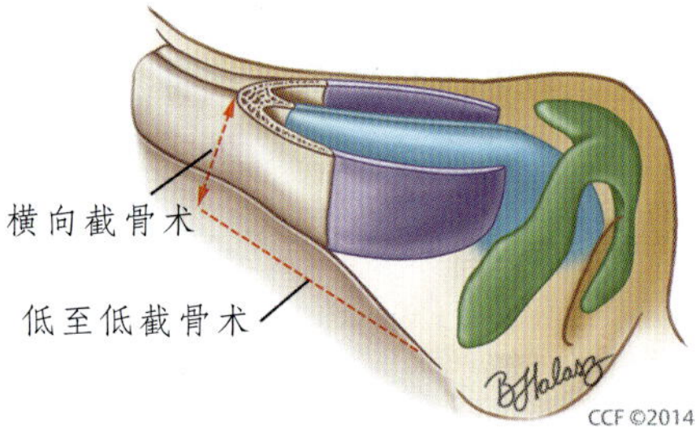

图16.12 然后使用一个小骨刀使外侧壁完全骨折,横向至内眦上方。使用手指压迫鼻骨剩余部分形成青枝骨折,以达到所需的倾斜度。如果鼻骨需要进行大范围的活动,或在鼻骨较厚的情况下,可使用2mm的骨刀使外侧壁完全骨折,横向至内眦正上方。

手术技巧

- 对于内侧斜面截骨术,最好用小骨刀在距中线15°~30°处实施(至额骨鼻突水平)。
- 缩小鼻背宽度的最佳方法是将骨刀放置在开顶顶尖的外侧,而不是放置在开顶顶尖的内侧,因为外侧鼻骨会滑入鼻背盖下[20]。
- 单纯为了减小鼻背侧宽度,外侧截骨术并不是必需的[20]。

外鼻偏斜截骨术

鼻骨中度至重度偏曲,不仅鼻型不对称,外侧鼻骨大小也不对称。标准的对称外侧截骨术通常不足以使鼻骨与内侧平面完美对齐(图16.13至图16.15)。

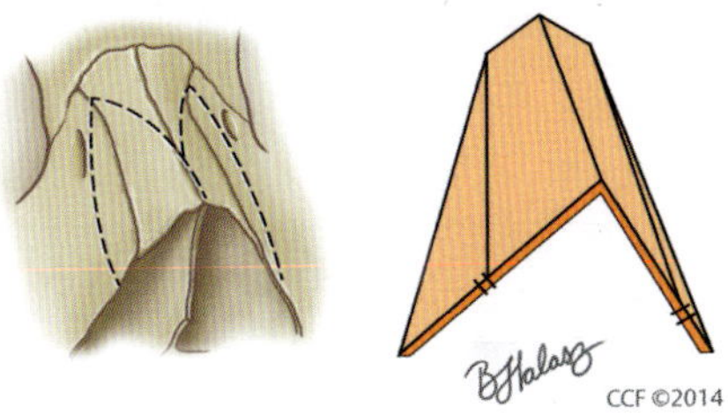

图 16.13 鼻锥体的中度不对称可通过在较长的鼻壁内侧实行外侧截骨术来纠正，因为偏侧对面的鼻外侧壁通常较大。因此，如果这些不对称是中度的，在较长的鼻骨侧中段行外侧截骨术通常就足够了。

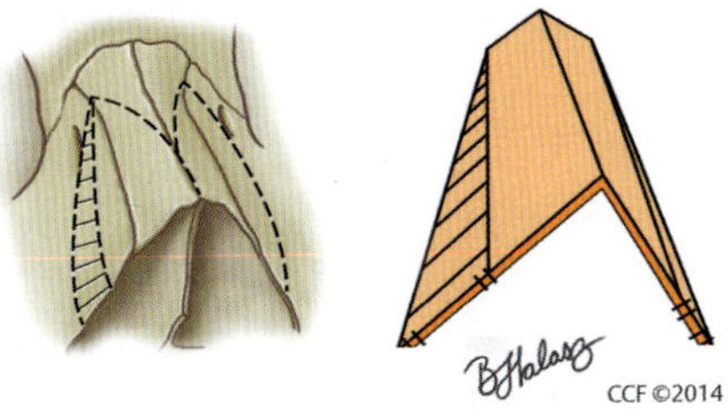

图 16.14 鼻骨的严重不对称可以通过切除偏侧对侧的鼻中隔基底段和上颌骨骨楔的前突来矫正。

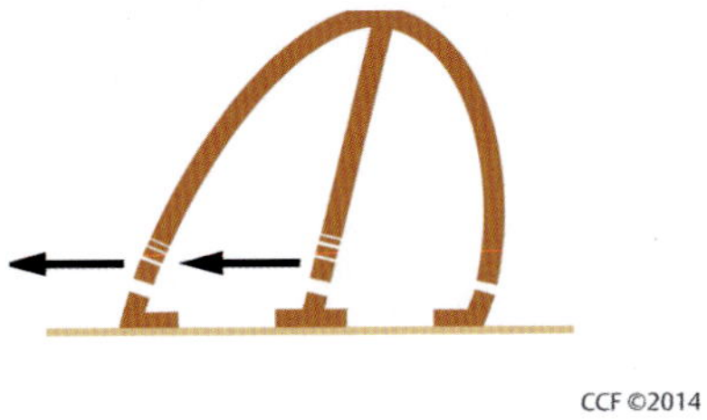

图 16.15 如果这些不对称严重，则计划在较长的鼻骨上进行鼻骨楔形切除，将其基底倒置在尾骨上。

在截骨部位注射 0.5mL 局部麻醉药。通过梨状孔黏膜上的一个小切口，在鼻骨楔的两侧制造骨膜下隧道。在靠近鼻骨处进行第一次截骨术。第二次截骨术在第一次截骨术稍后方进行，但两次截骨术在内眦水平汇合。

被切除的三角形楔骨被完全移除。通常，必须从鼻中隔底部取出软骨和骨骼，以使鼻锥体得到足够的复位。

手术技巧

- 矫正外侧鼻骨大小不对称需要楔形切除上颌骨额突。在进行后路截骨术之前进行额突前路截骨术是非常重要的，因为这样可以使骨骼更稳定。
- 在切除鼻中隔基底段前，必须对鼻中隔黏膜软骨膜进行完整的解剖。
- 单侧冠状骨融合患者的鼻成角，需要行整块鼻截骨术(外侧鼻骨截骨术和横跨鼻根的横向截骨术)。

鼻骨异常弯曲

一次或多次中间截骨术是必要的，以重建严重的凹形或凸形鼻侧壁。中间截骨术在完成外侧或内侧截骨术之前进行(图 16.16 和图 16.17)。

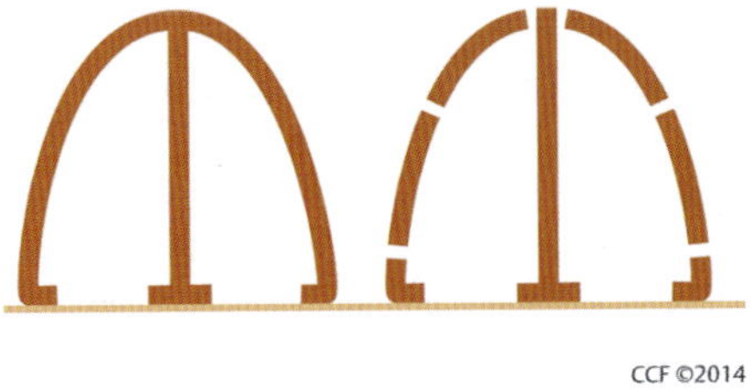

图 16.16 凹形或凸形鼻侧壁可通过额外的中间截骨术矫正。

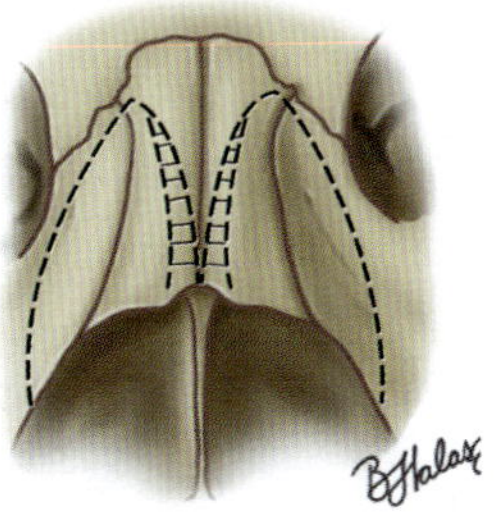

图 16.17 宽的梯形鼻穹隆可通过内侧鼻骨楔形切除术来矫正。

双水平截骨术包括沿鼻骨下缘的截骨术，与低至低截骨术平行进行或相结合。其目的是减少侧壁的凸度。位于高水平的截骨术必须先进行。

手术技巧

- 有限的骨膜下剥离可以防止鼻骨塌陷。
- 行中间截骨术首选薄、小、尖的骨刀。
- 在完成外侧或内侧截骨术之前进行中间截骨术。

额鼻截骨术延长鼻骨

额鼻截骨术可被用于先天性病例(如 Binder 综合征)或外伤后缩短的鼻。通过头皮冠状切口结合颊沟切口进入额鼻交界处。使用往复锯进行额鼻分离，与 LeFort Ⅲ型截骨术操作完全相同(参见第 20 章)。然后在梨状孔的下方和后方进行截骨术，注意不要破坏筛板或撕裂硬脑膜。为了达到足够的延长效果，鼻黏膜需要被切断。在额鼻区使用微型钢板固定，并使用间置植骨。

术后护理

- 由于鼻骨并未在术中实现固定，其稳定性依赖于术后夹板，因此，全面、充分的术后护理对于获得理想的术后结果至关重要。
- 鼻外固定使用玛蒂树胶(Eloquest; Ferndale, MI)、免缝胶带和一个热塑性夹板(例如，Aquaplast)。可以使用替代材料，如丹佛鼻夹板(Shippert Medical, Centennial, CO)、熟石膏或金属夹板。
- 鼻夹板放置大约 1 周，直到骨折稳定和愈合。1 周后可以取下夹板。通常不需要再加敷料。骨愈合大约需要 6 周的时间。
- 术后第一天去除所有的鼻腔填塞物。鼻内夹板最早在 7 天后拆除。
- 鼻内夹板，如多伊尔夹板(Boston Medical, Boston, MA)，在鼻中隔成形术后使用 5~7 天。夹板用 3-0 永久缝合线横穿鼻中隔固定。这可以通过填塞作用而减少术后出血；还可以减少粘连或血肿，并修复鼻内切口边缘区域。

临床病例

这例 18 岁的患者接受鼻整形术矫正鼻背峰。该手术需要对鼻骨进行低至低截骨术，以防止背峰矫正后的开顶畸形(图 16.18)。

并发症

鼻锥体截骨术后可能出现的并发症包括：

- 过于靠近内侧进行外侧截骨术会导致阶梯状畸形。
- 未充分进行的截骨术会导致鼻骨回弹到原来的位置。
- 在头侧截骨过远的内侧截骨术会导致晃动现象。
- 过于靠近外侧和上方进行的外侧截骨术可造成泪骨骨折并损害泪器。

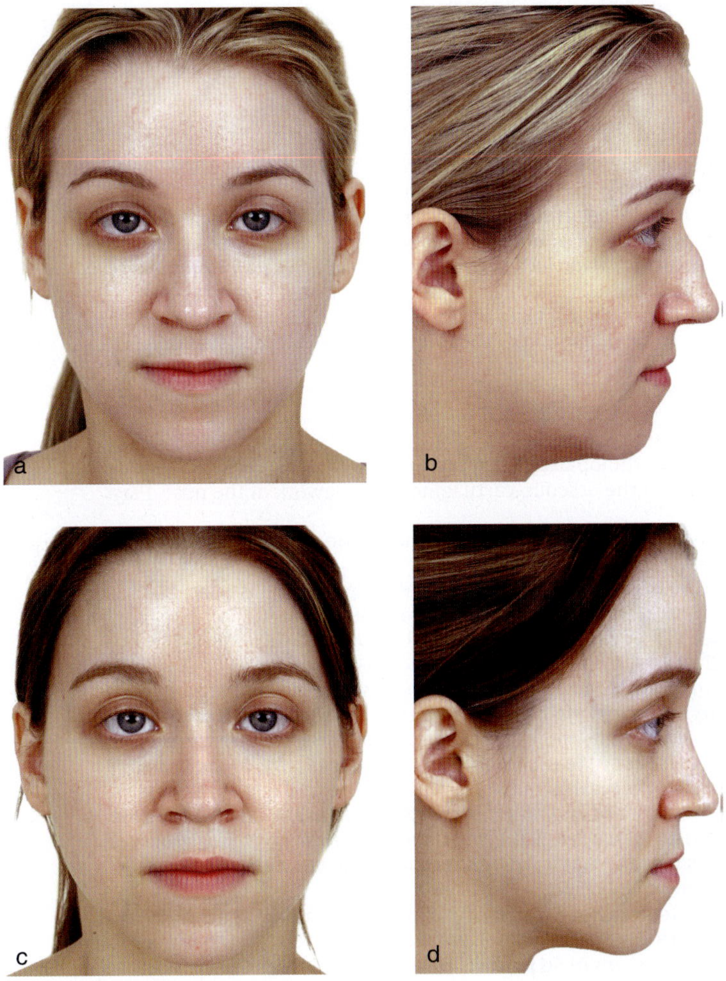

图 16.18 (a,b)鼻背隆起患者术前正侧位图。(c,d)额侧视图，术后对患者进行背峰复位和低至低鼻骨截骨术,以防止开顶鼻背畸形。

结论

鼻骨截骨术为外科医生提供了一种方法,以为寻求鼻整形术的患者实现良好的美学和功能效果。

手术要点

- 截骨术是根据患者的解剖结构来计划的。截骨术必须以适应个体的骨穹隆畸形为目的进行。
- 必要时,先行内侧截骨术,而后行外侧截骨术。外侧壁的稳定性是取得良好疗效的关键。
- 内侧截骨术有助于控制鼻骨骨折。
- 鼻骨的内侧活动可通过以下两种方式之一实现:
  - 进行低至高截骨术,然后以手指压迫(横断性青枝骨折),制造足以纠正轻度或中度宽鼻骨的有限鼻骨活动。
  - 进行低至低截骨术,结合横向或内侧斜面截骨术,制造足以矫正宽鼻骨的完全鼻骨活动。
- 高至低至高截骨术在梨状孔的底部留下一个小的楔形骨。这可以防止下鼻甲的中间化和鼻气道狭窄。
- 鼻背不对称,常伴有鼻中隔偏曲。应考虑进行鼻中隔成形术,以矫正鼻背歪斜,并使鼻骨对称地向内侧移动。
- 对于背高正常的宽鼻,可通过多次截骨术向内侧移动鼻骨。

(徐海淞 言颖洁 译)

参考文献

1. Sheen JH. Aesthetic Rhinoplasty. St Louis, MO: CV Mosby; 1987
2. Rollin KD. Mastering Rhinoplasty. 2nd ed. Berlin, Germany: Springer; 2010
Based on a wide experience, KD Rollin published his approach to treating the different deformities of the nose. He presented a simple but detailed rhinoplasty operation and its application to a range of deformities (from minor to more complex deformities). This book is ideal for the novice as well as a rhinoplasty surgeon with advanced skills.
3. Oneal RM, Izenberg PH, Schlesinger J. Surgical anatomy of the nose. In: Daniel RK, ed. Aesthetic Plastic Surgery Rhinoplasty. Boston, MA: Little Brown; 1993
4. Daniel RK, Farkas LG. Rhinoplasty: image and reality. Plast Surg Clin 1988;15(1):1–10
5. Enlow DH. The Human Face: An Account of Post-Nasal Growth and Development of the Craniofacial Skeleton. New York, NY: Hober; 1968
6. Tardy ME. Surgical Anatomy of the Nose. New York, NY: Raven Press; 1990
7. Converse JM. Corrective surgery of nasal deviations. Arch Otolaryngol 1950;52(5):671–708
8. Converse JM. The cartilaginous structures of the nose. Ann Otol Rhinol Laryngol 1955;64(1):220–229
9. Dingman RO, Natvig P. Surgical anatomy in aesthetic and corrective rhinoplasty. Clin Plast Surg 1977;4(1):111–120
10. Natvig P, Sether LA, Gingrass RP, Gardner WD. Anatomical details of the osseous-cartilaginous framework of the nose. Plast Reconstr Surg 1971;48(6):528–532
11. Straatsma BR, Straatsma CR. The anatomical relationship of the lateral nasal cartilage to the nasal bone and the cartilaginous nasal septum. Plast Reconstr Surg 1951;8(6):443–455
12. Guyuron B. Surgical anatomy and physiology of the nose. In: Guyuron B, ed. Rhinoplasty. Philadelphia, PA: Elsevier; 2012
13. Zingaro EA, Falces E. Aesthetic anatomy of the non-Caucasian nose. Clin Plast Surg 1987;14(4):749–765
14. Toriumi DM, Mueller RA, Grosch T, Bhattacharyya TK, Larrabee WF Jr. Vascular anatomy of the nose and the external rhinoplasty approach. Arch Otolaryngol Head Neck Surg 1996;122(1):24–34
This study included preoperative and postoperative clinical evaluation, cadaver dissection, and histologic examination. In the clinical section, lymphoscintigraphy was performed on 9 patients before and after rhinoplasty using the endonasal (transnostril) or external (open) approach. Additionally, nasal tip edema was subjectively quantified at a specified interval after surgery. In the cadaver dissection section, 15 fresh cadavers were dissected to identify the venous and arterial vasculature. In the histology section, fresh nasal tissue was examined by light microscopy to verify the anatomy of arteries, veins, and lymphatic vessels, including the major arterial, venous, and lymphatic vasculature courses in or above the musculoaponeurotic layer of the nose. In the external rhinoplasty approach, dissection in the areolar tissue plane below the musculoaponeurotic layer was proposed to minimize tip edema and protect against skin necrosis by preserving the major vascular supply to the nasal tip.
15. Rohrich RJ, Gunter JP. Vascular basis for external approach to rhinoplasty. Surg Forum 1990;13:240
16. Becker DG, McLaughlin RB Jr, Loevner LA, Mang A. The lateral osteotomy in rhinoplasty: clinical and radiographic rationale for osteotome selection. Plast Reconstr Surg 2000;105(5):1806–1816
In a prospective study, the authors used axial computed tomographic scans in 56 patients to assess the average thickness of the lateral nasal bone along the pathway of a high-to-low-to-high nasal bone osteotomy. The average thickness along the site of lateral osteotomy was 2.47 and 2.29 mm in male and female patients, respectively. Forty patients then underwent rhinoplasty, for a total of 80 lateral osteotomies; a 4-mm osteotome caused intranasal mucosal tears in 95% of the osteotomies, the 3-mm osteotome in 34%, and the 2.5-mm osteotome in 4%. The 2.5-mm osteotome was reliable and the least traumatic to soft tissue of the osteotomes evaluated.
17. Thomas JR, Griner NR, Remmler DJ. Steps for a safer method of osteotomies in rhinoplasty. Laryngoscope 1987;97(6):746–747
18. Guyuron B. Nasal osteotomy and airway changes. Plast Reconstr Surg 1998;102(3):856–860
In a prospective study, Guyuron assessed in 48 patients the different variables that can impact the nasal airway following nasal osteotomy. He demonstrated that nasal osteotomy does constrict the nasal airway in most instances. Normal-length nasal bones, significant medial movement of the nasal bones, an anterior position of the inferior turbinates, and a low-to-low osteotomy are definite factors contributing to airway narrowing after nasal bone osteotomy.
19. Harshbarger RJ, Sullivan PK. The optimal medial osteotomy: a study of nasal bone thickness and fracture patterns. Plast Reconstr Surg 2001;108(7):2114–2119
In 17 cadavers, the authors assessed medial osteotomy when performed at either 0 or 15 degrees from the midline. Zero-degree osteotomies caused contour irregularities with rocker-like deformities in 7 of 8 noses. Fifteen-degree medial osteotomies produced narrowing without contour deformities in all cases (9 of 9), which was significantly different from the result with 0-degree osteotomies (p = 0.0004). Sharp, thin osteotomes were preferred to perform the osteotomies.
20. Gruber R, Chang TN, Kahn D, Sullivan P. Broad nasal bone reduction: an algorithm for osteotomies. Plast Reconstr Surg 2007;119(3):1044–1053
This article discussed the research findings of medial oblique osteotomies in nine cadavers. The article briefly outlined that reduction of the nasal dorsal width is facilitated by a medial oblique osteotomy alone if it is placed at the lateral aspect of the apex of the open roof. A classification of broad nasal bones was also given that emphasized the distinction between dorsal width and nasal base width and suggested which osteotomy to use.

第 17 章

唇裂一期鼻整形术

Brittany Behar, Donald R. Mackay

唇裂一期鼻整形术已成为唇裂首次修复的组成部分。关于鼻整形术会导致鼻部和面中部生长紊乱的担心在很大程度上已被驳斥。长期的随访研究表明，对鼻部的改善不仅是即时的，还是持久的[1-3]。

目的

获得自然的外观和对称且功能良好的鼻部。

相关外科解剖

要了解手术矫正所需的步骤，需要对鼻裂的异常解剖结构有所了解。这些步骤在以下章节中进行了总结[4]。

单侧鼻裂畸形(图 17.1)

- 鼻部患侧外观较长。
- 鼻小柱向健侧偏移。
- 患侧的鼻孔较宽且向后移位。
- 患侧鼻孔边缘内扣，鼻内前庭呈弓形。
- 患侧上颌骨缺损，导致患侧的耳郭基底和耳郭边缘向后和向外移位。
- 鼻前棘向前外侧移位。
- 患侧的 LLC 穹隆向后外侧移位。
- 患侧的内侧脚和外侧脚之间的角度增大。

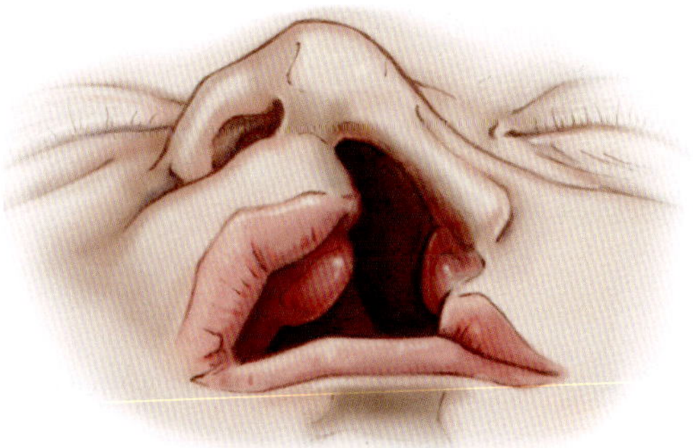

图 17.1 单侧鼻裂畸形。

- 患侧的内侧脚短，外侧脚长。
- 患侧的上外侧软骨和下外侧软骨(ULC 和 LLC)处于并列位置而非正常重叠。

双侧鼻裂畸形(图 17.2)

- 有对称的倾向。
- 鼻部宽大；鼻尖宽大而凹陷。
- 鼻小柱短。
- 鼻孔很宽，边缘向内弯曲。
- 鼻翼呈喇叭状，双侧鼻前庭皱襞形成。
- 鼻翼穹隆向后外侧移位。
- 内侧脚和外侧脚之间的角度增大。
- 内侧脚短，外侧脚长。
- 上颌骨前部突出。
- 双侧上颌骨发育不全。
- 鼻中隔尾端和鼻前棘相对于鼻翼基底向下移位。
- 鼻底缺失。

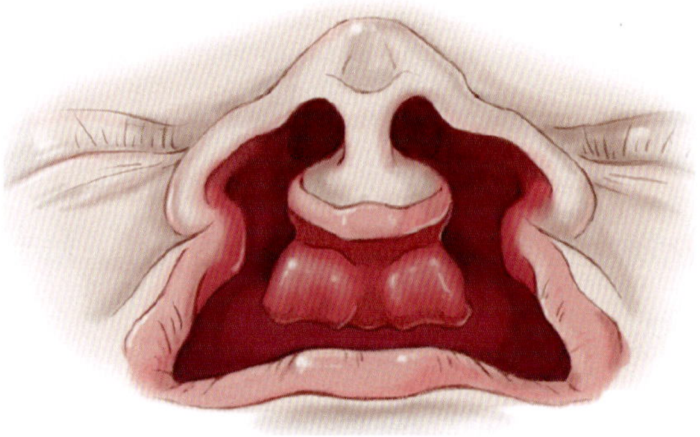

图 17.2 双侧鼻裂畸形。

患者选择

接受唇裂一期修复术的患者将从同时进行的鼻裂整形术中受益。

患者身体应健康，可以承受全身麻醉。没有硬性规定，但大多数外科医生在患儿大约 3 月龄时进行唇裂修复术和鼻部整形术。

适应证和禁忌证

适应证

对于所有接受单侧或双侧唇裂修复术的患者，如果存在鼻裂畸形，都适合行鼻裂修复术。

禁忌证

一些医生认为，在唇部修复时进行鼻裂整形术，会对面部发育产生不利影响，并使最终的鼻整形术更加困难。目前没有证据支持这种观点。

术前计划

现在，许多唇裂治疗中心都开展了鼻齿槽成形术(NAM)。NAM 的好处是可以在手术前对唇部和鼻部结构塑形并定位在最佳位置[5]。最初的唇部和鼻部外观肯定受益于这种技术[6]。NAM 的长期效益则不太确定[7]。

手术器械

精密的器械对于准确进行一期鼻裂整形术是必不可少的(图 17.3)。

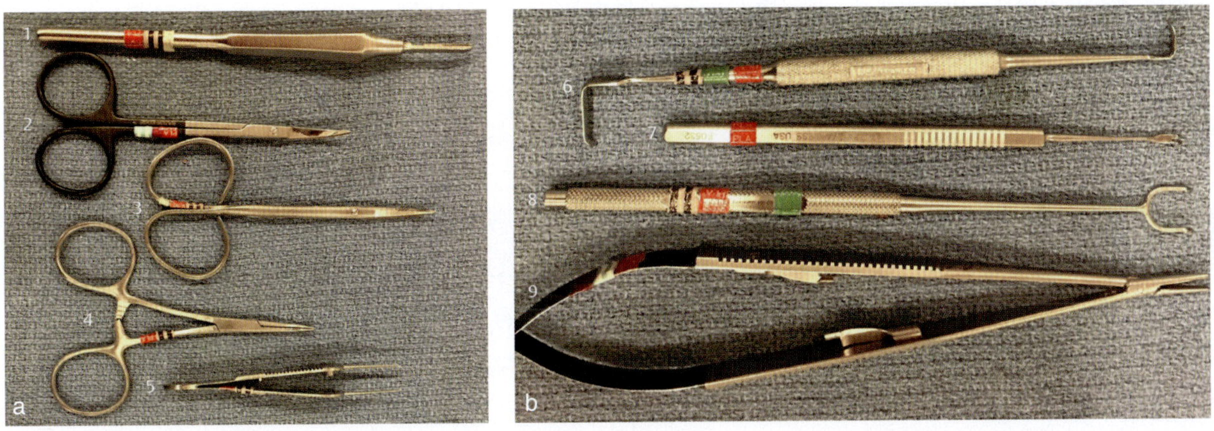

图 17.3 (a)手术刀(1)；细虹膜剪(2)；Kaye 剪(3)；细止血钳(4)；细镊子(5)。(b)Ragnell 拉钩(6)；微型双皮钩(7)；宽皮钩(8)；精细 Castroviejo 持针器(9)。

手术过程：技术细节

单侧鼻裂整形术

单侧鼻裂整形术的步骤详见图 17.4 至图 17.18。

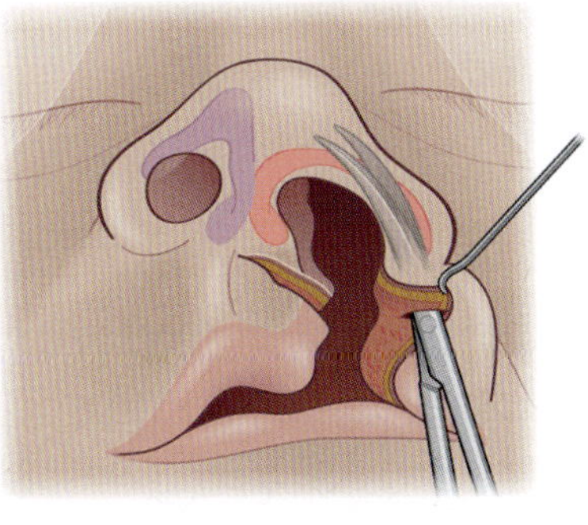

图 17.4 最常见的一期鼻整形术是 McComb 术[8]。从侧切口接近 LLC 上的鼻部皮肤，此处的鼻孔处基底已经是活动的。

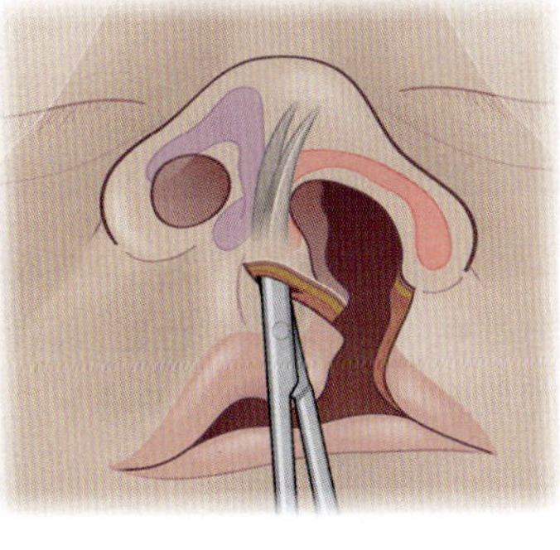

图 17.5 在 LLC、ULC 上进行分离，进入鼻背。通过从鼻小柱底部的内侧切口进一步松解 LLC 的内侧脚。使用弯剪或止血钳。在鼻部不做任何额外的切口。

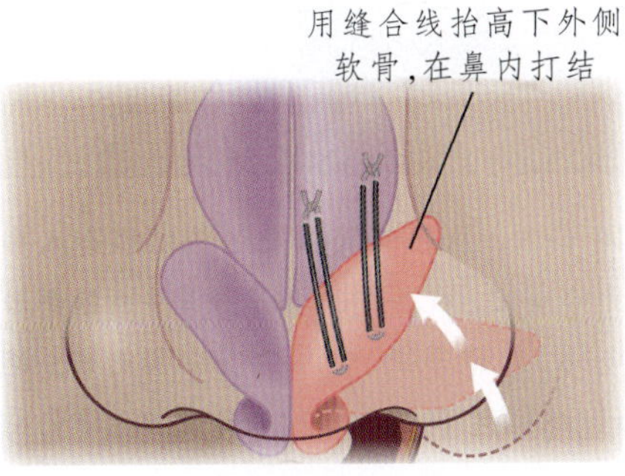

图 17.6 悬吊缝合提升和重塑 LLC。采取枕垫缝合，将 ULC 固定在一个更对称的解剖位置。

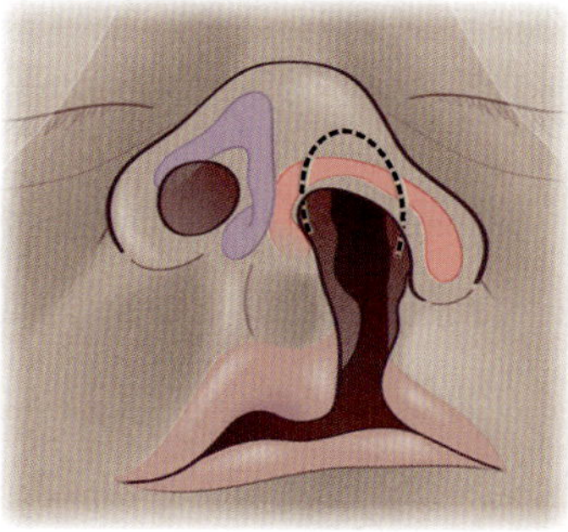

图 17.7 Tajima[9]描述了一种最广泛采用的一期鼻整形术,该技术利用边缘和鼻内切口。在鼻内,鼻小柱和膜性鼻中隔的交界处做一个反U形切口。其穿过鼻孔边缘穹隆的区域,并从鼻内向后穿过,朝向鼻孔。

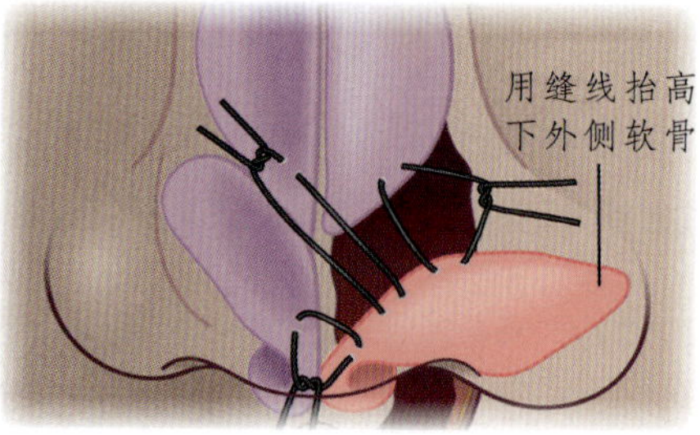

图 17.8 鼻下方2/3处的皮肤被大面积松解。剥离软骨后,将其缝合到对侧LLC的穹隆上,并将外侧脚缝合到同侧ULC的下缘。然后将切口关闭,不需要切除皮肤。

手术技巧

- 用稀释的局部麻醉药浸润鼻小柱、鼻尖和侧壁,有助于剥离和松解LLC和ULC上的组织。
- 在LLC上慢慢开始剥离,直到医生确定处于正确的平面上。
- 在进行枕垫缝合前,在对侧的鼻尖、鼻背和同侧的ULC上广泛进行剥离。
- 应使用单股可吸收缝线来进行枕垫缝合,因为其感染可能性较小。

单侧唇裂一期鼻中隔成形术

图17.9和图17.10详细介绍了单侧唇裂一期鼻中隔成形术的步骤。

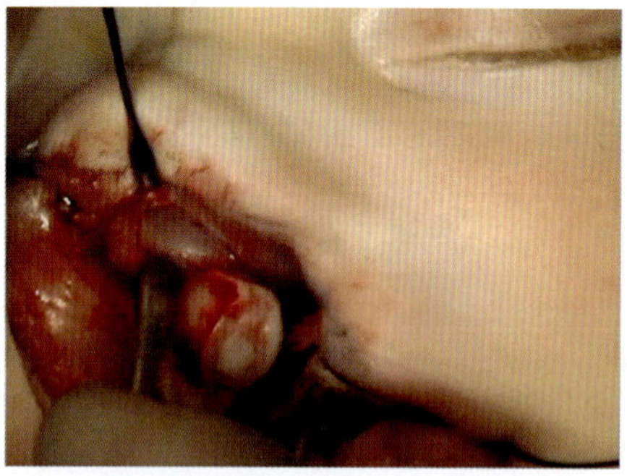

图 17.9 从唇修复术内上侧切口进入鼻中隔尾端。在患侧的软骨膜下平面松解鼻中隔。在软骨膜下继续在鼻中隔的另一侧进行剥离。现在鼻中隔从鼻脊和上颌骨前部被剥离出来。这样这使得鼻中隔能够处于更正常的垂直和中心位置[10]。

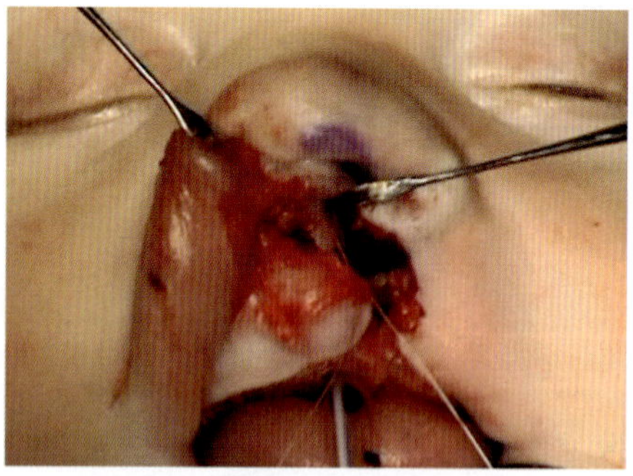

图 17.10 如有必要,可使用可吸收黏性缝线将鼻中隔固定在所需位置。缝线从鼻中隔尾端到骨膜,覆盖在牙槽嵴上。

手术技巧

- 鼻中隔的软骨膜下剥离从鼻中隔后方尾端的黏膜软骨膜开始，直到鼻小柱。
- 剥离向前进行，以暴露出鼻中隔游离的鼻小柱端。
- 接下来，将黏膜软骨膜从鼻中隔的健侧剥离。
- 然后可以用 Freer 剥离子的细边轻松地将鼻中隔从鼻嵴和上颌骨前部游离出来。
- 只有当鼻中隔在被剥离后不能自然地位于中心位置时，才有必要将其与齿槽的骨膜进行固定缝合。

双侧唇裂一期鼻整形术：陈氏法

图 17.11 至图 17.18 详细介绍了使用陈氏法进行双侧唇裂一期鼻整形术的步骤。

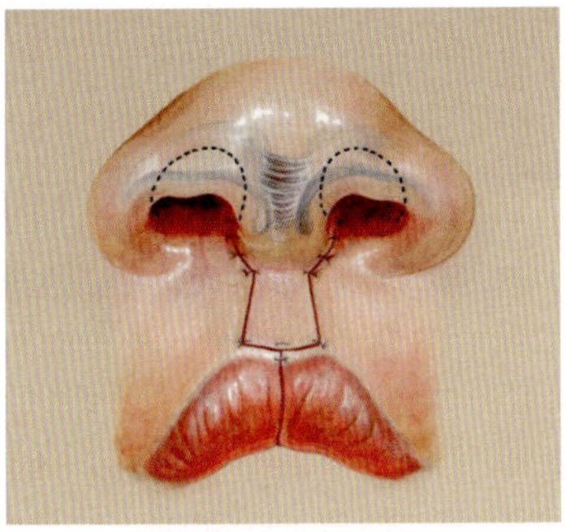

图 17.11 鼻部矫正是在唇裂最终闭合之前进行的。在两个鼻孔上做倒 U 形切口，位置是新鼻孔的边缘。

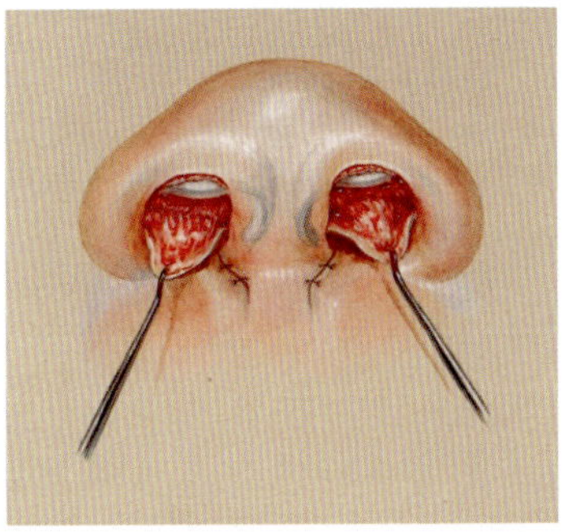

图 17.12 切口暴露了两个 LLC 的尾端。

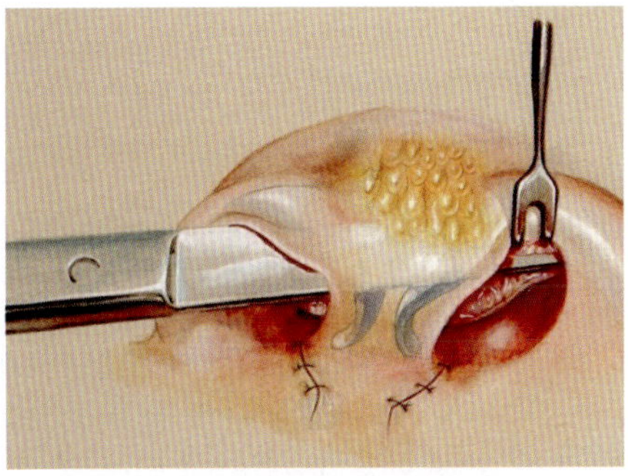

图 17.13 纤维脂肪组织从 LLC 之间的侧脚和穹隆上被剥离。

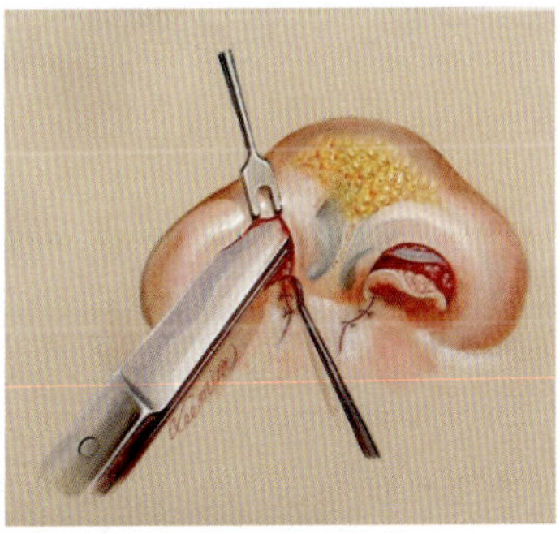

图 17.14 剥离使纤维脂肪组织移至 LLC 之上。

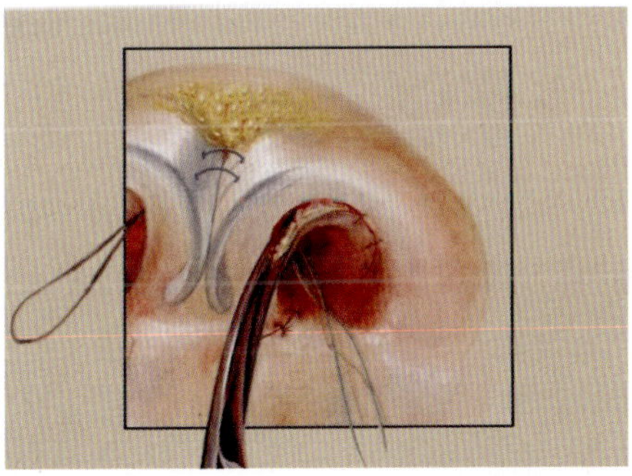

图 17.15 在鼻小柱后方的 Tajima 切口内侧边缘使用 5-0 单乔缝线进行褥式缝合。褥式缝合延长了鼻小柱并支撑 LLC。纤维脂肪组织必须保持在 LLC 上方的位置。纤维脂肪组织必须保持在 LLC 上方。多余的皮肤需从鼻孔边缘修剪。切口用 5-0 可吸收线缝合。

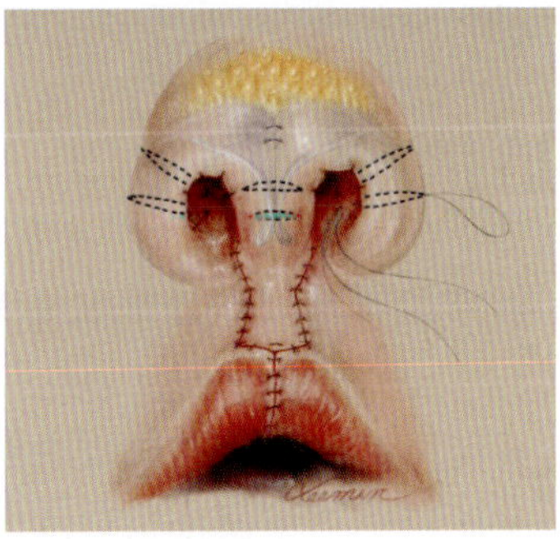

图 17.16 其余皮肤切口用可吸收缝线缝合。鼻翼支撑 5-0 单乔缝线用于确定鼻翼-面部凹槽，塑造鼻孔，并最大限度地减少鼻前庭皱襞。

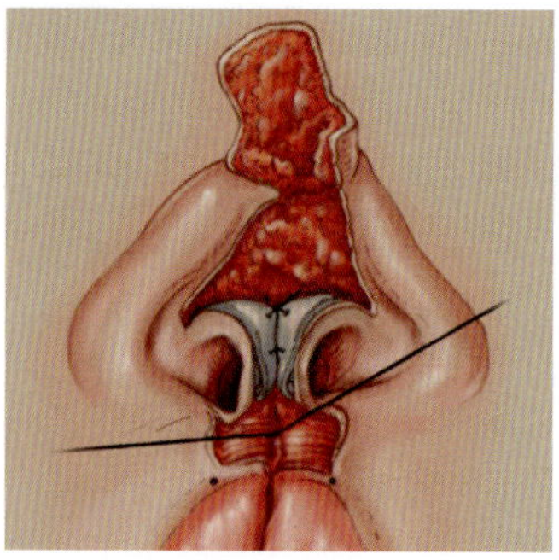

图 17.17 如果鼻小柱太短,鼻尖被拴住,上唇瓣就会伸展,行开放的鼻成形术。可以在 LLC 进行额外的缝合。

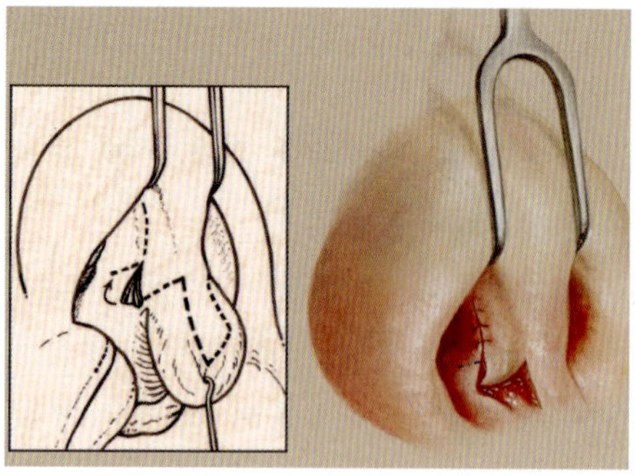

图 17.18 上唇瓣的尖端被插入鼻中隔底部的黏膜上口中。这延长了鼻小柱,保持了上唇-鼻小柱交界位于后方位置,突出了鼻小柱上唇角。

手术技巧

- 唇修复后应评估鼻小柱的长度。
- 如果鼻小柱长度合适,可以做双侧倒 U 形切口。
- 如果鼻小柱较短,鼻尖被拴住,应进行开放性鼻整形术。
- 如果只在最后一次唇部闭合后才发现鼻小柱短小和鼻尖被拴住,则应将人中与鼻小柱一起抬高,并通过将鼻小柱与倒 U 形切口连接起来扩展成开放的鼻成形术。
- 倒 U 形切口的标记在新翼缘的位置。
- LLC 褥式缝合应在解剖穹隆的外侧进行。这将突出新鼻尖的突起。
- 修剪倒 U 形切口时必须小心。该组织用于在鼻小柱上部的后方提供鼻衬里。保留这些组织可以向前推进鼻小柱上部,防止鼻孔过度暴露。

术后护理

- 当患者仍处于睡眠状态时,使用 0.5mL 的 0.25%布比卡因进行双侧眶下神经阻滞,可在术后早期缓解疼痛。
- 使用可快速吸收的皮肤缝合线和氰基丙烯酸酯皮肤胶水,可不必拆线。
- 使用湿毛巾保持切口的清洁和无结痂。
- 一旦患儿从麻醉中恢复过来,立即恢复口服喂养。
- 不需要手臂夹板。
- 一些作者在术后常规使用硅胶鼻夹长达 6 个月。

临床病例

图 17.19 是一例进行不完全唇裂重建手术的婴儿。

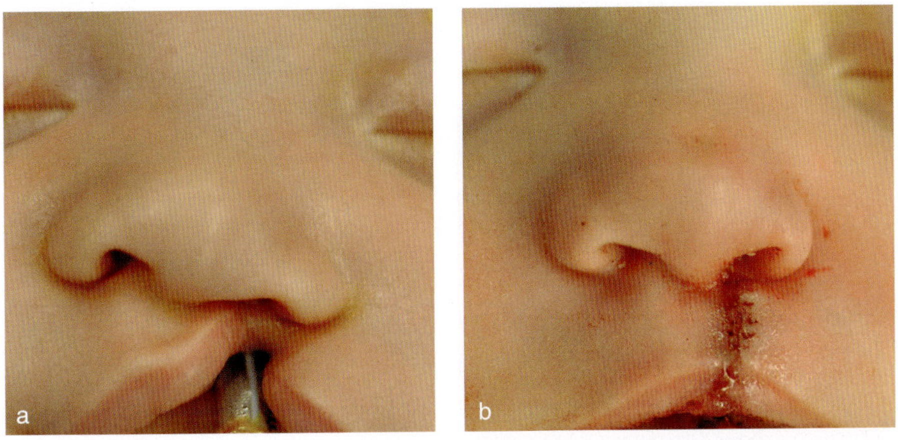

图 17.19 (a)左侧单侧不完全唇裂患儿的术前视图。(b)使用上述方法进行Nakajima 唇修复术和一期鼻裂整形术后的即时效果。该患儿没有进行 NAM。

图 17.20 是一个进行完全性唇腭裂重建手术的婴儿。

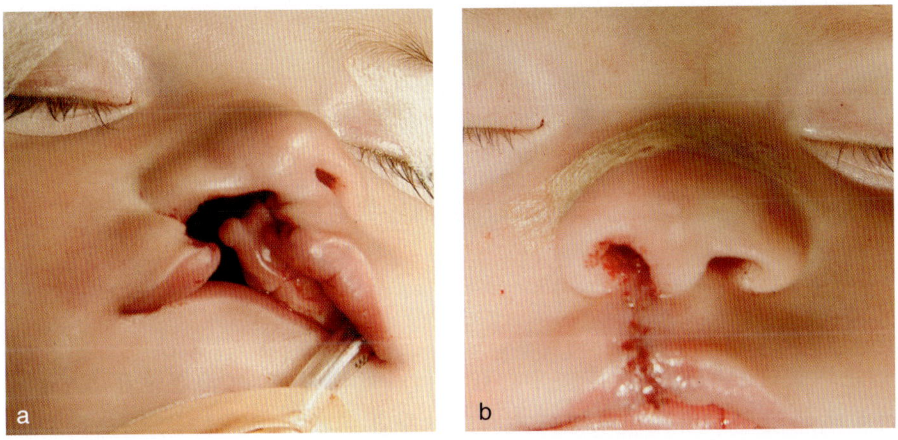

图 17.20 (a)左侧单侧完全性唇裂患儿在进行唇部修复的初次切口后的术中视图。(b)Nakajima 唇修复术和一期鼻整形术后的患儿。该患儿没有进行 NAM。

图 17.21 是一例进行完全性唇腭裂重建手术的婴儿。

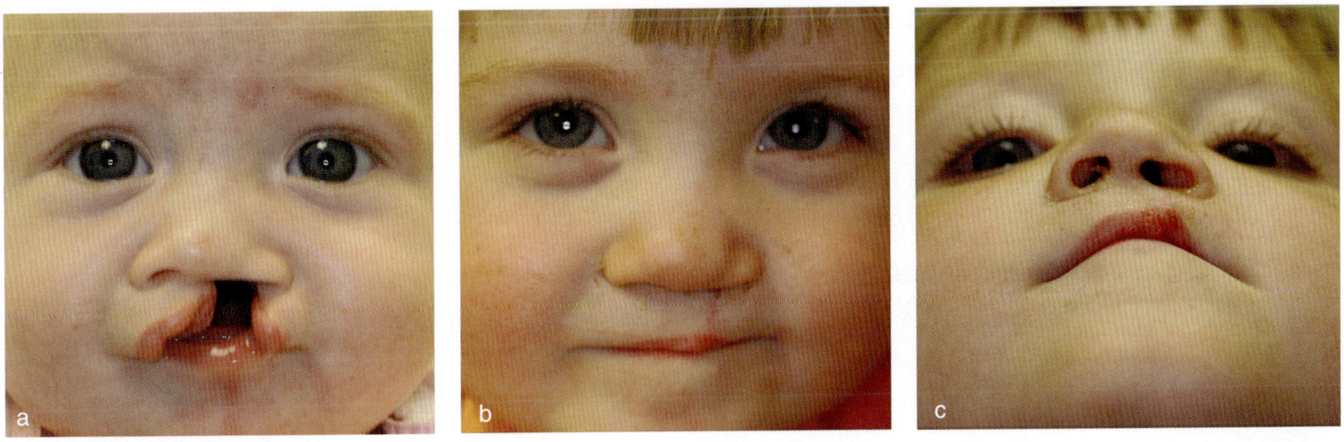

图 17.21 (a)左侧完全性单侧唇裂合并典型单侧鼻畸形患儿的术前图像。该患儿没有进行 NAM。(b)同一例患儿在 3 岁时进行了 Nakajima 修复和一期鼻整形术,如前所述。(c)3 岁时的仰视图,显示鼻基底残留增宽。

图 17.22 是一例进行双侧完全性唇腭裂重建手术的婴儿。

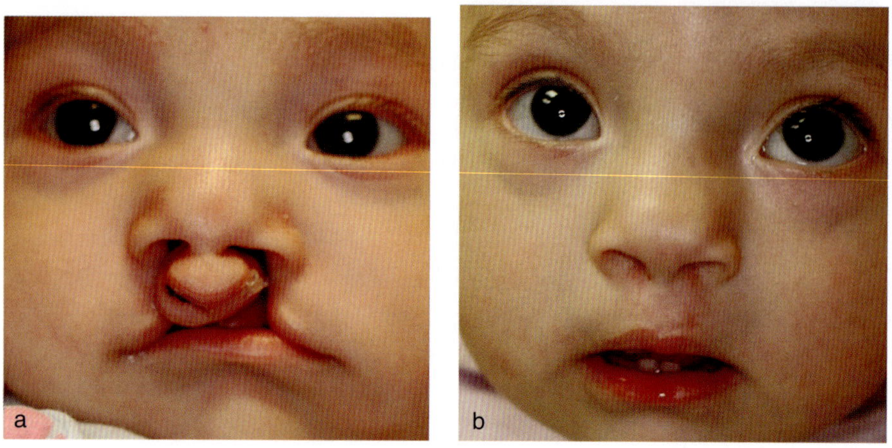

图 17.22 (a)双侧唇腭裂合并典型双侧鼻裂畸形患儿的术前视图,该患儿没有进行 NAM。(b)同一例患儿在 2 岁时使用上述技术修复唇和鼻后。

并发症

- 鼻裂畸形的矫正不足或复发在大多数接受一期鼻裂整形术的患者中常见,大多数患者在十几岁时需要进行鼻部整形。
- 鼻孔狭窄在有广泛的鼻内切口的患者中有可能发生。应避免使用鼻内环状切口。

结论

单侧和双侧鼻裂畸形的一期矫正均在唇裂修复时进行。许多中心在进行一期修复之前,常规使用 NAM 来调整鼻弓并改善鼻孔的形状。一些外科医生还使用术后夹板来维持改善后的鼻孔形状[14]。我们不使用这两种方法中的任何一种,本章所展示的临床病例中没有一例使用 NAM 或术后夹板。有关早期手术会影响以后生长的担忧已经被证明是没有根据的。事实证明,更积极的一期鼻整形术不仅能改善鼻部术后效果,还能长久保持。对单侧唇裂患者进行一期鼻中隔整形术,也被证明在不影响生长的情况下对鼻部术后效果有长期改善。

手术要点

- 唇部修复,特别是口轮匝肌的准确近似值,对一期鼻裂整形术的影响最大。
- 调整鼻下口轮匝肌的近似值,将确定鼻孔的宽度和鼻翼底部的位置。
- NAM 有助于鼻部和唇部结构的伸展和定位,并改善初始效果。
- NAM 对延长双侧唇裂的鼻小柱有显著影响。
- 单侧唇裂的一期鼻中隔成形术是一种简单的手术,具有持久的益处,不会对生长产生不利影响。

(徐海淞 张紫薇 译)

参考文献

1. McComb HK. Primary repair of the bilateral cleft lip nose: a long-term follow-up. Plast Reconstr Surg 2009;124(5):1610–1615
The author was one of the pioneers performing primary repair of the unilateral and bilateral cleft lip nasal deformity. In this article he reported on the long-term outcomes when using a direct gullwing incision of the nasal tip for his open tip rhinoplasty. The first 10 consecutive children were followed for 8 to 9 years. McComb reported that the patients had improved nasal outcomes without a negative effect on nasal growth. In most cases, the external nasal scars were barely noticeable.
2. Xu H, Salyer KE, Genecov ER. Primary bilateral one-stage cleft lip/nose repair: 40-year Dallas experience: part I. J Craniofac Surg 2009;20(Suppl 2):1913–1926
This article presented the Dallas group's 40-year repair of the primary bilateral cleft lip and nose. The authors reported improved outcomes when combining the lip and nose repair. They did note that the outcomes for bilateral clefts were still unfavorable when compared with the results of unilateral cleft patients. These long-term outcomes were determined by the severity of the initial cleft deformity. The authors did not report any adverse effect on growth using the combined primary lip and nose repair.
3. Anderl H, Hussl H, Ninkovic M. Primary simultaneous lip and nose repair in the unilateral cleft lip and palate. Plast Reconstr Surg 2008;121(3):959–970
Dr. Anderl was another early adopter of a simultaneous repair of the cleft lip and cleft nose deformity. Anderl confirmed improved results with the primary rhinoplasty. Conventional wisdom at the time warned against early cleft rhinoplasty because of adverse growth effects. Anderl showed that there was no growth impairment with early cleft rhinoplasty.
4. Henry C, Samson T, Mackay D. Evidence-based medicine: the cleft lip nasal deformity. Plast Reconstr Surg 2014;133(5):1276–1288
This review article examined the evidence in the existing literature on the cleft nasal deformity. Evidence for the methods of assessing the severity of the deformity and surgical outcomes were discussed. The most common surgical approaches were discussed. There is little evidence to support any one surgical technique. There is moderate to good evidence to support doing the lip and nose repair at the same time. The authors emphasized the need for more outcomes studies to help identify the best practices in this field.
5. Grayson BH, Cutting CB. Presurgical nasoalveolar orthopedic molding in primary correction of the nose, lip, and alveolus of infants born with unilateral and bilateral clefts. Cleft Palate Craniofac J 2001;38(3):193–198
The authors reviewed the role of combined nasal and alveolar (nasoalveolar) molding in the primary correction of the nose, lip, and alveolus of infants born with unilateral and bilateral clefts. The background of presurgical nasoalveolar orthopaedic molding, the technique, and the literature were presented.
6. Lee CT, Garfinkle JS, Warren SM, Brecht LE, Cutting CB, Grayson BH. Nasoalveolar molding improves appearance of children with bilateral cleft lip-cleft palate. Plast Reconstr Surg 2008;122(4):1131–1137
The authors compared nasal outcomes of cleft patients treated with banked fork flaps to those of patients who underwent nasoalveolar molding and primary retrograde nasal reconstruction.
7. Abbott MM, Meara JG. Nasoalveolar molding in cleft care: is it efficacious? Plast Reconstr Surg 2012;130(3):659–666
The authors examined the existing literature for the evidence supporting nasoalveolar molding. They concluded that there is no high-level evidence to support the use of NAM, but that it appears to be a promising technique that deserves further study.
8. McComb H. Primary repair of the bilateral cleft lip nose: a 15-year review and a new treatment plan. Plast Reconstr Surg 1990;86(5):882–889; discussion 890–883
9. Tajima S. Follow-up results of the unilateral primary cleft lip operation with special reference to primary nasal correction by the author's method. Facial Plast Surg 1990;7(2):97–104
*Tajima described the technique that uses nasal rim inverted-**U** incisions to gain access to the domes of the LLCs. The nasal tip is refined by placing sutures between the domes. This technique and variants of it are used by Mullikan, Cutting, and Chen.*
10. Gawrych E, Janiszewska-Olszowska J. Primary correction of nasal septal deformity in unilateral clefts during lip repair: a long-term study. Cleft Palate Craniofac J 2011;48(3):293–300
The authors described a simple method for performing a primary septoplasty. A long-term follow-up demonstrated a sustained improvement in nasal outcomes without any adverse affect on growth.
11. Mulliken JB. Primary repair of bilateral cleft lip and nasal deformity. Plast Reconstr Surg 2001;108(1):181–194
12. Morovic CG, Cutting C. Combining the Cutting and Mulliken methods for primary repair of the bilateral cleft lip nose. Plast Reconstr Surg 2005;116(6):1613–1619; discussion 1620–1622
13. Cutting CB, Kamdar MR. Primary bilateral cleft nasal repair. Plast Reconstr Surg 2008;122(3):918–919
14. Chen PK, Noordhoff MS. Bilateral cleft lip and nose repair. In: Losee JE, Kirchner RE, eds. Comprehensive Cleft Care. 2nd ed. New York, NY: Thieme Publishers; 2015
The authors described their technique for the primary repair of the bilateral lip and nose that incorporates many of the techniques derived from earlier authors.

第 **5** 部分

上颌骨和下颌骨

第 18 章

LeFort Ⅰ型截骨术

John Mesa, Pravin Patel

LeFort Ⅰ型截骨术及其衍生术式操作相对简单，效果确切，是解决各种颌面畸形的常用术式，包括前后向畸形、垂直向畸形、水平向畸形和旋转畸形等。截骨完成后，含上牙槽骨的骨段可以按照术前设计重新定位。如果临床需要，还可以进行多段截骨，截骨后每个骨段可以向不同的方向移位，形成 LeFort Ⅰ型分段截骨术。截骨术后，上唇、鼻唇角、鼻尖、鼻基底会发生相应变化，但是不会影响眶颧区的形态。标准的 LeFort Ⅰ型截骨术有可能需要根据实际情况进行调整。例如，当上颌下部发育不足伴颧部突度不足时，LeFort Ⅰ型截骨术需要包括部分颧骨体部截骨，但是不需要改变眶部的位置，这一点是其与 LeFort Ⅲ型截骨术的区别[1–7]。

目的

通过截骨使上颌骨与颅面骨复合体分离。

相关外科解剖

骨结构

LeFort Ⅰ型截骨术涉及的面中部骨结构包括上颌骨的前外侧面和颧骨体。上颌体含有上颌窦，因此 LeFort Ⅰ型截骨术必然经过上颌窦。中央区截骨线经过鼻腔外侧壁（上颌窦内侧壁），止于下鼻甲，即中央区截骨线位于梨状孔基底（鼻底）与下鼻甲之间。上颌前部截骨线位于眶下孔与尖牙根（近中）、磨牙根（远中）之间。后部截骨线延伸至磨牙后区或斜向上至颧骨体和颧弓处。

在各种类型的 LeFort 截骨术中，均必须完成上颌部骨结构与位于颅底的蝶骨的分离。这一操作由于无法在直视下完成，因此难度较大，只能依靠术者的经验在触摸下完成。术者必须熟练掌握腭骨与蝶骨垂直板连接的三维解剖关系。腭骨位于上颌骨和蝶骨之间，形成硬腭后部、鼻腔外侧壁和眶底。腭骨后面与蝶骨翼突相连接。上颌结节位于上颌骨的后外侧、上颌第三磨牙的后方。由腭骨形成的翼上颌连接向上，止于翼腭缝，并与翼腭窝相交通。翼腭窝前界为上颌骨，后界为翼突内侧板和蝶骨大翼，内界为腭骨，上界为蝶骨体。由于存在上述连接结构，如果想移动上颌前部骨结构，必须在蝶腭连接水平进行确切分离。较为理想的分离位置是腭骨与蝶骨翼板连接处。但是在临床上较难准确地进行分离，在蝶骨翼板处常形成各种垂直向骨折。

最后，需要将鼻部结构与上颌基底分离。在鼻腔外侧，位于下鼻甲下方的区域是上颌窦的内侧壁。在中线区，上颌骨鼻前棘在前部与鼻中隔软骨相毗邻，在后部与犁骨相毗邻。鼻中隔软骨位于中央沟处，术中很容易由鼻前棘向后方剥离。但是在犁骨处必须采用骨凿将其与上颌骨和腭骨处离。

血管

上颌骨的动脉血供有 4 个来源：①来自上颌动脉的腭降动脉；②来自面动脉的腭升动脉；③来自颈外动脉的咽升动脉的前支；④来自上颌动脉的牙槽动脉。上颌骨截骨后，腭降动脉常被离断，上颌骨截骨段由余下的 3 个来源供血，主要由腭升动脉和咽升动脉分支供血（图 18.1）。

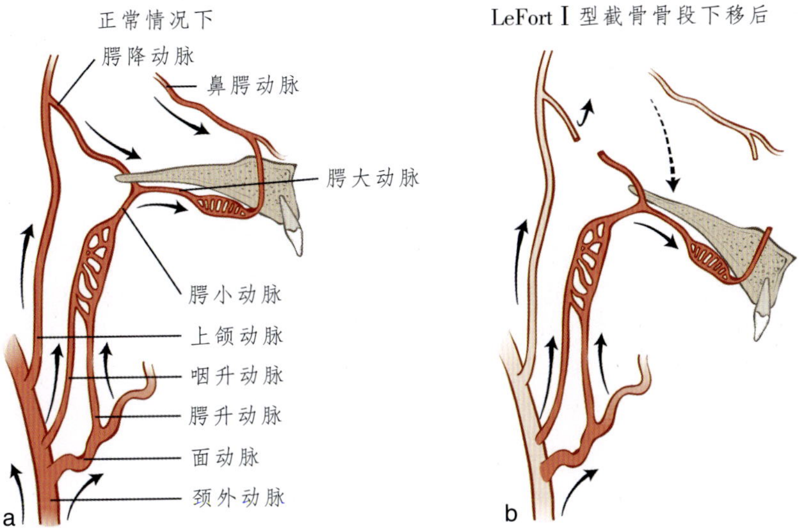

图 18.1 (a)术中需要特别注意保留来自腭大动脉、腭降动脉和上颌动脉分支的血供。(b)当进行翼上颌截骨或分段截骨时有可能损伤腭大动脉。(From Bentz ML, Bauer BS, Zuker RM. Principles and Practice of Pediatric Plastic Surgery. 2nd ed. New York, NY: Thieme Publishers; 2016.)

患者选择

当于患者选择的详细内容不在此节赘述。总体而言，施行 LeFort Ⅰ型截骨术的目的是纠正牙-颌-面骨性畸形，并且适用于单纯正畸治疗无效者。术前需要经过外科医生和正畸科医生的综合分析和判断。

适应证和禁忌证

适应证

适用于骨性、牙-骨性和咬合畸形且单纯非手术治疗无法纠正者。

适用于以下类型畸形：

- 水平向畸形。
  - 上颌/下颌尖牙关系异常。
  - 水平向超覆牙合。
  - 上颌/下颌磨牙关系异常。
  - Ⅰ类咬合异常。
  - Ⅲ类咬合异常。
- 垂直向畸形。
  - 长面综合征。
  - 开牙合。
  - 深覆盖。
- 横向畸形。
  - 面部严重不对称。

禁忌证

- 恒牙列未完全萌出的儿童(以第三磨牙萌出为标志)或 12 岁以下者,以防手术损伤未萌出的恒牙。
- 术前正畸治疗依从性不佳者。
- 口腔卫生不佳者。
- 恶病质状态者。
- 有严重内科疾病者。
- 有全身麻醉禁忌证者。
- 癫痫发作者(相对禁忌证)。

术前计划

对于接受 LeFort Ⅰ 型截骨术患者,需要进行术前计划,以确定具体的截骨方案。术前计划需要由外科医生与正畸科医生共同完成(图 18.2)。

一般情况下,术前计划包括以下几个方面的内容:

- 取上下颌牙模。
- 影像学评估。
  - □ 头影测量。
  - □ 锥形束 CT 扫描。

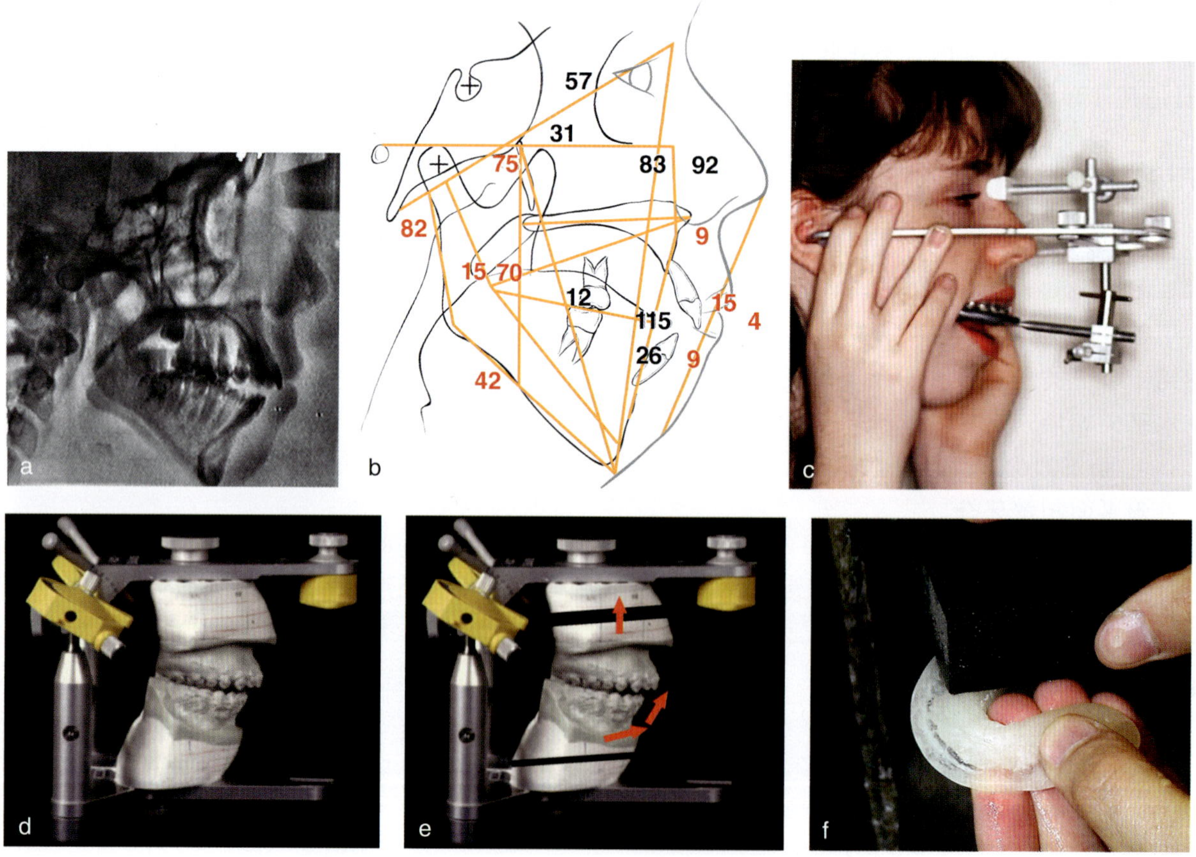

图 18.2 LeFort Ⅰ 型截骨术前计划过程。(a)X 线头影测量。(b)头影测量分析。(c~f)模型外科。(From Bentz ML, Bauer BS, Zuker RM. Principles and Practice of Pediatric Plastic Surgery. 2nd ed. New York, NY: Thieme Publishers; 2016.)

□ 颌面 CT 扫描。

■ 头影测量分析。
■ 模型外科。
■ 术前正畸装置调整(例如,弓丝处理)。

手术器械

LeFort Ⅰ型截骨术常用器械见图 18.3。

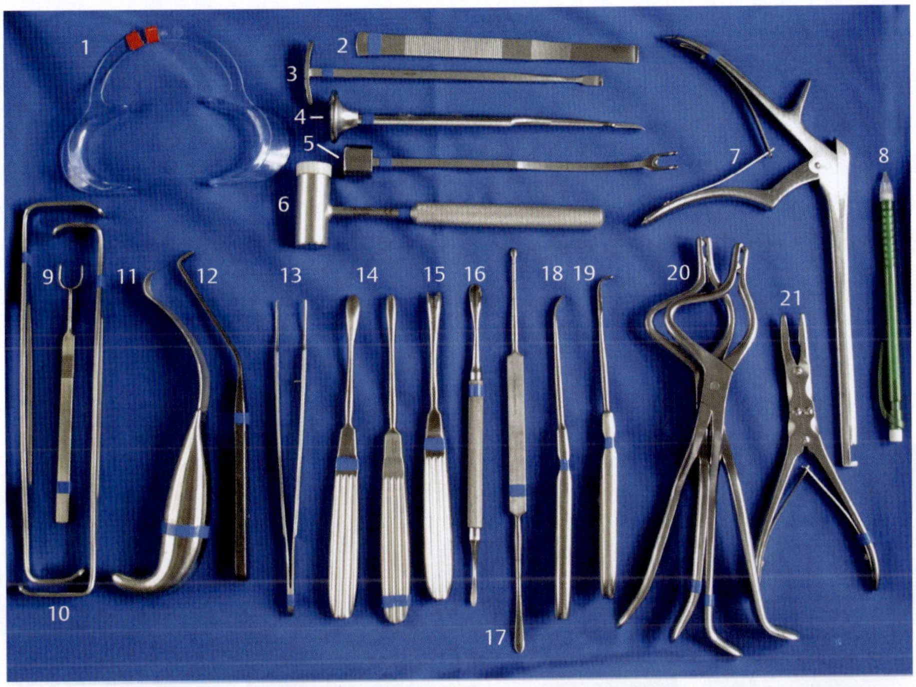

图 18.3 LeFort Ⅰ型截骨术常用器械。塑料张口器(1);骨凿(2);Dunn-Dautrey 牙间骨凿(3);Tessier-Kawamoto 翼腭缝骨凿(4);Obwegeser 鼻中隔骨凿(5);骨锤(6);Kerrison 活检钳(7);铅笔(8);双齿皮肤拉钩(9);甲状腺拉钩(10);Hargis 下颌管拉钩(11);Tessier 骨拉钩(12);手术镊(13);Obwegeser 剥离器(14);V 形尖端剥离器/Obwegeser 鼻前棘剥离器(15);Cottle 剥离器(16);鼻中隔黏膜剥离器(17);弯骨凿(18);Obwegeser J 形剥离器(19);罗氏上颌骨分离钳(左、右)(20);咬骨钳(21)。

手术过程:技术细节

掌握 LeFort Ⅰ型截骨术基本操作过程和要点之后,外科医生可以针对各种畸形开展多种变化的术式。为保证手术高效进行,需要注意以下几点:

■ 根据术前设计和模型外科所确定的手术方案,按照一定次序正确地使用手术器械和设备。
■ 确保动力设备状态良好,并正确使用各种骨钻和往复骨锯。
■ 正确应用骨板和骨钉系统进行骨组织可靠固定。

LeFort Ⅰ型截骨术基本操作过程见图 18.4 至图 18.58。

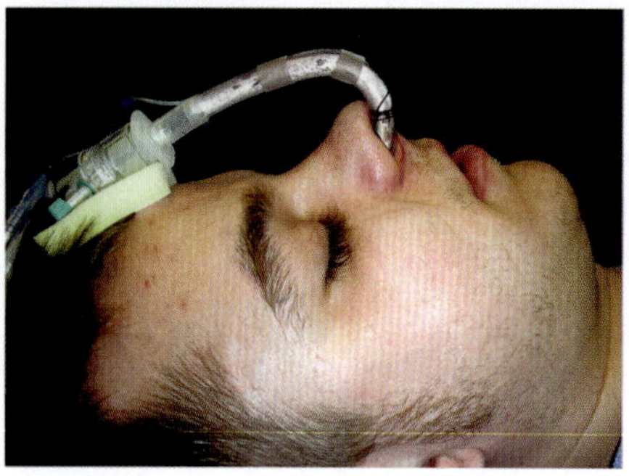

图 18.4 经鼻气管插管，气管导管尾端为可伸缩设计，将导管固定于鼻中隔软骨上部所对应的部位，于额部衬垫塑料泡沫。调整可伸缩导管角度，减少气管导管对鼻缘的压力。对口咽腔消毒，行咽腔填塞。于结膜囊内放置角膜保护片，对上下睑行保护性缝合。(From Bentz ML, Bauer BS, Zuker RM. Principles and Practice of Pediatric Plastic Surgery. 2nd ed. New York, NY: Thieme Publishers; 2016.)

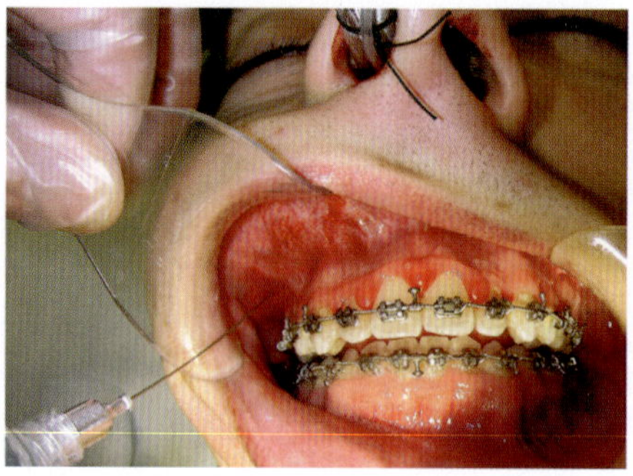

图 18.5 以含有 1 : 100 000 肾上腺素的 1%利多卡因行术区浸润麻醉。在附着龈上方的上颌唇颊沟、鼻前棘、鼻中隔基底处注射麻醉药。当对磨牙后区行浸润麻醉时，可以辅助应用 Macintosh 喉镜进行腭侧注射，类似于进行气管插管时的操作方法。(From Bentz ML, Bauer BS, Zuker RM. Principles and Practice of Pediatric Plastic Surgery. 2nd ed. New York, NY: Thieme Publishers; 2016.)

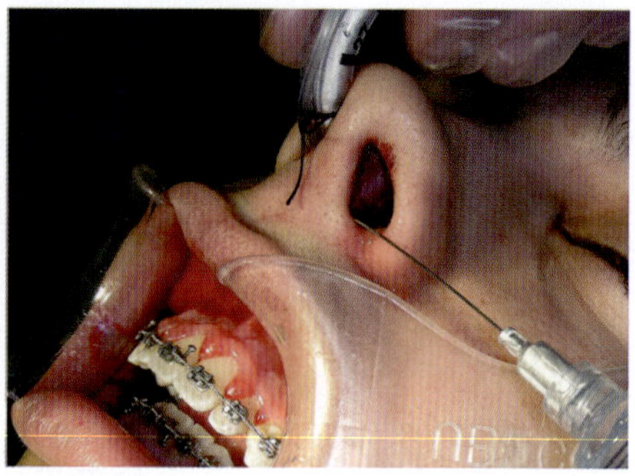

图 18.6 当进行上颌骨手术时，需要在鼻内黏膜下注射含有血管收缩剂的浸润麻醉剂。于鼻腔内填塞浸过鼻部血管收缩剂的海绵填塞物。(From Bentz ML, Bauer BS, Zuker RM. Principles and Practice of Pediatric Plastic Surgery. 2nd ed. New York, NY: Thieme Publishers; 2016.)

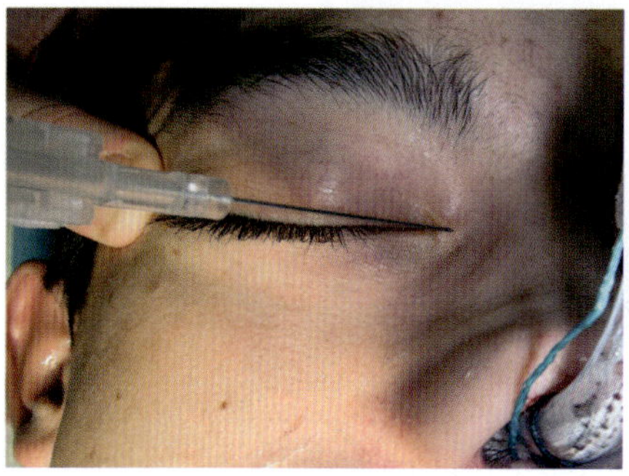

图 18.7 以亚甲蓝标记双侧内眦点，用于上颌骨截骨后定位基准线，便于进行垂直向面中部高度的调整。(From Bentz ML, Bauer BS, Zuker RM. Principles and Practice of Pediatric Plastic Surgery. 2nd ed. New York, NY: Thieme Publishers; 2016.)

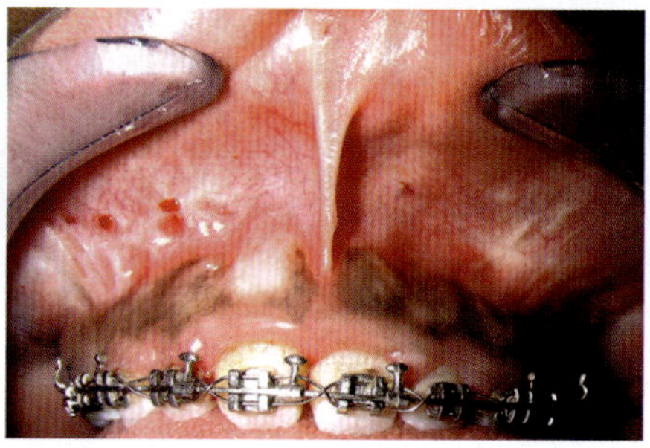

图 18.8 为了充分显露术区，建议使用唇部牵开器，并在中央部位使用双齿皮肤拉钩，在两侧使用甲状腺拉钩。在切开前，测量双侧侧切牙和尖牙区内眦至上颌弓丝的距离，并做好记录。(From Bentz ML, Bauer BS, Zuker RM. Principles and Practice of Pediatric Plastic Surgery. 2nd ed. New York, NY: Thieme Publishers; 2016.)

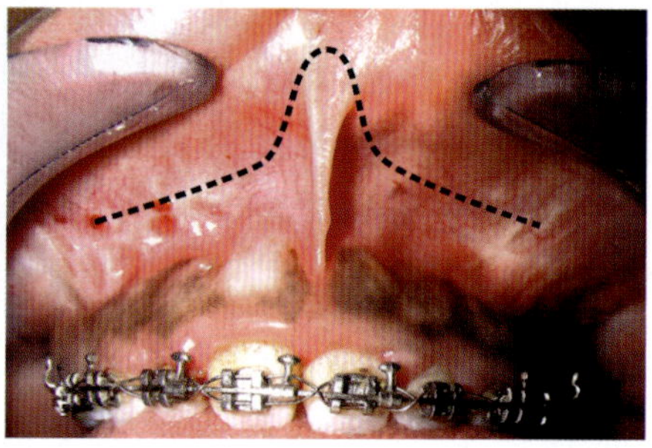

图 18.9 在双侧上颌双前磨区之间做口内唇颊沟黏膜切口，切口线距离牙龈 5~8mm，以便行切口缝合。(From Bentz ML, Bauer BS, Zuker RM. Principles and Practice of Pediatric Plastic Surgery. 2nd ed. New York, NY: Thieme Publishers; 2016.)

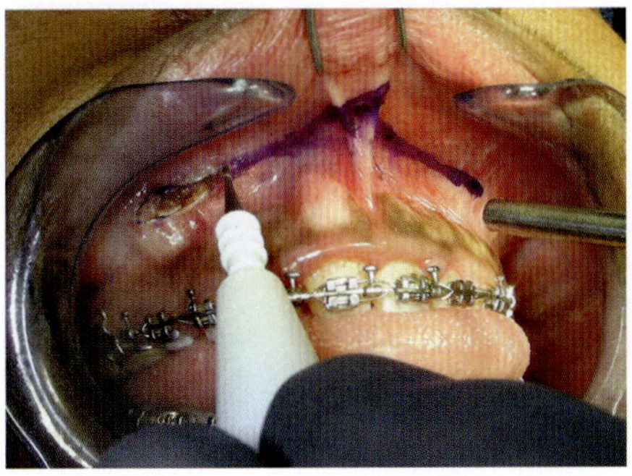

图 18.10 以细尖端电凝刀或尖刀切开。以双齿沟在中线位置向上牵拉上唇，显露唇系带。在唇系带处设计倒 V 形切口，以保留该结构。这一结构还可以作为闭合切口的中线标记，并且可以在必要时用于调整唇部外形。(From Bentz ML, Bauer BS, Zuker RM. Principles and Practice of Pediatric Plastic Surgery. 2nd ed. New York, NY: Thieme Publishers; 2016.)

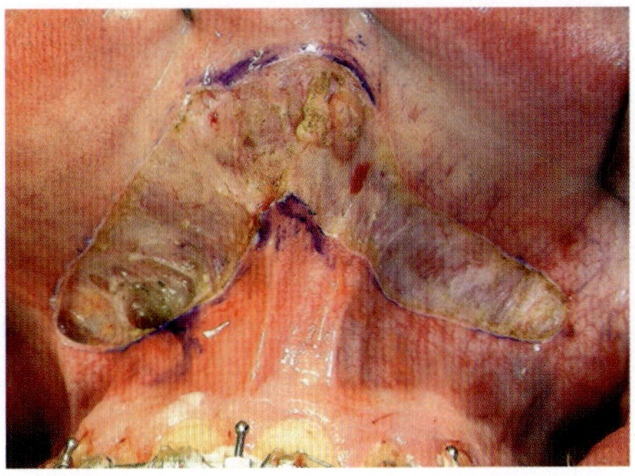

图 18.11 当向外侧切开时，需要注意避免损伤腮腺乳头或腮腺导管，其通常位于第二磨牙上方，当以甲状腺拉钩向外上方牵拉上唇时可见到。(From Bentz ML, Bauer BS, Zuker RM. Principles and Practice of Pediatric Plastic Surgery. 2nd ed. New York, NY: Thieme Publishers; 2016.)

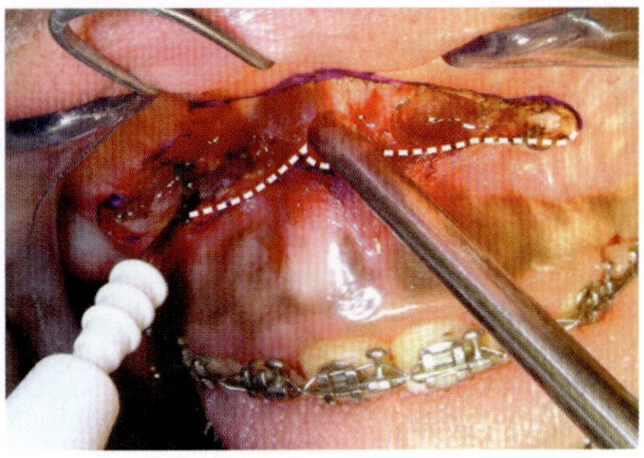

图 18.12 当向外侧做切口时，需要注意切口线略向上方倾斜，以保证切口线与附着龈有一定的距离。当进行临床操作时，很容易出现磨牙区切口线下移的情况，容易造成血管损伤。(From Bentz ML, Bauer BS, Zuker RM. Principles and Practice of Pediatric Plastic Surgery. 2nd ed. New York, NY: Thieme Publishers; 2016.)

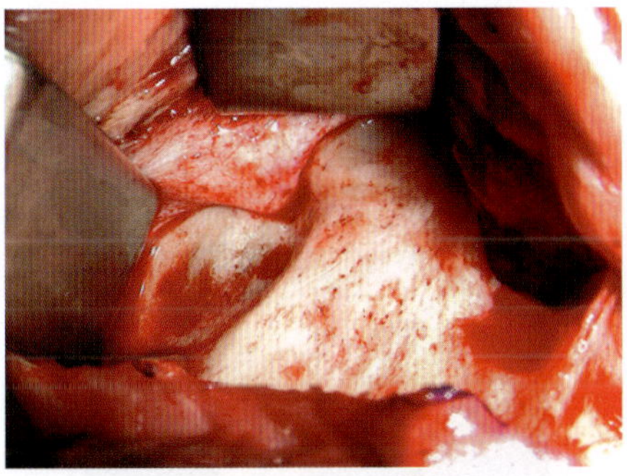

图 18.13 在骨膜下进行剥离，依次显露鼻上颌支柱、上颌骨前壁、眶下孔(有眶下神经血管束经过)、外侧颧上颌支柱、颧骨体和颧弓前部。(From Bentz ML, Bauer BS, Zuker RM. Principles and Practice of Pediatric Plastic Surgery. 2nd ed. New York, NY: Thieme Publishers; 2016.)

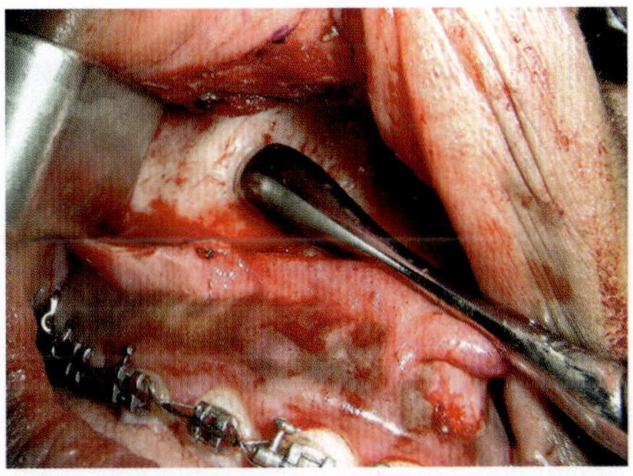

图 18.14 上颌骨前壁较薄，分离时注意防止造成意外骨折。软组织剥离必须充分，以便固定骨组织。以电刀剥离咬肌起点前部和(或)以 V 形尖端剥离器充分剥离。(From Bentz ML, Bauer BS, Zuker RM. Principles and Practice of Pediatric Plastic Surgery. 2nd ed. New York, NY: Thieme Publishers; 2016.)

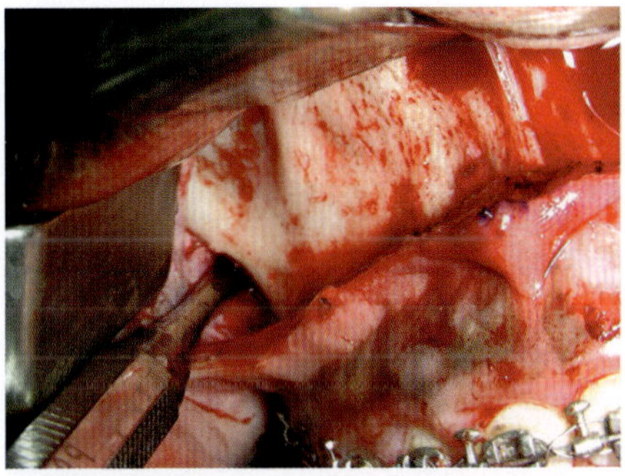

图 18.15 继续向后剥离，直到翼腭区。剥离过程较为容易、快速，填塞 1 英寸×3 英寸(1 英寸≈2.54cm)大小的浸有局部麻醉药的止血海绵。将骨膜剥离器尖端转向后内侧，可以感觉到翼腭连接区。此部位骨膜较薄，注意防止撕裂，否则颊脂垫会疝入术区，影响操作。(From Bentz ML, Bauer BS, Zuker RM. Principles and Practice of Pediatric Plastic Surgery. 2nd ed. New York, NY: Thieme Publishers; 2016.)

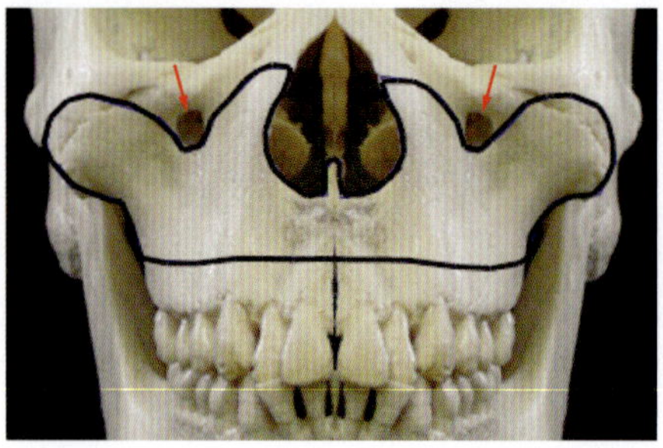

图 18.16 上颌骨骨膜下剥离的范围（箭头所示）。(From Bentz ML, Bauer BS, Zuker RM. Principles and Practice of Pediatric Plastic Surgery. 2nd ed. New York, NY: Thieme Publishers; 2016.)

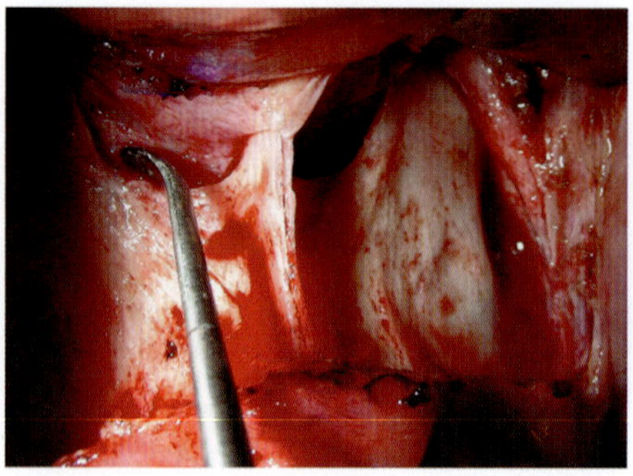

图 18.17 剥离并显露鼻前棘、鼻骨犁骨缝和鼻腔内侧骨面，剥离过程中要小心谨慎。虽然除了唇腭裂患者之外，这一过程可以很快完成，但是在剥离犁骨表面的鼻衬里黏膜时要特别小心。因为此处黏膜附着紧密，骨组织表面形态也较为复杂。(From Bentz ML, Bauer BS, Zuker RM. Principles and Practice of Pediatric Plastic Surgery. 2nd ed. New York, NY: Thieme Publishers; 2016.)

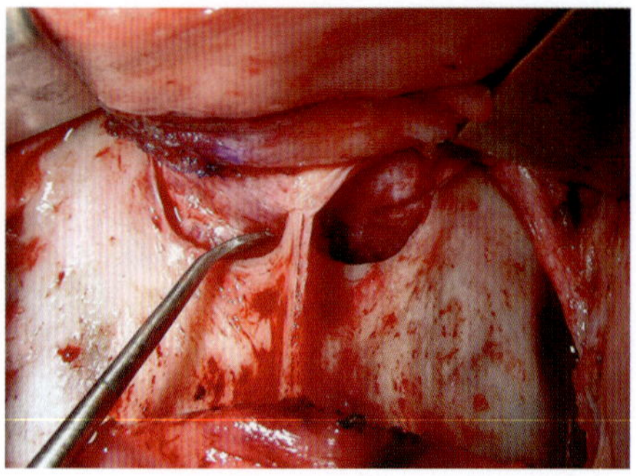

图 18.18 以 Cottle 剥离器由鼻腔外侧壁向鼻棘方向剥离。当剥离鼻棘后方的黏膜时，以剥离器尖端向内成角剥离，充分剥离前颌骨表面的黏膜。(From Bentz ML, Bauer BS, Zuker RM. Principles and Practice of Pediatric Plastic Surgery. 2nd ed. New York, NY: Thieme Publishers; 2016.)

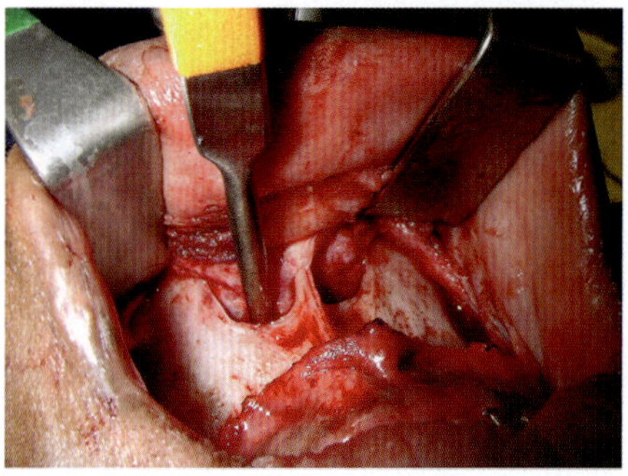

图 18.19 在鼻腔内继续由前向后剥离黏膜。在剥离过程中注意剥离器呈斜向，与鼻外侧壁方向一致保持。剥离范围逐渐向深部扩展，直到硬软腭交界附近。一般情况下，鼻外侧壁和鼻底处剥离较为容易。(From Bentz ML, Bauer BS, Zuker RM. Principles and Practice of Pediatric Plastic Surgery. 2nd ed. New York, NY: Thieme Publishers; 2016.)

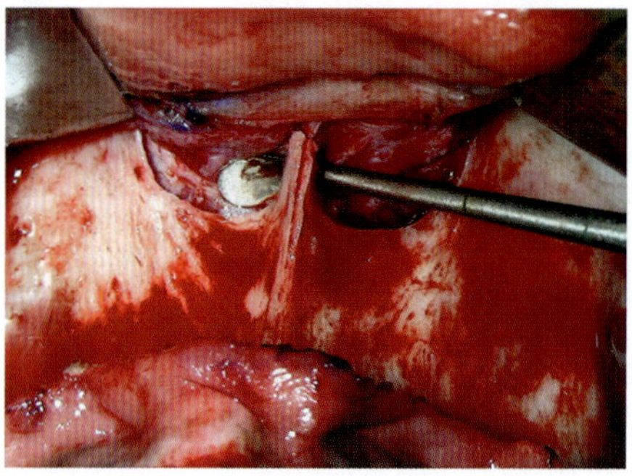

图 18.20 在上颌嵴附近剥离鼻中隔和犁骨表面的鼻衬里黏膜时较难保持其完整性，因此需要谨慎剥离，并且尽可能完全剥离。可以采用 Cottle 剥离器或长的双头剥离器进行剥离，剥离完成后可以伸入一根手指直达硬软腭交界处，确定软组织剥离的程度。(From Bentz ML, Bauer BS, Zuker RM. Principles and Practice of Pediatric Plastic Surgery. 2nd ed. New York, NY: Thieme Publishers; 2016.)

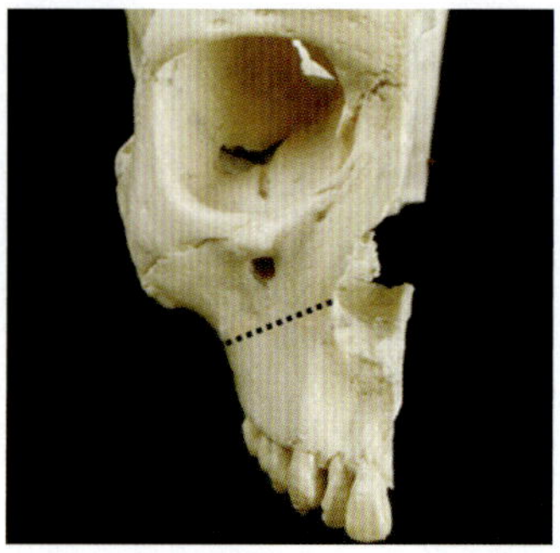

图 18.21 骨组织显露完全后，标记截骨线。当标记截骨线时，注意其与根尖和眶下孔的位置关系。截骨线需要位于根尖上方至少 5mm。尖牙根尖部位明显外突，其外侧有尖牙窝，因此较容易确认。常规(经典)LeFort Ⅰ 型截骨术起于鼻腔外侧壁，向后外侧走行，止于磨牙区(如图中虚线所示)。(From Bentz ML, Bauer BS, Zuker RM. Principles and Practice of Pediatric Plastic Surgery. 2nd ed. New York, NY: Thieme Publishers; 2016.)

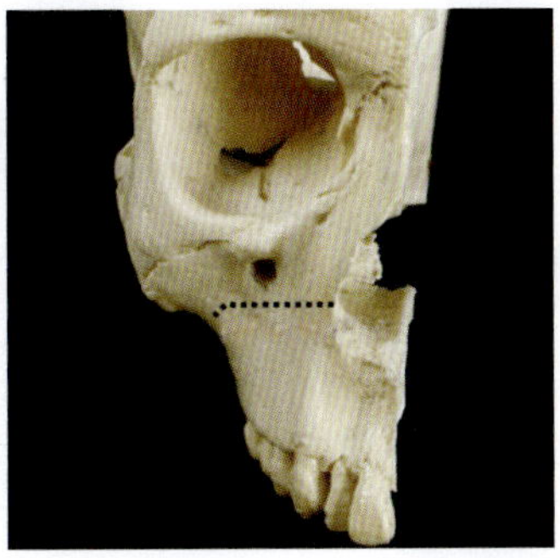

图 18.22 截骨线也可以先水平走行，然后斜向后下方走行。(From Bentz ML, Bauer BS, Zuker RM. Principles and Practice of Pediatric Plastic Surgery. 2nd ed. New York, NY: Thieme Publishers; 2016.)

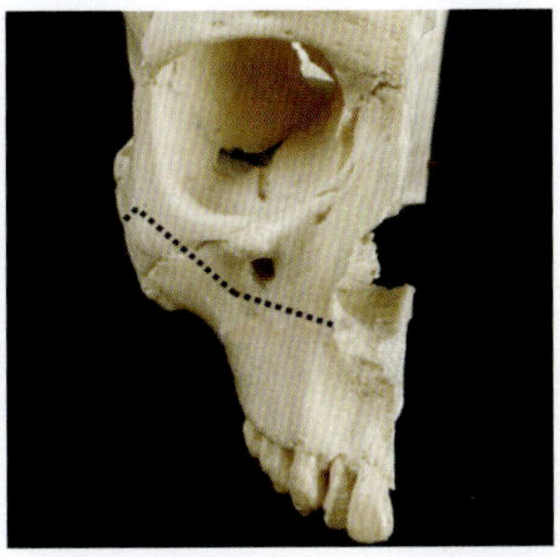

图 18.23 为了适应患者不同的畸形表现，除了常规 LeFort Ⅰ 型截骨术外，还有多种截骨线设计方式。例如，高位翼形截骨线(虚线所示)包含了颧磨牙突下部，目的是同时增大面中部。(From Bentz ML, Bauer BS, Zuker RM. Principles and Practice of Pediatric Plastic Surgery. 2nd ed. New York, NY: Thieme Publishers; 2016.)

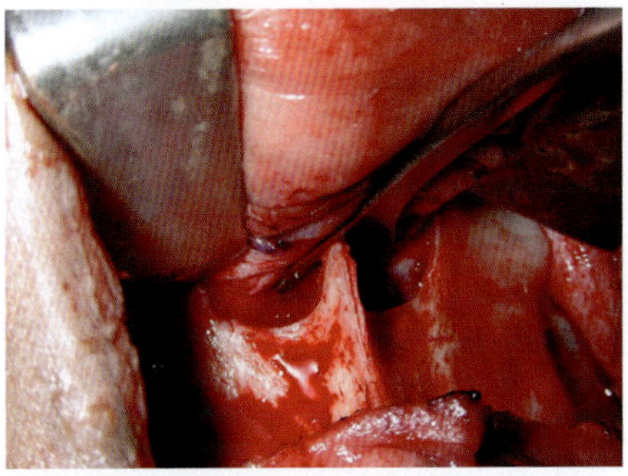

图 18.24 对于具体截骨次序，不同医生有各自的习惯。作者常用的截骨次序如下：首先以鼻中隔骨凿将鼻中隔和犁骨与上颌嵴分离，截骨方向是向下、向后走行。将一根手指置于硬腭与软腭连接处，确保鼻后棘处完全分离。(From Bentz ML, Bauer BS, Zuker RM. Principles and Practice of Pediatric Plastic Surgery. 2nd ed. New York, NY: Thieme Publishers; 2016.)

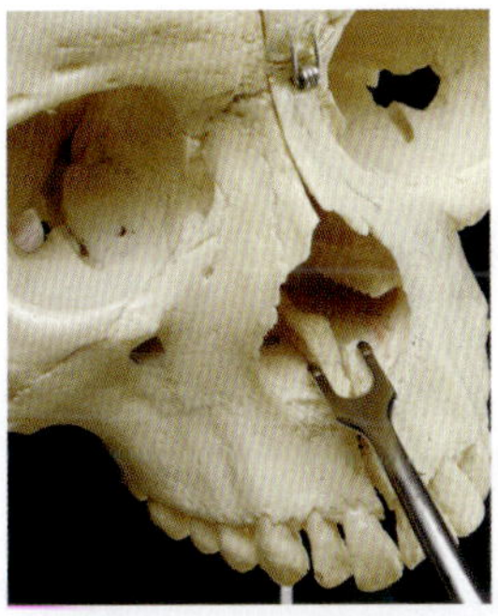

图 18.25 先行鼻中隔截骨的优点是便于行鼻外侧壁截骨时往复锯就位和向深部走行。在截骨过程中，可以将鼻中隔和鼻腔插管向相反方向牵拉，充分显露截骨空间，保证鼻外侧壁截骨彻底。(From Bentz ML, Bauer BS, Zuker RM. Principles and Practice of Pediatric Plastic Surgery. 2nd ed. New York, NY: Thieme Publishers; 2016.)

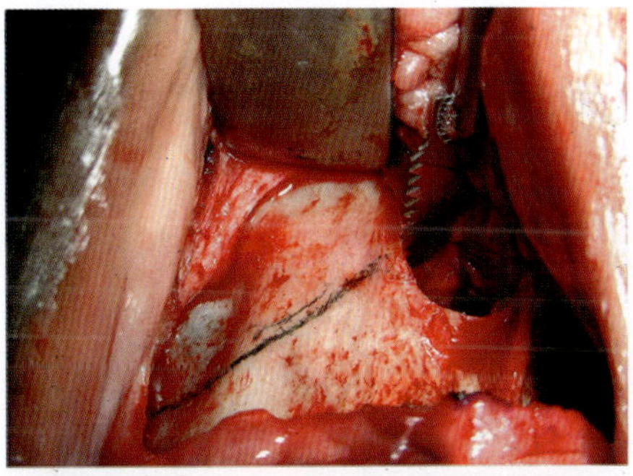

图 18.26 之后以往复锯于上颌骨水平进行截骨。截骨术起于鼻外侧壁，经上颌骨前壁，然后通过上颌骨后外侧壁。(From Bentz ML, Bauer BS, Zuker RM. Principles and Practice of Pediatric Plastic Surgery. 2nd ed. New York, NY: Thieme Publishers; 2016.)

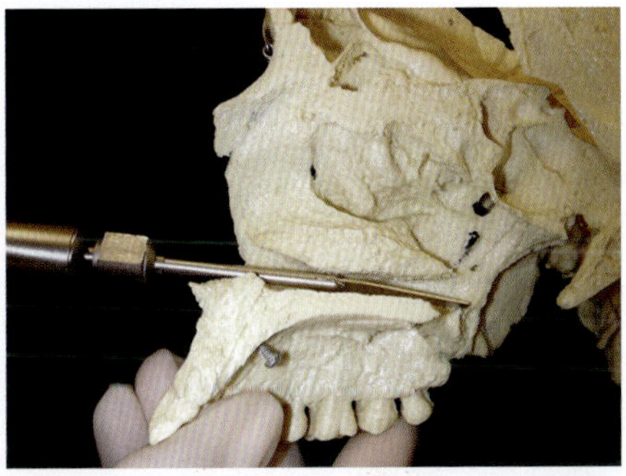

图 18.27 行截骨术时要注意，鼻外侧壁有一定的深度，当以往复锯行鼻外侧壁后部截骨时，往复锯的锯齿部分应该是无法看到的。如果能够看到锯齿状刀片，则说明后部截骨不够彻底。因为鼻外侧壁深度约为 50mm，而往复锯的锯齿部分长度仅有 25mm。(From Bentz ML, Bauer BS, Zuker RM. Principles and Practice of Pediatric Plastic Surgery. 2nd ed. New York, NY: Thieme Publishers; 2016.)

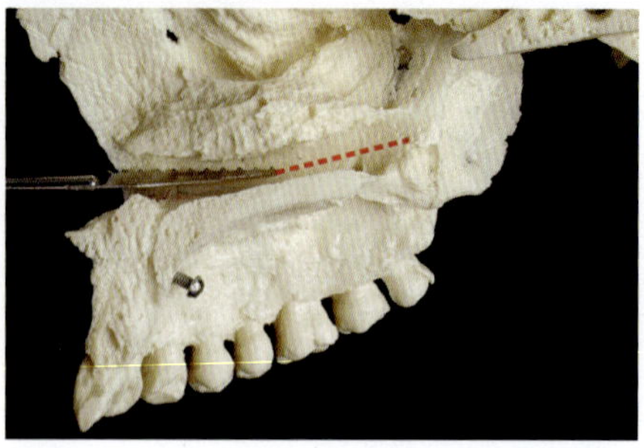

图 18.28 当由后向前完成鼻外侧壁截骨后,将往复锯手柄向中线方向旋转,以便在上颌骨前壁截骨时充分显露截骨锯的锯齿侧。(From Bentz ML, Bauer BS, Zuker RM. Principles and Practice of Pediatric Plastic Surgery. 2nd ed. New York, NY: Thieme Publishers; 2016.)

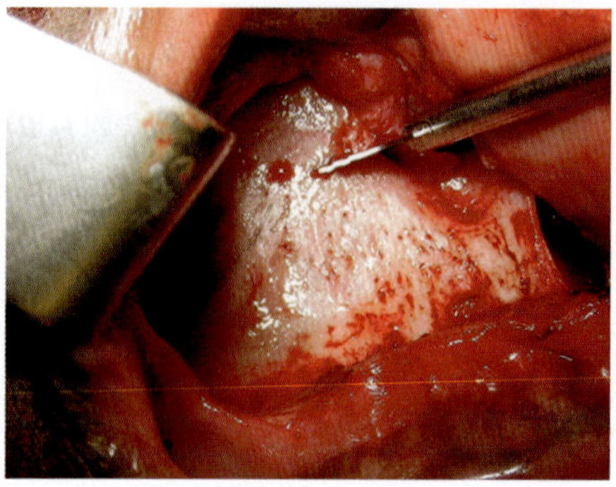

图 18.29 术中将往复锯手柄向中线方向旋转。(From Bentz ML, Bauer BS, Zuker RM. Principles and Practice of Pediatric Plastic Surgery. 2nd ed. New York, NY: Thieme Publishers; 2016.)

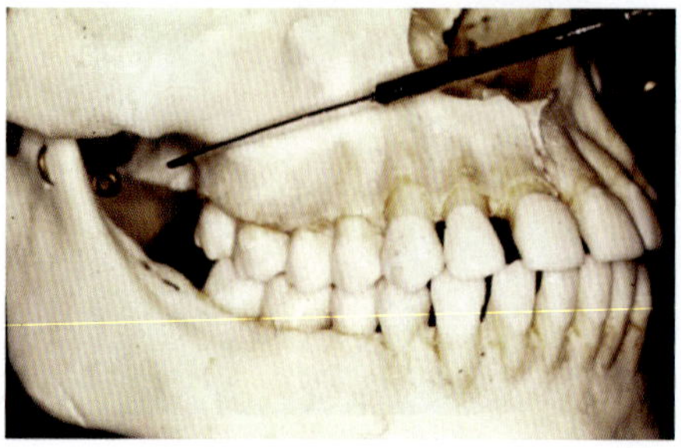

图 18.30 之后将往复锯片与上颌骨表面垂直,由内向外截骨。由于在截骨过程中截骨厚度有所变化,截骨时需要特别注意保持骨锯的稳定。于内侧骨支柱部位截骨时阻力较大,而上颌窦前壁骨质较薄,容易截骨,直到外侧骨支柱部位。(From Bentz ML, Bauer BS, Zuker RM. Principles and Practice of Pediatric Plastic Surgery. 2nd ed. New York, NY: Thieme Publishers; 2016.)

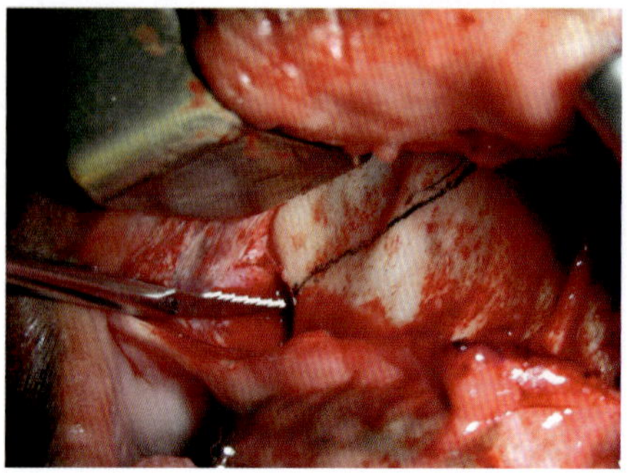

图 18.31 之后将往复锯片与上颌骨表面垂直,由内向外截骨。由于在截骨过程中截骨厚度有所变化,截骨时需要特别注意保持骨锯的稳定。于内侧骨支柱部位截骨时阻力较大,而上颌窦前壁骨质较薄,容易截骨,直到外侧骨支柱部位。(From Bentz ML, Bauer BS, Zuker RM. Principles and Practice of Pediatric Plastic Surgery. 2nd ed. New York, NY: Thieme Publishers; 2016.)

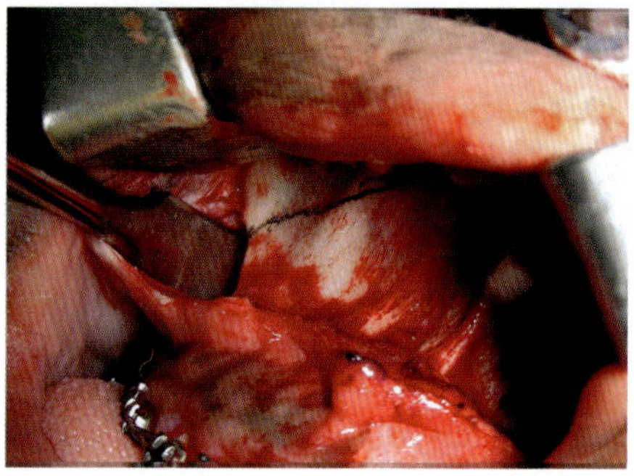

图 18.32 根据截骨设计,必要时可以再次由外向内进行外侧颧上颌支柱部位截骨,以完成截骨操作。(From Bentz ML, Bauer BS, Zuker RM. Principles and Practice of Pediatric Plastic Surgery. 2nd ed. New York, NY: Thieme Publishers; 2016.)

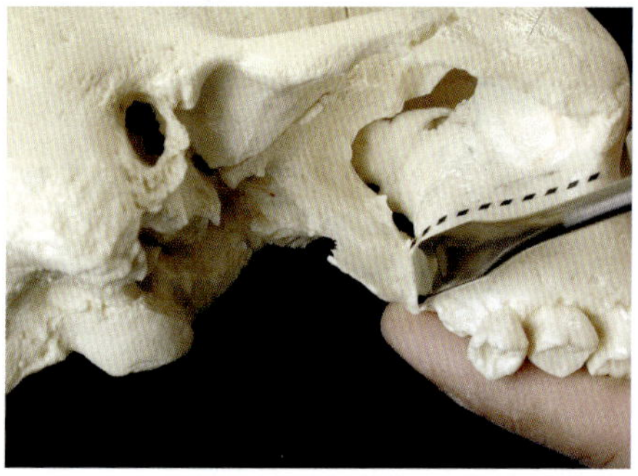

图 18.33 弧形截骨线应该与咬合平面平行,向前、下、内侧方向走行。骨锯手柄需要尽可能摆向外侧,但是有可能受到颊部软组织的限制。将一根手指置于上颌结节后方,以便确定截骨线走行和骨段分离情况。(From Bentz ML, Bauer BS, Zuker RM. Principles and Practice of Pediatric Plastic Surgery. 2nd ed. New York, NY: Thieme Publishers; 2016.)

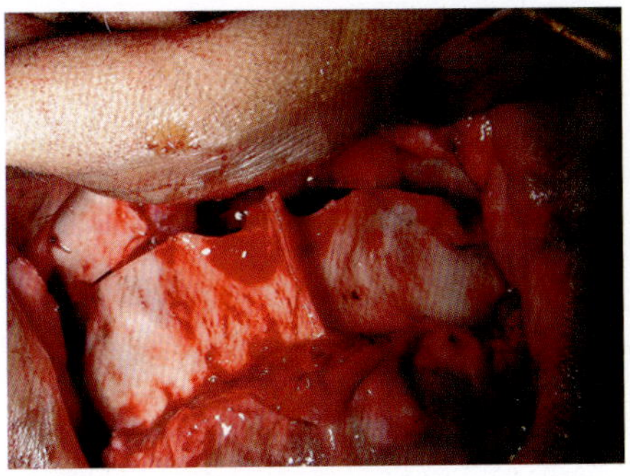

图 18.34 截骨完成后，可以准备进行下降离断。(From Bentz ML, Bauer BS, Zuker RM. Principles and Practice of Pediatric Plastic Surgery. 2nd ed. New York, NY: Thieme Publishers; 2016.)

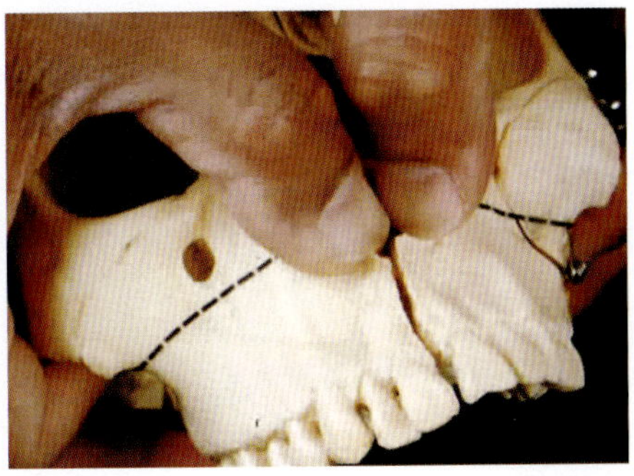

图 18.35 当进行下降离断时，可以将两根拇指置于梨状孔基底部。一般情况下，应用拇指向下的压力即可完成下降离断。如果有明显的阻力，最好重新检查截骨区域，并以往复锯对截骨不够充分部位进行再次截骨，可能辅助应用薄骨凿。不建议应用上颌骨分离钳进行强力折断，因为这样做有可能发生非预期的骨折。(From Bentz ML, Bauer BS, Zuker RM. Principles and Practice of Pediatric Plastic Surgery. 2nd ed. New York, NY: Thieme Publishers; 2016.)

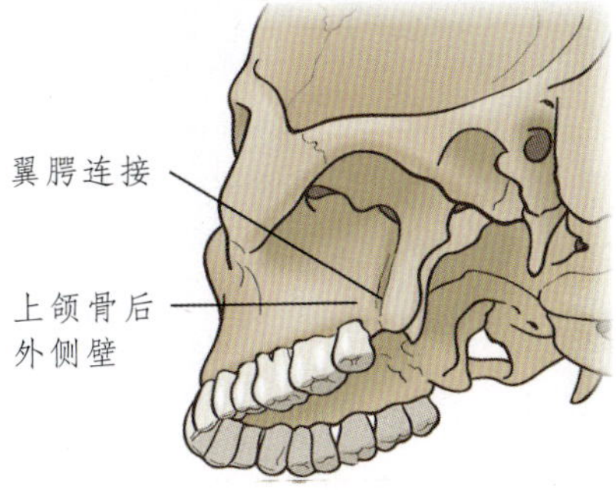

图 18.36 因截骨不充分而导致下降离断困难的常见部位包括鼻腔外侧壁、上颌骨后外侧壁和翼腭连接区。(From Bentz ML, Bauer BS, Zuker RM. Principles and Practice of Pediatric Plastic Surgery. 2nd ed. New York, NY: Thieme Publishers; 2016.)

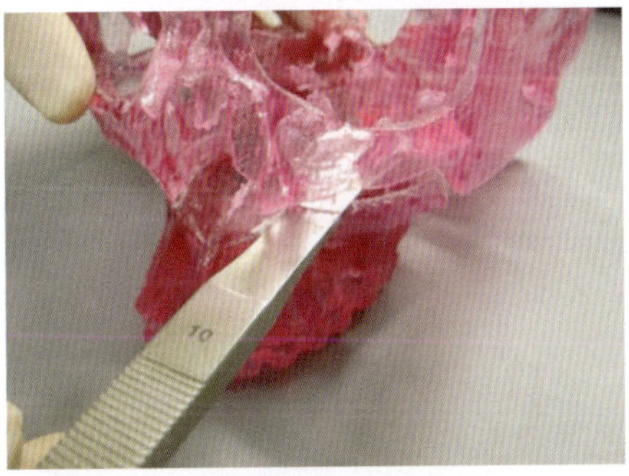

图 18.37 为了减小下降离断难度，可以先完成上颌骨前部截骨术。然后经截骨后间隙置入薄骨凿，通过轻柔地锤击骨凿，将截骨不完全的部位分离。

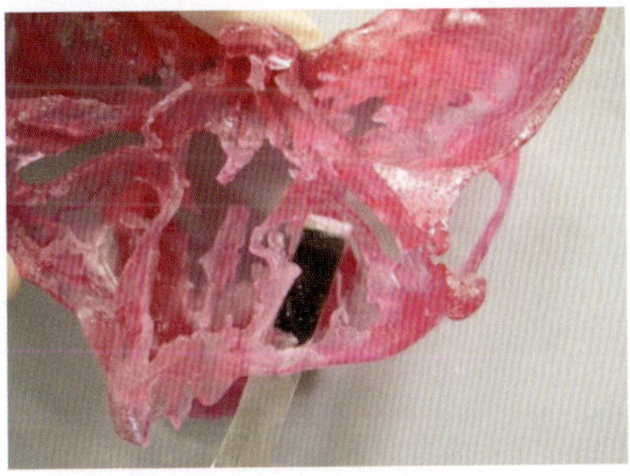

图 18.38 当上颌骨向下方移位时，需要由前向后分离鼻基底黏膜，直至硬软腭交界部位。在直视下可以用骨凿将上颌骨与腭骨垂直板和翼板彻底分离。

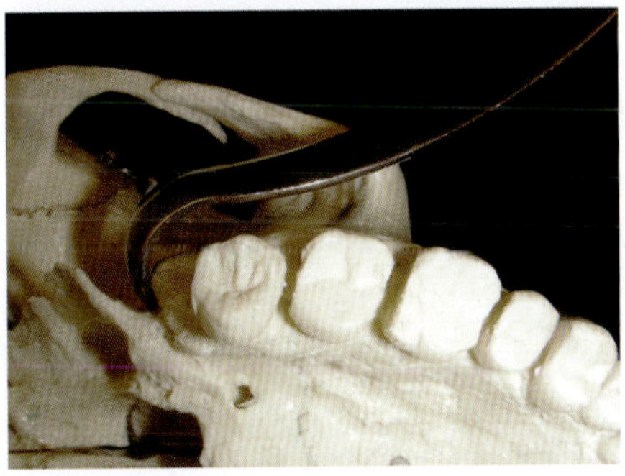

图 18.39 下降离断操作完成后，上颌骨可以左右移动。将下颌管拉钩置于上颌结节后方，可以在矢状面上将上颌骨向前移动。下颌管拉钩的弧度恰好与上颌结节吻合，可以很好地控制上颌骨前徙的方向和角度。拉钩的外形还可以很好地控制软组织，保持良好的视野，特别是对观察翼状突周围结构有利，可以充分分离影响骨块移动的软组织。(From Bentz ML, Bauer BS, Zuker RM. Principles and Practice of Pediatric Plastic Surgery. 2nd ed. New York, NY: Thieme Publishers; 2016.)

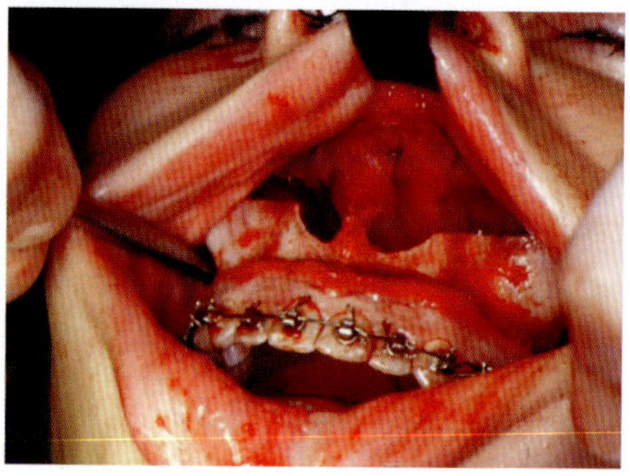

图 18.40 将呈 60°或 90°的尖锐剥离器或者J形剥离器置于硬软腭交界部位，剥离后保证上颌骨中央部位可以充分移动。(From Bentz ML,Bauer BS,Zuker RM. Principles and Practice of Pediatric Plastic Surgery. 2nd ed. New York,NY:Thieme Publishers;2016.)

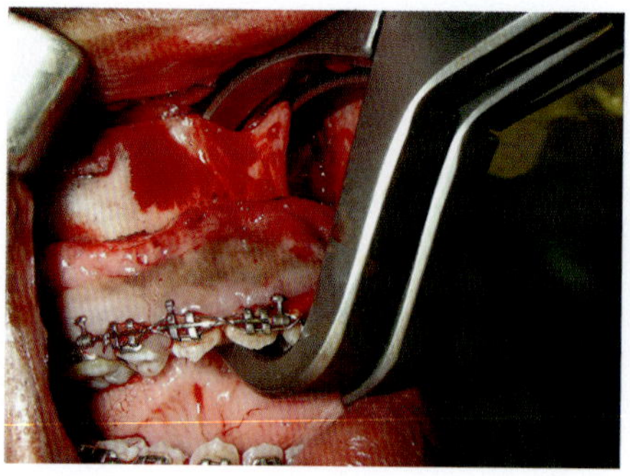

图 18.41 只有在上颌骨充分下降离断，并且可以多方向移动时，作者才应用上颌骨分离钳，目的是拉伸周围的软组织。而且只有在必要时才会使用上颌骨分离钳，一般情况下无须应用。(From Bentz ML, Bauer BS,Zuker RM. Principles and Practice of Pediatric Plastic Surgery. 2nd ed. New York,NY:Thieme Publishers;2016.)

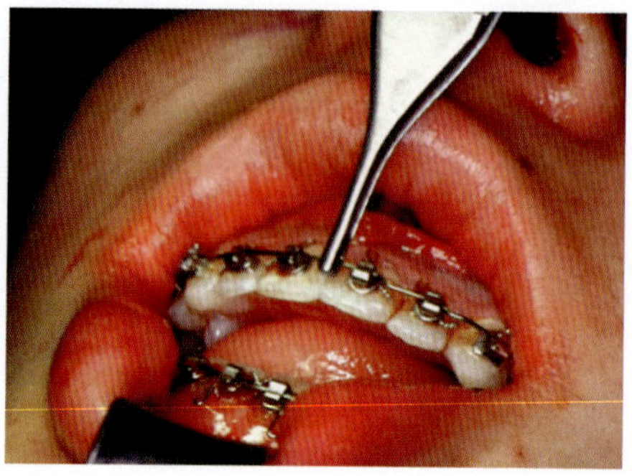

图 18.42 操作完成后，上颌骨必须能够充分移动，应用两把镊子即可将其移位至最终的位置。(From Bentz ML,Bauer BS, Zuker RM. Principles and Practice of Pediatric Plastic Surgery. 2nd ed. New York, NY:Thieme Publishers;2016.)

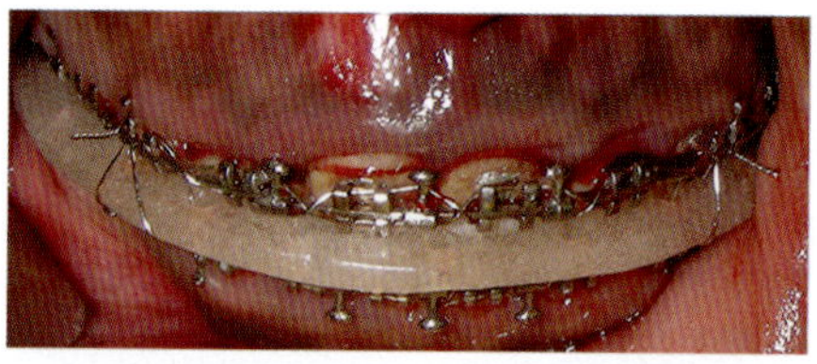

图 18.43 上颌骨截骨和下降离断操作完成后，置入预先制作的咬合导板，以 30 号钢丝将其与上颌正畸方丝弓捆扎固定。

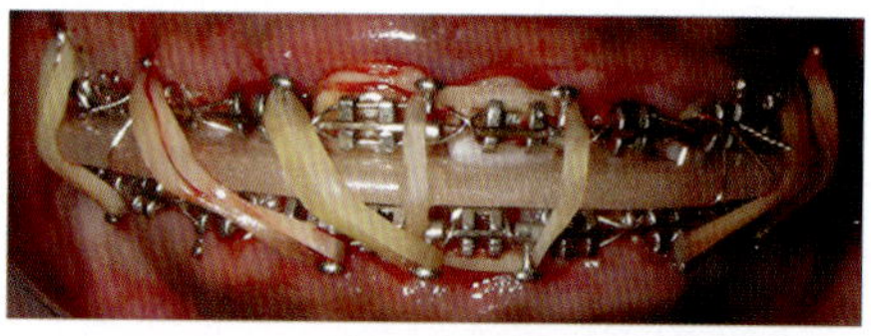

图 18.44 以牙科弹力皮筋行颌间固定。与上下颌钢丝颌间固定相比，弹力皮筋颌间固定允许对咬合关系进行主动调整。

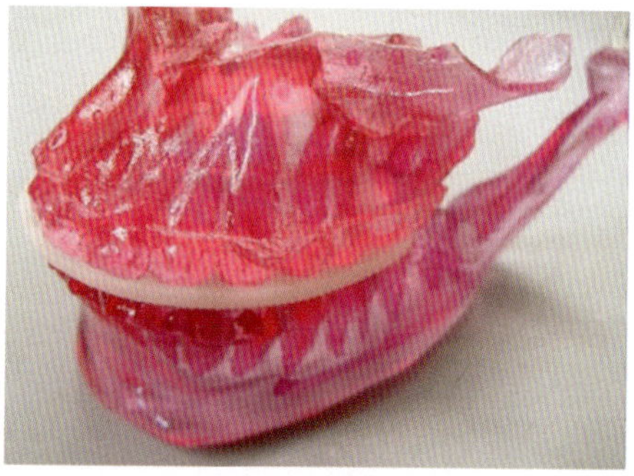

图 18.45 丙烯酸树脂模型显示，上颌骨截骨后，应用咬合导板将上下颌骨紧密对合在一起。

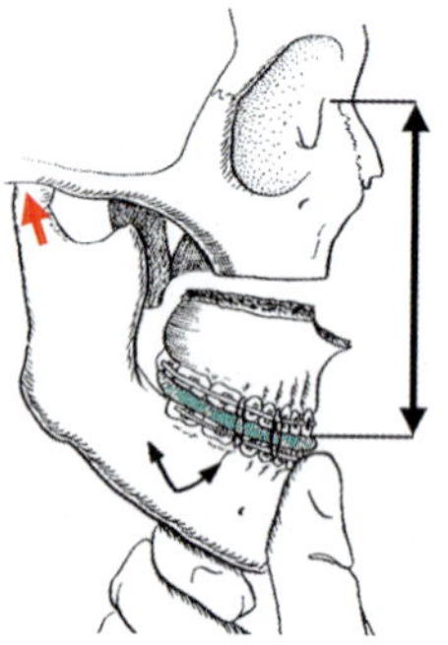

图 18.46 新形成的上下颌骨复合体可以以髁状突为圆心进行旋转运动，髁状突位于关节窝正确位置。(From Bentz ML, Bauer BS,Zuker RM. Principles and Practice of Pediatric Plastic Surgery. 2nd ed. New York,NY:Thieme Publishers;2016.)

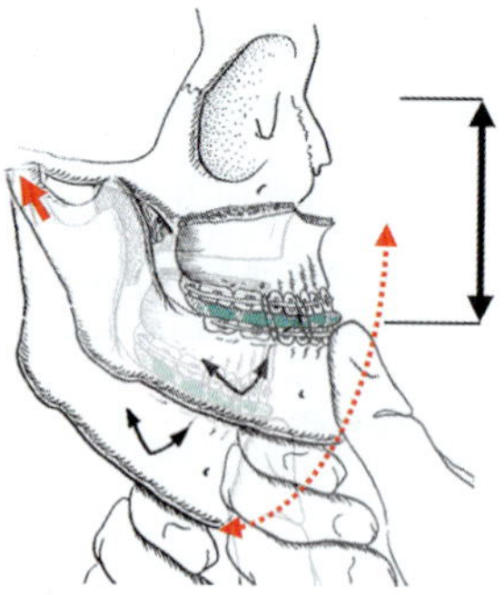

图 18.47 根据术前设计的牙齿显露量确定上颌骨前徙的距离。根据垂直向标志点之间的距离确定上颌骨垂直向的位置。常用的方法是采用卡尺测量体表内眦点或钻孔标志点至正畸方丝弓之间的距离。(From Bentz ML,Bauer BS,Zuker RM. Principles and Practice of Pediatric Plastic Surgery. 2nd ed. New York,NY:Thieme Publishers;2016.)

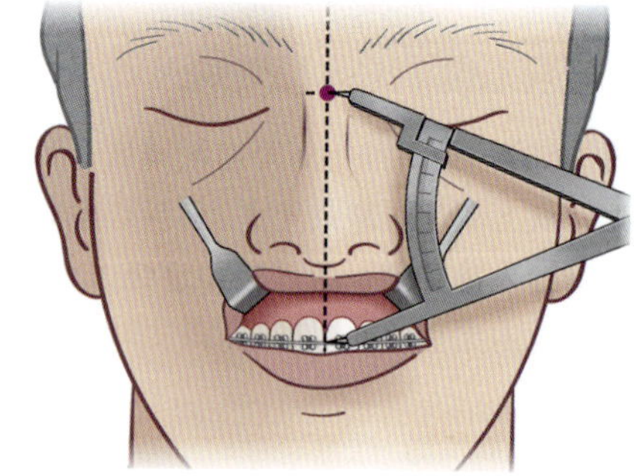

图 18.48 采用卡尺测量并确定上颌骨的垂直向位置。

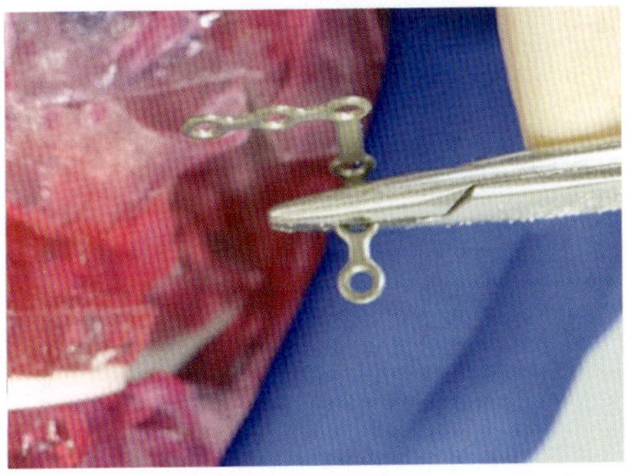

图 18.49 确定上颌骨位置后，以钛板和钛钉行内固定。根据骨表面形态对钛板进行塑形，以使其良好地贴附骨面。

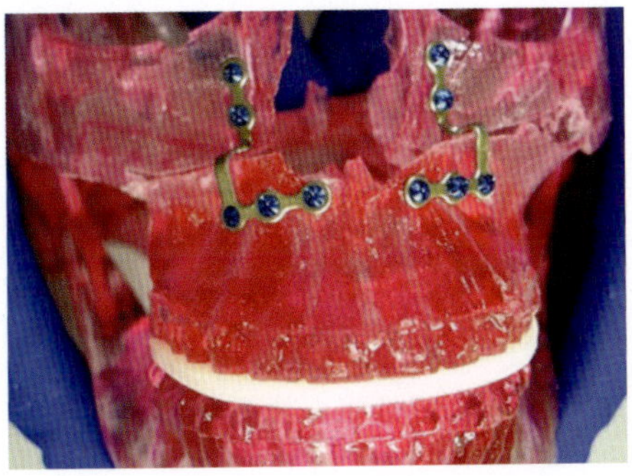

图 18.50 以钛板和钛钉将上颌骨固定在理想的位置上。注意钛钉要固定在内侧和后外侧上颌支柱部位。这些部位的骨组织较厚，可以很好地承载传导的咬合力。

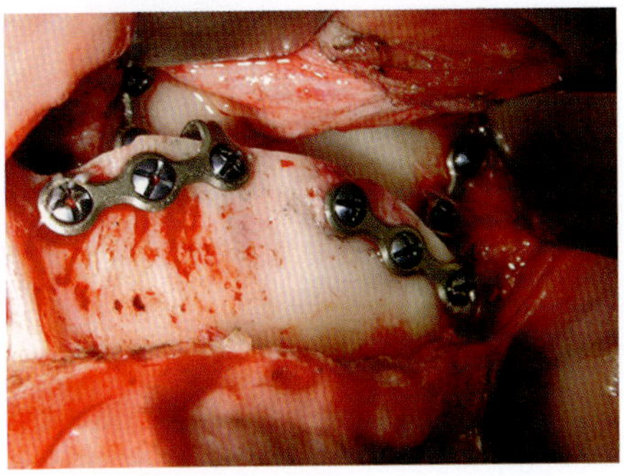

图 18.51 应用钛板和钛钉行上颌骨内固定的临床案例。(From Bentz ML, Bauer BS, Zuker RM. Principles and Practice of Pediatric Plastic Surgery. 2nd ed. New York, NY: Thieme Publishers; 2016.)

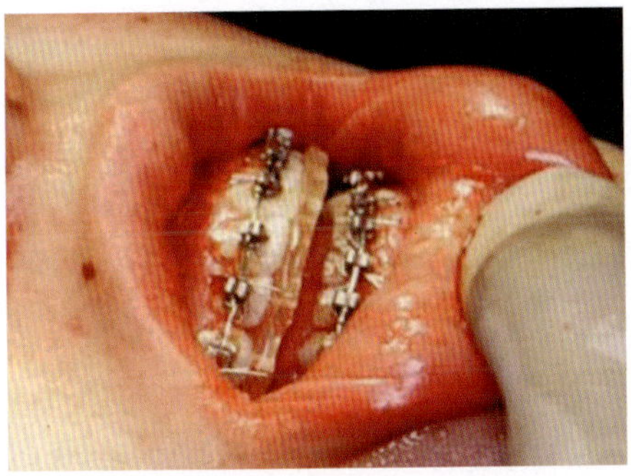

图 18.52 去除颌间弹性牵引，再次确定咬合关系。(From Bentz ML, Bauer BS, Zuker RM. Principles and Practice of Pediatric Plastic Surgery. 2nd ed. New York, NY: Thieme Publishers; 2016.)

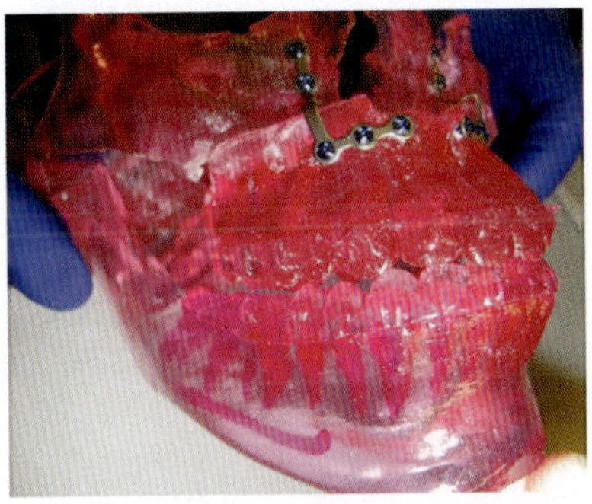

图 18.53 如果下颌骨髁状突位于关节窝的位置正确，做被动咬合运动时下颌牙齿将自然地位于咬合导板相对应的位置。如果髁状突位置不正确，下颌牙齿就位将较为困难，如果出现这种情况，必须重新调整钛板和钛钉固定的位置。

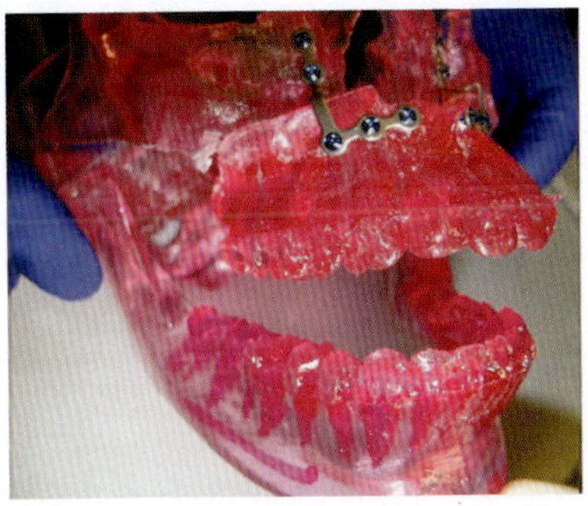

图 18.54 当对上颌骨行分块截骨且存在不稳定的咬合关系时，可以先去除咬合导板，然后结合模型外科结果观察并确定咬合情况。如果咬合关系良好，可以不再应用咬合导板。

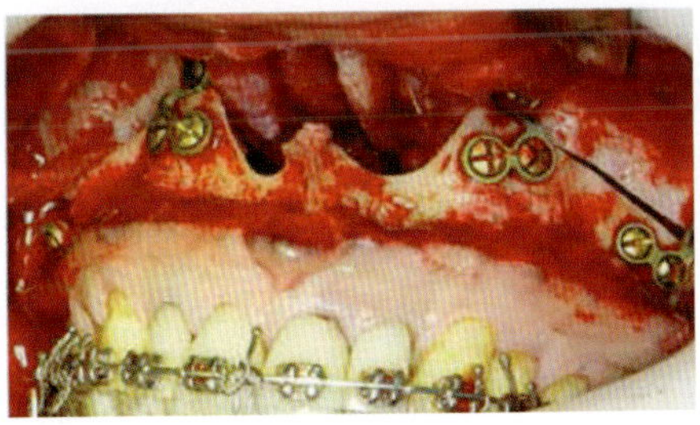

图 18.55 当上颌骨固定完成，并对咬合关系满意后，根据鼻唇角的角度和鼻翼基底的宽度对鼻前棘和梨状孔进行调整。可以进行鼻前棘塑形，必要时可以加深梨状孔。

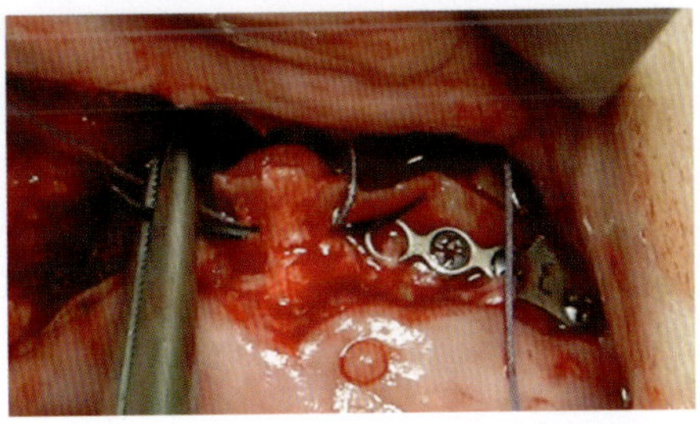

图 18.56 在鼻前棘钻孔，然后通过此孔贯穿缝合，将鼻中隔前部固定在鼻前棘所处的中线区。必要时可以做鼻翼部贯穿缝合，以调整鼻翼基底的宽度。

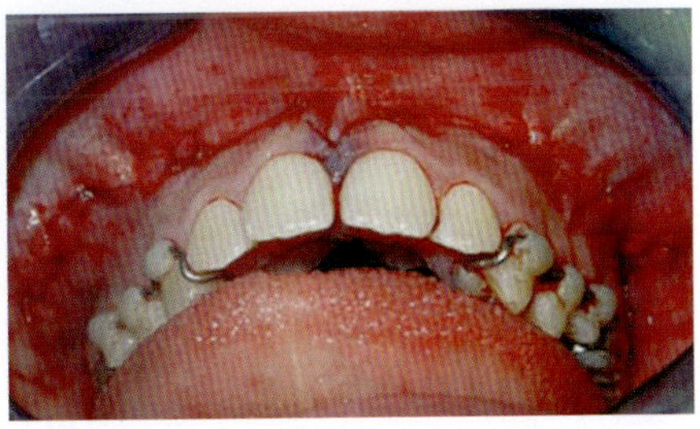

图 18.57 以可吸收线缝合关闭黏膜切口。当闭合前庭沟区切口时，可以采用 V-Y 推进皮瓣或各种局部皮瓣调整唇部外形和体积。

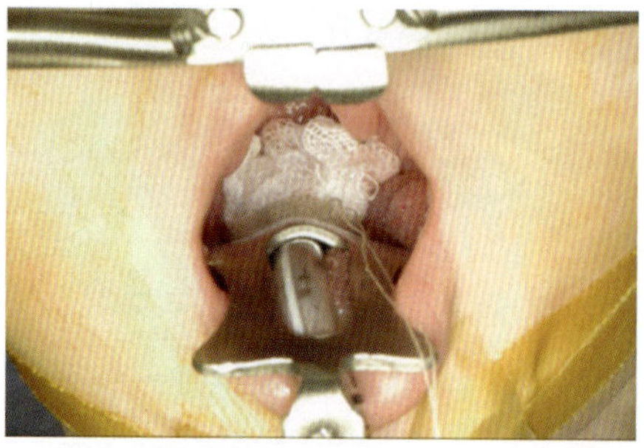

图 18.58 去除咽腔填塞，负压抽吸清理口咽腔。逐步麻醉清醒。术后即刻不进行颌间固定，以保证患者的安全。

手术技巧

- 如果在手术前，正畸医生没有协助安装牙间牵引钩，则必须在手术正式开始前完成这一操作。
- 必须进行咬合导板的检查和确认，以确保在术前模型分析和模型外科之后，咬合导板仍然能够与上下牙齿良好对合。
- 术前要进行口腔消毒，常用 0.12%葡萄糖酸氯己定口腔冲洗液（Peridex）或经稀释的聚维酮碘溶液(Betadine)。
- 采用经鼻插管，按照规范的方式对导管进行固定。铺单后要显露整个前额至锁骨的区域，以便于术中随时评估面部骨骼的正确位置。
- 在术中良好显露的前提下，需要分离、结扎和切断腭降神经血管束。理论上，可以保留这一结构，但是有可能影响上颌骨就位，导致就位困难，或者压迫神经血管束。而且如果术中不对腭降血管进行处置，术后有可能发生出血，这也是术后出血最常见的原因之一。
- 结扎腭降血管后不会出现明显的副作用。术中必须时刻注意后部的出血情况，并且进行可靠的止血。
- 对于上颌骨向上、向后移动的病例，必须去除各个部位的骨阻挡区。可以采用咬骨钳或 5mm Kerrison 钳去除阻挡区骨组织。注意骨组织去除要适度，以保证去除后仍然有最大的骨接触面，以利于骨结构的稳定。对于鼻中隔区，也可能需要处置，常需要沿犁骨去除骨组织，并去除一部分鼻中隔软骨基底部组织，以防止出现鼻中隔偏曲。下鼻甲也可能受累，需要进行下鼻甲缩小术。
- 对于上颌骨向上、向后移动的病例，采用 Kerrison 钳或咬合钳去除骨组织后，会形成带沟槽骨组织之间的骨面稳定接触。对于上颌骨向前、向下移动的病例，骨组织固定后会出现骨间隙。需要根据间隙大小确定是否需要进行骨移植，以保证骨组织的结构稳定和术后骨组织的良好愈合。
- 对于需要骨移植的病例，作者常采用髂骨移植，很少采用异体骨或人工骨移植。骨移植物常位于上颌支柱区。从髂骨内侧面切取含皮质骨和松质骨的骨移植物。对骨移植物塑形并去除边缘松质骨后，楔形填塞于截骨后残留的骨间隙内，使皮质骨骨面与上颌骨表面密切接触。

术后护理

- 对于大多数患者，术后需要密切观察 23 小时。
- 术后抬高头部，面部冰敷，均有助于减轻面部肿胀。
- 术后应用阿片类药物止痛，并应用较大剂量止吐药物。
- 术后常规应用抗生素 5~7 天。
- 术后常规输液，尽早开始进食流食，并逐渐过渡到软食，持续 3~4 周后开始添加半固态食物。
- 术后应用生理盐水冲洗鼻腔，并在鼻腔局部应用血管收缩剂，以保持鼻腔呼吸道通畅。

- 术后激素逐渐减量。每天减量到前一天的 50%，直至地塞米松剂量达到 2mg/d 后停药。
- 从术后当天开始进行颌间固定，可以交替进行颌间固定和去除皮筋休息。
- 术后 3~5 天开始进行坐位活动，如看电视、读书、玩牌等。术后 3~4 周开始轻度运动。
- 直到骨组织开始愈合，才能进行接触性运动。一般可以通过临床表现和影像学检查加以确认。临床检查最明显的特征是截骨部位质地变硬，影像学检查可见骨组织高密度影像增强。一般骨组织开始愈合时间不少于 6 周。

临床病例

患者表现为前牙开骀。行 LeFort Ⅰ 型截骨上颌骨上移、下颌骨后徙和颏部截骨成形术(图 18.59)。

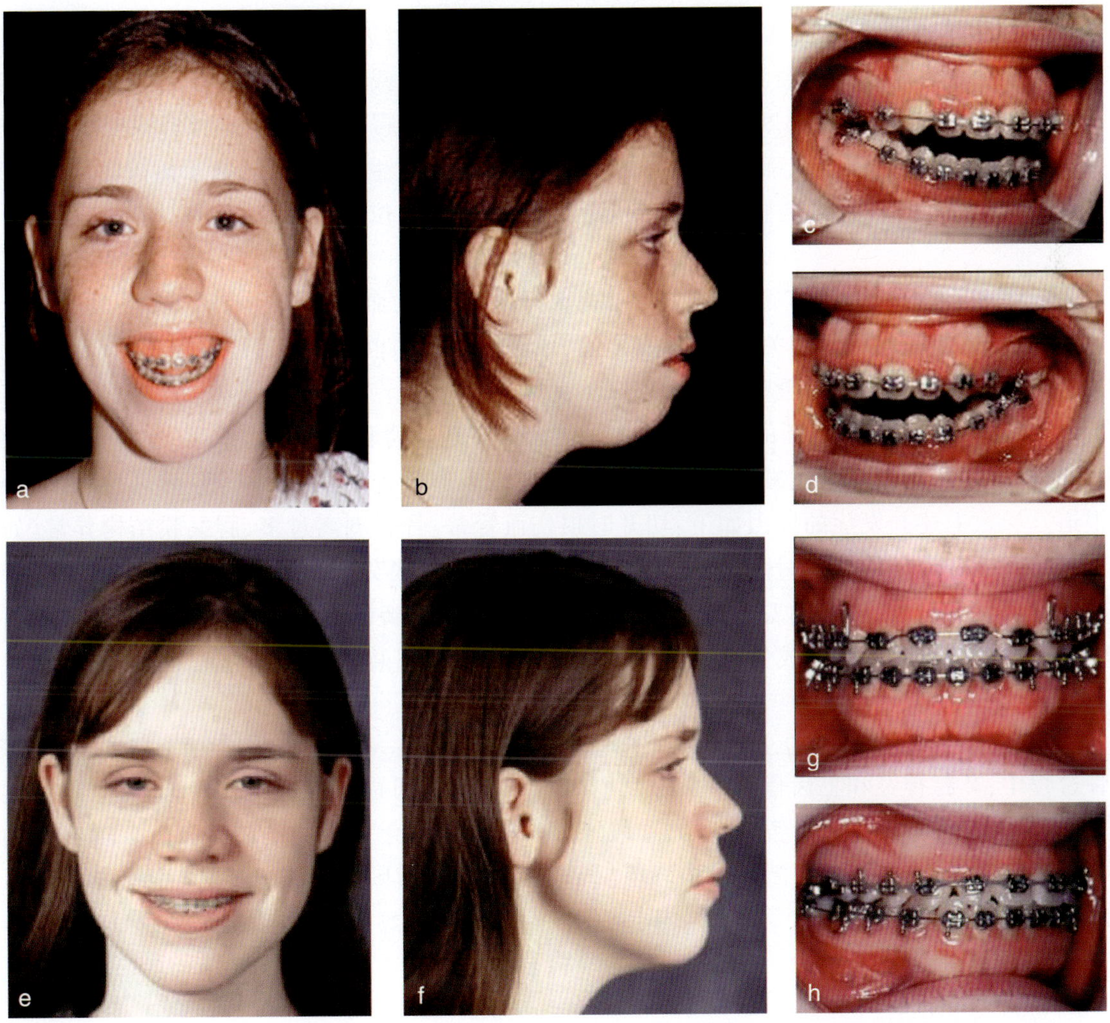

图 18.59 (a,b)可见咬合状态的正位和侧位片显示，垂直向距离过长。患者曾接受过术前正畸治疗。(c,d)斜侧位和侧位咬合照片可见前牙开骀。(e,f)经 LeFort Ⅰ 型截骨上颌骨上移、下颌骨后徙和颏部截骨成形术后正位和侧位片。(g,h)LeFort Ⅰ 型截骨上颌骨上移、下颌骨后徙术后正位和斜侧位合照片。(From Bentz ML, Bauer BS, Zuker RM. Principles and Practice of Pediatric Plastic Surgery. 2nd ed. New York, NY: Thieme Publishers; 2016.)

并发症

在上颌正颌外科中，神经血管损伤是最常见的手术并发症。文献报道了一些少见的并发症，如缺血性坏死、假性动脉瘤、颈动脉-海绵窦瘘、鼻泪管损伤、眶间隔综合征、失明等。这些报道均为个案，发生率较低，较难预测。

血管相关并发症

LeFort Ⅰ型截骨术后可能发生鼻腔出血，大多数病例的出血可以自行停止，临床上也有需要进行鼻腔填塞的病例。对于持续性鼻腔出血不止者，必须进行分析和处置。在去除颌间牵引后，行前鼻道和后鼻道填塞一般可以达到止血的目的。如果仍然不能完全止血，可以进行血管造影检查，根据情况进行血管栓塞或手术探查。颈外动脉结扎是最后的止血方法。

如果术中没有结扎腭降动脉，其经常是术后出血的主要来源。当进行鼻腔后外侧壁截骨时，其很容易受到损伤。虽然理论上通过在腭骨前截骨和在上颌结节附近尽可能低位截骨，可以减少该血管损伤的可能性，但是实际上很难完全避免损伤。当下降离断操作完成之后，必须探查寻找腭降血管，并进行有效控制。当进行上颌后壁截骨和翼腭分离时，有可能完全或部分损伤颌内动脉分支。一旦发生这一情况，必须尽快完成下降离断操作，进行暂时性填塞，并应用各种止血药物。然后在直视下明确出血部位，以血管夹夹闭血管或以双极电凝可靠止血。

随着对骨组织表面软组织进行广泛剥离和骨结构重排，骨组织的血液供应会有所减少。这种对血供的影响不仅限于骨组织，牙体组和与牙齿相关的软组织(牙髓、牙周膜、牙龈)也会受到影响。但是临床大量病例实践证实，其对组织血供的影响是短暂的，没有严重的临床不良后果。

经 LeFort Ⅰ型截骨术后下降离断的骨组织的主要供血来源是软腭和颊部软组织蒂。在截骨和骨块移动过程中，腭大血管通常被切断。虽然血供减少是暂时性的，但是临床上也有发生牙齿失活、牙周牙龈组织缺损、部分骨坏死的报道。导致上述并发症的原因如下：切开时损伤血管蒂、骨膜剥离过多、腭黏膜结构异常(如先天性腭裂术后患者)、牙间截骨或分块截骨时附着龈丧失、横向扩弓时腭黏膜分离过多等。如果术中发现牙龈发绀，血压正常后组织供血状态仍未好转，就需要将截骨后的骨块复位，并重新评估手术操作的正确性。在这种情况下，可以进行延期渐进式骨移动或牵引成骨术，也可通过手术植入骨牵引装置或者通过正畸方法进行弹性牵引。

神经相关并发症

在截骨过程中，鼻腭神经和上齿槽神经会被切断。由于在术中可以直视眶下神经，而且大部分截骨线位于眶下孔下方，眶下神经感觉丧失常为暂时性的，一般经过一段时间后会完全恢复。临床上，1.5%~2%的病例眶下区感觉异常长期不能恢复，其常见原因是术中软组织牵拉过度或钛板固定时压迫神经。腭大神经在后部截骨时容易被切断，但是通常没有明显的感觉异常。牙齿、腭部黏膜和颊部黏膜等的感觉经过 12~18 个月会逐渐恢复正常。

结论

自 1965 年 Obwegeser 首次报道了 LeFort Ⅰ型截骨术以来，这一手术已经成为颌面外科医生临床治疗各种颌面畸形的最常用的方法。外科医生应用 LeFort Ⅰ型截骨术及其衍生术式，通过面中部截骨治疗各种面部畸形。外科医生将这一术式与下颌骨矢状劈开截骨、颏成形术联合应用，可以对面部骨骼进行重新排列，从而实现理想的美观和功能效果。

手术要点

- 要调整经鼻麻醉导管的角度，避免对鼻翼缘造成压力，防止发生压力性溃疡和组织坏死。
- 以亚甲蓝标记双侧内眦点，作为上颌骨定位时的基准点，其可以被用来调整面中部垂直向高度，并控制最终的牙齿显露程度。
- 术前需要安置牙间牵引钩，请正畸医生在手术前 1~2 周完成这一操作。
- 行口内唇颊黏膜切开时，牙齿侧黏膜游离缘应保持 5~8mm 的宽度，以便行无张力缝合。
- 行外侧黏膜切开时，注意避免损伤腮腺导管。
- 截骨线距离牙根尖至少 5mm，以防止损伤牙齿。
- 采用高位翼形截骨可以调整面中部软组织体积。
- 当行鼻腔内侧壁截骨时，采用往复锯由内侧向外侧进行截骨操作，以防止损伤通气导管。
- 用弯骨凿进行翼腭连接分离操作。操作时可以将一根手指置于上颌结节后方，确保骨凿位置正确，并保证分离效果。
- 进行下降离断操作时，将两根拇指置于梨状孔基底部，在轻柔的压力下完成骨块分离操作。如果分离阻力过大，必须重新检查截骨部位。
- 影响下降离断操作顺利完成的常见部位包括：鼻腔外侧壁后部、上颌后外侧壁、翼腭连接。
- 下降离断操作完成后，上颌骨可以左右移动。将下颌管拉钩置于上颌结节后方，可以在矢状面上使上颌骨向前移动。
- 切断腭降动脉后不会引起严重的不良反应。术中需要特别注意寻找后部的出血部位，并加以妥善控制。
- 根据垂直向标志点之间的距离确定上颌骨垂直向的位置。常用的方法是采用卡尺测量体表内眦点或钻孔标志点至正畸方丝弓之间的距离。
- 对于上颌骨向上、向后移动的病例，必须去除各个部位的骨阻挡区。可以采用咬骨钳或 5mm Kerrison 钳去除阻挡区骨组织。也可能需要处置鼻中隔区，常需要沿犁骨去除骨组织，并去除一部分鼻中隔软骨基底部组织，以防止出现鼻中隔偏曲。
- 内固定完成后，去除颌间弹性牵引，再次确定咬合关系。如果下颌骨髁状突位于关节窝的位置正确，做被动咬合运动时下颌牙齿将自然地位于咬合导板相对应的位置。如果髁状突位置不正确，下颌牙齿就位较为困难，如果出现这种情况，必须重新调整钛板和钛钉固定的位置。
- 麻醉拔管前，必须去除咽腔填塞，并充分清理口咽腔。

（陶凯 金元 译）

参考文献

1. Obwegeser HL. Surgical correction of small or retrodisplaced maxillae. The "dish-face" deformity. Plast Reconstr Surg 1969;43(4):351–365
2. Siebert JW, Angrigiani C, McCarthy JG, Longaker MT. Blood supply of the Le Fort I maxillary segment: an anatomical study. Plast Reconstr Surg 1997;100(4):843–851
3. Bell WH. Le Forte I osteotomy for correction of maxillary deformities. J Oral Surg 1975;33(6):412–426
4. Kawamoto HJ Jr. Simplification of the Le Fort I osteotomy. Clin Plast Surg 1989;16(4):777–784
5. Wolfe SA, Berkowitz S. Plastic Surgery of the Facial Skeleton. Boston, MA: Little Brown; 1989
6. Patel PK, Morris DE, Gassman A. Complications of orthognathic surgery. J Craniofac Surg 2007;18(4):975–985
7. Bell WH, Fonseca RJ, Kennedy JW, Levy BM. Bone healing and revascularization after total maxillary osteotomy. J Oral Surg 1975;33(4):253–260

第 19 章

LeFort Ⅱ型截骨术

John Mesa, Pravin Patel

LeFort Ⅱ型截骨术是 LeFort 系列截骨方法中应用最少的一种[1]。应用这一方法可以移动上颌骨和面中部中央部位，以矫正这些部位存在的功能和外观畸形[2]。其操作过程与 LeFort Ⅰ型截骨术有相同之处，但是需要做双侧冠状切口和鼻旁皮肤切口，这一点与 LeFort Ⅲ型截骨术相同[3-8]。

目的

通过截骨使上颌骨与颅面骨复合体分离。

相关外科解剖

骨结构

手术医生必须熟练掌握相关解剖，特别是截骨线与颅底的关系，以便使整块面骨与蝶骨分离(图 19.1)。必须在多个部位进行截骨分离，最终实现骨结构多向移动。

在各种类型的 LeFort 截骨术中，均必须完成上颌部骨结构与位于颅底的蝶骨的分离。这一操作无法在直视下完成，因此难度较大，只能依靠术者的经验在触摸下完成。术者必须熟练掌握腭骨与蝶骨垂直板连接的三维解剖关系。腭骨位于上颌骨和蝶骨之间，形成硬腭后部、鼻腔外侧壁和眶底。腭骨后面与蝶骨翼突相连接。上颌结节位于上颌骨的后外侧、上颌第三磨牙的后方。由腭骨形成的翼上颌连接向上止于翼腭缝，并与翼腭窝相交通。翼腭窝前界为上颌骨，后界为翼突内侧板和蝶骨大翼，内界为腭骨，上界为蝶骨体。由于存在上述连接结构，如果想移动上颌前部骨结构，必须在蝶腭连接水平进行确切分离。较为理想的分离位置是腭骨与蝶骨翼板连接处。但是在临床上较难准确地进行分离，通常容易在蝶骨翼板处发生各种垂直向骨折。

分离上颌骨与蝶骨的连接无法在直视下完成，只能在触摸辅助下完成，因此是截骨过程中难度最大的操作。术者必须熟练掌握腭骨与蝶骨垂直板的三维解剖关系(图 19.2)。腭骨位于上颌骨和蝶骨之间，形成硬腭后部、鼻腔外侧壁和眶底。腭骨后面与蝶骨翼突相连接。上颌结节位于上颌骨的后外侧、上颌第三磨牙的后方。由腭骨形成的翼上颌连接向上止于翼腭缝，并与翼腭窝相交通。翼腭窝前界为上颌骨，后界为翼突内侧板和蝶骨大翼，内界为腭骨，上界为蝶骨体。由于存在上述连接结构，因此如果想移动上颌前部骨结构，必须在蝶腭连接水平进行确切分离。较为理想的分离位置是腭骨与蝶骨翼板连接处。但是在临床上较难准确地进行分离，多见的是在蝶骨翼板处形成各种垂直向骨折。之后截骨线从翼腭分离处向上，经过上颌骨后壁，向眶底走行。

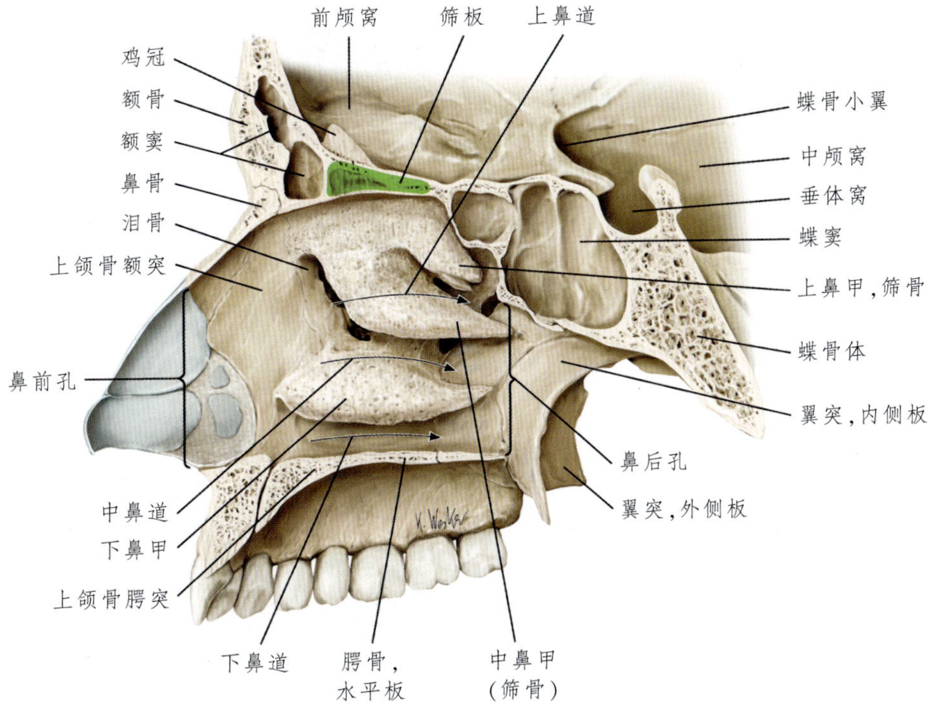

图 19.1 位于颅底的筛板（绿色）与颅穹隆和面中部的关系。（From Kahn D，Arusoo T，Wright EJ. Neurocranium and facial skeleton. In：Watanabe K，Shoja MM，Loukas M，Tubbs RS，eds. Anatomy for Plastic Surgery of the Face，Head，and Neck. New York，NY：Thieme Publishers；2016.）

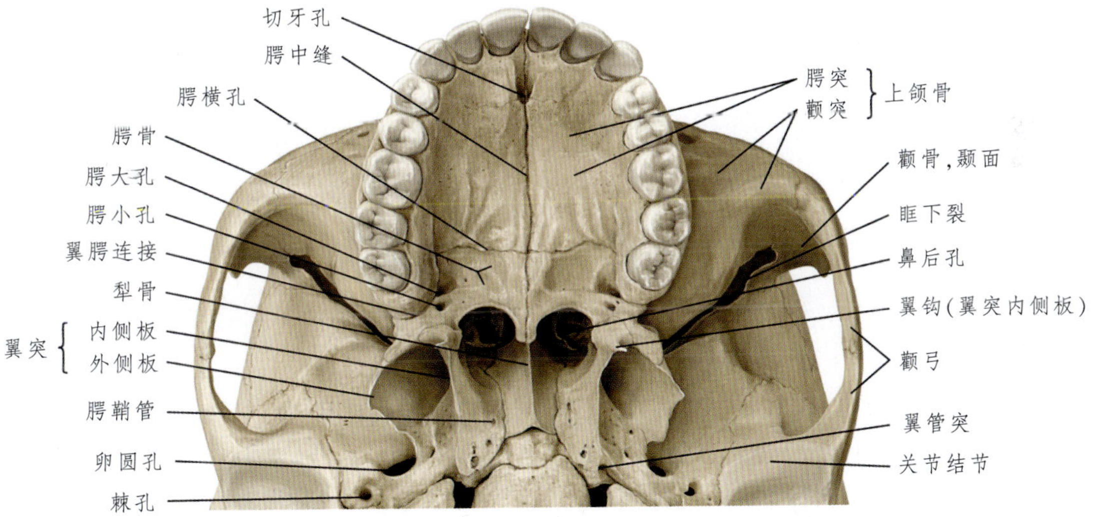

图 19.2 与 LeFort Ⅱ型截骨术相关的面中部和颅底骨结构（底面观）：上颌骨、腭骨、颧骨、翼腭连接、翼突。（From Gilroy AM，MacPherson BR. Atlas of Anatomy. 3rd ed. New York，NY：Thieme Publishers；2016.）

血管

上颌骨的动脉血供有4个来源:①来自上颌动脉的腭降动脉;②来自面动脉的腭升动脉;③来自颈外动脉的咽升动脉的前支;④来自上颌动脉的牙槽动脉。上颌骨截骨后,腭降动脉常被离断,上颌骨截骨段由余下的3个来源供血,主要由腭升动脉和咽升动脉分支供血。

患者选择

关于患者选择的详细内容不在此节赘述。总体而言,施行LeFort Ⅱ型截骨术的目的是纠正牙-颌-面骨性畸形,该术式适用于单纯正畸治疗无效者。术前需要经过外科医生和正畸科医生的综合分析和判断。

适应证和禁忌证

适应证

适用于面中部发育不良伴有上颌-鼻后缩的患者。适用于以下类型畸形:

- 上颌-鼻发育不良的Ⅰ类错颌畸形(Binder综合征)。
- 腭裂二期修复。
- 外伤后畸形。
- 伴有短鼻、上颌-鼻后缩的骨性Ⅲ类错颌畸形。

禁忌证

- 术前正畸治疗依从性不佳者。
- 口腔卫生不佳者。
- 恶病质状态者。
- 有严重内科疾病者。
- 高位LeFort Ⅰ型截骨术伴隆鼻术可替代LeFort Ⅱ型截骨术者。
- 有全身麻醉禁忌证者。
- 癫痫发作者(相对禁忌证)。

术前计划

对于接受LeFort Ⅱ型截骨术患者,需要进行术前计划,以确定具体的截骨方案(图19.3)。术前计划需要由外科医生与正畸科医生共同讨论完成。

一般情况下,术前计划包括以下几方面的内容:

- 取上下颌牙模。
- 影像学评估。
  - 头影测量。
  - 锥形束CT扫描。
  - 颌面部CT扫描。
- 头影测量分析。
- 模型外科。
- 术前正畸装置调整(例如,弓丝处理)。

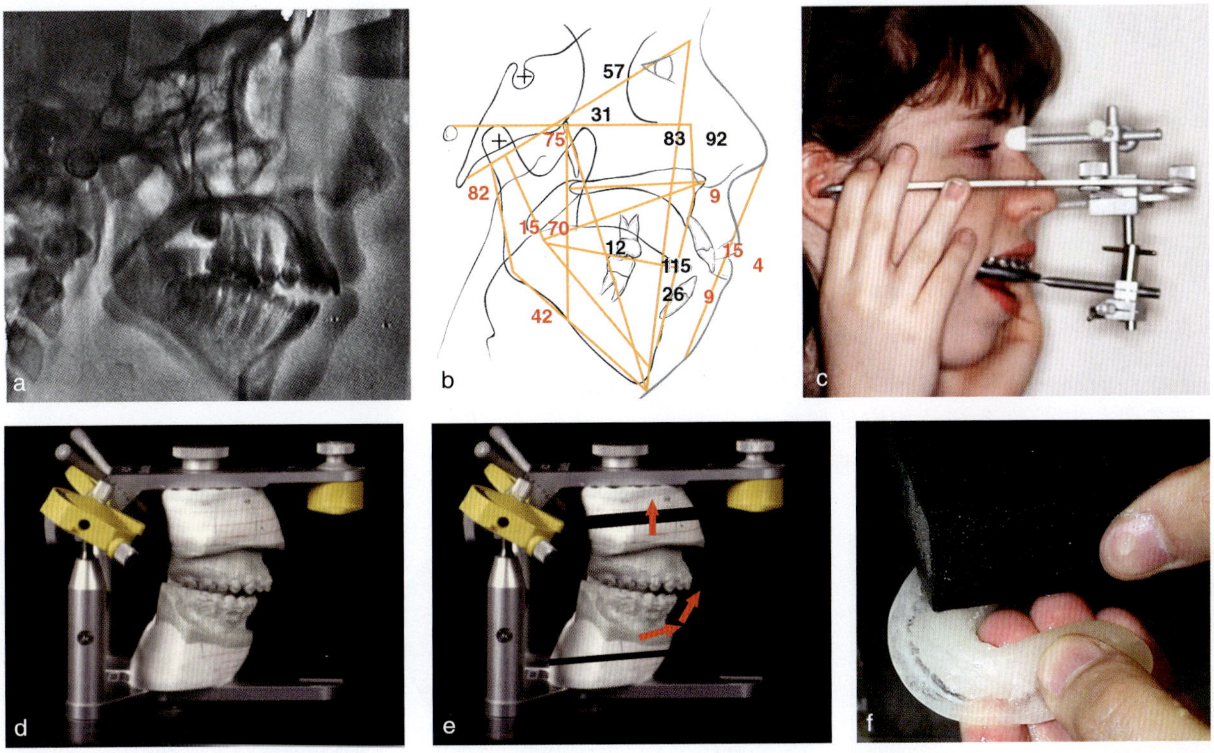

图 19.3 LeFort Ⅱ型截骨术术前设计过程。(a)X 线头影测量。(b)头影测量分析。(c)面弓辅助面部测量。(d,e)模型外科。(f)制备咬合导板。(From Bentz ML,Bauer BS,Zuker RM. Principles and Practice of Pediatric Plastic Surgery. 2nd ed. New York,NY:Thieme Publishers;2016.)

手术器械

LeFort Ⅱ型截骨术常用器械见图 19.4。

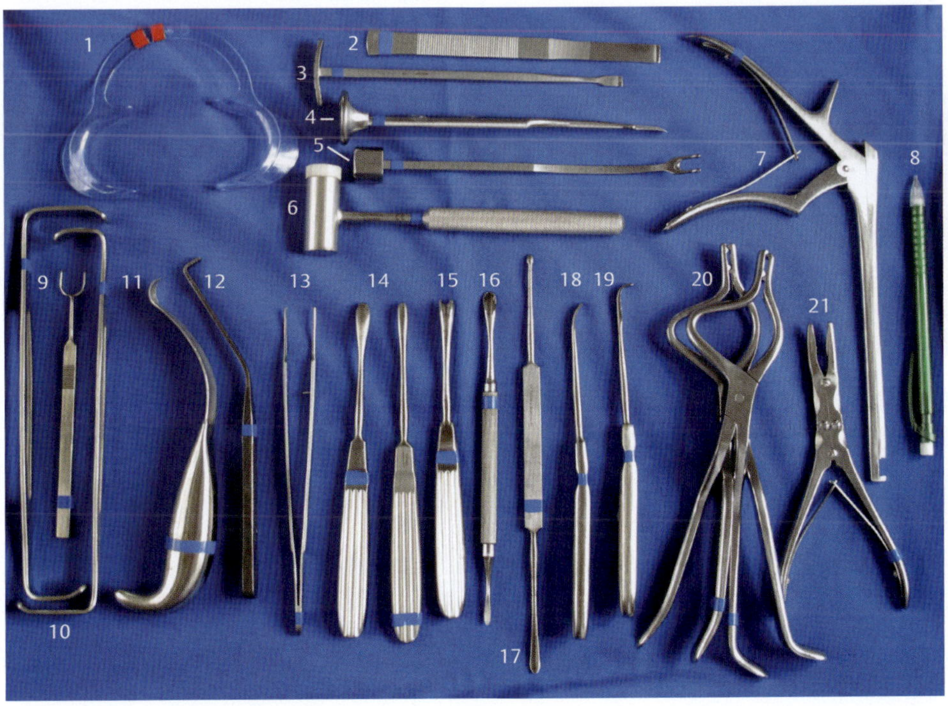

图 19.4 LeFort Ⅱ型截骨术常用器械。塑料张口器(1);骨凿(2);Dunn-Dautrey 牙间骨凿(3);Tessier-Kawamoto 翼腭缝骨凿(4);Obwegeser 鼻中隔骨凿(5);骨锤(6);Kerrison 活检钳(7);铅笔(8);双齿皮肤拉钩(9);甲状腺拉钩(10);Hargis 下颌管拉钩(11);Tessier 骨拉钩(12);手术镊(13);Obwegeser 剥离器 (14);V 形尖端剥离器/Obwegeser 鼻前棘剥离器(15);Cottle 剥离器(16);鼻中隔黏膜剥离器(17);弯骨凿(18);Obwegeser J 型剥离器(19);罗氏上颌骨分离钳(左、右)(20);咬骨钳(21)。

手术过程:技术细节

掌握 LeFort Ⅱ型截骨术的基本操作过程和要点之后,外科医生可以针对各种畸形进行多种变化的术式。

手术准备

为保证手术高效进行,需要注意以下几点:

1.在手术器械台上按照一定次序正确地摆放手术器械,便于术中应用。

2.确保动力设备状态良好,并提前试用各种骨钻和往复骨锯。

3.准备骨板和骨钉系统及相应的器械和设备。

LeFort Ⅱ型截骨术基本操作过程见图 19.5 至图 19.54。

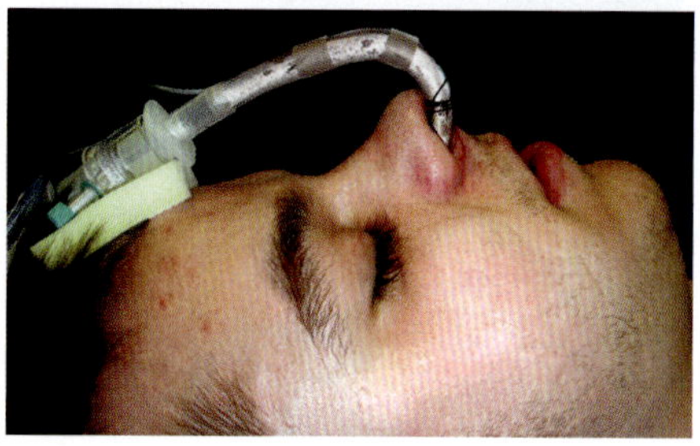

图 19.5 经鼻气管插管,气管导管尾端为可伸缩设计,将导管固定于鼻中隔软骨上部所对应的部位,于额部衬垫塑料泡沫。调整可伸缩导管角度,减少气管导管对鼻缘的压力。对口咽腔消毒,行咽腔填塞。于结膜囊内放置角膜保护片,对上下睑行保护性缝合。(From Bentz ML,Bauer BS,Zuker RM. Principles and Practice of Pediatric Plastic Surgery. 2nd ed. New York,NY:Thieme Publishers;2016.)

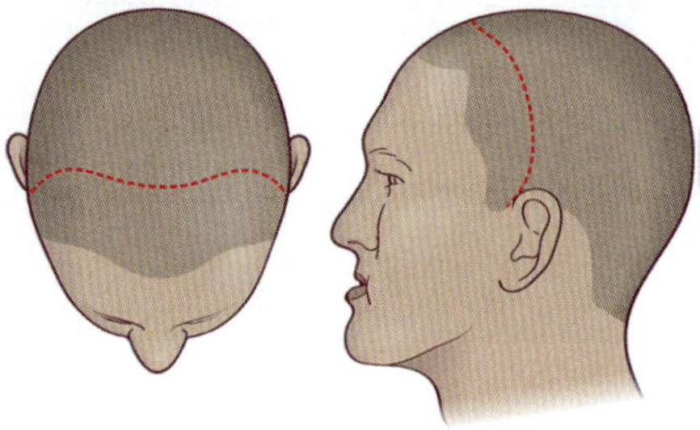

图 19.6 在头皮部位设计双侧冠状切口。以含有 1:100 000 肾上腺素的 1%利多卡因行口腔黏膜下、下睑和头皮术区浸润麻醉。

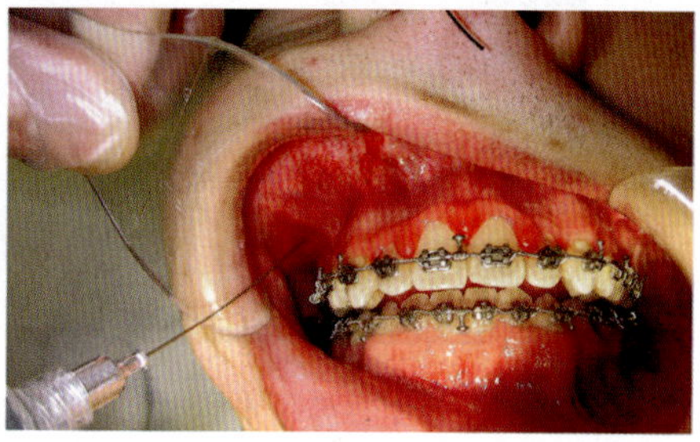

图 19.7 以含有 1:100 000 肾上腺素的 1%利多卡因行术区浸润麻醉。在附着龈上方的上颌唇颊沟、鼻前棘、鼻中隔基底处注射麻醉药。当对磨牙后区行浸润麻醉时,可以辅助应用 Macintosh 喉镜进行腭侧注射,类似于进行气管插管时的操作方法。(From Bentz ML,Bauer BS,Zuker RM. Principles and Practice of Pediatric Plastic Surgery. 2nd ed. New York,NY:Thieme Publishers;2016.)

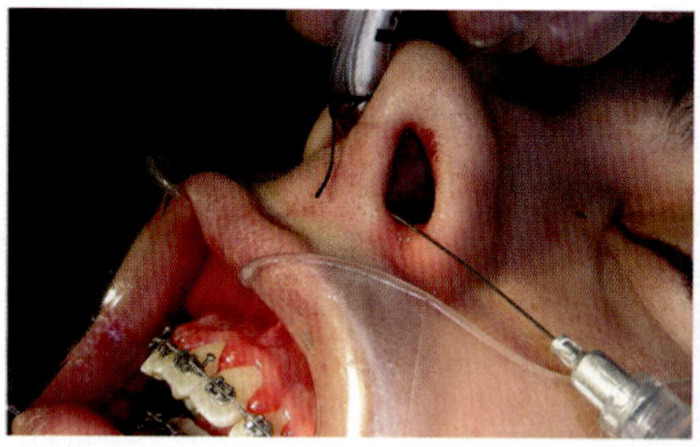

图 19.8 当进行上颌骨手术时,需要在鼻内黏膜下注射含有血管收缩剂的浸润麻醉剂。于鼻腔内填塞浸过鼻部血管收缩剂的海绵填塞物。(From Bentz ML,Bauer BS,Zuker RM. Principles and Practice of Pediatric Plastic Surgery. 2nd ed. New York,NY:Thieme Publishers;2016.)

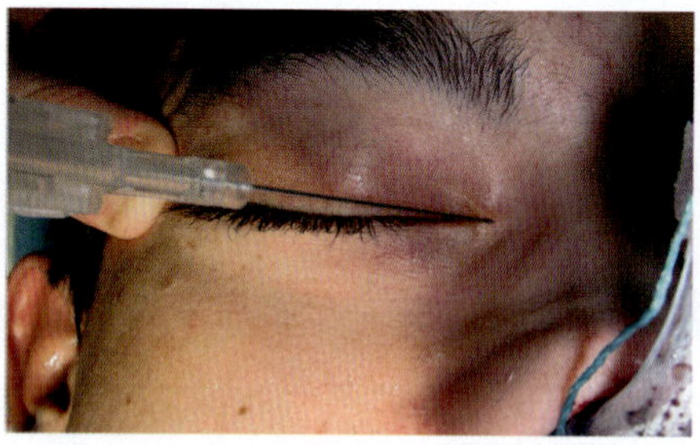

图 19.9 以亚甲蓝标记双侧内眦点,用于上颌骨截骨后定位基准线,便于进行垂直向面中部高度的调整。(From Bentz ML,Bauer BS,Zuker RM. Principles and Practice of Pediatric Plastic Surgery. 2nd ed. New York,NY:Thieme Publishers;2016.)

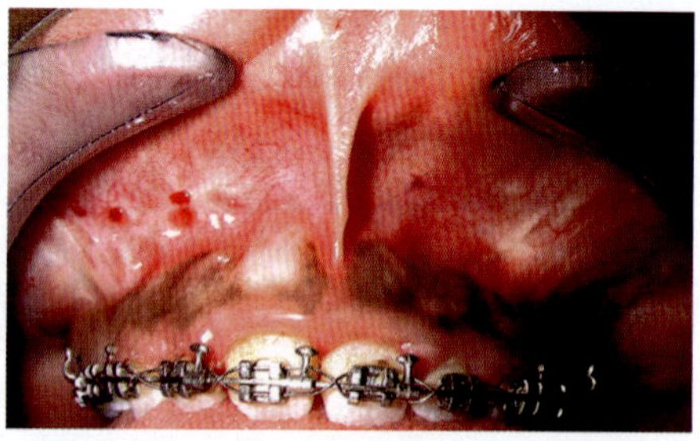

图 19.10 为了充分显露术区,建议使用唇部牵开器,并在中央部位使用双齿皮肤拉钩,在两侧使用甲状腺拉钩。在切开前,测量双侧侧切牙和尖牙区内眦至上颌弓丝的距离,并做好记录。(From Bentz ML,Bauer BS,Zuker RM. Principles and Practice of Pediatric Plastic Surgery. 2nd ed. New York,NY:Thieme Publishers;2016.)

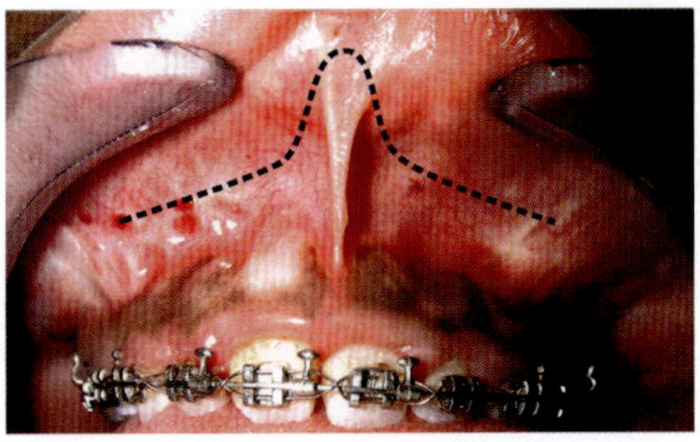

图 19.11 在双侧上颌前磨牙区之间做口内唇颊沟黏膜切口，切口线距离牙龈 5~8mm，以便行切口缝合。(From Bentz ML, Bauer BS, Zuker RM. Principles and Practice of Pediatric Plastic Surgery. 2nd ed. New York, NY: Thieme Publishers; 2016.)

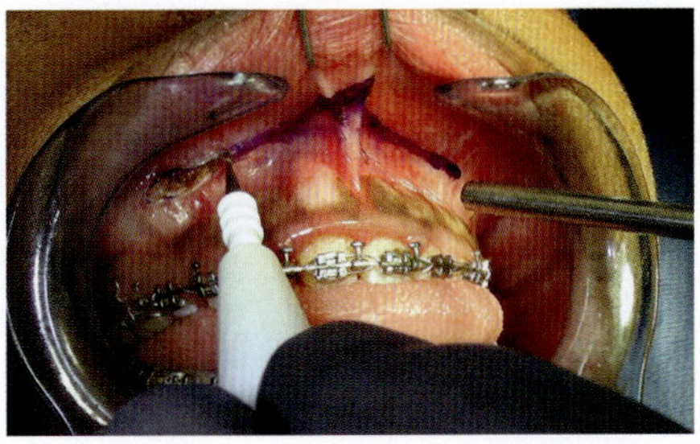

图 19.12 以细尖端电凝刀或尖刀切开。以双齿沟在中线位置向上牵拉上唇，显露唇系带。在唇系带处设计倒 V 形切口，以保留该结构。这一结构还可以作为闭合切口的中线标记，并且可以在必要时用于调整唇部外形。(From Bentz ML, Bauer BS, Zuker RM. Principles and Practice of Pediatric Plastic Surgery. 2nd ed. New York, NY: Thieme Publishers; 2016.)

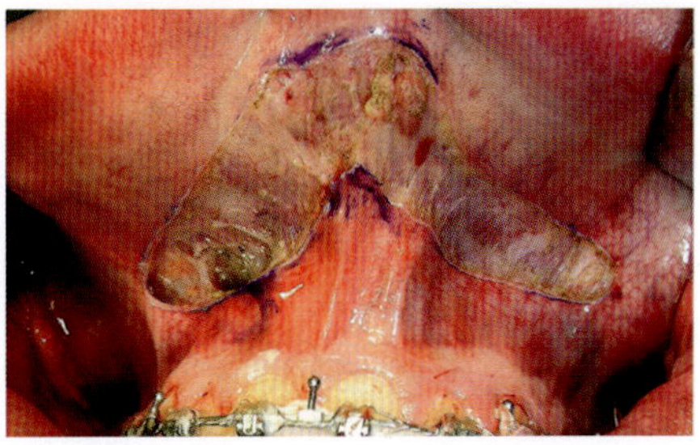

图 19.13 当向外侧切开时，需要注意避免损伤腮腺乳头或腮腺导管，其通常位于第二磨牙上方，当以甲状腺拉钩向外上方牵拉上唇时可见到。(From Bentz ML, Bauer BS, Zuker RM. Principles and Practice of Pediatric Plastic Surgery. 2nd ed. New York, NY: Thieme Publishers; 2016.)

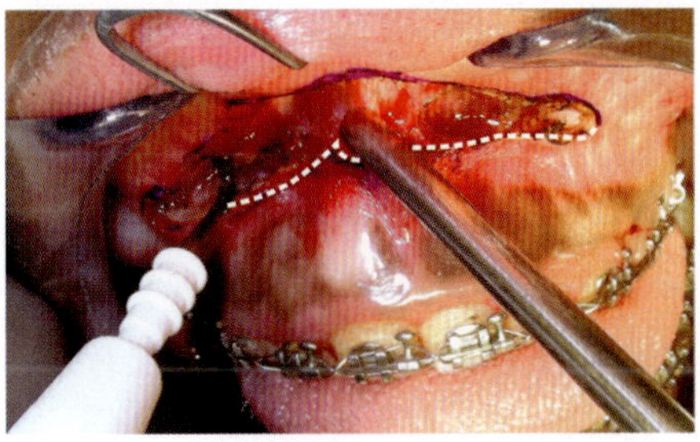

图 19.14 当向外侧做切口时，需要注意切口线略向上方倾斜，以保证切口线与附着龈有一定的距离。进行临床操作时，很容易出现磨牙区切口线下移的情况，容易造成血管损伤。(From Bentz ML, Bauer BS, Zuker RM. Principles and Practice of Pediatric Plastic Surgery. 2nd ed. New York, NY: Thieme Publishers; 2016.)

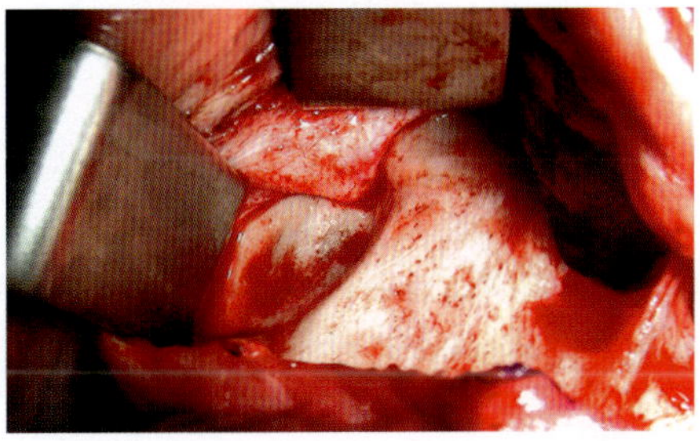

图 19.15 在骨膜下进行剥离，依次显露鼻上颌支柱、上颌骨前壁、眶下孔(有眶下神经血管束经过)、外侧颧上颌支柱、颧骨体和颧弓前部。(From Bentz ML, Bauer BS, Zuker RM. Principles and Practice of Pediatric Plastic Surgery. 2nd ed. New York, NY: Thieme Publishers; 2016.)

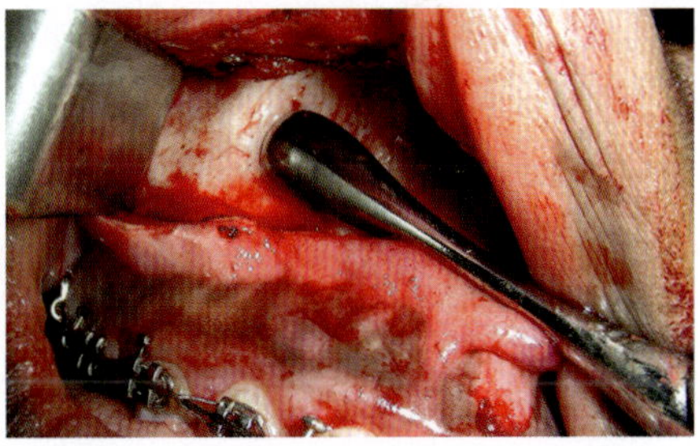

图 19.16 上颌骨前壁较薄，分离时注意防止造成意外骨折。软组织剥离必须充分，以便固定骨组织。以电刀剥离咬肌起点前部和(或)以 V 形尖端剥离器充分剥离。(From Bentz ML, Bauer BS, Zuker RM. Principles and Practice of Pediatric Plastic Surgery. 2nd ed. New York, NY: Thieme Publishers; 2016.)

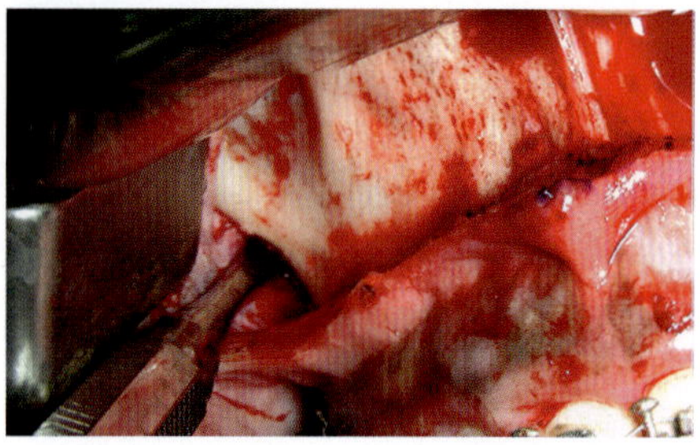

图 19.17 继续向后剥离，直到翼腭区。剥离过程较为容易、快速，填塞 1 英寸×3 英寸大小的浸有局部麻醉药的止血海绵。将骨膜剥离器尖端转向后内侧，可以感觉到翼腭连接区。此部位骨膜较薄，注意防止撕裂，否则颊脂垫会疝入术区，影响操作。

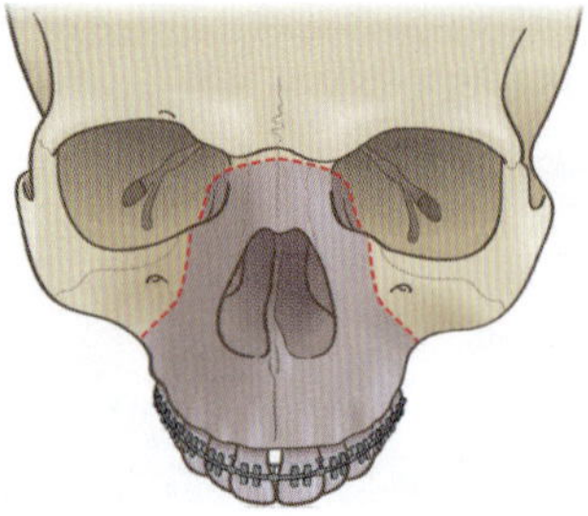

图 19.18 上颌骨骨膜下剥离的范围（阴影所示区域）。

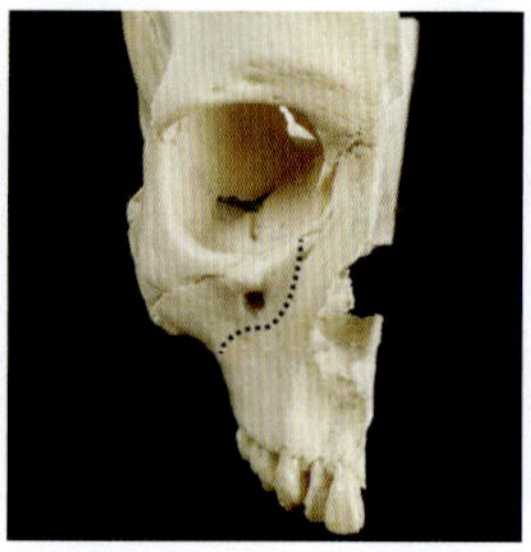

图 19.19 骨组织显露完全后，标记截骨线，注意观察牙尖和眶下孔的位置。(From Bentz ML, Bauer BS, Zuker RM. Principles and Practice of Pediatric Plastic Surgery. 2nd ed. New York, NY: Thieme Publishers; 2016.)

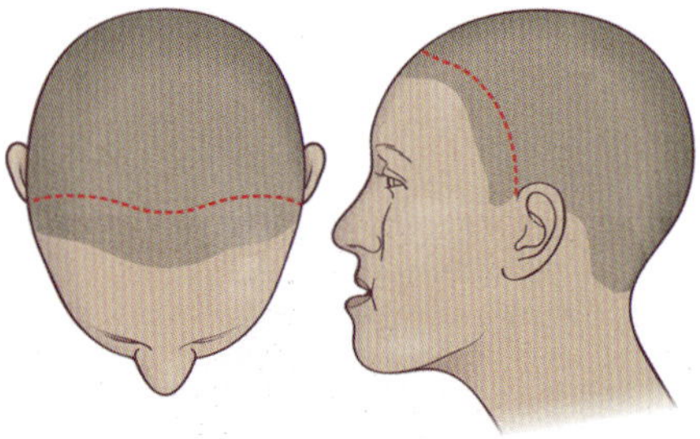

图 19.20 眶周截骨经双侧冠状入路进行。

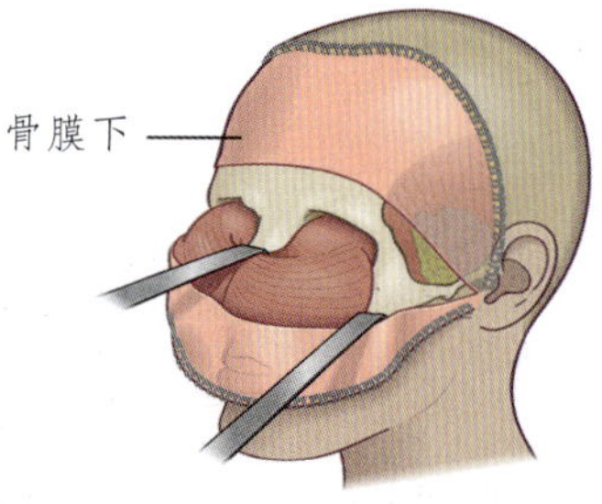

图 19.21 沿冠状切口设计切开，骨膜下分离显露骨组织。

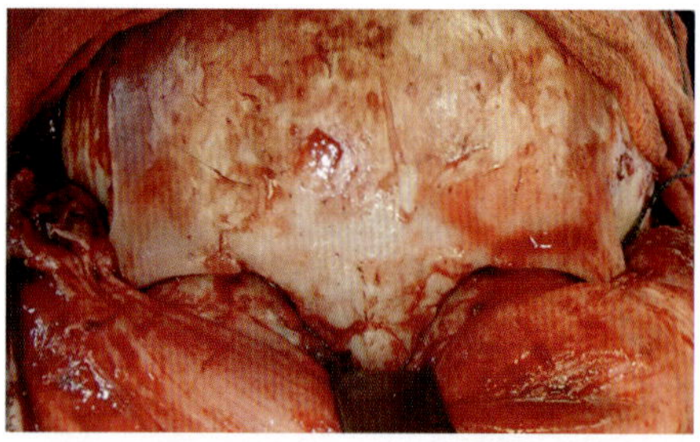

图 19.22 经双侧冠状切口入路，显露鼻额区、眶上缘、眶内侧壁。保留颞肌与头皮的连续性，不单独分离颞肌。

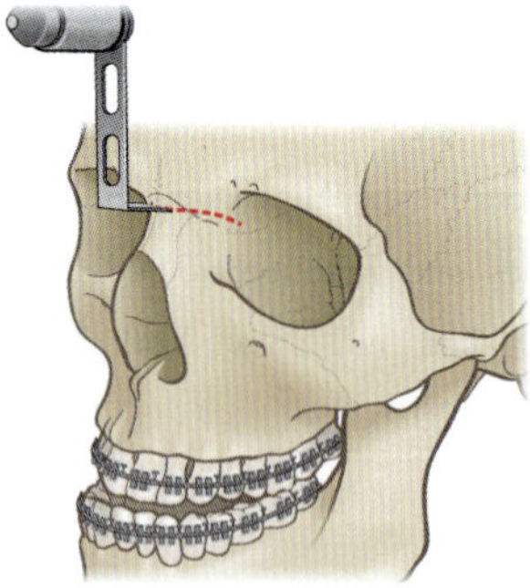

图 19.23 鼻骨截骨。在泪嵴上方水平行鼻骨截骨，截骨线略向后下方走行。截骨线超过泪嵴数毫米。注意截骨部位位于筛状板以下水平，以防止进入前颅窝。术前可能进行锥形束 CT 扫描，以确定准确位置。

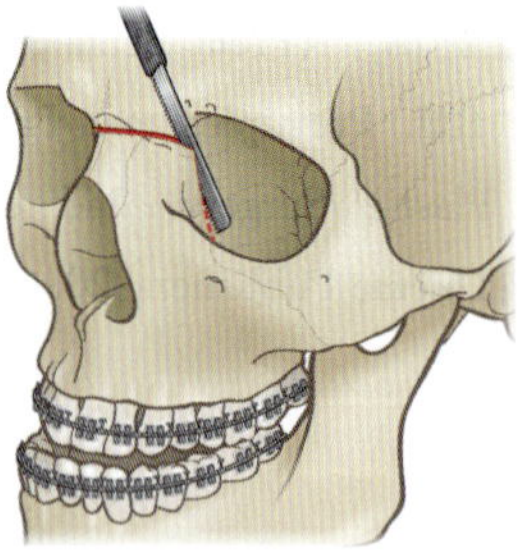

图 19.24 眶部截骨。截骨线在泪嵴后部继续向下方走行，沿眶内侧壁至眶底。

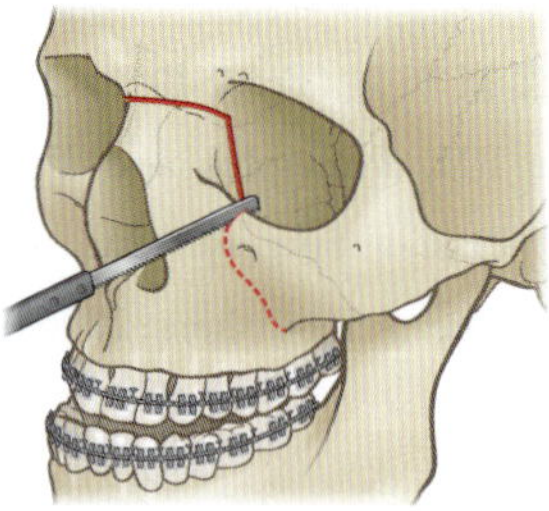

图 19.25 将上述截骨线下部与经口内入路的截骨线上部相连接。截骨线位于眶下神经内侧。在截骨过程中，以易弯折的扁平脑膜拉钩牵拉，以保护眶内容物。

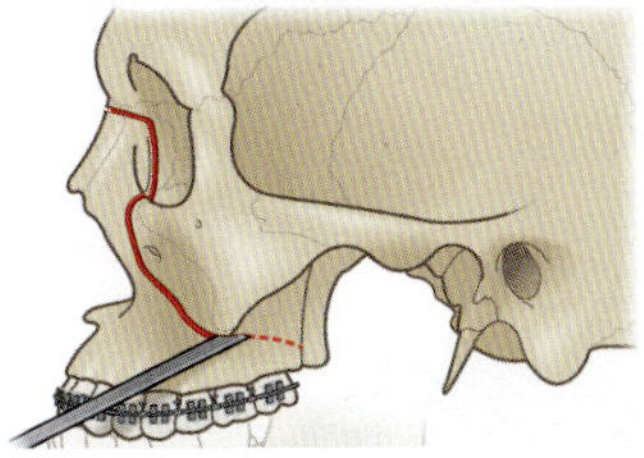

图 19.26 与 LeFort Ⅰ型截骨术相同，在眶下神经下方，截骨线向后延伸至翼上颌连接处。用细骨凿检查各截骨部位，确保截骨彻底。

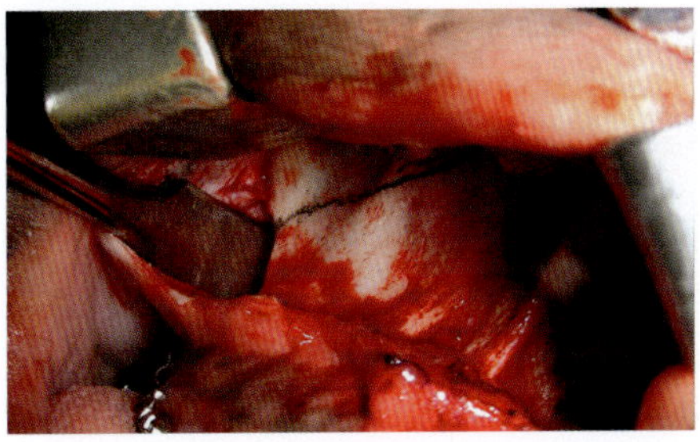

图 19.27 以弯骨凿将上颌结节与翼板分离。这一操作无法在直视下完成。将骨凿置于翼腭连接外，敲击骨凿，用手指可以感觉骨凿尖端已深入翼腭连接。(From Bentz ML, Bauer BS, Zuker RM. Principles and Practice of Pediatric Plastic Surgery. 2nd ed. New York, NY: Thieme Publishers; 2016.)

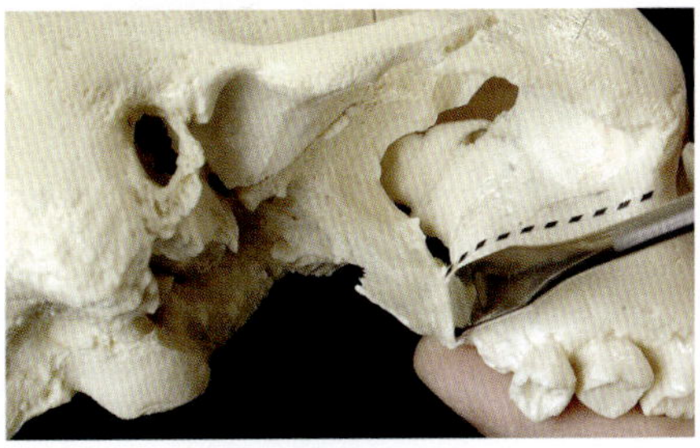

图 19.28 弧形截骨线应该与咬合平面平行，向前、下、内侧方向走行。骨锯手柄需要尽可能摆向外侧，但是有可能受到颊部软组织的限制。将一根手指置于上颌结节后方，以便确定截骨线走行和骨段分离情况。(From Bentz ML, Bauer BS, Zuker RM. Principles and Practice of Pediatric Plastic Surgery. 2nd ed. New York, NY: Thieme Publishers; 2016.)

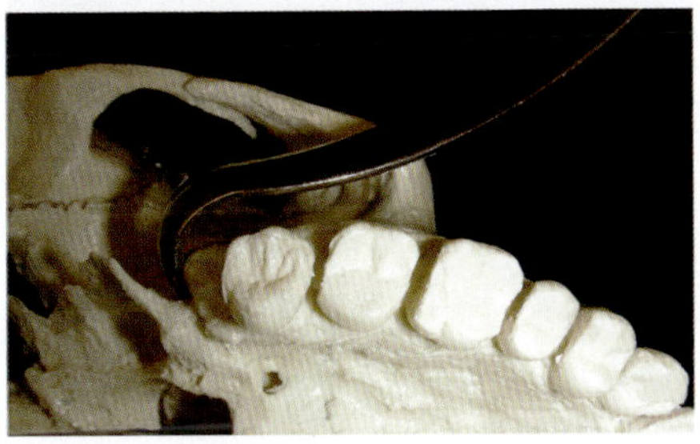

图 19.29 下降离断操作完成后，上颌骨可以左右移动。将下颌管拉钩置于上颌结节后方，可以在矢状面上将上颌骨向前移动。下颌管拉钩的弧度恰好与上颌结节吻合，可以很好地控制上颌骨前徙的方向和角度。拉钩的外形还可以很好地控制软组织，保持良好的视野，特别是对观察翼状突周围结构有利，可以充分分离影响骨块移动的软组织。(From Bentz ML, Bauer BS, Zuker RM. Principles and Practice of Pediatric Plastic Surgery. 2nd ed. New York, NY: Thieme Publishers; 2016.)

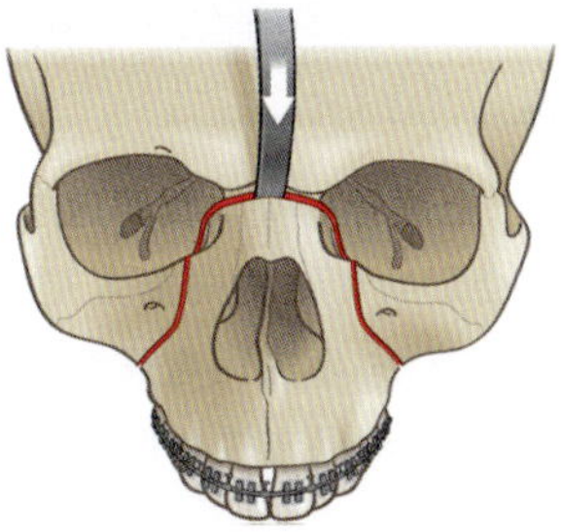

图 19.30 鼻中隔截骨术。由鼻骨向鼻后棘方向截骨，截骨线经过鼻中隔。使用 1cm 宽的小弧度弯骨凿进行截骨，并以凹面向下的方向截骨。

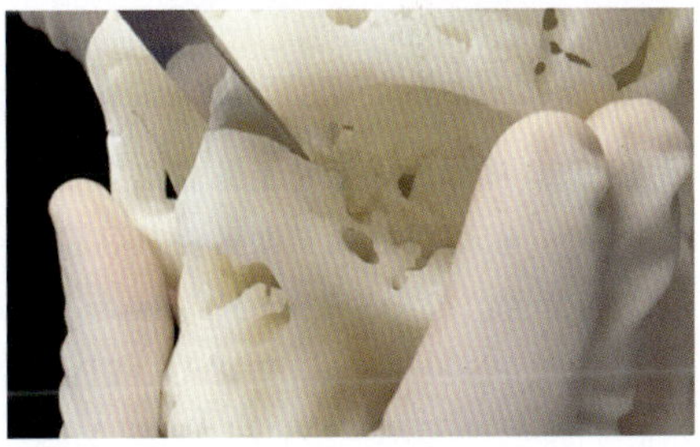

图 19.31 在三维头颅模型上模拟鼻额截骨术。

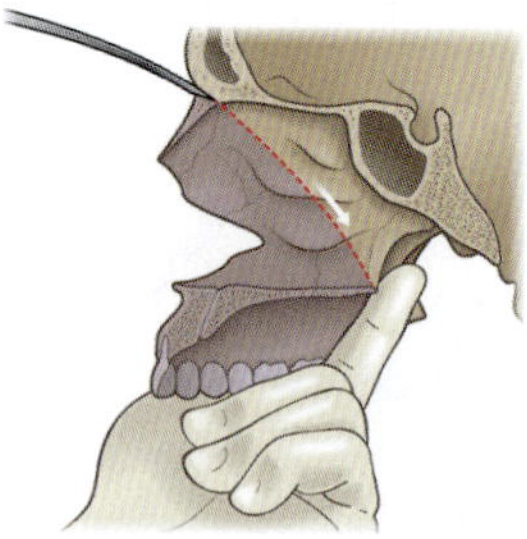

图 19.32 截骨线沿鼻中隔后部走行，将手指置于软腭后方的鼻后棘处。截骨线指向鼻后棘，完成 LeFort Ⅱ 型截骨术。

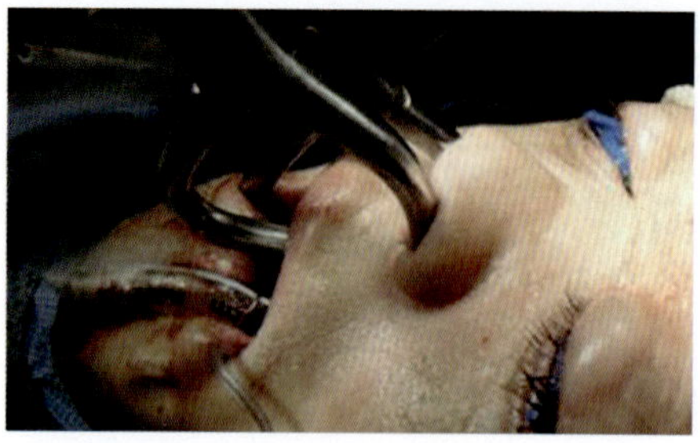

图 19.33 将上颌骨分离钳两个尖端分别置于鼻腔和口腔，分离骨组织。分离速度要慢，向下的力度要平稳。

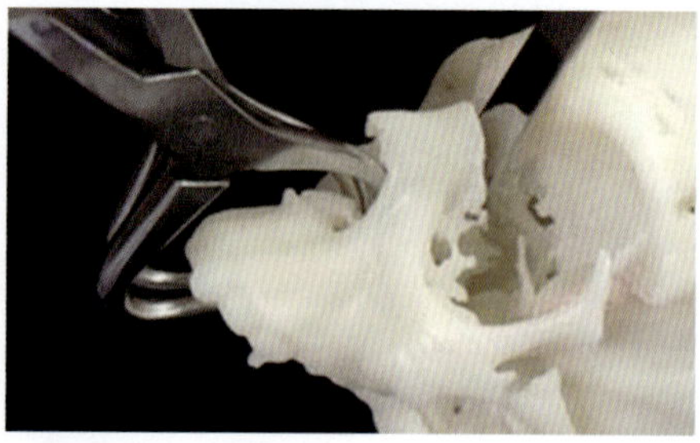

图 19.34 施加稳定、缓慢的压力，鼻额部截骨线向硬软腭交界部位走行。骨块分离后，在颧骨和眶外侧壁处确定骨组织彻底分离。

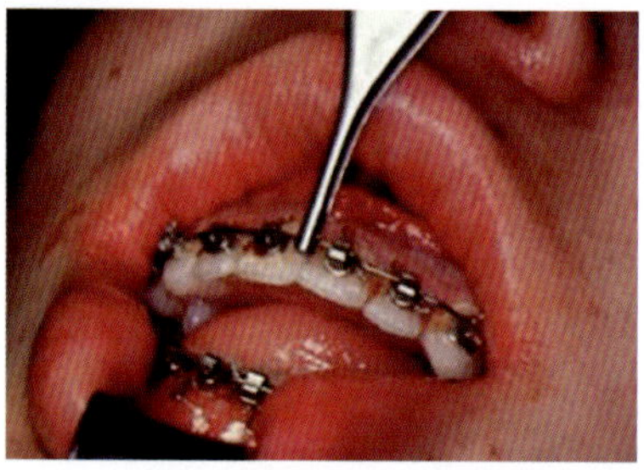

图 19.35 操作完成后，上颌骨必须能够充分移动，应用两把镊子即可将其移位至最终的位置。(From Bentz ML, Bauer BS, Zuker RM. Principles and Practice of Pediatric Plastic Surgery. 2nd ed. New York, NY: Thieme Publishers; 2016.)

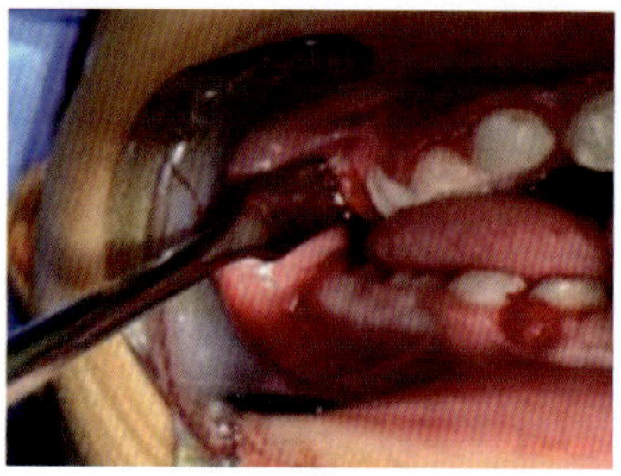

图 19.36 上颌骨后壁与翼腭区连接处分离不彻底会影响骨结构向前方充分移动。在这种情况下，必须应用弯骨凿在翼腭连接处再次截骨，确保连接处彻底分离。

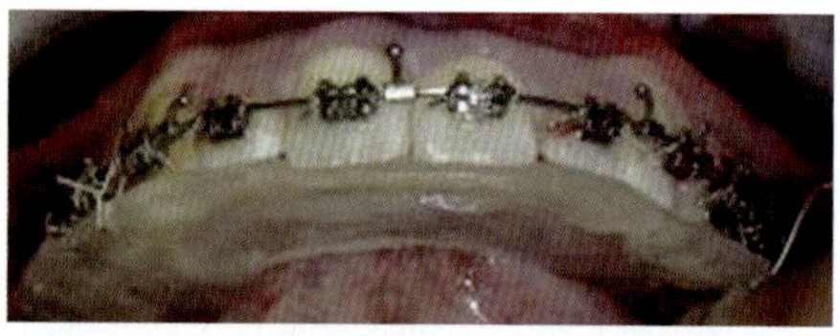

图 19.37 上颌骨截骨和下降离断操作完成后，置入预先制作的咬合导板，以 30 号钢丝将其与上颌正畸方丝弓捆扎固定。

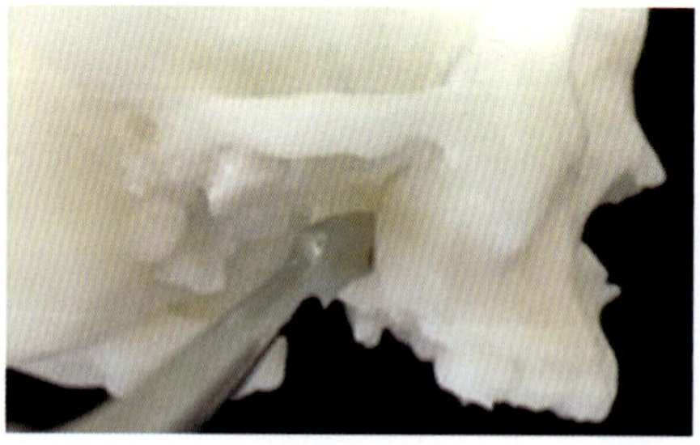

图 19.38 应用弯骨凿将截骨不完全处分离。注意凿骨时需要有对抗力。将示指置于上颌后间隙，以分离附着的软组织。将下颌管拉钩置于磨牙后区，该拉钩弧度适当，可以辅助向前牵引。

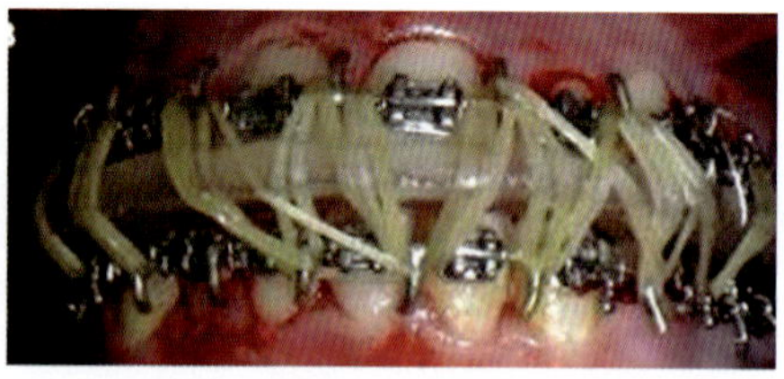

图 19.39 以牙科弹力皮筋行颌间固定。与上下颌钢丝颌间固定相比，弹力皮筋颌间固定允许对咬合关系进行主动调整。

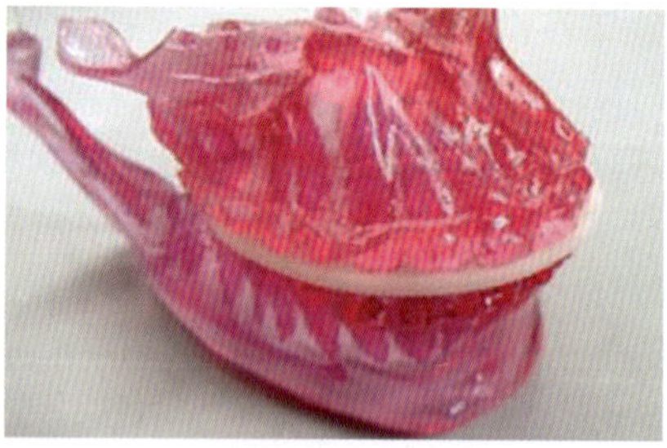

图 19.40 丙烯酸树脂模型显示，上颌骨截骨后，应用咬合导板将上下颌骨紧密对合在一起。

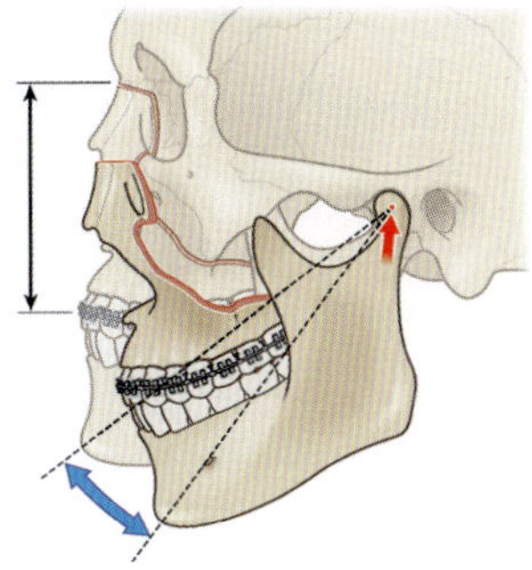

图 19.41 新形成的上下颌骨复合体可以以髁状突为圆心进行旋转运动,髁状突位于关节窝的正确位置。

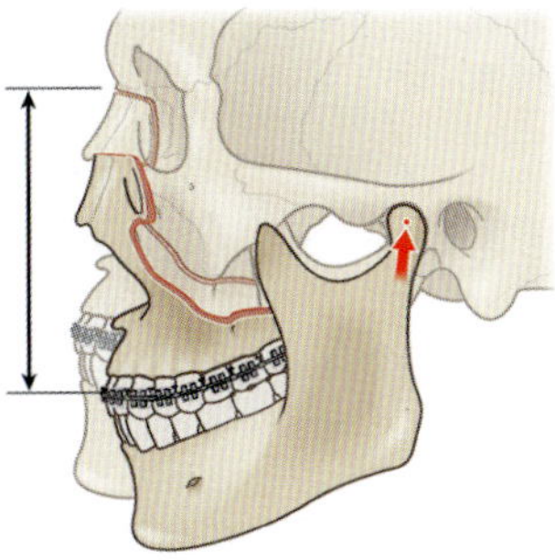

图 19.42 根据术前设计的牙齿显露量确定上颌骨前徙的距离。根据垂直向标志点之间的距离确定上颌骨垂直向的位置。常用的方法是采用卡尺测量体表内眦点或钻孔标志点至正畸方丝弓的距离。(From Bentz ML,Bauer BS,Zuker RM. Principles and Practice of Pediatric Plastic Surgery. 2nd ed. New York,NY:Thieme Publishers;2016.)

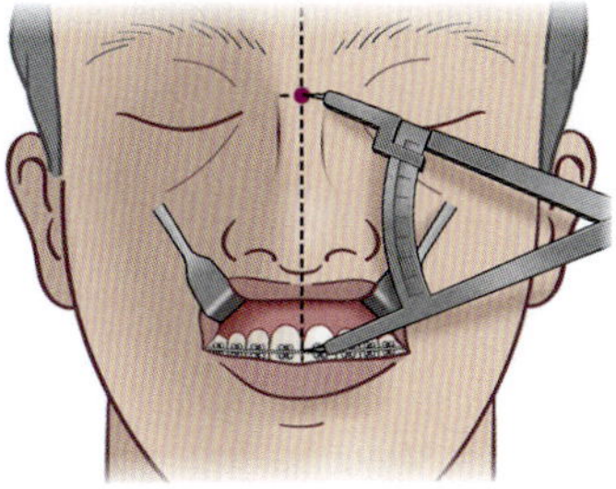

图 19.43 采用卡尺测量确定上颌骨的垂直向位置。

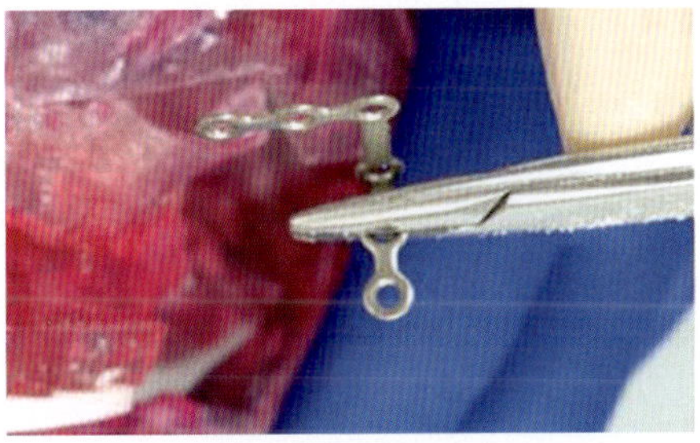

图 19.44 确定上颌骨位置后,以钛板和钛钉行内固定。根据骨表面形态对钛板进行塑形,以良好地贴附骨面。

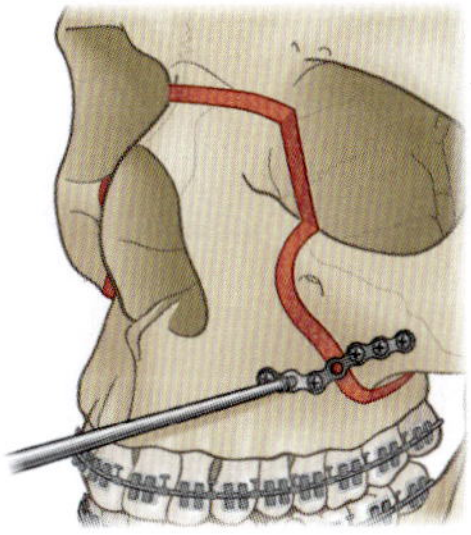

图 19.45 将第一个钛板固定在颧上颌支柱处。用器械进行钛板塑形,用台阶式钻头在颧上颌支柱截骨线旁钻孔,钛板钛钉就位。在此部位,最好应用长 L 形钛板。将 L 形钛板的远端固定在颧上颌支柱的最外侧,此处骨壁较厚。

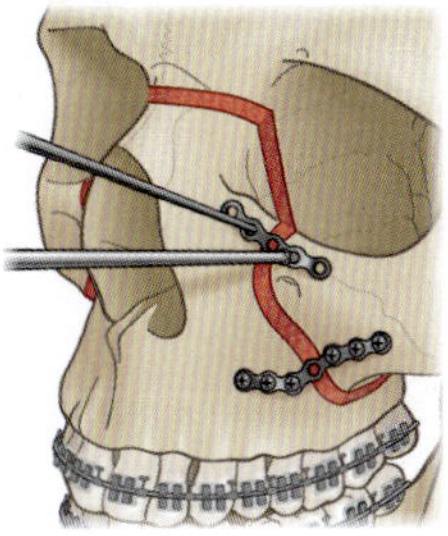

图 19.46 选取具有适宜长度和外形的钛板,塑形后将其固定于眶下缘。第一个螺钉被固定在截骨线外侧的稳定部位。

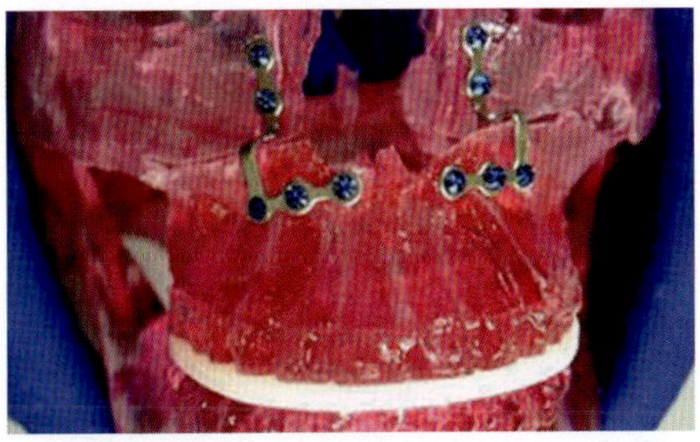

图 19.47 以钛板和钛钉将上颌骨固定在理想的位置上。注意钛钉要固定在内侧和后外侧上颌支柱部位。这些部位骨组织较厚,可以很好地承担传导的咬合力。

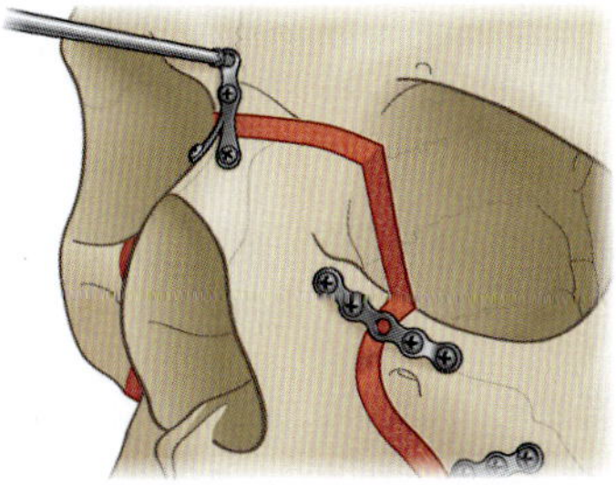

图 19.48 以 Y 形或 T 形钛板固定鼻额部截骨线。

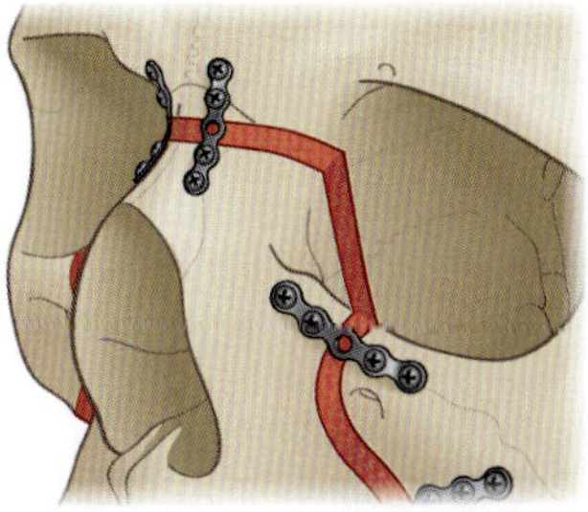

图 19.49 还可以用 H 形钛板固定鼻额部截骨线。

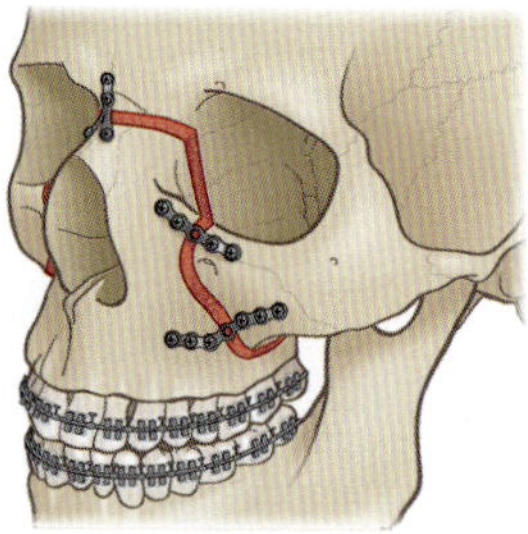

图 19.50 上颌骨和面中部前徙，并以钛板和钛钉固定后外观。

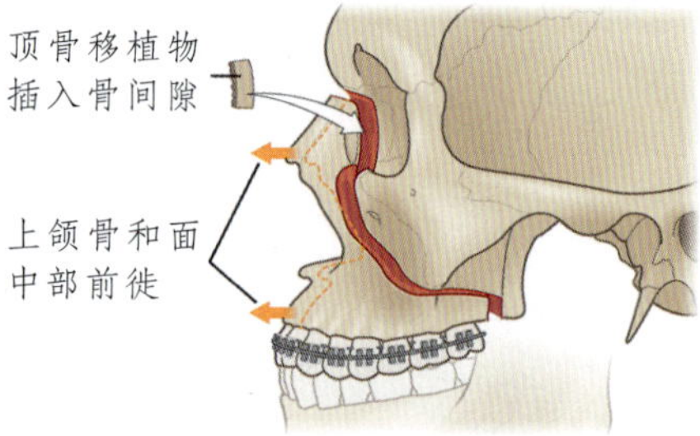

图 19.51 骨前徙后会在鼻额连接处、眶内侧壁、颧上颌支柱等截骨部位形成骨间隙，最好以自体骨移植物填充这些间隙。根据术者的习惯，自体骨可以取自颅骨或髂骨（参见第15章）。作者通常从右侧顶骨切取自体骨移植物，采用劈开法切取颅骨外板，颅骨内板保留于供区。

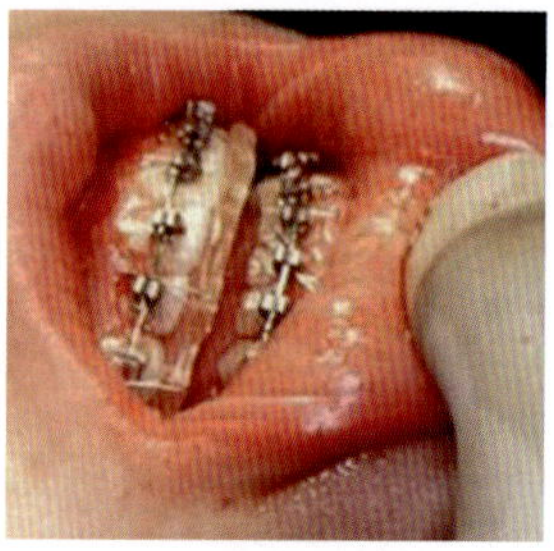

图 19.52 去除颌间弹性牵引，再次确定咬合关系。(From Bentz ML, Bauer BS, Zuker RM. Principles and Practice of Pediatric Plastic Surgery. 2nd ed. New York, NY: Thieme Publishers; 2016.)

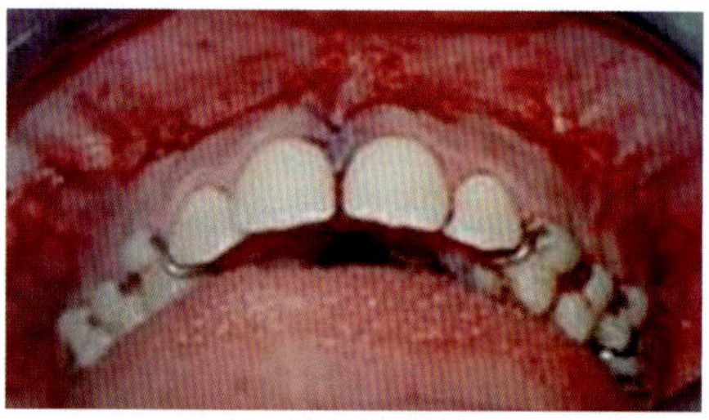

图 19.53 以可吸收线缝合关闭黏膜切口。在闭合前庭沟区切口时，可以采用V-Y推进皮瓣或各种局部皮瓣调整唇部外形和体积。去除咽腔填塞，负压抽吸清理口咽腔。在术后即刻不进行颌间固定，以保证患者的安全。

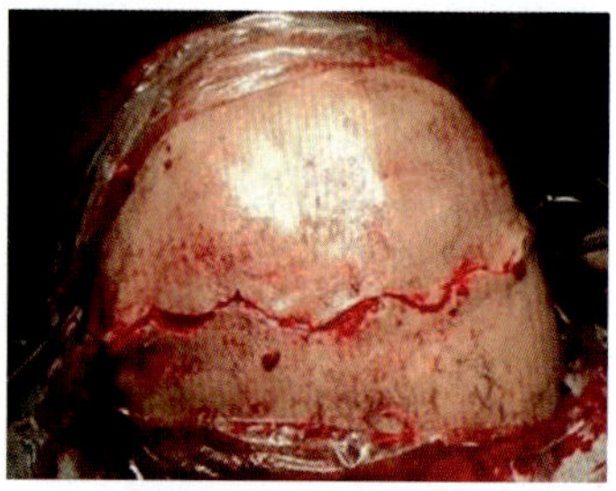

图 19.54 关闭冠状切口。以稀释的碘附溶液冲洗术区，常规不放置引流，分层缝合冠状切口。术后患者常规入ICU病房接受观察处置。

手术技巧

- 必须对咬合导板进行检查和确认，以确保在术前模型分析和模型外科之后，咬合导板仍然能够与上下牙齿良好对合。
- 术前要进行口腔消毒，常用0.12%葡萄糖氯己定口腔冲洗液（Peridex）或经稀释的聚维酮碘溶液（Betadine）。
- 采用经鼻插管，按照规范的方式对导管进行固定。铺单后要显露整个前额至锁骨的区域，以便于术中随时评估面部骨骼的正确位置。
- 对于需要骨移植的病例，可以采用髂骨移植，很少采用异体骨或人工骨移植。骨移植物常被移植于上颌支柱区。从髂骨内侧面切取含皮质骨和松质骨的骨移植物。对骨移植物塑形并去除边缘松质骨后，将其楔形填塞于截骨后残留的骨间隙内，使皮质骨骨面与上颌骨表面密切接触。

术后护理

- 对于大多数患者,术后需要密切观察 23 小时。
- 术后抬高头部、面部冰敷,均有助于减轻面部肿胀。
- 术后应用阿片类药物止痛,并应用较大剂量止吐药物。
- 术后常规应用抗生素 5~7 天。
- 术后常规输液,尽早开始进食流食,并逐渐过渡到软食,持续 3~4 周后开始添加半固态食物。
- 术后应用生理盐水冲洗鼻腔,并在鼻腔局部应用血管收缩剂,以保持鼻腔呼吸道通畅。
- 术后激素逐渐减量。每天减量到前一天的 50%,直至地塞米松剂量达到 2mg/d 后停药。
- 从术后当天开始进行颌间固定,可以交替进行颌间固定和去除皮筋休息。
- 术后 3~5 天开始进行坐位活动,如看电视、读书、玩牌等。术后 3~4 周开始轻度运动。
- 直到骨组织开始愈合,才能进行接触性运动。一般可以通过临床表现和影像学检查加以确认。临床检查最明显的特征是截骨部位质地变硬,影像学检查可见骨组织高密度影像增强。一般骨组织开始愈合时间不少于 6 周。

临床病例

患者表现为前牙开𬌗,接受 LeFort Ⅱ型截骨术治疗(图 19.55)。

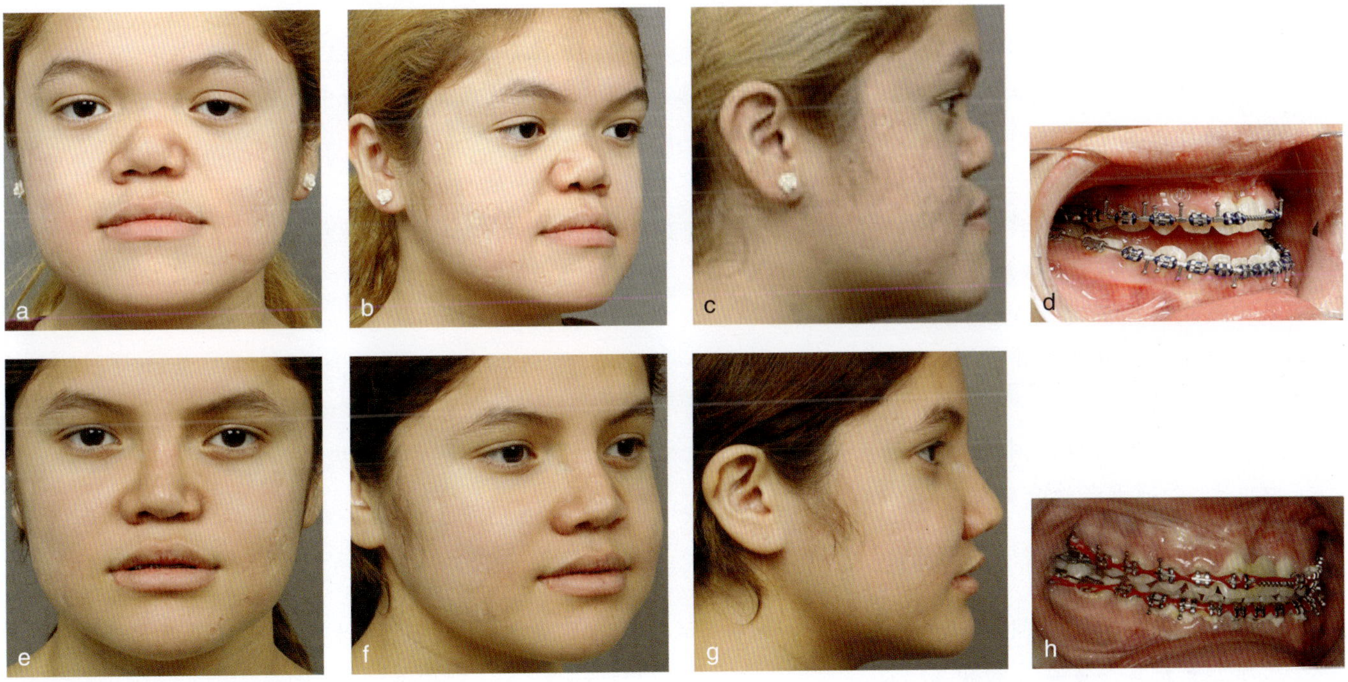

图 19.55 (a~c)术前正位、斜侧位和侧位片显示,面中部发育不良。患者曾接受术前正畸治疗。(d)术前斜侧位咬合照片。(e~g)经 LeFort Ⅱ型截骨术面中部前徙后正位、斜侧位和侧位片。(h)术后斜侧位咬合照片。

并发症

在上颌正颌外科中,神经血管损伤是最常见的手术并发症。文献报道了一些少见的并发症,如缺血性坏死、假性动脉瘤、颈动脉-海绵窦瘘、鼻泪管损伤、眶间隔综合征、失明等。这些报道均为个案,发生率较低,较难预测。

LeFort Ⅱ型截骨术后可能发生鼻腔出血,大多数病例的出血可以自行停止,临床上也有需要进行鼻腔填塞的病例。对于持续性鼻腔出血不止者,必须进行分析和处置。在去除颌间牵引后,行前鼻道和后鼻道填塞一般可以达到止血的目的。

由于眶下神经在术中可以直视,而且大部分截骨线位于眶下孔下方,眶下神经感觉丧失常为暂时性的,一般经过一段时间完全恢复。临床上有 1.5%~2%的病例的眶下区感觉异常长期不能恢复,其常见原因是术中软组织牵拉过度,或是钛板固定时压迫神经。腭大神经在后部截骨时容易被切断,但是通常没有明显的感觉异常。牙齿、腭部黏膜和颊部黏膜等的感觉经过 12~18 个月的时间会逐渐恢复正常。

结论

LeFort Ⅱ型截骨术是正颌外科中效果确切的手术方法,可以有效前移上颌骨和面中部结构,适用于面部中央区发育不良的患者。

手术要点

- 要调整经鼻麻醉导管的角度,避免对鼻翼缘造成压力,防止发生压力性溃疡和组织坏死。
- 以亚甲蓝标记双侧内眦点,作为上颌骨定位时的基准点,其可以被用来调整面中部垂直向高度,并控制最终的牙齿显露程度。
- 术前需要安置牙间牵引钩,请正畸医生在手术前 1~2 周完成这一操作。
- 行口内唇颊黏膜切开时,牙齿侧黏膜游离缘在保持 5~8mm 的宽度,以便行无张力缝合。
- 行外侧黏膜切开时,注意避免损伤腮腺导管。
- 截骨线距离牙根尖至少 5mm,以防止损伤牙齿。
- 用弯骨凿进行翼腭连接分离操作。操作时可以将一根手指置于上颌结节后方,确保骨凿位置正确,并保证分离效果。
- 进行下降离断操作时,将两根拇指置于梨状孔基底部,在轻柔的压力下完成骨块分离操作。如果分离阻力过大,必须重新检查截骨部位。
- 下降离断操作完成后,上颌骨可以左右移动。将下颌管拉钩置于上颌结节后方,可以在矢状面上使上颌骨向前移动。
- 根据垂直向标志点之间的距离确定上颌骨垂直向的位置。常用的方法是采用卡尺测量体表内眦点或钻孔标志点至正畸方丝弓的距离。
- 内固定完成后,去除颌间弹性牵引,再次确定咬合关系。如果下颌骨髁状突位于关节窝的位置正确,做被动咬合运动时下颌牙齿将自然地位于咬合导板相对应的位置。如果髁状突位置不正确,下颌牙齿就位较为困难,如果出现这种情况,必须重新调整钛板和钛钉固定的位置。
- 麻醉拔管前,必须去除咽腔填塞,并充分清理口咽腔。

(陶凯 金元 译)

参考文献

1. Lakin GE, Kawamoto HK Jr. Le Fort II osteotomy. J Craniofac Surg 2012;23(7 Suppl 1):1964–1967
   An excellent description of the LeFort II osteotomy technique.
2. Losken HW, Morris WM, Uys PB. Le Fort II osteotomy in the treatment of maxillonasal dysostosis (Binder's syndrome). S Afr J Surg 1988;26(3):88–89
   This article describes how LeFort II osteotomy helps to correct perinasal midfacial hypoplasia characteristic of Binder's syndrome.
3. Schmitz JP, Tiner BD, Van Sickels JE. Stability of simultaneous modified LeFort III/LeFort II osteotomies. J Craniomaxillofac Surg 1995;23(5):287–295
4. Kinnebrew MC, Zide MF, Kent JN. Modified LeFort II procedure for simultaneous correction of maxillary and nasal deformities. J Oral Maxillofac Surg 1983;41(5):295–304
5. Steinhauser EW. Variations of Le Fort II osteotomies for correction of midfacial deformities. J Maxillofac Surg 1980;8(4):258–265
6. Cheung LK, Samman N, Tideman H. A modified approach to the Le Fort II osteotomy. Ann R Australas Coll Dent Surg 1998;14:107–113
7. Henderson D, Jackson IT. Naso-maxillary hypoplasis—the Le Fort II osteotomy. Br J Oral Surg 1973;11(2):77–93
   A great description of the surgical technique of LeFort II osteotomy as it addresses midface hypoplasia.
8 Vu DD, Tiwana PS. Le Fort III and Le Fort II osteotomies. Atlas Oral Maxillofac Surg Clin North Am 2016;24(1):15–25
9. Stirrups DR, Patton DW, Moos KF. A cephalometric analysis of the Le Fort II osteotomy in the non-cleft patient. J Maxillofac Surg 1986;14(5):260–266
   The authors described how a cephalometric analysis is performed; very useful for LeFort II osteotomy surgical planning.
10. Whitaker LA, Munro IR, Salyer KE, Jackson IT, Ortiz-Monasterio F, Marchac D. Combined report of problems and complications in 793 craniofacial operations. Plast Reconstr Surg 1979;64:198–203

第 20 章

LeFort Ⅲ型截骨术

Pravin Patel, John Mesa

应用 LeFort Ⅲ型截骨术可以纠正面中部发育不良，涉及的骨结构包括上颌骨、颧骨和鼻锥体[1]。截骨完成后，面中部结构和牙槽突部分可以向前移位，通过一次手术可完成突眼症、鼻根后缩和安氏Ⅲ类错颌畸形的矫正[2-4]。

目的

通过截骨使面中部骨结构与颅底分离，并向前移位。

相关外科解剖

手术医生必须熟练掌握相关解剖，特别是截骨线与颅底的关系，以便将整块面骨与蝶骨分离。必须在多个部位进行截骨分离，最终实现骨结构多向移动。在各种类型的 LeFort 截骨术中，均必须完成上颌部骨结构与位于颅底的蝶骨的分离。

蝶骨高位分离

在应用 LeFort Ⅲ型截骨术治疗典型的 Crouzon 或 Apert 综合征时，筛状板位置较低，同时前颅窝位置靠前，因此术中很容易进入颅内。而在正常情况下，LeFort Ⅲ型截骨术属于一种颅外操作。冠状位 CT 扫描可以确定筛状板的位置，术中通过直视观察筛前和筛后血管可以确保鼻额部位截骨线低于颅底水平。由于前颅底短，而且位置靠前，在进行眶外上壁截骨时很难保证完全不进入颅内。对于一些患者，手术进入前颅窝的风险较高。为此，Tessier 建议，在颞部开窗，用脑压板和(或)止血海绵保护硬脑膜，以保证在蝶骨部位安全地截骨(图 20.1)。

蝶骨低位分离

当分离上颌骨与蝶骨的连接时，无法在直视下完成，只能在触摸辅助下完成，因此这是截骨过程中难度最大的操作。术者必须熟练掌握腭骨与蝶骨垂直板的三维位置关系(图 20.2)。腭骨位于上颌骨和蝶骨之间，形成硬腭后部、鼻腔外侧壁和眶底。腭骨后面与蝶骨翼突相连接。上颌结节位于上颌骨的后外侧、上颌第三磨牙的后方。由腭骨形成的翼上颌连接向上，止于翼腭缝，并与翼腭窝相交通。翼腭窝前界为上颌骨，后界为翼突内侧板和蝶骨大翼，内界为腭骨，上界为蝶骨体。由于存在上述连接结构，如果想移动上颌前部骨结构，必须在蝶腭连接水平进行确切分离。较为理想的分离位置是腭骨与蝶骨翼板连接处。但是在临床上较难准确地进行分离，通常易导致蝶骨翼板处发生各种垂直向骨折。之后截骨线从翼腭分离处向上，经过上颌骨后壁，向眶底走行。

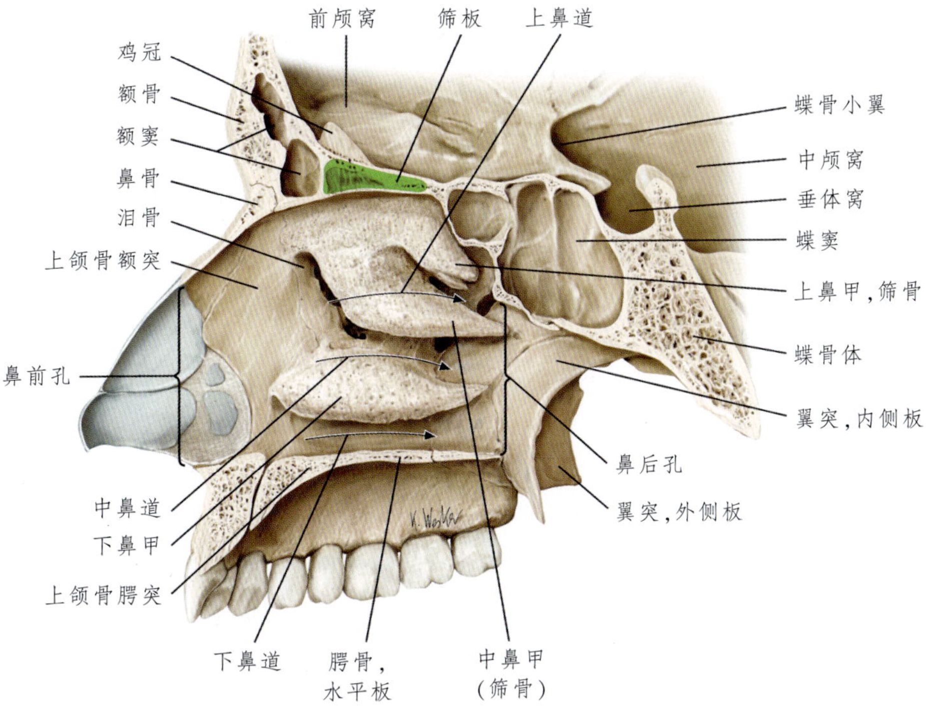

图 20.1 位于颅底的筛板（绿色）与颅穹隆和面中部的关系。（From Kahn D, Arusoo T, Wright EJ. Neurocranium and facial skeleton. In: Watanabe K, Shoja MM, Loukas M, Tubbs RS, eds. Anatomy for Plastic Surgery of the Face, Head, and Neck. New York, NY: Thieme Publishers; 2016.）

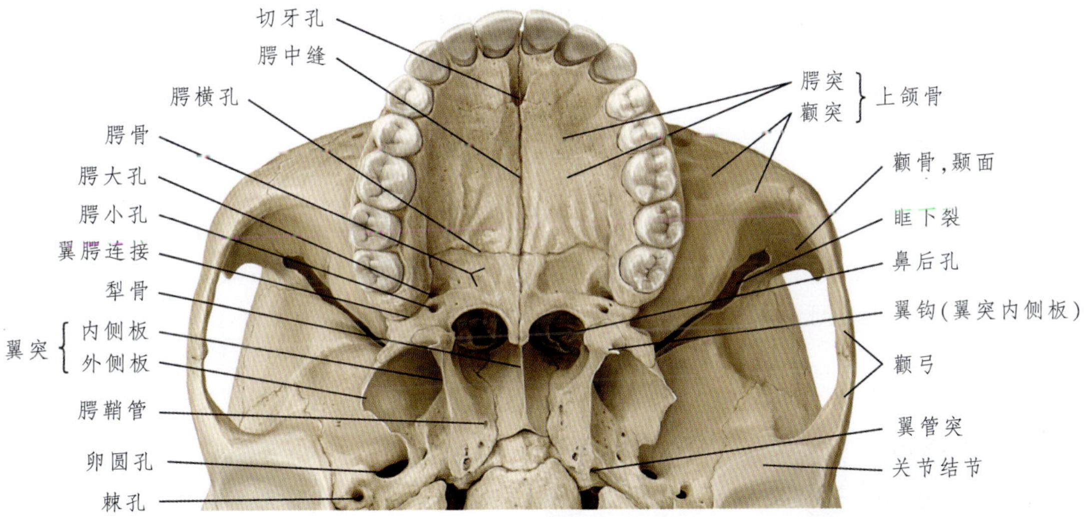

图 20.2 与 LeFort Ⅲ型截骨术相关的面中部和颅底骨结构（底面观）：上颌骨、腭骨、颧骨、翼腭连接、翼突。（From Gilroy AM, MacPherson BR. Atlas of Anatomy. 3rd ed. New York，NY：Thieme Publishers；2016.）

患者选择

LeFort Ⅲ 型截骨术适用于有明显突眼症,伴面中部明显后缩的患者。如果同时伴有额部后缩,并且其是突眼症的原因,则需要进行颅内外联合治疗,以实现额面部整体前移。

适应证和禁忌证

适应证

适用于纠正因解剖结构畸形继发功能异常的病例[5]:

- 纠正面中部发育不良。
- 纠正突眼症伴面中部发育不良,此类畸形可导致角膜暴露,长期作用可引起视力损害。
- 纠正鼻上颌区明显后缩,此类畸形可导致鼻咽后间隙缩小,上呼吸道通气受限。

需要注意,LeFort Ⅲ型截骨术不能被用于纠正Ⅲ类错颌畸形。对此需要进行 LeFort Ⅰ 型截骨术和 LeFort Ⅲ 型截骨术。

禁忌证

对于 LeFort Ⅲ型截骨术的禁忌证,首先要考虑手术时机。如果没有功能障碍,治疗最佳时间是青春期前到青春期。

已有大量文献证实,如果过早地进行 LeFort Ⅲ型截骨术,在骨发育成熟后还需要进行二次手术。如果在骨发育成熟期前进行手术,容易出现咬合过度矫正,形成Ⅱ类错颌畸形。如果在骨发育成熟期进行手术,就可以根据眶骨的位置(面中部上部)确定正常的眼球位置,并且可以同期进行 LeFort Ⅰ 型截骨术,调整咬合关系(面中部下部)。

术前计划

CT 扫描后的三维重建影像可以帮助医生了解畸形特点,并确定最佳的截骨方案。应用建模软件,根据 CT 数据对手术过程进行数字化模拟,确定最佳的骨移动方式,以达到最好的术后效果。虽然目前对于软组织的模拟效果仍然不够理想,但是对于骨组织的模拟手术大大提高了手术效率,保证了患者的安全,减少了手术的风险(图 20.3)。

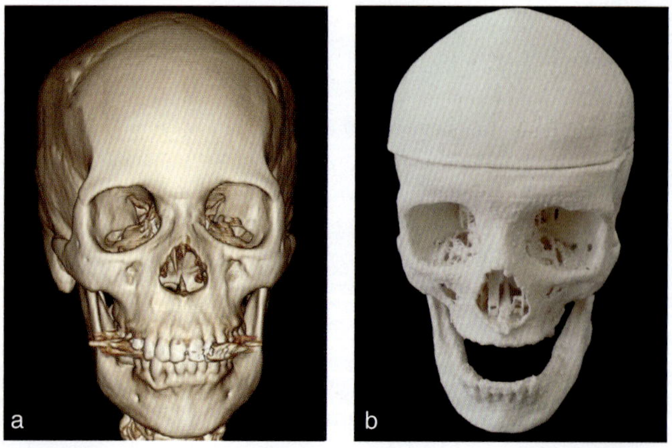

图 20.3 LeFort Ⅲ型截骨术术前设计。(a)CT 三维重建。(b)根据 CT 数据制备的三维实体模型。

手术器械

LeFort Ⅲ型截骨术常用器械见图 20.4。

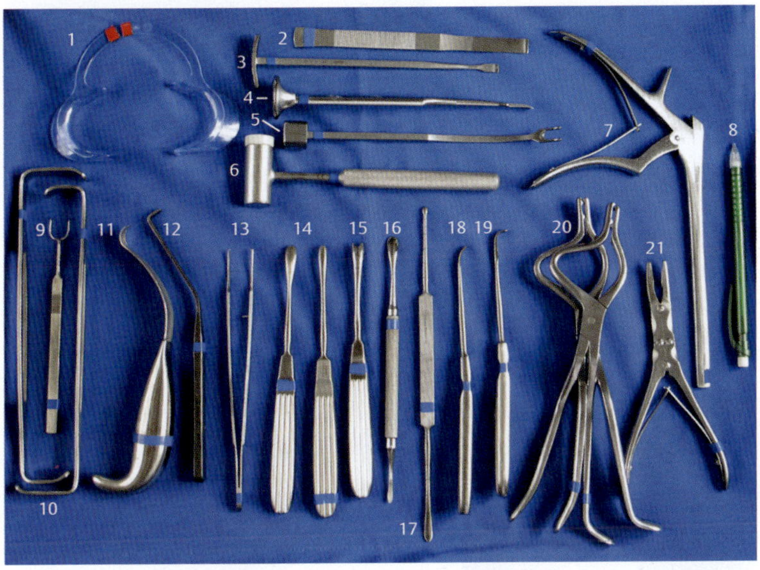

图 20.4 LeFort Ⅱ型截骨术常用器械。塑料张口器(1); 骨凿 (2);Dunn-Dautrey 牙间骨凿 (3);Tessier-Kawamoto 翼腭缝骨凿(4);Obwegeser 鼻中隔骨凿(5);骨锤(6);Kerrison 活检钳(7);铅笔(8);双齿皮肤拉钩(9);甲状腺拉钩(10);Hargis 下颌管拉钩(11);Tessier 骨拉钩(12);手术镊(13);Obwegeser 剥离器(14);V 形尖端剥离器/Obwegeser 鼻前棘剥离器(15);Cottle 剥离器(16);鼻中隔黏膜剥离器(17);弯骨凿(18);Obwegeser J 型剥离器(19);罗氏上颌骨分离钳(左、右)(20);rongeur 咬骨钳(21)。

除上述器械外,在 LeFort Ⅲ型截骨术的操作过程中还需要一些特殊的器械:

- Tessier-Kawamoto 翼上颌骨凿。
- Desmarres 上睑拉钩。
- Rowe 上颌骨分离钳。
- 各种骨膜剥离器。
- 各种宽度的直骨凿和弯骨凿。
- 骨动力系统,配备往复锯和骨钻。

手术过程:技术细节

掌握 LeFort Ⅲ型截骨术的基本操作过程和要点之后,外科医生可以针对各种畸形进行多种变化的术式。为保证手术高效进行,需要注意以下几点:

- 在手术器械台上按照一定次序正确地摆放手术器械,便于术中应用。
- 确保动力设备状态良好,并提前试用各种骨钻和往复骨锯。
- 准备骨板和骨钉系统及相应的器械和设备。

LeFort Ⅲ 型截骨术基本操作过程见图 20.5 至图 20.50。

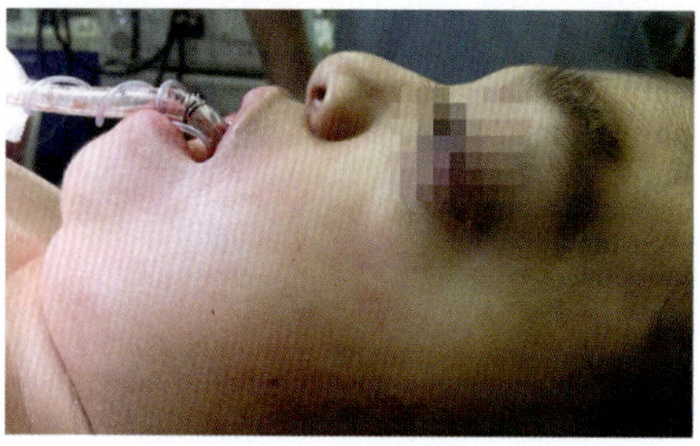

图 20.5 经口腔气管插管，并将气管导管置于中线位。将导管固定于下颌区，以防止在操作过程中脱管，特别是在进行下降离断和面中部移位的过程中最容易发生脱管。以聚维酮碘对口腔、鼻腔、面部和头皮区进行消毒。静脉预防性应用抗生素。

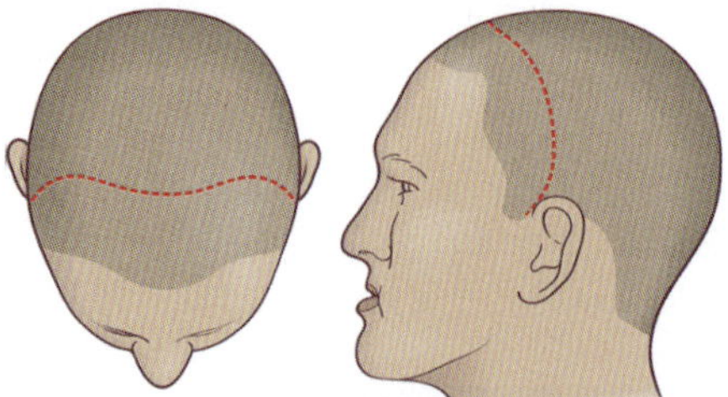

图 20.6 在头皮部位设计双侧冠状切口。以含有 1：100 000 肾上腺素的 1%利多卡因行口腔黏膜下、下睑和头皮术区浸润麻醉。

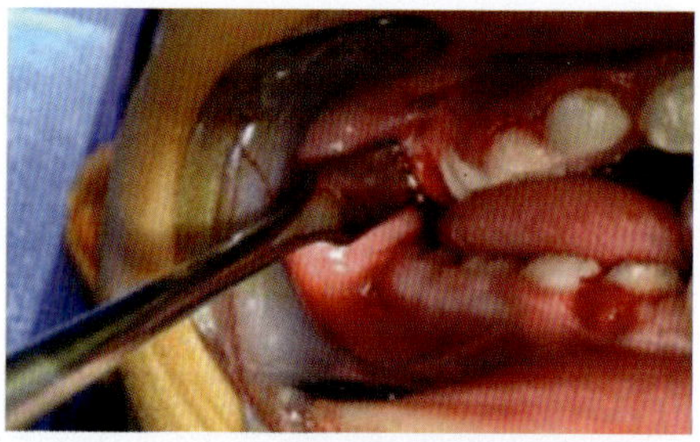

图 20.7 口内显露翼腭间隙和上颌骨后壁。通过口内入路完成翼腭连接处分离。于上颌后部做小切口可完成这一操作，如果同期进行 LeFort Ⅰ 型截骨术，需要采用口内长切口。

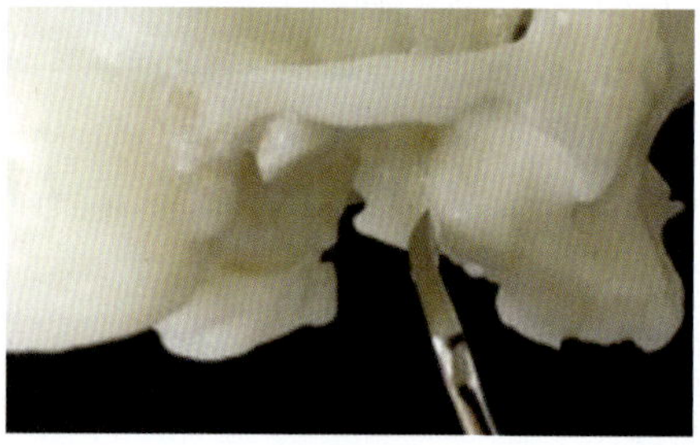

图 20.8 在非直视下，将弯骨凿置于翼腭连接处。经口内向上颌结节后方伸入一根手指，确保骨凿尖端已深入翼腭连接之间，并且可以确定分离操作已完成。

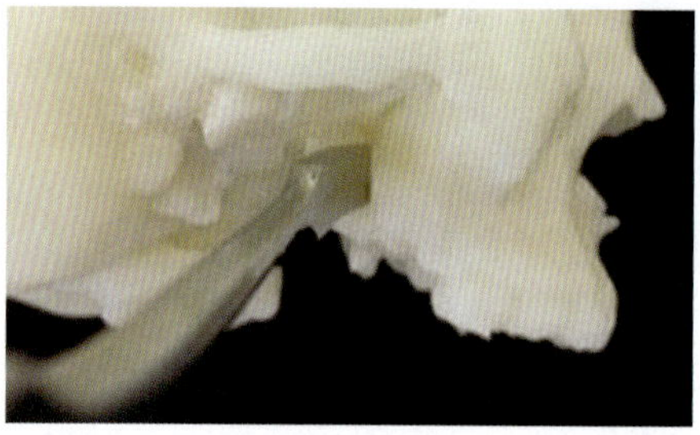

图 20.9 采用弯骨凿继续沿上颌骨后壁向上方眶上裂方向深入。之后以含有 1:50 000 浓度肾上腺素的止血海绵填塞凿骨后间隙区。

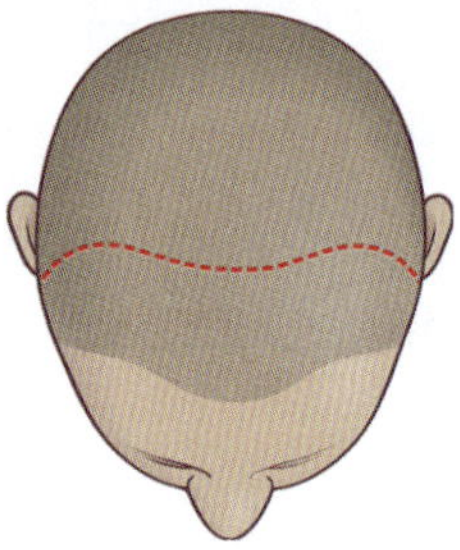

图 20.10 眶周截骨经双侧冠状入路和双侧结膜入路进行。

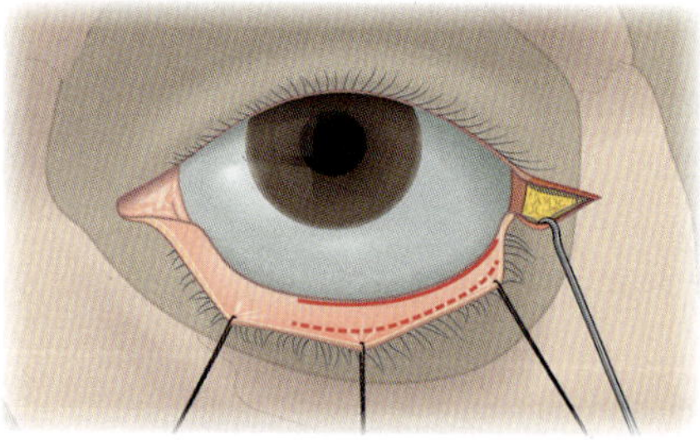

图 20.11 做双侧结膜切口，经结膜入路进行眶周截骨。

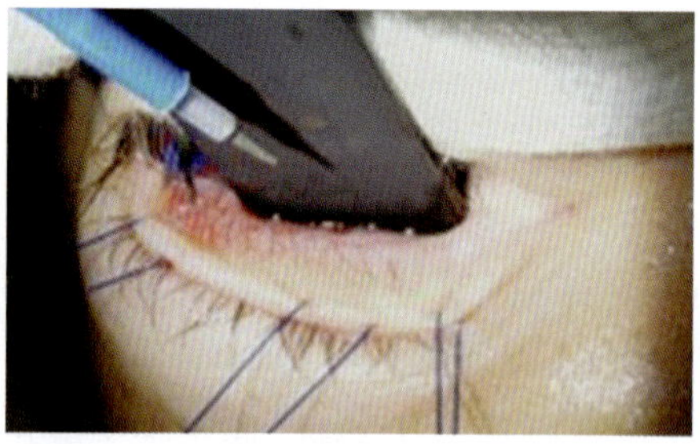

图 20.12 通过眶隔前入路显露眶底、眶外侧壁和眶内侧壁。

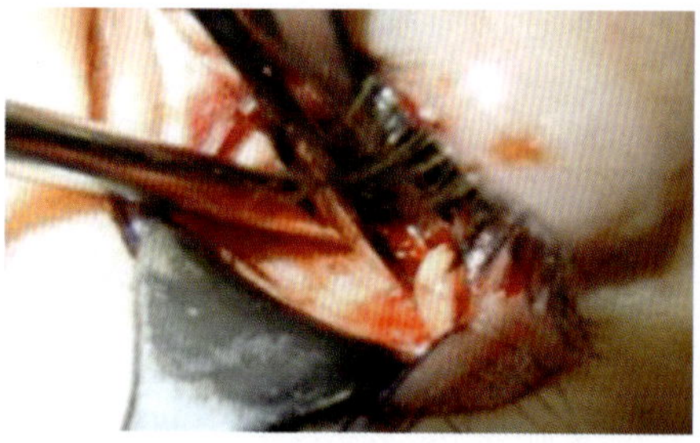

图 20.13 当向外侧分离时，会遇到由颧面孔穿出的颧面动脉。以双极电凝器确切电凝该血管。

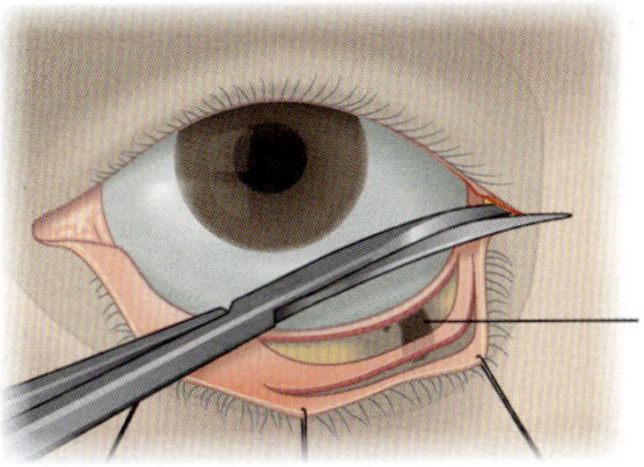

图 20.14 对于一些病例，为了获得良好的显露效果，有可能需要切开外眦。如果眶内侧壁显露不够充分，可以采用过肉阜切口或肉阜后切口，以延长切口。必须能够充分显露泪骨周围结构。在此操作前可以预先置入泪道导管加以保护。同时向后分离，充分显露眶下裂。

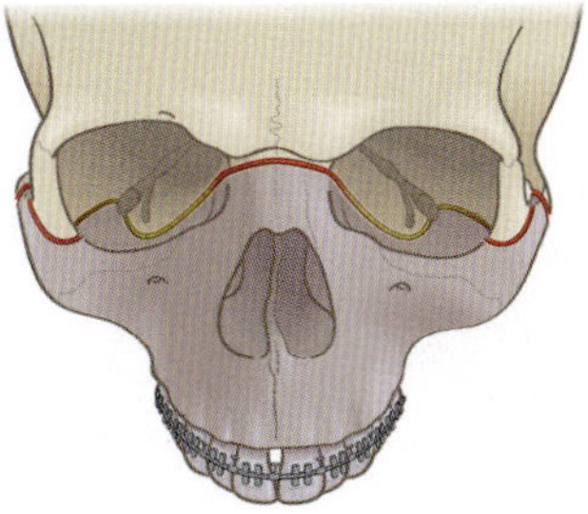

图 20.15 眶底截骨线的位置（红色线所示）。

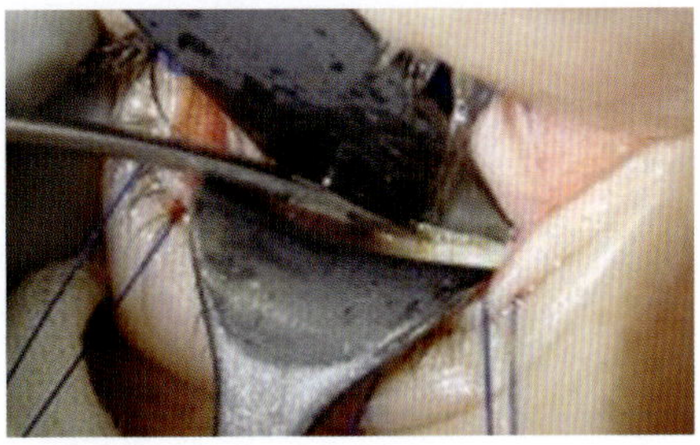

图 20.16 之后以薄弯骨凿和直骨凿进行截骨。也可以采用 90°摆动锯截骨。截骨线起于眶下裂前缘，向内侧和外侧走行。在通常情况下，采用上述显露方式可以轻松地完成 180°截骨。

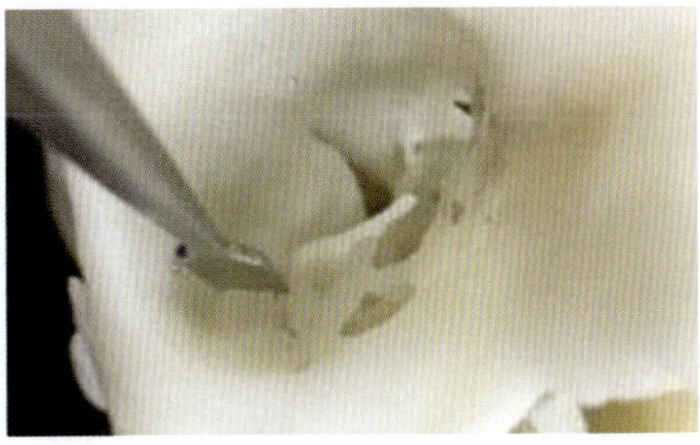

图 20.17 模拟经结膜入路进行眶底截骨的过程。

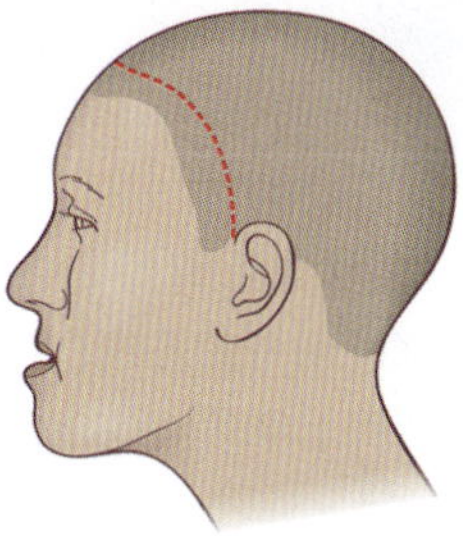

图 20.18 经冠状切口入路进行颅底截骨。显露鼻额区、眶上缘、外侧额颧区和颧弓前部。

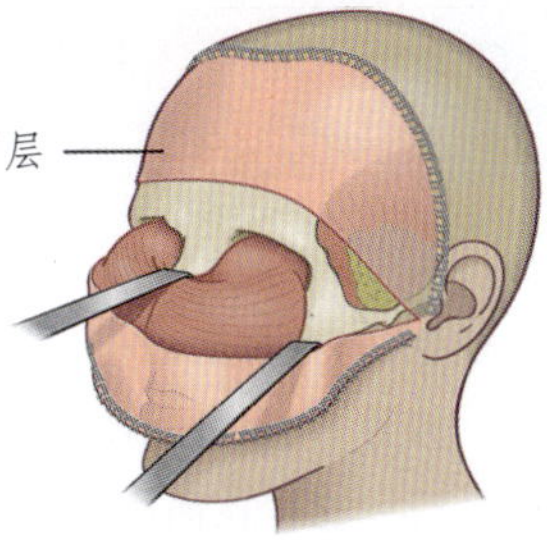

图 20.19 做冠状切口，在骨膜下平面剥离。

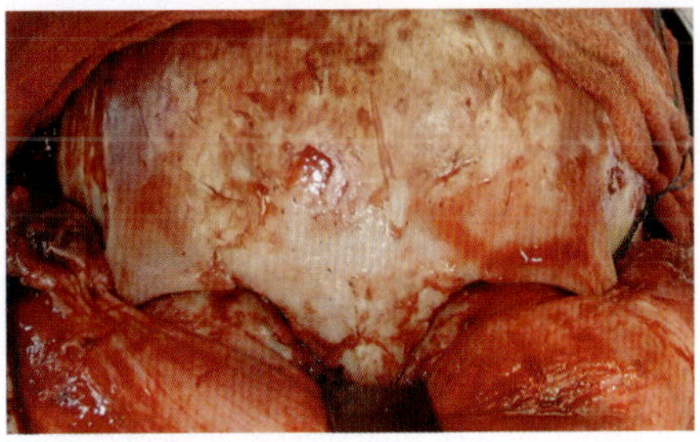

图 20.20 通过双侧冠状切口显露鼻额区、眶上缘、外侧额颧区和颧弓前部。保留颞肌与头皮的连续性，不单独分离颞肌。

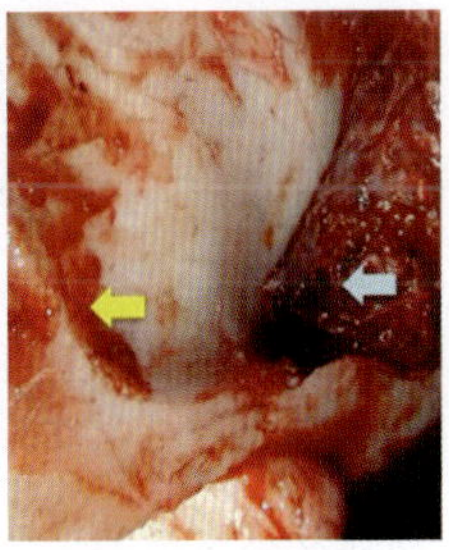

图 20.21 将颞肌（蓝色箭头所示）从眶外侧壁（黄色箭头所示）表面剥离。

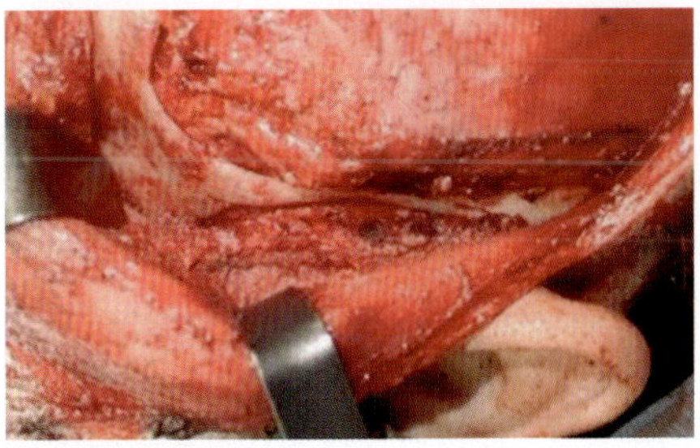

图 20.22 从上到下充分显露眶外侧壁后，分离显露颧骨体和颧弓前部。外侧延长切口有助于充分显露剩余的截骨区域。先经结膜入路显露眶内结构也有助于冠状切口的显露。

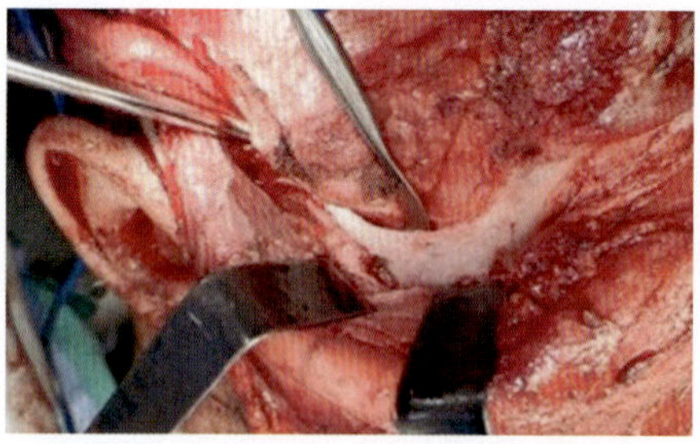

图 20.23 剥离咬肌起点前部附着在颧弓的部分。

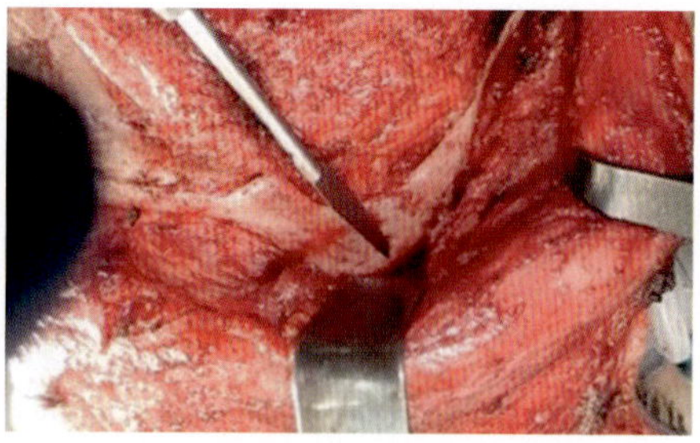

图 20.24 在颧骨体与颧弓连接处的前部开始截骨。

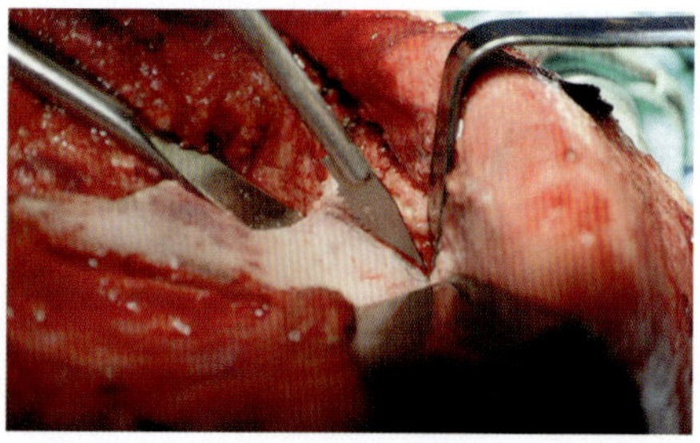

图 20.25 当进行颧弓截骨时，在颧弓深面放置小剥离器或小骨凿，以防止用往复锯截骨时损伤颧弓深面软组织。

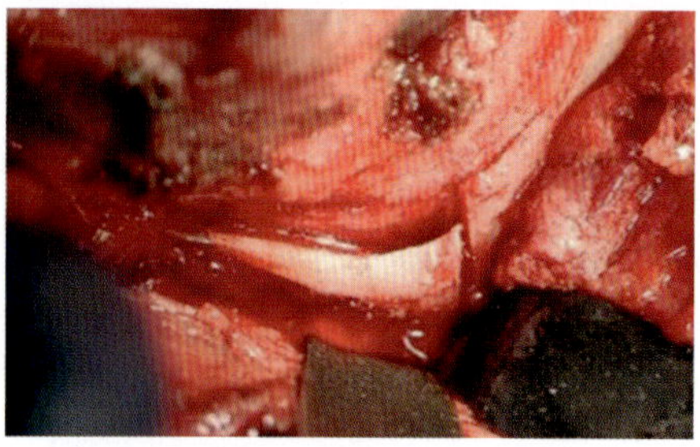

图 20.26 虽然可以在关节窝前方的多个部位截骨，但是按照以上方法在较为靠前的部位截骨后，截骨面明显宽于在靠后部位截骨后。这样在面中部骨移动后，可以实现良好的骨结构稳定性和最大的骨接触面积。

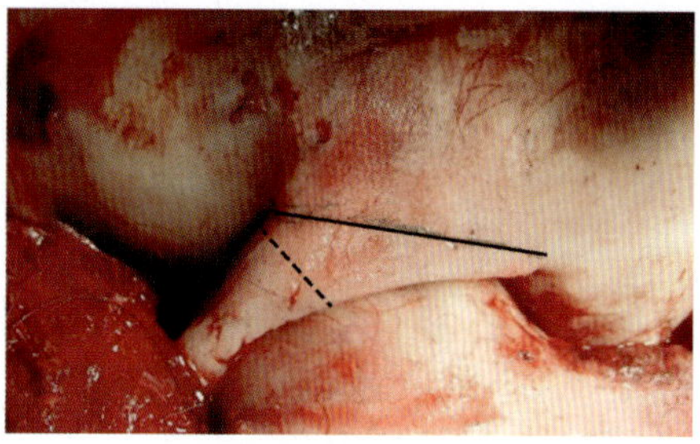

图 20.27 当截骨区需要包含眉骨外侧时，可以对眶外侧壁截骨线（虚线所示）进行调整，包括眶上缘外侧（实线所示）。

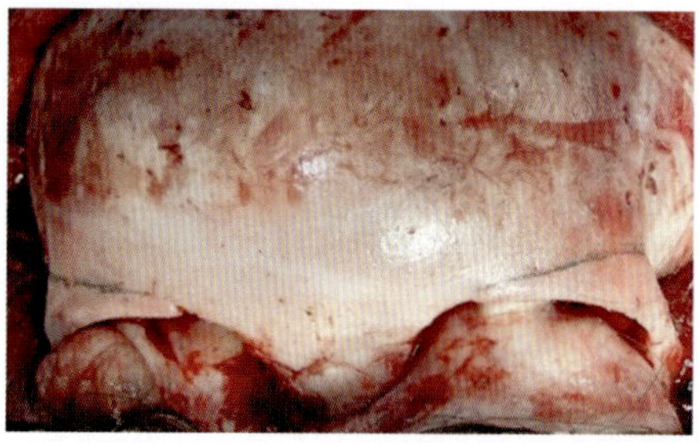

图 20.28 调整眶外侧壁截骨线位置，包括眶上缘外侧，使截骨区包含眉骨外侧（铅笔标记线所示）。

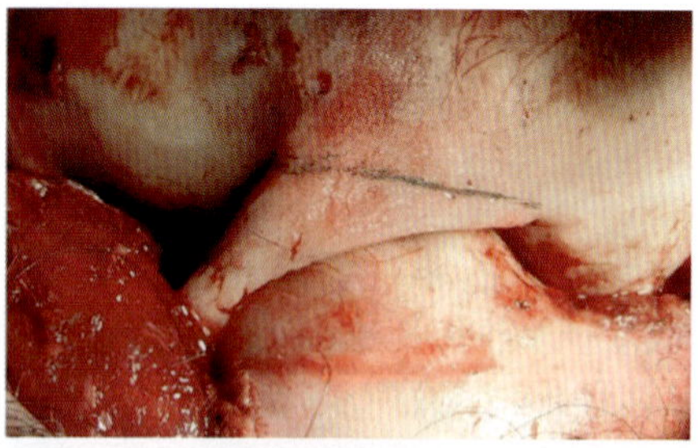

图 20.29 最初通过结膜入路显露的截骨线向上方与眶外侧壁截骨线相连。

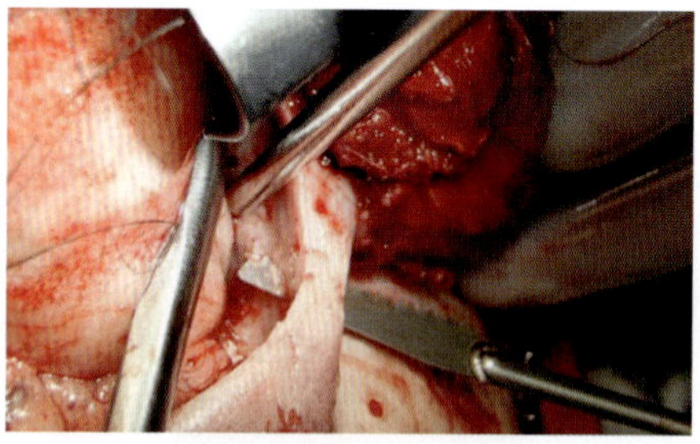

图 20.30 以往复锯或摆动锯进行眶外侧壁截骨，并向额颧区走行。

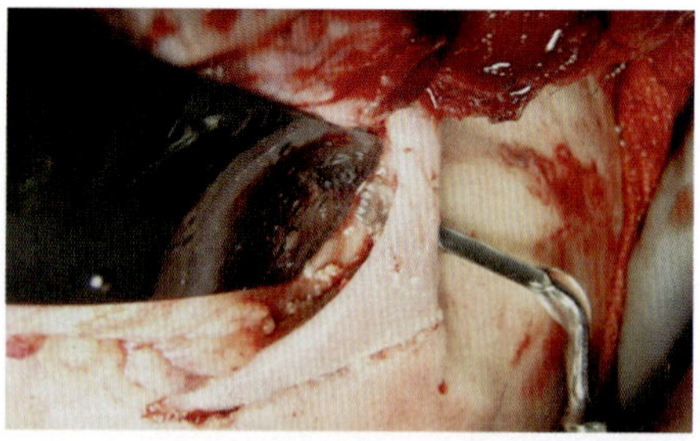

图 20.31 可以采用摆动锯进行眶外侧壁截骨，并向额颧区走行。

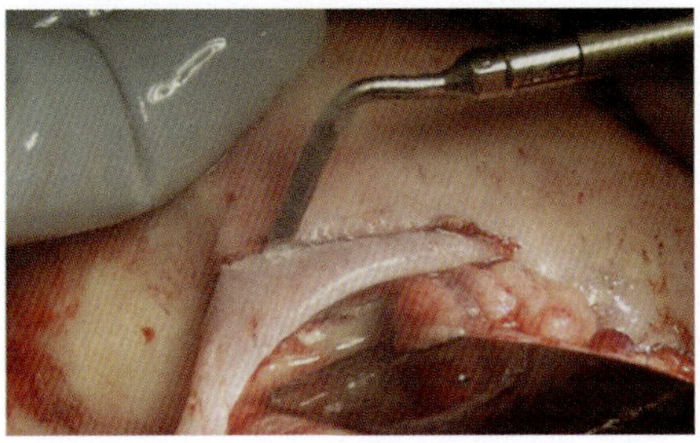

图 20.32 眶外侧壁截骨后,包含一部分的眶缘成分。

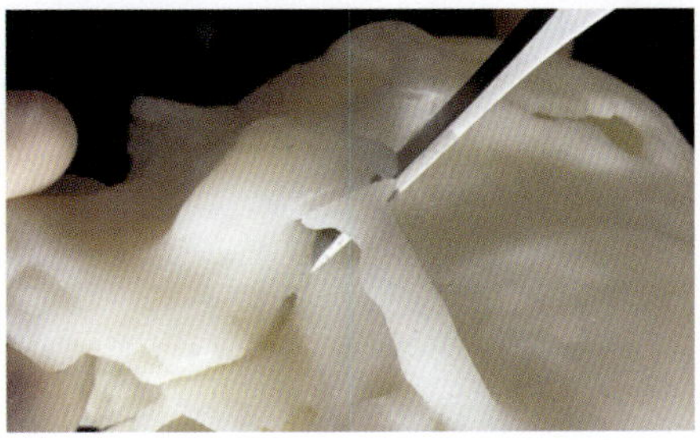

图 20.33 经口内入路进行上颌骨后壁截骨。采用平骨凿从颞窝或眶底向翼腭区截骨。

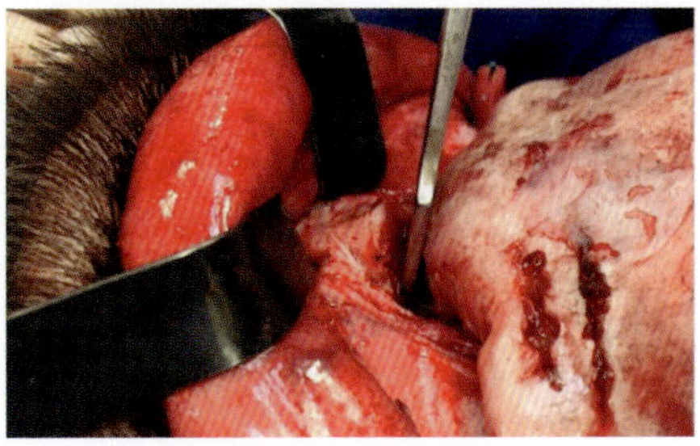

图 20.34 最后进行鼻额部截骨。截骨线起自鼻额连接,向硬软腭交界处走行。截骨时通常使用 15mm 宽的平骨凿。将一根手指放在硬软腭交界处,可以辅助确定截骨方向。额鼻截骨线位于筛状板水平以下,通过筛前血管可以进行确认。

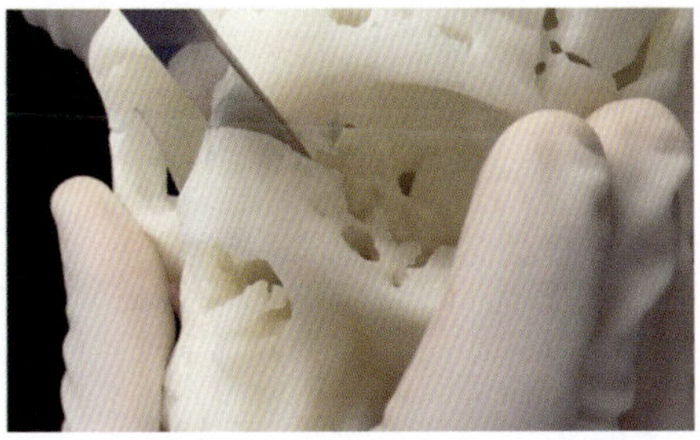

图 20.35 在三维头颅模型上模拟鼻额部截骨。

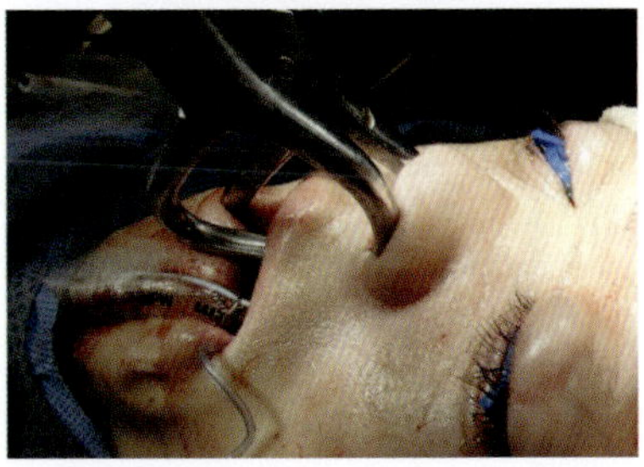

图 20.36 将上颌骨分离钳两个尖端分别置于鼻腔和口腔,分离骨组织。分离速度要慢,向下的力度要平稳。

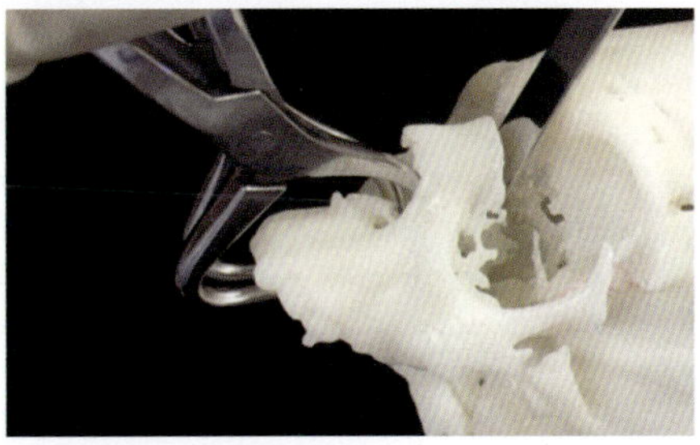

图 20.37 应用上颌骨分离钳施加缓慢、平稳的压力,鼻额部截骨后向硬软腭交界区分离。分离过程中需要特别注意颧骨和眶外侧壁是否截骨彻底。

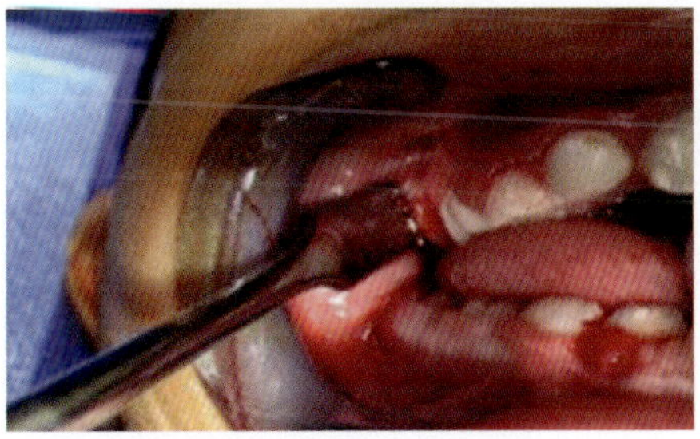

图 20.38 上颌骨后壁与翼腭区连接处分离不彻底会影响骨结构向前方充分移动。在这种情况下,必须应用弯骨凿在翼腭连接处再次截骨,确保连接处彻底分离。

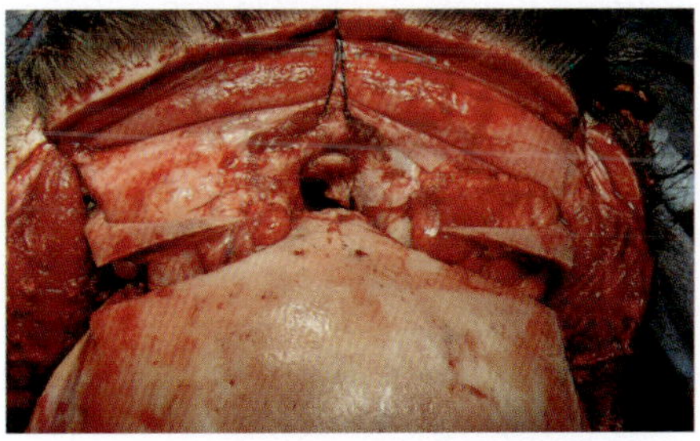

图 20.39 面部骨块移动。必须在缓慢和稳定的力量下进行移动,同时需要进行由左向右、由右向左的旋转,以确保上颌骨与颅底彻底分离。

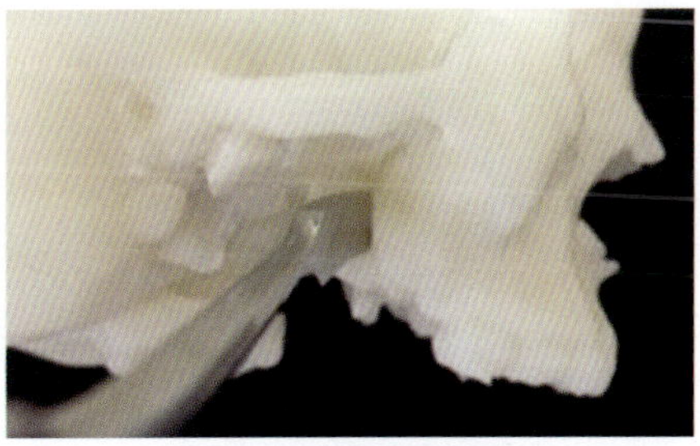

图 20.40 应用弯骨凿将截骨不完全处分离。注意凿骨时需要有对抗力。将示指置于上颌后间隙,以分离附着的软组织。将下颌管拉钩置于磨牙后区,该拉钩弧度适当,可以辅助向前牵引。

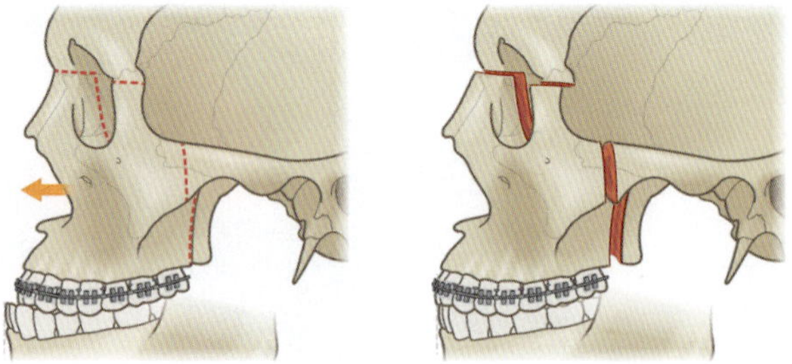

图 20.41 面中部在咬合水平移动的难度大于在眶周水平移动，因此必须确保在咬合水平能够完全移动。为了防止术后复发和影响面中部生长，移动后咬合应该为Ⅱ类关系。

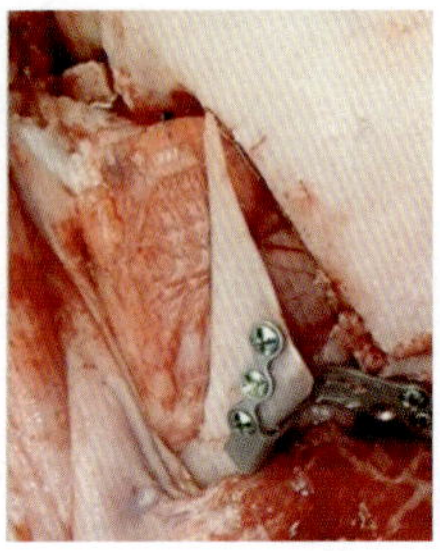

图 20.42 前徙和固定。为了在新的位置上保持骨结构稳定，必须在多个平面上以钛板进行内固定。首先进行眶外侧壁–额颧连接处固定。固定之后，额颧部位可以成为旋转轴点，可以以此为基础在将颧骨体与颧弓固定时进行眶下缘的前移和旋转。

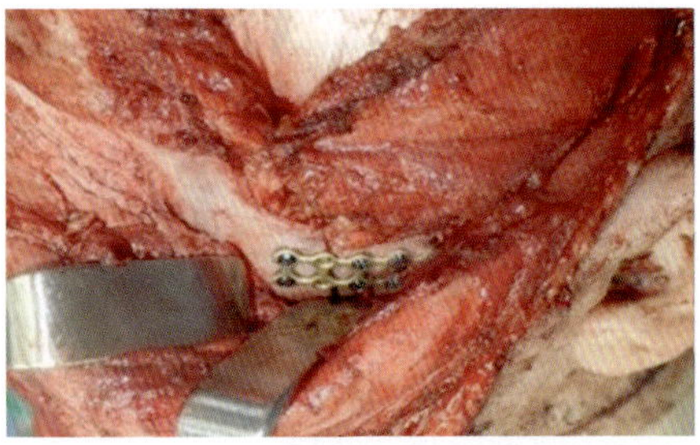

图 20.43 以钛板和钛钉固定颧弓处。

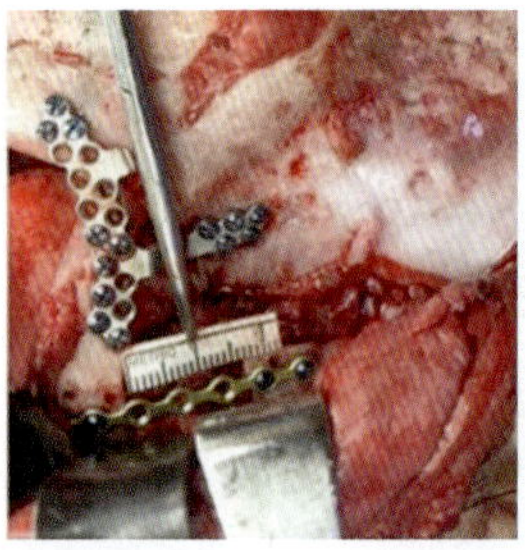

图 20.44 骨前徙后，会在鼻额连接处、眶内侧壁、颧骨体与颧弓连接处等截骨部位形成骨间隙，最好以自体骨移植物填充这些间隙。根据术者的习惯，自体骨可以取自颅骨或髂骨(参见第 15 章)。作者通常从右侧顶骨切取自体骨移植物，采用劈开法切取颅骨外板，颅骨内板被保留于供区。

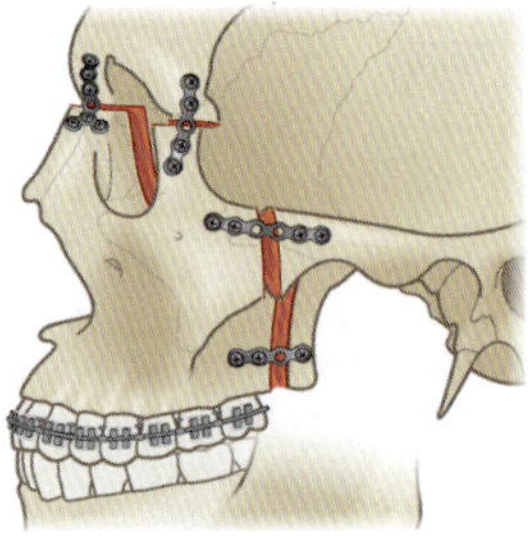

图 20.45 以钛板和钛钉固定额鼻、鼻颧、颧弓截骨处。

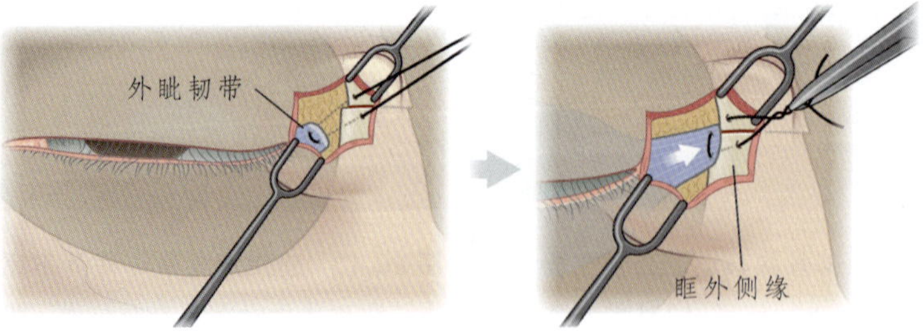

图 20.46 根据需要进行外眦固定或外眦整形。将外眦固定在眶外侧缘，通过向上和向后过度矫正，但不超过眶外侧缘。

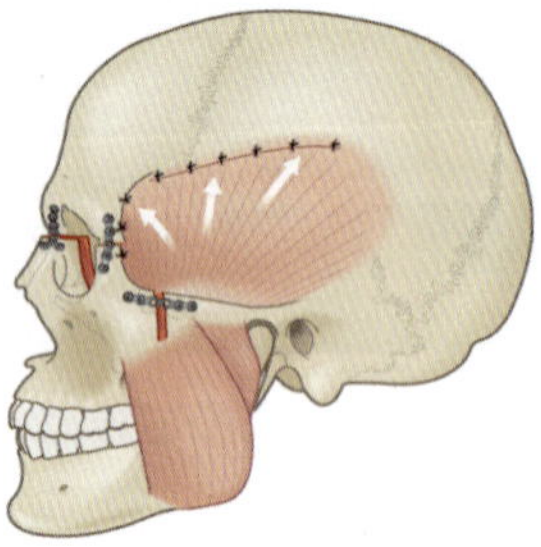

图 20.47 颞肌复位。如果颞肌有明显分离，必须将其重新固定在眶外侧缘和颞嵴。

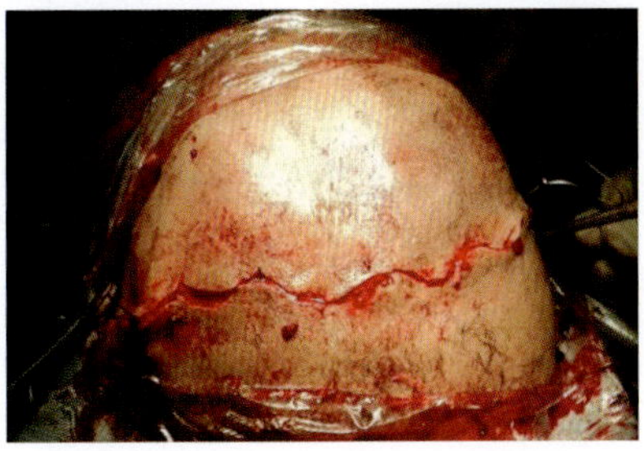

图 20.48 关闭冠状切口。以稀释的碘附溶液冲洗术区，常规不放置引流，分层缝合冠状切口。

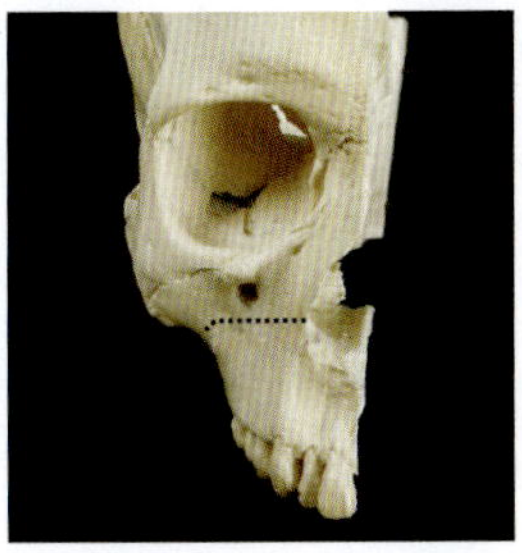

图 20.49 如果为了调整咬合而同期进行 LeFort Ⅰ型截骨术，可以在这一阶段进行。作为 LeFort Ⅲ型截骨术的一个重要步骤，翼板与上颌结节已经分离，因此 LeFort Ⅰ型截骨术可以较为容易地实施。需要调整口内气管插管摆放的位置，可以将其置于磨牙后区（参见第 18 章）。

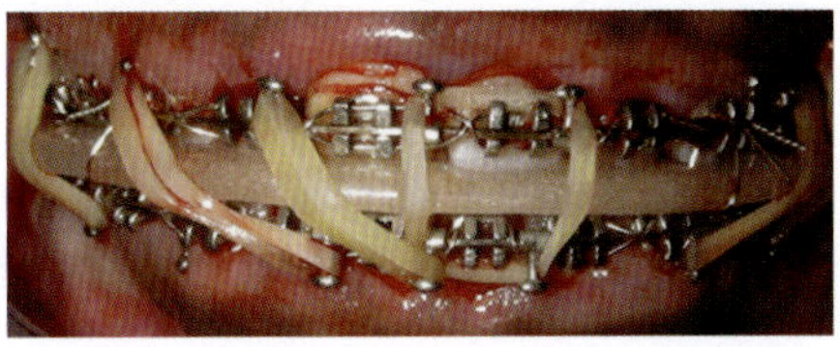

图 20.50 于上下颌间放置咬合导板，弹性牵引。通常在制备咬合导板时过度矫正 2mm。在上颌内侧和外侧骨支柱处进行 LeFort Ⅰ型截骨术后骨块固定。应用稀释的聚维酮碘液冲洗术区，关闭口内切口。待患者清醒后拔管，术后在儿童 ICU 病房接受监护治疗。

手术技巧

- 当应用 LeFort Ⅲ型截骨术治疗典型的 Crouzon 或 Apert 综合征时，筛状板位置较低，同时前颅窝位置靠前，因此术中很容易进入颅内[4]。
- 术前行 CT 三维重建有助于提供较为准确的畸形信息，辅助设计合理的截骨方案。
- 确保经口腔气管导管被确切固定于下颌区，以防止在操作过程中脱管。
- 放置角膜保护装置，防止术中角膜干燥和损伤发生。
- 许多突眼症患者伴有外眦部形态不佳，术中需要进行外眦固定术。
- 关于面中部前徙和固定过程：面中部前徙量需要在术前设计时确定，并且在术中根据突眼改善的程度进行调整。同时需要注意，突眼的程度与体位有关，在术前设计时患者呈直立位，而在术中评估时患者呈仰卧位，由此可能带来突眼程度评价上的差异。眶周结构是否完整也会影响突眼程度。如果分离过程过于粗暴，会有脂肪疝出，将会影响畸形矫正过程，并影响治疗的对称性。咬合对面中部位置的确定没有指导作用。

术后护理

- 患儿术后需要在儿科 ICU 接受监护治疗。
- 术后静脉应用抗生素，直到面部水肿消退。
- 术后抬高头部、面部冰敷，均有助于减轻面部肿胀。
- 术后应用阿片类药物止痛，并应用较大剂量止吐药物。
- 术后常规输液，尽早开始进食流食，并逐渐过渡到软食，持续 3~4 周后开始添加半固态食物。
- 术后应用生理盐水冲洗鼻腔，并在鼻腔局部应用血管收缩剂，以保持鼻腔呼吸道通畅。
- 术后激素逐渐减量。每天减量到前一天的 50%，直至地塞米松剂量达到 2mg/d 后停药。
- 患儿出儿童 ICU 病房后，尽早下地活动。
- 直到骨组织开始愈合后，才能进行接触式运动。一般可以通过临床表现和影像学检查加以确认。临床检查时最明显的特征是截骨部位质地变硬，影像学检查可见骨组织高密度影像增强。一般骨组织开始愈合时间不少于 6 周。

临床病例

男性患儿表现为突眼症伴上颌骨发育不良(图 20.51)。

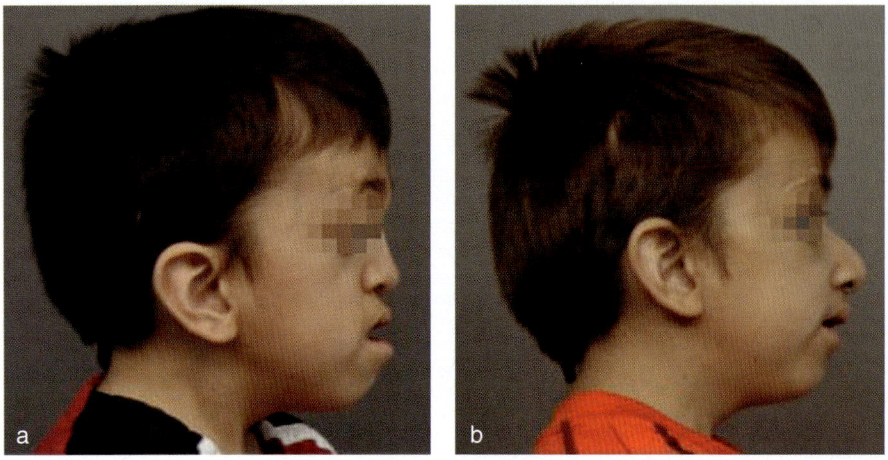

图 20.51 患儿接受 LeFort Ⅲ型截骨术面中部前徙矫正突眼症。(a)术前。(b)术后。

并发症

LeFort Ⅲ型截骨术具有一定的风险，可能发生一些并发症[6-10]。发生率较低但是后果较为严重的并发症包括：脑组织和眼球损伤、颅内神经肌肉出血、神经受损和死亡。其他并发症包括：术后出血、眶下区感觉丧失、颅外感染、脓肿、脑膜炎、脑脊液漏、球后血肿、鼻泪管损伤、慢性上颌窦炎等。最容易被忽视的并发症是鼻上颌骨折和颧上颌骨折，常由下降离断操作时截骨不彻底造成。

结论

在颅面外科医生所有可应用的操作方法中，LeFort Ⅲ型截骨术及其对应的整块骨移动操作对面部解剖结构的影响最大。

手术要点

- 对于突眼症患者，需要确定是采用颅外 LeFort Ⅲ型截骨术，还是采用以眶上缘和额骨为基础进行骨组织整块前移的颅内外联合术式。
- 应尽可能采取颅内外联合术式，因为这种方法可以保持眶外侧缘的自然解剖位置和形态。眶外侧缘截骨后的继发畸形极不自然，而且很难纠正。
- 对于骨组织已发育成熟的患者，可以同期进行 LeFort Ⅰ型截骨术和 LeFort Ⅲ型截骨术。前者可以纠正上颌骨发育不良和咬合问题，后者可以纠正突眼症和颧骨发育不良。

- 对于骨组织未发育成熟的患者,LeFort Ⅲ型截骨术可以纠正突眼症和面中部上部发育不良,不影响咬合状态。术后常为Ⅱ类咬合,伴前牙开。
- 在评估突眼程度时,术前采用直立位,术中采用仰卧位,需要注意两者的差别。
- 术前需要根据 CT 数据对筛状板和颞窝的解剖水平进行评估,以指导颅外截骨操作。术中可以根据前筛孔的位置进一步确定颅下截骨的水平。
- 对于外眦的位置和上睑下垂有可能需要进行二次手术修复,这些均是长期突眼症患者眼球向后移位之后的后遗症状。

（陶凯 金元 译）

参考文献

1. Tessier P. The definitive plastic surgical treatment of the severe facial deformities of craniofacial dysostosis. Plast Reconstr Surg 1971;48(5):419–442
2. Phillips J, George AK, Tompson B. Le Fort III osteotomy or distraction osteogenesis imperfecta: your choice. Plast Reconstr Surg 2006;117(4):1255–1260
3. Tulasne JF, Tessier PL. Long-term results of LeFort III advancement in Crouzon's syndrome. Cleft Palate J 1986;23(Suppl 1):102–109
   This article described the long-term outcomes of LeFort III advancement.
4. Bachmayer DI, Ross RB, Munro IR. Maxillary growth following LeFort III advancement surgery in Crouzon, Apert, and Pfeiffer syndromes. Am J Orthod Dentofacial Orthop 1986;90(5):420–430
   The authors discussed the facial growth after LeFort III osteotomy in syndromic patients.
5. Chin M, Toth BA. Le Fort III advancement with gradual distraction using internal devices. Plast Reconstr Surg 1997;100(4):819–830; discussion 831–832
   This article described the use of the LeFort III osteotomy for distraction of the face.
6. Brown MS, Okada H, Valiathan M, Lakin GE. 45 years of simultaneous Le Fort III and Le Fort I osteotomies: a systematic literature review. Cleft Palate J 2015;52(4):471–479
   A meta-analysis of the LeFort III technique in regard to outcomes.
7. Fearon J, Whitaker LA. Complications with facial advancement: a comparison between the Le Fort III and monobloc advancements. Plast Reconstr Surg 1993;91(6):990–995
   The authors provided technical pearls of the LeFort III advancement and potential complications associated with the technique.
8. Gosain AK, Santoro TD, Havlik RJ, Cohen SR, Holmes RE. Midface distraction following Le Fort III and monobloc osteotomies: problems and solutions. Plast Reconstr Surg 2002;109(6):1797–1808
   This excellent article reviewed the pitfalls of the LeFort III osteotomy and how to manage them.
9. McCarthy JG, Grayson B, Bookstein F, Vickery C, Zide B. Le Fort III advancement osteotomy in the growing child. Plast Reconstr Surg 1984;74(3):343–354
   This prospective study evaluated the facial growth on patients who underwent LeFort III osteotomies in regard to midface stability, jaw relationship, and other factors.
10. Lanigan DT, Hey JH, West RA. Aseptic necrosis following maxillary osteotomies: report of 36 cases. J Oral Maxillofac Surg 1990;48(2):142–156

第 21 章

模型外科

Haithem M. Elhadi Babiker, Ronald R. Hathaway, John A. van Aalst

正颌外科是指通过手术矫正颌面部畸形的学科，包括对咬合关系及其骨性结构（包含齿列的上颌骨、下颌骨）异常的矫正。正颌手术适用于单独正畸治疗无法纠正咬合关系的患者，包括唇腭裂畸形及其他一系列影响咬合关系的颅面畸形。对于正颌手术而言，采用手术模型进行诊断和治疗方案设计是至关重要的。手术设计包括在人造模型上进行上、下颌骨移动，模拟术中患者需要进行的手术操作步骤。模型外科的实践有助于提供定量数据，保障术中能在患者身上按术前设计完成精确的三维方向移动。

目的

模型外科的目的在于完成以下任务：①通过实体模型标记，完成术前、术后位置的三维测量；②基于术前数据，将模型移动到预期位置；③评估手术设计方案的可行性；④最终，构建个体化的手术颌板，用于术中颌骨定位[1]。

目前针对颌面畸形，主要有 3 种手术方式：①单独的上颌骨手术；②单独的下颌骨手术；③上颌骨-下颌骨联合手术（双颌手术）。虽然对于所有的正颌病例，术前进行模型外科实践都是有益的，但模型外科对于行单颌手术的患者并不必要。这类病例相对比较简单，仅需要移动单块颌骨（上颌骨或下颌骨），而另一块颌骨被用作精确定位的参照，因此，在这类手术中仅需要一块手术颌板。双颌手术是模型外科的绝对指征。对于双颌手术的患者来说，术中先以未行截骨的下颌骨作为参照，基于过渡颌板将上颌骨移动到其最终位置，再基于最终颌板移动下颌骨。模型外科精确度的重要性不言而喻[2]。因此，模型外科的主要理念是以其中一块颌骨作为参考，以定位另一块颌骨。

在正颌手术中，上颌骨可以在 3 个空间平面内旋转（图 21.1）。

- 前后向。
- 垂直向，即咬合平面的改变。
- 水平向，即上颌弓的改变。

上、下颌骨都可以在 3 个空间平面内移动：①前后向；②垂直向；③水平向（横向）。其中横向移动的范围相对较小。在上颌手术中，上颌骨前后向和水平向的最终位置是由其与下颌骨的咬合关系决定的，并借助颌板定位。上颌骨的垂直向位置是唯一一个颌板不能控制的变量，其取决于术前评估时的齿列情况。术中，上颌骨的垂直向位置（包括此后上-下颌骨复合体的旋转）是借由眉间（通过插入克氏针定位）或内眦的参考点确定的。应在切割和移动上颌骨前完成这些测量数据的记录。

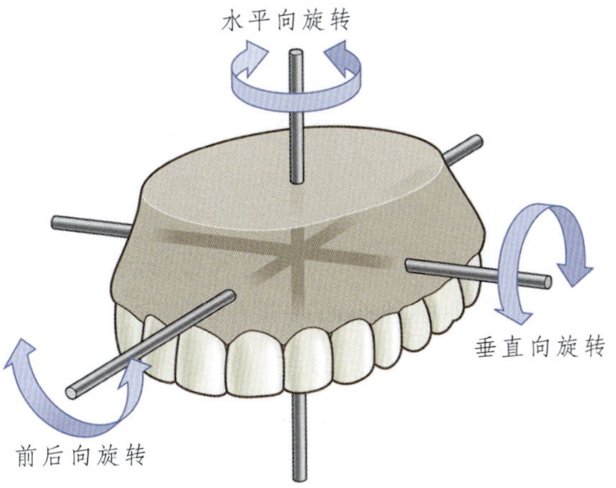

图 21.1 上颌骨可在 3 个空间平面内旋转，分别为水平向、垂直向和前后向。

患者选择

正颌手术与否取决于患者自身的主诉、外科医生的术前评估和头影测量的结果。正颌手术的目的在于改变骨骼(相应地软组织也会发生改变)，综合考量患者年龄、性别和种族的公认审美标准的前提下，满足其需求。针对拟进行双颌手术的患者，新的上颌骨位置是由临床数据库和头影测量结果决定的，而下颌骨的位置则依据于最佳的牙尖吻合位置。当临床医生决定了截骨手术的类型和截骨移动的幅度后，就应进行模型外科。关于正颌手术的更多细节，譬如 LeFort Ⅰ、Ⅱ、Ⅲ型截骨术，双侧矢状劈开截骨术(BSSO)，请参见第 18、19、20 和 23 章。

适应证和禁忌证

适应证

对任何需要进行正颌手术的患者均可进行模型外科。

禁忌证

模型外科的禁忌证包括：因局部感染、近期口腔手术、患者配合度低等无法取得患者牙模；无法在颌面部放置所需的器械(如面弓)；因耳道或其他相关部位的局部感染或创伤，无法获取测量数据。

术前计划

术前评估主要包括：

- 颌面部的全面临床检查。
- 临床照片，包括正面观(静态和微笑时的牙齿照片)、侧面观和反映咬合关系的照片
- 影像学检查，包括头影测量、口腔全景片和局部牙片(计划进行牙间截骨时需要)。
- 细致的头影测量分析。
- 制作具有咬合关系和面弓特征的牙模[3,4]。

手术器械

此过程中所使用的器械和材料包括印模膏(藻酸盐)、牙科搅拌机、压舌板、塑料或钢制的印模托盘、咬合

蜡、乙烯基聚硅氧烷咬合材料、牙科石膏、面弓、牙模修整器、石膏锯、可调节咬合架、Galetti 咬合架、白色石膏和丙烯酸树脂。

手术过程：技术细节

正颌手术的流程从制作牙模开始。首先需要获取上、下牙弓的精确印模，然后在印模中倒入石膏，制备得到石膏模型。石膏模型可以1:1真实地反映患者的咬合情况，因此，在制备过程中必须小心确保印模的精确性。对于双颌手术而言，需要额外多做一份石膏模型，其中一套石膏模型用于反映咬合情况，另一套用作手术方案设计和颌板制作。模型外科的具体操作步骤详见图21.2至图21.54。

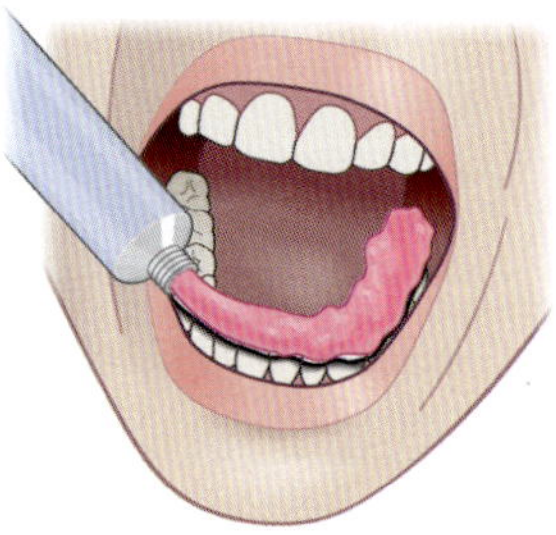

图 21.2 采用乙烯基聚硅氧烷材料或咬合蜡来获取患者的咬合记录。该咬合记录可用于灌注模型，塑造牙模。需要注意的是，获取咬合记录时，咬合关系应处于正中关系位[5-7]，即患者在没有主动运动的情况下，咬合关系重复性最高的中心位置，也是所有颌骨运动的起始点。

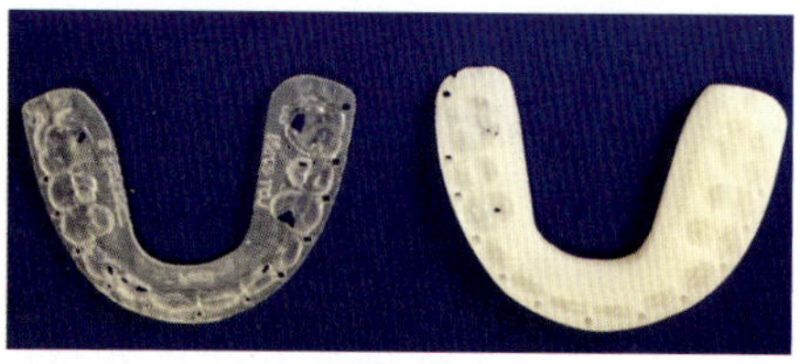

图 21.3 用于记录咬合关系的材料应该是柔软的，但又要有足够的强度，可以反映颌骨咬合关系的偏差。在取出前，该材料可以静置几分钟，以尽可能减少变形。目前有几种不同的材料可用于咬合记录。左图是咬合蜡，右图是乙烯基聚硅氧烷材料。

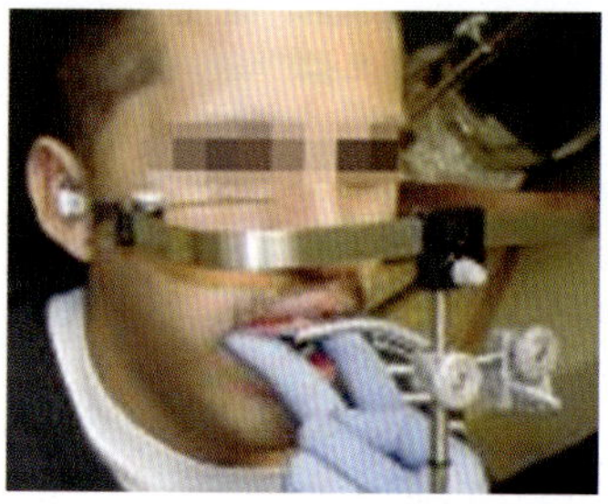

图 21.4 采用面弓转移上颌架记录上颌骨与颅底之间的空间和功能关系。该步骤通常被用于行双颌手术的患者。

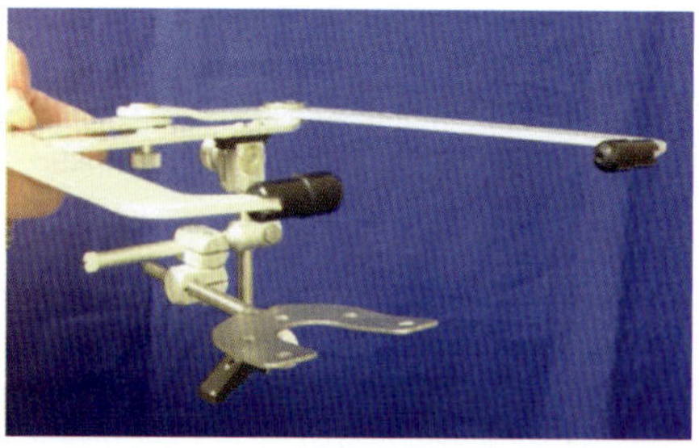

图 21.5 面弓转移上颌架由两个被置于外耳道的支撑球和记录咬合关系的𬌗叉构成。因此，面弓转移上颌架可以建立上颌齿列与水平参考平面之间的关系。借由此，可以在咬合架上构建正确解剖位置的上颌骨模型。

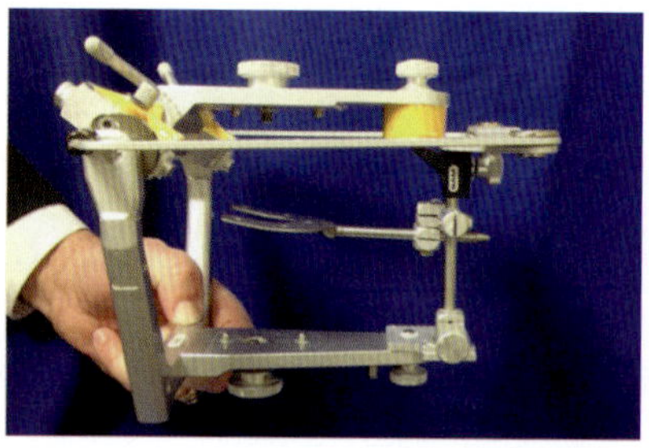

图 21.6 之后，将面弓连接到半调节式的咬合架上，并安装上、下颌骨牙模，用于模型外科试验。

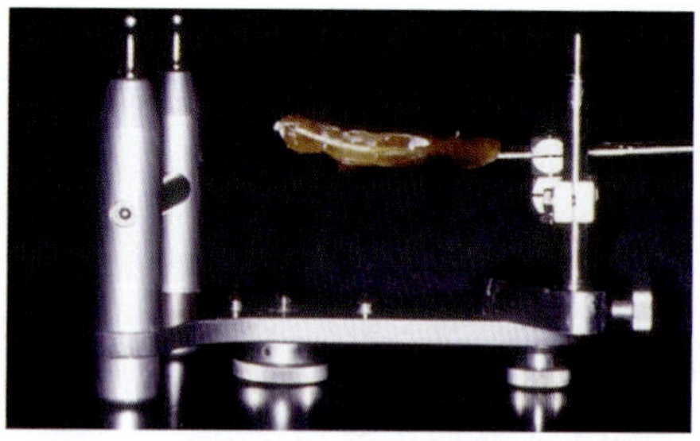

图 21.7 当𬌗叉被固定在咬合架上后，借助𬌗叉上的蜡印，安装上颌牙模。

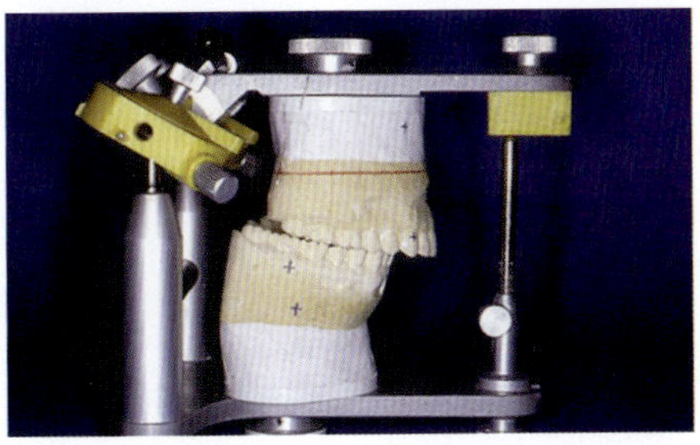

图 21.8 将模型安装在咬合架上后，准备进行模型外科试验。采用白色石膏，将牙模安装到底座上。请注意，咬合架的上颌底板应平行于法兰克福平面。在单颌的病例中，可以使用非解剖的铰链型咬合架来安装牙模和制作颌板。但对于双颌的病例而言，必须采用半调节式的咬合架。

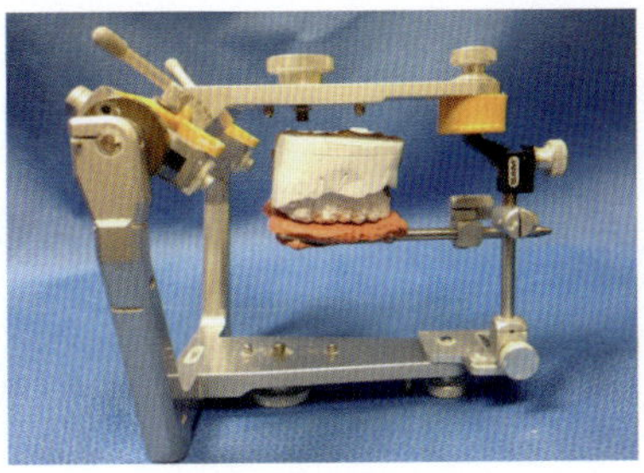

图 21.9 用石膏将上颌牙模安装到半调节式咬合架的上半部分。

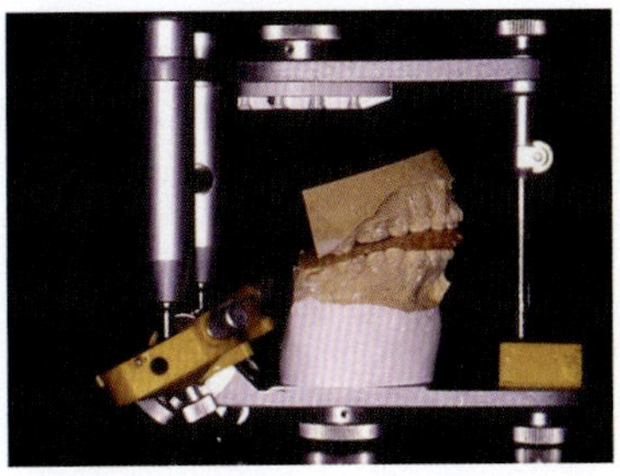

图 21.10 翻转咬合架。此时，上颌牙模已被安装，且位于底部。咬合记录的材料(黄色的蜡制片状物) 被放入两个牙模之间。下颌牙模位于上方，之后用石膏将其与底座连接。咬合架上的固定销应位于中间位置，确保咬合架的上半部分可以平行于法兰克福平面。

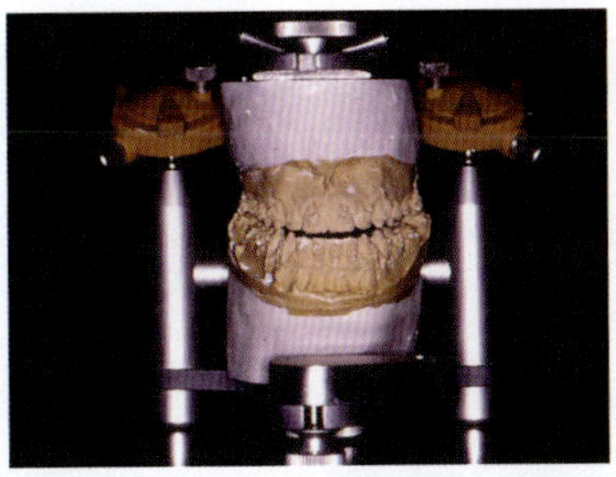

图 21.11 上、下颌牙模完成安装后的咬合架正面观。上颌牙模被安装于咬合架上方，下颌牙模被安装于咬合架下方。该病例为安氏Ⅲ类咬合关系。

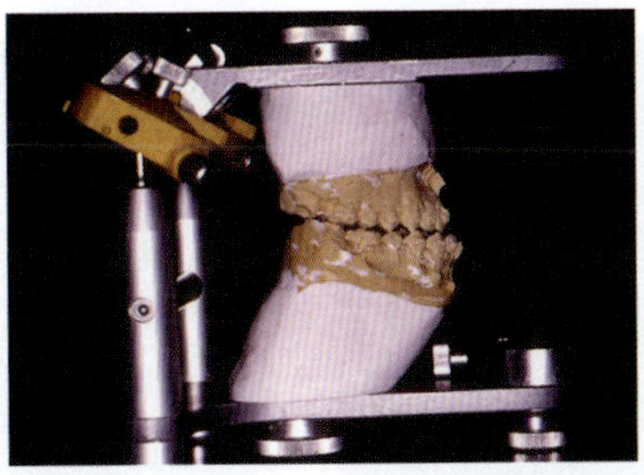

图 21.12 上、下颌牙模完成安装后的咬合架矢状位。上颌牙模被安装于咬合架上方，下颌牙模被安装于咬合架下方。该病例为安氏Ⅲ类咬合关系。

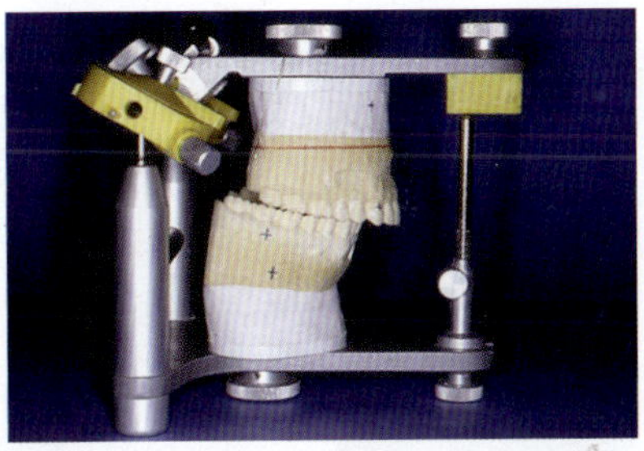

图 21.13 牙模的标记与测量。文献报道过许多不同的标记方法[5,6,8-10]。在上颌牙模上，应平行于底板，做 1 条或 2 条(相距1cm)水平参考线。这些水平参考线可为上颌骨的垂直位置提供参照。如果上颌骨位置过高(压缩)，在切割后的测量中，这些参考线间的距离会缩短[11]。

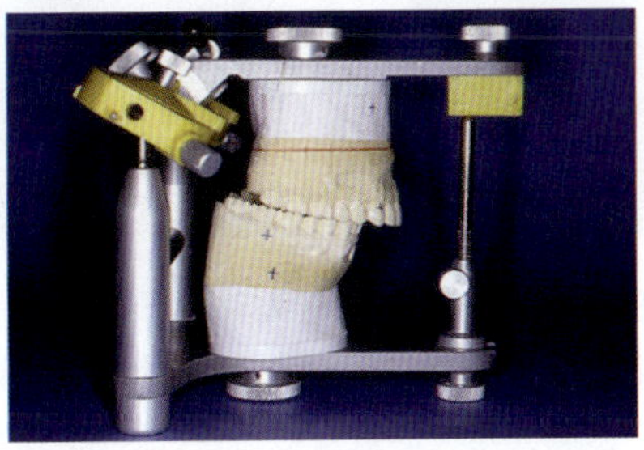

图 21.14 垂直参考线垂直于底板，经上颌骨正中线、尖牙尖点、第一磨牙近中颊尖点，沿着上颌牙模的后侧分布的 3 条参考线。这些垂直参考线可延伸到下颌牙模。其中，最重要的是经上颌正中线的一条，因为其可以反映正中线上的任何改变(不管是有意的还是无意的)。

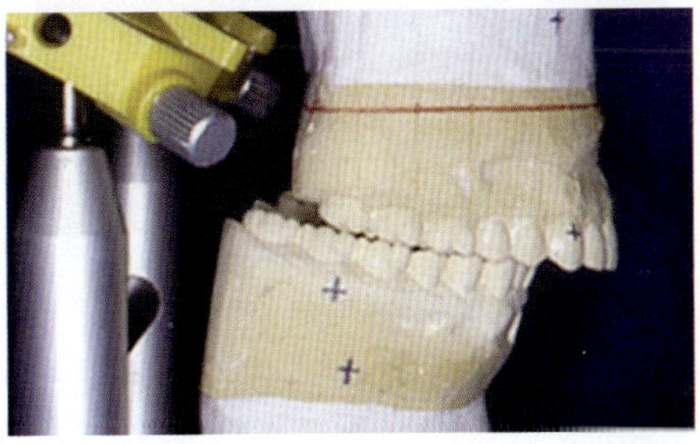

图 21.15 采用红、蓝两种颜色的铅笔进行标记，红色用于术前标记，蓝色用于术后标记。这些标记线也可以用刀片进行刻画，以防其被擦除。

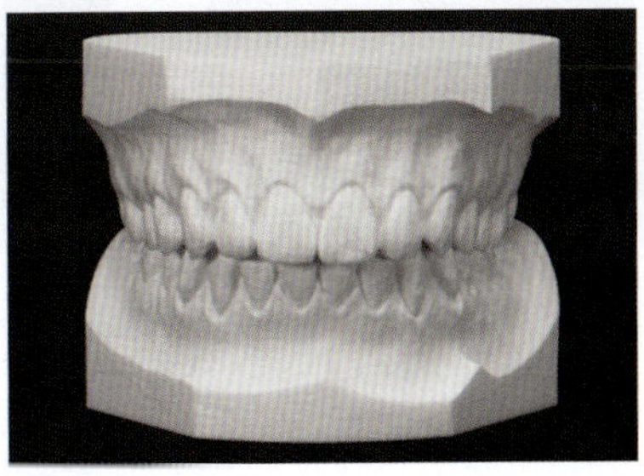

图 21.16 牙模的标记与测量。在安装、标记完成后，这些牙模可进行测量，以指导临床方案的制订。测量标记点主要包括上颌中切牙、尖牙和第一磨牙尖点。

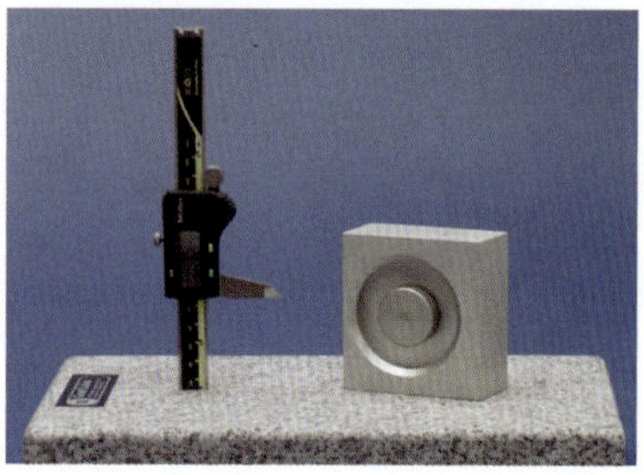

图 21.17 模型平台和模块提供了一种简单且可重复性高的方法，来精确记录牙模的测量值[12]。该平台由一个精密的花岗岩平台底座和一个垂直(90°)的电子卡尺构成。该电子卡尺的测量精度为 0.01mm。使用螺钉可将牙模固定于模块的底板上，作为所有测量的固定参考平面。

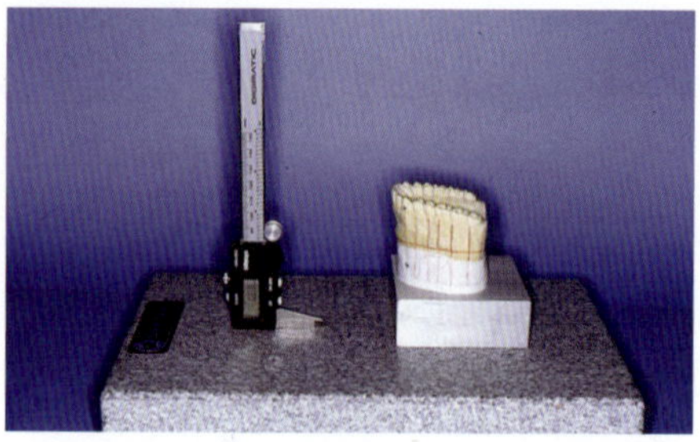

图 21.18 将上颌牙模从咬合架上取出，安装到测量模块上。在 3 个不同的空间平面内，分别测量之前提到的牙尖标记点。铝制的模块可以在任意一个平面上被固定，以完成模型的三维测量(垂直向、前后向和横向)。

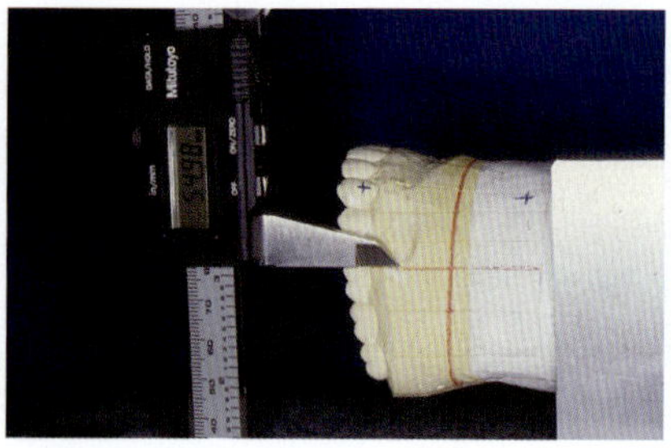

图 21.19 前后向的术前测量示意图。图中多条垂直的红线对应着不同的牙齿，这些垂直红线不需要测量，它们仅仅是上颌在前后平面上移动量的一个参照。卡尺的锋利边缘还可用于在牙模上刻画线条标记。

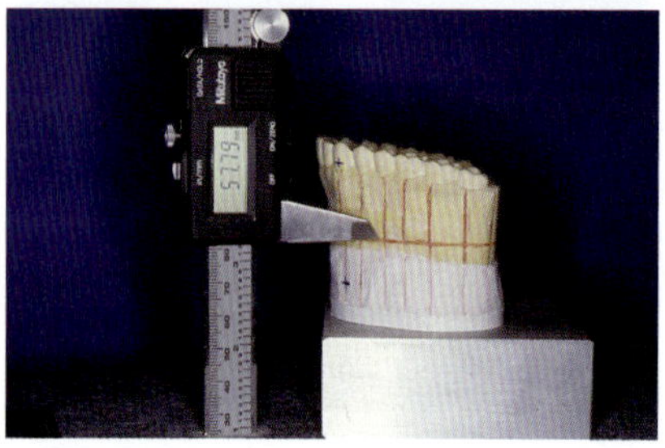

图 21.20 垂直向的术前测量示意图。卡尺的锋利边缘可用于在牙模上刻画线条标记。

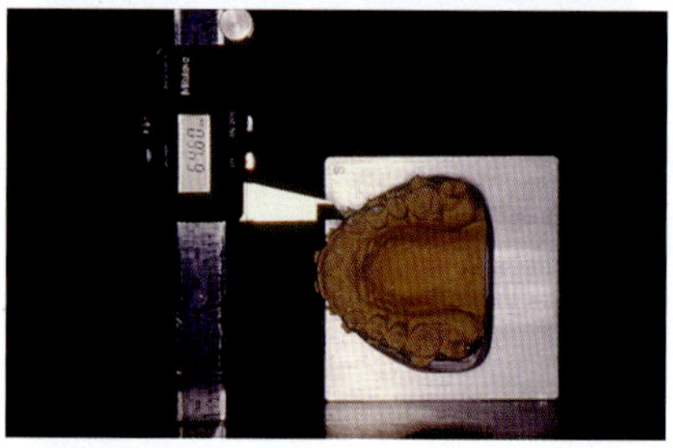

图 21.21 横向的术前测量示意图。

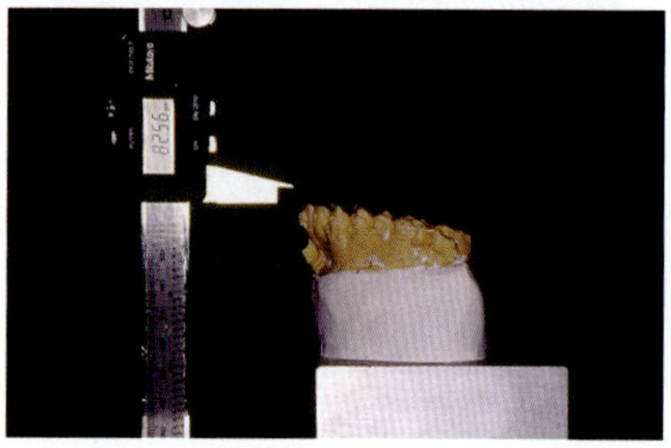

图 21.22 预切割模型上颌右侧中切牙的垂直向术前测量示意图。

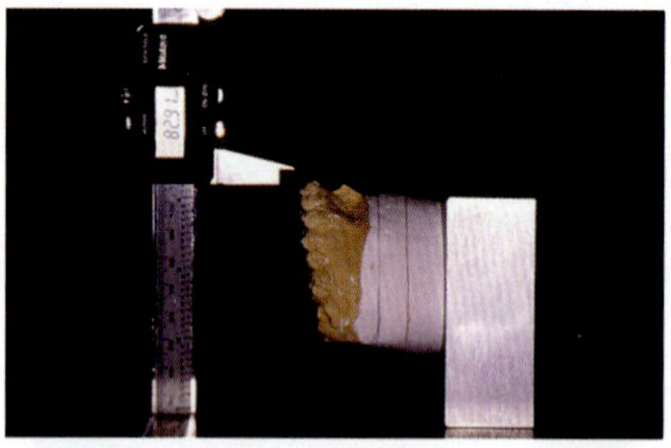

图 21.23 前后向上颌左侧中切牙的术前测量示意图。

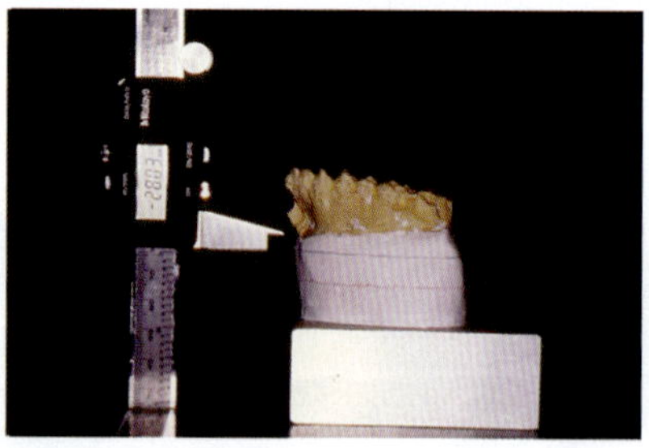

图 21.24 牙模将在垂直平面、红蓝两条水平参考线之间被切割。红色参考线的测量值将始终保持一致，而蓝色参考线的测量值将随着上颌骨的截骨移动而变化。

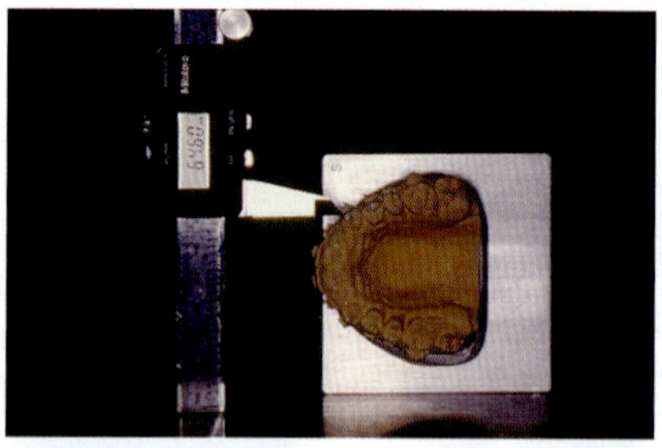

图 21.25 横向的上颌左侧尖牙的测量示意图。当上述测量完成后，根据手术设计加上/减去相应的截骨移动量，即可得到最终的理想值。术前和术后的测量值应记录在同一张工作单上。

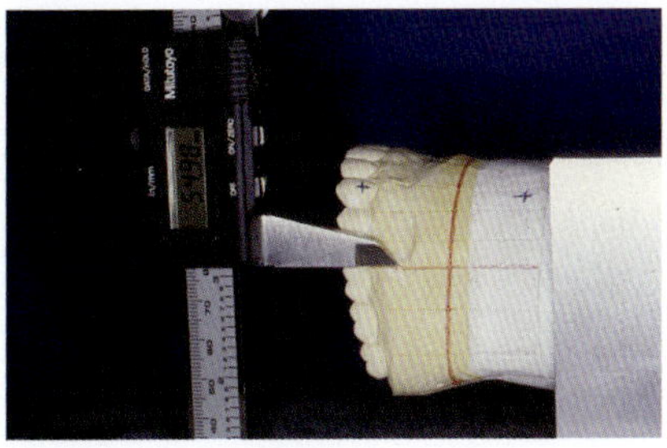

图 21.26 如果计划行上颌骨分块截骨，则应测量经拟行截骨的牙齿和尖牙的垂直长轴线间的水平距离。下颌牙模的测量并不需要那么严格，因为下颌骨主要进行前后向移动，而下颌骨正中线的位置是通过手术颌板完成矫正的。

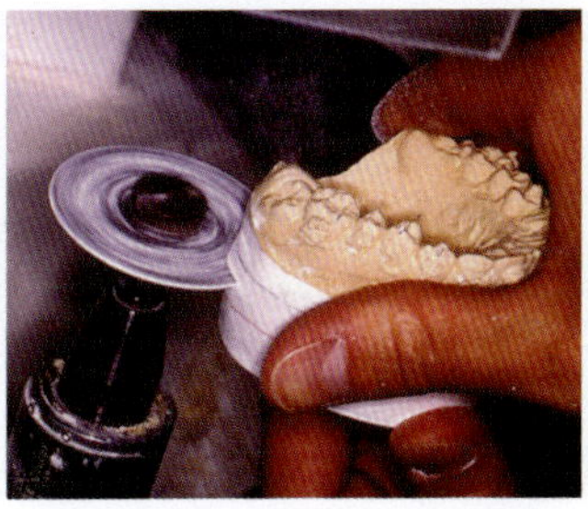

图 21.27 移动上颌牙模。模型外科的主要目的是通过将上颌骨移动到理想的最终位置，制作第一块颌板（即过渡颌板）。之后，下颌骨可以依据最佳咬合关系进行相应移动，构建第二块颌板（即最终颌板）。当上颌牙模完成标记和测量后，将上颌牙模在两条水平线之间切开，与底板分离开来。切割的高度应大致在 LeFort Ⅰ型截骨术的位置。

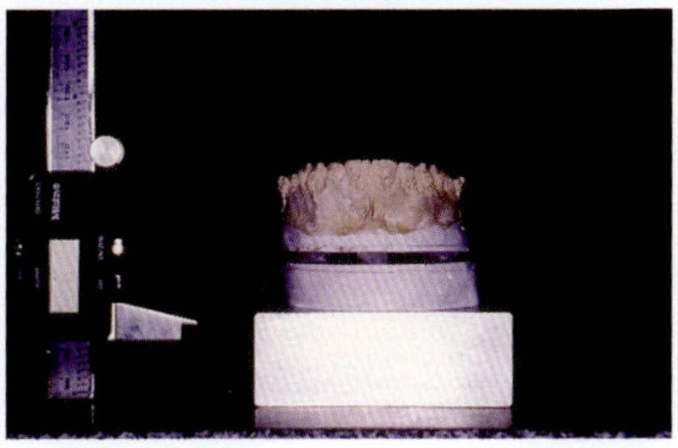

图 21.28 通过切割，在上颌牙模和底板之间去除足够多的石膏，使上颌牙模可以向需要的方向自由移动。在上颌牙模移动的过程中，可以采用多种方法对其进行固定。我们更推荐用蜡，胶水或者石膏也是可以的。上颌牙模可以在底板上在各个平面内进行移动，直到前后向和垂直向的位置都达到理想状态。

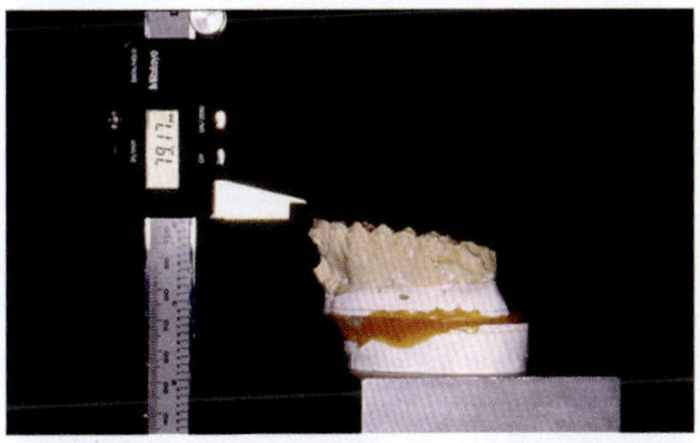

图 21.29 截骨后测量。应注意核查侧后方的标记线，确认上颌牙模的水平位置在理想的地方。如果需要重新摆放位置，可以通过加热蜡块的方式进行。之后，应重新将上颌牙模固定到模块上，以便确定截骨移动后的测量值。

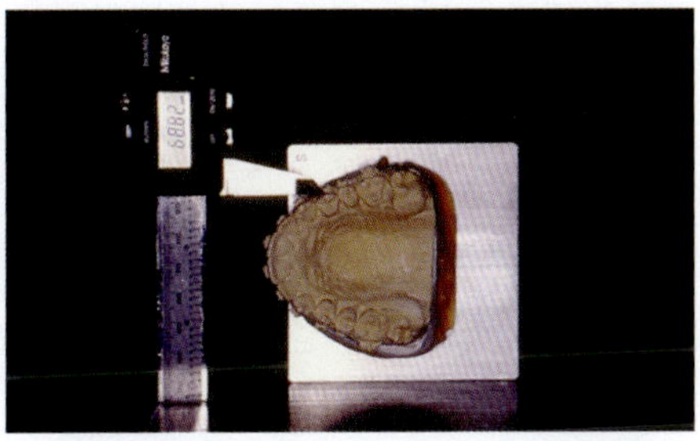

图 21.30 应注意在不同平面反复评估测量值，以确保牙模的后半部分没有在某个方向移位。因为当我们移动牙模的前半部分时，后半部分很容易因为“摆尾效应”向相反的方向移动。当尝试矫正中线时，这尤其容易发生。

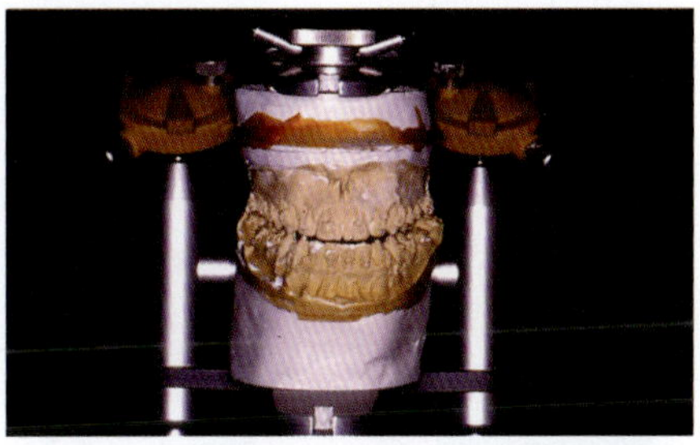

图 21.31 当上颌牙模移动到理想的位置，并确认了各个测量值后，即可用喷胶枪或黏蜡和石膏将其彻底固定在底板上。再将上颌牙模重新安装到咬合架上。

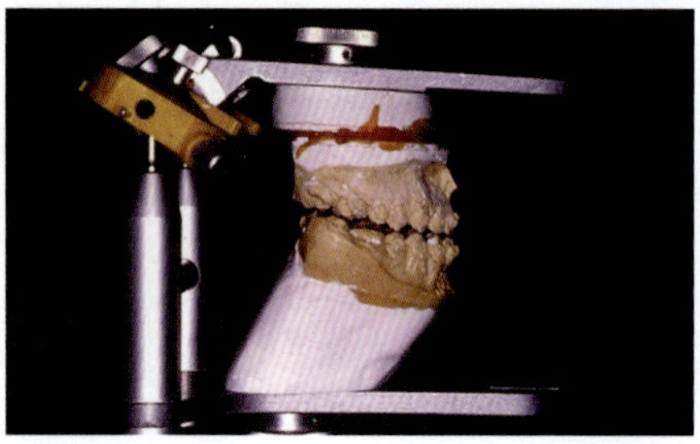

图 21.32 这是上颌牙模移动到最终位置,而下颌牙模暂未截骨切割的形态。此时,应注意保持上颌牙模与下颌牙模中线的一致。

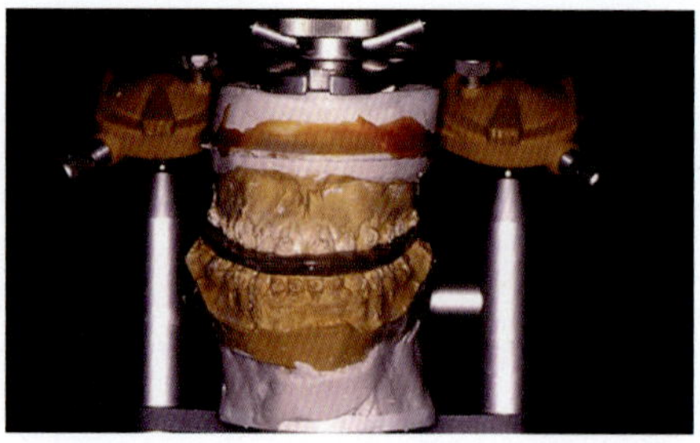

图 21.33 使用该装置可制作过渡用的丙烯酸颌板。这块颌板通常比较厚重,对于深覆合的患者尤甚。将冷硫化的丙烯酸混合,放置到上、下颌牙模的咬合表面,即可得到该颌板。有些学者担心制作过渡颌板的过程会损坏牙模,倾向于先制作最终颌板。在这种情况下,需要先将下颌牙模从底座卸下,基于上颌牙模的位置,依据最佳咬合关系,手动调整下颌牙模的位置。待下颌牙模移动到其最终位置后,用石膏制作一个新的底座,再以同样的方法先制作最终颌板。之后,将下颌牙模恢复到原“过渡”位置,制作过渡颌板。

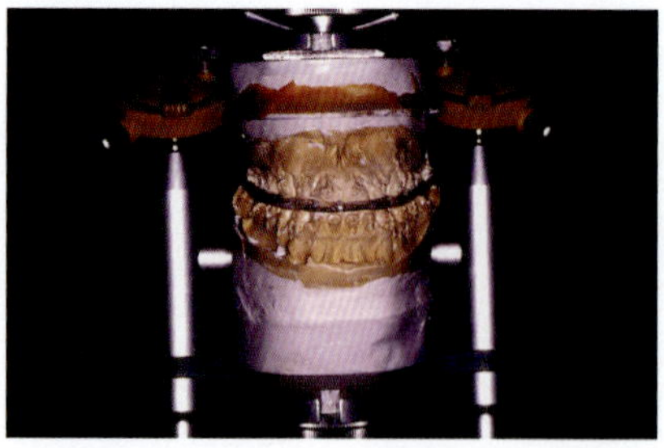

图 21.34 最终颌板的制作。当过渡颌板制作完成后,将下颌牙模从底座切割开来,基于上颌牙模的位置,依据最佳咬合关系,人工调整下颌牙模的位置,灌注新的石膏底座。注意图中下颌牙模部分白色石膏的色差,提示下颌牙模重新定位。

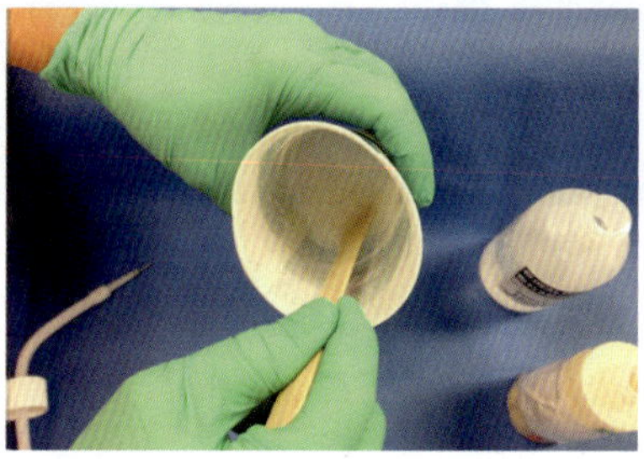

图 21.35 将纯净的丙烯酸混合、静置,直至其有一定的黏稠度,像面团一样可以塑型。

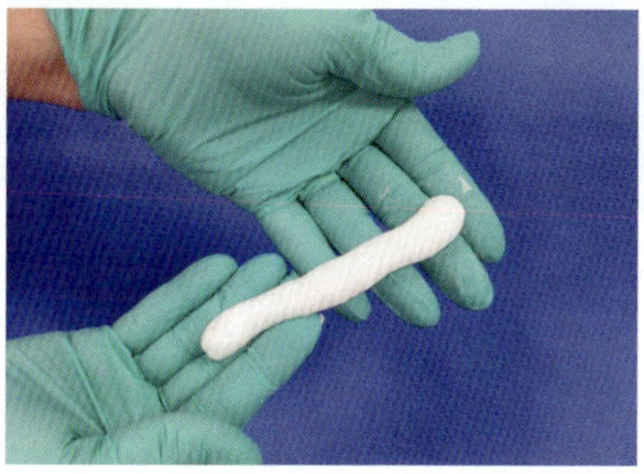

图 21.36 将丙烯酸卷成长柱形。

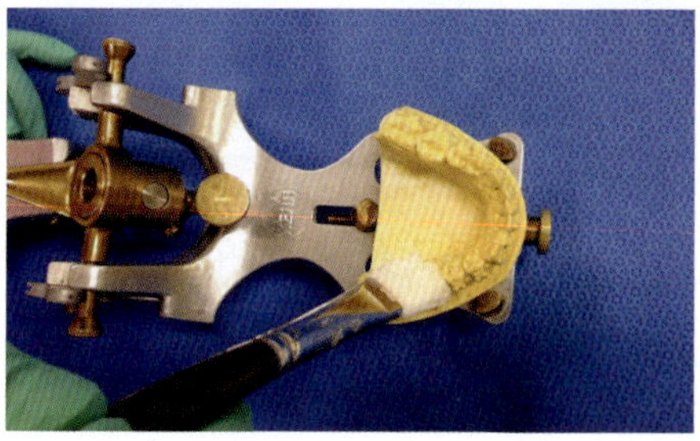

图 21.37 在牙模上涂抹一层分离剂(如凡士林)。这样用丙烯酸制作的颌板就不会粘在牙模的齿列上。

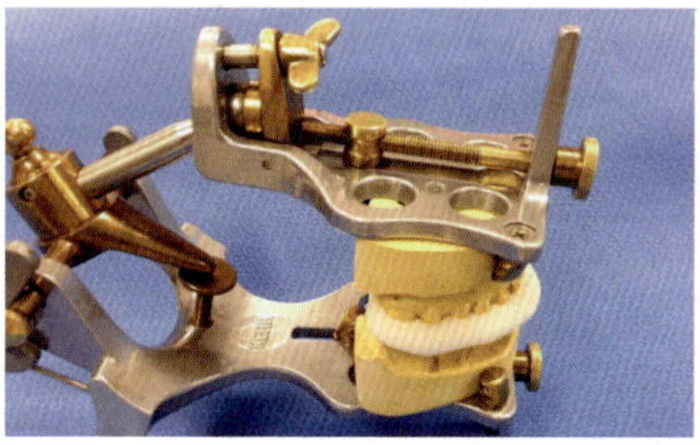

图 21.38 将长柱形的丙烯酸置于下颌牙模的咬合表面(牙模表面已用分离剂预处理)。闭合咬合架,用橡皮筋裹紧,以防丙烯酸固化期间膨胀引起移位。

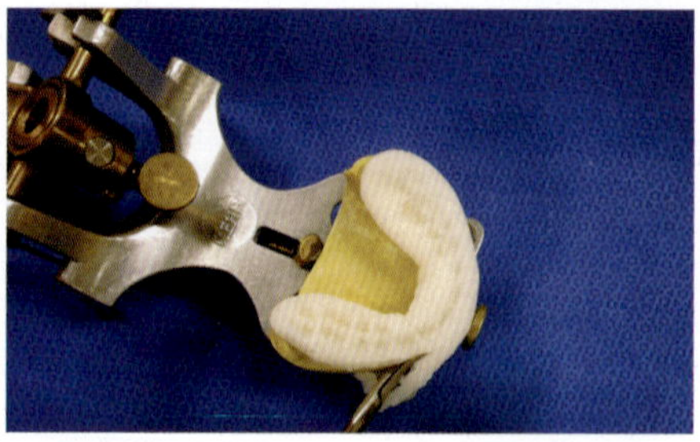

图 21.39 趁丙烯酸还柔软,修剪去除多余的丙烯酸。这一操作可避免在完全成型后再磨削,磨削过程中产生的热量可引起形变。

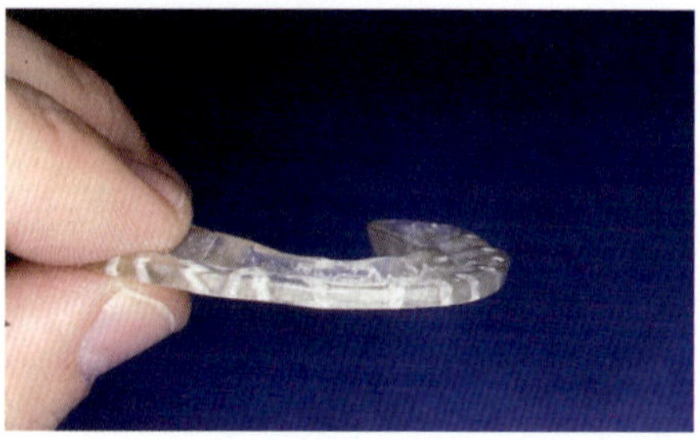

图 21.40 与过渡颌板相比,最终颌板应是窄而薄的,且不应存在牙齿的干扰。其应该与牙齿颊面齐平,不会干扰到上颌骨-下颌骨的颌间固定。

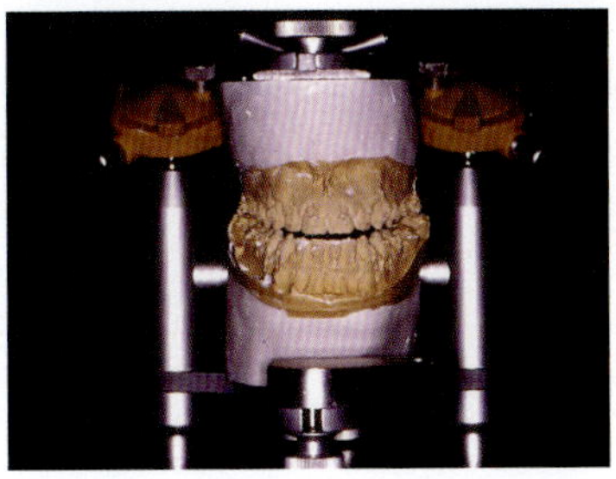

图 21.41 颌板经过修剪和抛光后，应被放置到咬合架上仔细检查。颌板应该可以稳定地放置在任意齿弓上，且没有摇晃的迹象。

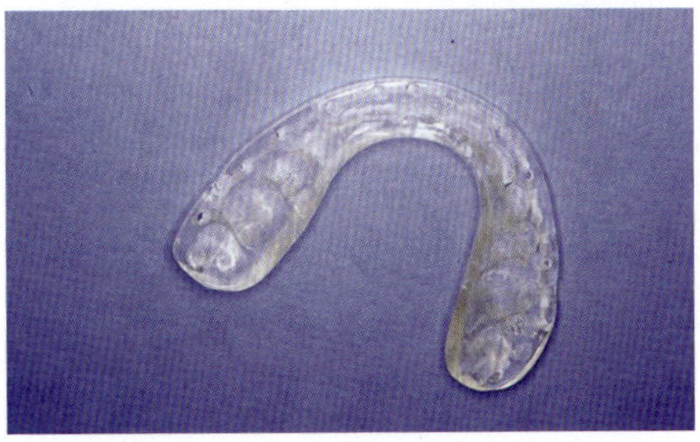

图 21.42 如果手术方案需要患者术后佩戴一段时间颌板，可在颌板上相应地钻几个洞，以便固定。

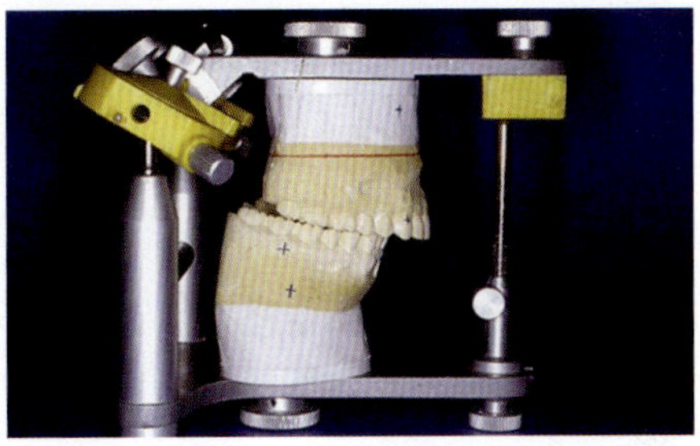

图 21.43 分块截骨术的模型外科示意图。如果计划行分块截骨术，在试验过程中，还需要一些额外的步骤。分块截骨术需要利用复合颌板的概念，即颌板套颌板[2]。在这个病例中，我们先制作了上颌牙模的最终颌板，再制作了过渡颌板。在此过程中共用到两套牙模。第一套牙模被固定在半调节式的咬合架上。如前所述，依次对上颌牙模进行标记、测量、分离底座。

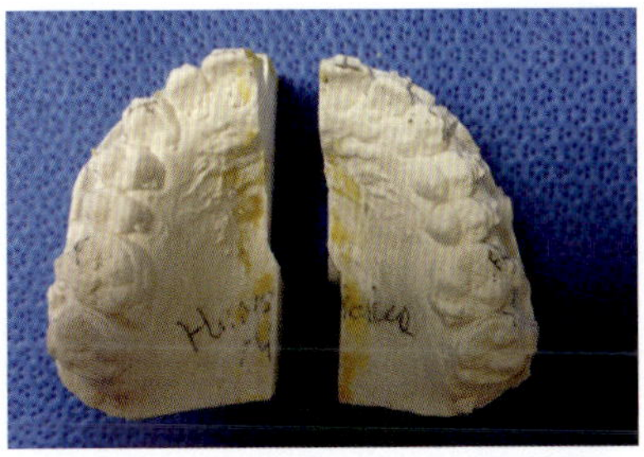

图 21.44 依据术前设计方案，在上颌牙模的特定区域行牙间截骨术，将牙模分为 2 块、3 块，甚至 4 块。先将这些分块的牙模放置在一旁，等待最终颌板制作完成。

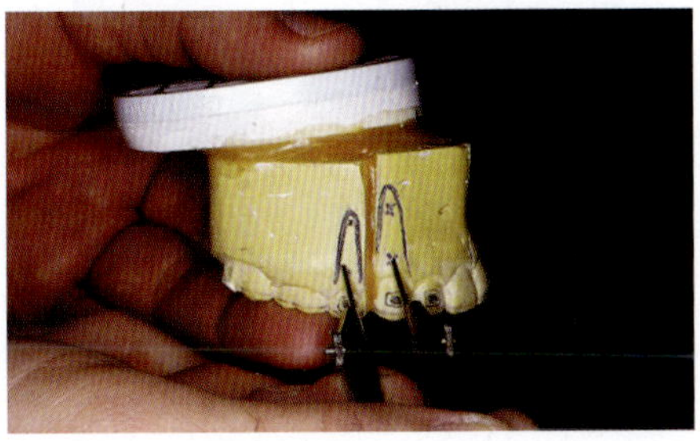

图 21.45 基于牙根尖片的测量值，在牙模上做相应标记“X”。在牙间截骨术前后分别测量“X”标记之间的距离，以确保牙间留有足够的骨量。

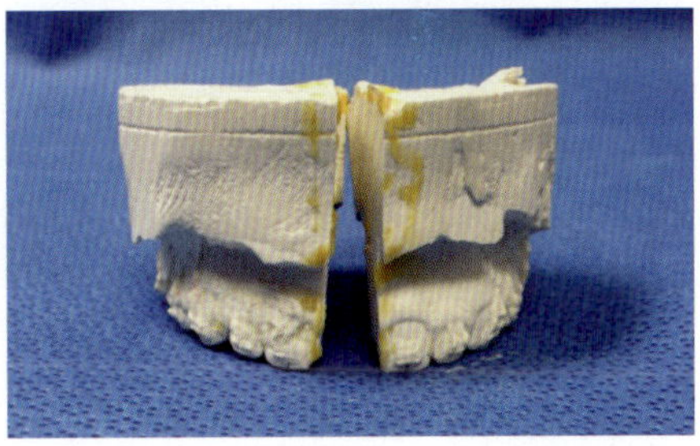

图 21.46 第二套牙模被用于制作最终颌板。该上颌牙模也按术前设计方案进行了分块截骨，与第一套牙模的处理相同。

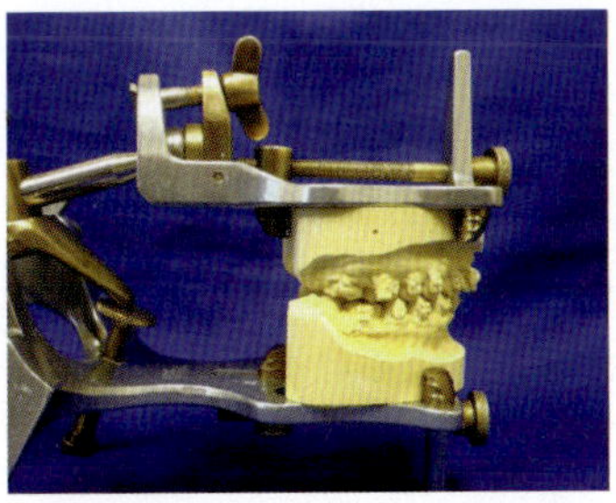

图 21.47 在将下颌牙模固定于 Galetti 咬合架的基础上，将这些分块的上颌牙模基于最佳咬合关系进行人工安装。

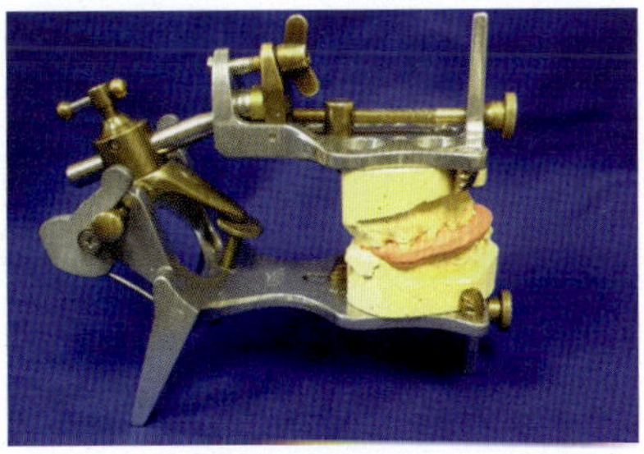

图 21.48 在确定了最终术后咬合关系后，用蜡将上颌牙模的各个分块黏在一起，并用石膏加固。基于这个咬合关系，制作最终颌板。在颌板上可钻几个孔，便于上颌骨各个分块的固定。

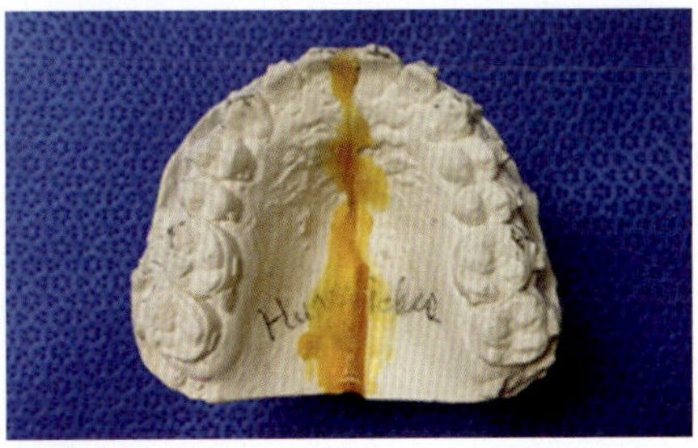

图 21.49 将第一套上颌牙模的各个分块安装到最终颌板上，并用蜡和石膏固定。

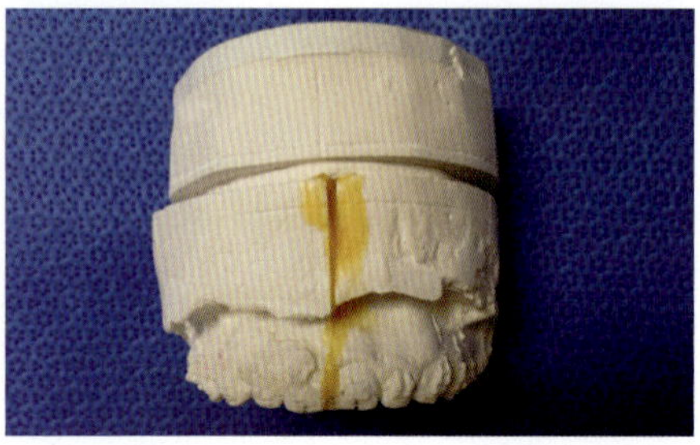

图 21.50 再将该上颌牙模固定到半调节式的咬合架上。

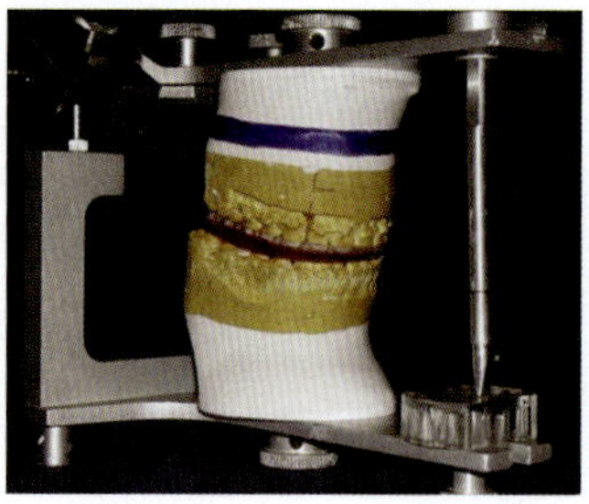

图 21.51 既然已经完成了上颌骨分块截骨，且已经基于最终颌板完成了各分块的相互固定，此时可以将上颌牙模移动到其最终位置，并制作过渡颌板。为了维持术中上颌骨各分块的横向关系，在整个手术过程中，最终颌板应保持在位。应在上颌牙模移动到其最终位置，且最终颌板在位的情况下，制作过渡颌板。

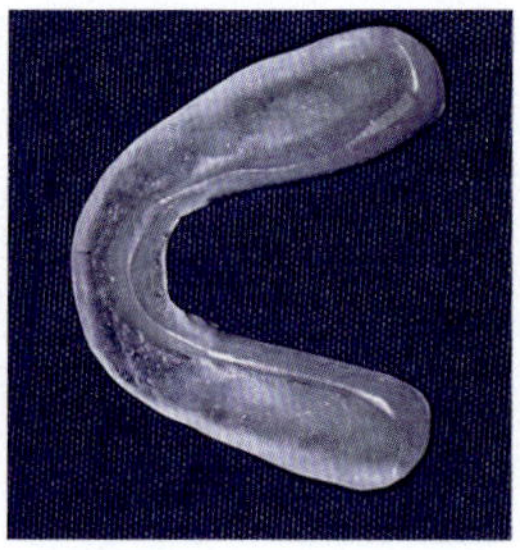

图 21.52 在下颌牙模的咬合面与最终颌板的下表面之间加入丙烯酸。在最终颌板的下表面需要广泛应用分离剂，防止两块颌板之间粘连。理想情况下，这块过渡颌板应与最终颌板相互嵌合，在术中移动上颌骨时创造一个稳定的组合单位。

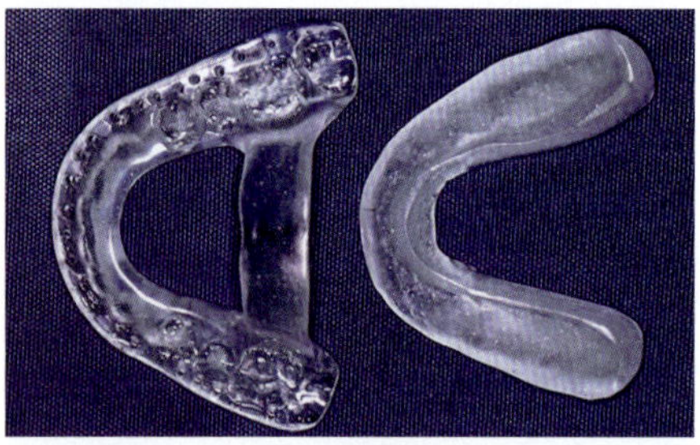

图 21.53 左侧的颌板是一块最终颌板，颌板上有一排小孔，便于上颌分块的固定，腭杆可以提供额外的稳定性。右侧的颌板是一块过渡颌板，该颌板较厚，且上表面较光滑。过渡颌板的上表面应与最终颌板的下表面相互嵌合。

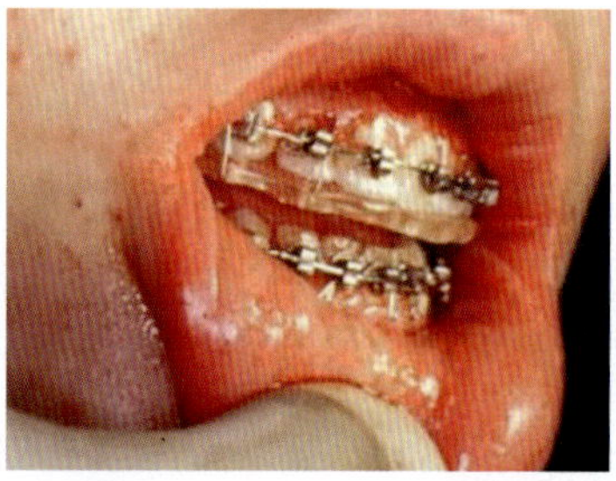

图 21.54 临床手术应重复上述步骤。在上颌骨 LeFort 截骨术后，行牙间截骨术，将上颌骨分块，基于最终颌板固定这些分块。然后，将上颌骨移动到最终位置，在过渡颌板的引导下完成上颌骨的坚强内固定。之后去除过渡颌板，保持最终颌板在位。依据最终颌板，完成下颌骨截骨，并将下颌骨移动到其最终位置。

手术技巧

- 有一种替代方法，可仅使用一套牙模，但其精确性会有所降低。在完成上颌牙模分块和固定后，用石膏复制一个上颌牙模，用于最终颌板的制作。
- 在标记过程中，最重要的是对中线的标记，因为其决定了中线的位置，且可以提示术中任何有意或无意的位置变化。
- 分别使用红色和蓝色的铅笔进行标记，术前标记用红笔，术后标记用蓝笔。
- 将牙模安装到咬合架上是一个关键的步骤，因为安装过程中的误差会转化为咬合平面、中线位置及中切牙垂直位置的误差[8]。
- 在安装下颌牙模、移除咬合配准后，在不需要校正固定销的条件下，上、下颌牙模应有一定的齿面接触。这通常代表着该模型精确复现了患者的咬合关系。但如果上、下颌牙模间存在巨大空隙，需要调整固定销的位置才能有齿面接触，这通常提示咬合配准错误。在这种情况下，应重新进行咬合配准，重新安装下颌牙模。

临床病例

图 21.55 至图 21.64 是一例年轻女性患者从 11 岁到 15 岁的治疗过程，包括模型外科的应用。该患者有唇腭裂的病史，且存在上颌右侧侧切牙的先天性缺失。术前评估提示上颌骨发育不全、下颌骨前突，面部轮廓凹陷；咬合评估提示安氏Ⅲ类错颌畸形、上颌骨发育不全、下颌骨增生。

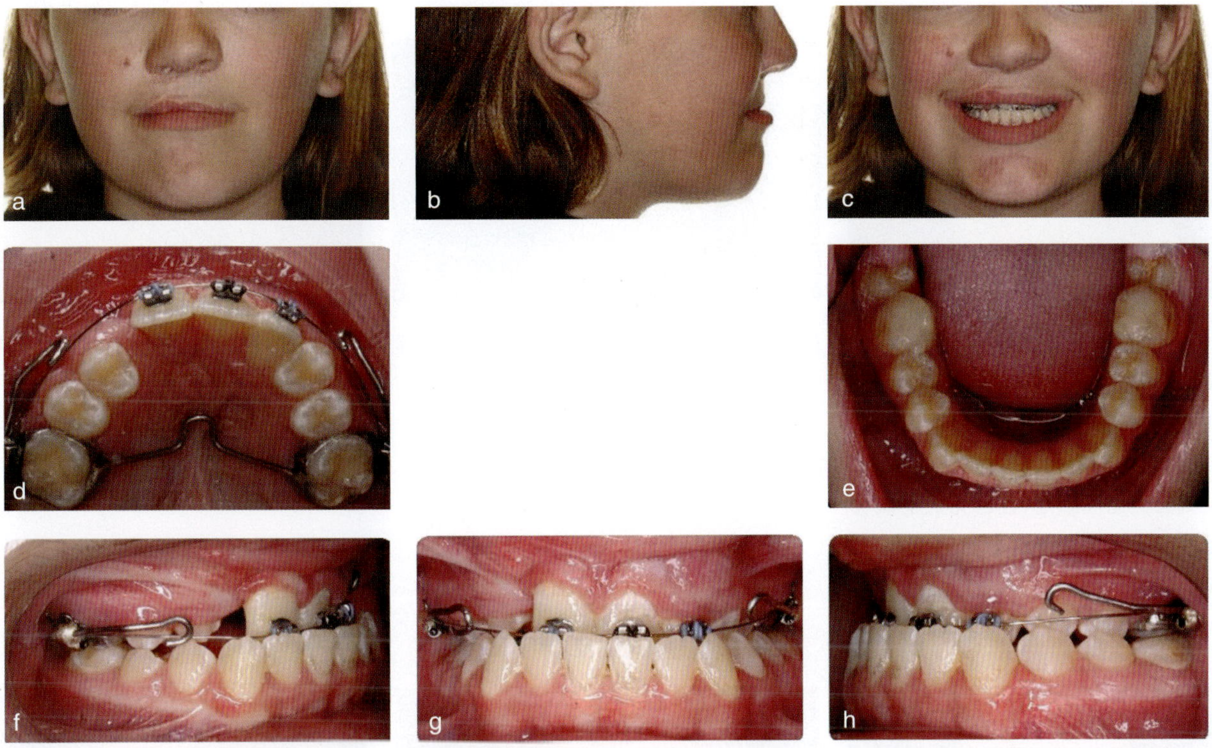

图 21.55 一例有唇腭裂病史和先天性上颌右侧侧切牙缺失的 11 岁女性患者，这是她第一阶段正畸治疗的照片。

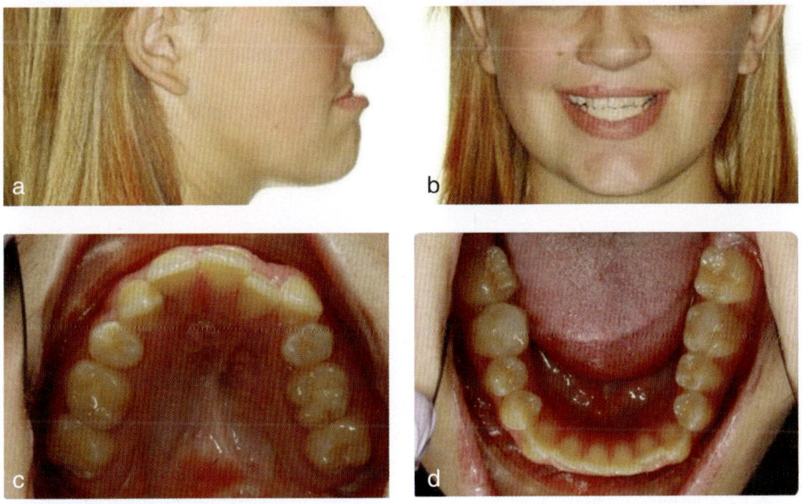

图 21.56 同一例患者，15 岁时术前正畸治疗前的照片。术前评估提示上颌骨发育不全、下颌骨前突，面部轮廓凹陷；咬合评估提示安氏Ⅲ类错颌畸形、上颌骨发育不全、下颌骨增生。正颌手术方案为上颌骨前移、增宽，下颌骨后移。对该患者已采取了相应的术前正畸治疗方案，可观察到两侧上颌第一前磨牙被拔除。（待续）

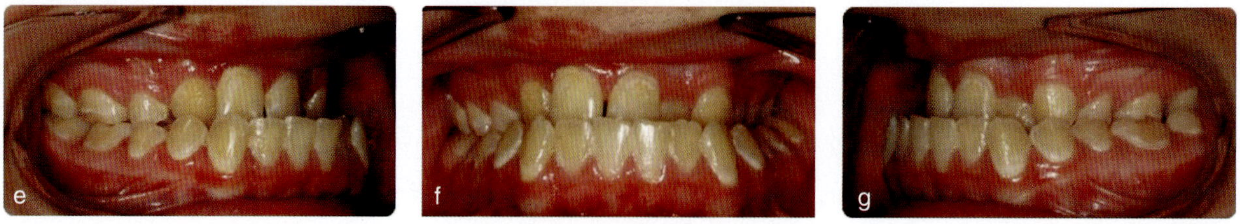

图 21.56(续)

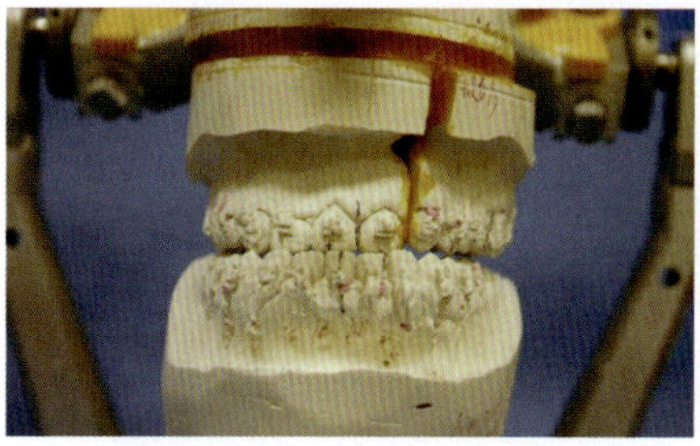

图 21.57 上颌骨的模型外科试验。将上颌牙模从底板分离,向前移位。除此之外,还拟在左侧行牙间截骨术,以增宽上颌骨。上颌骨向左侧旋转,以矫正牙中线。图中的模型已经完成固定,且已完成上颌骨的模型外科试验。基于这个相对位置,制作颌板。

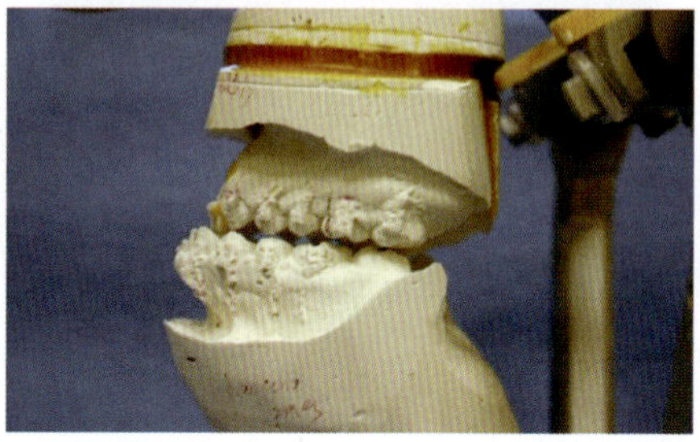

图 21.58 侧面观显示左侧上颌骨向前移位了约 7mm。

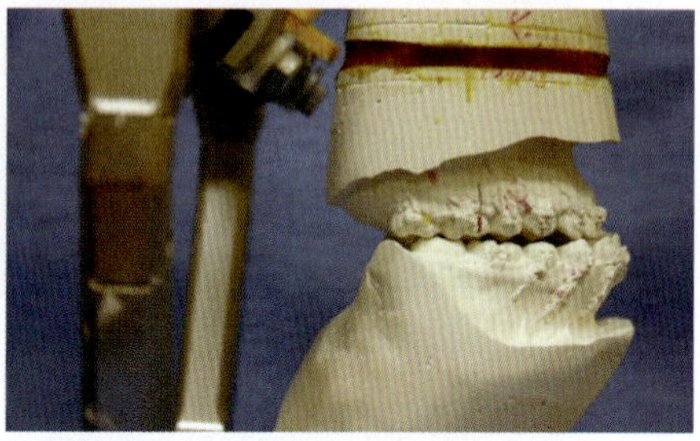

图 21.59 侧面观显示右侧上颌骨基本没有前后移位。

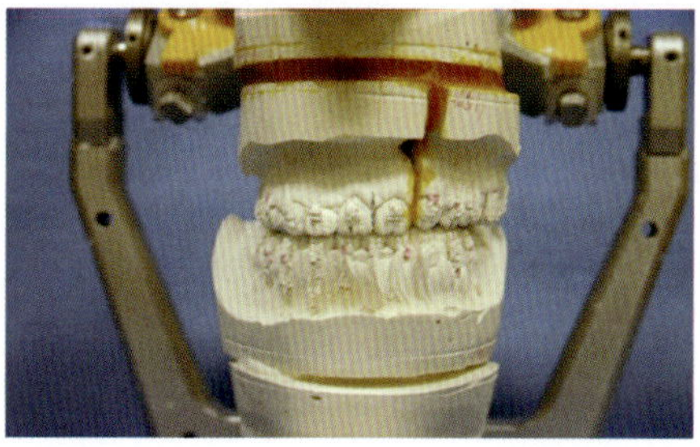

图 21.60 完整的模型外科试验结果,包括上颌骨前移、增宽,下颌骨后移。

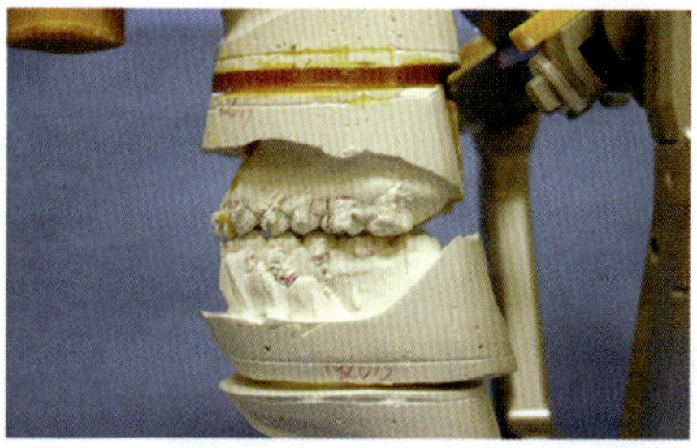

图 21.61 左侧下颌骨后移了约 6mm。

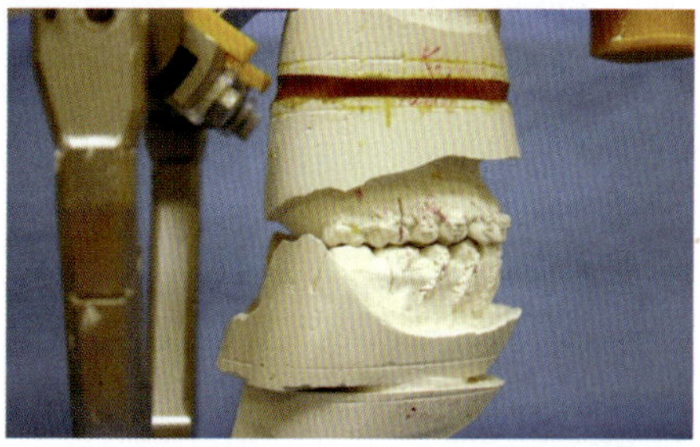

图 21.62 右侧下颌骨后移了约 4mm。

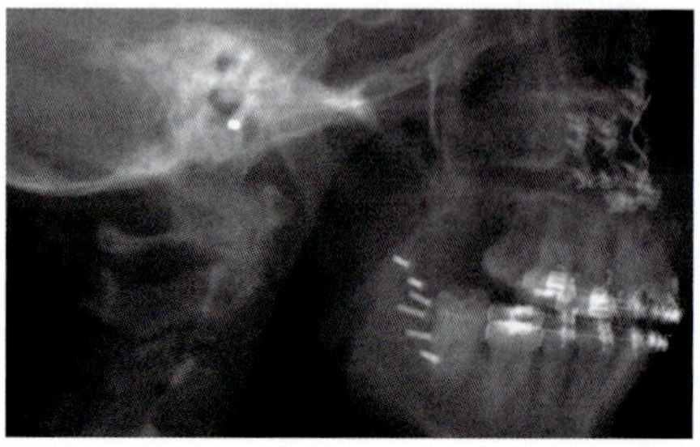

图 21.63 术后 3 周的头颅侧位 X 线片。

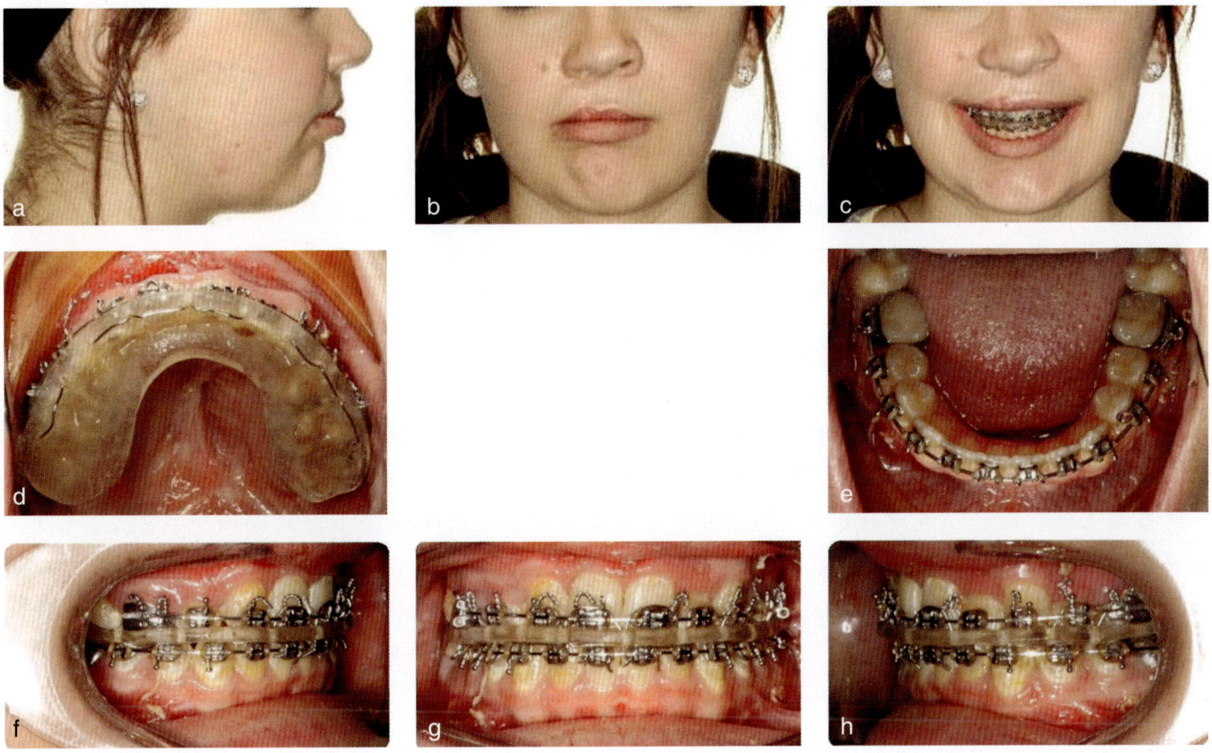

图 21.64 患者完成颌面部畸形矫正后的照片。面部轮廓分明,效果令人满意。咬合关系呈安氏Ⅰ类咬合关系。照片中可观察到最终颌板经金属线被固定于上颌齿列。

并发症

模型外科最常见的并发症是操作过程中牙模和(或)手术颌板断裂。举例来说,上颌牙模可能在切割过程中断裂;颌板可能在手术过程中断裂。因此,建议准备至少两套牙模和颌板,那么即使一套牙模/颌板断裂,也有一套备用。

结论

模型外科有多种可能的手术方法。虽然大部分方法未被证实可直接应用到临床实践中,但其为临床医生提供了思路。模型外科的应用在行双颌手术的病例中尤为重要,主要体现在通过上颌骨与未切割的下颌骨之间的相对位置制作过渡颌板,在临床实践中,可借助过渡颌板确定上颌骨的最终位置。

随着计算机辅助设计和计算机辅助制造(CAD-CAM)技术发展,模型外科已经可以通过虚拟模型完成。这一进展极大地提高了设计方案的效率和精度。虚拟手术设计(VSP)成为正颌手术(包括双颌手术)的标准流程只是时间问题。

手术要点

- 为了确保行牙间截骨术时在牙根间留有足够的骨量，术前对牙根间距离进行测量应基于标准的根尖X线片，并准确标记到牙模上。某些牙齿具有多个牙根，因此基于冠状面和顶面的测量应同时进行。
- 如果拟行上颌骨三段式分块截骨术，当需要增加尖牙间的宽度且避免尖牙与下颌齿列发生干扰时，牙间截骨术应在尖牙近中侧进行，通过两侧骨块前部轻微向外侧旋转来扩大尖牙间距。
- 当进行需要通过牙间截骨横向移动骨块的模型试验时，外科医生应小心处理，避免在骨块牙槽嵴间遗留无效腔，否则可能会导致血肿发生。理想情况下，骨块间的空隙应≤3mm。通常可采取重塑骨缘的方法避免上述问题发生。
- 为了使最终颌板的厚度尽可能均匀，可以采用两个木制的压舌板，用凡士林或其他分离剂预处理，在两块压舌板间加入新混合、仍有一定可塑性的丙烯酸，通过挤压，形成一个厚度均匀的丙烯酸块，再将其置于咬合架上制作颌板。在挤压过程中，可用手术刀沿着压舌板边缘去除多余的丙烯酸。
- 在单颌手术中，如果上颌骨需要垂直向上移位4mm以上，更推荐使用半调节式的咬合架。相比Galetti咬合架，半调节式的咬合架能更准确地反映下颌弓的自动旋转情况，提供更好的模拟效果和铰链轴位置。

（柴岗 陈骁俊 译）

参考文献

1. Perciaccante V, Bays R. Maxillary orthognathic surgery. In: Miloro M, Larsen P, Ghali G, Waite P, eds. Peterson's Principles of Oral & Maxillofacial Surgery. 2nd ed. London, UK: BC Decker; 2004
2. Ruvo A, Scully R, Vandersea B. Model surgery. In: Fonseca R, Marciani R, Turvey T, eds. Oral and Maxillofacial Surgery. 2nd ed. Philadelphia, PA: Elsevier; 2009
3. Krishnan D, Gutta R, Kaura S. Surgical correction of facial deformities. In: Mani V, ed. Model Surgery. New Delhi, India: Jaypee Brothers Medical Publishers; 2010
4. Zizelman C, Hammer B, Gellrich N, Schwestka-Polly R, Rana M, Bucher P. An evaluation of face bow transfer for the planning of orthognathic surgery. J Oral Maxillofac Surg 2012;70(8):1944–1950
5. Nattestad A, Vedtofte P. Pitfalls in orthognathic model surgery. The significance of using different reference lines and points during model surgery and operation. Int J Oral Maxillofac Surg 1994;23(1):11–15
6. Posnick J, Ricalde P, Ng P. A modified approach to "model planning" in orthognathic surgery for patients without a reliable centric relation. J Oral Maxillofac Surg 2006;64(2):347–356
7. Cordray FE. Centric relation treatment and articulator mountings in orthodontics. Angle Orthod 1996;66(2):153–158
   This article described the difference between centric relation and centric occlusion and the importance of capturing bite registration in centric relation to ensure an accurate face-bow transfer.
8. Adrien P, Schouver J. Methods for minimizing the errors in mandibular model mounting on an articulator. J Oral Rehabil 1997;24(12):929–935
9. Ellis E III. Accuracy of model surgery: evaluation of an old technique and introduction of a new one. J Oral Maxillofac Surg 1990;48(11):1161–1167
10. Posnick J. Standard analytical model planning for orthognathic surgery. In: Posnick J, ed. Orthognathic Surgery: Principles and Practice. Philadelphia, PA: Elsevier; 2014
    This book presents a comprehensive review of orthognathic surgery. It is well referenced, data supported, and very scholarly. It is a must-read for any surgeon interested in orthognathic surgery. The chapter on model planning and model surgery gives a detailed description of how to perform model surgery with beautiful and clear illustrations.
11. Kretschmer W, Zoder W, Baciut G, Baciut M, Wangerin K. Accuracy of maxillary positioning in bimaxillary surgery. Br J Oral Maxillofac Surg 2009;47(6):446–449
12. Erickson K, Bell W, Goldsmith D. Analytical model surgery. In: Bell WH, ed. Modern Practice in Orthognathic and Reconstructive Surgery. Philadelphia, PA: WB Saunders; 1992
13. Park N, Posnick JC. Accuracy of analytical model planning in bimaxillary surgery. Int J Oral Maxillofac Surg 2013;42(7):807–814
14. Goldstein J, Baker S. Cleft and craniofacial orthognathic surgery. In: Rodriguez R, Losee J, Neligan P, eds. Plastic Surgery: Craniofacial and Head & Neck Surgery. Vol 3. Philadelphia, PA: Elsevier; 2013
    In this comprehensive chapter, the authors gave an overview of orthognathic surgery in cleft and craniofacial patients. They described the typical workup required in cleft orthognathic surgery with a concise but descriptive account of model surgery.

第 22 章

基于计算机辅助的模型外科

David E. Morris，Linping Zhao，Yao Duan，Pravin Patel

传统模型外科是基于牙模展开的，虽然长久以来，其一直是正颌手术设计的标准方法，但传统模型外科存在以下局限性：

- 传统模型外科本质上不是三维的。医生需要通过二维图像(通常是头颅正位和侧位 X 线片)对三维的复合体进行描述并设计治疗方案。这一局限性在面部明显不对称的患者中尤为显著，如半侧颜面短小或单侧冠状缝早闭的患者。这些患者的面部骨骼和颅底形态可能是“扭曲”的。
- 传统模型外科的设计大部分基于咬合关系，对截骨方案少有涉及。在简单的对称型截骨方案中，术者通常可以预测骨块重新摆放的位置，但对于一些复杂的或者不对称的截骨方案，传统模型外科无法提供更多信息。
- 传统模型外科中，双颌手术的设计方案需要多个步骤：获取精确的牙模和咬合记录、面弓转移、安装牙模、分块截骨、重新定位、制作颌板。上述设计过程中的每一个操作步骤都依赖于操作者的技术，每一步的误差都会影响最终的结果，而这个误差有时候会呈指数级放大。

近年来，三维计算机断层扫描(3DCT)发展迅速，包括图像质量提升、获取同等质量的图像时放射剂量降低，以及仪器的普及性大大提高。与之相对应的，图像处理软件也得到了长足发展。这一点对于颅颌面外科医生而言尤为重要。这些软件使得外科医生可以通过不同的方法处理颅面部的骨骼影像；而这恰恰也是基于计算机辅助的模型外科或正颌外科虚拟手术的基础[1]。

3DCT 图像处理的诸多进展促进了虚拟手术的诞生。图像可以在任意方向旋转。对浅层结构(如软组织或骨骼表面)可以进行去除或透明化处理，进一步展现深层的骨骼结构，如颅底。可以通过选取解剖标志点定义线段或平面，而这样的平面可以作为参照标准。譬如，可以通过外科医生定义的中线平面重建镜像。线段和平面的组合即可定义截骨手术方案。在明确截骨线后，即可进行虚拟截骨，各骨块可以在任意方向平移、沿任意轴线旋转。平移和旋转的程度没有限制，但一般来说，平移距离仅有几毫米，而旋转角度仅为几度。在骨块的表面标记解剖标志点，会随着骨块的移动而移动，因此根据解剖标志点的位置变化，术者可以精确地得到骨块的移动距离(比如，右侧中切牙的尖端向前移动 7mm，向下移动 3mm)。术者也可以精确地描述三维测量值的变化(比如，SNA 角度从 72°到 77°)。术者还可以基于原始图像(即术前图像)、部分截骨移动后的图像和手术完成的图像进行颌板、截骨导板、定位导板的虚拟设计。

将软件进步和硬件技术(即三维打印技术)相结合，使得外科医生可以将虚拟手术方案从计算机屏幕精确地转移到手术室中。基于虚拟设计制作患者个性化颌板、截骨导板和定位导板有助于实现这一目标。

目的

本章将介绍一种基于计算机辅助的模型外科方法[2]。作者所在的中心有着 10 年以上计算机辅助技术设计正颌手术方案的丰富经验。随着软件和硬件的创新,以及我们的实践所得,我们所采用的方法也在随之优化,并将在未来持续优化。在本章中,我们将以一例患有颌面骨骼畸形(具体表现为上颌骨发育不全、下颌骨增生)、拟行双颌手术治疗的青少年女性患者为例,以一种实用的方式,具体展开介绍我们目前用于设计和实施正颌手术的方法。

患者选择

任何正颌手术都可以采用虚拟手术设计, 但这一方法尤其适合拟行双颌手术或存在明显骨骼不对称的病例。对于那些仍在考虑不同手术方案,如单颌手术与双颌手术的患者,虚拟手术设计有助于明确不同手术方案骨性解剖标志点的最终位置,选择更为合适的手术方案。

对于相对简单的、对称性的单颌手术病例,虚拟手术设计的好处相对有限,因为术后最终的骨骼位置在极大程度上取决于最终的咬合关系。但虚拟手术设计仍有一定的作用,譬如在 LeFort Ⅰ 型截骨术中可指导上颌骨垂直方向的移位。

术前计划

一般来说, 患者会在正颌手术前几个月甚至几年来我们诊所就诊。患者通常还没有接受过任何的正畸治疗。初诊时,应对患者进行全方位的评估。评估的具体内容和注意事项不在本章的讨论范围之内,请参见相关的正颌外科教科书。简言之,评估应包含临床症状、美观需求、体格检查、既往病史和手术史、持续生长状况和第三磨牙情况等。

当患者做好充分的术前准备,包括但不限于术前正畸治疗、牙模制备、面部骨骼生长发育停止、心理准备后,可择期行正颌手术。在手术前 4 周,需由我们的多学科治疗小组进行一次全面的术前临床评估。该多学科治疗小组包括心理医生、外科医生、语言病理学家、营养师、护士、工程师和摄影师。

手术器械

术中需要正颌外科常用的一系列手术设备。在术前设计过程中,还需要以下设备:

- 正颌手术 6 周内的牙模。在牙模制备完成后,患者不应再进行任何正畸治疗。
- 术前精确的处于中心关系的蜡制咬合印记。
- Galetti 咬合架。
- 薄层锥形束 CT(CBCT)扫描。扫描范围从颅底到整个下颌骨。患者取坐位,下颌位于正中位、处于放松状态。通常采用全景视图的模式,如 ICAT 软件(Imaging Science International, Hatfield, PA)的扩展视图功能,来获取从颏下点到眶上缘的整体图像,可直观显示鼻根、蝶鞍、眉间等解剖标志点。在扫描过程中,可以让患者轻咬一个咬合薄片(1~2mm),用于分割上下齿列;也可嘱患者保持闭口但放松的状态,不要有任何移动。这对于减少运动伪影是相当重要的。
- 能连接互联网的计算机。
- 大多数外科医生会选择由第三方来进行图像处理、合作完成虚拟手术方案设计、制备快速成型的颌板和(或)手术导板。我们诊所也是这样操作的。对于医生来说,进行虚拟手术设计不需要其他硬件或软件。我们诊所以前自行完成所有的虚拟设计和快速成型，但需要处理的患者数量过多，导致劳动力负荷过重，因此我们后来选择雇佣第三方机构。详情参见本章的病例报道部分。

■ 如果不雇佣第三方机构，那么还需要一些软件进行图像处理和输出。譬如，带有 Simulation 模块的 Mimics 软件(Materialise NV, Leuven, Belgium)、Simplant Pro 软件(Materialise Dental NV, Leuven, Belgium)、带有 VSP 模块的 Dolphin Imaging 软件(Dolphin Imaging & Management Solution, Chatsworth, CA)等用于三维模型外科或虚拟手术模拟。除此之外，还需要一些计算机辅助设计软件，如 Freeform(Cad Cam Services, Celina, TX)，用于截骨导板和定位导板的设计。硬件方面，需要三维打印机进行颌板和导板的制作。

手术过程：技术细节

基于计算机辅助的术前设计方法详见图 22.1 至图 22.41。

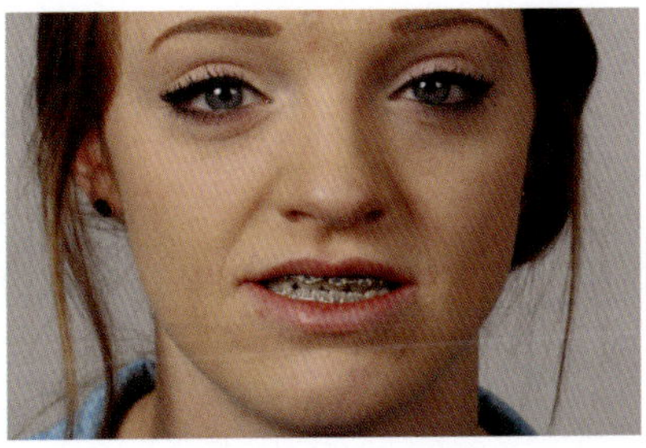

图 22.1 术前 4 周，手术医生基于体格检查测量并记录了以下临床信息[3]。正面观反映了面部对称性/不对称性；颧骨增生/发育不良；放松/微笑时上颌牙列的情况；鼻唇沟的情况；上面部、中面部和下面部的垂直比例；颏部的垂直高度；颏肌的紧张程度。

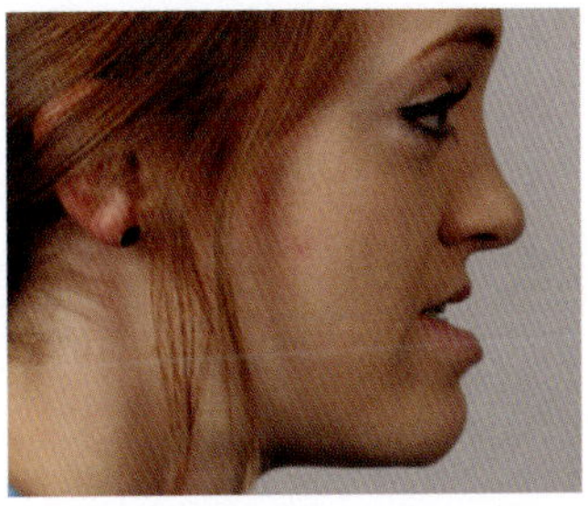

图 22.2 侧面观展现了整体的面部轮廓(凸出、平坦、凹陷)；嘴唇的位置；鼻唇角；颏唇沟；颈颏角。

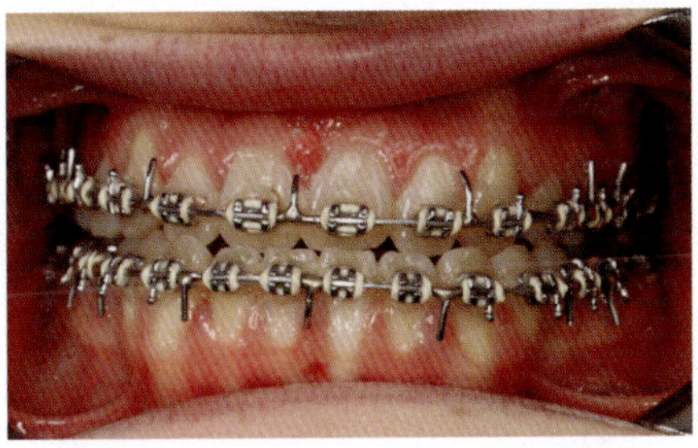

图 22.3 牙齿检查可以发现上颌齿列中线是否与其他面中线对齐，如果不齐，可以记录偏移的方向和程度；覆合的测量；反殆的测量；咬合平面倾斜与否，即两侧口角是否对称。

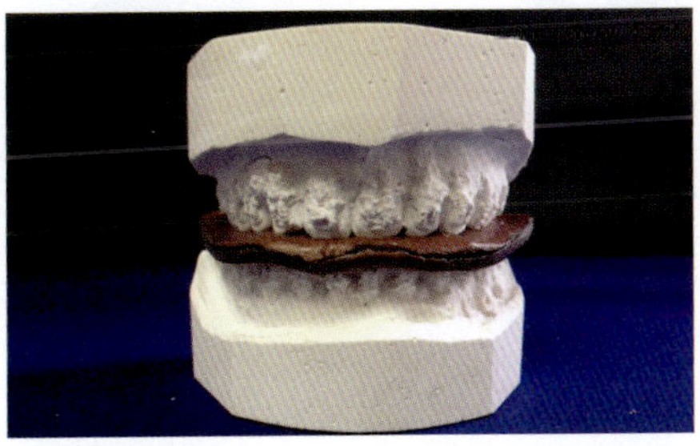

图 22.4 患者带了两套牙模来门诊。这些牙模是在门诊预约的 2 周内制备的。此次门诊可以完成术前咬合情况的记录。

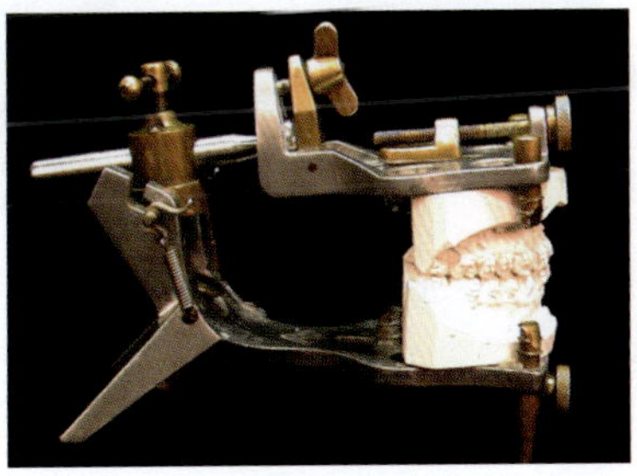

图 22.5 将牙模固定到咬合架上，手动调整到术前设计的最终咬合关系。如果有需要，还应进行咬合平衡的调整。图中牙模已被放置到 Galetti 咬合架上，并调整到术后预期的咬合关系。采用蜡咬合法记录此时的咬合关系。

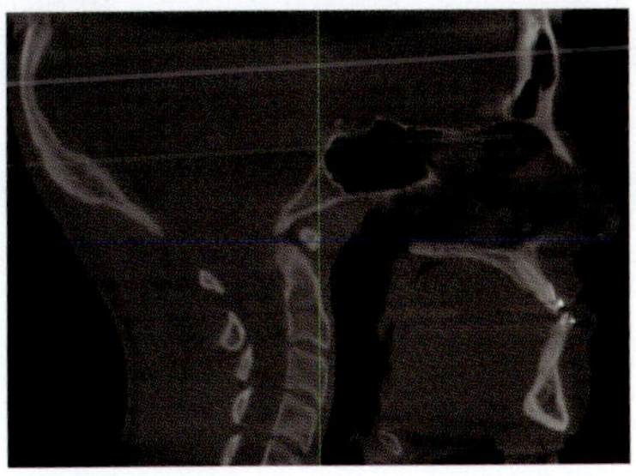

图 22.6 术前 4 周行 CBCT 扫描。患者取坐位，自然头位。在扫描过程中，可以让患者轻咬一个咬合薄片，以维持轻度开颌状态；也可嘱患者保持闭口但放松的状态。图示为 CBCT 的侧视图。

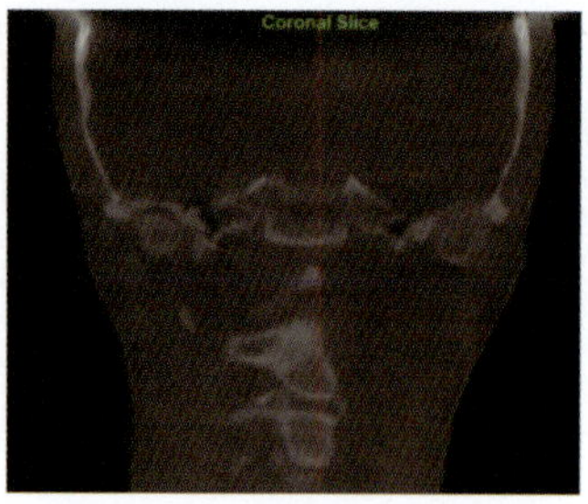

图 22.7 CBCT 的后前位图像。

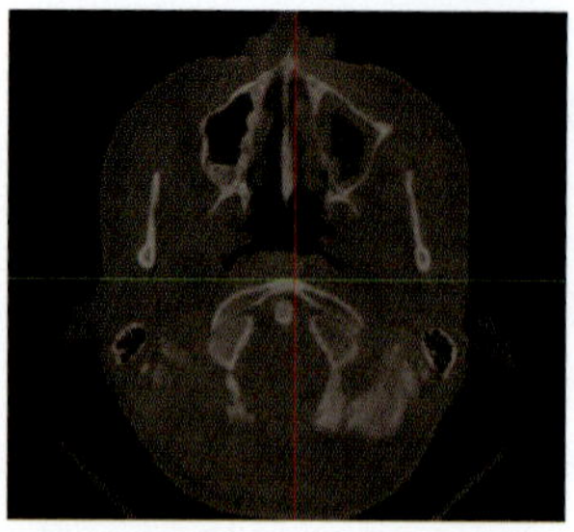

图 22.8 CBCT 的冠状位影像。

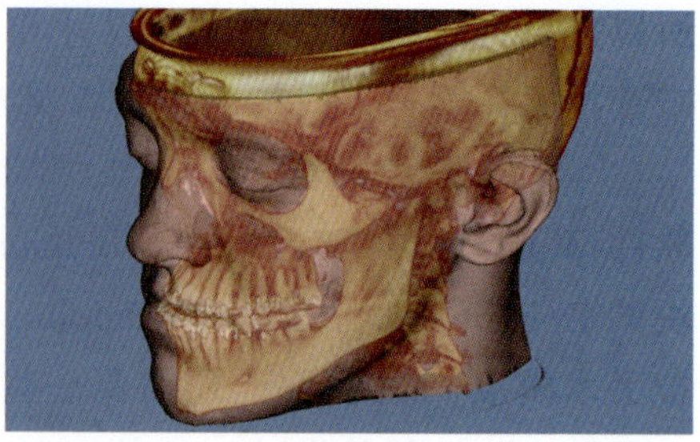

图 22.9 术前 4 周门诊就诊，通过数字化二维和三维图像，记录面部外观和齿列关系[4]。

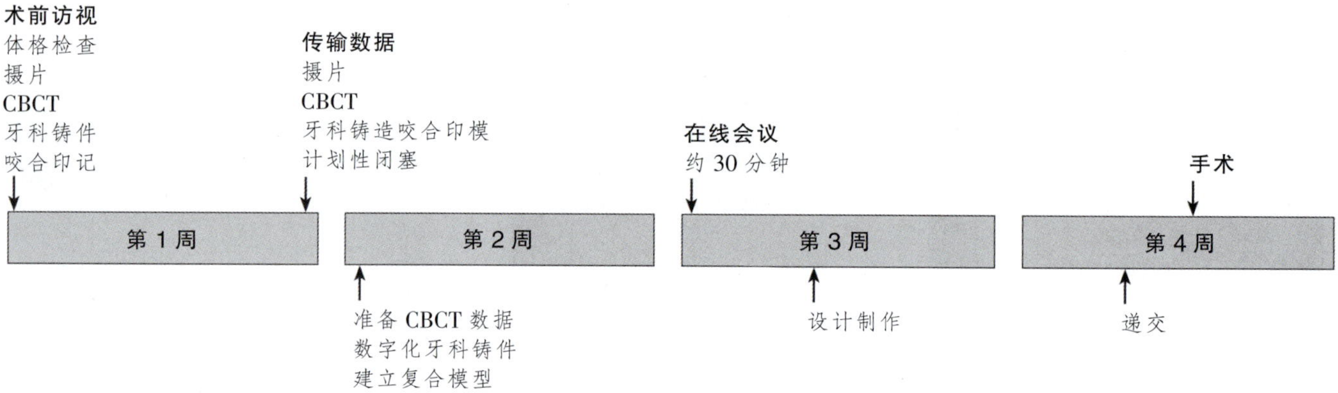

图 22.10 虚拟手术模拟和设计(VSSP)的准备工作。我们将图像处理和快速成型的工作外包给第三方机构，因此在术前 4 周，门诊获取影像数据后即传输给第三方实验室进行虚拟设计。CBCT 的数据以 DICOM 文件格式进行电子传输。牙模、术前咬合印记和设计的术后咬合印记通过邮件传输。

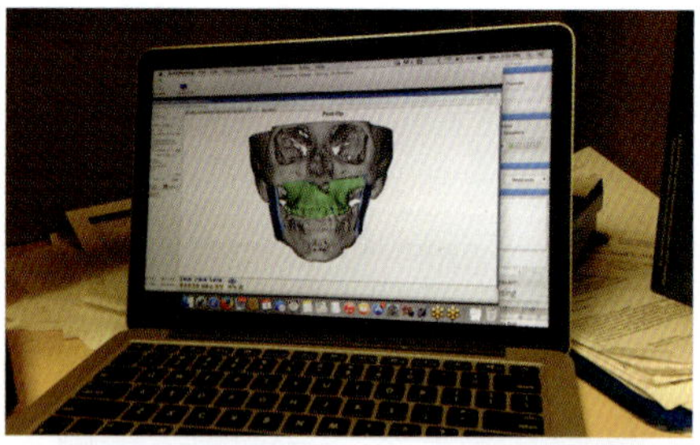

图 22.11 我们团队的外科医生，以及虚拟设计公司的工程师和代表通过线上会议进行沟通。一次线上会议一般持续 30 分钟左右。只要有互联网连接，线上会议可以用任意一台计算机完成。会议过程中，外科医生以术前临床评估的测量数据、患者照片和一套牙模作为参考，指导虚拟设计的完成。

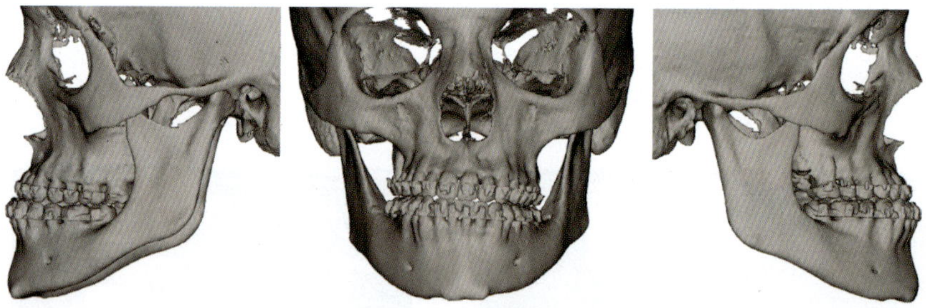

图 22.12 线上会议前，虚拟设计公司的工程师会完成图像的分割，并以三维视图呈现。

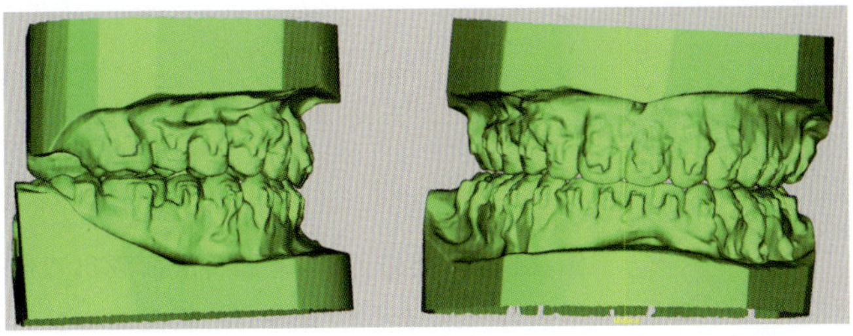

图 22.13 对牙模也进行了扫描。通过将牙模的扫描数据叠加到面部骨骼上，可以充分地展示牙齿的细节。

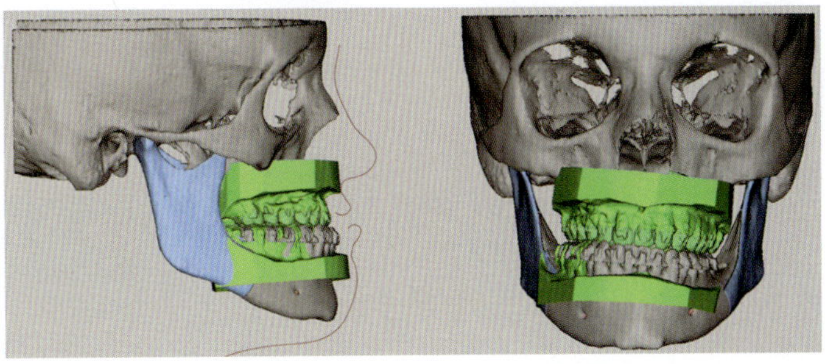

图 22.14 在临床允许的精度范围内，构建牙齿模型–骨骼结构的复合模型[5]。

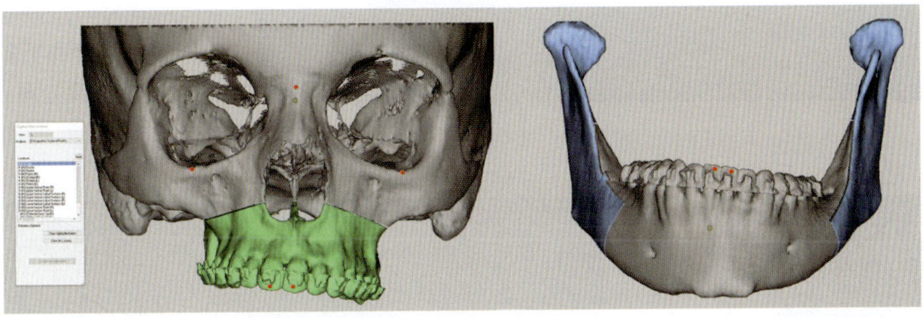

图 22.15 在虚拟手术模拟和设计的线上会议中，先明确标准头位。然后确定垂直中线平面，这一平面是因人而异的，需要综合考量鼻根、眼眶和颅底的结构。这一中线平面由外科医生基于临床观察最终确认。根据临床评估和治疗目的，外科医生基本已经决定了拟行单颌/双颌手术，如何移动骨块，以及哪一部分要先进行截骨。

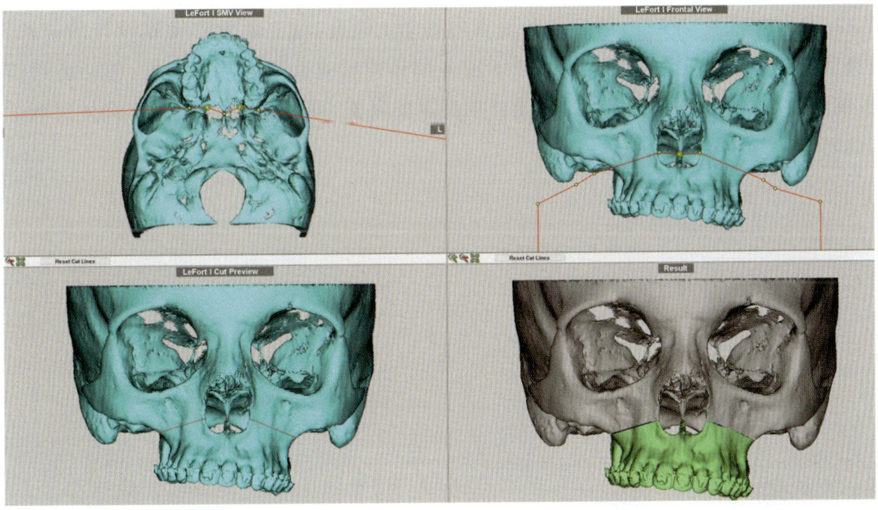

图 22.16 在上颌骨表面画出上颌骨截骨线。该截骨线应结合患者情况进行设计，可以行传统 LeFort Ⅰ型截骨术或高位 LeFort Ⅰ型截骨术，可以行不对称截骨术，也可以根据实际情况做出相应变化。

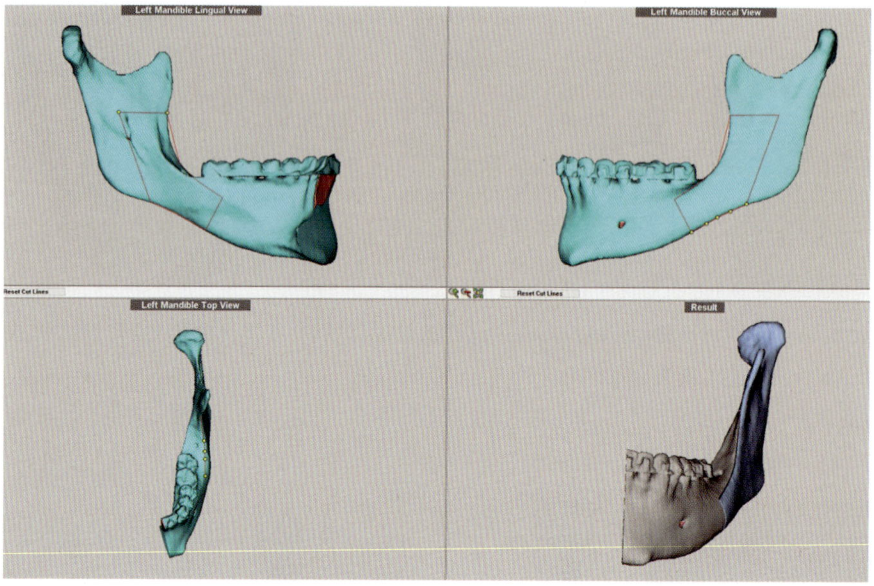

图 22.17 类似的，在下颌骨表面画出双侧下颌骨矢状劈开术(BSSO)的截骨线。之后，截骨得到的上颌骨骨块或下颌骨骨块，可以相对独立地沿任意方向进行平移或旋转。由于最终设计的咬合关系已经确定(基于术后设计模型的扫描数据和蜡咬合法得到的咬合记录)，也可以先按咬合关系将截骨后的上颌骨和下颌骨组成上颌-下颌复合体，再沿任意方向完成移动。

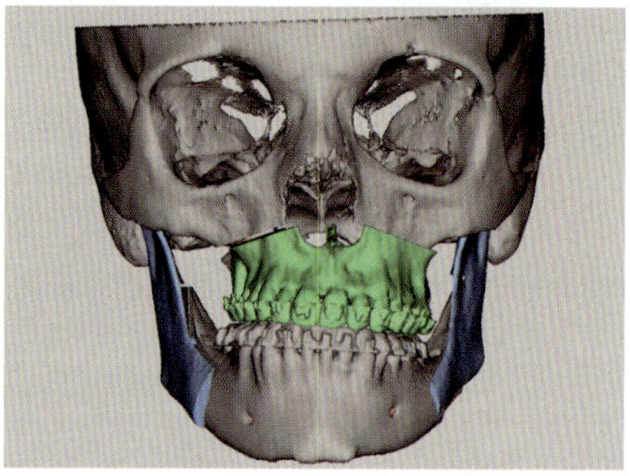

图 22.18 根据已确定的中线平面，先矫正上颌骨的不对称性，使上齿列的中线与其他面部结构的中线一致，同时也可矫正上颌咬合平面的倾斜。

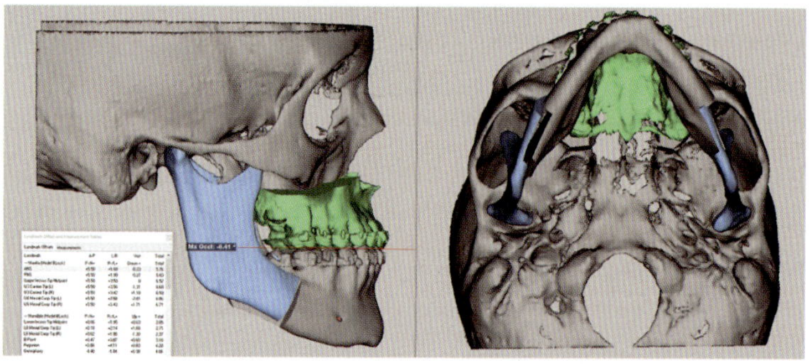

图 22.19 按照手术设计，前后向和垂直向移动上颌骨，将上颌骨移动到设计的位置。需要注意的是，这一操作极大依赖于术前 4 周体格检查获取的临床数据，包括齿列情况、嘴唇位置、鼻唇沟情况等。如果咬合平面需要调整，可以对上颌-下颌复合体进行适当旋转。

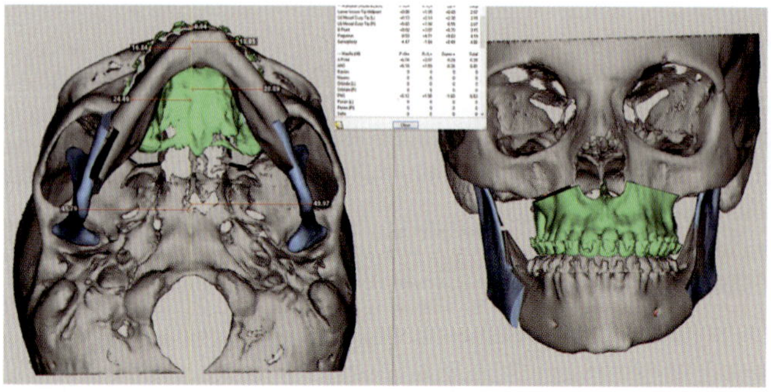

图 22.20 如果有需要的话，可以采取颏下视图调整上颌-下颌复合体的位置。这一操作可以避免下颌骨近端和远端的骨块重叠，也可以避免 LeFort Ⅰ型截骨术中上颌骨上半部分不对称性前移。这一点对于高位 LeFort Ⅰ型截骨术尤为重要。

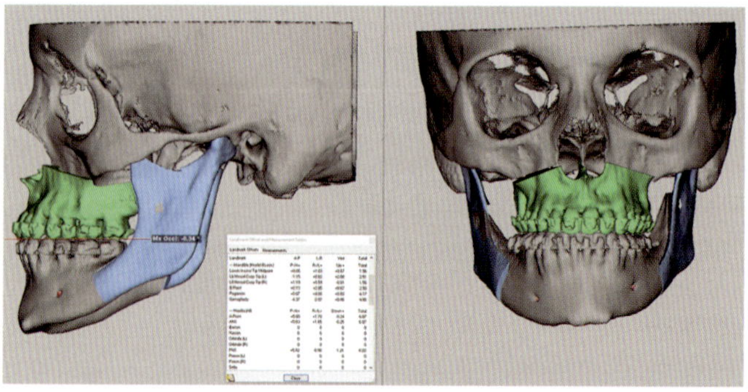

图 22.21 当上颌骨位置确定后，基于牙模扫描数据，将下颌骨远段移动到其最终位置。此时，可以根据临床目标对上颌-下颌复合体的位置进行适当调整。比如，可以根据下牙槽座点或颏前点的位置调整咬合。

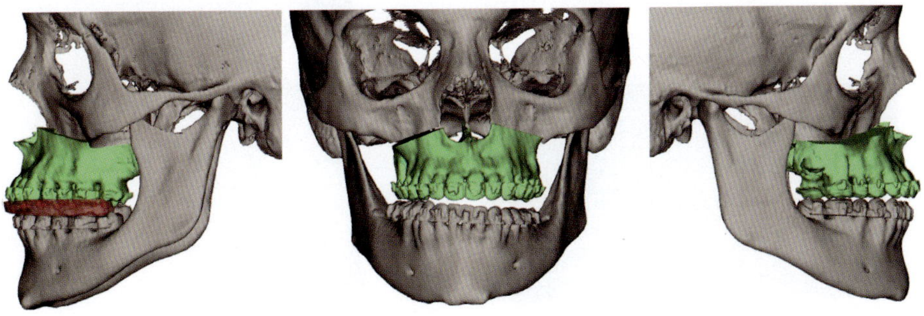

图 22.22 在先行上颌截骨术的双颌手术中，需要先将上颌骨移动到其最终位置，然后根据最终位置的上颌骨，以及初始位置的下颌骨设计过渡颌板。而在先行下颌截骨术的双颌手术中，则需要先将下颌骨移动到其最终位置，然后根据最终位置的下颌骨，以及初始位置的上颌骨设计过渡颌板。

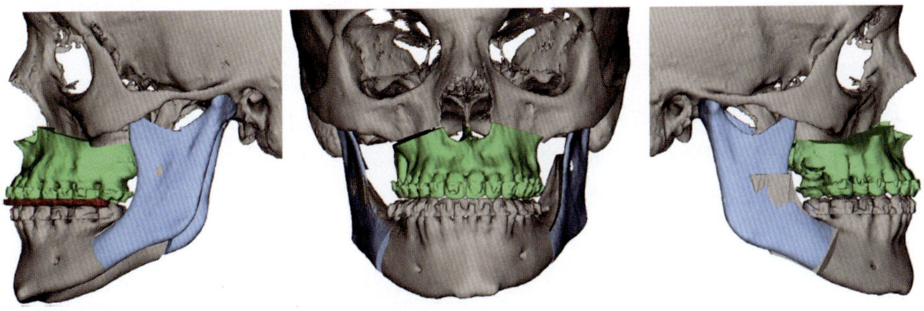

图 22.23 根据上颌骨和下颌骨的最终位置设计最终颌板。

标志点	名称	前/后	左/右	上/下
ANS	鼻前棘	5.83mm 向前	1.65mm 向左	0.25mm 向上
A	A 点	5.80mm 向前	1.78mm 向左	0.24mm 向上
ISU1	上切牙中线	5.50mm 向前	3.50mm 向左	0.00
U3L	左上尖牙	4.52mm 向前	3.22mm 向左	1.41mm 向上
U6L	左上前磨牙(近颊尖)	4.03mm 向前	2.20mm 向左	2.45 mm 向上
U3R	右上尖牙	6.41mm 向前	2.98mm 向左	1.01mm 向下
U6R	右上前磨牙(近颊尖)	6.83mm 向前	1.88mm 向左	1.17mm 向下
ISL1	下切牙中线	0.06mm 向前	1.83mm 向左	0.67mm 向上
L6L	下前磨牙(近颊尖)	1.15mm 向后	0.82mm 向左	2.08mm 向上
L6R	右下前磨牙(近颊尖)	1.19 向前	0.59mm 向左	0.81mm 向下
B	B 点	0.13mm 向前	2.85mm 向左	0.67mm 向上
Pog.	颏前点	0.07mm 向前	4.08mm 向左	0.83mm 向上

图 22.24 上颌骨和下颌骨的虚拟手术设计方案还可以通过具体的移动量进行展示。图中所示为部分牙齿和头影测量解剖标志点的垂直向和前后向移动量，单位为毫米(mm)。

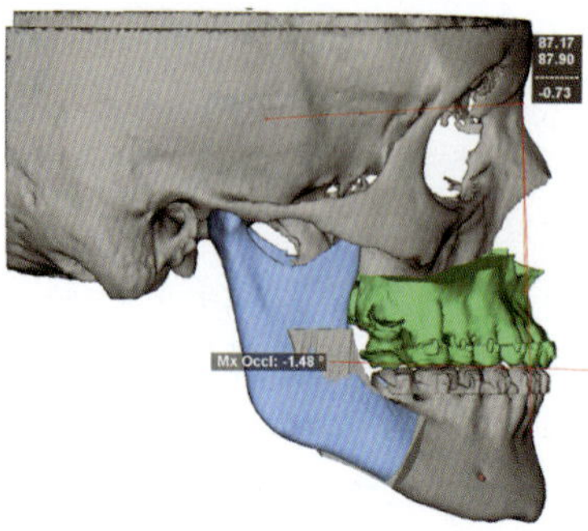

图 22.25 相似的，对其他解剖标志点、平面和角度（如咬合平面、SNA、SNB）在上颌骨-下颌骨移动后的空间变化也可以进行定量测量。这些指标的变化与临床治疗目标的相关性请参见文献综述。上述步骤可根据临床治疗目标适当修改。

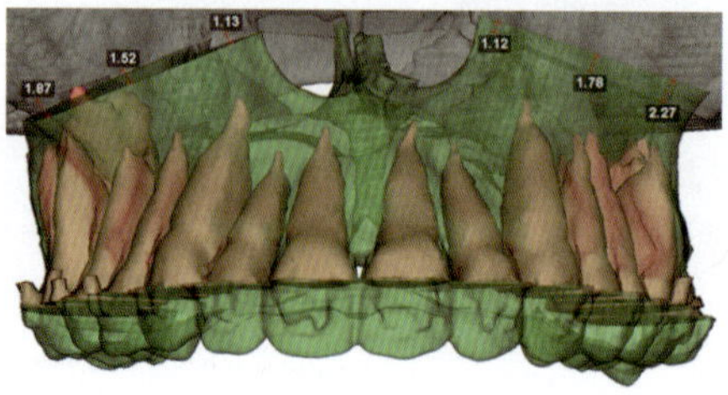

图 22.26 还可进行某些不常规但可能对手术有帮助的测量，并可将测量的图像和数据带到手术室中以作为参考。以图示举例，为了达成临床治疗目标，该病例在上颌骨截骨移动后，右侧会有 1.13mm 的垂直向空隙，而左侧会有 1.12mm 的重叠部分。重叠部分的多余骨骼需要被去除。

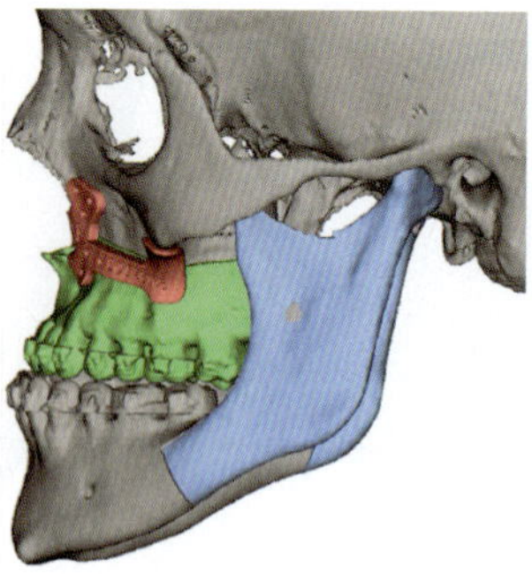

图 22.27 设计与制作。当虚拟手术方案确定后，即可基于重排后的骨骼位置设计个性化的截骨导板（红色区域）、定位导板和颌板。

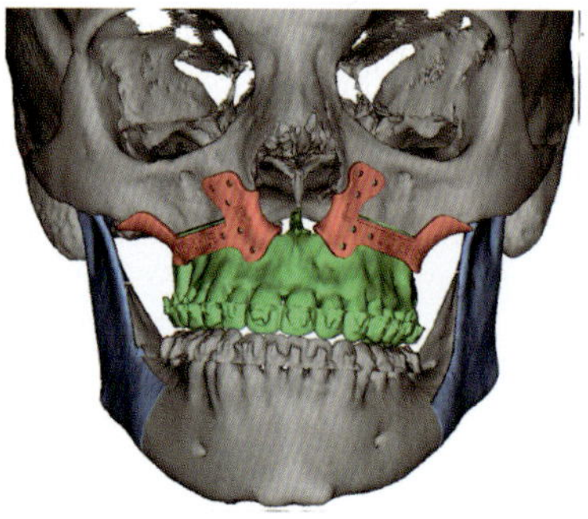

图 22.28 设计与制作。这些设计将利用解剖结构独特的区域，如梨状缘，使导板可以精准契合。同时，导板的设计应尽可能小巧，应给其他器械留有足够的空间。

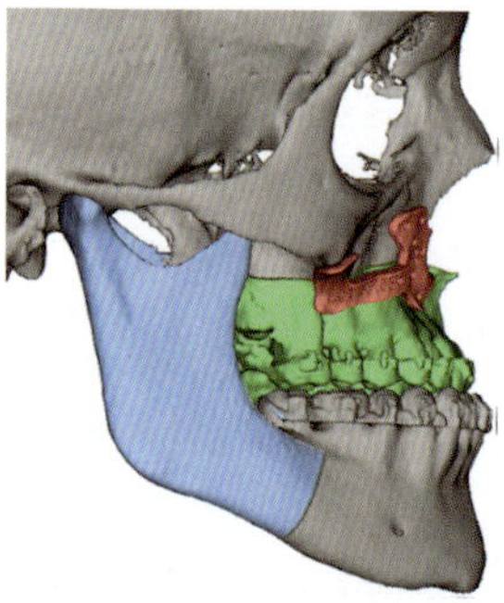

图 22.29 设计与制作。图中红色虚拟导板是 LeFort Ⅰ 型截骨术的截骨导板。该截骨导板内侧截骨线的两缘各有 3 个孔洞，对应相应定位导板上的 3 个孔洞。

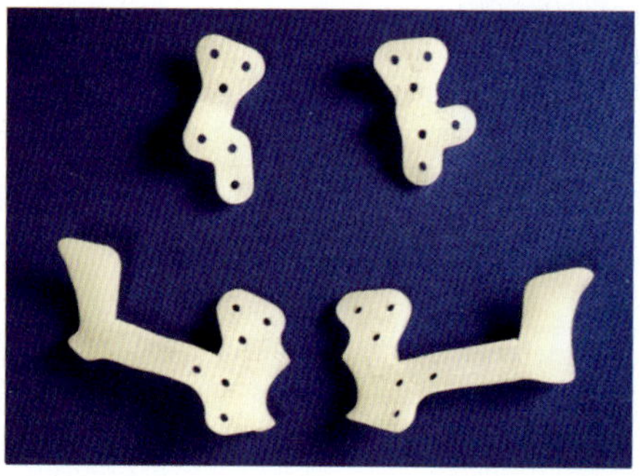

图 22.30 三维打印技术被用于制作个性化的截骨导板、定位导板和颌板。这些导板和颌板将在手术前寄送给外科医生进行最终确认。图中上面一排为 LeFort Ⅰ 型截骨术的截骨导板，下面一排为相应的定位导板。

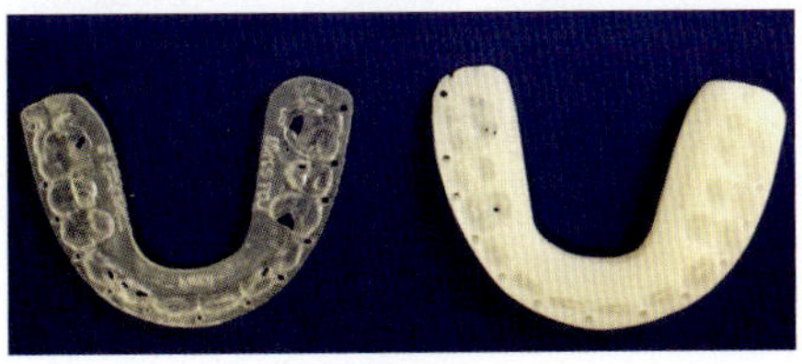

图 22.31 我们团队使用过多种不同的颌板、导板和预制板的设计方案和组合方案。对于这个病例，我们使用了 3D System (Littleton, CO)制造的过渡颌板、最终颌板，以及双侧上颌骨的截骨导板和定位导板。

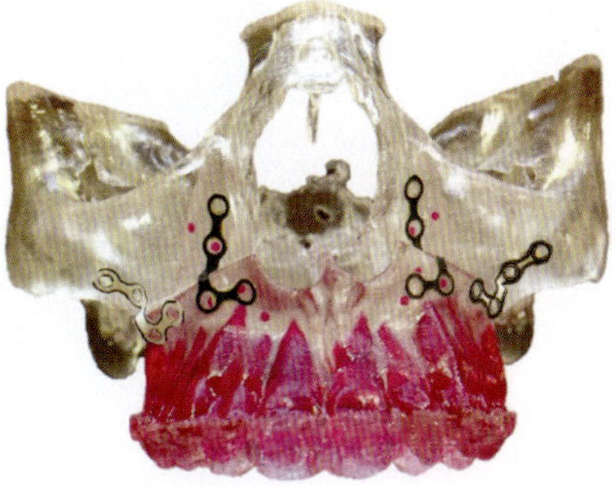

图 22.32 图示为面中部的丙烯酸模型。其中，上颌骨已经截骨移动到其最终位置，可用于预塑型内侧和外侧的钛板。在钛板固定后，定位导板的孔洞可以根据钛板的孔洞进行选择。

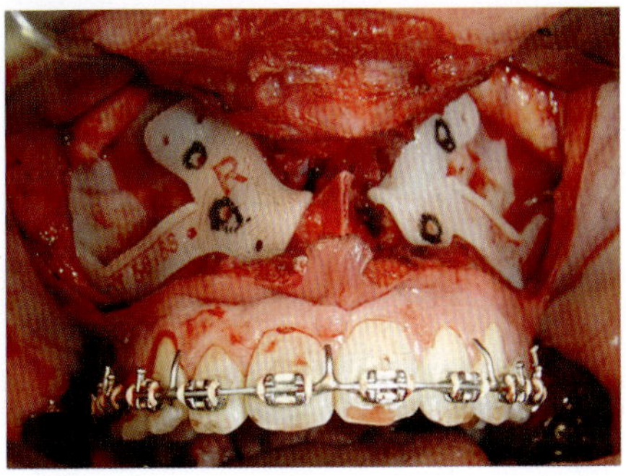

图 22.33 利用导板将虚拟手术方案转移到手术室中。针对该病例，术者先进行上颌骨手术。按经典手术方法，在骨膜下剥离上颌骨，剥离范围参考 LeFort Ⅰ 型截骨术。精确放置上颌骨截骨导板，确认截骨导板在位后，用小于一般尺寸的螺钉进行固定。这些钻孔将是后续定位导板和(或)预塑型钛板的定位孔。图中黑色记号笔标记的地方即为钻孔区域。截骨导板上缘是截骨线的位置，但因为截骨导板两侧的凸起遮挡了部分上颌骨，之后需要移除截骨导板，再将截骨线向内侧和外侧分别延伸。

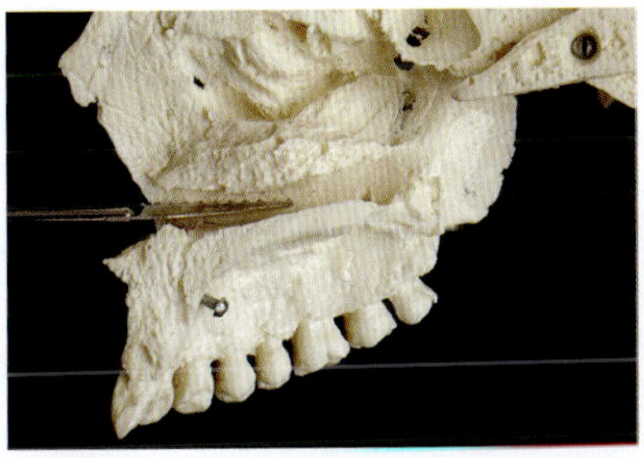

图 22.34 用往复锯完成大部分截骨操作，剩余部分用骨凿完成，向下分离骨块并移动。

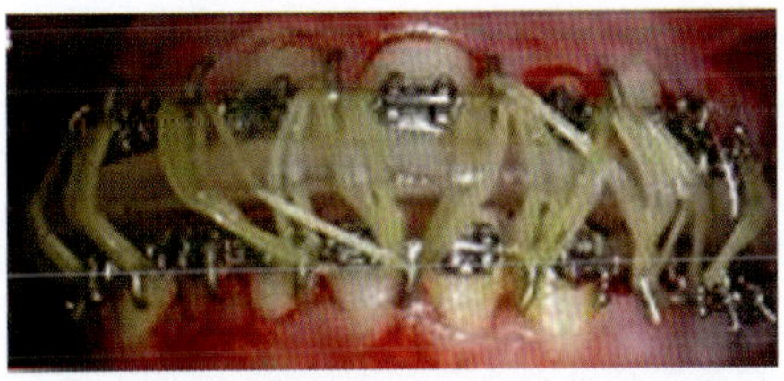

图 22.35 用金属线将过渡颌板固定于上颌弓，再用橡皮筋完成上颌骨-下颌骨的颌间固定。

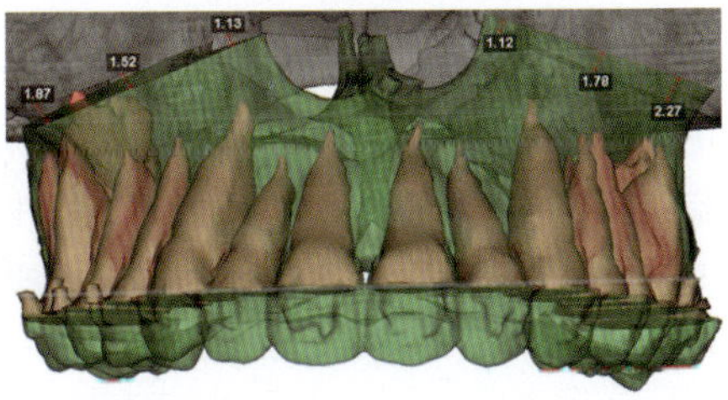

图 22.36 术者可以参考虚拟设计方案的测量值来确保上颌骨的最终位置与虚拟设计方案相同。梨状缘附近的垂直向测量值尤为重要。

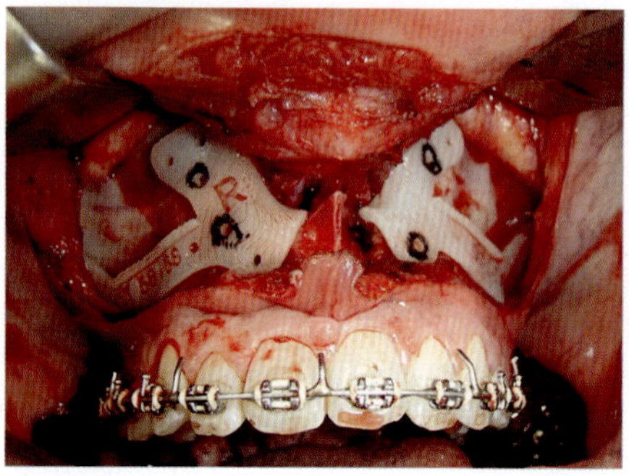

图 22.37 此时，如果拟采用定位导板，应根据之前的定位孔将定位导板固定在位。如果上颌骨在其正确的最终位置，那么定位导板上的孔洞应该与下方的定位孔精准对应。

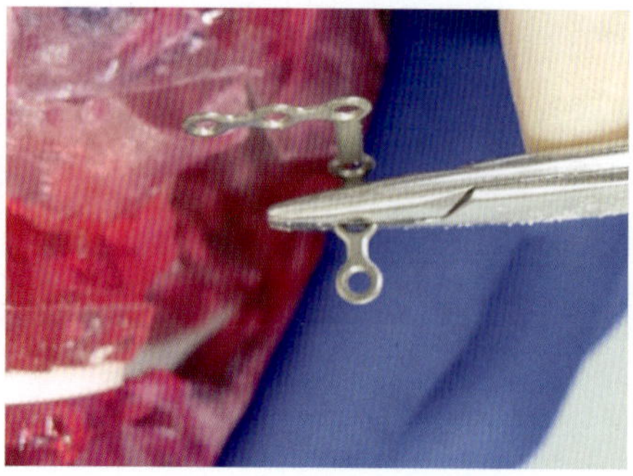

图 22.38 如果拟使用预塑型钛板，那么应先固定上颌骨外侧壁，再移除定位导板，用预塑型钛板固定内侧壁。如果不打算使用预塑型钛板，那么应该先完成上颌骨外侧壁的钛板塑型和固定，再移除定位导板，完成内侧壁的钛板塑型和固定。

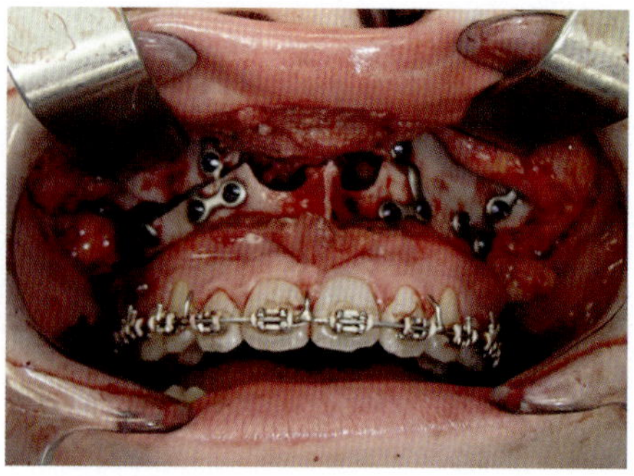

图 22.39 上颌骨钛板固定完成。

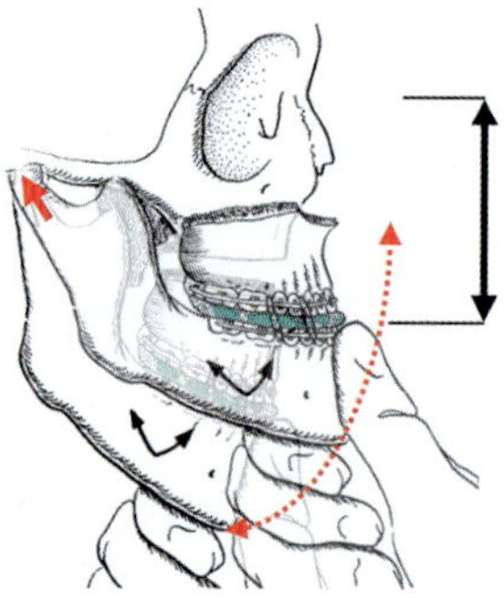

图 22.40 拆除上颌骨-下颌骨的颌间固定，在进行下颌骨手术前，应检查以下内容：颌板内下颌骨齿弓位于中心关系；在上颌齿列中线与面中线对齐，嘴唇覆盖的情况下，牙齿适当露出。(From Bentz ML, Bauer BS, Zuker RM. Principles and Practice of Pediatric Plastic Surgery. 2nd ed. New York, NY: Thieme Publishers; 2016.)

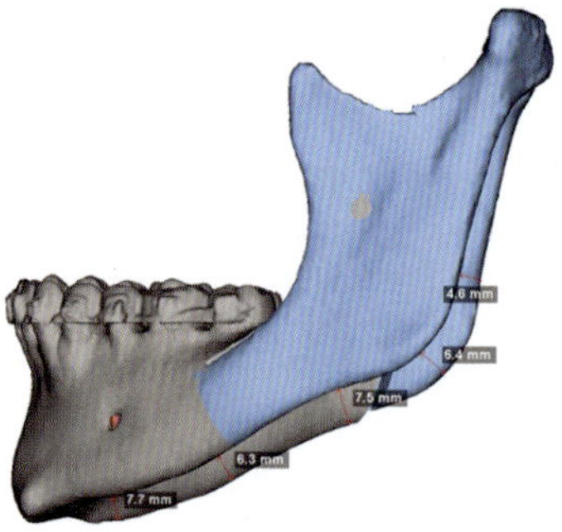

图 22.41 完成 BSSO 手术，应用三维打印技术的最终颌板。可以在虚拟设计方案中设定参考点，便于确定近端和远端骨块的相对位置关系。同时，应注意去除骨块重叠的部分，以尽可能增大骨性接触面，有利于骨骼愈合。如图所示，右侧下颌骨体部和升支在垂直方向长于左侧，针对该病例，可选择行右侧下颌骨下缘的部分截骨术。

结论

虚拟手术设计结合三维打印技术(包括颌板与个性化手术导板)已成为正颌外科的重要组成部分。这一技术对于拟行双颌手术及面部不对称的病例尤为有用。该技术通过加强外科医生在截骨和咬合方面的解剖学认识，提高了外科医生在手术设计阶段的控制力。三维打印技术使得外科医生可以将虚拟设计方案精确地转移到手术室中。然而，虽然这些技术有着种种优势，但它们仅仅只是工具。外科医生的临床评估和治疗理念仍是手术方案制订过程中最重要的部分。外科医生的术中分析能力仍是不可或缺的。当发现虚拟手术设计方案中某些部分不符合解剖学原理时，外科医生应对手术方案进行及时调整。

(柴岗 陈骁俊 译)

参考文献

1. Patel PK, Zhao L, Morris DE, Alves PV. Our experience with virtual craniomaxillofacial surgery: planning, transference and validation. Stud Health Technol Inform 2008;132:363–365
2. Patel PK, Morris DE, Zhao L. Orthognathic surgery. Available at *http://emedicine.medscape.com/article/1279747-overview*
3. Alves PV, Bolognese AM, Zhao L, Patel PK. Three-dimensional computerized orthognathic surgical treatment planning. Clin Plast Surg 2007;34(3):427–436
4. Patel PK, Zhao L, Ferraro JW. Surgery planning: 2D to 3D. In: Taub PJ, Patel P, Buchman SR, Cohen M, eds. Ferraro's Fundamentals of Maxillofacial Surgery. New York, NY: Springer; 2014
5. Gateno J, Xia J, Teichgraeber JF, Rosen A. A new technique for the creation of a computerized composite skull model. J Oral Maxillofac Surg 2003;61(2):222–227

第 23 章

双侧矢状劈开截骨术

John Mesa, Pravin Patel

下颌支双侧矢状劈开截骨术(BSSO)可分离和重组下颌骨,以恢复美观的面部形态和功能[1]。外科医生将BSSO作为一种手术方法,解决与错颌相关的各种面部骨骼问题。

Trauner和Obwegeser首次介绍了下颌支BSSO[2]。用于矫正大多数下颌后缩和前突畸形。重要的是理解颏畸形与下颌畸形可独立存在。

目的

通过可控的截骨术,在双侧支水平分离下颌骨。

相关外科解剖

对下颌支进行BSSO需要了解神经解剖和血供,并避免术中和术后并发症发生。下牙槽神经沿着下颌支和下颌体部的下牙槽动脉走行[3-7]。

为了减少下颌骨截骨术中的神经受损,外科医生必须了解下牙槽神经从其进入下颌支内侧面到从第一和第二前磨牙之间的颏孔穿出的过程。下颌孔(下牙槽神经的入口)通常位于舌神经下方0~8mm处,下颌孔本身位于咬合平面上方约5mm处。该孔比乙状切迹低约20mm,乙状切迹可作为参考点。就前后关系而言,该孔位于离下颌骨升支边缘20mm处,深度约为下颌支总宽度的2/3。下颌管在下颌骨内延伸,直径为2~2.5mm。在颌下三角区,其距离表面约10mm,这与外科医生沿斜脊进行截骨手术有关。其最低点距下缘约7.5mm,位于第一和第二磨牙区域,与矢状劈开的垂直截骨术有关。然后,它继续向前向上,直到从距下缘10~15mm的颏孔穿出。就下颌管的横向位置而言,下颌管在第三磨牙区域最浅,距离颊侧骨板约2mm。在第一磨牙区域,它距离颊侧骨板约4mm。这些只是强调神经接近各种外科相关解剖标志的近似距离。然而,不同患者存在显著的解剖学差异(图23.1)。

患者选择

有关BSSO患者选择的详细说明不在本章范围内。简单地说,需要BSSO进行正颌手术的患者有咬合和牙颌畸形,不能通过正畸治疗来矫正,需要通过外科手术来矫正。需要由正畸医生和外科医生进行评估,来确定可从BSSO中获益的患者。

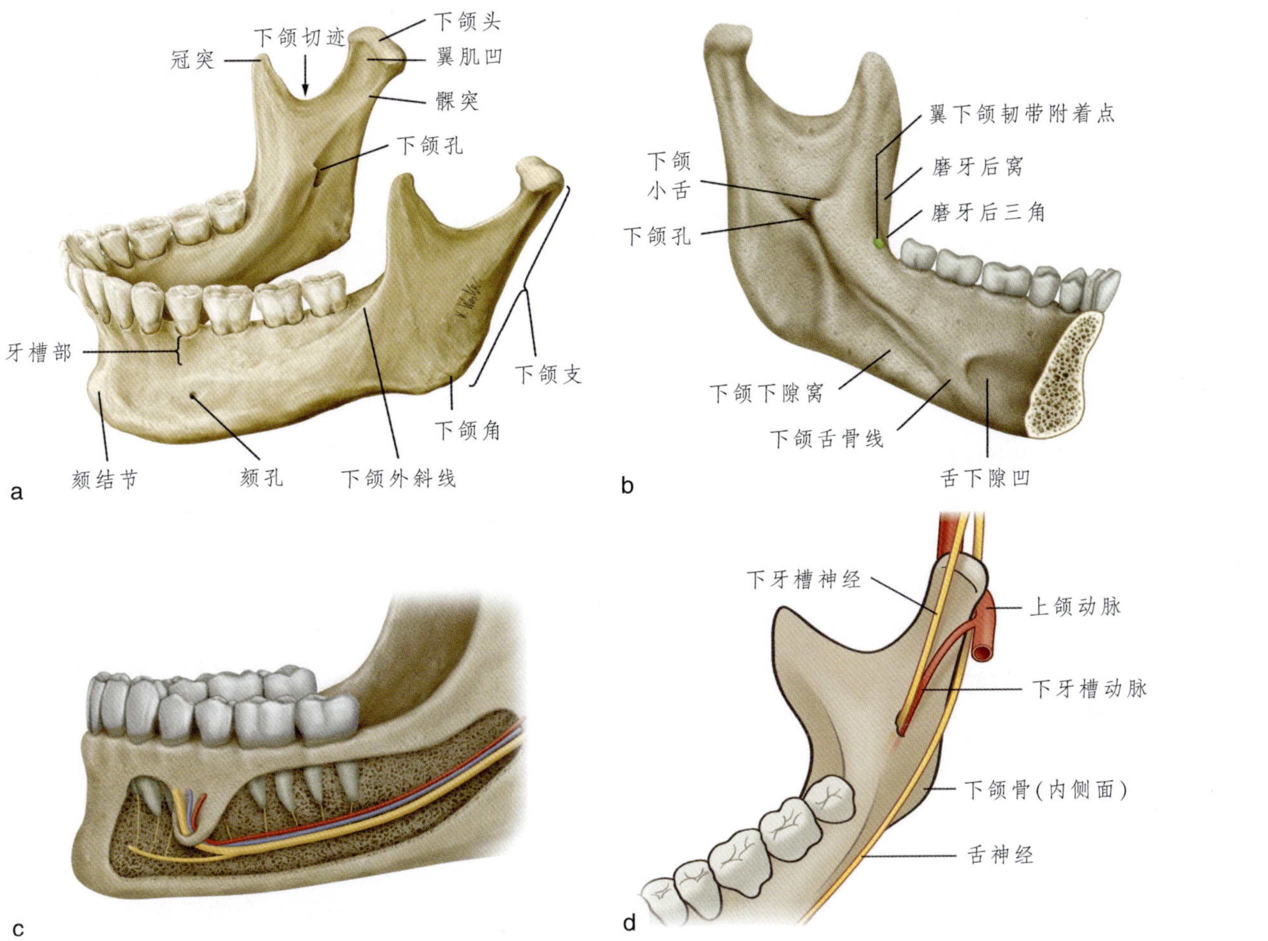

图 23.1 (a)下颌骨解剖(侧位图)。(b)下颌骨解剖(舌侧图)。(c)下牙槽神经穿过下颌骨的解剖学路径。(d)下牙槽神经与下牙槽动脉和舌神经的关系及其通过下颌孔进入下颌骨。(a–c from Schuenke M, Schulte E, Schumacher U, Ross LM, Lamperti ED, Voll M, eds. Thieme Atlas of Anatomy: Head and Neuroanatomy. New York, NY: Thieme Publishers; 2010. Illustrations by Karl Wesker.)

适应证和禁忌证

适应证

BSSO 的适应证为具有骨骼、齿槽骨、咬合等畸形,通过非手术治疗难以得到矫正。以下为手术适应证:

- 下颌水平过度或后缩。
  - Ⅰ类错颌畸形。
  - Ⅲ类错颌畸形。
  - 不对称。
- 垂直差异。
  - 下颌后缩或前凸,伴长或短面综合征。
- 横向差异。
  - 不对称。
- 上颌骨截骨术(LeFort 截骨术)结合下颌后退或前进。

禁忌证

对于恒牙期(不包括第三磨牙)未完全出牙的儿童,不应进行此手术。对于 12 岁以下儿童,未萌出恒牙的脱落风险较高。其他禁忌证包括：

- 患者无法配合术前正畸治疗。
- 口腔卫生差。
- 恶病质。
- 身体状况差。
- 有全身麻醉禁忌证。
- 癫痫发作(相对禁忌证)。

术前计划

对于需要进行 BSSO 的患者,需要进行术前评估来确定双侧矢状劈开截骨术的类型。术前,正畸医生应与外科医生一起评估,以制订适合患者的手术计划。简而言之,需要包括以下几点：

- 牙模。
- 影像学评估。
    - 头影测量。
    - 锥形束 CT 扫描。
    - 颌面部 CT 扫描。
- 头影测量分析。
- 模型外科。
- 术前正畸矫正(齿间钩)。

手术顺序基于术前规划与模型手术。如果只需重新定位下颌骨,则使用最后一个颌板来引导下颌骨相对于上颌(上颌骨)的咬合。如果同时进行上颌骨与下颌骨截骨,则使用颌板来引导一侧颌骨相对于另一侧颌骨的移动,通常先定位上颌骨,再进行下颌骨的定位。若通过颌板完成上颌骨的调整,根据新定位的上颌骨完成下颌骨的重新定位。

当上颌骨与下颌骨均需要重新定位时,许多外科医生会从双侧矢状劈开术(不是截骨术)开始,接着进行上颌骨 LeFort Ⅰ型截骨术并重新定位,最后将下颌骨皮质切开术转为截骨术,并完成 BBSO。其原因是,在下颌骨截骨术中,必须将嘴张开,以便充分显示下颌骨,然而此操作可能会无意间改变先前的上颌定位,钛板和钛钉的固定位置。而在进行矢状劈开截骨术时无需将嘴张大,因此上颌骨定位发生改变的可能性较小。

手术器械

进行 BSSO 需要以下手术器械(图 23.2)。

手术过程:技术细节

了解下颌骨升支 BSSO 的手术细节,有助于外科医生了解术中变化,并根据患者的特定畸形选择相应的截骨术。

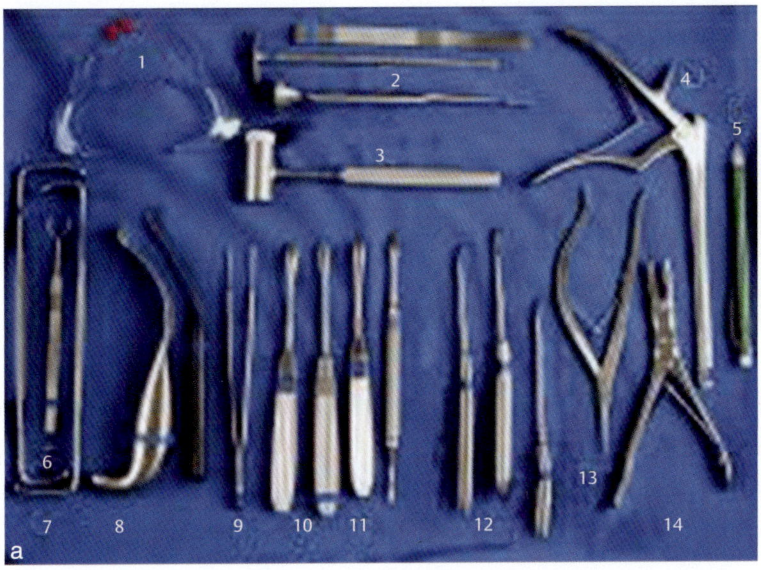

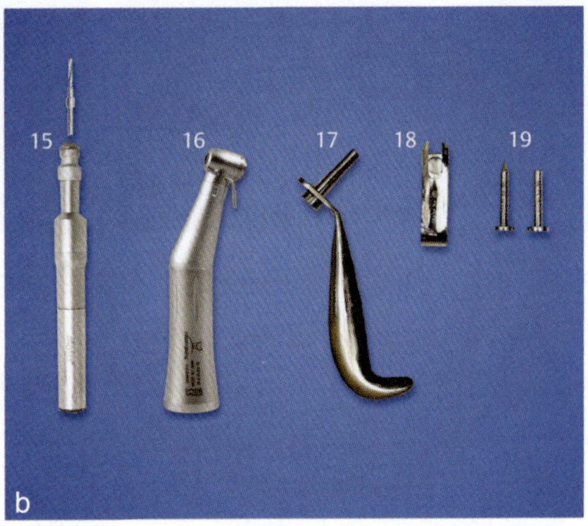

图 23.2 用于 BSSO 的手术器械。(a)开口器(1);骨凿(2);榔头(3);活检钳(4);铅笔(5);双爪拉钩(6);双头拉钩(7);下颌支反角拉钩(8);镊子(9);骨膜剥离子(10);V 型开口剥离子(升支前缘剥离子)(11);J 型剥离子(12);三点式牵开器(拉钩或史密斯钳)(13);咬骨钳(14)。(b)林德曼侧切钻(15);往复锯(16);反角钻和螺丝刀系统(17~19)。

手术准备

提高手术效率的方法:

1.将手术器械按照适当顺序放置在器械台上。

2.测试动力、安装钻和往复锯。

3.准备螺丝刀与钛板。

4.准备用于下颌骨升支 BSSO 的手术器械(根据术者习惯)。

BSSO 的手术步骤在图 23.3 至图 23.34 中详细说明。

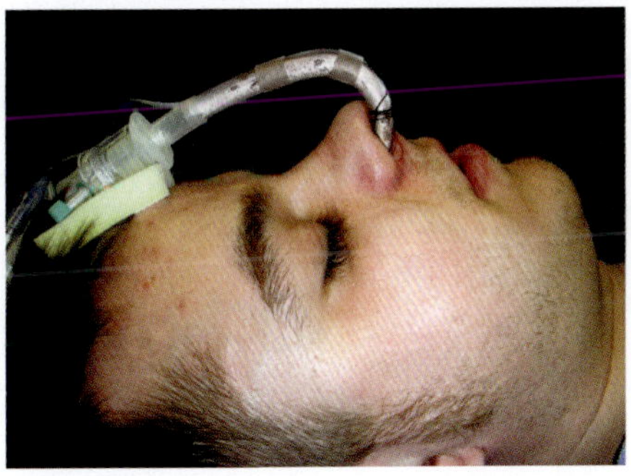

图 23.3 经鼻气管插管(鼻 RAE 管),使用 0 号丝线或尼龙线将其固定在鼻中隔软骨上,头部用海绵垫保护。通过调整减少其对鼻翼缘的压力,避免发生压疮或坏死。使用缝线、无菌贴膜或角膜保护罩来保护眼睛。应吸引口咽部,放置咽塞。(From Bentz ML, Bauer BS, Zuker RM. Principles and Practice of Pediatric Plastic Surgery. 2nd ed. New York, NY: Thieme Publishers; 2016.)

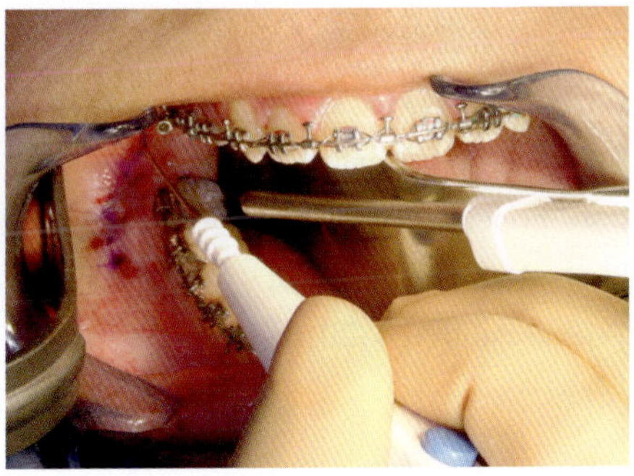

图 23.4 使用稀释的聚维酮碘溶液或 0.12%葡萄糖酸氯己定漱口液清洁口腔。张开嘴,在口腔内放置开口器,同时收住舌头。触诊下颌骨升支,在后牙列外侧标记切口位置,利用 1%利多卡因和 1:10 万肾上腺素浸润,并用电刀切开。(From Bentz ML, Bauer BS, Zuker RM. Principles and Practice of Pediatric Plastic Surgery. 2nd ed. New York, NY: Thieme Publishers; 2016.)

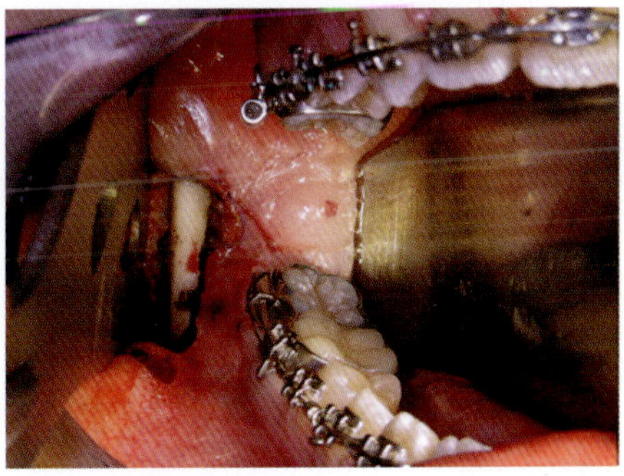

图 23.5 切口通常起自咬合平面上方 1~2cm 处,并延伸至第一磨牙区。沿骨膜加深切口,暴露骨骼。(From Bentz ML, Bauer BS, Zuker RM. Principles and Practice of Pediatric Plastic Surgery. 2nd ed. New York, NY: Thieme Publishers; 2016.)

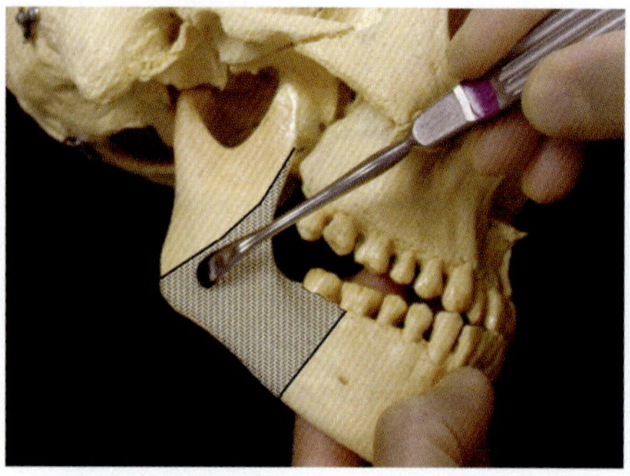

图 23.6 确认好升支后,使用更宽的骨膜剥离子更加容易暴露下颌骨体部、下颌骨角和升支。剥离应局限在突出区域,以保持近端血供。(From Bentz ML,Bauer BS,Zuker RM. Principles and Practice of Pediatric Plastic Surgery. 2nd ed. New York,NY: Thieme Publishers;2016.)

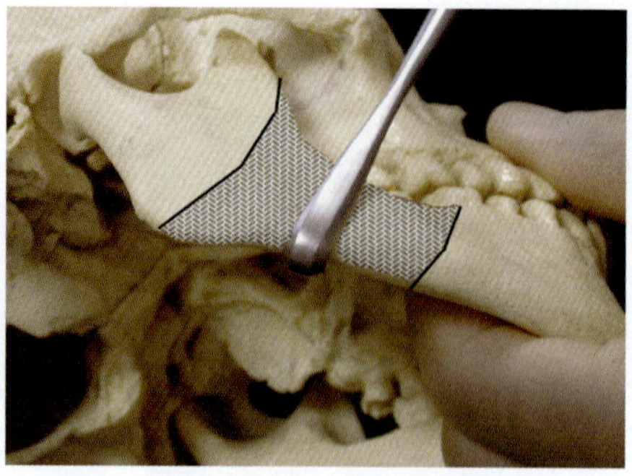

图 23.7 使用下颌缘剥离子暴露下颌骨下颌缘处，以便轻松放置拉钩。(From Bentz ML,Bauer BS,Zuker RM. Principles and Practice of Pediatric Plastic Surgery. 2nd ed. New York,NY: Thieme Publishers;2016.)

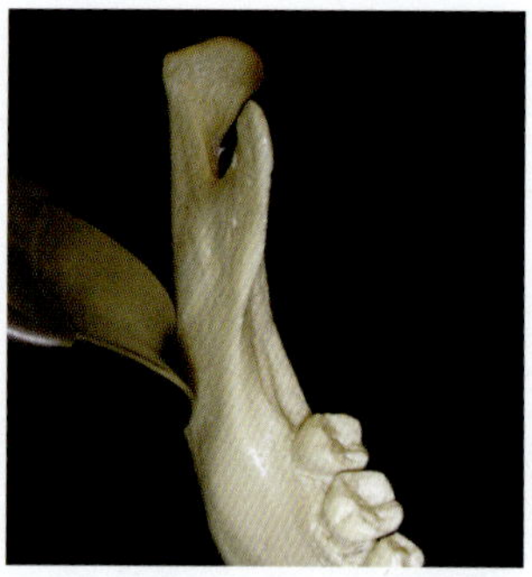

图 23.8 在近下颌骨角处放置拉钩,以支撑下颌骨。(From Bentz ML,Bauer BS,Zuker RM. Principles and Practice of Pediatric Plastic Surgery. 2nd ed. New York,NY: Thieme Publishers;2016.)

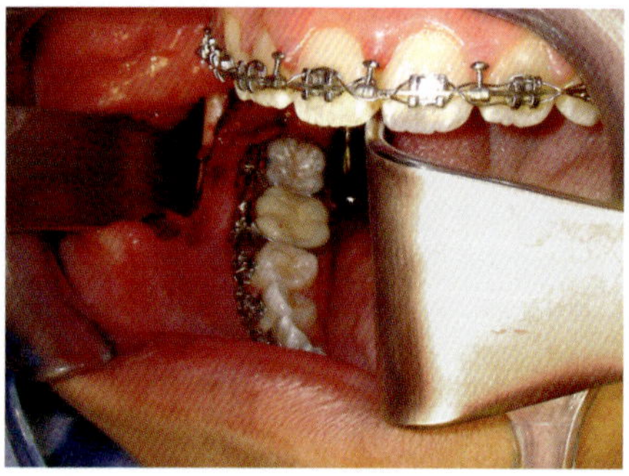

图 23.9 剥离至上颌骨冠突前缘颞肌附着处。(From Bentz ML,Bauer BS,Zuker RM. Principles and Practice of Pediatric Plastic Surgery. 2nd ed. New York,NY: Thieme Publishers;2016.)

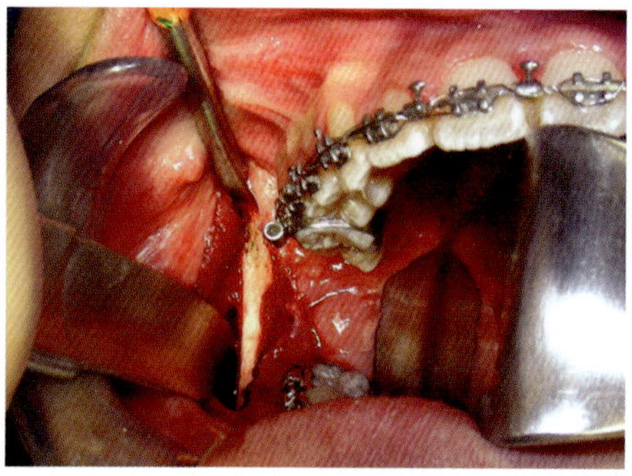

图 23.10 为暴露升支前缘,使用V型剥离子(升支前缘剥离子),朝向冠突,自下而上剥离。剥离完成后,使用电刀分离颞肌附着。(From Bentz ML,Bauer BS,Zuker RM. Principles and Practice of Pediatric Plastic Surgery. 2nd ed. New York,NY: Thieme Publishers;2016.)

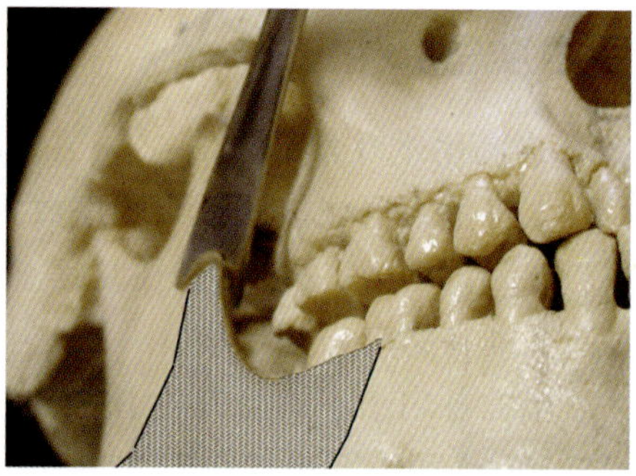

图 23.11 V型剥离子(升支前缘剥离子)的位置，剥离升支前缘（自下而上)。(From Bentz ML,Bauer BS,Zuker RM. Principles and Practice of Pediatric Plastic Surgery. 2nd ed. New York,NY: Thieme Publishers;2016.)

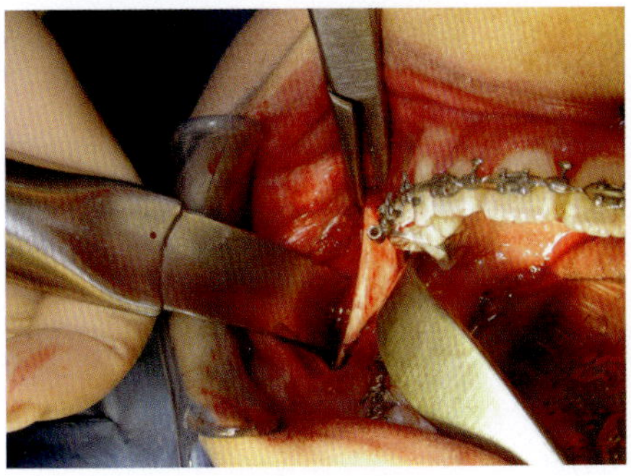

图 23.12 将弯型 Kocher-type 牵开器置于冠突上方。使用弯剥离子剥离升支内侧，从咬合平面上方开始剥离，从上到下，使下牙槽神经血管束在内侧下方。内侧剥离后，放置升支内侧拉钩或窄而弯曲的剥离子来保护神经血管束。(From Bentz ML, Bauer BS, Zuker RM. Principles and Practice of Pediatric Plastic Surgery. 2nd ed. New York, NY: Thieme Publishers; 2016.)

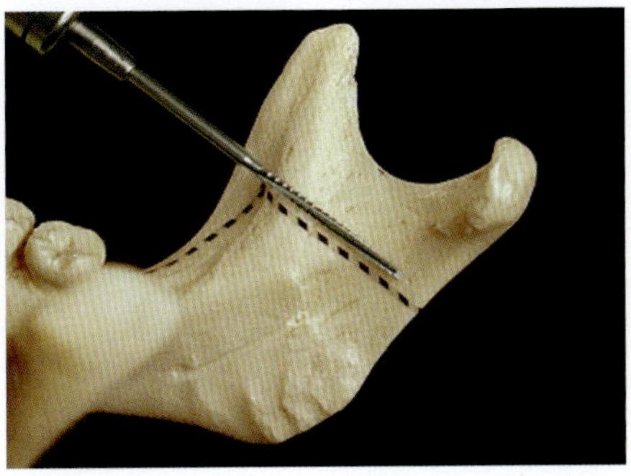

图 23.13 升支的水平截骨术（虚线），使用林德曼侧切钻或往复锯在下颌孔的上后方进行[5]。(From Bentz ML, Bauer BS, Zuker RM. Principles and Practice of Pediatric Plastic Surgery. 2nd ed. New York, NY: Thieme Publishers; 2016.)

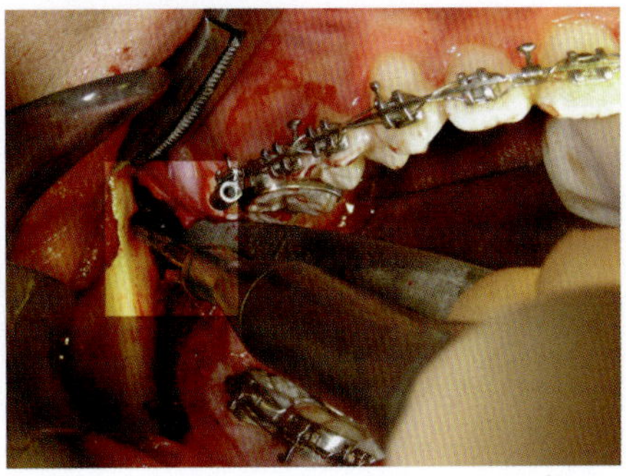

图 23.14 使用往复锯行水平截骨术的口内视图。(From Bentz ML, Bauer BS, Zuker RM. Principles and Practice of Pediatric Plastic Surgery. 2nd ed. New York, NY: Thieme Publishers; 2016.)

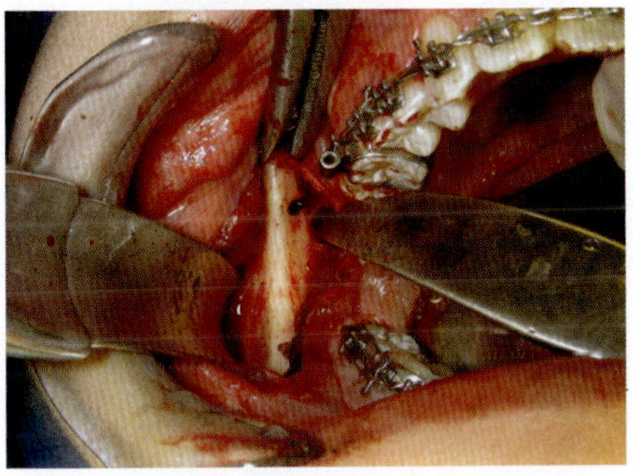

图 23.15 水平截骨深度约为升支厚度的一半。(From Bentz ML, Bauer BS, Zuker RM. Principles and Practice of Pediatric Plastic Surgery. 2nd ed. New York, NY: Thieme Publishers; 2016.)

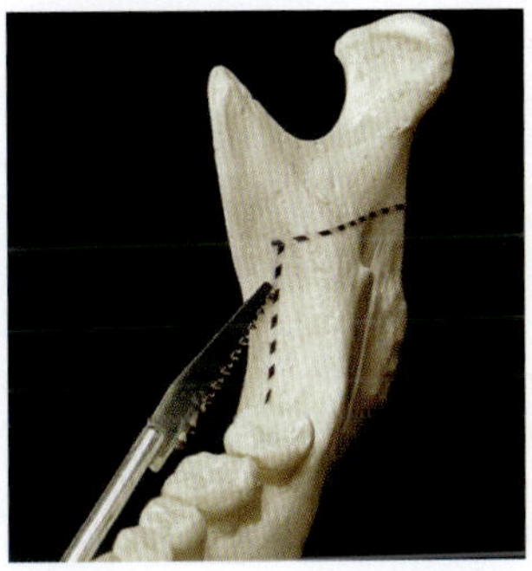

图 23.16 截骨线延长至外斜线，以便皮质切开术向下过渡(虚线)，继续用往复锯沿外斜线水平截骨，直到第一和第二磨牙之间(在这个区域进行垂直截骨术)。(From Bentz ML, Bauer BS, Zuker RM. Principles and Practice of Pediatric Plastic Surgery. 2nd ed. New York, NY: Thieme Publishers; 2016.)

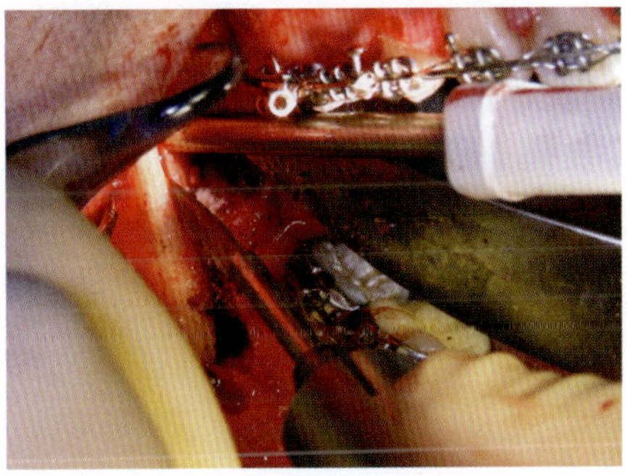

图 23.17 锯的尖端应只穿透骨皮质，为保护神经，尽可能靠近外侧行皮质切开术。(From Bentz ML, Bauer BS, Zuker RM. Principles and Practice of Pediatric Plastic Surgery. 2nd ed. New York, NY: Thieme Publishers; 2016.)

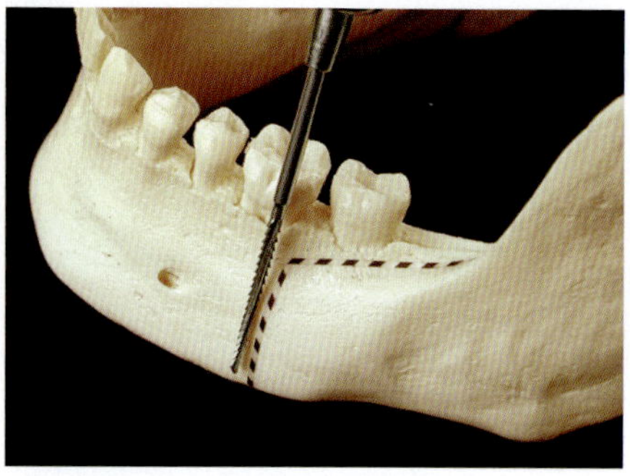

图 23.18 重新调节往复锯位置，或使用林德曼侧切钻在第一磨牙和第二磨牙之间的颊侧骨皮质层进行垂直切开。此时注意垂直截骨必须穿过下颌缘内侧骨皮质。BSSO 向前延伸可根据需要前进或后退的程度而改变。(From Bentz ML, Bauer BS, Zuker RM. Principles and Practice of Pediatric Plastic Surgery. 2nd ed. New York, NY: Thieme Publishers; 2016.)

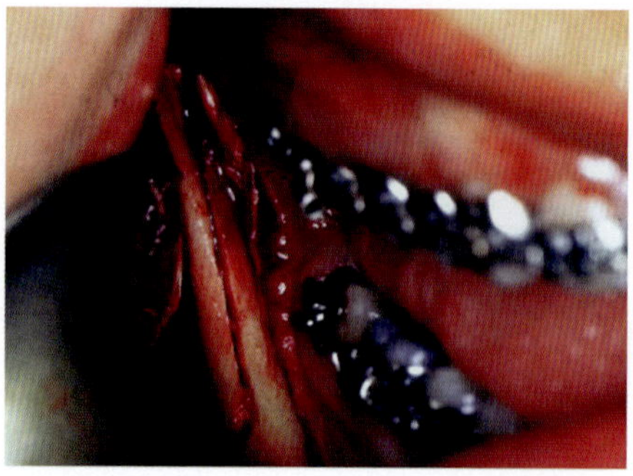

图 23.19 垂直截骨术和颊侧皮质骨切开术后视图。(From Bentz ML, Bauer BS, Zuker RM. Principles and Practice of Pediatric Plastic Surgery. 2nd ed. New York, NY: Thieme Publishers; 2016.)

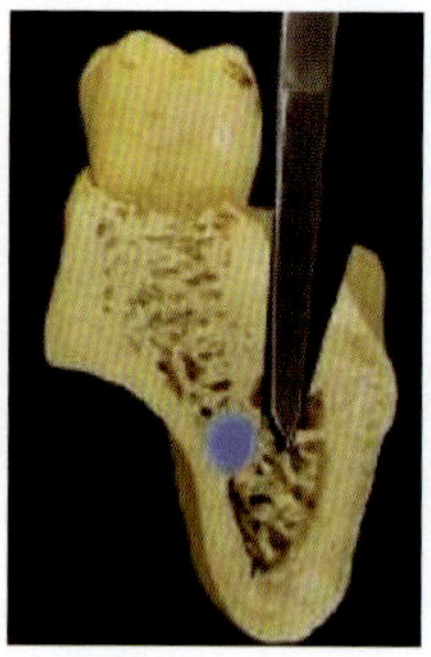

图 23.20 接下来，从下颌骨的垂直段(远端)到水平段(近端)，用骨凿逆向劈开下颌骨的松质骨部分，将皮质切开转为全层切开。建议使用较薄的骨凿，劈开时使用薄骨凿可减少神经损伤的可能(蓝点)[6]。

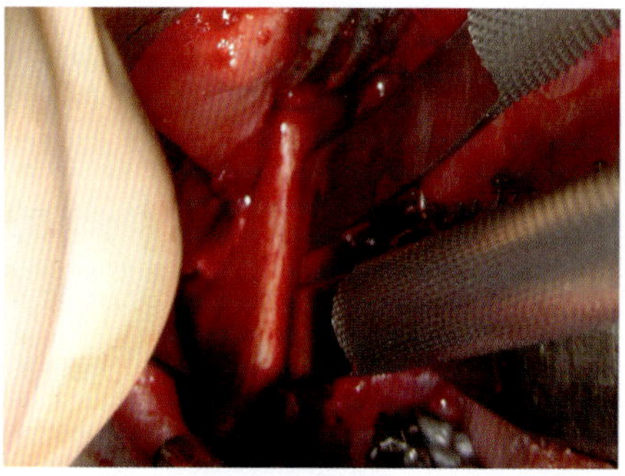

图 23.21 从垂直段开始劈开，以便控制劈开程度，避免不必要的劈裂，在劈开过程中可见神经[6]。(From Bentz ML, Bauer BS, Zuker RM. Principles and Practice of Pediatric Plastic Surgery. 2nd ed. New York, NY: Thieme Publishers; 2016.)

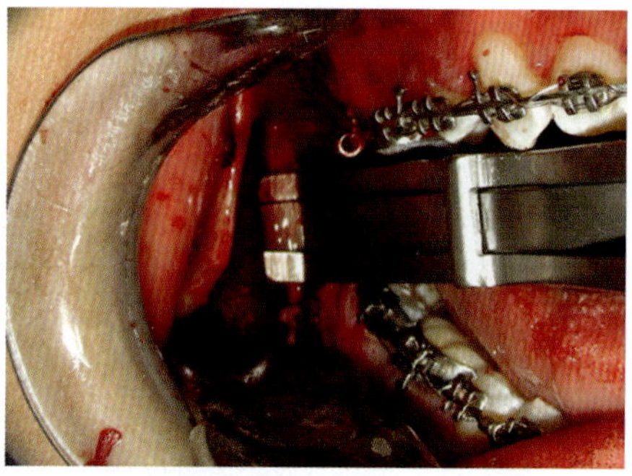

图 23.22 使用三点式扩张器(Obwegeser 或 Smith 扩张器)进行分离，在阻力点使用骨凿分开。(From Bentz ML, Bauer BS, Zuker RM. Principles and Practice of Pediatric Plastic Surgery. 2nd ed. New York, NY: Thieme Publishers; 2016.)

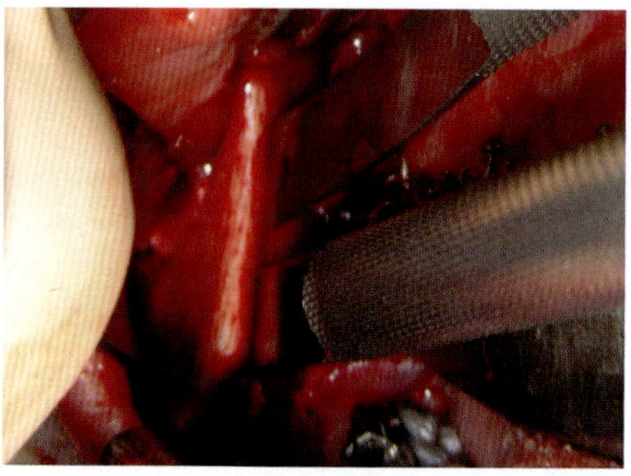

图 23.23 拉钩可对下颌骨边缘起到反向稳定的作用，还可以在截骨时保护软组织。外科医生会感到阻力的变化，并听到“砰”的一声。(From Bentz ML, Bauer BS, Zuker RM. Principles and Practice of Pediatric Plastic Surgery. 2nd ed. New York, NY: Thieme Publishers; 2016.)

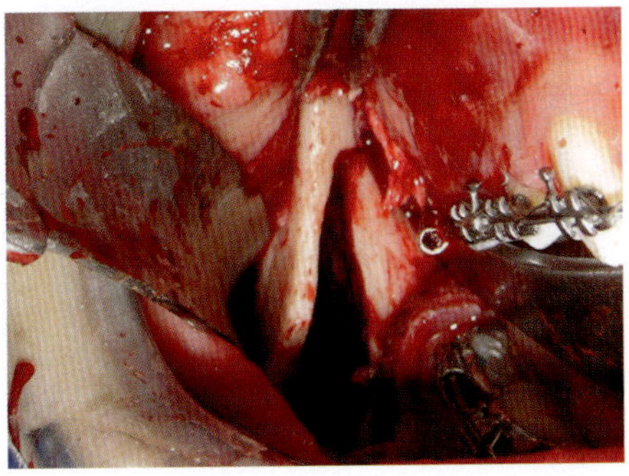

图 23.24 外侧升支应完全离断，独立于远端牙弓。在劈裂面可见神经在近端[下颌骨外侧段与远端(内侧)段]穿过。(From Bentz ML,Bauer BS,Zuker RM. Principles and Practice of Pediatric Plastic Surgery. 2nd ed. New York,NY: Thieme Publishers;2016.)

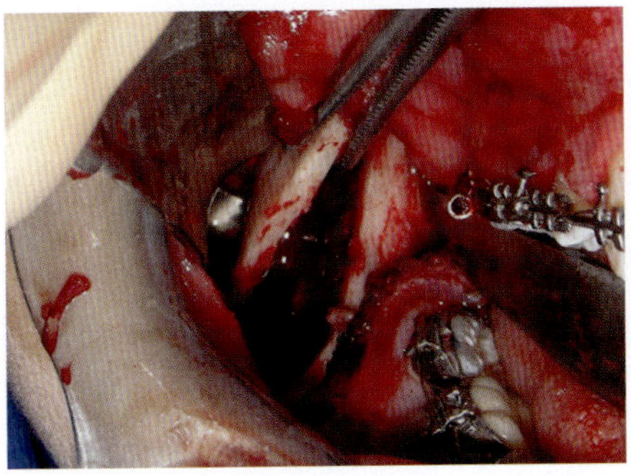

图 23.25 在完全离断之前，必须将神经从近端分离。若见神经断裂，则须进行修复。必须为完全离断，使内侧牙端与外侧髁端独立移动，可在几乎无阻力的情况下，完成重新定位和最终咬合。然后进行对侧截骨术。(From Bentz ML,Bauer BS,Zuker RM. Principles and Practice of Pediatric Plastic Surgery. 2nd ed. New York,NY: Thieme Publishers;2016.)

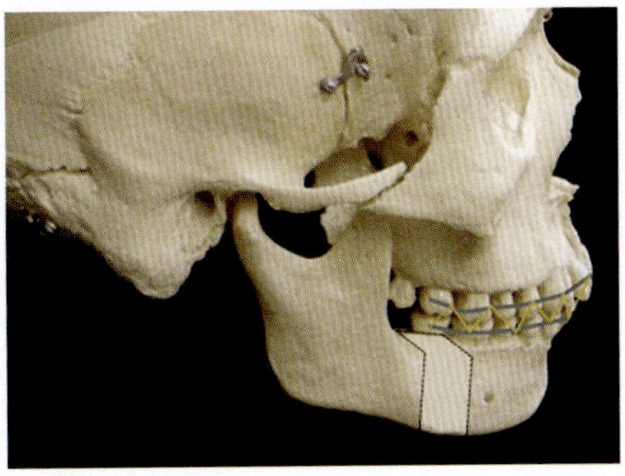

图 23.26 截骨完成后，根据手术颌板进行下颌骨推进或后退操作。(From Bentz ML,Bauer BS,Zuker RM. Principles and Practice of Pediatric Plastic Surgery. 2nd ed. New York,NY: Thieme Publishers;2016.)

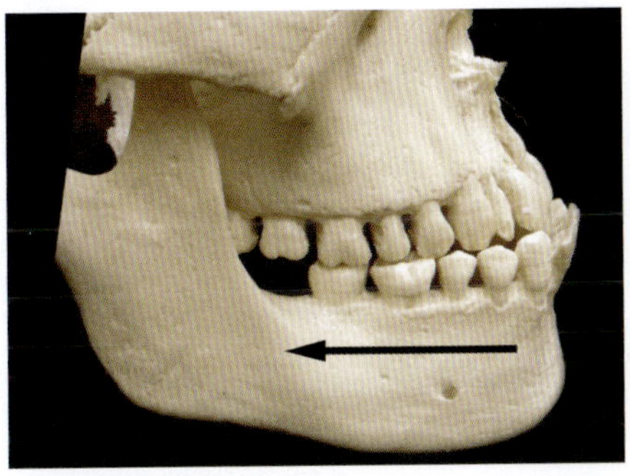

图 23.27 行下颌后退操作时，建议将翼内肌和茎突下颌韧带附着从下颌角内侧剥离，使远端部分向后移动。此外，重要的是评估是否因内侧不完全截骨造成部分皮质骨的干扰。(From Bentz ML,Bauer BS,Zuker RM. Principles and Practice of Pediatric Plastic Surgery. 2nd ed. New York,NY: Thieme Publishers;2016.)

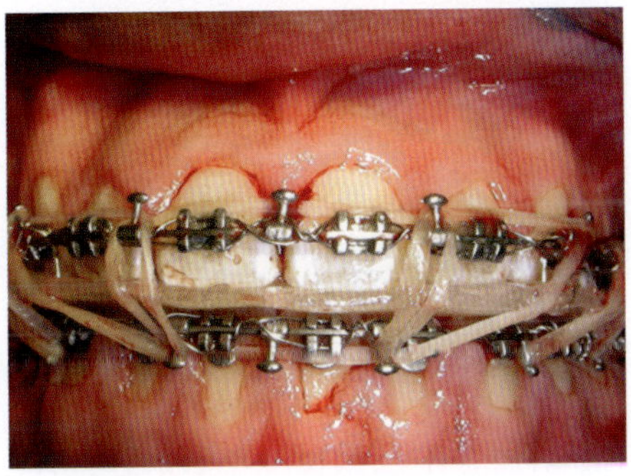

图 23.28 完成下颌骨截骨后，将远端含牙部分用预制的颌板固定于上下颌，上下颌固定与上颌弓丝结扎。髁(外侧)段位于下颌窝内。(From Bentz ML,Bauer BS,Zuker RM. Principles and Practice of Pediatric Plastic Surgery. 2nd ed. New York,NY: Thieme Publishers;2016.)

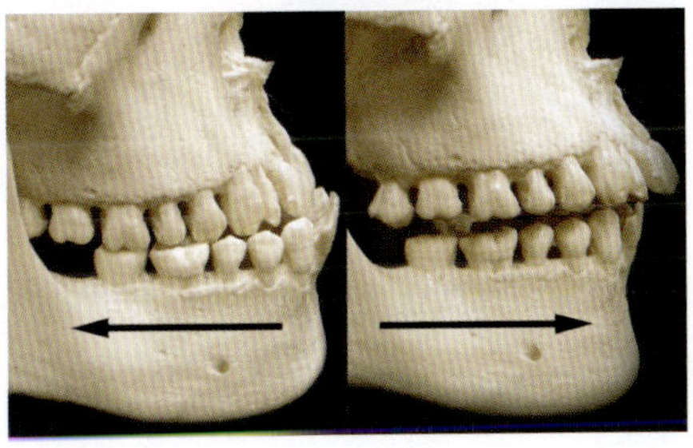

图 23.29 通过向升支方向后移（左图箭头所示)进行下颌骨的后退。下颌远离下颌骨升支前移(右图箭头所示)进行下颌骨的前进。(From Bentz ML,Bauer BS,Zuker RM. Principles and Practice of Pediatric Plastic Surgery. 2nd ed. New York,NY: Thieme Publishers;2016.)

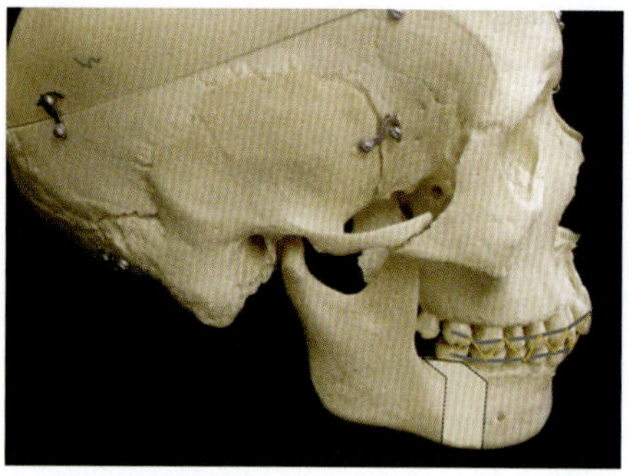

图 23.30 选择下列方法来完成固定：使用 2~3 个双侧皮质钛钉、1 个钛板和 1 个单侧皮质钛钉固定，或者单独使用钛板固定单侧皮质。(From Bentz ML, Bauer BS, Zuker RM. Principles and Practice of Pediatric Plastic Surgery. 2nd ed. New York, NY: Thieme Publishers; 2016.)

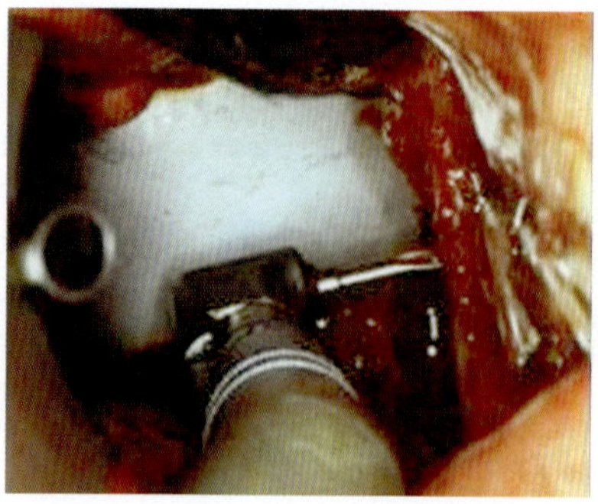

图 23.31 使用弯钻和螺丝刀可经口内入路完成固定。(From Bentz ML, Bauer BS, Zuker RM. Principles and Practice of Pediatric Plastic Surgery. 2nd ed. New York, NY: Thieme Publishers; 2016.)

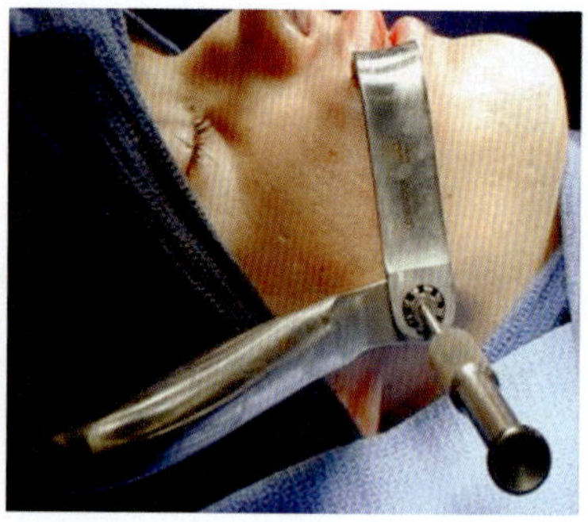

图 23.32 也可使用穿颊器，经颊部入路进行固定。(From Bentz ML, Bauer BS, Zuker RM. Principles and Practice of Pediatric Plastic Surgery. 2nd ed. New York, NY: Thieme Publishers; 2016.)

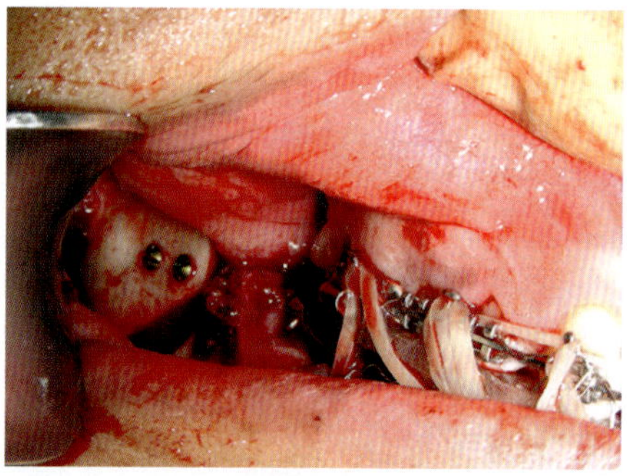

图 23.33 双侧皮质钛钉为固定两端的初步定位螺丝，而不是用于加压两端的最终螺丝。若螺丝被拧紧，近段可能会被横向移出关节窝，并有神经挤压的风险。(From Bentz ML, Bauer BS, Zuker RM. Principles and Practice of Pediatric Plastic Surgery. 2nd ed. New York, NY: Thieme Publishers; 2016.)

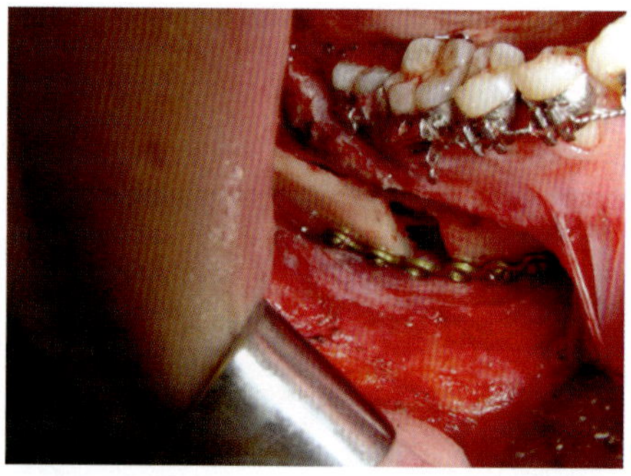

图 23.34 拆卸上下颌固定，检查咬合。若咬合不能接受，必须拆除固定，并重新定位。若咬合合适，则使用可吸收线对切口进行缝合。(From Bentz ML, Bauer BS, Zuker RM. Principles and Practice of Pediatric Plastic Surgery. 2nd ed. New York, NY: Thieme Publishers; 2016.)

手术技巧

- 术前应检查颌板（中部和末端）是否合适，确保模型手术后无咬合变化。
- 当内侧支暴露时，注意维持在骨膜下位置，回顾乙状切迹的解剖位置，舌孔与下颌孔的位置关系，以及升支前后的厚度和宽度。
- 当下颌骨皮质切开术转为截骨术时，建议使用较厚的骨凿。较厚的骨可起到楔子的作用，在劈开时减少损伤神经的可能性。
- 双侧皮质钛钉为固定两端的初步定位螺丝，而不是用于加压两端的最终螺丝。若螺丝被拧紧，近段可能会被横向移出关节窝，并有神经挤压的风险。

术后护理

- 常规术后观察 23 小时。
- 术后抬高头部、冷敷面部，以缓解肿胀。
- 必须在手术结束前取出咽塞，并吸引口及胃内容物。
- 阿片类镇痛剂可被用于控制疼痛，使用广谱抗生素。
- 出院后持续使用抗生素 5~7 天。
- 尽快开始流质饮食及软食，维持 3~4 周后，开始半流质饮食。
- 类固醇剂量应逐渐减少，术后每天减少 50%的术中剂量，当地塞米松剂量达到 2mg(或等剂量)时停药。
- 手术日起，交替活动与休息。
- 患者通常在术后第 3~5 天时可进行久坐等活动，轻度运动可在 3~4 周后开始。
- 截骨部位无压痛，X 线片可见骨愈合等，临床评估或 X 线片证实骨愈合前，禁止进行接触性运动，术后第 6 周前无骨愈合迹象。

临床病例

该患者因下颌过长接受了整复手术，结果如图 23.35 所示[10,11]。

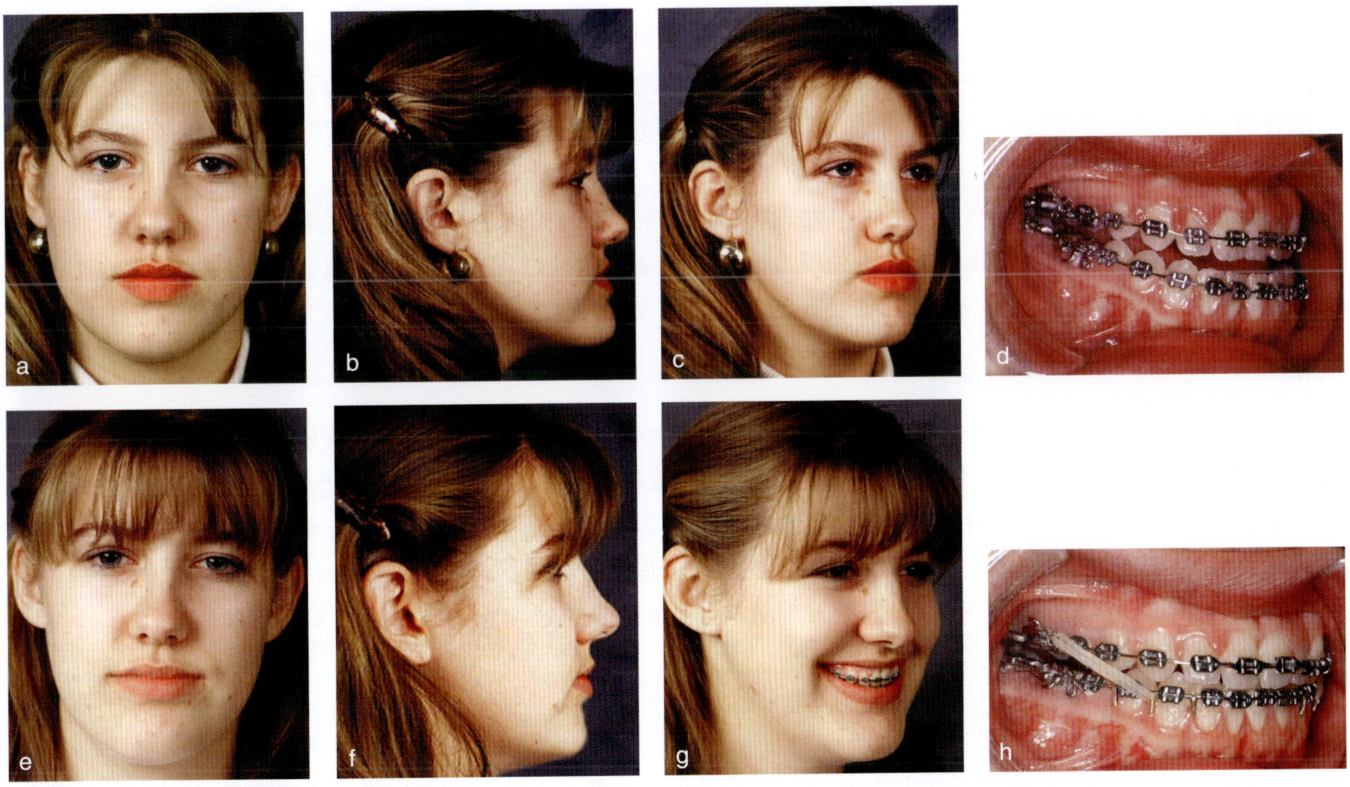

图 23.35 (a~c)一例下颌过长的年轻女性的正位图、侧位图、斜位图。(d)行下颌骨 BSSO 和下颌后退术前的咬合。(e~g)行 BSSO 后患者的正位图、侧位图及斜位图。(h) 行 BSSO 后下颌支咬合。(From Bentz ML, Bauer BS, Zuker RM. Principles and Practice of Pediatric Plastic Surgery. 2nd ed. New York, NY: Thieme Publishers; 2016.)

并发症

感染

正颌手术后感染少见，报道的发病率低于1%，需经皮或口内引流Frank脓肿；当引流不充分时，需要行手术引流。

血管

BSSO术后严重出血不常见，但可发生。有风险的血管包括下牙槽动脉、上颌动脉和面动脉；下颌后静脉；翼静脉丛[8]。小心地在骨膜下剥离，牵拉软组织和侧向劈开有助于避免大多数患者发生血管损伤。下牙槽动脉出血，通常会自行停止。若未停止，可将动脉从下牙槽神经剥离后进行结扎。电凝有损伤神经的风险，应避免使用。对于下颌骨截骨术中咬肌或面动脉损伤导致的持续出血，压迫止血会有一定的帮助。当剥离内侧面时，不慎未在骨膜下剥离，可能会造成血管损伤。用纱布压迫内侧支，通常可以减缓出血；骨膜下剥离可控制升支后缘的出血，但在此之前可能需要完成劈开术。

缺血性坏死在下颌骨手术中不常见。下颌骨的血液供应来自下牙槽动脉，主要通过咬肌和翼肌的附着的肌肉供应血管。当进行BSSO时，广泛剥离外侧皮支骨的咬肌，可能会影响内固定部位的近端血液供应，虽缺血性坏死不常见，但也可能会发生，导致骨骼不稳定和固定消失。

神经

对下颌骨进行BSSO时，感觉缺损是较为重要的问题，因为神经不可见，而外科医生主要依赖解剖数据，但其并不适用于所有患者。在BSSO的过程中，几乎每个步骤中下牙槽神经都会有危险：暴露内侧支时，内侧支水平截骨时，外侧皮支骨垂直截骨时，沿外斜线截骨时，劈开近端和远端时，最后固定时[12]。较高比例的患者有感觉消失，可有或无神经断裂。据报道，神经完全断裂导致感觉消失的发生率为2%~18%。据悉，与可见神经断裂无关的感觉消失发生率为24%~85%。当术中发现神经断裂时，无论如何，应使用标准的操作来修复神经。

BSSO后的其他神经功能异常也有相关报道。在下颌缘的截骨过程中，可能会损伤舌神经，尤其是在下颌缘使用下缘锯时。面神经麻痹不常见，但靠近升支后缘的面神经可能会受损；据报道，其发生率为0.4%~1%。

骨骼

BSSO术中骨折的发生率高达23%，骨折部位包括舌侧骨板、颊侧骨板和髁颈。颊侧骨板骨折通常发生在下颌缘垂直截骨不完整，并尝试使用骨凿进行矢状劈开时，在劈开之前，应完全离断下边界。当水平截骨方向不在咬合平面水平，而向上或向后时，可能会发生髁颈骨折。舌侧骨板起自升支附近，当术前未拔出下颌第三磨牙时，可能会发生骨折。因此，最好在术前6~12个月拔除未萌出的第三磨牙，不仅有利于术中内固定，还可避免不可控的骨折。当术中意外发生骨折时，需要及时处理，注意骨折的处理原则和术后长期上下颌固定。

结论

自1964年Obwegeser首次提出LeFort Ⅰ型截骨术以来，该术式已成为颌面外科医生在实践过程中解决各种颌骨畸形的主要手术技术。BSSO可对面下部的骨骼进行重建，来达到所需的美学和功能目标。

手术要点

- 应使用可伸缩延长管调整鼻气管，以减少鼻翼缘的压力，避免鼻翼坏死（压疮）。
- 术前应放置齿间钩，应在术前 1 周或 2 周提醒正畸医生完成放置。
- 术前应检查颌板[中间和（或）末端]，以确保其适合，模型外科后确认无咬合变化。
- 剥离内侧支时，必须维持在骨膜下剥离，并回顾乙状切迹、舌神经的解剖位置，以及与下颌孔的关系、前后支的厚度与宽度。
- 在下颌骨皮质切开转为截骨时，建议使用较厚的骨凿。较厚的骨凿可作为楔子，有助于避开神经而减少损伤神经的风险。
- 下颌骨下缘皮质通常为不完全截骨，预防上颌骨下骨折。
- 双侧皮质钛钉为固定两端的初步定位螺丝，而不是用于加压两端的最终螺丝。若螺丝被拧紧，近段可能会被横向移出关节窝，并有发生神经挤压的风险。
- 完成骨内固定，拆除上下颌固定，并检查其咬合。下颌骨髁突应位于关节窝内，被颌板直接就位。如果在检查咬合时髁突没有正确就位，则必须重新进行固定。
- 在手术结束之前必须取出咽塞，并吸引口内及胃内内容物。

（柴岗 金秉燮 译）

参考文献

1. Maal TJ, de Koning MJ, Plooij JM, et al. One year postoperative hard and soft tissue volumetric changes after a BSSO mandibular advancement. Int J Oral Maxillofac Surg 2012;41(9):1137–1145
This article evaluates the changes after BSSO with both cone beam computed tomography (CBCT) and three-dimensional (3D) stereophotogrammetry.
2. Trauner R, Obwegeser H. The surgical correction of mandibular prognathism and retrognathia with consideration of genioplasty. I. Surgical procedures to correct mandibular prognathism and reshaping of the chin. Oral Surg Oral Med Oral Pathol 1957;10(7):677–689
This landmark article presented the initial operative description of the bilateral sagittal split osteotomy.
3. Smith BR, Rajchel JL, Waite DE, Read L. Mandibular anatomy as it relates to rigid fixation of the sagittal ramus split osteotomy. J Oral Maxillofac Surg 1991;49(3):222–226; discussion 227
This article described precisely the anatomy of the mandible as it pertains to safely splitting the mandible for a BSSO.
4. Obwegeser H. The indications for surgical correction of mandibular deformity by the sagittal splitting technique. Br J Oral Surg 1964;1:157–171
This article has an in-depth review of the indications for sagittal split osteotomy of the mandible.
5. Furutani M, Kawai M, Takenobu T, Iwaki F. Modified sagittal split ramus osteotomy with a reciprocating saw and new retractors. Int J Adult Orthodon Orthognath Surg 1999;14(4):315–318
6. Munro IR. Neurovascular protection in the sagittal split osteotomy. Plast Reconstr Surg 1980;65(4):510–512
This article documented the importance of surgical technique for the protection of the mandibular alveolar nerve during a BSSO.
7. Epker BN. Vascular considerations in orthognathic surgery. I. Mandibular osteotomies. Oral Surg Oral Med Oral Pathol 1984;57(5):467–472
8. van Merkesteyn JP, Groot RH, van Leeuwaarden R, Kroon FH. Intra-operative complications in sagittal and vertical ramus osteotomies. Int J Oral Maxillofac Surg 1987;16(6):665–670
9. Mensink G, Zweers A, Wolterbeek R, Dicker GG, Groot RH, van Merkesteyn RJ. Neurosensory disturbances one year after bilateral sagittal split osteotomy of the mandibula performed with separators: a multi-centre prospective study. J Craniomaxillofac Surg 2012;40(8):763–767
10. Gerressen M, Zadeh MD, Stockbrink G, Riediger D, Ghassemi A. The functional long-term results after bilateral sagittal split osteotomy (BSSO) with and without a condylar positioning device. J Oral Maxillofac Surg 2006;64(11):1624–1630
11. Joss CU, Joss-Vassalli IM, Kiliaridis S, Kuijpers-Jagtman AM. Soft tissue profile changes after bilateral sagittal split osteotomy for mandibular advancement: a systematic review. J Oral Maxillofac Surg 2010;68(6):1260–1269
12. Zaytoun HS Jr, Phillips C, Terry BC. Long-term neurosensory deficits following transoral vertical ramus and sagittal split osteotomies for mandibular prognathism. J Oral Maxillofac Surg 1986;44(3):193–196
This article evaluated the incidence of sensory defict associated with a BSSO procedure.

第 24 章

颏成形术

Alexandra Condé-Green, Sami A. Nizam II, Mark S. Granick

颏成形术是颌面外科应用最广泛的手术之一。其通常被用于改善下颌轮廓并获得更自然的外观。

为了做出适当的建议,应进行详细的术前检查,包括软组织和骨组织。此过程有助于创建美观的面部轮廓,并确定成比例的面部高度和宽度。其通常在接受鼻整形术的患者中进行,以增强面部轮廓的和谐。颏成形术可以缩短或延长面部的下 1/3。其可以被用于纠正过于突出或后缩、过宽或过窄的颏部。此外,还可以进行下颌前部水平截骨术,以改善阻塞性睡眠呼吸暂停患者的症状。颏成形术在矫正矢状面和垂直面的不对称和颏部问题方面具有通用性、可靠性和一致性。

目的

增加或减少颏部的突出,缩短或增加颏部的垂直尺寸,纠正颏部不对称,同时改善面部轮廓和侧面形象。

相关外科解剖

骨组织

颏部最厚的部分位于前侧,厚度为 9~15mm[1]。下前切牙的平均长度约为 21mm,通常在术中可触及其牙尖[2]。颏结节位于下前切牙下方 7.1~9.1mm 处,位于下颌骨的后部,用于连接颏舌肌和颏舌骨肌[3]。颏孔最常见于第二前磨牙下方,在牙槽高度和下颌缘之间的垂直位置[4]。

感觉神经支配

下唇和唇颏区域的软组织神经支配由颏神经、下牙槽神经的延续或三叉神经的第三分支提供。神经从前下方接近颏孔,向后方走行,出口位于下颌骨处。该环形走行的平均范围为前侧 5mm 和下方 4.5mm[5]。因此,必须在截骨术中加入一个 6mm 的安全区,以避免切断在骨内走行的神经。离开颏神经后,下牙槽神经作为分支继续延伸一段距离,大部分在到达下颌中线之前终止[5]。该区域牙列的神经支配是多变的,并通过下颌舌骨神经、舌神经和下牙槽神经终末支之间形成的神经网络实现[6]。在截骨过程中,这种神经丛的某些部分总是受到损伤;然而,牙齿的感觉通常可恢复,且无后遗症。颏部其余部分由下牙槽神经的下颌舌骨支支配。其在下颌舌骨肌和下颌缘之间走行。下缘截骨常导致该区域感觉异常,因此在操作过程中应特别注意对软组织的保护[7]。

肌肉

手术区的前部肌肉包括降口角肌、降下唇肌、口轮匝肌和颏肌。这些肌肉由下颌缘神经和颊神经支配,它们是面神经的分支。在解剖过程中,最直接参与的肌肉是成对的颏肌。其起源于门牙水平并插入颏部另一侧的皮下组织,形成圆顶结构。在后方,颏部脂肪垫与颏下脂肪垫相连。在其作用下,以及其与前文提到的肌肉相连接颏肌是唯一可提升颏部的肌肉,并间接地提升下唇。在手术结束时对其进行解剖复位,对于避免动态和静态颏部移位并发症至关重要[8]。

下颌骨的后部是颏结节的所在位置,其是颏舌肌和颏舌骨肌的附着起源,它们分别从舌下神经和第 1 对脑神经的根部获得神经支配。这些肌肉与阻塞性睡眠呼吸暂停有关。如果进行改良颏成形术,包括切除颏结节,则可以将这些肌肉向前拉伸,去除任何多余的咽组织[9]。相反,如果计划进行后缩颏成形术,则应在较低位置进行截骨术,以避免影响颏结节。

血管

下颌骨的直接血液供应由下牙槽动脉提供,下牙槽动脉是上颌动脉的一个分支。由于这种供应在截骨术中被切断,远端部分的血供依赖于其软组织血管蒂。供应该区域的血管包括颏下动脉和唇动脉,以及面部和舌动脉的侧支。静脉回流来自类似名称的静脉。为减少术后再吸收,应在截骨术中抬高一部分软组织[9,10]。

相关外科解剖结构如图 24.1 所示。

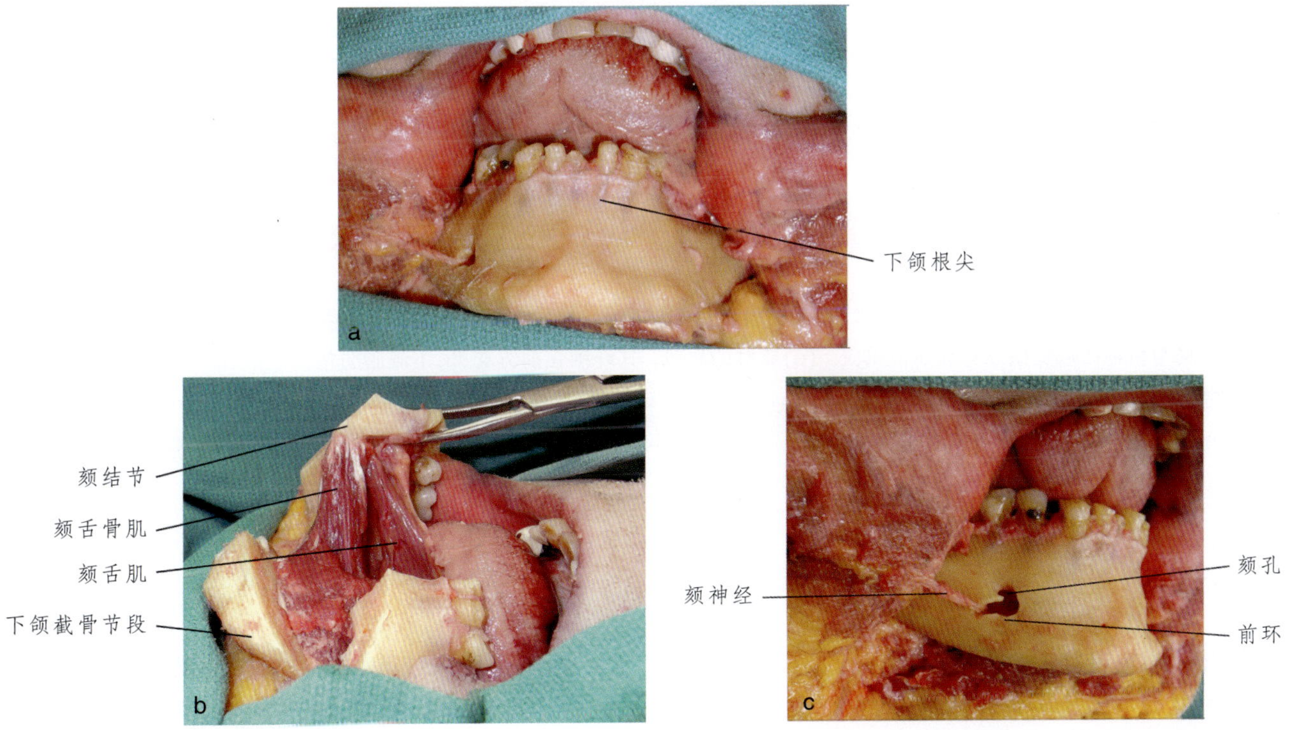

图 24.1 (a)尸体标本上可见的根尖轮廓。(b)这具尸体标本上可见颏舌骨和颏舌肌附着在颏结节上。截骨术是在颏神经下方进行的。可以看到舌动脉的终末分支沿着颏舌肌走行。(c)右下牙槽神经的远端部分在接近颏孔时已脱顶。注意其如何从下方移动到上方,然后从前方移动到后方。(待续)

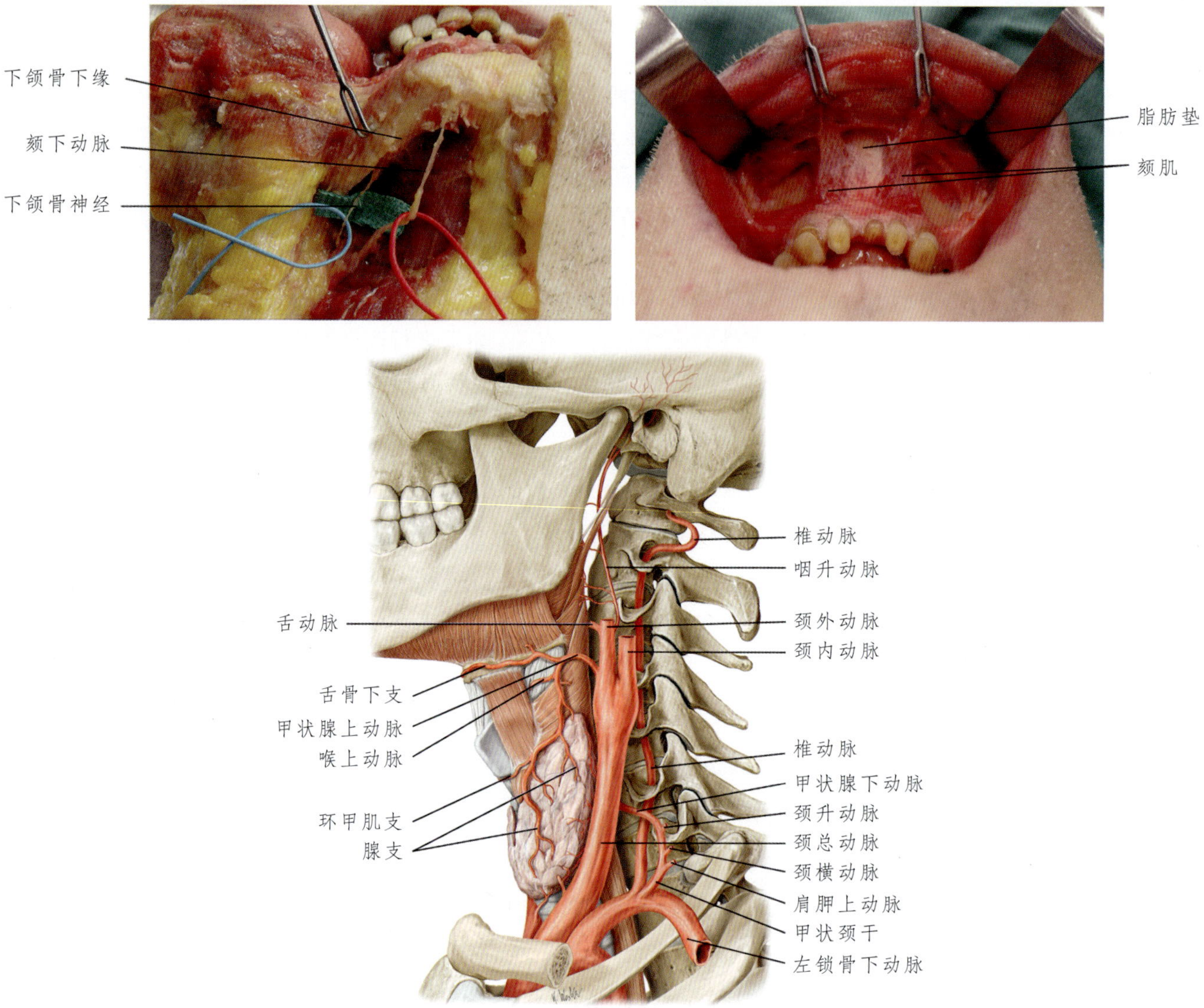

图 24.1(续) (d)去除皮肤、皮下组织、颈阔肌、颈深筋膜浅层和二腹肌,显示下颌舌骨神经(绿色血管袢)和颏下动脉(红色血管袢)。这些结构为精神区域提供感觉和血液供应。(e)成对的颏肌。其纤维在前方交叉,下颌脂肪垫位于两者之间。(f)动脉吻合网络供给下颌骨。(From Schuenke M, Schulte E, Schumacher U, Ross LM, Lamperti ED, Voll M. Thieme Atlas of Anatomy: Head and Neuroanatomy. New York, NY: Thieme Publishers; 2010. Illustrations by Karl Wesker.)

患者选择

选择合适的患者是确定是否需要进行颏成形术的第一步，而不是置入植入物或进行其他操作来矫正颏部畸形。首先进行全面的病史和体格检查,重点是患者的牙齿咬合和骨骼畸形;这有助于避免对需要常规正颌手术的患者进行颏成形术。一旦患者被认为是颏成形术的良好候选人,评估其需求和对手术效果的期望是必不可少的。

适应证和禁忌证

适应证

通过对每例患者进行分析，颏成形术的适应证取决于是否需要通过手术干预将颏部骨骼移动到一个使硬组织和软组织协调一致的位置。

适应证包括：

- 对于Ⅰ类错颌畸形，畸形位于颏部。
- 矢状面颏部畸形：后退、前突。
- 垂直面颏部畸形：小颏、巨颏。
- 横切面颏部畸形：不对称。
- 颏部和下颌区域的联合畸形，与正颌手术相结合。
- 医疗条件：患有阻塞性睡眠呼吸暂停综合征的患者，呼吸障碍指数在 15 次/小时以上，氧合血红蛋白去饱和度低于 87%，且持续气道正压通气(CPAP)失败或不愿长期使用 CPAP 设备。

禁忌证

对于下颌骨和(或)上颌骨畸形，但颏部位置适当的患者，禁用颏成形术。当考虑行下颌骨缩小术或滑动截骨术时，术前仔细评估牙齿和下颌骨高度至关重要。存在长牙和短下颌骨是该手术或积极减少骨质操作的相对禁忌证。

对于患有严重疾病(如恶病质或心肺疾病)导致外科手术不安全的患者，该手术是禁忌的。对于患有轻度至中度小颏畸形的老年患者，适合行异体增大，而不是颏骨成形术。

对于不能通过单纯的颏成形术完全矫正的畸形患者，应避免此操作。任何在术前阶段表现出不切实际的期望或不合作的患者都被认为是该手术的不良候选人。

术前计划

根据专业不同，存在多种颏部位置分析方法。应评估颏部的前后位置和垂直位置，并评估对称性，以帮助规划最佳美学和功能结果。必须记住，不存在任何神奇的数字或评估工具来确定适当的颏部位置。需要在患者的其他面部结构、种族和性别，以及患者对产生最有价值结果的偏好之间进行平衡。结合体格检查、X 线检查和光电分析的常用评估方法，以识别潜在的畸形并选择最合适的移动。

咬合评估

检查咬合关系可以让外科医生深入了解其生长模式和潜在的骨骼畸形。安氏分类将咬合模式分为Ⅰ、Ⅱ或Ⅲ类。Ⅰ类指相对于下颌牙齿位置正常的上颌牙齿位置，其中第一上颌磨牙的近颊尖位于下颌第一磨牙的近颊沟中。Ⅱ类和Ⅲ类分别表示下颌牙列在近中颊尖的后部或前部的情况。对牙齿和骨骼畸形应分开检查。例如，之前接受过正畸矫正和拔牙以对齐牙列的患者通常具有安氏Ⅰ类咬合，但其可能会出现明显的潜在骨骼畸形。这些患者通常是单纯颏成形术的良好候选者，而有潜在咬合畸形的患者最好接受真正的正颌手术[11]。

影像学评估

由侧视图和正视图组成的头影测量检查提供了丰富的信息。在头颅侧位片上，由 SNA 和 SNB(S，蝶鞍点；N，鼻根点；A，鼻棘下点；B，颏上点)组成的 Steiner 分析提供了快速评估，以识别前后方向的潜在骨骼异常[12]。通过点 B 绘制一条垂直于法兰克福水平面的线。下颌切牙的前表面应在该线前方 4mm 处下方。颏突是颏部最前面的点，也应该在这条线前 4mm 处下方，并且该比率应该保持不变，以提供理想的唇颏褶皱深度[1]。头颅侧位片可被用于评估软组织厚度，从而区分骨错位和软组织缺损，并有助于确定软组织包膜是否会对骨颏成形术产生反应[13]。

前后位头影测量评估正视图中的对称性。颏部的下边界可以根据穿过眶缘的线来评估，以确定是否存在倾斜。此外，面部中央部分的子午线有助于识别冠状面的不对称性[13]。垂直测量可用于描绘牙齿下根的长度，以规划截骨术的上部范围。随着虚拟手术计划的出现，许多外科医生使用这些经典的测量值叠加在 3DCT 扫描上来准确描绘颏部在 3D 空间中的位置，并预测复杂运动可能发生的变化[1]。

软组织评估

软组织分析由标准临床摄影技术提供，但也可以从头影测量的软组织描记中获得。面部高度的评估是通过将面部分成三部分来获得的，特别注意下 2/3。软组织鼻根与鼻下/鼻下与颏的比例应为 43%:57%[14]。

根据 Gonzalez-Ulloa 和 Stevens 的分析，软组织颧弓应该落在软组织鼻根垂直于法兰克福水平面的直线上[6]。还应评估颏部与其他面部结构(如鼻和嘴唇)的关系。这可以通过追踪 Ricketts 的 E 线来完成，该线从鼻尖的最前部投影延伸到软组织颏部。上唇和下唇应分别落在这条线后方 4mm 和 2mm 处。图 24.2 显示了理想的测量结

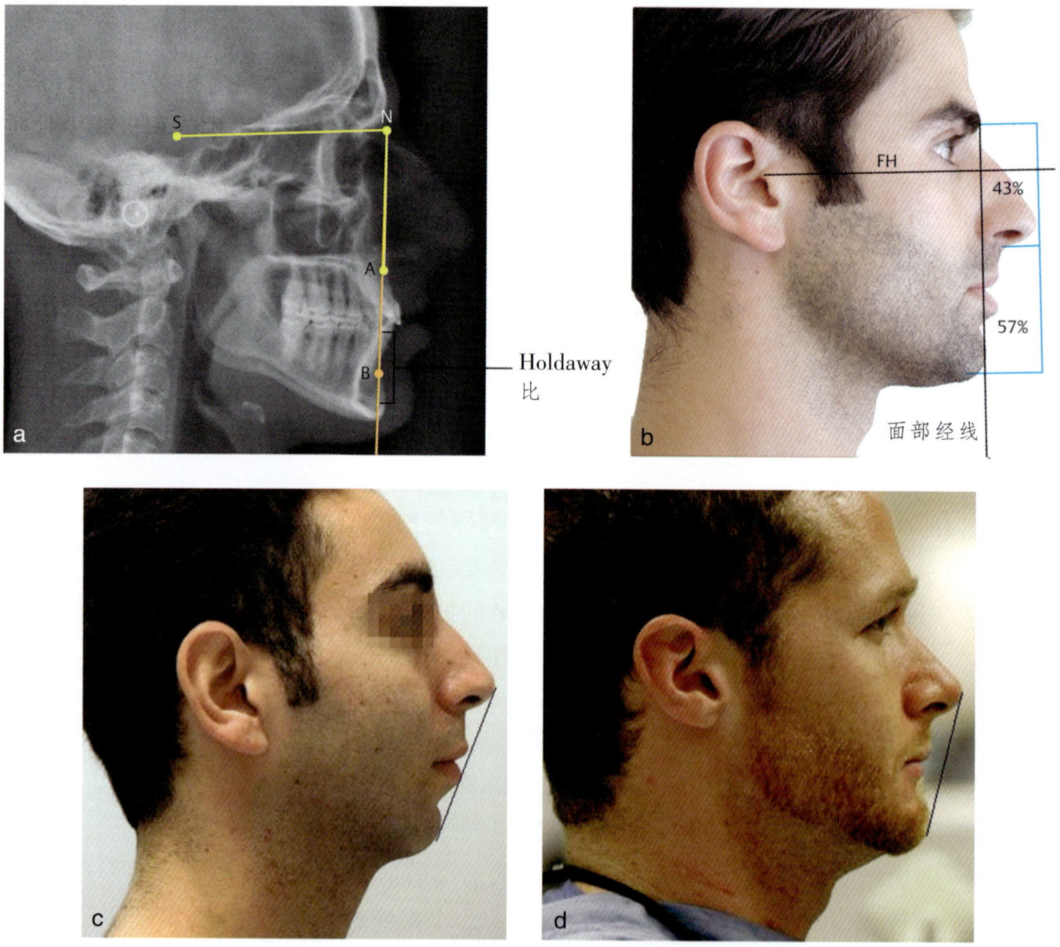

图 24.2 (a)头颅侧位片，测量结果接近理想，显示 SNA(82°)、SNB(80°)，Holdaway 比为 1:1，牙齿和下颌位于 SB 线前方 4mm。(b)横向视图显示接近理想的垂直关系(43%:57%：中 1/3/下 1/3)。同样明显的是，根据面部经线判断，下颌在矢状面上有足够的投影。(c)由于下颌后缩，Ricketts 的 E 线(审美线)直接位于该患者的嘴唇上。(d)该患者的轮廓属于Ⅱ类骨骼(下颌发育不全)；患者之前接受了拔除前磨牙和后缩前牙列的伪正畸治疗。由于这种治疗，Ricketts 的 E 线位于上唇和下唇前方的距离太远。下颌前移会对患者有更好的帮助。FH，法兰克福水平面；N，鼻根；S，蝶鞍。

果，并使用 Ricketts 的 E 线比较了两例男性患者，展示了其不和谐的较低的面部比例。

当口点和颏点之间的距离被分成 3 等分时，唇颏应该落在面部下 3 等分部分的上、中 1/3 之间。其深度在男性中约为 4mm，在女性中约为 6mm。颈颏角应为 105°~120°。如果计划进行向后或垂直缩小颏成形术，并且该角度已经钝化，则应与患者讨论行颏下吸脂术等辅助手术，以避免轮廓外观恶化。

软组织对骨移动的反应

在垂直推进中，骨每推进 1mm，预计软组织移动 0.8mm。垂直增强产生大约 1:1 的比率。垂直复位颏成形术的反应较差，每减少 1mm 的骨质，软组织移动 0.3mm。这种对复位程序反应较差的原因是软组织无法在其新位置上收缩[15]。

手术器械

图 24.3 显示了进行颏成形术所需的标准器械。每位外科医生都有自己的喜好；图中显示了基本工具和我们认为有用的一些可选工具。

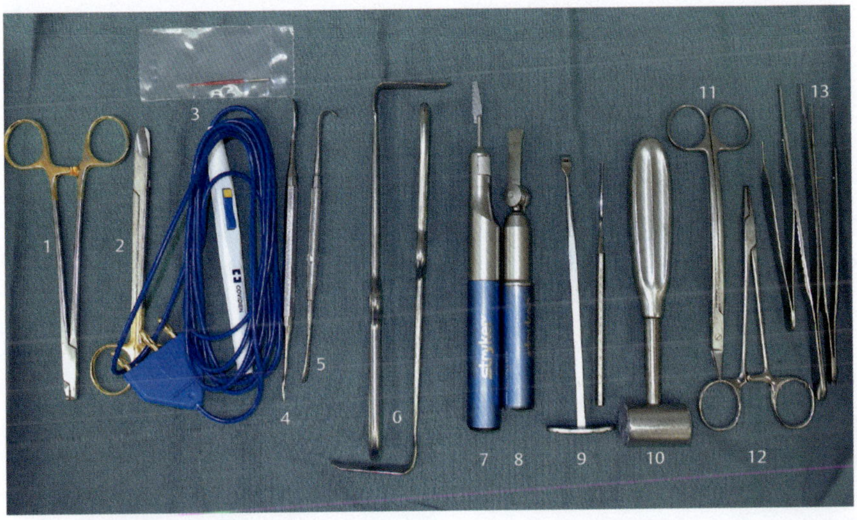

图 24.3 线驱动器(1)；钢丝钳(2)；细针尖电烙术(3)；Molt 9 号骨膜剥离器(4)；弧形双头剥离子(5)；内束和外束牵开器(6)；往复锯(7)；矢状锯(8)；T 形骨刀和直骨凿(9)；木槌(10)；剪刀(11)；持针器(12)；组织钳(13)。

手术过程：技术细节

在全身麻醉下，患者可以在不到一个小时的时间内快速安全地进行颏成形术。也可以在门诊手术中心进行深度镇静，因为在该区域可以实现充分的局部麻醉。通常以无菌方式准备和覆盖面部和嘴部。放置喉袋，并施用覆盖口腔菌群的抗生素。

患者在全身麻醉下接受了手术，将鼻气管固定在头巾上，并垫在前额上。图像从外科医生的角度呈现，其站在患者的头部一侧(图 24.4 至图 24.32)。

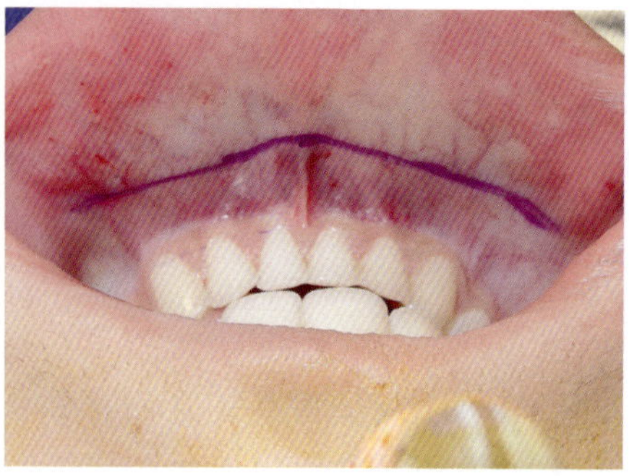

图 24.4 沿尖牙远端标记切口，位于附着牙龈下方约 7mm 处。

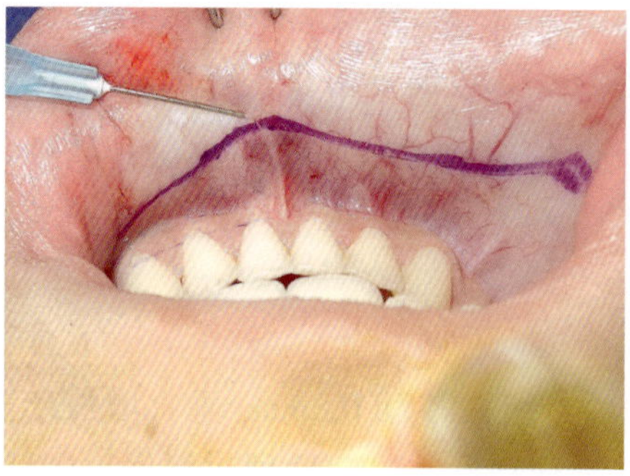

图 24.5 在切口处注射含有血管收缩剂的局部麻醉剂（1% 利多卡因和 1:100 000 肾上腺素），以帮助止血并减少麻醉需求。

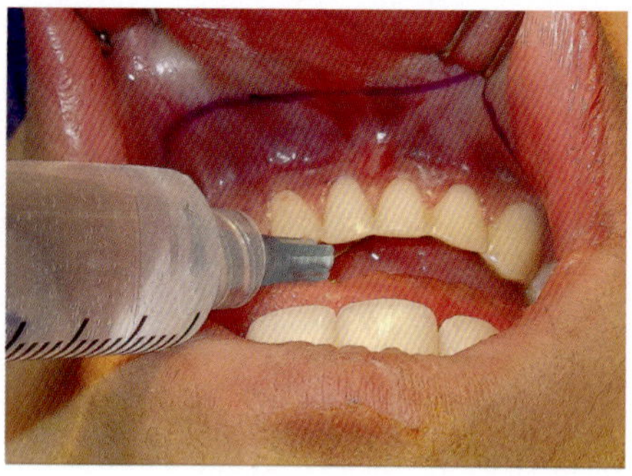

图 24.6 将溶液从舌侧注射到下颌骨。

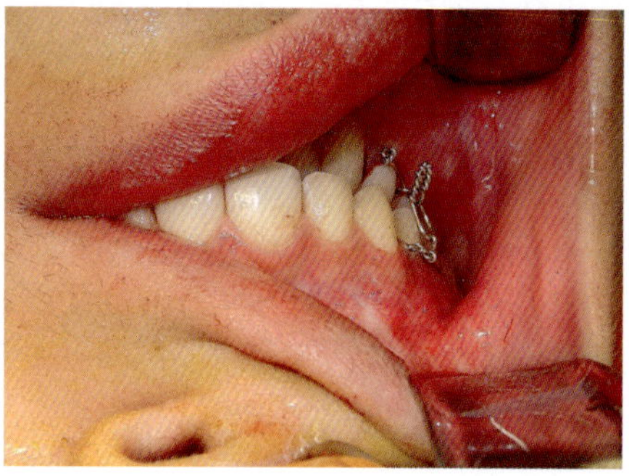

图 24.7 使用上颌骨固定装置，以便在血管收缩剂发挥作用时提供稳定的解剖平台。

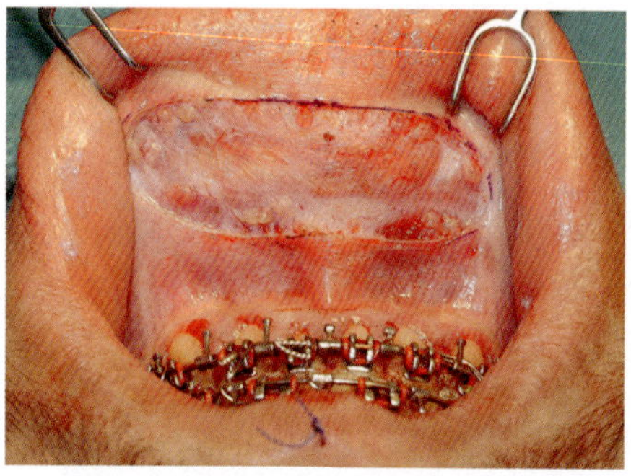

图 24.8 助手对下唇施加反牵引力。采取电灼术切开黏膜。

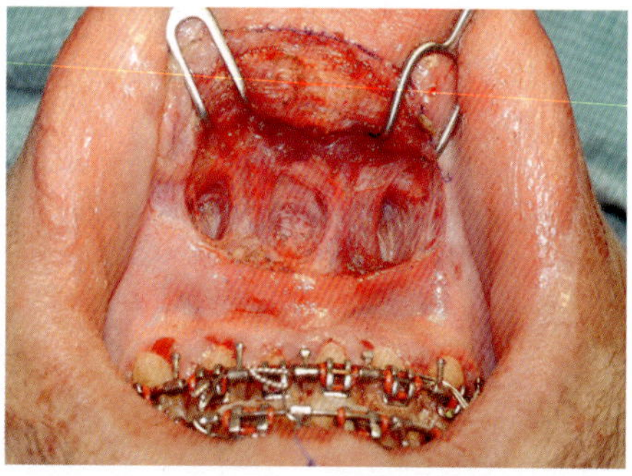

图 24.9 继续对骨骼进行电灼解剖，直到遇到并隔离两个颏肌的头部。

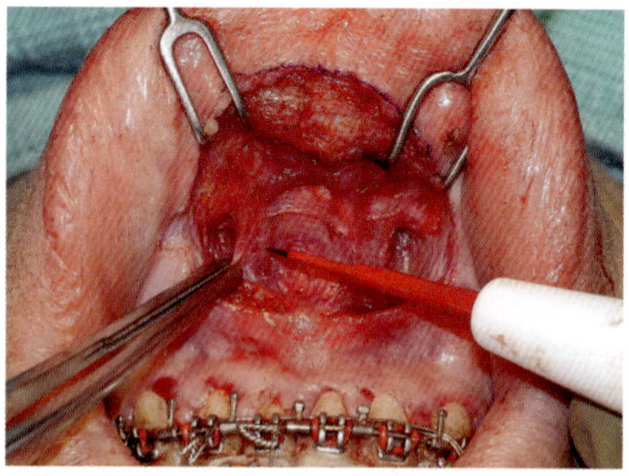

图 24.10 颏肌的头部被横切，以容纳近端和远端的袖带。随后将在解剖学上对其进行重新排布。

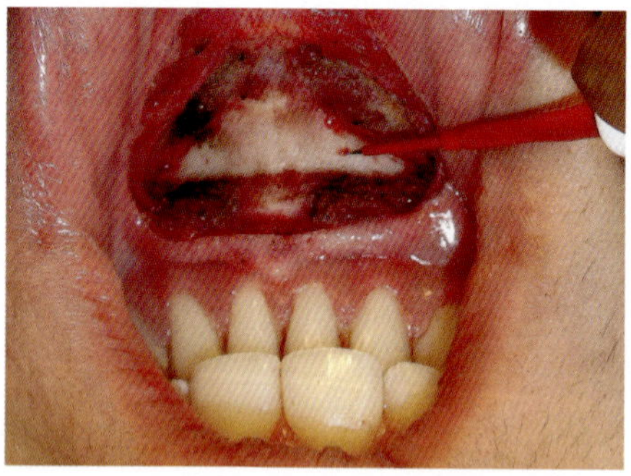

图 24.11 使用电灼术对下颌联合的骨膜进行刻划。在此阶段最低限度地破坏组织，以维持远端节段的灌注。

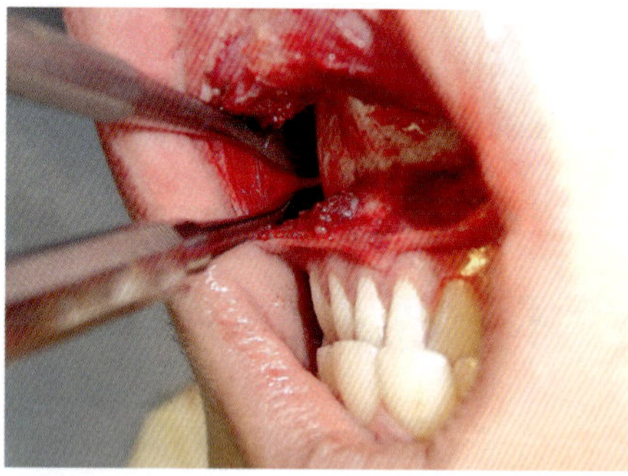

图 24.12 在每一侧进行骨膜下解剖，直到识别出颏神经。

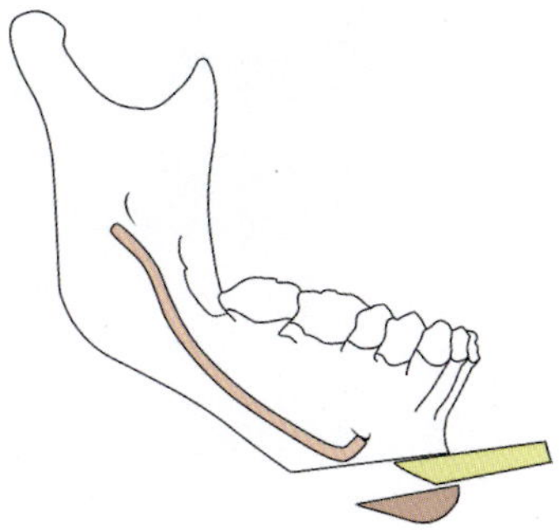

图 24.13　截骨术和推进颏成形术。(From Pu LLQ, Chen YR, Li QF, Wu W, Park DH, Takayanagi S, Wei FC. Aesthetic Plastic Surgery in Asians: Principles and Techniques. New York, NY: Thieme Publishers; 2015.)

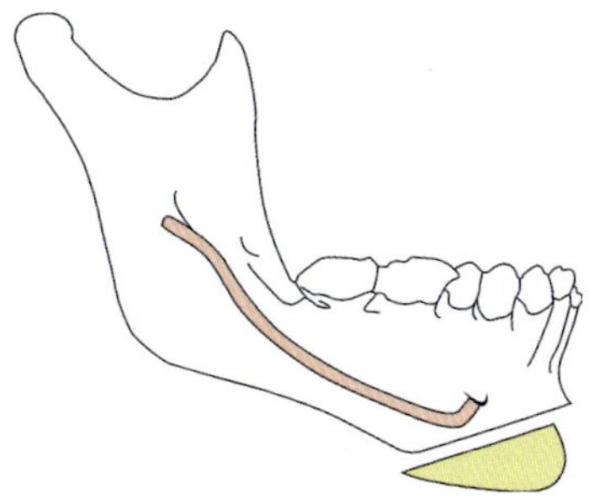

图 24.14　后缩颏成形术。(From Pu LLQ, Chen YR, Li QF, Wu W, Park DH, Takayanagi S, Wei FC. Aesthetic Plastic Surgery in Asians: Principles and Techniques. New York, NY: Thieme Publishers; 2015.)

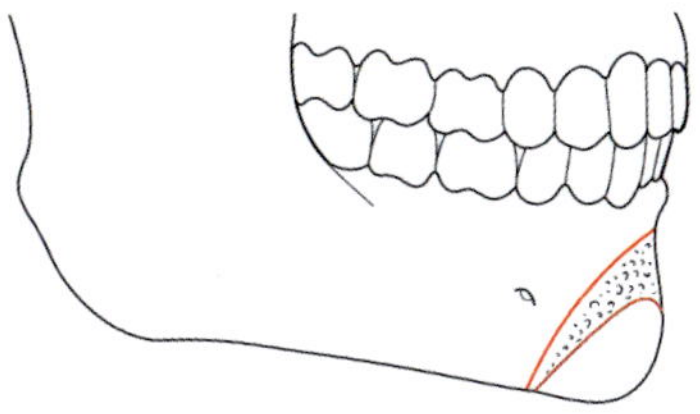

图 24.15　垂直增强下颌。

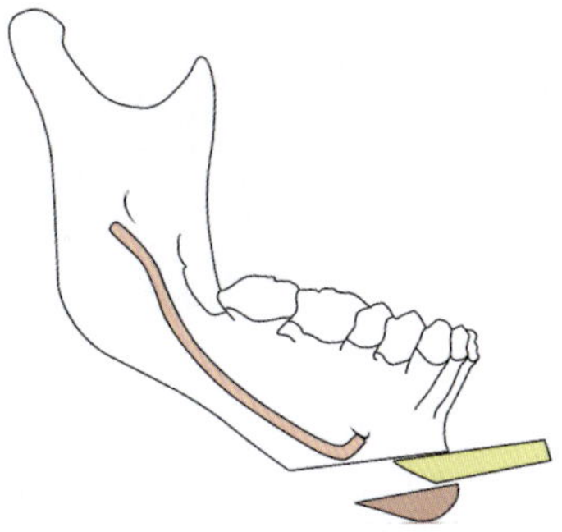

图 24.16　垂直缩小下颌。(From Pu LLQ, Chen YR, Li QF, Wu W, Park DH, Takayanagi S, Wei FC. Aesthetic Plastic Surgery in Asians: Principles and Techniques. New York, NY: Thieme Publishers; 2015.)

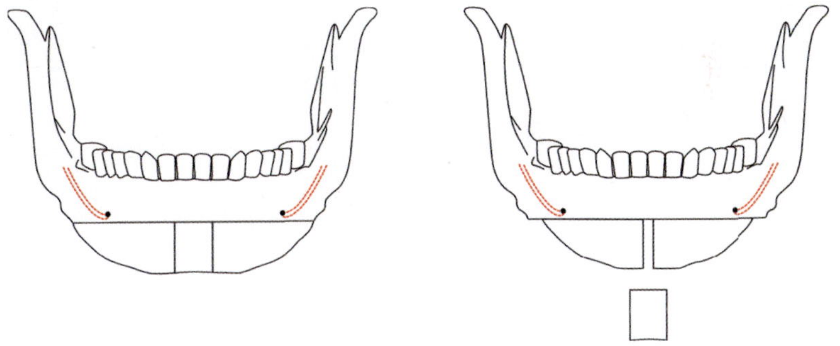

图 24.17　缩小下颌。(From Pu LLQ, Chen YR, Li QF, Wu W, Park DH, Takayanagi S, Wei FC. Aesthetic Plastic Surgery in Asians: Principles and Techniques. New York, NY: Thieme publishers; 2015.)

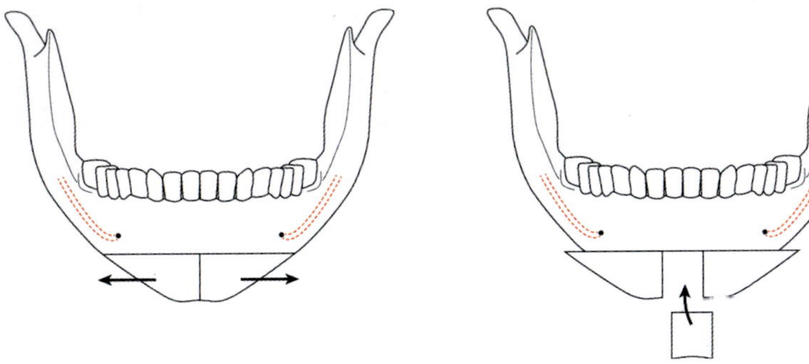

图 24.18　加宽下颌。

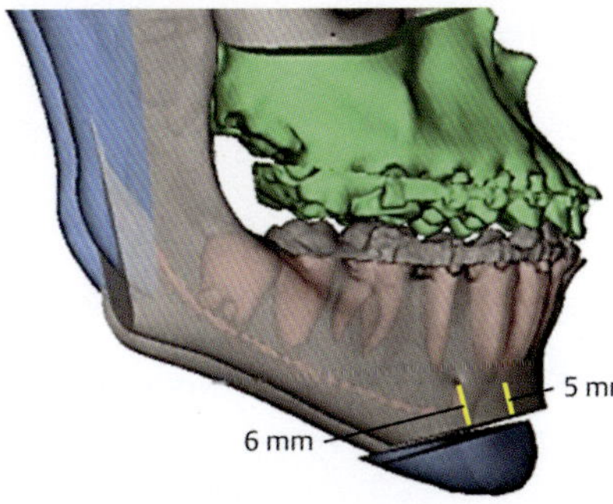

图 24.19　截骨术应分别在牙尖下方至少 5mm 和距颏孔 6mm 处进行，以免损伤牙根和下牙槽神经。

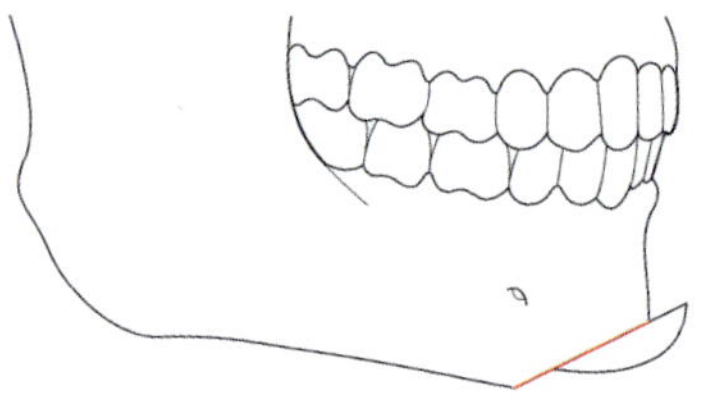

图 24.20 截骨术的角度因面部高度而不同。虽然这些是极端的个例,但这两个相同的模型证明了角度对正向平移和高度变化的影响。

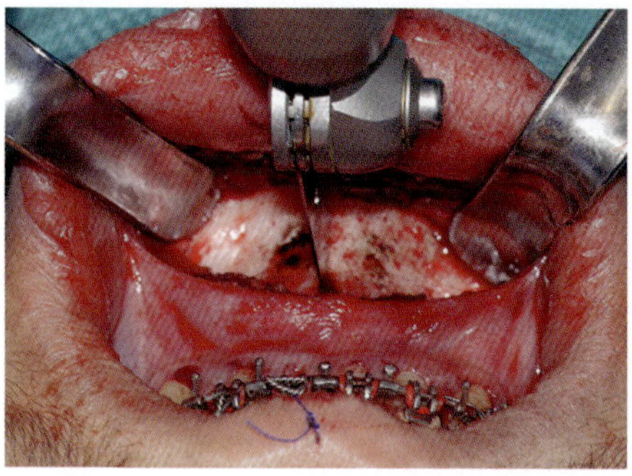

图 24.21 用矢状锯标记出血的骨骼,以作为参考

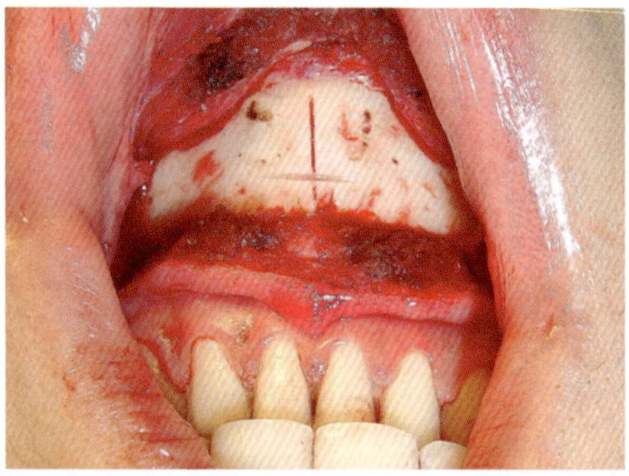

图 24.22 截骨术前上部用矢状锯标记,作为切割时的参考。

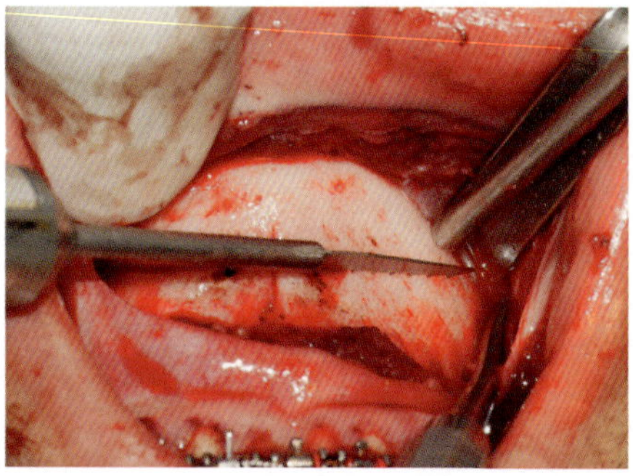

图 24.23 颏神经被上方的弧形双头剥离子保护。助手用外束牵开器向下回缩软组织。然后,外科医生用拇指回缩嘴唇,同时用剩余的手指触摸下颌骨的下缘。

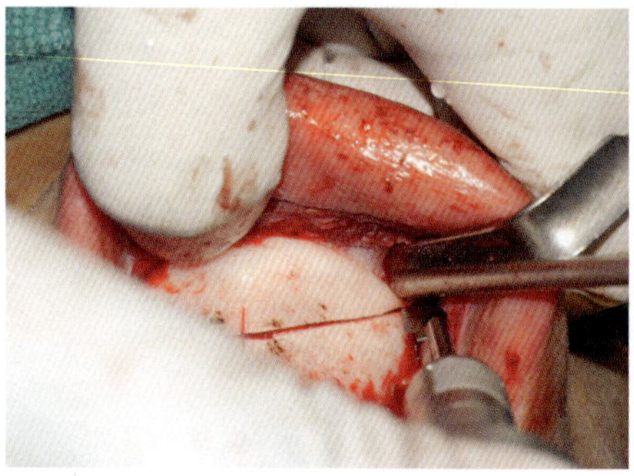

图 24.24 将矢状锯直立,外科医生用非惯用手同时通过下颌骨下缘确认进行完全截骨。

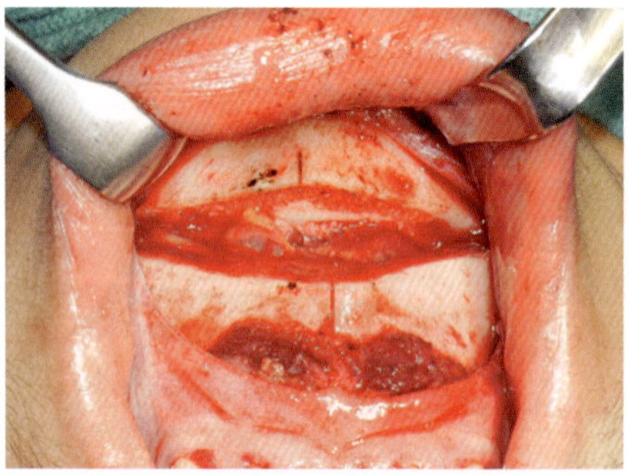

图 24.25 然后用手指按压或用木槌和t形骨刀将下颌向下骨折。

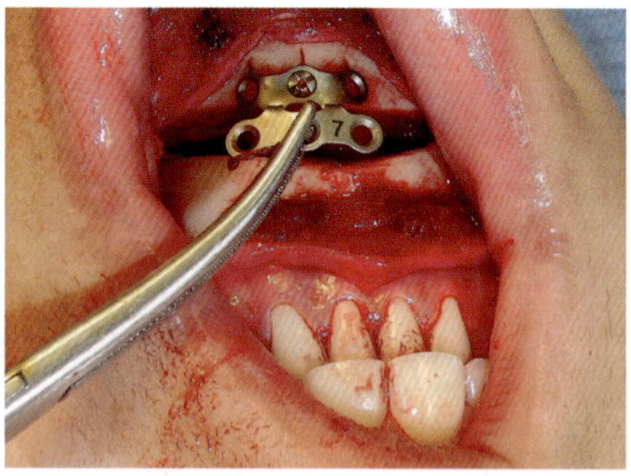

图 24.26 固定。然后,将钢板首先连接到远端节段,以便在定位时进行控制。

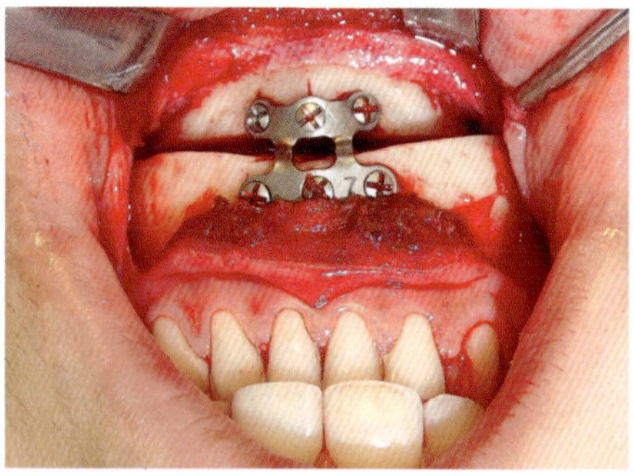

图 24.27 使用预弯板将下颌固定在其最终位置。

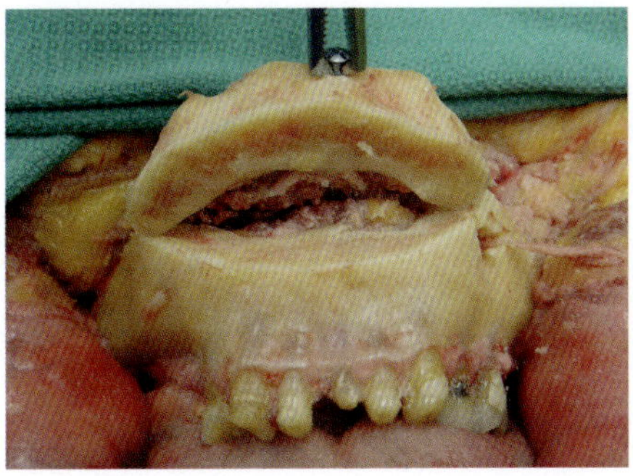

图 24.28 或者可以放置一个螺钉来控制远端节段。

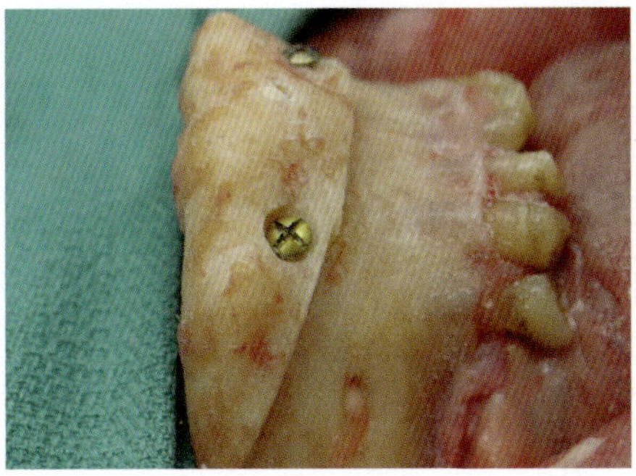

图 24.29 放置两个定位螺钉进行固定，应做埋头孔，以减少接触。

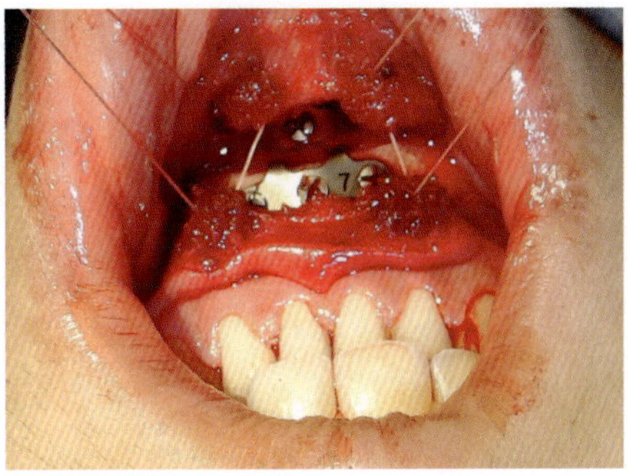

图 24.30 为了实现闭合，颏肌近端和远端残端用可吸收缝合线重新定位。

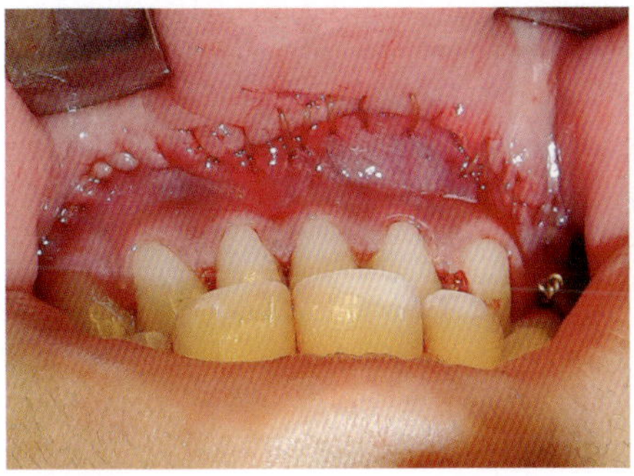

图 24.31 采取连续的 3-0 铬肠线缝合，完成闭合。

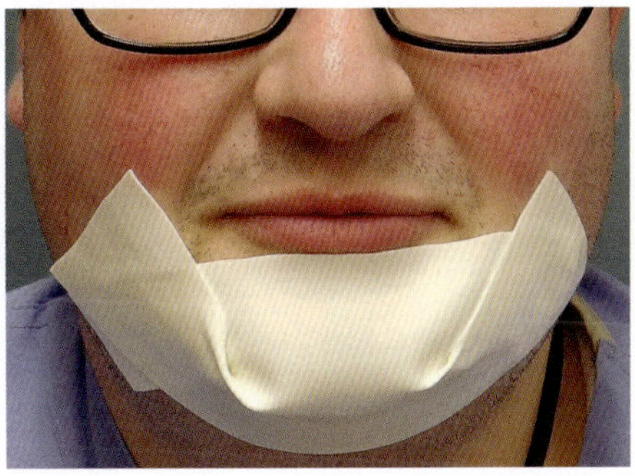

图 24.32 用泡棉胶带放置支撑敷料，以帮助软组织重新覆盖。

手术技巧

切除与暴露

- 对于唇部回缩，最好由助手用 4cm×4cm 纱布夹住下唇，以便沿切口长度平衡回缩。
- 初始切口垂直于黏膜，一旦识别出颏肌，则重新朝向骨骼。
- 必须保持大的颏肌近端残端，以获得更好的解剖相似。研究表明，当仔细地进行近似解剖时，术后颏部下垂和切牙的显示效果较好[16]。
- 为了识别颏神经，应检查术前影像以了解大致位置。骨膜下剥离应当在假定的神经走行上方和下方，在有足够的照明条件下进行，直到可以看到神经离开下颌骨。此时不需要在神经上方进一步解剖，因为可能会导致感觉异常。

截骨术

- 如果通过查看术前头影测量片进行计算，则可以根据截骨斜率预测垂直移动[17]。
- 为了完成最下端的切口，外科医生的非惯用手应放在下颌骨的下缘，这有助于确认下缘的全截骨术已完成，并避免对软组织造成创伤。向下折法施行困难主要是因为该区域截骨不充分。
- 下颌骨下缘附近有下颌舌骨神经和颏下动脉；因此，外张牵开器被用于保护软组织，避免导致颏下和下唇颏区域出血和神经感觉障碍[7]。
- 截骨术后肌肉组织经常出现严重的渗出。注意止血，应用止血剂、临时填塞，以减少术后瘀伤。

固定

- 刚性固定（螺钉或板）可提供长期稳定性，尤其是在进行较大且不对称的运动时[18]。
- 如果使用预弯板，其可以反转以允许后退。
- 如果使用定位螺钉，其头部应埋入，以避免术后可触及。

关闭

- 如前所述，在解剖学上重新近似颏肌头将提供最佳的美学效果。
- 黏膜的中线首先应与缝合线对齐，以确保充分重新近似。
- 最好让助手在颊黏膜上放置一个外张牵开器，同时用4cm×4cm纱布夹住下唇，从而完成黏膜闭合。

术后护理

- 根据麻醉类型或患者的状况，患者可在手术当天或术后1天出院。
- 将支撑胶带或面部吊带敷料放置在颏部区域，以尽量减少血肿的形成并提高舒适度。
- 药物止痛。
- 建议患者在手术前后1个月内不要吸烟，手术后至少1周内避免饮酒。
- 床头应抬高30°~45°，持续5天。
- 第1周应尽量减少过度的面部动作（打哈欠、咀嚼、大笑、微笑、说话）。
- 可给予抗生素5~7天。
- 术后第一次就诊应安排在术后5~7天。
- 术后几天，患者必须保持清淡饮食，然后根据患者的情况恢复正常饮食。
- 应经常用生理盐水或消毒液冲洗口腔，直到术后第一次就诊。
- 数周后，患者可逐渐恢复正常活动。
- 手术后5~7天进行头影测量。

临床病例

此前接受过重建手术的患者接受了颏成形术，如图24.33和图24.34所示。

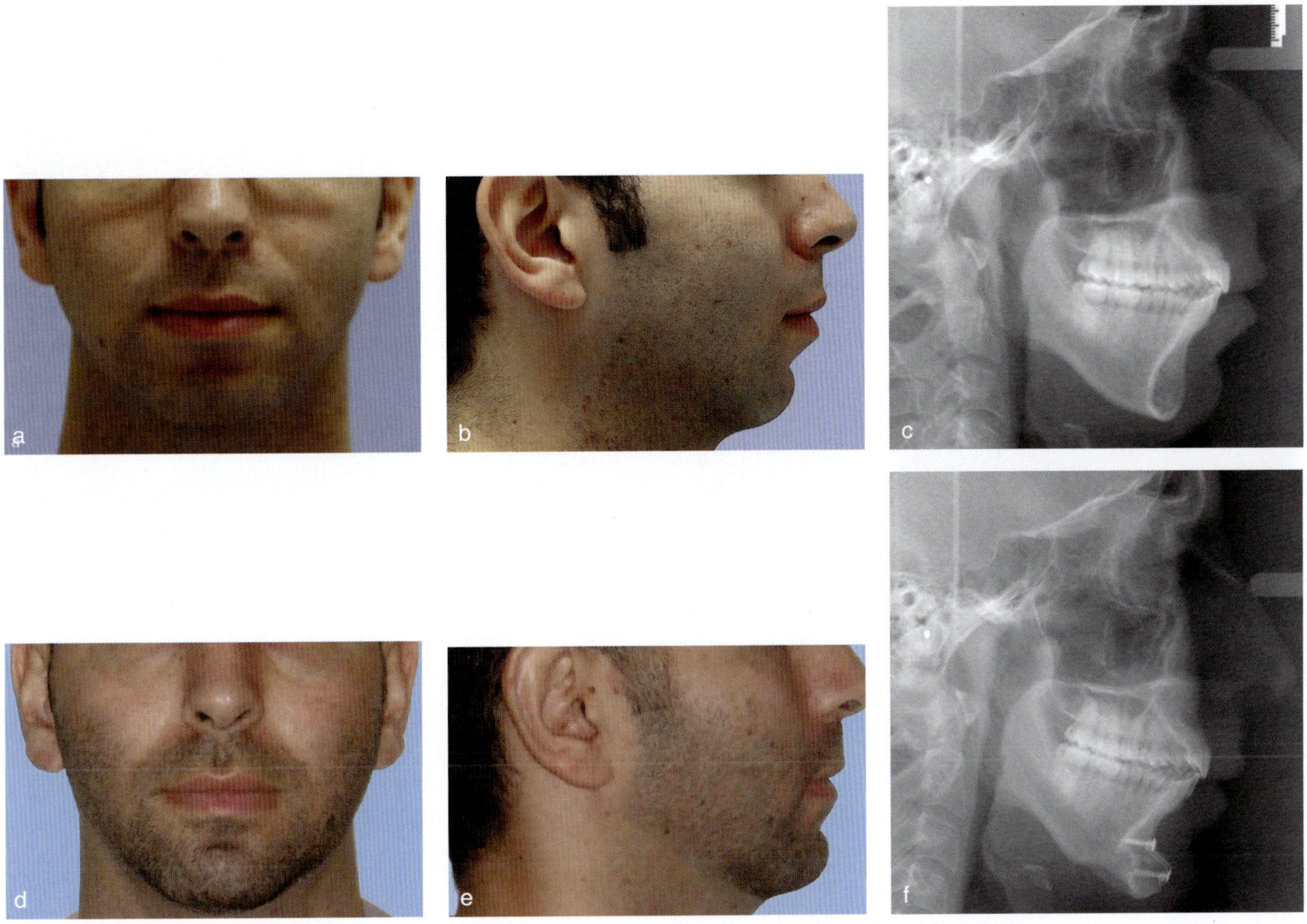

图 24.33 31 岁男性患者表现为Ⅰ类咬合，继发于正畸和Ⅱ类错颌畸形（下颌发育不良）。但患者因为必要的正畸失代偿而拒绝接受正颌手术，最终进行了 6mm 推进颏成形术。(a,b)术前正视图和侧视图。(c)术前头影测量侧视图。(d,e)患者术后 6 年的正视图和侧视图。(f)术后头影测量侧视图。

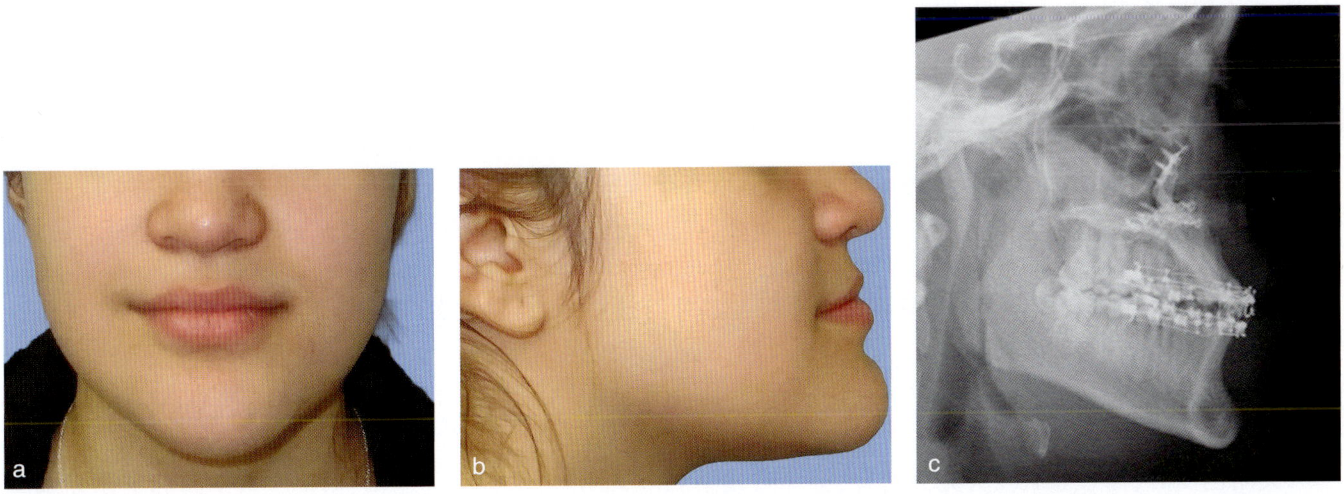

图 24.34 17 岁女性患者曾接受过 LeFort Ⅰ型截骨术和双侧口内升支垂直截骨术。当时其曾拒绝接受颏成形术。然而，由于患者对下颌前突不满意，而后遂进行了后缩颏成形术，后缩了 8mm，并进行了颏下脂肪切除术。(a,b)术前正视图和侧视图。(c)术前头影测量侧视图。（待续）

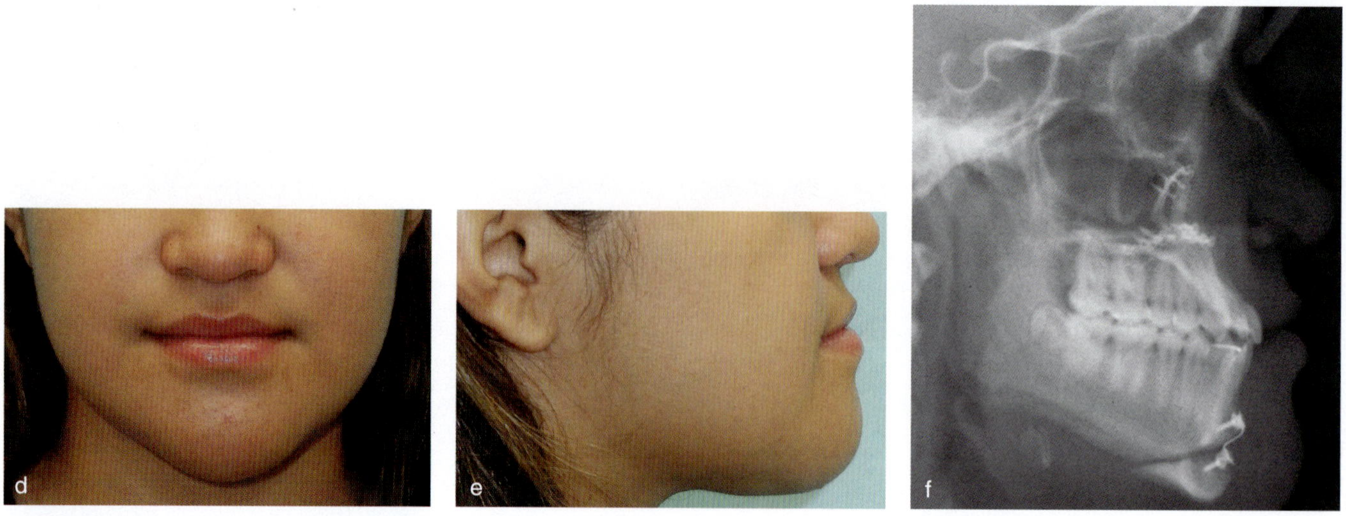

图 24.34(续) (d,e)术后正视图和侧视图。(f)术后头影测量侧视图。

并发症

牙齿失活

在颏成形术中,与任何涉及截骨术或下颌骨植入螺钉的手术一样,必须考虑牙根的位置,以避免损伤,如牙齿变色、慢性疼痛、感染、囊肿、暴露和失活。这可以通过保持下颌进入比暴露的牙齿低大约两个牙冠长度来避免[19]。在某些情况下,需要进行牙龈移植来治疗长期疼痛和牙根暴露。

神经并发症

感觉改变是颏成形术最常见的并发症之一,发生在 12%~17%的患者中。唇红和颏孔正上方的区域是最常受影响的区域,颏部的正中和旁正中区域受影响较小。这很可能归因于对侧及下颌舌骨的交叉神经支配。幸运的是,大多数已发表的数据表明,即使小的神经感觉缺陷在 1 年内仍然存在,但患者很少感觉其致残[20,21]。

血肿

如果血肿渗入口腔底部,导致舌头抬高和气道阻塞,则可能是一种严重的并发症。严格的围术期血压管理可以降低血肿的发生风险。对于晚期血肿,必须引流并冲洗伤口,以防止脓肿形成和最终骨质的吸收。

伤口裂开和感染

感染引起的伤口裂开很少见。只要没有金属制品外露或松动,大多数伤口裂开都会自发闭合。建议进行保守性清创、冲洗和使用抗生素。

颏部下垂和下唇回缩

关闭创面时,如果颏肌没有充分对合,会导致残余肌肉束缩短、术后颏部下垂、唇部位置下移和下切牙暴露增加。另一个原因可能是组织愈合不良,沟中形成瘢痕,牙周组织从其与牙齿的附着处回缩。这在临床上表现为术后流涎。颏肌受损可能会导致颏部出现凹痕,这些凹痕在动态中更加明显。

颏部过度矫正和矫正不足

过度矫正或矫正不足可能是由手术计划不当造成的，可以通过翻修截骨术进行矫正。

轮廓不规则和阶梯状畸形

轮廓不规则不需要立即纠正。外科医生应等待至少 6 个月，才能进行骨骼重塑。如果没有观察到令人满意的改善，可以重新塑造下颌边界。

骨折

远端截骨节段骨折很少见。这可能是由截骨设计不良、钢板放置不当或潜在的牙周骨丢失所致。

创伤性骨化性肌炎

创伤性骨化性肌炎很少见，是由受伤肌肉的骨化形成引起的。

结论

颏成形术是一种多功能手术，可以解决所有三个平面上的颏部畸形。其具有使用自体材料来改变颏部的优势，从而消除了异体植入物的必要性和不良影响。其为外科医生提供了将自然颏部塑造成所需和近乎理想的形状的能力，无论术前畸形如何，该术式都具有出色和持续的长期效果。

手术要点

- 单纯的颏部不对称应与下颌不对称相区分，后者需要行正颌手术(包括下颌与上颌)，而不是颏成形术。
- 颏成形术必须仔细计划，以获得和谐的面部轮廓和侧面外观。
- 切口选择应保留足够的袖带，以使伤口充分闭合，并避免切口太靠近牙龈可能造成的损伤。
- 截骨术必须经颏孔下缘下方至少 5mm，从两侧到中线，沿 70°~80°的角度，避免损伤神经血管束。
- 必须避免下颏联合区过度骨膜下剥离，以防止软组织悬垂、发生不可预测的变化，并保持足够的血液供应。
- 截骨术应向后延伸足够远，以防止在下颌骨下缘出现任何阶梯状畸形。
- 精确定位节段对于保证良好的临床和美学结果至关重要。通过钢板和(或)螺钉进行固定有助于获得可预测的结果，并避免因不稳定性引起再吸收。
- 为了防止颏部下垂，必须充分对合颏肌，有时甚至在闭合前进行骨悬吊。
- 必须修复唇颏皱褶，以达到良好的审美效果。唇颏皱褶的深部应位于唇上缘和颏部下缘的中点附近。
- 必须对黏膜进行良好闭合，以尽量减少伤口裂开和金属材料暴露的风险。应放置压力敷料或面部吊带，以尽量减少血肿形成并减少颏部水肿。

（王晨羽 译）

参考文献

1. Rieck KL. Taking it on the chin—the art of genioplasty. Select Readings Oral Maxillofac Surg 2013;21(2):51
2. Leoni GB, Versiani MA, Pécora JD, de Sousa-Neto MD. Micro-computed tomographic analysis of the root canal morphology of mandibular incisors. J Endod 2014;40(5):710–716
3. Kolsuz ME, Orhan K, Bilecenoglu B, Sakul BU, Ozturk A. Evaluation of genial tubercle anatomy using cone beam computed tomography. J Oral Sci 2015;57(2):151–156
4. Hwang K, Lee WJ, Song YB, Chung IH. Vulnerability of the inferior alveolar nerve and mental nerve during genioplasty: an anatomic study. J Craniofac Surg 2005;16(1):10–14; discussion 14
5. Sahman H, Sekerci AE, Sisman Y, Payveren M. Assessment of the visibility and characteristics of the mandibular incisive canal: cone beam computed tomography versus panoramic radiography. Int J Oral Maxillofac Implants 2014;29(1):71–78
6. Jones BM, Vesely MJ. Osseous genioplasty in facial aesthetic surgery—a personal perspective reviewing 54 patients. J Plast Reconstr Aesthet Surg 2006;59(11):1177–1187
   The authors presented a retrospective study of 64 patients submitted to genioplasty. A total of 54 patients underwent osseous genioplasty, 8 underwent alloplastic genioplasty, and 2 underwent removal of a chin prosthesis only. A sliding advancement correction was performed in most patients who had an osseous genioplasty. Four of these patients required secondary surgery, 5 had additional minor complications, and 7 had transient numbness. Nine patients had a genioplasty alone, 26 had an additional procedure, and 19 had more than one, with an average of 2.9 additional procedures. Twenty-four patients had a simultaneous rhinoplasty and 18 had a facelift. Osseous genioplasty was the authors' preferred technique because of its versatility and long-term stability compared with alloplastic methods. When performed correctly, osseous genioplasty provides excellent results with a high degree of patient satisfaction and few long-term complications.
7. Guyot L, Layoun W, Richard O, Cheynet F, Gola R. Alteration of chin sensibility due to damage of the cutaneous branch of the mylohyoid nerve during genioplasty. J Oral Maxillofac Surg 2002;60(11):1371–1373
8. Hur MS, Kim HJ, Choi BY, Hu KS, Kim HJ, Lee KS. Morphology of the mentalis muscle and its relationship with the orbicularis oris and incisivus labii inferioris muscles. J Craniofac Surg 2013;24(2):602–604
9. Meslemani D, Jones LR. Skeletal surgery in sleep apnea. Curr Opin Otolaryngol Head Neck Surg 2011;19(4):307–311
10. Romanos GE, Gupta B, Crespi R. Endosseous arteries in the anterior mandible: literature review. Int J Oral Maxillofac Implants 2012;27(1):90–94
    The authors conducted a literature review to investigate the topography of endosseous blood vessels supplying the anterior mandible with the goal of preventing complications both during and after oral surgical procedures. Fourteen papers were selected based on selection criteria and were related to radiologic findings and cadaver studies. There were no reports of severe endosseous bleeding from the mandible during surgical procedures in the symphysis. Some papers presented an exact intraosseous path of the canals, as well as frequent blood vessel anastomosis in this region. Dissection studies confirmed the presence of sublingual blood vessels penetrating into the bone.
11. Lee EI. Aesthetic alteration of the chin. Semin Plast Surg 2013;27(3):155–160
12. Chang EW, Lam SM, Karen M, Donlevy JL. Sliding genioplasty for correction of chin abnormalities. Arch Facial Plast Surg 2001;3(1):8–15
13. Ward JL, Garri JI, Wolfe SA. The osseous genioplasty. Clin Plast Surg 2007;34(3):485–500
14. Powell N. Proportions of the Aesthetic Face. New York, NY: Thieme-Stratton; 1984
15. Schendel S, Jacobson R, Aizenbud D. Soft tissue changes associated with orthognathic surgery. In: Miloro M, Ghali GE, Larsen P, Waite P, eds. Peterson's Oral and Maxillofacial Surgery. Shelton, CT: Peoples Medical Publishing House; 2012:1414–1416
16. Chaushu G, Blinder D, Taicher S, Chaushu S. The effect of precise reattachment of the mentalis muscle on the soft tissue response to genioplasty. J Oral Maxillofac Surg 2001;59(5):510–516; discussion 517
    The authors compared vertical and horizontal profile changes of the lower lip and chin after genioplasty, with or without precise attachment of the mentalis muscle. They evaluated 10 patients in whom the mentalis muscle (study group) was reapproximated and 11 patients treated without attachment (control group). In the study group, the length of the lower lip was maintained or increased, and the vertical position of the soft tissue supramentale remained unchanged without chin ptosis in comparison to the control group. Those in the study group displayed the same or less lower incisor show in the postoperative period in comparison to the preoperative state. Therefore, the authors concluded that precise reattachment of the mentalis muscle during an intraoral surgical approach produces a superior result.
17. Shoshani Y, Chaushu G, Taicher S. The influence of the osteotomy slope on bony changes after advancement genioplasty. J Oral Maxillofac Surg 1998;56(8):919–922; discussion 923
18. Shaik M, Koteswar RN, Kiran KN, Prasanthi G. Comparison of rigid and semirigid fixation for advancement genioplasty. J Maxillofac Oral Surg 2013;12(3):260–265
    The authors compared the skeletal stability of rigid versus semirigid fixation for advancement genioplasty by the assessment of vertical and horizontal measurements preoperatively and postoperatively on lateral cephalometric radiographs. In the semirigid group, a mean horizontal advancement of 5.97 mm was accompanied by a relapse of 1.623 mm during a minimum period of 1 year. The mean superior repositioning of the menton was 0.7 mm, with a relapse of 0.325 mm during 1 year. In the rigid group, a mean horizontal advancement of 4.815 mm was accompanied by a 0.2 mm relapse during 1 year and a mean superior menton repositioning of 0.975 mm, with a relapse of 0.1 mm. This study confirms the advantages of the use of rigid fixation in advancement genioplasty. Also, in cases in which large advancements are necessary, wire fixation may offer insufficient means of fixation particularly if the movement is complex and asymmetrical, in which case rigid fixation devices are more helpful.
19. White JB, Dufresne CR. Management and avoidance of complications in chin augmentation. Aesthet Surg J 2011;31(6):634–642
20. Gianni AB, D'Orto O, Biglioli F, Bozzetti A, Brusati R. Neurosensory alterations of the inferior alveolar and mental nerve after genioplasty alone or associated with sagittal osteotomy of the mandibular ramus. J Craniomaxillofac Surg 2002;30(5):295–303
    The authors evaluated neurosensory disturbances in 50 patients divided in groups that had undergone genioplasty, sagittal split mandibular osteotomy, or both procedures in combination. They found that the combination of genioplasty and sagittal split osteotomy seemed to be more detrimental for lip sensibility than genioplasty or a sagittal split alone. Thermal sensation was less affected than tactile sensation, location and two-point discrimination tests (static and dynamic). Despite that, sensory deficit was never considered as disabling by the patients subjectively.

21. Westermark A, Bystedt H, von Konow L. Inferior alveolar nerve function after mandibular osteotomies. Br J Oral Maxillofac Surg 1998;36(6):425–428
The authors evaluated 1,034 patients that had undergone orthognathic surgery after 2 years. The incidence of neurosensory deficiency in the mental region was 216/548 (39%) after sagittal split ramus osteotomy, 26/140 (19%) after extraoral vertical ramus osteotomy, 9/78 (12%) after genioplasty, and 60/650 (9%) after intraoral vertical ramus osteotomy. Additional genioplasty increased both the incidence and severity of neurosensory disturbance after intraoral vertical ramus osteotomy but did not significantly influence the neurosensory function after sagittal split ramus osteotomy.

第 25 章

异体材料隆颏术

Alan Yan, Michael J. Yaremchuk

异体材料隆颏术是最常见的面部植入手术。一般认为其是一种简单的操作，通常在门诊手术室进行，结果令人满意[1-3]。不幸的是，隆颏术后的结果通常不太理想。下颏不对称、过大（尤其是女性），与先天下颌骨过渡不良或对相邻和上覆软组织产生负面影响的情况并不少见[3,4]。需要对手术技术和植入物设计进行仔细的术前分析和改进，以优化美学效果。

目的

使用异体植入物增加下颏的突出和（或）长度。

相关外科解剖

颏神经，以及下唇牵开和提升在异体隆颏过程中容易受到医源性损伤（图 25.1）。

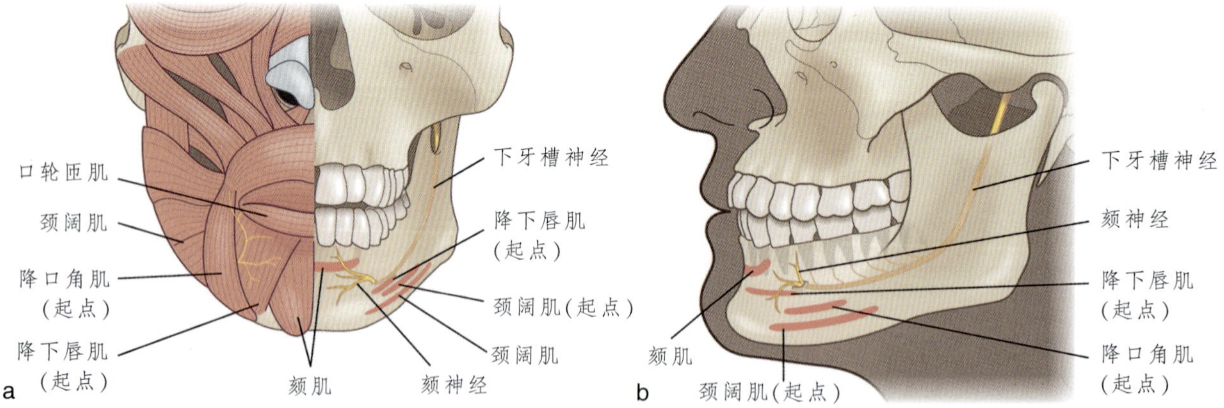

图 25.1　下唇提升、牵开，以及与下颌骨相关的颏神经路径的解剖，这些都是在异体隆颏时容易受伤的部位。

颏神经

下颌神经（V_3）的一个分支，即下牙槽神经，通过位于下颌支内侧的下颌孔与下牙槽血管一起进入下颌管。神经血管束从下颌支向下颌体斜向走行，颏神经从第一或第二前磨牙水平的颏孔穿出。尸体研究表明，大约 2/3

的人的颏孔位于下颌第二前磨牙水平[5]。在垂直方向上，颏孔几乎位于从牙槽突尖端到下颌骨下缘的中间，在下颌缘上方约 1.5cm[6]。下颌管末端位于颏孔下方平均 4.5mm，向前推进 5mm，形成环状，并终止于颏孔。将螺钉植入下颌骨时，了解下牙槽神经的走行和位置很重要。其应被放置在孔下方至少 6mm 处。离开孔后，颏神经分成 2~3 个分支，为下唇和下颏的黏膜和皮肤提供感觉。

下唇提升和牵开

下唇中央由颏肌抬高。其起自下侧切牙的根部，借此定义了口内沟的下界。然后，颏肌向下呈扇形，其基部插入皮肤，从而在下唇抬高和突出时使皮肤凹陷。颏肌是隆颏术中最常受损的肌肉。当使用口内入路时，颏肌的对合不当或将其从原点剥离并使其下降到更低的位置将导致下唇错位、下切牙暴露增加和颏唇沟加深（图 25.2）。下颏垫也会向下移位[7]。

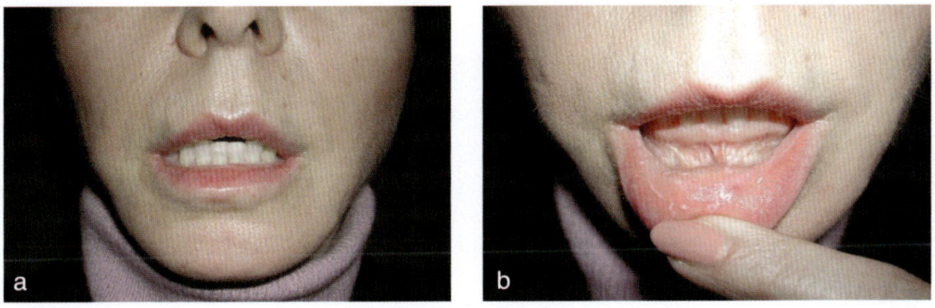

图 25.2 颏肌被分离或剥离的患者示例，经口内入路行隆颏术时颏肌对合不当。(a)静息时，下唇错位。(b)颏唇沟加深。

降口角肌、降下唇肌和颈阔肌都是下唇的降肌。降下唇肌和降口角肌起自下颌骨斜线，与口轮匝肌和下唇皮肤融合。颈阔肌发出起源于斜线下方下颌骨的纤维，并与降下唇肌融合。骨膜下剥离将这些肌肉从骨骼中分离出来。不这样做可能会对这些肌肉造成伤害，但通常是短暂的。临床上，这种损伤与下颌缘支麻痹相似，因为面神经的边缘支支配降下唇肌。这种肌肉组织的暂时性麻痹可能在初次手术后持续 1~2 周，在翻修手术后持续 2~3 个月。

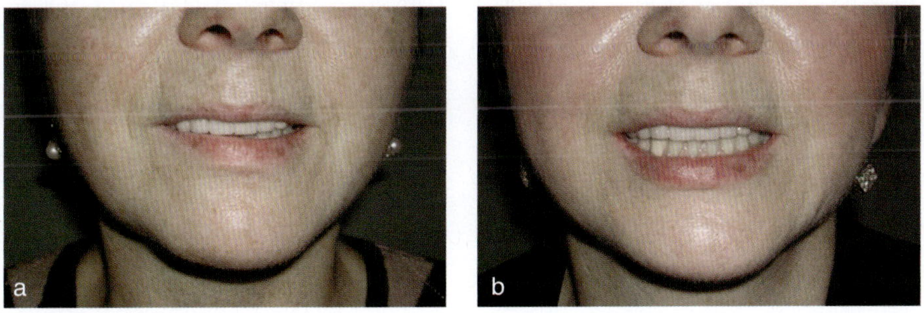

图 25.3 (a)颏部假体植入术后两周右下唇降肌麻痹。(b)术后 10 周症状缓解。

患者选择

适合行隆颏术的患者通常有正常的咬合（Ⅰ类）。患者存在下颏前侧和(或)下方的缺陷，并希望通过比颏成形术侵入性更小的外科手术来纠正这种缺陷。

适应证和禁忌证

适应证

隆颏术最常被用于改善骨骼关系正常的患者的外观。对于下颌发育不全或小颏畸形的患者,咬合正常或已通过正畸治疗矫正。患者没有呼吸系统损伤。在这些患者中,颏成形术的外观可以用植入物来模拟。

禁忌证

不应对病情严重且行外科手术不安全的患者进行该手术。

术前计划

有效的术前计划需要:了解患者的愿望,认识到先前面部手术或正畸治疗对患者外观的影响,并仔细检查面部。

体格检查

体格检查必须包括对骨骼及其软组织包膜的分析。面部的下 1/3 必须与上 2/3 适当相关。在下 1/3 处,嘴唇的位置和颏唇沟的深度受到下颏突出的影响。

X 线检查和计算机断层扫描

在正颌手术中,头影测量研究是术前计划所固有的;与之不同,在植入手术中,术前 X 线检查可能会有所帮助,但不是强制性的。在翻修手术中,X 线检查可能特别有用。计算机断层扫描及生成的三维模型可被用于规划手术以改善面部骨骼不对称。可以使用这些数据定制植入物。

人体测量数据

相关数据有助于分析下颏的矢状面、垂直和水平投影[8]。这些尺寸及其随着隆颏术而可能发生的变化都应在嘴唇突出和唇颏角加深的背景下加以考虑。尽管这些数据来自反映异质人群的大量数据,并且不能应用于每个人,但正常人面部的平均值不应被忽视,应在评估过程中使用。

矢状投影:轮廓

对于面部轮廓的平均倾斜度(由眉间到颧骨的连线),男性为$-3°±3.4°$,女性为$-4.1°±3.0°$[9],这意味着男性的颏部比女性突出,并且“正常”颏部投影远小于主观标准确定的“理想”标准(图 25.4)。这并不意味着增加超过一个标准差对任何特定个体都没有吸引力,但这样的颏部有可能看起来太大,尤其是对于女性。

唇颏关系

颏部的平台稍微位于下唇后方,下唇位于上唇后方[10–12]。

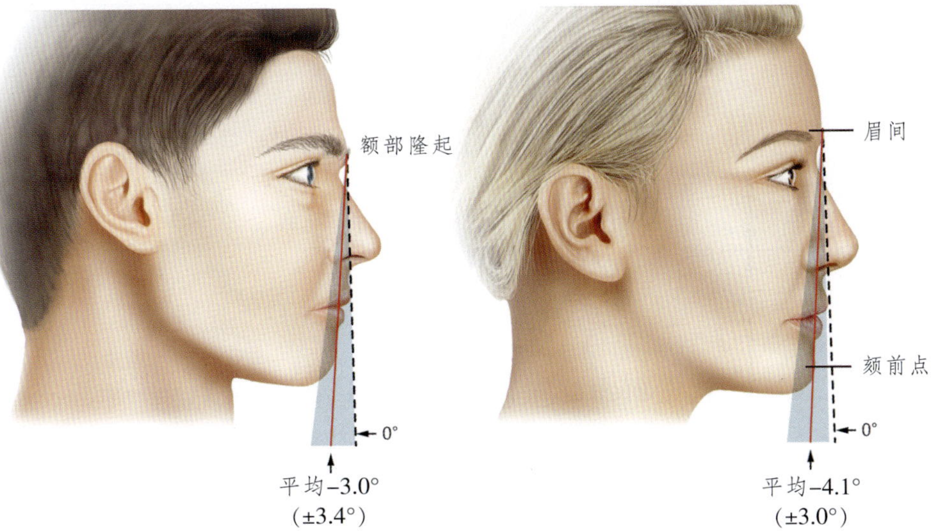

图 25.4 面部轮廓的倾斜度由眉间到颏前点的一条线确定。虚线与眼耳水平面垂直，倾斜 0°。实线表示男性和女性的平均倾斜度。无论男女，颏部都位于下唇略靠后的位置，下唇又位于上唇略靠后的位置[9]。

唇颏角

一般而言，男性唇颏角的倾斜度为 113°±21°，比女性(121°±14°)更尖锐(图 25.5)[9]。如果唇颏角已经很尖锐，那么隆颏术会使唇颏角变得更尖锐，从而加深唇颏角。这种加深通常会产生不美观的结果。对于一些下颌后缩的患者，他们的上中切牙紧靠下唇，从而将其向前推并形成一个深沟。对这些患者最好采用双侧矢状切开术来改变导致这种外观的牙齿关系[3,13]。

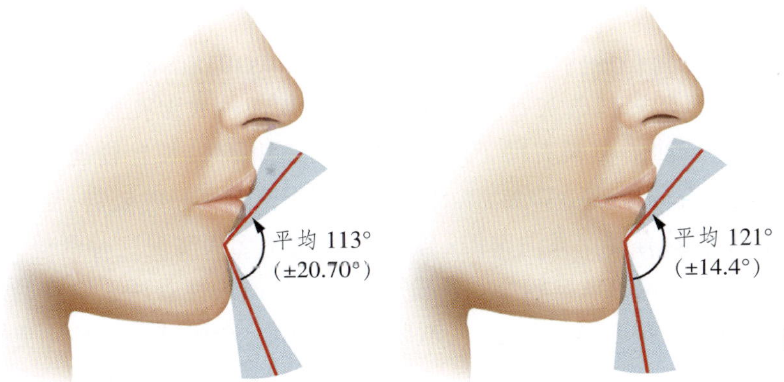

图 25.5 男性的唇颏角比女性更尖锐。

垂直投影：高度

平均而言，从鼻根(鼻中隔下点，sn)到口(sto)的距离是从口到颏部(me)距离的一半。换句话说，中线(sto–me)的下颌骨高度应占下面部高度(sn–me)的大约 2/3。颏部高度的显著增加(超过 3mm)最好通过水平截骨和垂直延长来实现。植入物在下颌骨下缘最大限度地突出，其边缘有一个小的环绕，可提供少量(1~2mm)的延长。除非隆颏是整个下颌骨增大的一部分，否则通过植入物增加更多的垂直长度可能看起来很不真实。通过放置植入物，将下颏最突出的部分向下移动可以获得长度增加的错觉(图 25.6)。

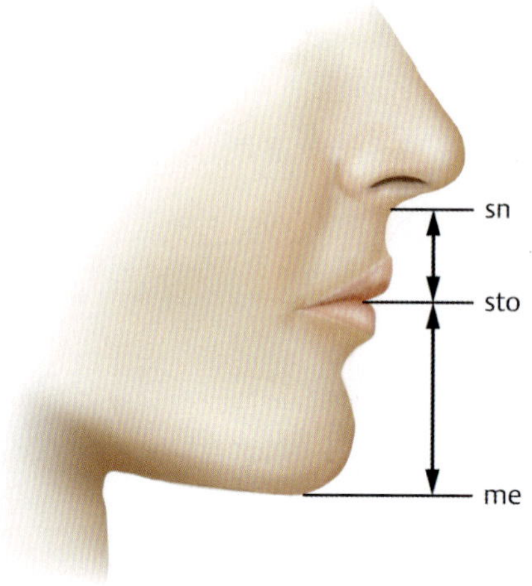

图 25.6 从鼻根(sn)到口(sto)的距离是从口到颏部(me)距离的一半。换句话说,中线的下颌骨高度(sto-me)应占下面部高度(sn-me)的大约 2/3。

水平投影:下颏宽度

下颏的宽度应与垂直投影相适合,并且颏部植入物应合理延长,以实现在隆颏部位和下颌体前方之间的过渡。由于女性的下颌骨比男性的窄(相对于整体体型),外科医生应注意不要过度增大下颌骨前侧或后侧,以免女性面部男性化[9,14,15]。

预测软组织对骨骼增大的反应

接受异体材料隆颏术患者的软组织到硬组织的变化平均在 77.7%~90%[7,16,17]。软组织反应的一个变量是软组织包膜厚度的变化。软组织包膜越厚,其表面对下方骨骼增强的反应就越小。覆盖下颏的软组织包膜的厚度因人而异,在任何特定区域的位置因人而异,通常男性的软组织包膜比女性厚[18]。

植入物

多种植入材料被用于增强面部骨骼。最常用的材料是硅树脂、多孔聚乙烯（MEDPOR;Stryker Corp., Kalamazoo, MI; OMNIPORE;Matrix Surgical, Atlanta, GA）和羟基磷灰石。作者倾向于使用两件式多孔聚乙烯植入物,其由左、右两半组成,在中线与一个插片连接在一起[4]。分割有助于通过小切口放置相对较长且较硬的多孔植入物。除了将两个半种植体连接在一起外,插片还有一个辅助功能。其可充当植入物两半之间的铰链,使植入物的下缘更好地贴合下颌骨下缘的倾斜度(图 25.7)。具有固定翼曲率的一体式植入物则无法实现这种调整。与硅橡胶相反,多孔聚乙烯植入物侵蚀底层骨骼和形成包膜的概率较小。多孔植入物的表面特性有两个潜在的缺点。软组织黏附在植入物上需要更大的植入袋,如果需要进行修正手术,软组织向内生长会使植入物移除更加烦琐。

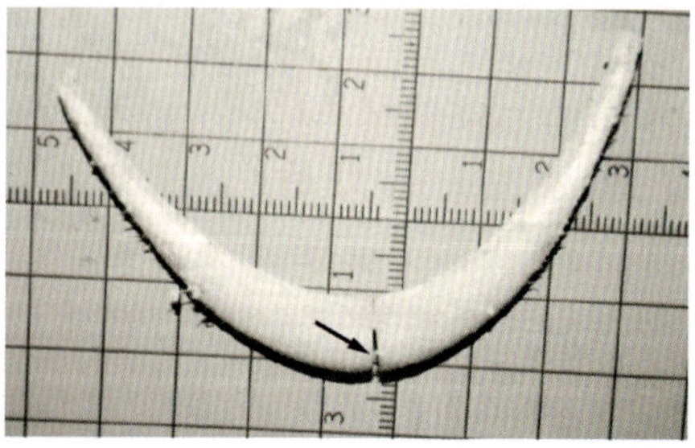

图 25.7 两件式多孔聚乙烯颏部移植物由左右两部分组成,在中线处用与一个插片连接在一起(箭头所示)。

手术器械

图 25.8 显示了进行异体隆颏术通常需要的器械。

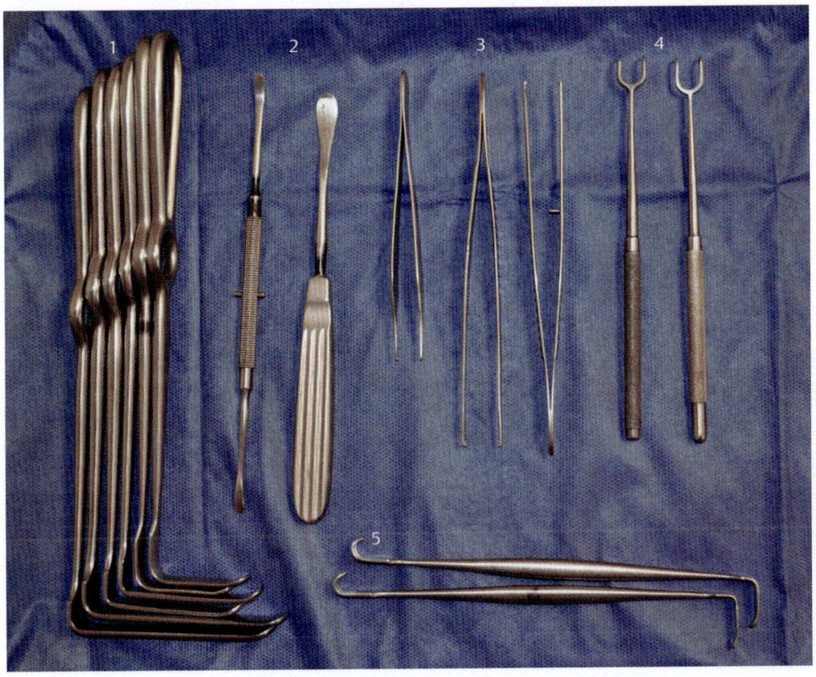

图 25.8 不同尺寸的 Obwegeser 软组织牵开器(1);骨膜剥离器(2);组织钳(3);双钩牵开器(4);Senn 牵开器(5)。

手术过程:技术细节

可以使用局部麻醉进行隆颏术,可使用镇静剂。但是,我们更倾向于在全身麻醉下对患者进行该手术。隆颏术的步骤在图 25.9 至图 25.28 中进行了详细说明。

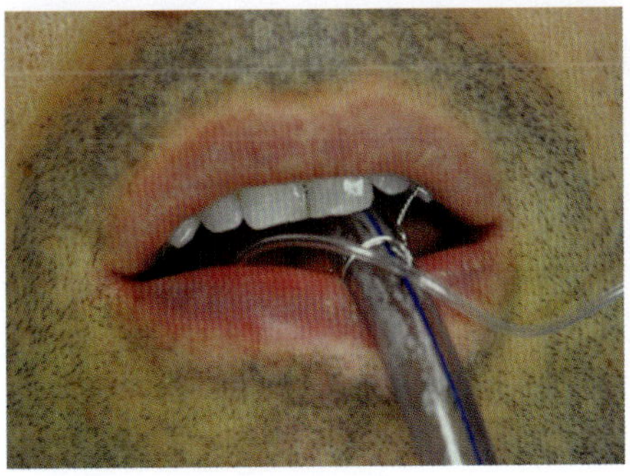

图 25.9 患者全身麻醉后,气管内导管用线固定在上颌牙齿上。

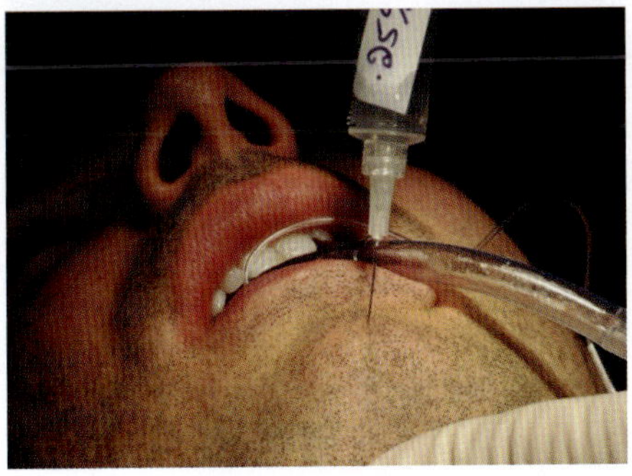

图 25.10 带血管收缩剂的长效局部麻醉药物注入手术野。

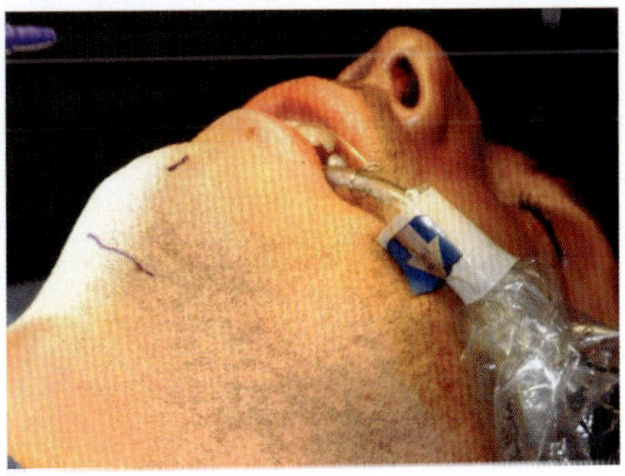

图 25.11 标记中线及颏下切口。

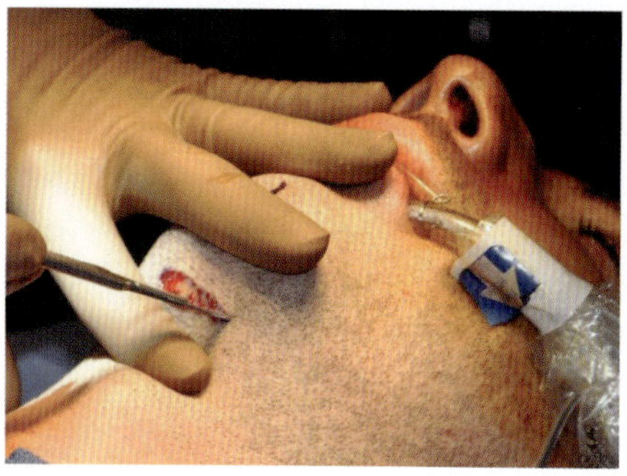

图 25.12 通过颏下皮下切口进入颏部。口内入路是进入颏部的另一种方法，但口内入路有损伤颏肌的风险，如果隆颏术的范围超过颏点，则暴露不太理想。

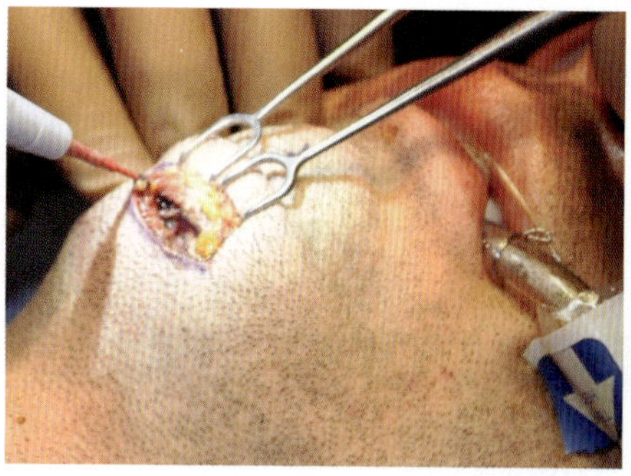

图 25.13 将软组织薄膜压缩至下颌骨下缘，在电凝模式下用针尖电切骨膜。该技术可更好地止血，以及在有限的空间内实现术野可视化。

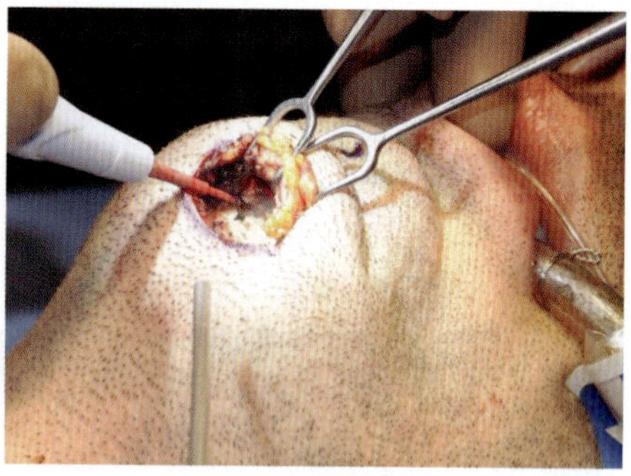

图 25.14 进行广泛的骨膜下剥离。剥离的上限是颏肌的起点。

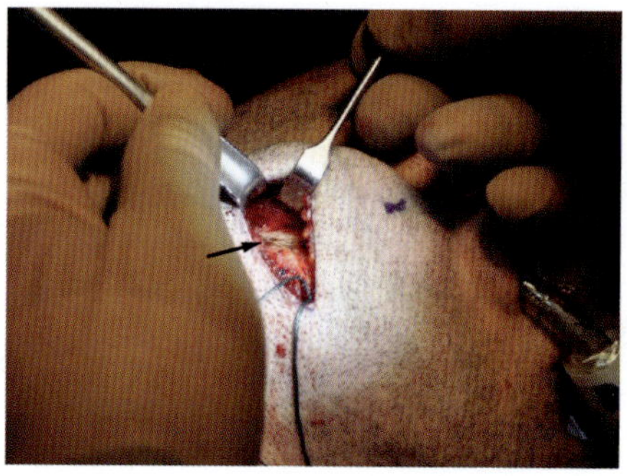

图 25.15 识别并保护颏孔和颏神经（箭头所示），暴露下颌骨下缘。外侧剥离在填充区外延约 1cm。

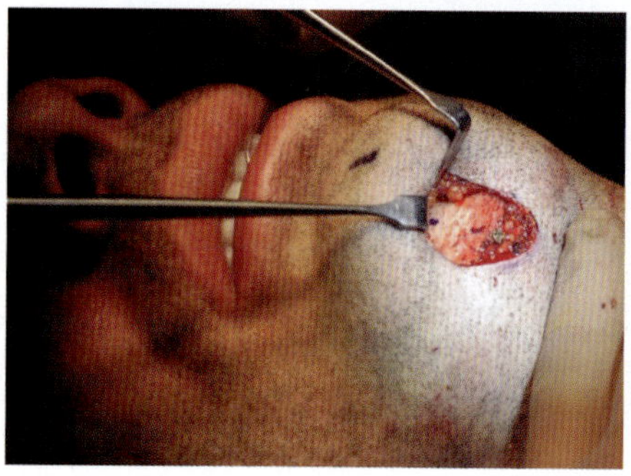

图 25.16 通过临时放置螺钉来标记下颏中线上的颏前点作为参考。

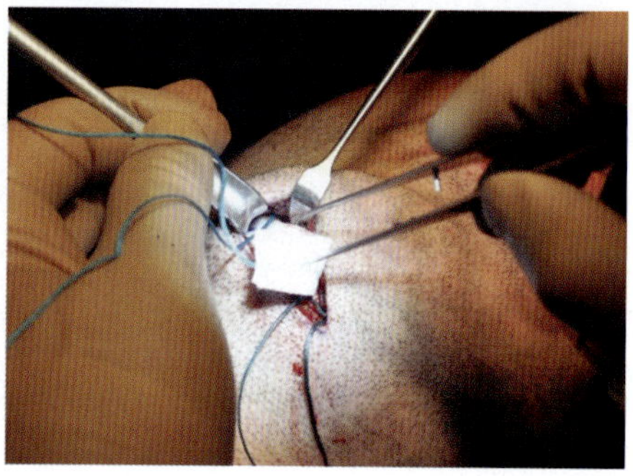

图 25.17 使用血管活性药物浸泡的纱布可被用于手术野止血。

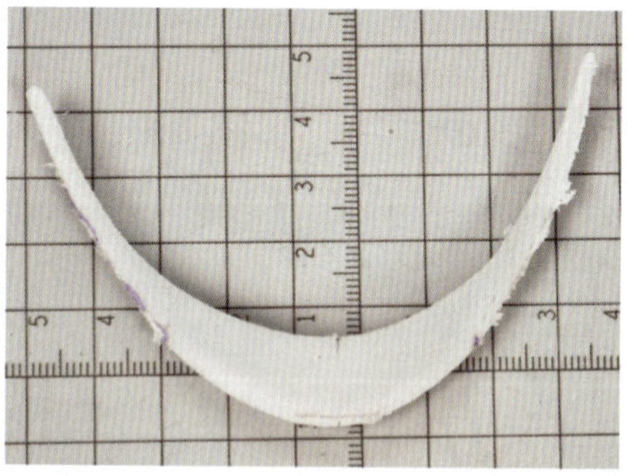

图 25.18 根据术前和术中检查结果，选择并修改合适尺寸的两件式多孔聚乙烯颏部移植物。

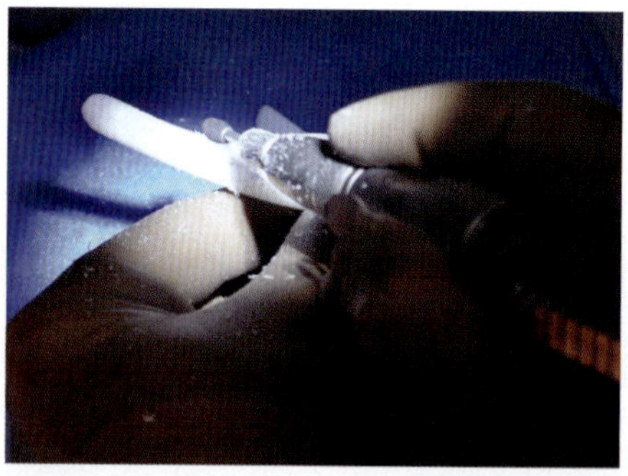

图 25.19 使用高速钻进一步调整移植物形状。

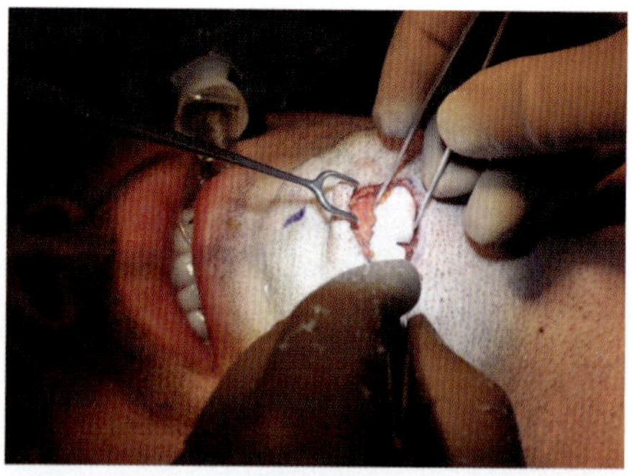

图 25.20 在重新识别颏神经后，将两件式多孔聚乙烯颏部移植物置入切口内。在切口闭合前，再次观察颏神经。确认颏神经未受侵犯后，任何术后下唇感觉的缺陷都可以被归因于术中操作，而不是神经撕裂伤或移植物影响。

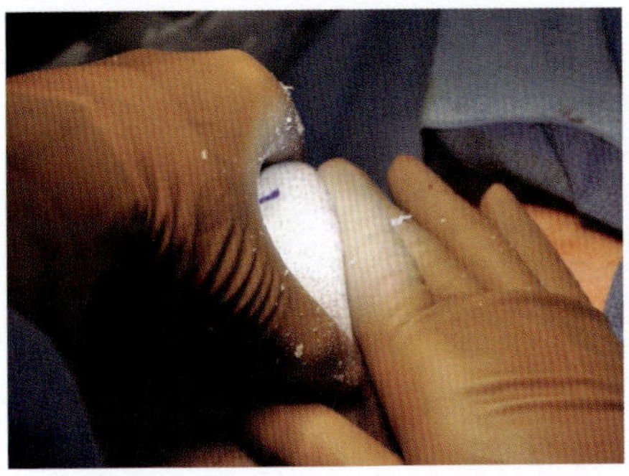

图 25.21 将软组织暂时重新覆盖在移植物上，并检查移植物的位置、对称性、投影和垂直高度。这些参数可以在移植物被固定在下颏前进行调整。

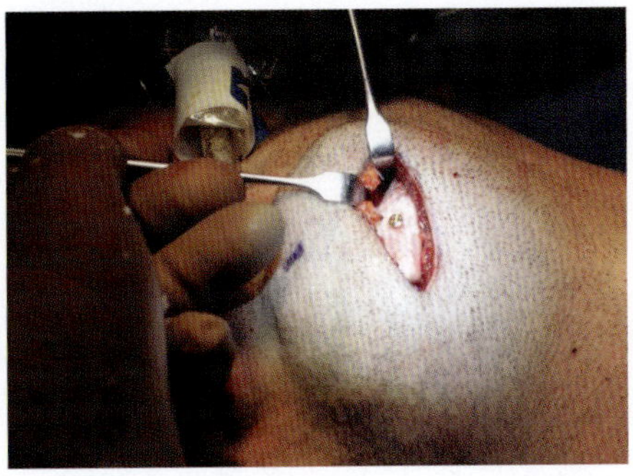

图 25.22 颏部移植物的每一半都用钛螺钉固定。这种技术可以精确、稳定地定位移植物，使移植物的后表面适应下颌骨的前表面，从而消除平面上的任何无效腔。用螺钉固定移植物，可以使其最终形成原位轮廓，以确保适当的移植物投影，以及种植体与下颌骨之间过渡自然。

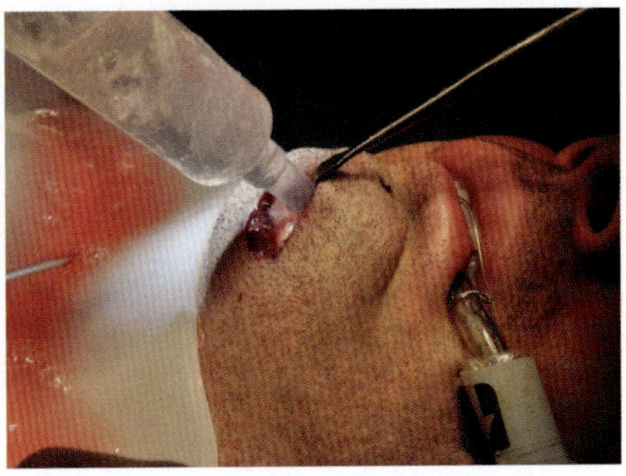

图 25.23 应用抗生素溶液冲洗手术野。

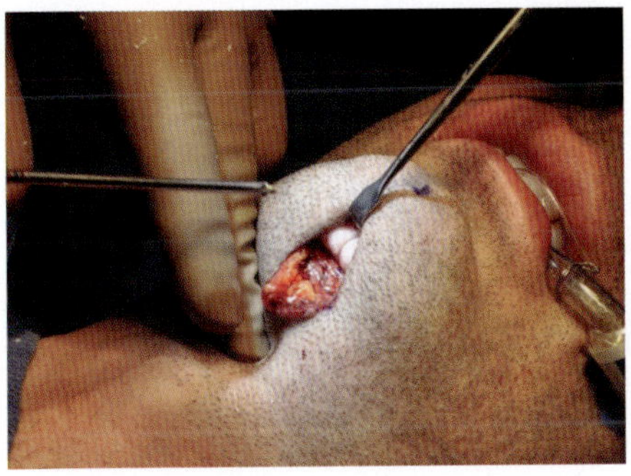

图 25.24 取下临时放置在颏前点上的螺钉。

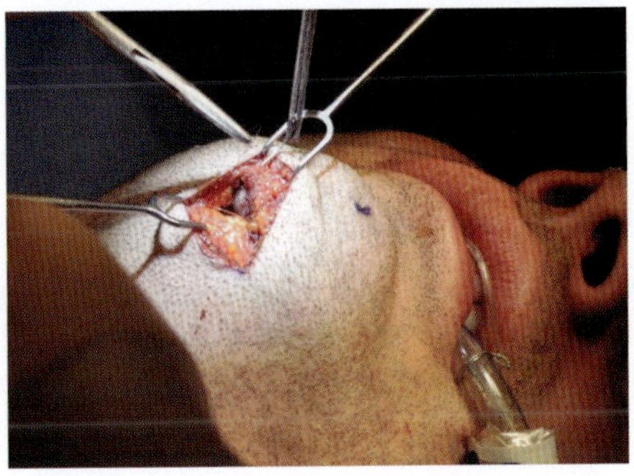

图 25.25 在重新识别未受侵犯的颏神经后，切口被分层闭合。首先，重新评估骨膜和肌肉层。

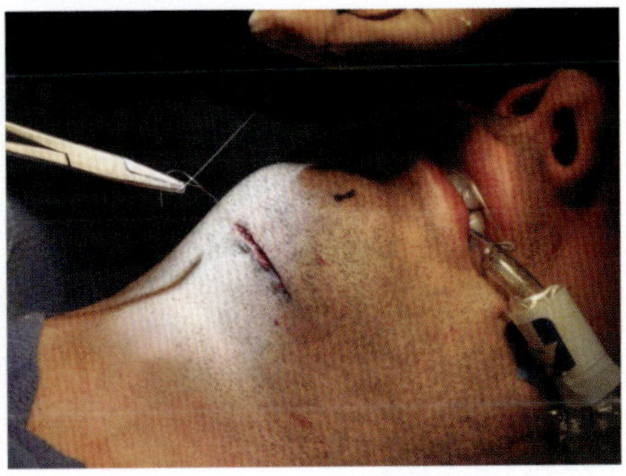

图 25.26 然后，重新评估真皮层。

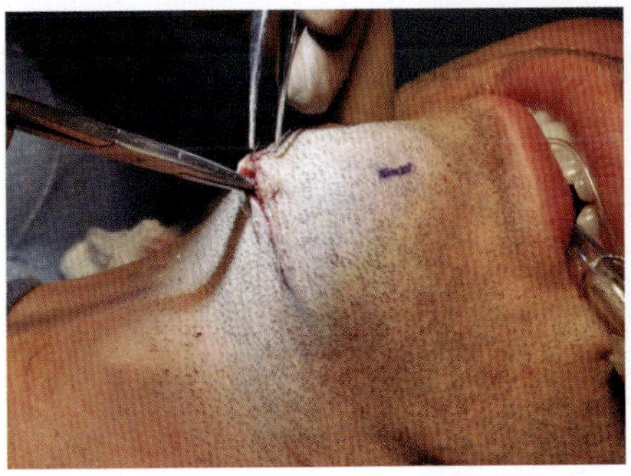

图 25.27 最后，重新评估皮肤。

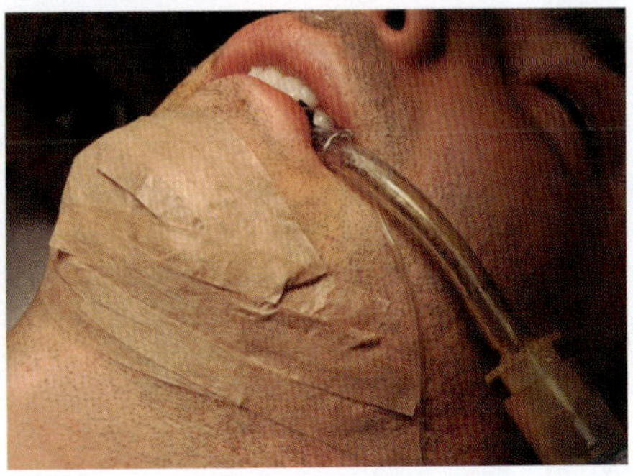

图 25.28 将无菌切口胶布（一种温和的压缩敷料）应用于手术区域，并在 48~72 小时后移除。

手术技巧

- 标记下颏的中线方向。
- 广泛的骨膜下剥离可以看到手术区域的全景，识别颏神经，以避免发生意外损伤，并且易于放置和塑造植入物轮廓。
- 保持手术区域相对无血、干燥很重要。这可以通过在做切口前注射局部麻醉药物和血管活性剂、在骨膜下平面解剖，以及术中使用浸有血管活性剂的脱脂棉来实现。
- 颏部植入物的每一半都用比植入物厚度长 2~4mm 的钛螺钉固定，以确保将螺钉充分固定到下方的骨骼上。这种技术可以实现精确、稳定的植入物定位。
- 植入物后表面与下颌前表面之间的间隙会导致投影上与间隙宽度相当的增加。
- 用螺钉固定植入物可对植入物进行最终的原位轮廓塑造，以确保正确的植入物突出，以及植入物和下颌骨之间的不易察觉的过渡。

术后护理

- 异体材料隆颏术可以作为门诊手术进行。
- 在恢复室采用抬高头部和冷敷措施，以尽量减少术后肿胀。
- 抗生素持续使用 5~7 天。
- 术后可以进食。
- 在 2 天或 3 天内去除敷料，术后 1 周使用颏部带，以提供额外的支撑。
- 患者在术后 3~5 天可耐受久坐活动。在 2~3 周内可恢复轻度运动。

临床病例

如图 25.29 和图 25.30 所示，患者使用所描述的技术进行了初次隆颏术。

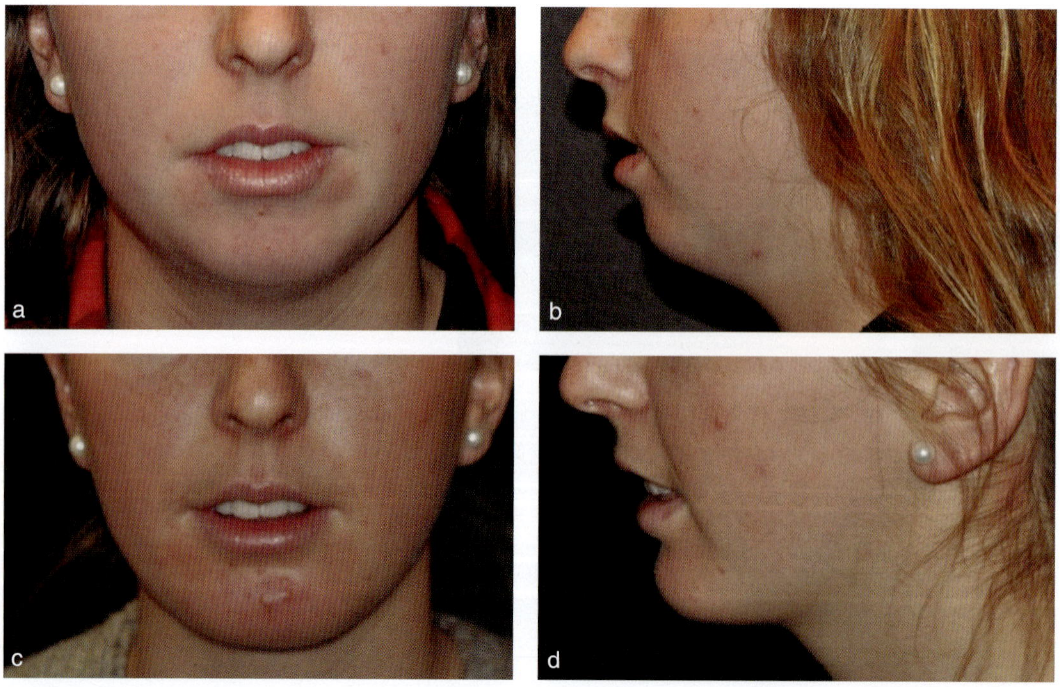

图 25.29 22 岁女性患者接受了 7mm 两件式多孔聚乙烯颏部移植物的隆颏术。(a,b)术前正视图和侧视图。(c,d)术后正视图和侧视图。

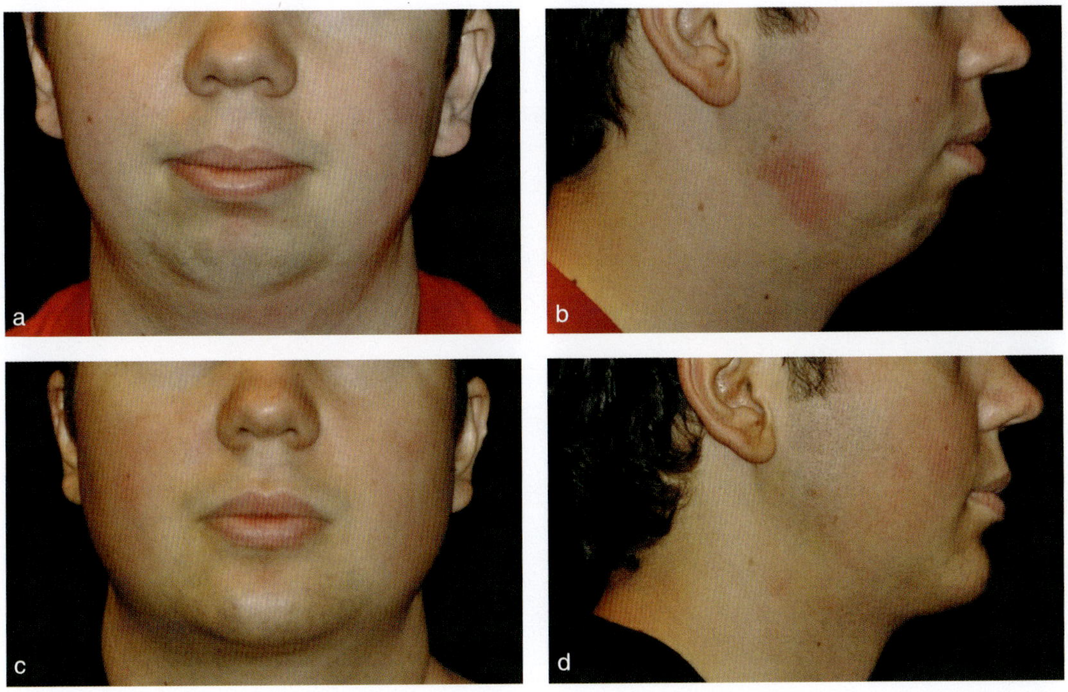

图 25.30 24 岁男性患者接受了隆颏术和下颌隆突手术，以产生 12mm 的颏突。(a,b)术前正视图和侧视图。(c,d)术后正视图和侧视图。

并发症

大多数情况下，患者抱怨植入物不对称(尤其是一体式延长植入物)、植入物错位和植入物和原生下颌骨之间过渡不良(通常是由使用大的"纽扣"植入物引起的)。随着时间推移，这些畸形可能会在软组织包膜较薄的患者身上变得夸张，因为其会在表面光滑的植入物上收缩。光滑的植入物会不可避免地出现骨侵蚀，虽然临床上不明显(除非植入物位于牙根上)，但可能会使翻修手术复杂化。

经口内入路植入异物的患者可能需要额外的翻修手术[19]。下唇下移、门牙暴露增加、唇颏沟加深和颏部垫下垂与颏肌功能障碍有关。矫正这些畸形需要重新上提颏肌。

感染并不常见；当经颏下入路放置植入物时，感染极为罕见。当感染发生时，由于细菌清除不彻底，异物的存在会降低金黄色葡萄球菌的感染阈值[20]。植入物表面未被及时清除的微生物最初会非特异性地附着在植入物上，然后形成生物膜，保护细菌免受宿主防御和抗生素的侵害[21]。积极的清创术可能会使面部植入物变形，因此不适用于注重外观的人群。由于单独使用抗生素治疗往往不足，对于面部植入物相关感染，需要去除植入物和进行适当的伤口护理来治疗。植入物可在术后 6~12 个月后更换。

根据作者借助螺钉固定技术使用多孔聚乙烯进行异体材料隆颏术的个人经验，超过 250 例患者在 12 年的时间里接受了手术。因为植入物是用螺钉固定的，所以没有发生植入物移位或挤压。植入物的多孔性限制了包膜的形成和挛缩。没有出现生物相容性导致的症状。改变轮廓的总体再手术率为 2%。有两例患者发生急性感染，一例发生在接受过放射治疗且手术也需要口内暴露的患者，另一例患者以前曾感染过。在回顾资深作者在整个面部骨骼中植入面部植入物的经验时，植入手术后 2 个月后从未出现过感染。在短暂感染的情况下，可以合理地假设在初始手术时存在少量细菌接种和宿主防御，术后即刻使用抗生素可抑制感染。

结论

使用异体材料植入物进行隆颏术是改善颏部突出度的安全有效的方法。获得令人满意的结果的前提是避免在手术暴露期间对颏神经造成损伤。用螺钉固定植入物可实现精确的植入物放置并避免任何术后移位，最大限度地减少植入物的不对称和错位。

手术要点

- 下牙槽神经走行于颏孔下方。
- 大多数与下颏植入物相关的问题都与口内入路有关。颏肌是最常受损的结构。颏下入路避免了对肌肉造成损伤。
- 为女性植入过大植入物可能会使其面部男性化。
- 仅在下颏点置入植入物会产生突兀的、突出的颏部，下颌与下颏不连续。
- 延伸的一体式种植体的下缘很难贴合下颌缘的倾斜度。
- 骨膜下剥离可避免损伤降下唇肌。
- 在整个手术过程中应识别和保护颏神经。
- 使用螺钉固定植入物与下颌骨可防止植入物移位，并消除植入物与下颌骨前方之间的潜在无效腔。
- 隆颏术后感染并不常见，但一旦发生，应使用抗生素治疗并取出植入物。

（王晨羽 译）

参考文献

1. Millard DR. Adjuncts in augmentation mentoplasty and corrective rhinoplasty. Plast Reconstr Surg 1965;36:48–61
2. Spear SL, Kassan M. Genioplasty. Clin Plast Surg 1989;16(4):695–706
3. Zide BM, Pfeifer TM, Longaker MT. Chin surgery: I. Augmentation—the allures and the alerts. Plast Reconstr Surg 1999;104(6):1843–1853; discussion 1861–1842
4. Yaremchuk MJ. Improving aesthetic outcomes after alloplastic chin augmentation. Plast Reconstr Surg 2003;112(5):1422–1432; discussion 1433–1424
The senior author's description of the use of a two-piece porous polyethylene chin implant with screw fixation in alloplastic chin augmentation.
5. Hwang K, Lee WJ, Song YB, Chung IH. Vulnerability of the inferior alveolar nerve and mental nerve during genioplasty: an anatomic study. J Craniofac Surg 2005;16(1):10–14; discussion 14
A Korean cadaveric study on the anatomy of the inferior alveolar nerve.
6. Hazani R, Rao A, Ford R, Yaremchuk MJ, Wilhelmi BJ. The safe zone for placement of chin implants. Plast Reconstr Surg 2013;131(4):869–872
A cadaveric study that showed that the mentalis origin and the mental foramen were 1.8 ± 0.3 cm and 1.5 ± 0.2 cm cephalad to the inferior edge of the mandible, respectively.
7. Moenning JE, Wolford LM. Chin augmentation with various alloplastic materials: a comparative study. Int J Adult Orthodont Orthognath Surg 1989;4(3):175–187
8. Farkas LG, Hreczko TA, Kolar JC, Munro IR. Vertical and horizontal proportions of the face in young adult North American Caucasians: revision of neoclassical canons. Plast Reconstr Surg 1985;75(3):328–338
Anthropometric study of facial proportions in the North American population.
9. Farkas LG. Anthropometry of the Head and Face. 2nd ed. New York, NY: Raven Press; 1994
10. Legan HL, Burstone CJ. Soft tissue cephalometric analysis for orthognathic surgery. J Oral Surg 1980;38(10):744–751
11. Ricketts RM. Esthetics, environment, and the law of lip relation. Am J Orthod 1968;54(4):272–289
12. Burstone CJ. Lip posture and its significance in treatment planning. Am J Orthod 1967;53(4):262–284
13. Flowers RS. Alloplastic augmentation of the anterior mandible. Clin Plast Surg 1991;18(1):107–138
14. Yaremchuk MJ. Mandibular augmentation. Plast Reconstr Surg 2000;106(3):697–706
15. Farkas LG, Kolar JC. Anthropometrics and art in the aesthetics of women's faces. Clin Plast Surg 1987;14(4):599–616
16. Dann JJ, Epker BN. Proplast genioplasty: a retrospective study with treatment recommendations. Angle Orthod 1977;47(3):173–185
17. Karras SC, Wolford LM. Augmentation genioplasty with hard tissue replacement implants. J Oral Maxillofac Surg 1998;56(5):549–552
18. Michelow BJ, Guyuron B. The chin: skeletal and soft-tissue components. Plast Reconstr Surg 1995;95(3):473–478
19. Zide BM, McCarthy J. The mentalis muscle: an essential component of chin and lower lip position. Plast Reconstr Surg 1989;83(3):413–420
Description of the ptotic chin after chin augmentatiion secondary to improper reapproximation of the mentalis muscle, and its surgical repair.
20. Zimmerli W, Waldvogel FA, Vaudaux P, Nydegger UE. Pathogenesis of foreign body infection: description and characteristics of an animal model. J Infect Dis 1982;146(4):487–497
21. Costerton JW, Stewart PS, Greenberg EP. Bacterial biofilms: a common cause of persistent infections. Science 1999;284(5418):1318–1322
Description of the role of biofilms in infection.

第 26 章

面中部悬吊:面部骨折

Oren M. Tepper, Nicole C. Cabbad

早期治疗面部骨折时,大多数外科医生主要关注如何修复受损的骨骼轮廓。随着成像技术的进步和人们对损伤的了解更深入,现在认为面部软组织承受的破坏力与骨骼所承受的创伤相当[1]。因此,软组织损伤是治疗面部骨折时不可忽视的重要因素。

面中部在颌面创伤治疗中是极具重要性的区域。面中部对美学、健康和身份认知起着重要作用。一旦脆弱的软组织发生改变,面中部下垂或体积减小会破坏相邻面部亚单位和整体面部外观之间的正常关系。此外,颊部对下眼睑有支撑作用,面中部软组织受损可能导致下眼睑错位和外翻[2,3]。这一概念适用于大部分颅面外科手术,如需要通过保留/悬吊颞肌来防止冠状入路后颞部凹陷,或者在下颌骨骨折矫正期间通过悬吊颏肌来防止出现"女巫下颏"样畸形。本章着重对面中部这一概念进行介绍。

目的

在发生面部创伤后,使用不同技术将面部软组织重新悬吊,如将软组织锚定缝合于深层的骨性结构框架。

相关外科解剖

骨性解剖

面中部的主体是上颌骨,与筛骨、泪骨和鼻骨相连。面中部向上与额骨相连,向下与下颌骨相邻,两侧与颧骨相接。值得注意的是,颧骨最厚的部分是颧骨体,若使用螺钉固定,颧骨体可以为螺钉固定提供一个牢固的实性区域(图 26.1)。颧弓是面部筋膜层和咬肌的附着区域[3]。

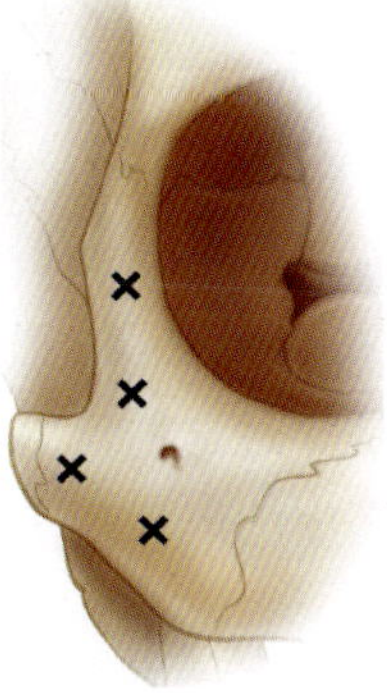

图 26.1 颧骨体作为颧骨中最厚的区域,是进行骨-皮肤锚定缝线的最佳骨性固定位置。

面部骨骼由垂直支柱和水平支柱组成。垂直支柱由鼻–上颌、颧–上颌、翼突–上颌和下颌垂直部分组成。水平支柱由额骨、眶下缘–鼻骨和硬腭–上颌齿槽三部分组成。

创伤后支柱重建的重要性已经在颅颌面文献中得到充分证实[4-6]。软组织只能覆盖在被正确复位和愈合的骨性框架上。如果发生创伤后，面中部骨性结构的高度、宽度和凸度没有被重建，任何形式的面中部软组织悬吊都是无效的。在尝试进行软组织重建之前，必须首先确保对骨性结构进行充分复位和可靠固定。相反，如果缺乏对软组织的正确处理，所有骨性固定的尝试都会因软组织牵拉力而受阻，软组织牵拉会使复位的骨性结构发生再错位。

另一个决定患者正确骨性序列的重要因素是眼眶的向量分析。向量分析取决于侧视图中眼球的最前投影点与下眼睑和颧骨隆突的最前投影点的关系。当眼球位于颧骨隆突最前方投影的后方时，被视为正向量。相反，当眼球位于颧骨隆突最前方投影的前方时，定义为负向量。如果眼球和颧骨隆突的最前方投影形成一条垂线，则该向量被认为是中性的。阴性患者术后下眼睑位置异常的发生风险较高(图 26.2)。考虑到这部分患者存在较高风险，手术操作应格外小心，并确保正确地重新悬吊软组织，以防进行二次手术矫正眼睑位置异常或外翻。正确的骨性固定必须首先进行。复视、眼球内陷、眼眶脱垂和上睑下垂通常与潜在骨折有关[7]。健侧查体和查看创伤前照片对于确定畸形是结构性还是先天性十分重要。

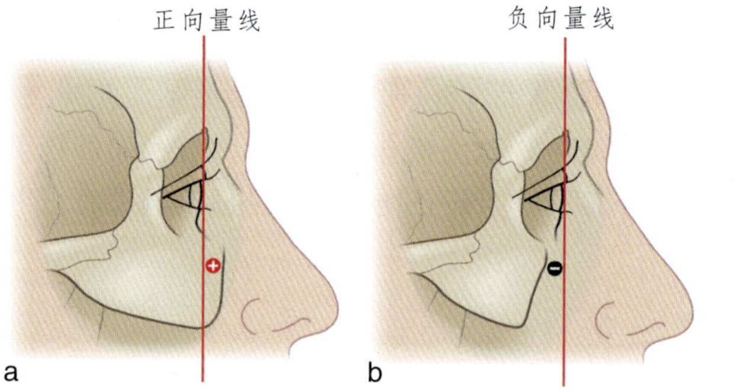

图 26.2 向量分析。向量分析由眼球最前投影与颧骨隆突最前投影的线性关系确定。(a)当眼球位于颧骨隆突最前方投影的后方时，向量为正向。(b)当眼球位于颧骨隆突最前方投影的前方时，向量为负向。

皮肤

面中部软组织由皮肤及其下方的表浅肌肉腱膜系统(SMAS)构成。SMAS 的概念在 1976 年由 Mitz 和 Peyrone 提出[8]，SMAS 在上方与帽状腱膜和颞顶筋膜相连，下方与颈浅筋膜相连，在后方附着于耳屏和乳突区。SMAS 通过纤维组织与浅表皮下层交叉而对真皮组织形成支撑作用。SMAS 下方与面部表情肌之间存在一层深筋膜，被称为腮腺咬肌筋膜，该筋膜与颈部深筋膜相连。腮腺咬肌筋膜下方有一些重要的结构，如面神经、腮腺和颊脂垫。

面颊皮肤/SMAS 通过骨–皮肤间的韧带组织附着于面部的骨性框架上。颧弓韧带也被称为 McGregor 韧带，起始于颧弓前部的下缘，发出若干韧带束与面颊部真皮相连，呈扇形排列[9]。在改良的 SMAS 面部提升手术中常故意切断这些韧带；对于创伤或为良好暴露骨折部位(如颧上颌骨复合体骨折，ZMC 骨折)而进行的医源性损伤所导致的韧带断裂，则必须重新进行悬吊。

此外，还有一些筋膜间韧带划分了面中部的范围，如泪槽轮匝肌支持韧带[10]。

一些筋膜间韧带将腮腺咬肌筋膜/深筋膜与 SMAS/浅筋膜相连。这些咬肌/上颌皮肤韧带沿着咬肌前缘从颧骨区延伸到下颌骨，连接筋膜到面部真皮组织[11]。颊中部有一些解剖结构最近才被阐明。Wong 和 Mendelson 描述了眶隔前间隙、颧骨前间隙和上颌前间隙[12]。这些间隙的重要性在于其恒定的解剖结构，尤其是穿过这些区域的神经和血管系统。最近的尸体研究也表明，面中部存在着脂肪室，其被起始于 SMAS 并插入真皮的隔膜所分隔[13](图 26.3)。

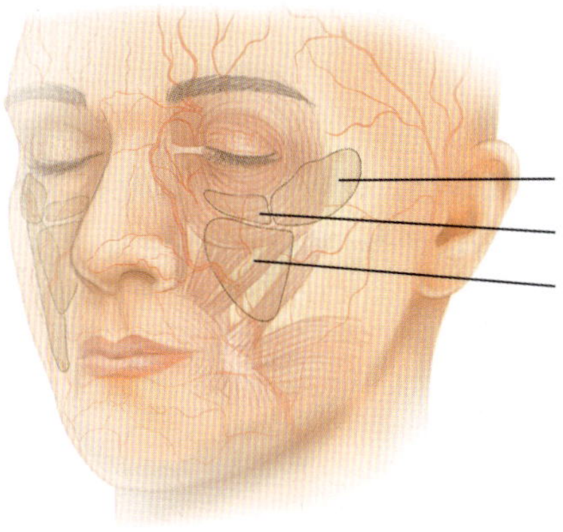

图 26.3 面中部的深层脂肪室。注意外侧和内侧的眼轮匝肌下脂肪(SOOF)室和内侧颊脂肪室。

血管

面中部的血供是极为丰富的;读者应查阅解剖学图谱,以了解全部细节。除了面动脉和面静脉外,SMAS 上方存在真皮血管网营养面部皮肤。

肌肉

面部肌肉通常可以根据受面神经支配的方式进行分类。位于面神经浅层的肌肉在肌腹深侧接受神经支配,包括眼轮匝肌、口轮匝肌、颧大/小肌、颈阔肌、笑肌、提上唇鼻翼肌、提上唇肌、降口角肌。位于面神经深处的肌肉在其表面受到支配,包括口角提肌、颊肌和颏肌[14]。这种解剖结构有助于进行面中部提升,因为只要解剖平面位于浅表肌肉层(SMAS 下方)或骨膜,面神经几乎没有损伤的风险。当进行面中部再悬吊时,与面部肌肉组织的相互作用较小。

神经

运动神经

面神经(第Ⅶ脑神经)支配面部运动。其通过茎突乳突孔离开颅骨,并进入腮腺。在进入腮腺之前,面神经会发出耳后神经和二腹肌的分支。面神经穿过腮腺后,在与面动脉/静脉和腮腺导管相同的平面上经过咬肌表面和颊脂垫[11]。然后,神经发出 5 个主要分支:颞支、颧支、颊支、下颌缘支和颈支。除颞支外,这些分支大多深入腮腺咬肌筋膜,颞支穿过颧弓后在 SMAS 下方及 SMAS 内走行。

鉴于前文描述的神经与面部肌肉的关系,只要面中部的解剖平面保持在肌腹上方,外科医生就不会损伤面部神经的分支。相反,在骨膜下平面上解剖也是安全的,因为可以确保神经与软组织一起被拉起。

感觉神经

三叉神经(第Ⅴ脑神经)是面部的感觉神经。其发出 3 个主要分支:眼神经(V_1)、上颌神经(V_2)和下颌神经(V_3)。每一个分支都支配相应的皮节,相互之间存在较少的重叠支配区域,因此可以通过阻断单支神经从而达到区域阻滞的效果。大体上说,V_1 支配前额和上眼部的感觉,V_2 支配面中部/面颊部的感觉,V_3 支配下唇/面部的感觉,运动支支配数个咀嚼肌肉的活动。上颌神经(V_2)发出几个重要的终末支支配面中部。眶下神经和颧神经通过眶下孔和眶下裂发出并负责面中部皮肤的大部分感觉功能[15]。

患者选择

如前所述，对于颅面骨创伤性损伤患者，必须考虑进行软组织修复。这对于需要进行广泛外科解剖以暴露术野的患者尤为重要。此外，骨折延迟修复的患者可能会有潜在的软组织瘢痕，需要进行医源性松解和软组织重建。

适应证和禁忌证

适应证

原发畸形

对于面部创伤患者，在手术中需要对软组织进行广泛的外科剥离，损伤面部韧带附着导致医源性损伤的患者具备面中部再悬吊修复手术的适应证。这些损伤包括：

- 累及面中部的全颜面骨折。
- ZMC 骨折，尤其是累及眶底和眶缘的创伤性骨折。
- 眼眶骨折，包括内眦或外眦韧带横断者。

继发畸形

如果患者面部创伤早期未被及时修复或修复不彻底（如伤后超过 6~8 周进行修复），需要悬吊面中部软组织并重新进行骨性复位，可视为手术适应证。

禁忌证

尽管面中部悬吊术没有绝对禁忌证，但对具有以下任何情况的患者，应谨慎进行手术：

- 严重的其他疾病。
- 使用抗凝药物，如阿司匹林或华法林。
- 吸烟者。
- 皮肤软组织条件较差。
- 化学治疗、免疫抑制或长期使用类固醇药物导致伤口愈合不良。

术前计划

应告知患者面部创伤对软组织的影响，使其对手术效果有合理预期。通常只对患侧进行手术，目的是恢复与健侧的对称性。应与患者沟通术前存在的不对称性。手术准备可能包括以下内容：

- 骨性解剖结构或畸形结构的 CT 扫描或影像学检查。
- 照片分析，包括三维分析，尽可能确定软组织的异常情况。
- 受伤前的旧照片（如驾照），以确定创伤后的损伤情况。
- 彻底的术前临床检查。

术前检查

- 全面细致的脑神经检查对于确定损伤情况至关重要，需要对患侧与健侧进行比较。
- 对下眼睑进行彻底而系统的检查。

□ 视觉检查:眼科会诊通常应谨慎,提倡进行。

□ 向量分析:由于软组织悬吊的破坏,阴性患者术后更有可能出现并发症。

□ 睑板韧带的完整性。

□ 巩膜显露:对患侧和健侧进行比较,可以了解下眼睑错位的程度。Schirmer 试验要谨慎进行。需要记住的是,根据受伤时间的不同,严重的软组织肿胀可能会改变眼眶和骨性穹隆之间的真实关系。

□ 眼角倾斜(与外眦和内眦相关)。

□ 垂直限制:继发于瘢痕的下睑退缩。

■ 动作评估。

□ 观察患者的微笑动作,睑颊和眼睑的提升情况可以提示上下眼睑肌肉的功能(或损伤)。

□ 观察患者的眯眼动作,当眼轮匝肌处于动态运动状态时,可以更好地评估眼睑错位情况。

手术器械

图 26.4 展示了面中部悬吊手术所需的器械。

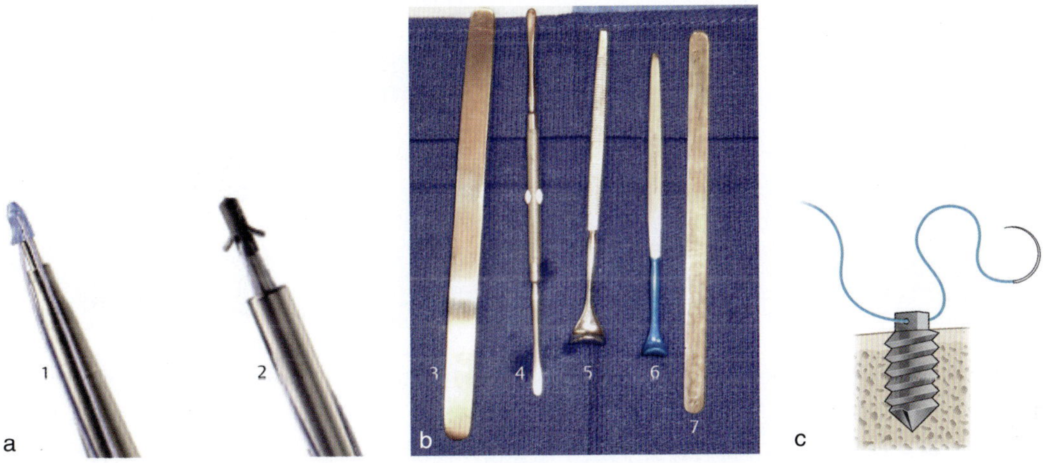

图 26.4 (a)DuPuy Mitek MICROFIX 可吸收锚钉(DuPuySynthes 公司,West Chester, PA):1.3mm×5mm 钻头,可使用 3-0/4-0 Orthocord 缝合线或 Ethibond 缝合线 (1);DuPuy Mitek Mini QUICKANCHOR 不可吸收缝合线 (Ethibond 或部分可吸收 Orthocord 0 到 2-0 缝合线)(2)。(b)其他有用的器械包括可塑形的牵开器(3);剥离子(4);Desmarres 眼睑牵开器(5 和 6);牵开器(7)。(c)锚定缝合装置外观。插入锚钉,留下双股不可吸收或可吸收缝线。

手术准备

注意以下事项使手术更加精准:

■ 将切口设计在最佳位置,可以同时处理骨折线并进行充分的软组织剥离和悬吊。

■ 选择合适的悬吊锚定方式,包括钻孔、骨膜或用于锚定缝合的钛板。

■ 熟悉开展锚定缝线的各种机制。

■ 了解并熟悉面中部的解剖结构,确保进行精细的术中剥离,以保证软组织损伤最小。

手术过程:技术细节

图 26.5 至图 26.10 详细展示了面中部再悬吊的手术步骤。

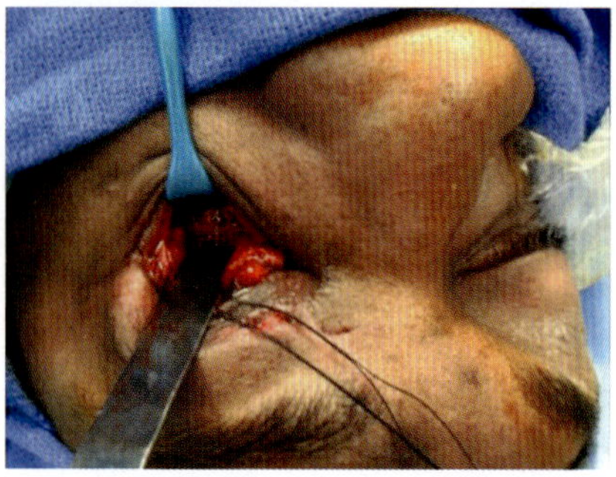

图 26.5 术野暴露由需要修复的骨折部位决定。外科医生应利用已存在的伤口或瘢痕做切口，进入面中部的软组织，以防止产生新的瘢痕。对于累及眼眶的面部骨折，可以将扩大的眼睑切口作为手术入路。如果面部没有瘢痕，经结膜入路(如图所示)在美观上是令人满意的，同时降低了睑外翻的发生风险。

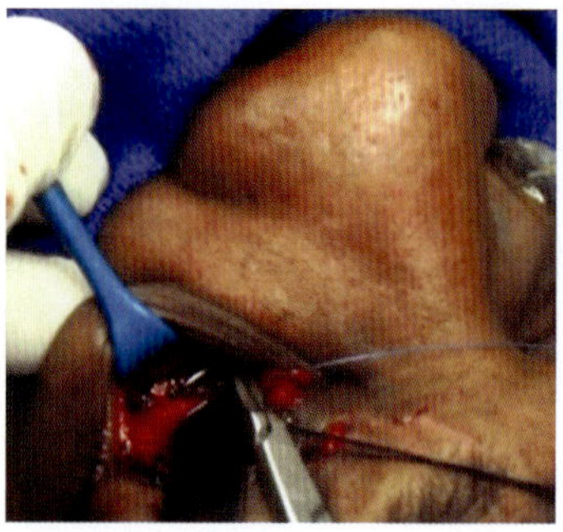

图 26.6 如图 26.1 所示，颧骨体的直径最大，为锚定缝线提供了明确的固定区域。如果担心悬吊软组织的可靠性，可以采用全厚枕垫缝合技术。如图所示，内植物金属/钛板本身可以为缝线提供额外的固定点(如缠绕在钛板表面)。

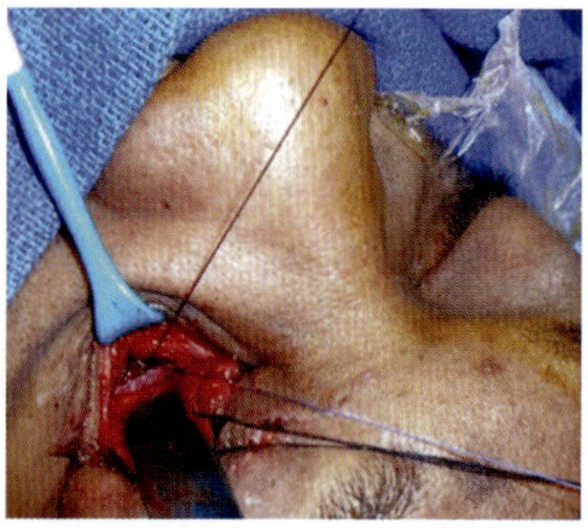

图 26.7 在良好的骨性基础上锚定缝合线，缝合线应位于能够提供最大支撑且不会产生过度张力的位置。为了再悬吊颧骨软组织，缝合 SMAS 和部分真皮将提供更强的提升，但增加了皮瓣坏死和触及缝合线的可能。

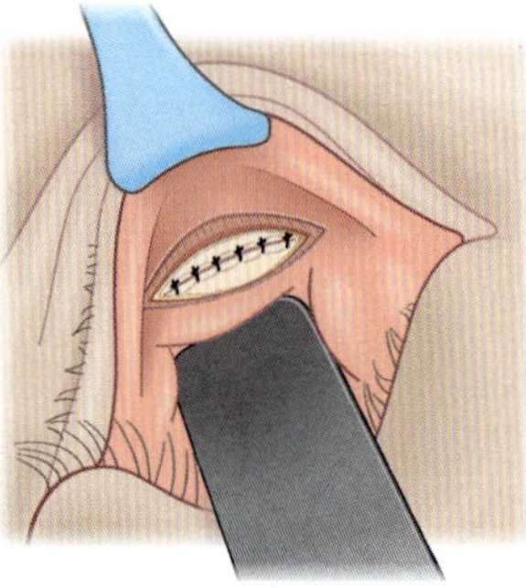

图 26.8 对所有切口都应进行细致的多层缝合，如果使用不可吸收线缝合皮肤，应注意在 5~7 天拆线。只要保持可靠止血，则无须放置引流管。外科医生可依据具体情况自行判断是否需要放置引流管。

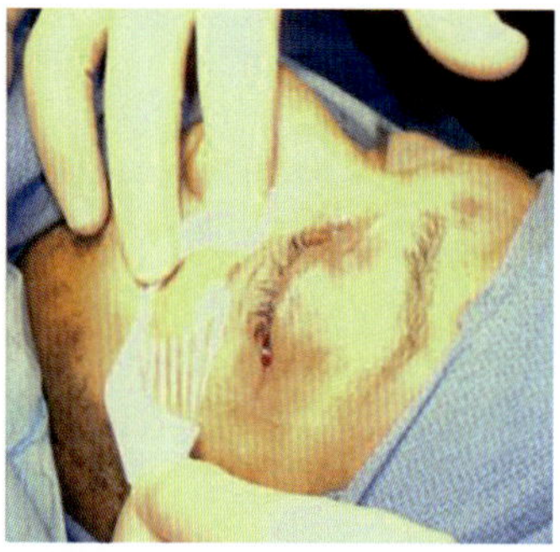

图 26.9 可使用半封闭黏性胶带来防止眼睑外翻或下眼睑异位。请注意这是一种外科辅助手段，不能替代外科软组织再悬吊。

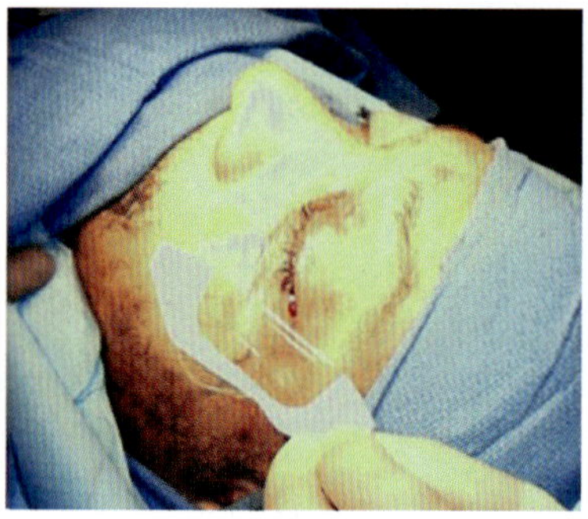

图 26.10 除了缝线固定外，我们有时还使用胶带在术后即刻协助面中部悬吊。这些技术可以在进行微创手术时使用(因此不需要悬吊韧带)，然而软组织发生改变的风险仍然很普遍。

手术技巧

- 骨折固定的手术入路不应因适应悬吊入路而改变。切开复位内固定(ORIF)手术是必要的，面中部悬吊是矫正骨性序列的辅助手段，而非替代手段。
- 如果进行广泛剥离，则需要细致地止血，以防止血肿形成。
- 鉴于创伤的突发性质，一些患者可能使用增加出血风险的药物到直到手术当天，如阿司匹林或草药补充剂。为了降低术后血肿的发生风险，可能需要在解剖局部使用止血药物，甚至使用血小板、去氨加压素(DDVAP)等血液制品治疗。
- 我们更倾向于在较少的软组织剥离手术时使用胶带，如通过经结膜入路固定眶缘。
- 对于软组织和(或)眼角的悬吊，可以使用部分吸收缝线或非可吸收缝线。
- 一旦将锚钉置入骨骼中，如果不钻新孔，就无法在轴向平面上调整缝合线。
- 外科医生必须熟悉锚定缝合的原理，以防止置入锚钉后缝合线断裂。
- 如果要将 SMAS/真皮重新悬吊于骨骼上，应注意避免锚定缝合线过紧。张力过大可能导致面部皮瓣坏死。

术后护理

- 多数患者只要病情稳定,仅接受 24 小时观察即可。
- 将床头抬高,并用冰袋冰敷面部可以消肿。
- 可以使用阿片类药物进行术后镇痛。使用止吐药来防止恶心或呕吐。尽量避免使用非甾体抗炎药。
- 根据受伤时的创面污染情况,对潜在的面部创伤患者可以使用抗生素。
- 术后可以进食。
- 术后避免打喷嚏或咳嗽、擤鼻涕或使用吸管。
- 如果患者常规使用阿司匹林或草药抗凝剂,则应观察其是否出现血肿。

临床病例

19 岁男性因袭击发生眶颧骨折(图 26.11)。眼科医生会诊后未发现眼球损伤。由于明显的眶周肿胀,患者受伤后推迟 1 周才接受手术治疗。鉴于骨折的复杂性,手术采用联合入路,经结膜眶隔前入路进入眶底,经口内入路到达颧弓,以及上睑成形术切口进入眶外侧壁。骨折复位固定后,使用 3-0 Vicryl 缝线重新悬吊面中部软组织。缝线位于面中部皮肤 SMAS 层,并被固定在眶底板。

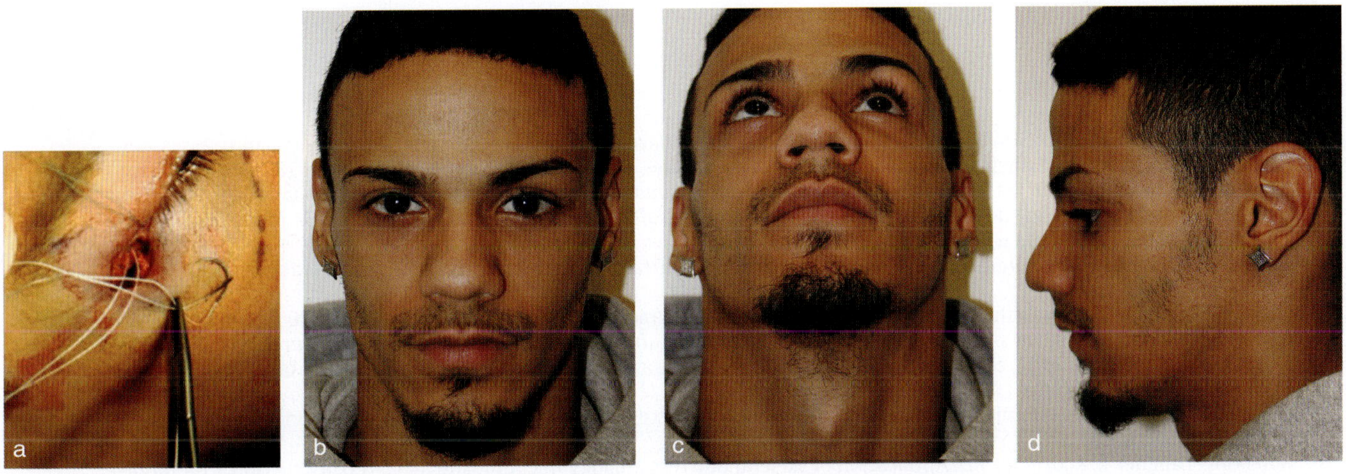

图 26.11 (a)无论外伤或术野暴露导致外眦受累,重新悬吊外眦对于预防外翻至关重要。锚定缝合被用于重建下睑的自然方向。与健侧眼睛相比,监测巩膜暴露量有助于确定合适的方向。(b)患者在修复手术 2 年后随访,发现手术切口和骨折完全愈合。手术侧(左侧)的软组织与右侧的软组织对称。未观察到眼睑外翻或颧骨缺损。(c)仰视图着重展示右侧(非创伤侧)和左侧(修复侧)的面部中部软组织丰满度的相似性。(d)在侧视图中,可以着重观察眼睑的位置。未观察到巩膜暴露或下眼睑外翻。上睑成形术切口几乎不可见。

并发症

与美容的面部提升手术相似,面部骨折后软组织再次悬吊手术容易出现的并发症包括:面部轮廓畸形、美观度欠佳、眼睑外翻、瘢痕、面部不对称、皮瓣坏死/伤口愈合和患者主观不满意。患者由于创伤性事件进入手术室,可以预料到肿胀会相对增加。必须进行详尽的面部分析,面部轮廓在临床检查时已经不同于创伤前状态。

结论

面中部悬吊在面部骨折修复过程中对整体面部外观起着重要作用。每次解剖面中部以暴露术野和复位面部骨折时，应常规将软组织悬吊于原始位置，以避免软组织不对称和(或)下睑外翻。使用锚钉装置(如 Mitek 锚钉系统)将软组织缝合于骨骼钻孔和(或)预先放置的接骨板–螺钉系统，可以轻松地进行面中部悬吊。

手术要点

- 面部再次悬吊适用于广泛软组织损伤的患者，如经历过严重创伤延迟治疗的患者。
- 使用最近的照片和影像将有助于实现最佳的美学效果，尤其是在双侧受伤的情况下。
- 无论选择何种锚钉固定系统，熟悉该器械将有助于正确使用并减少手术时间。
- 不能因为软组织悬吊而改变骨折固定的手术入路，ORIF 是有必要的。
- 一旦锚钉进入骨骼并固定，拉力方向则不能改变。
- 避免锚定缝合线过紧；张力过大可能导致面部皮瓣坏死。
- 术后预防呕吐、血肿或感染是再悬吊手术成功的关键。

(牛峰 贺宇 译)

参考文献

1. Manson PN, Clark N, Robertson B, et al. Subunit principles in midface fractures: the importance of sagittal buttresses, soft-tissue reductions, and sequencing treatment of segmental fractures. Plast Reconstr Surg 1999;103(4):1287–1307
A comprehensive overview of the importance of skeletal fixation in traumatic injury with a section on the importance of soft tissue realignment and the need for early repair to avoid distortion of the soft tissues. This study was based on Dr. Manson's extensive experience, including patients with severe panfacial fractures.
2. Thaller SR, Zarem HA, Kawamoto HK. Surgical correction of late sequelae from facial bone fractures. Am J Surg 1987;154(1):149–153
3. Kelley P, Hopper R, Gruss J. Evaluation and treatment of zygomatic fractures. Plast Reconstr Surg 2007;120(7 Suppl 2):5S–15S
A comprehensive review of the operative approaches required to obtain bony reduction of zygomatic fractures.
4. Manson PN, Hoopes JE, Su CT. Structural pillars of the facial skeleton: an approach to the management of Le Fort fractures. Plast Reconstr Surg 1980;66(1):54–62
5. Gruss JS, Mackinnon SE. Complex maxillary fractures: role of buttress reconstruction and immediate bone grafts. Plast Reconstr Surg 1986;78(1):9–22
6. Bluebond-Langner R, Rodriguez ED. Application of skeletal buttress analogy in composite facial reconstruction. Craniomaxillofac Trauma Reconstr 2009;2(1):19–25
7. Tessier P. Complications of facial trauma: principles of late reconstruction. Ann Plast Surg 1986;17(5):411–420
8. Mitz V, Peyronie M. The superficial musculo-aponeurotic system (SMAS) in the parotid and cheek area. Plast Reconstr Surg 1976;58(1):80–88
The original article that described the SMAS. Required reading for any plastic surgeon, regardless of field of interest.
9. Furnas DW. The retaining ligaments of the cheek. Plast Reconstr Surg 1989;83(1):11–16
10. Wong CH, Hsieh M, Mendelson B. The tear trough ligament: the anatomical bases for tear trough deformity. Plast Reconstr Surg 2012;129(6):1392–1402
11. Stuzin JM, Baker TJ, Gordon HL. The relationship of the superficial and deep facial fascias: relevance to rhytidectomy and aging. Plast Reconstr Surg 1992;89(3):441–449; discussion 450–451
12. Wong CH, Mendelson BC. Facial soft-tissue spaces and retaining ligaments of the midcheek: defining the premaxillary space. Plast Reconstr Surg 2013;132(1):49–56
A cadaver study that defined the premaxillary space and the relevant vascular/nerve anatomy.
13. Rohrich RJ, Pessa JE. The retaining system of the face: histologic evaluation of the septal boundaries of the subcutaneous fat compartments. Plast Reconstr Surg 2008;121(5):1804–1809
14. Freilinger G, Gruber H, Happak W, Pechmann U. Surgical anatomy of the mimic muscle system and the facial nerve: importance for reconstructive and aesthetic surgery. Plast Reconstr Surg 1987;80(5):686–690
15. Prasad S, Galetta S. The trigeminal nerve. In: Goetz C, ed. Textbook of Clinical Neurology. Philadelphia, PA: Elsevier; 2007: 165–183
A cadaver study that detailed the different morphology of the ligaments of the face, with relevant anatomical and clinical discussion, including several cadaveric photos and illustrations.

第 27 章

下颌骨牵张成骨术

Leo Urbinelli, Jamie Zampell, Stephen M. Warren

20 世纪 60 年代,Gavril Ilizarov 首次描述了使用牵张成骨(DO)延长骨干长度的方法[1]。1973 年,Snyder 等人[2]证明可以通过 DO 将外科切除后缩短的犬下颌骨恢复到正常长度。45 年后,该技术被广泛用于治疗颅颌面骨骼的先天性和后天性骨缺损。本章将重点介绍下颌骨牵张成骨术。

临床上,成功的 DO 分为间歇期(从截骨术到开始牵张的时间)、牵张率(每天移动的距离)、牵张节律(每天移动的次数)和稳定期(坚强固定的时间)。这些参数可应用于三种类型的 DO:单焦点 DO、双焦点 DO 和三焦点 DO。单焦点 DO 进行单次截骨术,通过螺钉连接牵张设备和截骨两端来施加牵张力。双焦点 DO 可用于尝试闭合骨骼两端之间的间隙。在骨缺损间隙一侧的末端附近进行截骨术。这将会得到骨搬运节段。然后在截骨部位的两侧和搬运段放置固定钉——至少三个固定钉:两个分别位于骨的两端,一个在搬运段。然后施加牵张力,将搬运段与其原始位置分离并使其通过骨缺损间隙。最后,三焦点 DO 与双焦点 DO 相似,不同之处在于三焦点 DO 的截骨术是在骨缺损间隙的骨骼两端进行的。这样就形成了两个搬运段,它们相互推进以闭合骨缺损间隙。

对于下颌骨发育不良的患者,通常使用单焦点 DO 策略。该策略包括 1~5 天的间歇期,每天牵张 2 次,每次 0.5mm,以及 8 周的稳定期。下颌骨 DO 策略的五个特征均可根据具体情况适当改变,包括患者的年龄、解剖结构、临床状况以及其他因素(如放疗、植骨或再次手术的 DO)。从临床经验和基础研究中,我们发现间歇期对成功的 DO 有明显影响[3]。此外,还发现新生儿在间歇期为 1 天时表现良好。儿童和年轻人似乎可以接受 3 天的间歇期。老年患者、接受放射治疗的患者、植骨或再次手术 DO 的患者,间歇期应当接近 5 天。每天最多搬运 1.0mm(新生儿除外,他们每天可耐受 1.5~2.0mm 的搬运量),可良好的刺激骨形成;更高的搬运频率会导致纤维愈合。更频繁的搬运(即增加牵张节律)会加速骨形成。在实践中,我们发现每天 2 次搬运是可行的。然而,对于患有阻塞性睡眠呼吸暂停的新生儿,我们通常每天进行 3 次骨搬运直到拔管,然后变更为每天 2 次。

牵张成骨术是在牵张骨节段后形成新生骨组织。在牵张间隙内有四个组织形成区。第一个区域(最中央)是纤维中心区域,具有纵向排列的胶原纤维束。相邻的是一个过渡区,其特征是牵张间隙中沿着胶原纤维束形成类骨。第三个区域是重塑区,破骨细胞在这里重塑新形成的骨组织。最后,第四个区域是成熟骨骼区域。众多实验模型被用来了解在这四个区域 DO 的生物力学原理;然而,能够成功影响骨形成的分子机制尚不清楚。

相比可能用于治疗下颌骨缺损的其他手术(例如肋骨或髂骨移植),下颌骨 DO 通常是一种更简单、更微创的手术技术,具有需要更少的输血、更低的并发症发病率、更低的感染率、更短的手术时间和住院时间等优势。此外,凭借其微创的特性,DO 较传统截骨术具有可以对更年轻患者进行手术的优势。由于骨暴露仅出现在截骨术部位,无须广泛的骨膜下剥离,因而减少了骨组织失活。当下颌骨需要大幅度推进时,传统手术方式需要使用骨移植物,而 DO 则无须进行骨移植。DO 无须骨移植可以防止供区和移植区潜在并发症的发生,包括骨吸收、缺血性坏死和感染。DO 的另一个优势是逐渐延长发育不良的软组织(组织发生),从而减少软组织的限制性拉力,并使外科医生能够在较少复发的情况下获得理想的结果[4]。

当然,DO 也有一些劣势。例如,DO 是一个长期的治疗方案,而不是一次手术。通常情况下,DO 疗程持续近 3 个月,需要多次就诊以及密切的术后随访。如果使用外置牵张设备,它们是可见的,并会造成瘢痕。最后,对于新生儿或混合牙列患者来说,正中咬合很难实现,当患者达到骨骼成熟时,可能需要进行第二次手术改善咬合关系。

目的

为所有年龄段的患者治疗先天性和获得性骨缺损。

相关外科解剖

DO 的解剖学不仅包括基本的下颌骨解剖,还包括下颌骨发育不良的相关分型,目前较好的分型由 Pruzansky 提出,随后由 Murray、Kaban 和 Mulliken 进一步完善[5]。改良 Pruzansky 分型有助于描述单侧和双侧下颌骨发育不全的畸形形态和规划治疗方案。Ⅰ型包括轻度发育不良的下颌体,伴有升支发育不良。Ⅱ型下颌骨基于颞下颌关节区病理形态分为两型。ⅡA 型下颌骨髁突和升支较小,但保持髁突–关节窝的关系和正常的颞下颌关节功能,而ⅡB 型下颌骨的畸形髁突发育不良,且向中线移位。Ⅲ型下颌骨的下颌升支较薄或缺如,缺少髁突、关节窝和颞下颌关节[6](图 27.1)。

在计划手术时需要考虑的骨骼、肌肉、神经和血管解剖标志(图 27.2)。

骨骼

在下颌升支的内侧是下颌小舌,标志下牙槽神经通过的下颌孔,随后神经在下颌管内穿过下颌体,约于第二前磨牙水平处通过颏孔穿出并延续为颏神经。进行所有下颌骨截骨术时都应当仔细确定下颌小舌和下牙槽神经进入下颌骨的部位,以防止损伤神经。除下牙槽神经外,面神经下颌缘支也有损伤风险,尤其是在放置牵张装置时。因此,截骨操作应当细致计划以避免损伤这些神经,同时可以将牵张设备放置在最理想的部位。

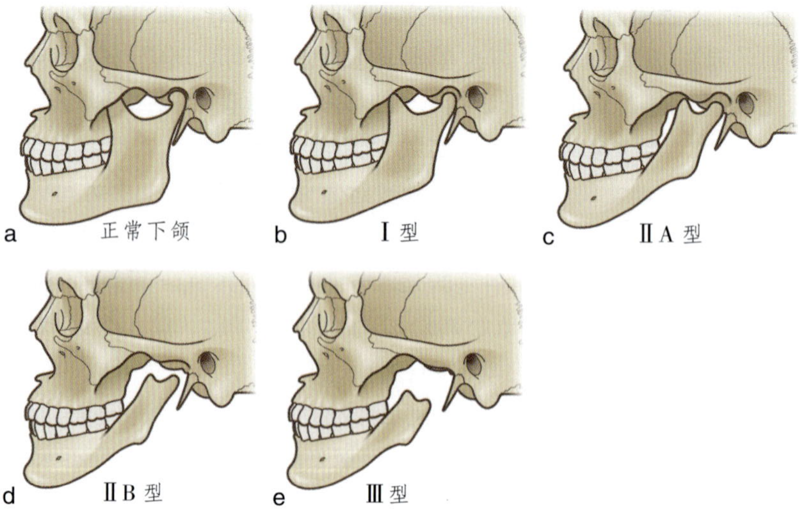

图 27.1 改良 Pruzansky 分型用于描述半侧颜面短小患者的下颌骨畸形形态。(a)正常下颌解剖形态。(b)Ⅰ型:髁突和升支缩小,但基本形态得以保持。(c)ⅡA 型:下颌升支和髁突形态异常,但髁突与关节窝的关系得以维持。(d)ⅡB 型:升支和髁突发育不良,向中线移位。(e)Ⅲ型:升支发育极其异常或缺如,没有颞下颌关节或髁突的迹象。

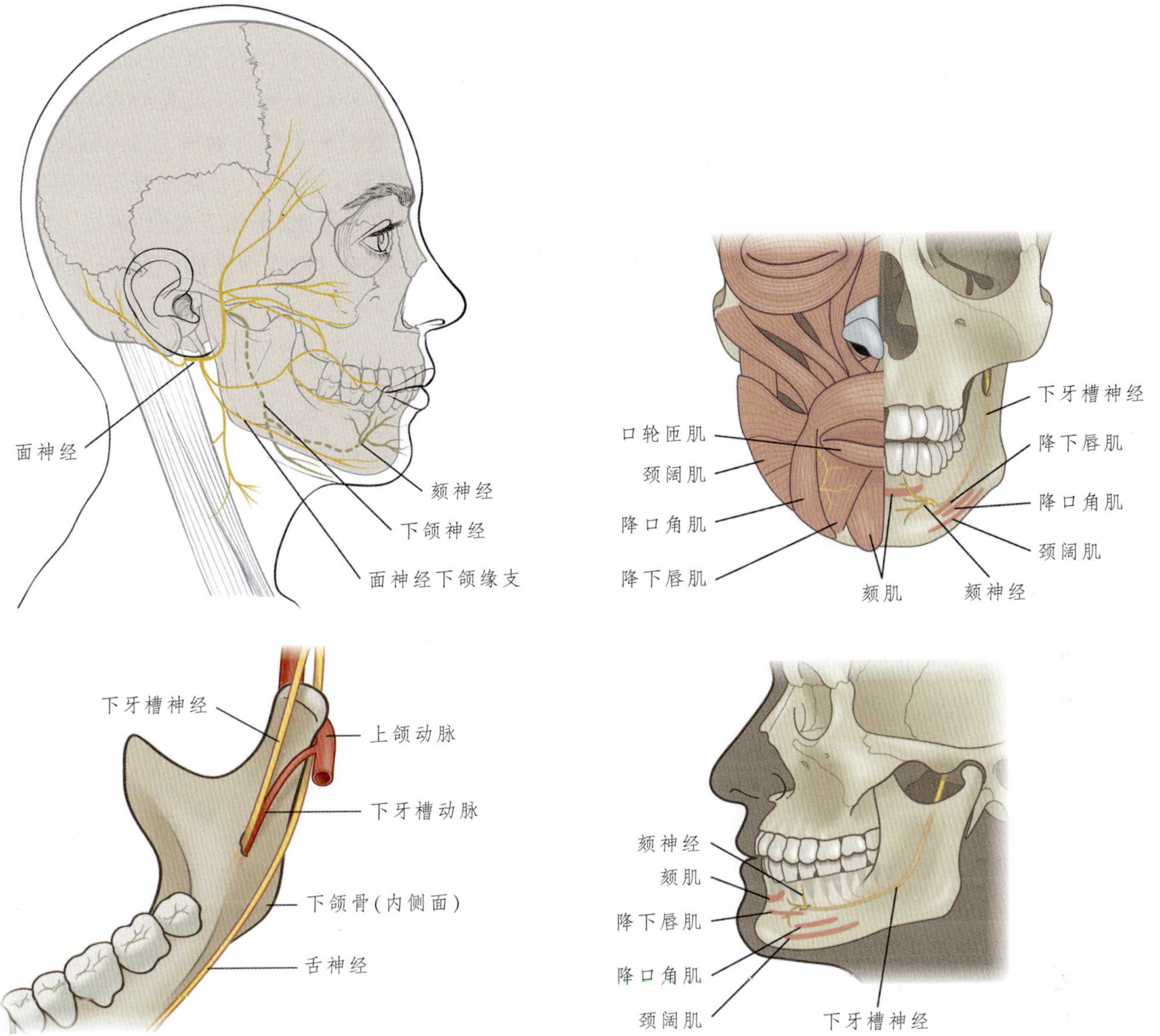

图 27.2　截骨术需要注意的关键解剖标志。

血管

下颌骨体部的血液供应几乎完全来自下牙槽动脉；当这个来源被切断时，来自周围软组织的外周血管取代主要的血液供应[7]。一些研究表明，生成骨的血液供应来自骨膜和髓腔；这些来源都会在稳定期为骨组织提供血液供应[8]。然而，下颌后牙槽嵴和升支不接受相同的侧支循环。虽然升支近端通过颞下颌关节囊和翼外肌附着部获得一定的血液供应，但升支截骨术可导致该节段下部坏死。在下颌角上方进行的截骨术时保留了升支骨膜内血液供应，避免剥离并小心细致的保留咬肌和翼内肌附着部可以进一步增加近端下部的血液供应。最后，通常在距根尖至少 5mm 处进行根尖下截骨术来保护根尖和牙髓的血液供应[9]。

肌肉

下颌骨运动由咀嚼肌、舌骨上肌和口底肌支配。重要的是，骨骼节段的局部肌肉组织拉力会影响生成区域和牵张方向。研究表明，尽管使用了牵张装置进行固定，但下颌骨截骨仍被咀嚼肌的运动以可预测的模式移动和扭曲。虽然有证据表明，这些微动随着下颌运动的侧向偏移和咀嚼运动的强度而变化，但最显著的位移发生在下颌提肌收缩时，这与观察到的牵张部位移动主要发生在咀嚼运动力量的冲击时是一致的[10]。

下颌提肌包括颞肌、咬肌和翼内肌。颞肌广泛起源于颞嵴，在下方穿过颧弓，附着于下颌骨的冠状突；肌肉收缩可使下颌骨旋转和闭合。咬肌起源于颧弓，附着于下颌升支的外侧，允许后缩和闭合。翼外肌起源于蝶骨大翼和翼外板。翼外肌附着于髁突颈、颞下颌关节的部分纤维囊和关节盘。翼外肌的主要功能是沿着关节结节将髁突的头部从下颌窝中拉出，以帮助打开下颌骨。翼外肌的单侧动作会导致对侧下颌骨偏移。翼内肌起源于翼外板内侧、翼内板与翼外板之间的窝，以及上颌结节和腭骨锥突。翼内肌附着于下颌角，起到提升下颌和帮助闭口的作用。翼内肌也可以帮助翼外肌侧向移动下颌。降下颌肌（二腹肌、颏舌骨肌、下颌舌骨肌）可以下降下颌骨，也可使前方骨折节段移位。下颌舌骨肌形成口腔底部，沿着下颌骨体部的内侧表面延伸，下颌骨截骨术后，下颌舌骨肌倾向于舌侧牵拉前方截骨骨段[1]。

患者选择

下颌骨 DO 的患者选择通常取决于患者的年龄和适应证。所有患者必须血流动力学稳定，因为内固定物的使用，患者不能存在感染问题。

在 2 岁以下的患者中，除非存在气道损害（如阻塞性睡眠呼吸暂停），否则不应进行下颌骨 DO，因为牙蕾可能受到损伤，或者可能需要移除牙蕾以进行手术。此外，这个年龄段的 DO 对患者和家长来说可能都难以接受。

由下颌后缩和舌后坠引起的呼吸损害可能是新生儿或婴儿考虑进行下颌骨 DO 的常见指征。然而，在进行下颌骨 DO 之前，必须排除其他原因所致的呼吸系统损害。这些包括呼吸困难或张力低下、下呼吸道异常（气管软化、气管蹼、声门下狭窄）或其他导致呼吸损害的功能或解剖学原因，这些原因无法通过 DO 前移下颌骨和舌得到改善。因此，术前经常进行多导睡眠监测以确定是否存在睡眠呼吸暂停及其程度。此外，喉镜/支气管镜检查通常用于评估是否存在其他原因导致的不能通过下颌骨延长得以改善的下呼吸道阻塞。

从 2 岁到 6 岁，下颌骨牵张术可用于所有下颌缺损的患者。这些患者也需要进行正畸治疗。

从 6 岁到青春期，在混合牙列期间，应使用正畸治疗促进受累牙槽骨的生长，并帮助恒牙正常萌出。一般来说，除非患者患有阻塞性睡眠呼吸暂停，否则不应在该年龄段进行下颌骨 DO。如果可能的话，青少年时期的下颌骨 DO 应该推迟到患者骨骼发育成熟。在骨骼发育成熟时，如果骨缺损严重到无法进行矢状劈开术或需要进行骨移植时，则需要进行下颌骨 DO。

适应证和禁忌证

适应证

下颌骨 DO 的适应证兼具功能方面和美学方面的考量，包括：

- 延长发育不良的下颌骨（单侧或双侧）以缓解舌源性阻塞性睡眠呼吸暂停。
- 避免即将进行的气管切开术或移除留置的气管套管。
- 治疗颞下颌关节强直、创伤所致骨骼缺损、肿瘤切除或其他病理性疾病的患者。
- 治疗因下颌骨发育不全而导致的严重面部畸形，且无功能问题者。

禁忌证

下颌骨牵张成骨术没有绝对禁忌证。然而，相对禁忌证如下：

- 患者或看护人员无法执行牵张程序。
- 接受头/颈部放射治疗或活动性感染患者。

■ 骨量不足的患者。

尽管 DO 的禁忌证较少，但这项技术至少在以下四个方面面临失败的可能：缺血性纤维化、囊性变、纤维软骨愈合及生成骨的晚期屈服、弯曲或骨折。缺血性纤维化是因牵张时局部血供不足导致的。纤维组织跨过牵张间隙，但组织疏松并未形成骨组织。囊性变发生在牵张区域的静脉回流受阻时。在牵张间隙内形成充满淋巴样液体的大血管通道。如果外固定不稳定，则会发生微骨折，进而导致出血和牵张间隙内的软骨嵌入，从而导致纤维软骨愈合。最后，如果牵张设备拆除过早，可能会导致骨骼屈服或弯曲。

术前计划

无论下颌骨畸形的原因如何，检查包括体格检查和放射学检查。

相关既往史包括：

■ 阻塞性睡眠呼吸暂停的症状。

■ 营养状况和生长曲线。

■ 经口进食。

■ 张口受限。

体格检查包括：

■ 评估面部软组织厚度和质量。

■ 口角的位置。

■ 颏部、下颌下缘和耳朵的位置/轮廓。

■ 脑神经Ⅶ和Ⅴ的运动和感觉功能。

口腔内检查应包括以下内容：

■ 咬合评估。

■ 有无反殆。

■ 咬合平面/斜面。

■ 下颌偏移量和切牙间开口量。

其他检查可能包括以下内容：

■ 面部照片记录畸形情况。

■ CT 扫描显示骨骼病理形态，可以进行手术模拟，并记录牵张后骨体积和下颌骨形态的变化。

■ 头颅 X 线和曲面断层片（年龄相符）评估和记录畸形和未萌牙蕾的位置。

■ 牙模可以提供已有咬合情况的记录，允许构建正畸夹板以维持 DO 后的下颌支高度，指导受累的上颌牙槽骨的过度萌出。

■ 多导睡眠图评估阻塞性睡眠呼吸暂停。

■ 支气管镜检查以确定阻塞性睡眠呼吸暂停是否继发于舌源性阻塞（可通过下颌骨牵张改善），还是继发于其他阻塞原因，如扁桃体肥大、腺样体增生或气管软化。

头颅测量标志和参考平面如图 27.3 所示。

手术器械

进行下颌骨牵张成骨术所需的器械如图 27.4 所示。

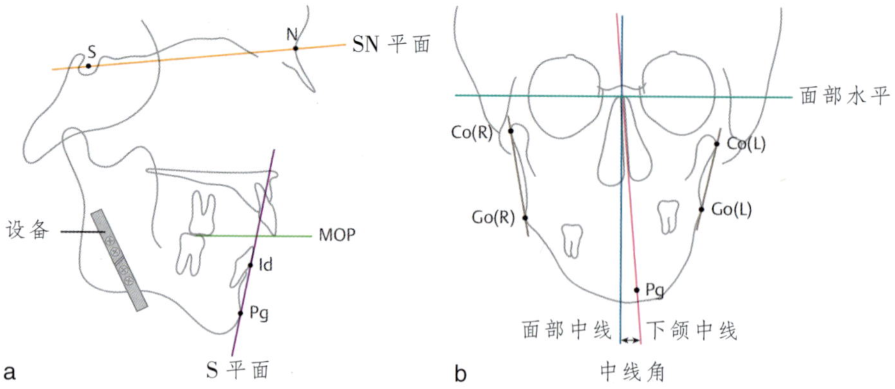

图 27.3 (a)侧位头颅测量标志点和参考平面：蝶鞍(S)；鼻根(N)；颏前点(Pg)；下齿槽缘点(Id)；蝶鞍鼻根平面(SN 平面)；联合平面(S 平面)；上颌咬合平面(MOP)。(b)后前位头颅测量标志和参考平面：髁状突外点(Co，左侧和右侧)；下颌角点(Go，左侧和右侧)；颏前点(Pg)；面部水平；面部中线；下颌中线。

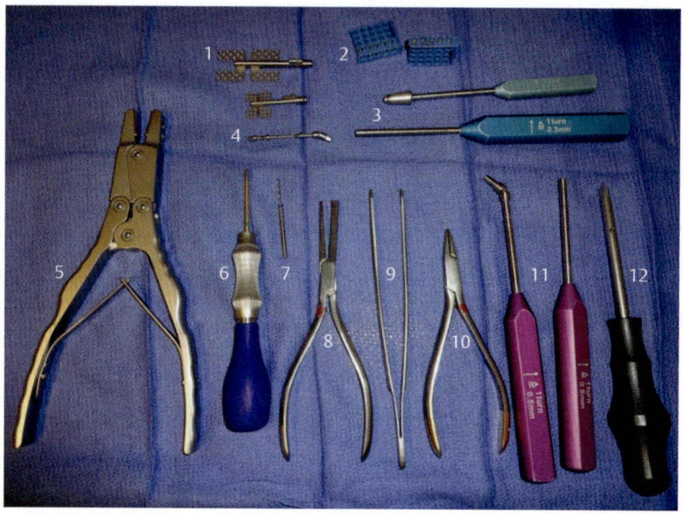

图 27.4 单向、双向的牵张设备(1)；两个收集盒各包含五个螺钉(2)；两个新生儿驱动设备(3)；启动杆(4)；钛板切割器(5)；螺丝刀(6)；钻头(7)；桶形持钳(8)；启动杆断开镊(9)；塑形钳(10)；两个婴儿或成人患者驱动设备(11)；患者驱动设备(通常不用于下颌骨牵张成骨术)(12)。

手术过程：技术细节

牵张设备种类繁多。一般来说，牵张设备可分为外固定和内固定(口内或半埋入式)器械。外固定牵张装置由四个经皮固定钉组成，固定钉置于骨内，截骨部位两侧各两个。该技术相对简单，器械易于看护，这对于年轻患者来说是一个明显的优势，他们可能对连续的影像检查不配合。这种方法的缺点是放置和随后经皮牵张的固定钉穿过软组织会造成瘢痕。

内固定牵张装置可以是口内或半埋入式的。内固定装置的优点是皮肤瘢痕较少，但该装置需要更大体积的骨组织来支撑用于固定的多个固定板和螺钉。半埋入式设备与口内设备相似；不同之处在于，启动杆是在一个半埋式装置中穿过皮肤的。一般来说，我们选择将下颌骨 DO 装置置于半埋入位置。我们更倾向使用这种技术，因为我们发现准确的方向选择和设备放置对于成功的下颌骨 DO 至关重要。在计划 DO 时，我们认为牵张的方向比设备类型的选择对成功的 DO 更为关键[12,13]。当下颌支缺损时，通常选择垂直方向(相对于上颌咬合平面大于 45°)。下颌骨体部缺失时，通常选择斜向方向(相对于上颌咬合平面 30°~45°)。

下颌骨牵张成骨的步骤详见图 27.5 至图 27.23。

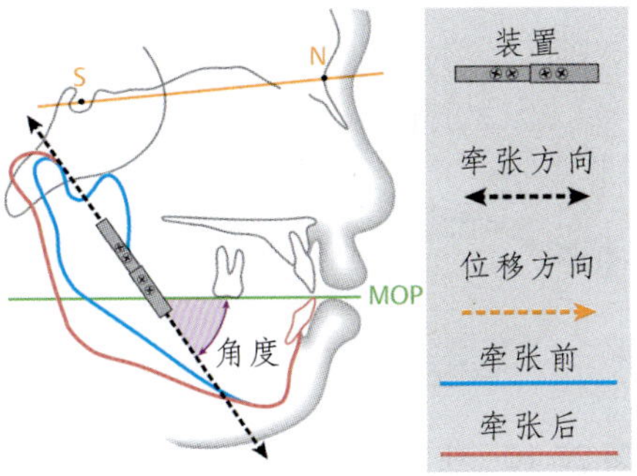

图 27.5 牵张成骨的方向。牵张方向由牵张装置长轴与上颌咬合平面(MOP)之间的角度决定[12]。

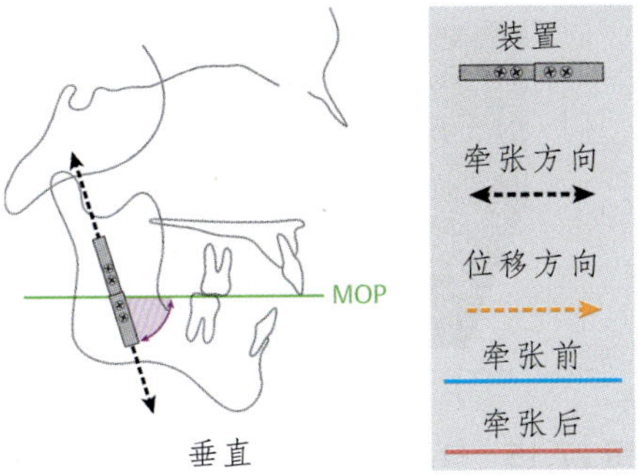

图 27.6 牵张成骨的方向。竖直的牵张方向与上颌咬合平面形成 45°~90°的角度。

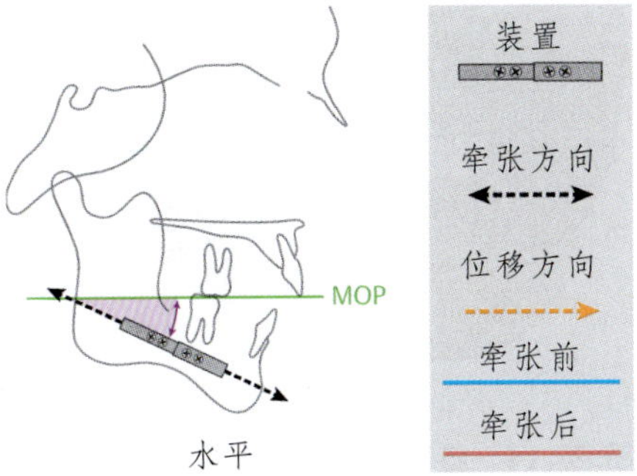

图 27.7 水平的牵张方向与上颌咬合平面小于 30°的角度。

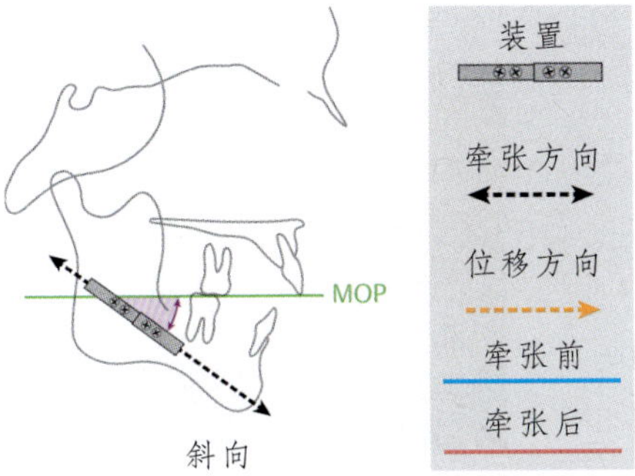

图 27.8 斜向的牵张方向与上颌咬合平面形成 30°~45°的角度[13]。

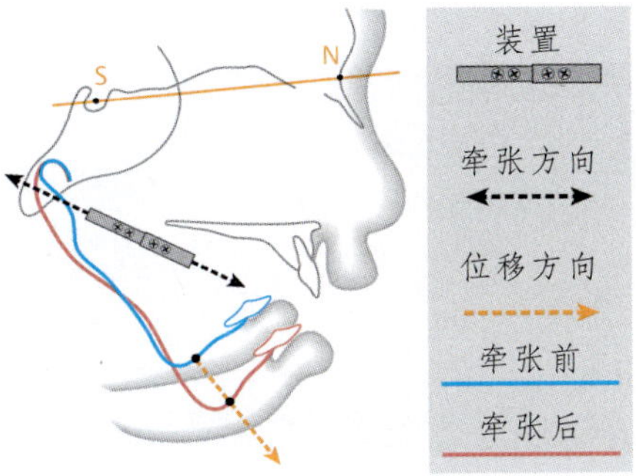

图 27.9 预测下颌骨对牵张方向的反应。水平方向的牵张会导致颏部变平，下颌骨向下竖直平移，前牙开殆的闭合可以忽略不计[13]。

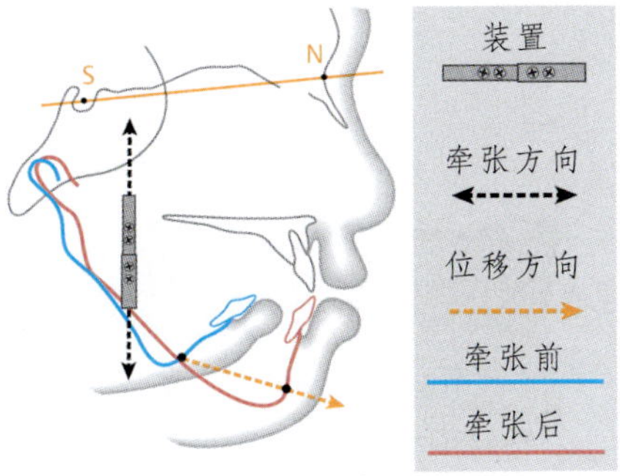

图 27.10 竖直方向的牵张导致颏部直立，下颌骨水平凸出，前牙开殆闭合。蓝线表示牵张前的下颌骨，红线表示牵张后的下颌骨。

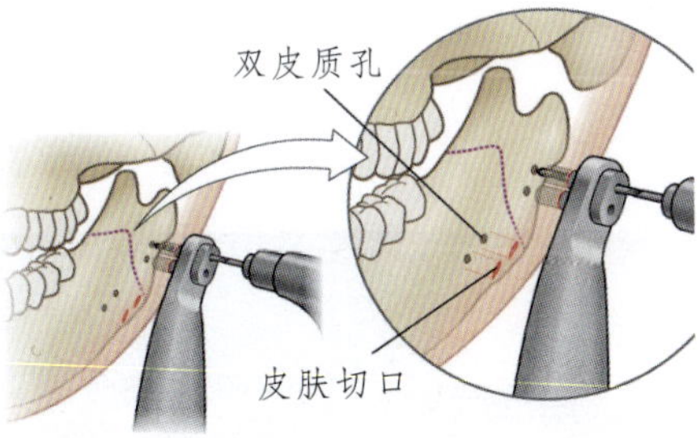

图 27.11 选择截骨术部位，在皮肤上标记四个固定钉放置部位，两个位于截骨部位的内侧，两个位于截骨部位的远端。在标记的位置开一个小切口，放置经皮套管针。通过套管放置一个钻孔器，钻孔需通过双层皮质。

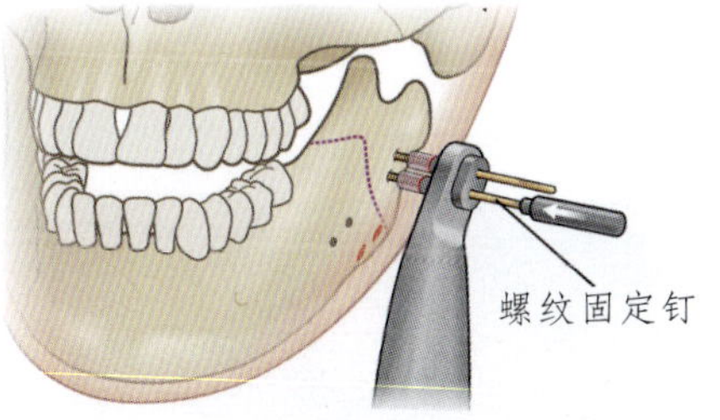

图 27.12 螺纹固定钉穿过套管并拧入双皮质孔。这个过程在截骨部位的对侧重复进行。

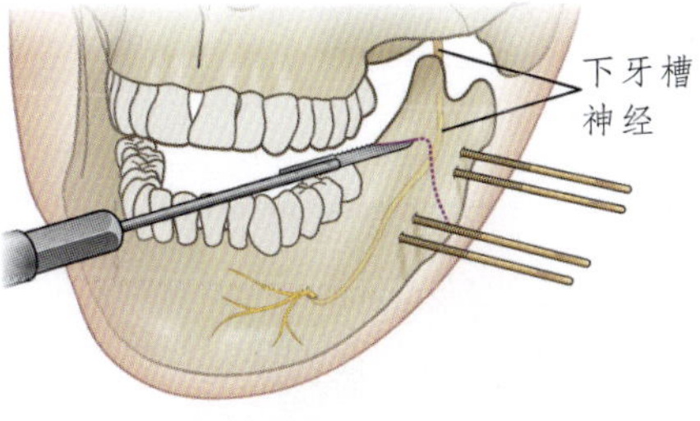

图 27.13 放置四个固定钉后，使用往复式锯和骨刀分离下颌骨，同时保护下牙槽神经。

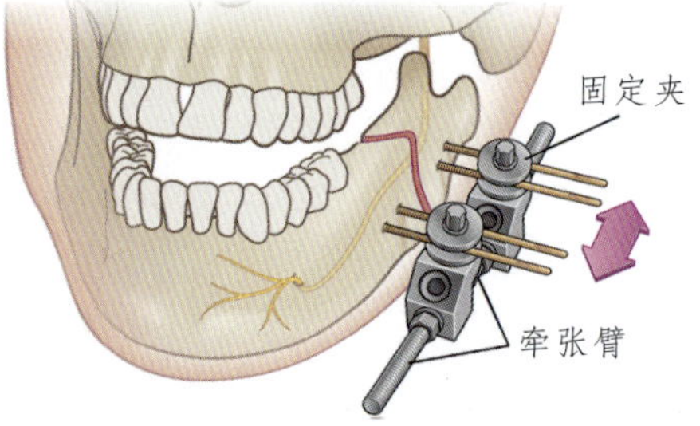

图 27.14 将固定钉连接至牵张臂，并使用固定夹拧紧和固定装置。稳定期持续8周。患者返回手术室移除固定装置。将固定钉从牵张臂上断开，然后将固定钉从下颌骨上拧下，并细致的闭合皮肤创面。

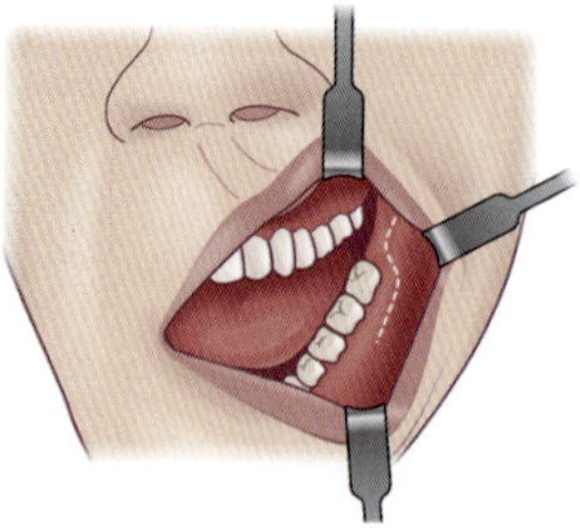

图 27.15 口腔内切口暴露下颌骨，并确定截骨部位。

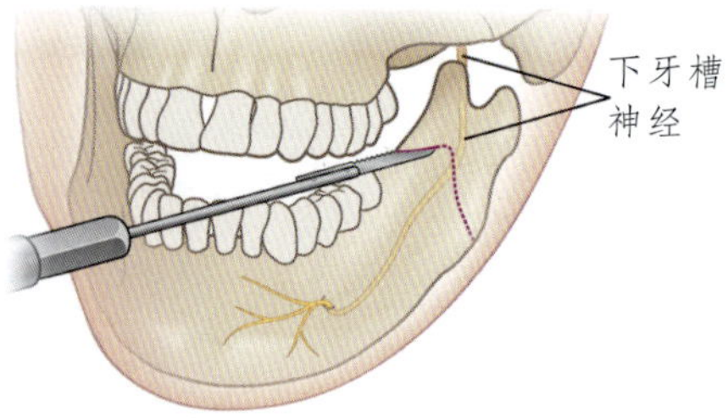

图 27.16 使用往复锯进行截骨术。通常情况下，我们不会在此时完成截骨术，因为一旦完成，截骨段就会变得可以移动，钛板固定变得更加困难。

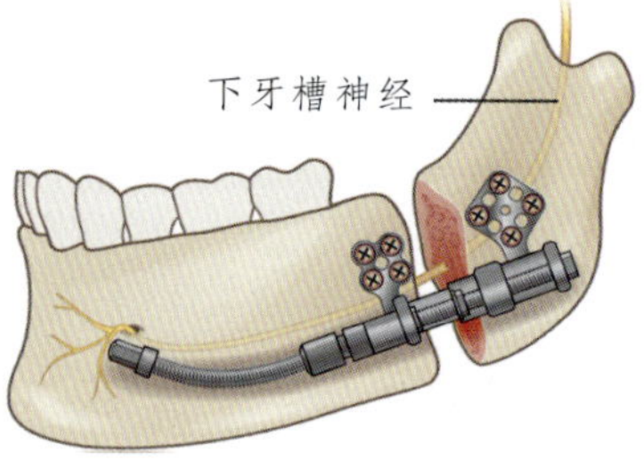

图 27.17 放置牵张装置，将近端和远端的固定板固定在下颌骨上。螺钉通常使用一个或两个经皮3mm切口放置，以使钻头和螺丝刀垂直于骨皮质放置。用骨刀轻轻完成截骨术，保护下牙槽神经。牵张完成后，在稳定期后通过口内切口移除器械，通过经皮穿刺(2~3mm)切口放置螺丝刀。

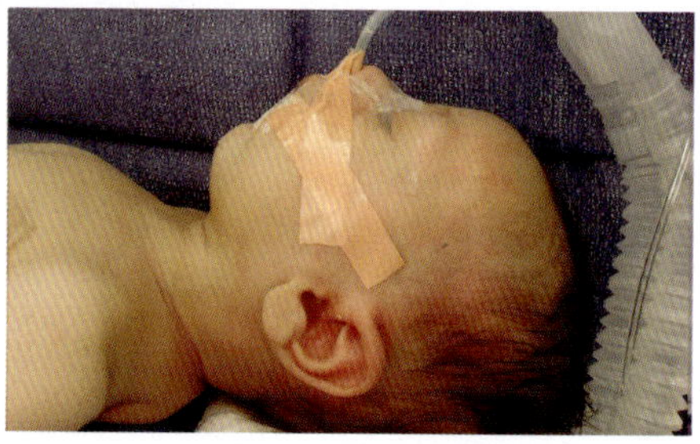

图 27.18 下颌骨DO的首选器械是半埋入式装置。患者经口或经鼻插管。患有小颌畸形和阻塞性睡眠呼吸暂停的患者插管尤其困难。

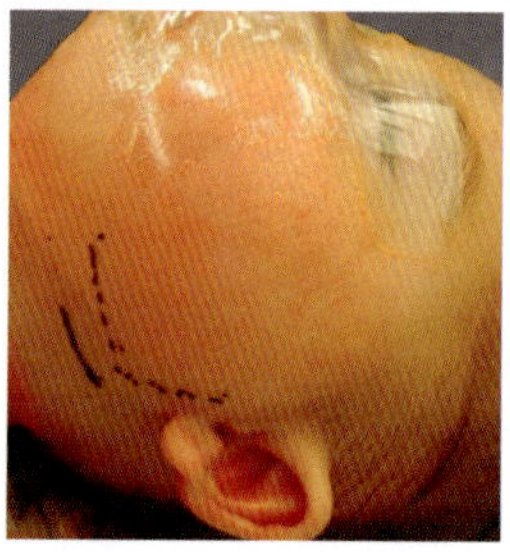

图 27.19 标记下颌骨体部和下颌升支以供参考。Risdon切口位于下颌下缘下方约1.5cm处。切口通常为2~3cm长，位于下颌角处。

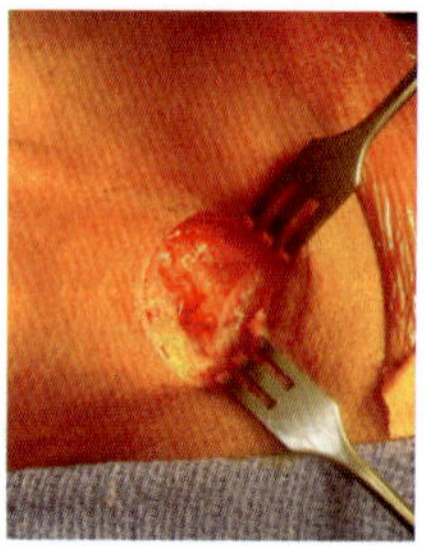

图 27.20 分离颈阔肌后可以确定面静脉，颅向牵引可以保护面神经。然而，只要小心就可以看到并保护面神经的下颌缘支。

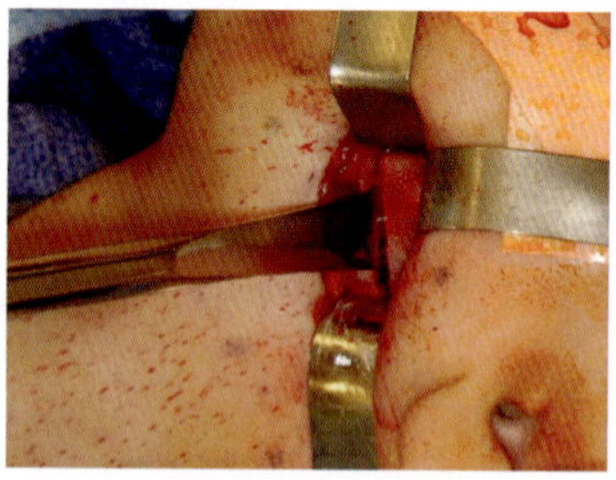

图 27.21 颊侧截骨术采用往复锯，斜向截骨用于舌侧皮质截骨术，保护下牙槽神经。如图所示，骨刀用于颊侧皮质截骨术，轻轻扭转以完成截骨术，同时保护下牙槽神经。在牵张器械可靠固定于下颌骨后再完成全部截骨。

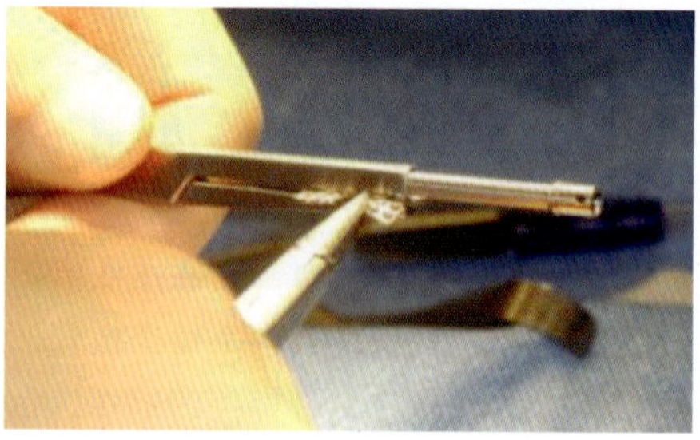

图 27.22 用桶形钳夹持牵张装置，并根据需要用塑形钳(折弯器)对钛板进行塑形。

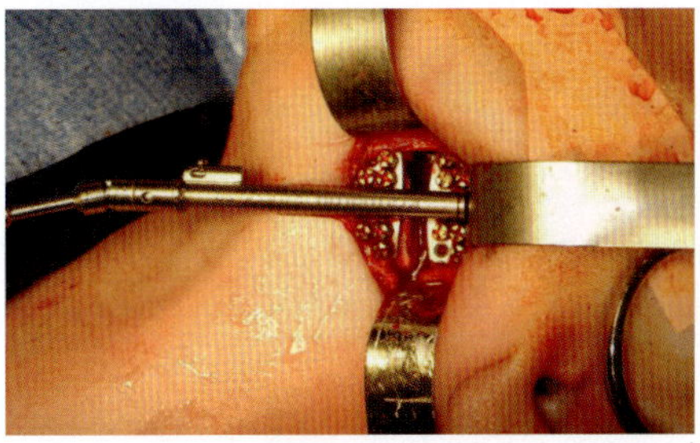

图 27.23 放置牵张装置，并固定所有钛板。对牵引装置进行测试，以确保截骨术已经彻底完成。然后反向牵张使近端和远端骨段再次接触。冲洗并闭合手术切口。

手术技巧

- 术前必须根据 X 线片规划牵张方向和截骨平面。
- 根据所需的牵张方向，在计划的下颌骨截骨部位的近端和远端段放置外部固定钉。
- 在置钉和截骨术中，必须小心操作以避免牙根和牙槽神经损伤。
- 术野与下颌角骨折口内入路非常相似，一旦显露外斜嵴，就可以进行截骨术(斜形或倒 L 截骨)。
- 颊侧皮质骨膜下剥离用于暴露近端和远端牵张器钛板用螺钉固定的区域。
- 正确放置口内延长臂避免压迫口腔黏膜或口角，以防溃疡形成、继发畸形和患者不适。
- 半埋入式器械是我们下颌骨 DO 的首选器械。
- 在新生儿中，我们更喜欢倒 L 截骨术来避免损伤牙蕾，而在牙齿已经萌出的青少年或年轻人，通常进行斜形截骨术。
- 牵张臂通过一个单独的穿刺切口放置，通常位于耳后或下颌后区域，以便于隐藏。

术后护理

■ 细致的日常钉道护理至关重要。

■ 间歇期通常为 1~5 天。

■ 通常以每天两次的节律开始牵张；每次移动通常为 0.5mm，每天的总移动量为 1mm。直到达到所需的牵张终点。

■ 通常，牵张终点受多种因素影响，例如前牙反殆的发展、面部外观、对语言和进食的影响、矫正舌后坠以及其他因素。

■ 一旦达到终点，我们通常会获得头颅影像来记录下颌骨的位置。牵张臂可以通过在皮肤下滑动从装置上取下。

■ 稳定期持续 8~12 周以形成坚硬的骨质。密切的临床随访对于评估固定钉位置、咬合和下颌骨位置至关重要。

■ 在稳定期完成后，在手术室移除牵张装置。

临床病例

如图 27.24 所示，对患有 Robin 序列征、双侧小颌畸形、舌后坠和严重阻塞性睡眠呼吸暂停的婴儿进行了下颌骨牵张成骨术。

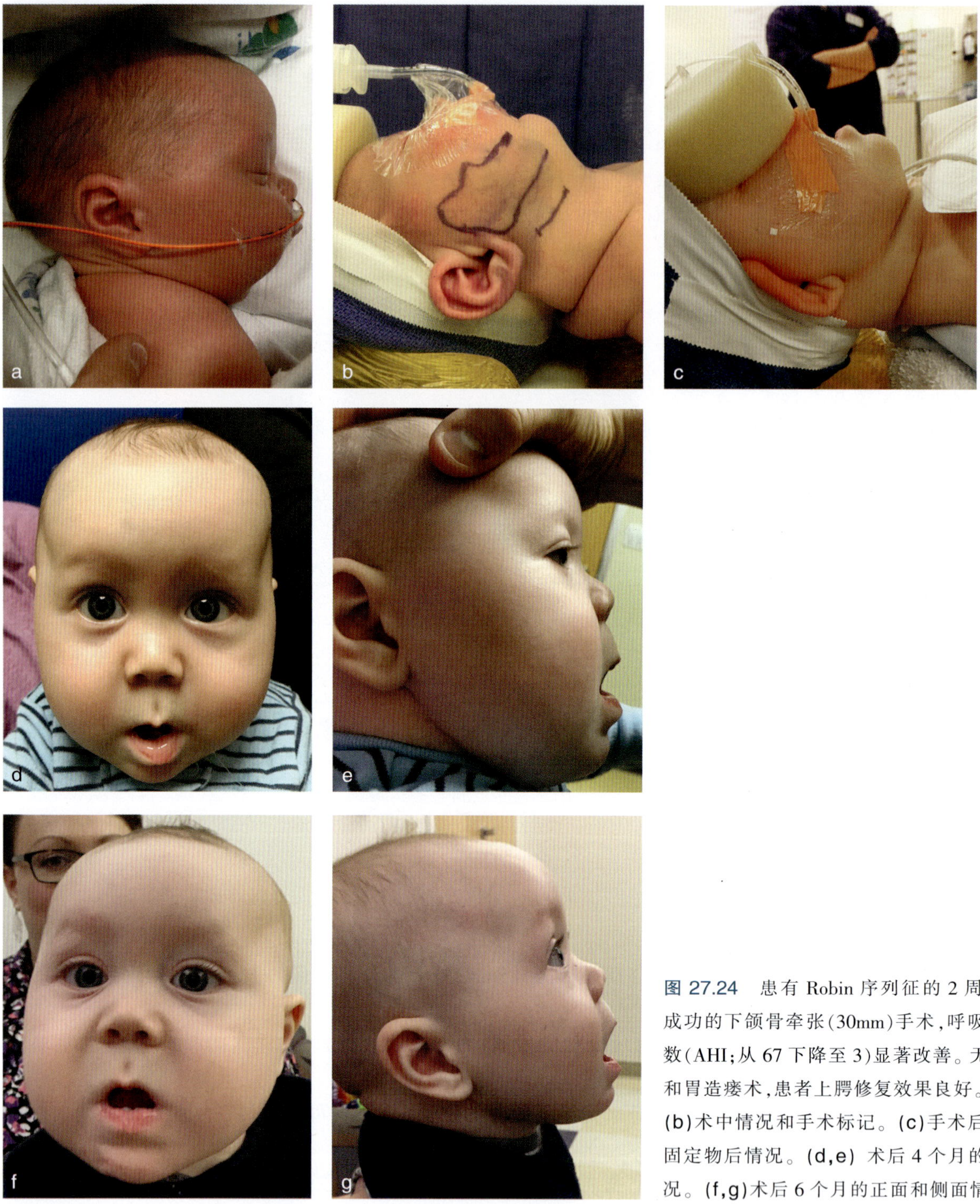

图 27.24 患有 Robin 序列征的 2 周岁男婴接受了成功的下颌骨牵张(30mm)手术,呼吸暂停低通气指数(AHI;从 67 下降至 3)显著改善。无须气管切开术和胃造瘘术,患者上腭修复效果良好。(a)术前表现。(b)术中情况和手术标记。(c)手术后两个半月取出固定物后情况。(d,e) 术后 4 个月的正面和侧面情况。(f,g)术后 6 个月的正面和侧面情况。

并发症

下颌骨 DO 占所有颅面 DO 的 71.4%。报告的并发症发病率为 2.5%~35%。由于报道的不一致性和外科并发症的定义不明确,近年来已经使用分类系统对基于总体严重程度和临床后果的并发症进行分层。例如,Shetye 等人[14]认为,轻微并发症报道不足的情况广泛存在,他们介绍了一个分层系统,其中并发症和不良事件根据严重程度细分为轻微、中度和严重类别。严重不良事件发生率(未解决的并发症、无法通过手术治疗解决的并发症、影响治疗结果)为 5.3%,而牵张植骨与自体骨相比发生率更高;轻微不良事件发生率为 26.9%;中度不良事件发生率为 20.3%。

复发

复发率与下颌前移的程度和方向、原始畸形的严重程度以及患者的骨骼成熟度有关。在骨骼发育成熟的患者中,术前下颌发育不良的程度影响复发率。虽然复发确实发生在骨骼发育不成熟的患者中,但我们认为,与未受影响的对侧下颌骨相比,由于同侧下颌骨固有的生长缺陷,许多患者会出现"假性复发"。换言之,患侧牵张的下颌骨无法跟上对侧下颌骨的生长,从而出现复发现象。下颌平面角也会影响复发率:术后 1 年,下颌平面角高的[蝶鞍/鼻根/下颌平面(SN-MP)>38°]患者的复发率(57%)高于下颌平面角低/正常的(SN-MP<38°;8.3%)患者。在高平面角患者中,这种高复发率被认为是由于肌肉骨骼失衡、习惯性口型和舌位造成的。这不太可能是髁突吸收的结果,如双侧矢状劈开后立即进行激进推进[15]。其他被认为影响复发率的因素包括较短的稳定期(<8 周)和快速牵张(>2mm/d);然而,明确的因果关系尚未确定。最后,67.6%的患者在术后 6 个月内出现复发。

神经损伤

神经的感觉减退可能是由于牵张过程中神经拉伸引起的。虽然这种情况并不常见,但最常见于下牙槽神经和面神经下颌缘支的分布区域。在 1mm/d 或以上的牵张速率下,患者下牙槽神经分布的感觉减退发生率为 2.4%,而 2mm/d 的牵张速率可导致感觉减退的发生率为 19.5%。面神经分布区域的感觉减退情况与此相似,1mm/d 或以上牵张速率时的发生率为 0.3%,2mm/d 时的发生率为 0.9%。使用口内或半埋入式牵张器械的患者有 2.4%的神经失用发生率,而使用外部牵张器械的患者发生神经失用的概率极低[14,16]。

感染

感染情况可从局部蜂窝织炎到骨髓炎。蜂窝织炎是最常见的(发生率为 1.2%~2.9%),通常不需要去除内固定物。骨髓炎不太常见(0.5%~0.9%),但可能需要去除内固定物。口腔内或半埋入式牵张自体骨的感染并发症发生率略低于外固定牵张自体骨(分别为 7.3%和 8.0%)。

牵张方向异常

成功获得合适的牵张方向取决于细致的术前计划、牵张设备的合理使用(单向与双向、内固定与外固定)、牵张策略和牵张骨的质量。不合适的方向具有严重的临床影响,并可能导致咬合异常或偏凸颌畸形——颏前点的对侧矢状位移远离牵张部位导致髁突移位、吸收或咬合异常。咬合异常和开𬌗可以在稳定期用引导弹力带矫正。根据我们的经验,2.0%使用外固定器械治疗的患者和 2.4%使用半埋入式器械治疗的患者出现牵张方向选择不当的情况[14]。

牵张器械失败

器械失败包括设备断裂或移位,发生率为 7.5%~7.9%。与自体骨牵张组相比,骨移植组的器械不稳定性发生率最高(分别为 11.11%和 6.71%)[14]。过早的截骨端结合可能导致器械断裂。

融合错误

融合错误包括过早的截骨端结合和纤维愈合。约 2.4%的病例发生过早骨性愈合,其原因可能是截骨术不全、间歇期过长、每日牵张不充分或器械失败。纤维愈合发生在 0.2%~0.5%的病例中,可能是由于间歇期过短或牵张过快造成的[15]。

颞下颌关节功能障碍

据 Shetye 等人[14]所述,虽然颞下颌关节强直相对少见,但在严重并发症类别中发生率最高(5.56%)。据报道，内固定牵张患者张口受限的发生率相对较高(9.76%)，并认为与牵张过程中负荷导致髁突间盘发生可逆性改变有关。

牙齿损伤

牙齿损伤最常见于下颌骨截骨术位于磨牙后区时。这可能发生在未萌出的磨牙牙蕾，导致下颌骨磨牙牙蕾发生远移。

异常瘢痕

移除外固定牵张装置后，0.6%~15.6%的患者出现增生性瘢痕，高达 14.3%的患者需要修复[16]。口内和半埋入式器械可以作为避免应用外固定器械造成增生性瘢痕的可行方案。口内和半埋入式器械的使用可以减少但不能消除增生性瘢痕的发生。

结论

下颌骨牵张成骨术是一种革命性的手术技术，可以出于功能和美观的目的，直接矫正各种颅面畸形的下颌骨发育不良。

手术要点

- 术前计划至关重要。
- 放射学检查对于明确骨量和选择牵张方向很重要。
- 准确的方向选择和器械放置非常重要，有助于避免或闭合前牙开殆。
- 手术模拟可用于充满挑战性的病例(如 PruzanskyⅢ型下颌骨)。
- 外科医生必须仔细确认截骨的完整性，残留下颌骨舌侧的骨板会在间歇期使截骨端过早结合。
- 与所有下颌骨截骨术一样，应仔细确认下颌小舌和下牙槽神经进入部位，以防止损伤。
- 除下牙槽神经外，面神经下颌缘支也有损伤危险，尤其是在放置牵张装置时。因此，应当精心规划截骨操作以避免损伤这些神经，并确保牵张装置放置于最佳位置。
- 足够的器械稳定性至关重要。我们通过 Risdon 切口置入半埋入式器械，确保截骨两端钛板上至少有两颗螺钉固定。
- 旋转杆放置在不明显的位置，但应当便于患者或家长操作。
- 家长的参与和教导对于获得良好依从性和理解很重要。
- 选择适当的间歇期、牵张期、稳定期长度对于成功的 DO 是必须的。
- 牵张不应仓促进行。我们发现，每天两次牵张 0.5mm 可以获得满意的下颌骨延长，纤维愈合率可以忽略不计。
- 所有患者都需要每周随访以及术后头颅影像学检查。
- 外科医生应与正畸医生密切合作，以确保最佳结果。

(牛峰 贺宇 译)

参考文献

1. Ilizarov GA, Deviatov AA. [Surgical lengthening of the shin with similtaneous correction of deformities] Ortop Tranvmatol Protez 1969;30(3):32–37
2. Snyder CC, Levine GA, Swanson HM, Browne EZ Jr. Mandibular lengthening by gradual distraction. Preliminary report. Plast Reconstr Surg 1973;51(5):506–508
3. Paccione MF, Mehrara BJ, Warren SM, et al. Rat mandibular distraction osteogenesis: latency, rate, and rhythm determine the adaptive response. J Craniofac Surg 2001;12(2):175–182
4. Shetye PR, Grayson BH, Mackool RJ, McCarthy JG. Long-term stability and growth following unilateral mandibular distraction in growing children with craniofacial microsomia. Plast Reconstr Surg 2006;118(4):985–995
5. Murray JE, Kaban LB, Mulliken JB. Analysis and treatment of hemifacial microsomia. Plast Reconstr Surg 1984;74(2):186–199
6. Thaller S, Bradley JP, Garri, JI, eds. Craniofacial Surgery. Boca Raton, FL: CRC Press; 2007
7. Bell WH, Levy BM. Revascularization and bone healing after anterior mandibular osteotomy. J Oral Surg 1970;28(3):196–203
8. Choi IH, Ahn JH, Chung CY, Cho TJ. Vascular proliferation and blood supply during distraction osteogenesis: a scanning electron microscopic observation. J Orthop Res 2000;18(5):698–705
9. Miloro M, ed. Peterson's Principles of Oral and Maxillofacial Surgery. 2nd ed. Hamilton, Ontario, CA: BC Decker; 2004
10. Sun Z, Rafferty KL, Egbert MA, Herring SW. Mandibular mechanics following osteotomy and distraction appliance placement. I: Postoperative mobility of the osteotomy site. J Oral Maxillofac Surg 2006;64(4)610–619
11. Ellis H. Clinical Anatomy. 8th ed. Oxford, UK: Wiley-Blackwell; 1992
12. Dec W, Peltomaki T, Warren SM, Garfinkle JS, Grayson BH, McCarthy JG. The importance of vector selection in preoperative planning of unilateral mandibular distraction. Plast Reconstr Surg 2008;121(6):2084–2092
13. Vendittelli BL, Dec W, Warren SM, Garfinkle JS, Grayson BH, McCarthy JG. The importance of vector selection in preoperative planning of bilateral mandibular distraction. Plast Reconstr Surg 2008;122(4):1144–1153
14. Shetye PR, Warren SM, Brown D, Garfinkle JS, Grayson BH, McCarthy JG. Documentation of the incidents associated with mandibular distraction: introduction of a new stratification system. Plast Reconstr Surg 2009;123(2);627–634
15. Mofid MM, Manson PN, Robertson BC, Tufaro AP, Elias JJ, Vander Kolk CA. Craniofacial distraction osteogenesis: a review of 3278 cases. Plast Reconstr Surg 2001;108(5):1103–1114
16. van Strijen PJ, Breuning KH, Becking AG, Perdijk FB, Tuinzing DB. Complications in bilateral mandibular distraction osteogenesis using internal devices. Oral Surg Oral Med Oral Path Oral Radiol Endod 2003;96(4):392–397

第 28 章

腓骨骨皮瓣游离移植重建下颌骨

Michael P. Lynch, Krishna S. Vyas, Henry C. Vasconez

带血管蒂的腓骨骨筋膜皮瓣游离移植是修复下颌骨外侧复合缺损的首选方法[1]。血管化的腓骨复合游离皮瓣是腓骨及其血管蒂、肌肉和皮肤的游离组织移植。这种微血管手术技术需要游离腓骨供区的血管，移除皮瓣完整的血供，并将其与受区的新血供吻合。1975 年，Taylor 等人[1]实施了第一次腓骨瓣游离移植修复创伤后胫骨缺损。1981 年，Gilbert[2]描述了一种获取复合组织瓣的技术，该技术可以显露腓动脉的皮支，形成包含皮岛的腓骨瓣。1989 年，Hidalgo 首次在下颌骨重建中使用游离腓骨瓣[3,4]。此后，手术技术不断完善，已成为重建下颌骨广泛缺损的重要皮瓣[5]；作为首选技术，带血管蒂的腓骨瓣游离移植可以进行单期重建，具有优异的功能和美学效果。与钛板或骨移植技术相比，微血管游离组织移植术后并发症的发生率较低。腓骨瓣具有足够的长度、较大的骨量、可靠的血供和充分的皮瓣操作空间，已成为下颌骨重建中最常用的骨瓣和骨皮瓣。

目的

重建下颌骨的形态和功能。这包括语言和面部美学的恢复，以及下颌骨功能的重建，从而允许咀嚼和牙种植体手术。游离腓骨瓣及带血管组织可以进行一期即刻重建。

相关外科解剖

腓骨是长而厚的三角形非负重皮质骨，位于下肢胫骨外侧。腓骨头位于膝关节水平面以下，不参与膝关节的组成。然而，通过股二头肌和外侧副韧带附着于腓骨头可以有助于稳定膝关节。腓骨下端延伸至胫骨下方形成踝关节的外侧，维持踝关节的稳定性[6]。重要的是，在截取腓骨时，至少保留腓骨近端和远端各 6cm，以保持膝关节和踝关节的功能稳定性。因此，大约 25cm 的腓骨可以用来制作腓骨瓣[7–10]。

腓动脉和腓静脉是游离腓骨瓣血管蒂的主要供血血管。腘动脉在膝下分为胫前动脉和胫后动脉。胫后动脉发出腓动脉，腓动脉位于踇长屈肌和胫后肌之间。腓动脉的肌间隔穿支可以灌注皮肤，可能为皮岛提供血供[11]。

腓肠外侧皮神经(腓总神经的一个分支)司小腿外侧皮肤感觉，可以作为骨瓣的一部分司皮岛感觉。

胫腓动脉干分叉远端的下肢横截面展示了血管、骨骼和软组织的解剖结构关系(图 28.1)。小腿分为四个筋膜室；图示胫骨和腓骨之间的骨间膜。外侧筋膜室包括腓骨肌；后部筋膜室包括对游离腓骨瓣获取非常重要的踇长屈肌和比目鱼肌。覆盖皮瓣的关键穿支穿过外侧后肌间隔。

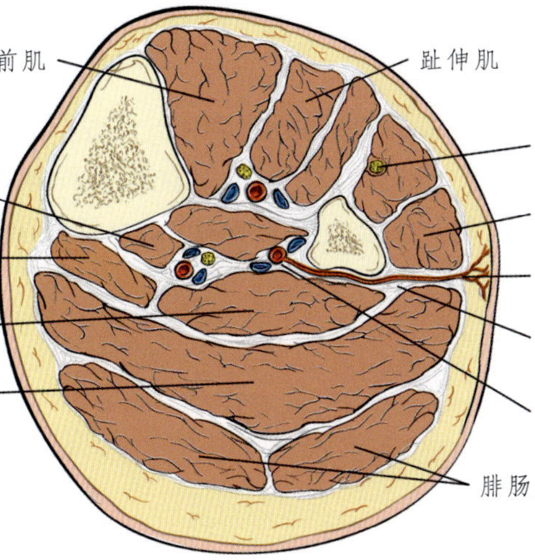

图 28.1 胫腓动脉干分叉远端的下肢横截面展示了围绕腓骨的血管、神经、骨骼和软组织的解剖结构关系。(From Pu LLQ,Chen YR,Li QF,et al. Aesthetic Plastic Surgery in Asians:Principles and Techniques. New York,NY:Thieme Publishers;2015.)

血管解剖

游离腓骨瓣的血液供应以腓动脉为基础,腓动脉作为血管蒂与腓骨一起获取(图 28.2)。腓动脉起源于胫前动脉干,在胫后肌和跗长屈肌之间的小腿后筋膜室侧方走行。多节段肌间隔穿支从腓动脉发出,穿过小腿后侧纤维隔,供应骨骼、骨膜、周围肌肉组织和小腿外侧筋膜室的皮肤。这些穿支决定了在腓骨瓣制备时软组织和截骨的可用范围。

腓骨有骨内和骨膜血供。腓骨的骨内血供由腓骨动脉的分支提供,该分支在上 1/3 处进入腓骨。腓骨远端 2/3 的骨膜血供通过腓血管提供。在截骨术中,骨膜对骨骼的血供至关重要,因此在取骨过程中需要同时获取骨膜和肌袖。

腓骨近端 1/3 由胫骨前血管供应(来自胫骨前返支或膝下外侧返支)。

胫腓动脉干分为胫后动脉和腓动脉。胫后动脉沿小腿外侧走行。腓动脉从膝关节下方的胫后动脉分支,走行于小腿后部深层筋膜室,腓骨内侧、胫骨后肌后方和跗长屈肌前方。发出膝关节的外侧和前部分支,发出滋养动脉为腓骨提供血供。

沿着腓动脉分布的两对静脉被称为并行静脉,可以获取作为腓骨瓣的静脉血管[12]。根据缺损的范围,可以获取不同范围的跗长屈肌或比目鱼肌、软组织和皮肤[13]。

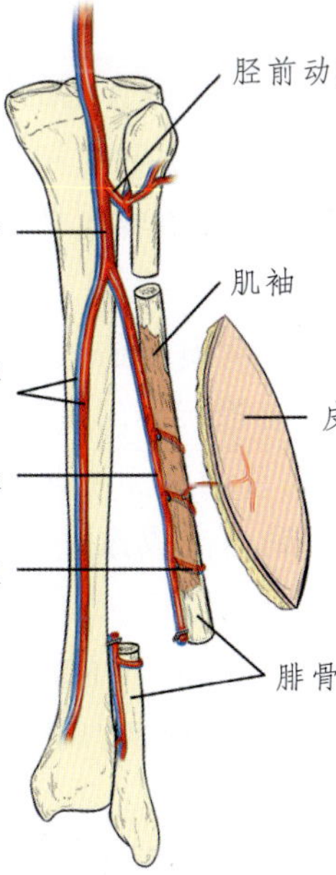

图 28.2 胫骨和腓骨的血管解剖以及游离腓骨瓣的血管蒂。腓骨瓣的血供以胫腓动脉干分支的腓动脉和腓静脉为基础。(From Blondeel P,Morris S,Neligan P,Hallock GG. Perforator Flaps:Anatomy,Technique,& Clinical Applications. New York,NY:Thieme Publishers;2013.)

患者选择

患者选择取决于患者的目标和手术的目标、软组织和骨骼需求、截骨的数量和固定方法。患者必须由多学科团队进行评估，包括创伤外科医生和专业团队的其他成员。患者必须身体健康，才能接受长时间的重建手术。术前影像学检查有助于选择进行腓骨瓣游离移植手术的患者，检测下肢血管变异性（双血管流出道），避免潜在的供区缺血并发症。

适应证和禁忌证

适应证

腓骨瓣游离移植的适应证是存在 6~8cm 的下颌骨部分缺损，其中带血管蒂的骨移植比非血管化骨移植的成功率更高。另一个适应证是已接受或将接受辅助放射治疗的患者。不常见的适应证包括感染性骨不连或慢性骨髓炎患者，以及先天性或后天性下颌骨发育不良患者。对于钛板或游离植骨失败的患者，二次重建带血管蒂的腓骨瓣也是手术指征。

对于较小骨缺损出现伤口愈合生物学失败的患者，可以从带血管蒂的腓骨瓣手术中受益，如血管化不良、骨坏死、顽固性骨折不愈合或双膦酸盐相关性的骨量减少等。

禁忌证

绝对禁忌证包括身体状况不允许进行大手术的患者。先天性或后天性下肢血管解剖异常的患者不适合该手术。其中包括下肢和足部血液循环受损的严重下肢创伤患者、严重的动脉硬化或静脉回流受阻疾病患者。存在先天性腓大动脉或腓动脉缺失患者也不适用腓骨瓣移植。

腓骨瓣手术的相对禁忌证包括可能影响正常凝血功能的凝血障碍或血栓形成病史。既往有深静脉血栓形成病史也是该手术的相对禁忌证，因为它会极大增加全身并发症的概率。

对于肥胖或下肢严重水肿的患者应格外小心，可以寻求其他重建方式。

游离腓骨瓣重建手术的优缺点详见表 28.1。

术前计划

腓骨瓣游离移植手术的临床评估包括对患者的全面检查。应仔细评估重建要求以确定最合适的组织瓣。这包括对骨骼需求、潜在骨整合植入物、软组织覆盖和感觉或运动神经支配需求的预测。肿瘤学家和重建外科医生之间的病例讨论至关重要。此外，初步评估中应考虑牙科或假体康复问题。一般医疗评估应包括大手术的体格检查应使用下颌骨的曲面断层片和 CT 扫描来评估预期的下颌骨缺损。

腓骨瓣手术的成功在很大程度上取决于下肢的灌注状态。因此，术前准备应进行全面评估，包括既往手术史、创伤、深静脉血栓形成、动脉炎、外周血管疾病和下肢跛行。体格检查应强调周围血管疾病的迹象（如皮肤苍白、发绀、甲床增厚、皮温低、毛发生长稀疏和溃疡）。需要触诊腘动脉、胫后动脉和足背动脉。当其他动脉闭塞时，足部 Allen 试验有助于评估足背动脉和胫后动脉的通畅性。血管情况可通过多普勒血流成像进一步确认。应评估膝关节和踝关节的活动范围和松弛度。

正常情况下，腓动脉不是足部血供的责任血管，其血供主要来自胫前和胫后血管。然而，在 8%~10%的病例中，这些血管可能缺失或变细，腓动脉成为足部的主要供应血管（腓大动脉）。因此，必须进行彻底的术前评估，以避免损伤责任腓动脉造成潜在的足部缺血。

起初，下肢血管成像的必要性是有争议的。许多研究人员认为，只有查体异常的患者才应该接受影像学检

表 28.1 游离腓骨瓣移植重建下颌骨的优缺点

优点	缺点
单一供区的一期手术	相对于天然下颌骨,重建的下颌骨高度不足
多功能的组织瓣设计允许复合肌肉、筋膜和皮肤用于修复口内和口外缺损	不可靠的皮肤穿支提供皮岛血供
具有大血管和长血管蒂的良好血管化的骨骼;作为最长的带血管蒂骨瓣(>25cm),可以重建整个下颌骨	相对较短的血管蒂长度限制了重建动脉吻合位置的选择;然而,如果截取的近端腓骨较短,血管蒂可以延长
长度和宽度一致的长直高密度皮质骨可以修复较长的骨缺损,并抵抗角应力和旋转应力	软组织覆盖范围有限
双皮质特性为螺钉固定和骨内放置内植物提供了稳定的平台,可以用于牙齿修复[14]	血管异常可能妨碍使用该技术;供区血管存在变异性
腓骨的血液供应是骨内的和节段性的,因此可以通过多节段截骨术来对骨骼塑形	潜在的供区并发症包括疼痛、肿胀、行走障碍、植皮失败、肌肉坏死、踇趾屈曲无力、踝关节僵硬和不稳定
独立的血液供应有利于放疗或血管化不良组织的重建	供区提供较大面积皮肤后,有必要进行中厚皮片移植以闭合创面
易于剥离的腓骨瓣和合适的供体血管,可以与大血管相吻合	明显的供区瘢痕
由于腓骨的位置远离头颈部,可以同时进行两组手术以明显缩短手术时间	下肢远端和足部并发症风险,包括缺血和感觉障碍
由于腓动脉与腓骨平行,因此术后可使用多普勒成像监测植入物	相对禁忌证包括肥胖、免疫功能障碍、糖尿病和周围血管疾病患者
微血管组织移植的成功率很高	
供区的长期并发症发生率通常较低	

查进行术前评估。然而,许多先天性异常或动脉粥样硬化病变仅通过查体无法明确,可能会显著影响手术操作、供区并发症和最终结果。

理想的成像可以提供解剖学细节和评估肢体灌注情况、动脉结构的质量和血流方向。成像对于确认下肢充分灌注、明确腓动脉的存在以及排除腓大动脉的存在非常重要。虽然腓骨瓣游离移植前无须常规行血管造影,但对于有异常足部血管搏动或复杂病史的患者,可以进行全面病史询问和体格检查。我们倾向于使用双能多普勒或 CT 血管造影进行常规术前评估。对于更复杂的病例,可能需要常规行血管造影[15]。

还应评估头部和颈部的受体血管。这些血管通常包括面动脉和面静脉、甲状腺上动脉、颈外静脉和颈内静脉。受体血管的可用性和适用性取决于血管直径以及患者是否曾接受过颈部手术。

手术器械

图 28.3 展示了用游离腓骨骨皮瓣进行下颌骨重建所需的器械。

手术过程:技术细节

理解游离腓骨瓣手术的技术细节有助于了解手术改良方法,以及如何让手术适应患者的具体情况或畸形。用游离腓骨骨皮瓣进行下颌骨重建的步骤如图 28.4 至图 28.29 所示。在手术过程中进行全身麻醉。

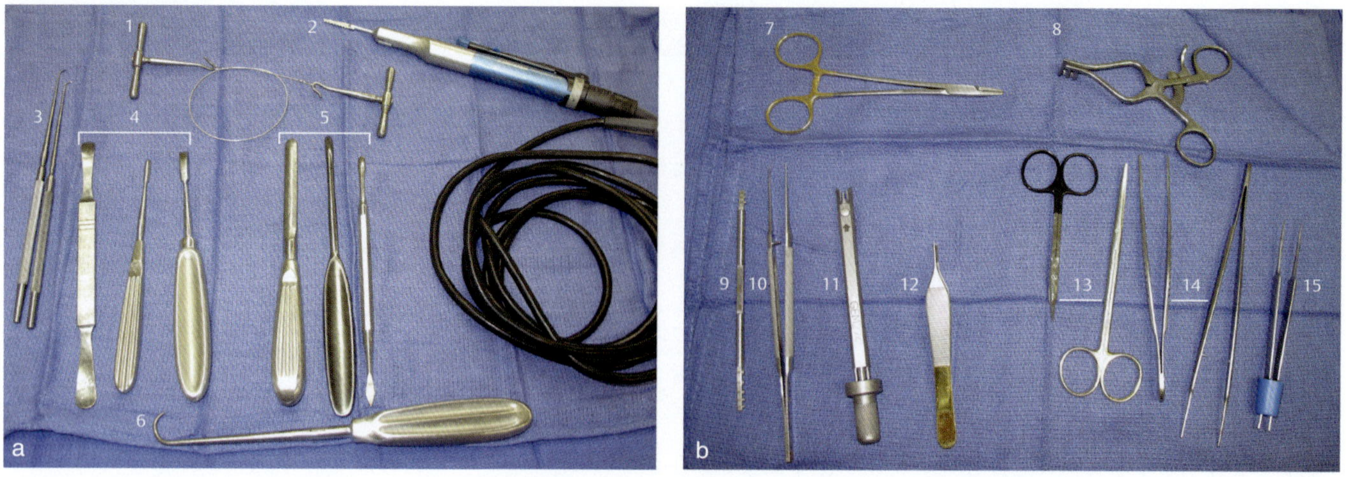

图 28.3 (a)Gigli 锯(1);往复锯(2);拉钩(3);骨牵开器(4);骨膜剥离子(5);骨钩(6)。(b)持针器(7);Weitlander 撑开器(8);微血管测径器(9);显微镊(10);血管吻合器(11);Adson 镊(12);断腱剪(13);Debakey 镊(14);显微双极钳(15)。

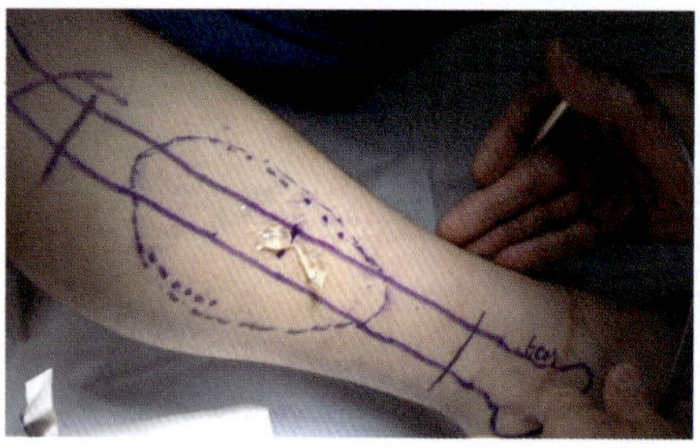

图 28.4 患者仰卧在手术台上,膝关节弯曲 90°,骨盆向内旋转,同侧臀部放置巾单。在大腿捆绑止血带。使用无菌巾单抬高脚跟和下肢使助手更加专心协助手术。触诊和标记腓骨头和外踝。

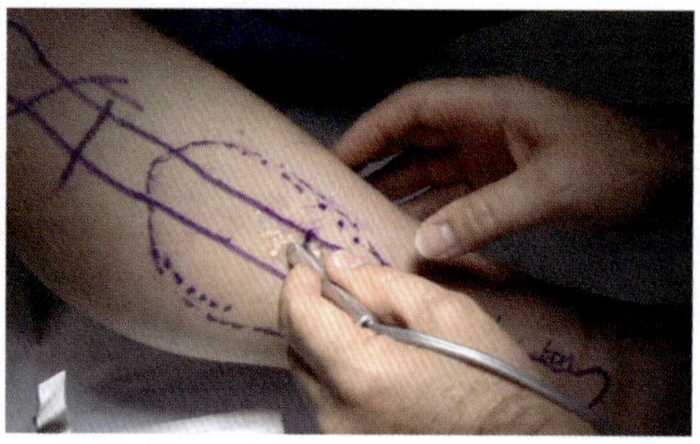

图 28.5 在腓骨头和外踝之间画了一条线确定后侧肌间隔。多普勒设备用于定位后间隔皮穿支。外踝对维持踝关节稳定性非常重要。腓浅神经位于小腿外侧下部中线前方约 3cm 处,腓肠神经位于纵线后方约 3cm 处。接下来,标记皮瓣时应考虑到包含穿支的小腿后肌间隔的位置。

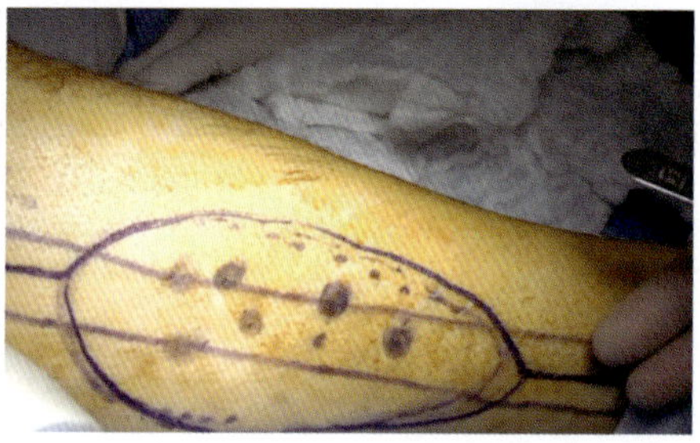

图 28.6 获取皮瓣。皮岛范围应比需要的略大以便后期修剪;截骨位置距腓骨头和外踝 6cm,以保持膝关节和踝关节的稳定性。

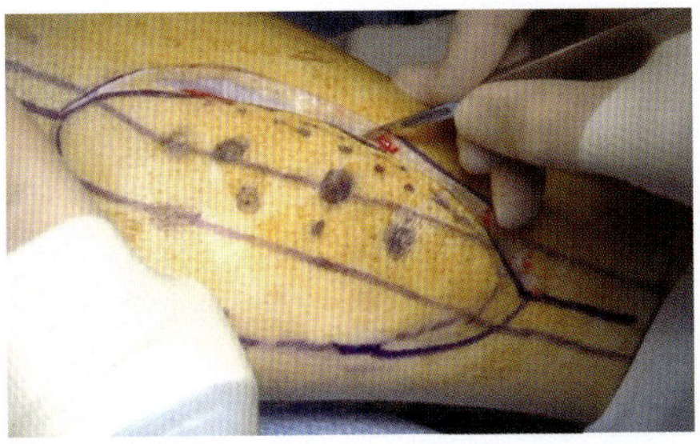

图 28.7 用单极电刀沿皮瓣前缘切开皮肤、深层真皮、脂肪和深层筋膜。必须小心操作以避免损伤腓浅神经,腓浅神经从外向前走行于深筋膜深部。

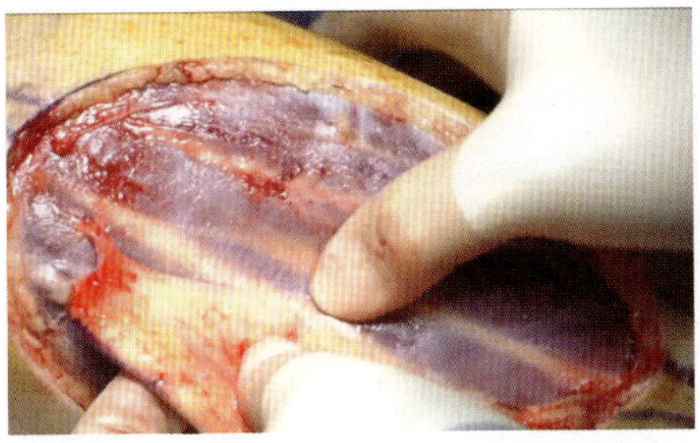

图 28.8 显露外侧筋膜室内的腓骨长肌和腓骨短肌。皮瓣前缘向侧方牵拉。腓骨肌从深筋膜分离到小腿后肌间隔。识别穿支并在筋膜和皮肤上标记其位置。应保留小的肌间隔皮血管,因为它们可能是供应皮瓣的唯一血管。皮瓣应重新塑形以合并和集中皮岛的穿支。如果没有发现穿支,可以向近端继续解剖。肌皮穿支也可用于滋养皮岛。如果没有发现血管,则可能需要在没有皮岛的情况下使用肌袖保护截取的腓骨。

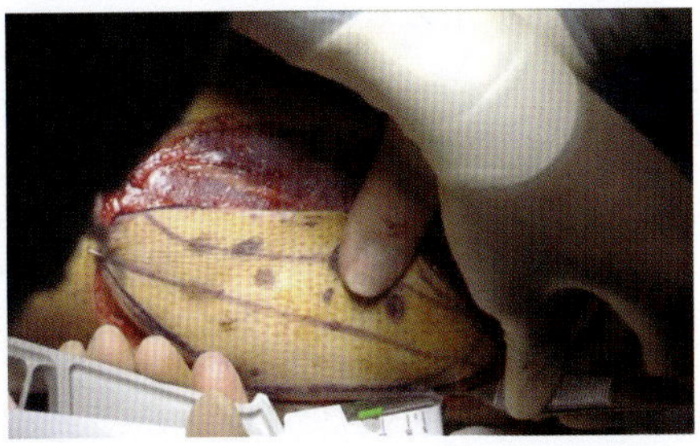

图 28.9 分离皮岛后部,小心避免损伤腓肠神经和小隐静脉。比目鱼肌到小腿后肌间隔之间的深筋膜提起后可以再次看到穿支。从穿支发出并供应比目鱼肌和踇长屈肌的分支可以结扎并分离。

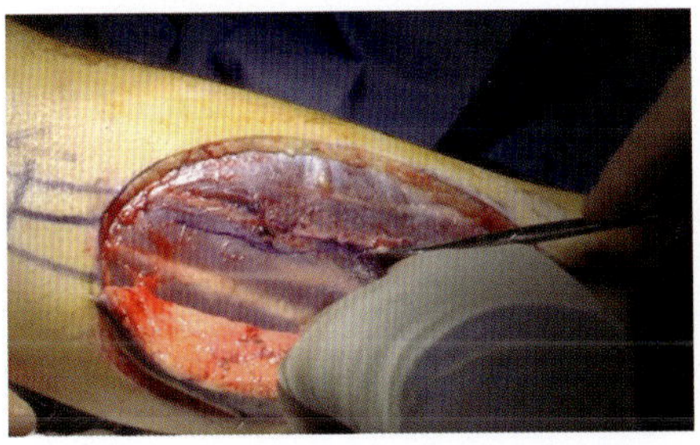

图 28.10 确定踇长屈肌并纵向分开肌间隔。如果皮岛需要活动性,可以切开小腿后筋膜室并保留隔膜以保护穿支。

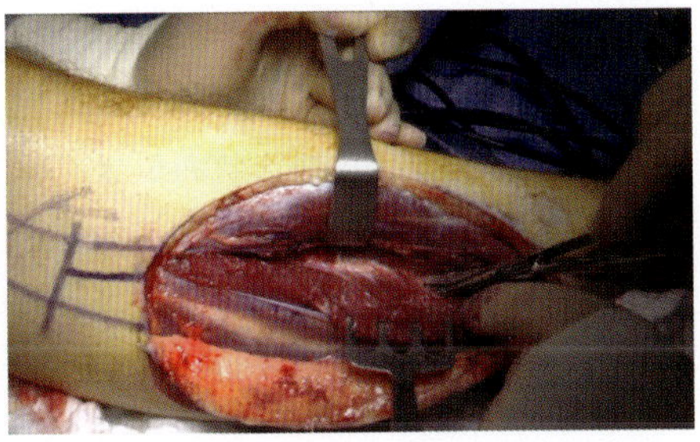

图 28.11 从腓骨上分离腓骨肌,留下约 5mm 的肌袖连接于骨骼上。

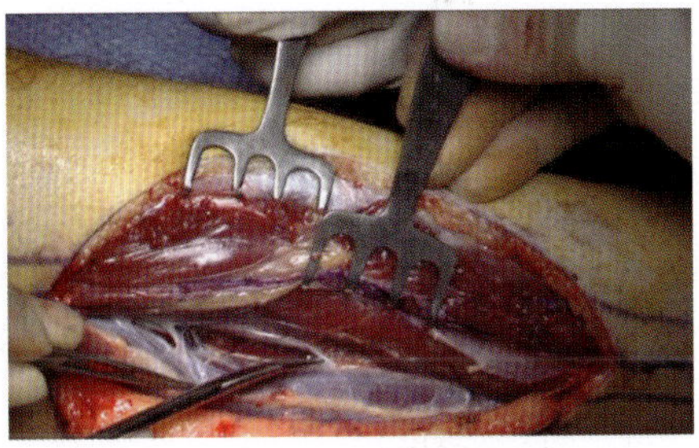

图 28.12 将骨间膜分开以寻找腓血管。

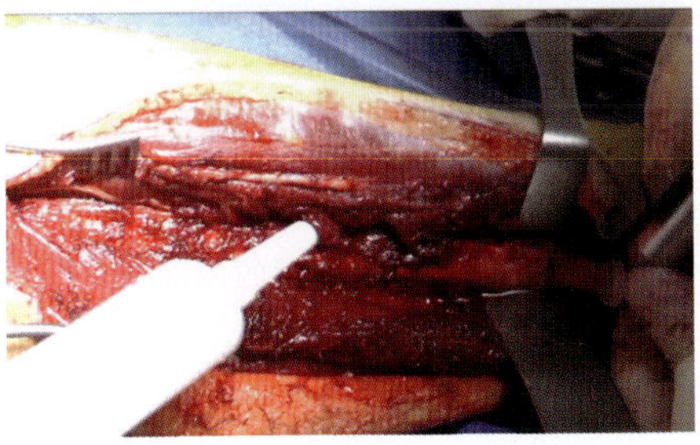

图 28.13 在保护穿支的同时,使用高速摆锯或往复锯进行腓骨远端截骨术,同时持续冲洗。

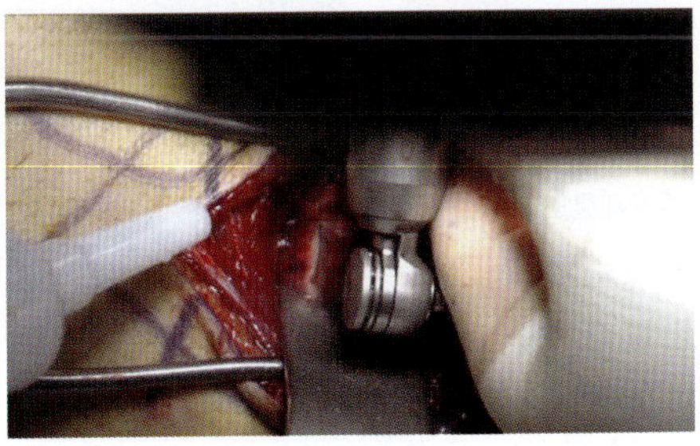

图 28.14 使用高速摆锯、往复锯或 Gigli 锯进行近端截骨术。腓骨段牵拉向侧方,断开胫后肌。

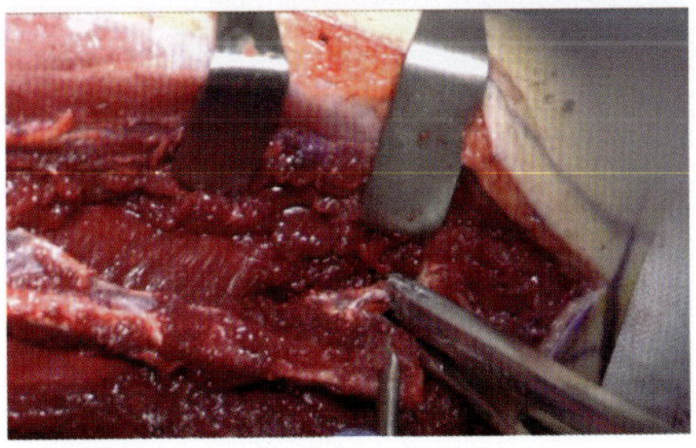

图 28.15 识别腓骨远端截骨部位附近的血管并分离和结扎。应注意确保它们是与腓骨相伴的正确血管。

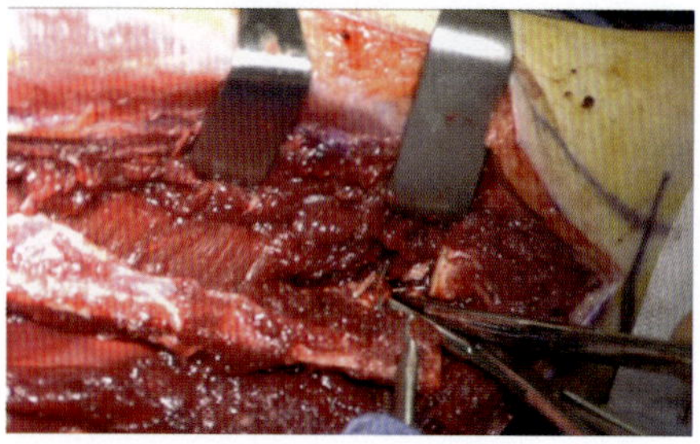

图 28.16 解剖分离覆盖腓血管的肌间隔直到暴露腓血管。结扎供应胫后肌和比目鱼肌的动脉。然后将组织瓣从踇长屈肌附着处分离，在蒂周围留下肌袖。

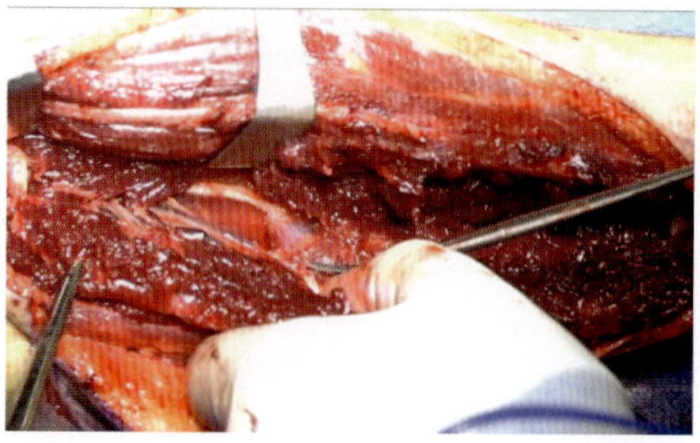

图 28.17 根据所需血管蒂的长度，确定并仔细解剖腓动脉和伴行静脉至胫腓血管起点处。

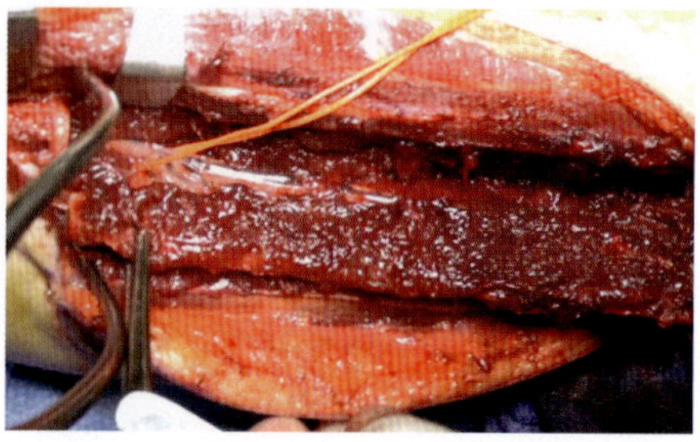

图 28.18 皮瓣和腓骨分离并取下后，止血带放气，确切止血。腓骨被切割、塑形和固定时应维持血流以减少皮瓣缺血时间。

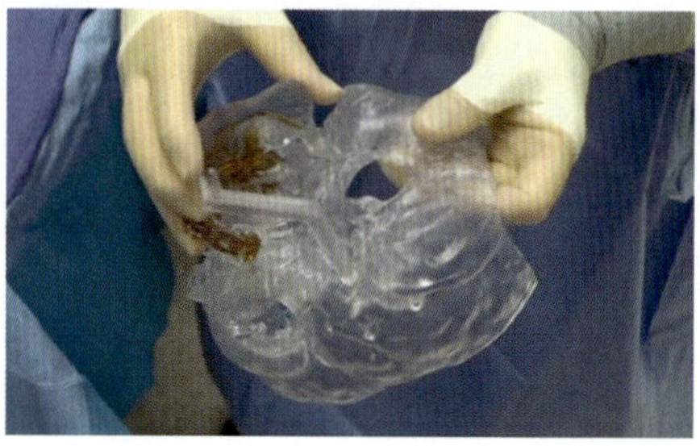

图 28.19 腓骨塑形。腓骨塑形应适合下颌骨缺损的大小、角度和形态。在该病例中使用了三维计算机生成的模板，在腓骨上安装合适的夹具以提示所需截骨的位置和角度[16]。

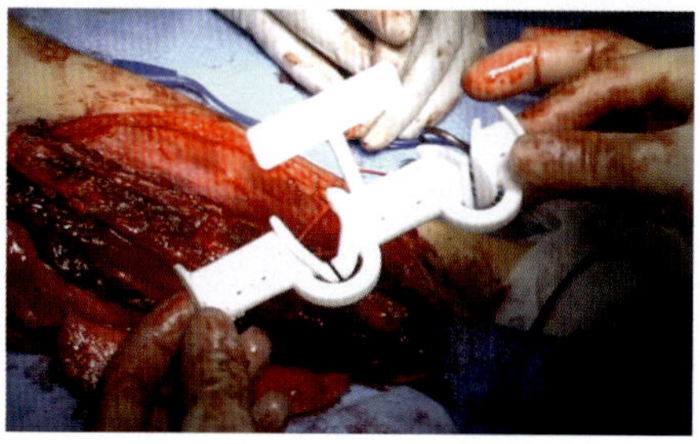

图 28.20 腓骨塑形可在小腿术区完成，皮瓣的缺血时间较短，或在下颌骨术区完成，可以更好地评估皮瓣形状和位置。截骨夹具直接放置在骨骼上并进行截骨以进行腓骨塑形。如果需要三个以上部位的截骨，可能会危及腓骨不同节段的血供[9]。

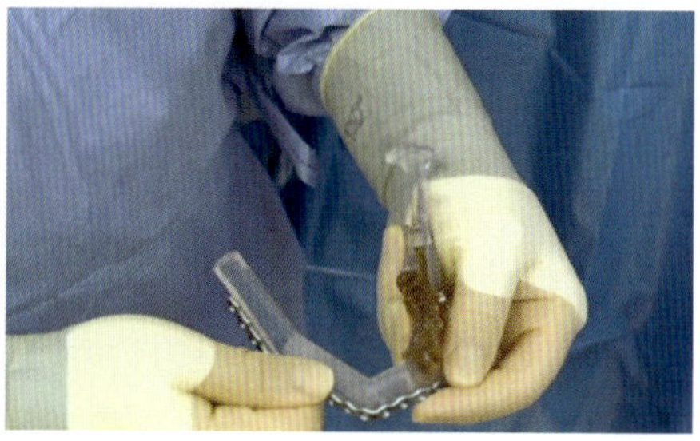

图 28.21 术前根据患者薄层 CT 扫描构建的下颌骨重建模型。图片展示了该模型的模板；该模板可以帮助模拟手术并将骨骼定位到正确的位置。

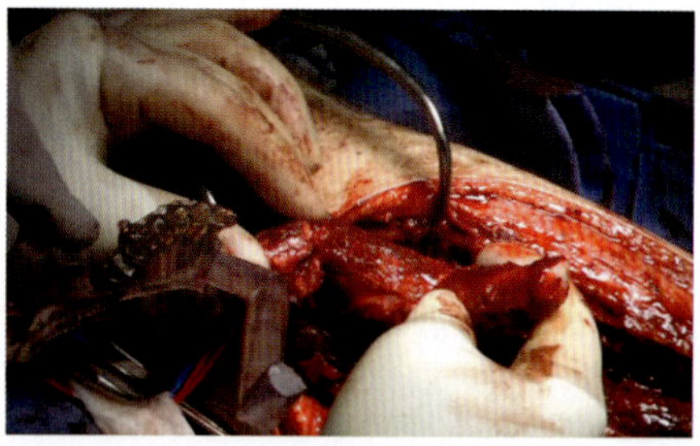

图 28.22 腓骨已按适当的角度和大小切割以匹配旁边的模型。可以用重建板进行固定[17]。

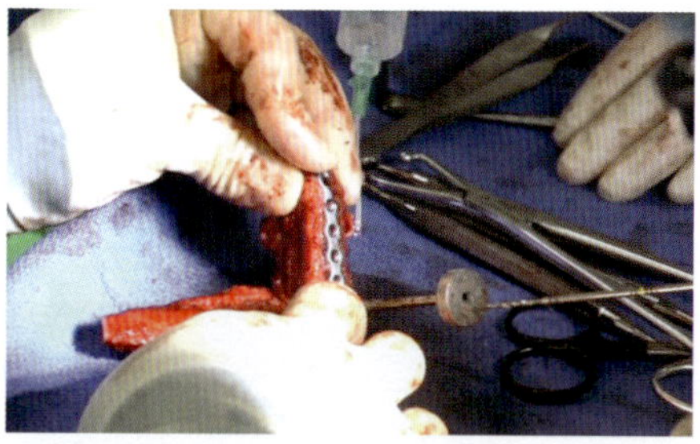

图 28.23 将塑形的锁定重建板用螺钉放置在塑形的腓骨外侧，远离腓骨血管。锁定螺钉将钛板固定在骨骼上，不会挤压下方的骨膜。

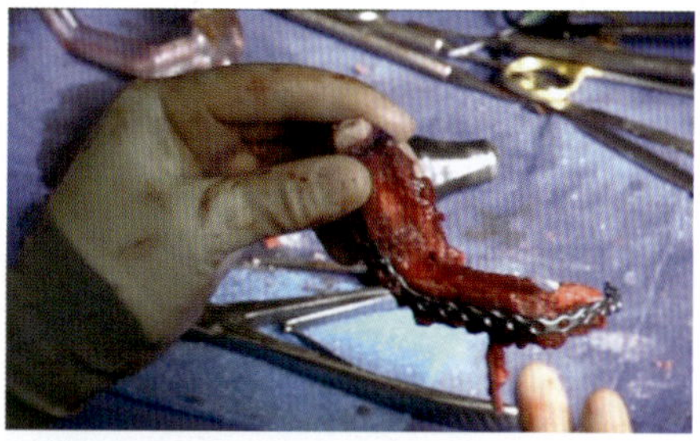

图 28.24 腓骨使用锁定重建板固定。注意血管蒂位于重建下颌骨的内部。

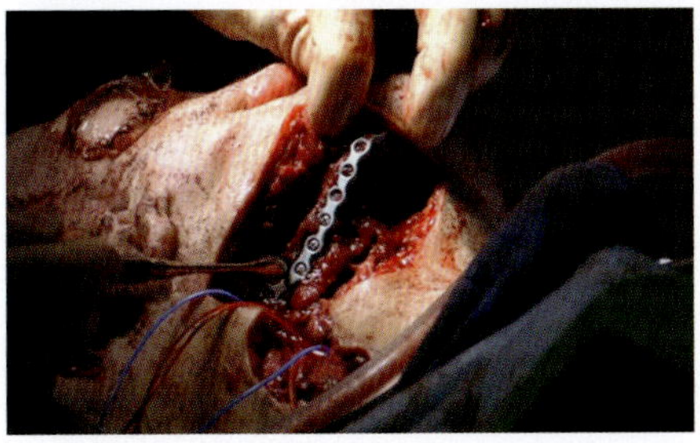

图 28.25 腓骨结构放置在面部位置。钛板延伸固定于自体下颌骨上，髁突段被周围软组织固定。

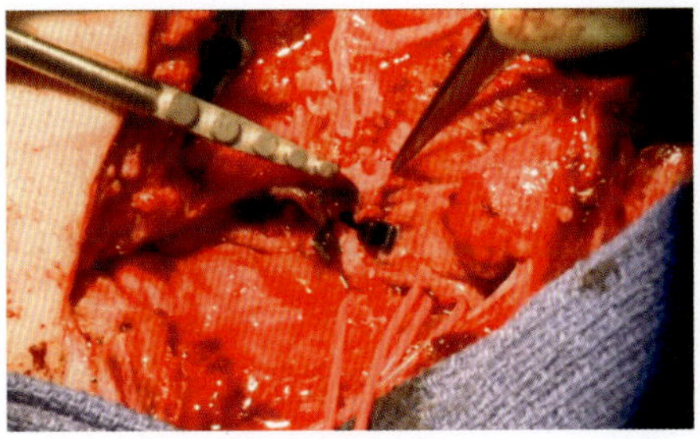

图 28.26 微血管吻合术。许多文章描述了各种微血管吻合技术，包括缝合技术和使用吻合装置。我们更喜欢缝合动脉，如果可能的话，吻合器吻合静脉。如果可能的话，我们也倾向于吻合两条静脉以提供更多的静脉回流。仔细解剖颈部以确定可用于吻合的动脉和静脉血管的理想尺寸和位置。在这里，我们准备对颈部颈静脉系统的属支进行静脉微吻合术。我们使用内径测量装置进行端端吻合器吻合。必须特别注意确保血管蒂没有扭曲或旋转。

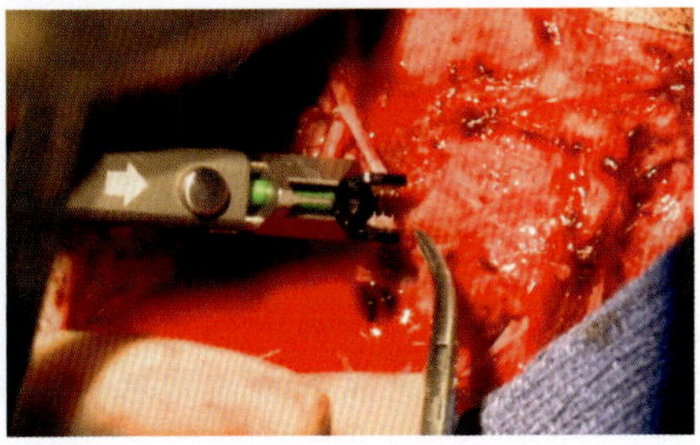

图 28.27 使用静脉吻合装置进行两次静脉吻合中的一次的过程。两条静脉吻合减少了皮瓣的淤血。

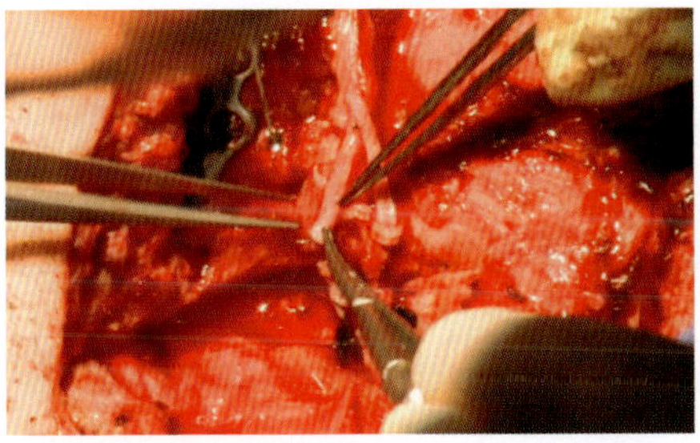

图 28.28 接下来，我们将腓动脉与甲状腺上动脉（颈外动脉的一个分支）进行动脉吻合。我们更喜欢用 9-0 尼龙细线吻合。

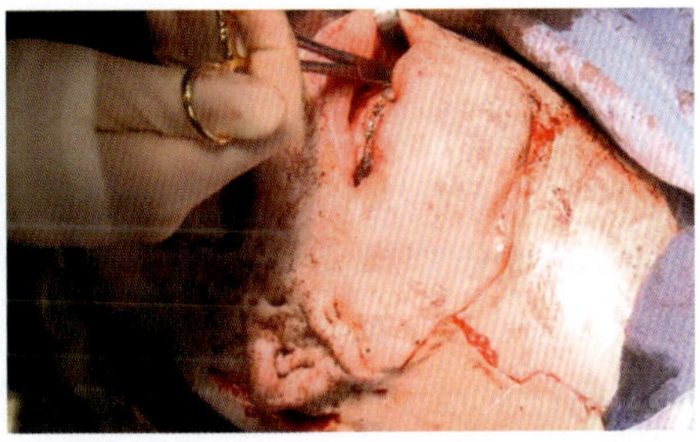

图 28.29 闭合颈部、下颌下皮肤和口内黏膜切口。我们在颈部远离吻合口处放置引流；在静脉周围用多普勒仪监测来了解埋入式皮瓣的血流。

手术技巧

- 合适的患者体位至关重要。应放置大腿止血带(无菌或非无菌)。在同侧髋部下方放置支撑物使下肢向内侧旋转。膝关节和小腿可在手术台自由活动,弯曲90°并配有脚踏以在手术过程中保持其位置,无须助手将腿固定于手术体位。
- 在下肢中部周围使用多普勒仪评估多条穿支以使皮瓣居中;皮瓣范围应稍大以保证之后可以根据需要进行修整。
- 小腿缺损不应在任何张力下闭合,因为这很容易导致已经相对缺血的肌肉组织发生坏死。外科医生应该选择植皮,尽管美观性较差[7]。
- 必须确保颈部有充足血流的良好血管。如有必要,应使用颈血管或颈外血管系统。如果血管蒂长度不足,可以使用静脉桥接,而不必造成过大张力或改变皮瓣位置。
- 通常在静脉周围使用留置多普勒监护仪,以便术后控制该埋入式皮瓣,尤其在没有皮岛的情况下。
- 使用计算机辅助设计和制造仿真模型,以及借助虚拟手术设备,明显改善了手术操作,有助于手术更快完成和更好的预后。

术后护理

- 患者入院接受手术,术后几天对患者和皮瓣进行住院监测。
- 对于骨皮瓣,在术后即刻4小时内每15分钟密切监测一次皮岛的血供变化,然后在接下来的24小时内每30分钟监测一次。
- 根据临床表现,在接下来的24~48小时内,每小时监测一次骨皮瓣血供情况。
- 如果皮瓣持续改善,我们在接下来的24小时内每2小时监测一次,之后每4小时监测一次直到患者出院。
- 细致的监测有助于抢救某些可能受损的皮瓣。最可靠的评价皮岛的方法是直接观察和评估皮瓣颜色、温度、肿胀和毛细血管充盈,无论是否使用针刺。
- 多普勒探头可放置在穿支上以帮助监测动脉或静脉问题。动脉问题通常在24小时内出现,而静脉淤血通常在术后48~72小时出现。Cook-Swartz植入式多普勒是我们监测埋入式皮瓣的首选设备。如果该设备不可用,多普勒探头可用于检查皮瓣。
- 应监测供区的血供不足和筋膜室综合征,尤其在进行一期缝合时。
- 床头抬高以减轻肿胀。
- 加压包扎供区下肢。无须垫枕敷料。后方夹板应延伸至超越第一跗趾;这将有助于将踝关节保持在功能位置,并将远端趾骨保持在伸展位置,避免屈曲挛缩。
- 抬高下肢协助静脉回流,减少术后水肿。
- 在术后最初24小时内保持禁食状态,以防患者需要返回手术室。进食取决于个人。如果留置饲管,24小时后即可开始进食。如果留置空肠营养管,在确保皮瓣存活后可以立即开始进食。
- 阿片类止痛药用于疼痛管理。
- 皮瓣抗凝剂不是常规使用。术后立即使用阿司匹林栓剂,然后将阿司匹林更换为口服或经营养管使用,直到患者出院。
- 根据患者的Caprini评分进行适当的静脉血栓栓塞预防。
- 根据需要使用止吐药。
- 根据治疗策略使用术后抗生素。

- 24 小时内引流血清少于 30mL 时，可移除引流管。
- 如果在供区进行植皮，在术后第 5 天取下夹板并对植皮情况进行评估。
- 指示患者在术后 7 天内保持静止。部分负重辅助活动可在术后 2 周开始，术后 4~6 周恢复正常活动。
- 可在术后 6 周、3~6 个月和 1 年通过 X 线片或骨扫描评估骨愈合情况。

临床病例

图 28.30 所示的颅面短小畸形患者接受了腓骨骨皮瓣游离移植重建下颌骨以及其他重建手术。

并发症

据估计，微血管游离组织移植术后皮瓣失败的发生率约为 5%。与腓骨瓣相关的并发症可能包括血管血栓形成、疼痛、骨不连或畸形愈合、感染、慢性骨髓炎、血肿、口腔皮肤瘘管、面部不对称、挛缩、放射治疗后放射性骨坏死以及需要翻修手术[8]。

合并足够的穿支和踇长屈肌袖可以减少皮岛失败的风险[13]。与供区相关的并发症包括踝关节僵硬、踝关节不稳、感觉或运动功能障碍。患者约术后 6 周恢复正常功能。伤口并发症包括伤口愈合障碍、延迟闭合、感染、植皮失败和裂开。极少情况下，筋膜室综合征可能是由于供体部位闭合过紧所致。

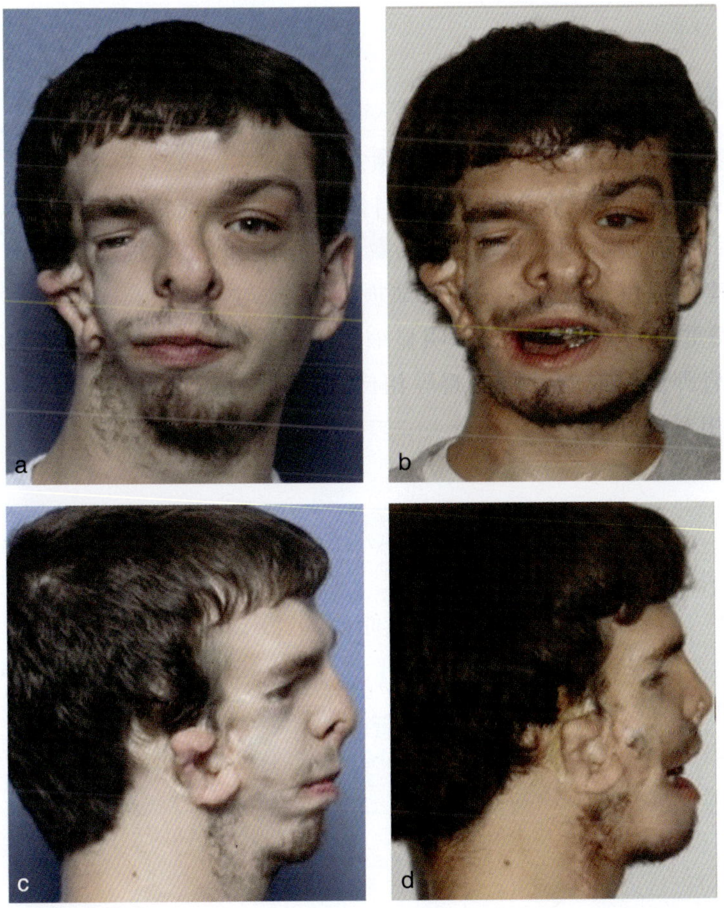

图 28.30 21 岁男性患者诊断为颅面短小畸形。他的右侧面部发育严重不足，包括骨骼和软组织。除了右侧下颌骨重建外，他还进行了左侧下颌骨矢状劈开术和上颌骨 LeFort Ⅰ型截骨术。(a,b)患者术前和术后 1 个月的正面视图。(c,d)术前和术后 1 个月的右侧视图。(待续)

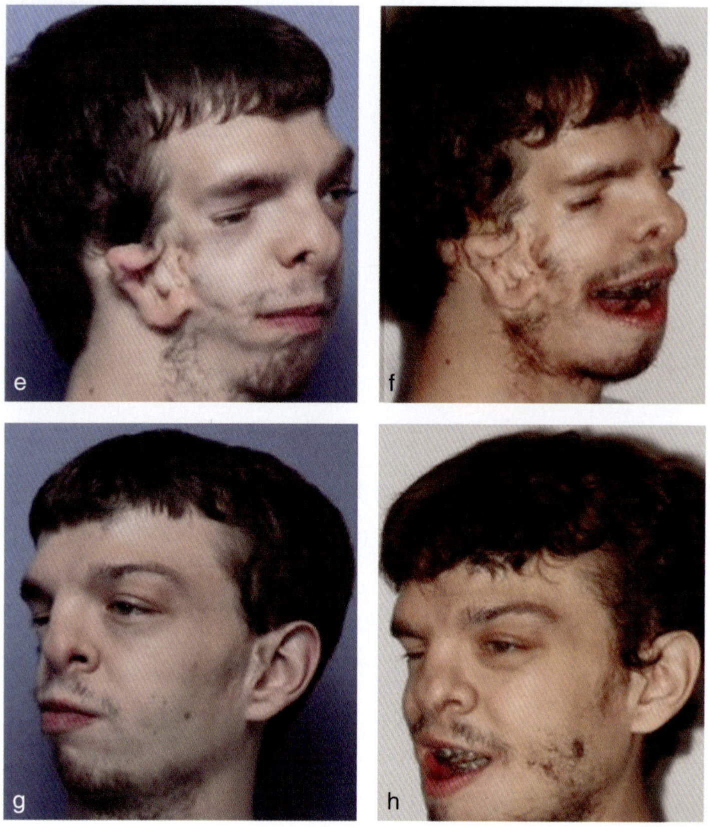

图 28.30(续) (e,f)术前和术后 1 个月的右侧斜视图。(g,h)术前和术后 1 个月的左侧斜视图。

结论

带血管蒂的游离腓骨骨筋膜皮瓣是一种显微外科手术，是通用且可靠的下颌骨重建技术。该技术可以提供可靠的骨量、相对较长且较大的血管蒂、可靠的皮岛；可以很容易地改进以适应自体下颌骨。术前检查和计划是必要的，术前影像用来评估下肢血管系统，评估下颌骨的缺损面积、供骨部位、截骨的角度和数量、皮岛和血管蒂的方向。手术模拟技术有积极的辅助作用。三维建模提供了极好的术前骨缺损分析，并与截骨夹具一起作为重建模板。与传统技术相比，计算机辅助游离腓骨瓣重建颅面骨缺损技术明显缩短了手术时间，提高了塑形和重建的准确性[12]。多项研究表明，与桡侧前臂皮瓣、肩胛皮瓣或髂骨嵴皮瓣等相比，游离腓骨瓣在美学、牙齿修复、饮食、言语和供区并发症发生率方面的长期结果相对较好。

手术要点

- 该手术的患者选择取决于患者的目标和手术的目标、软组织和骨骼需求、截骨的数量和固定方法。
- 患者需要进行多学科团队评估，该团队应包括肿瘤外科医师或口腔外科医生和重建外科医生。
- 与传统技术相比，计算机辅助腓骨瓣游离移植技术显著缩短手术时间，改善重建效果。
- 术前对供区进行临床和放射学评估可以发现潜在的血管异常或先天性解剖变异。在 8%的人群中，腓动脉是下肢的主要供血动脉(腓大动脉)。腓骨瓣游离移植后的一个严重并发症是足部侧支循环不足和不可逆缺血。术前 CT 血管造影可以提供下肢血流动力学信息。
- 合并皮岛可以促进皮瓣嵌入和术后皮瓣监测。
- 皮瓣完全失败是一个罕见的问题，发生率不到 5%。这是由于皮岛的皮肤穿支不足造成的。仔细解剖和合并穿支有助于避免这个问题。如果穿支较小，包含下方的比目鱼肌或 長屈肌肌袖可以改善皮岛的可靠性。

- 必须保持腓骨远端 6~8cm 的完整性，以稳定踝关节。
- 在腓骨近端进行骨膜下剥离，直到识别腓神经；然后剥离至骨膜表面，以防损伤腓深神经。
- 远端腓骨的一部分可以切除，保留骨周围骨膜的血管袖可以促进骨愈合。不应随意处理腓骨的中 1/3，因为它含有骨骼的滋养血管。处理腓骨近端可以延长血管蒂。
- 腓血管结扎前应明确胫前动脉、胫后动脉和胫神经的位置。
- 通过仔细解剖踇长屈肌并结扎腓动脉分支血管，可以避免对血管蒂和间隔皮穿支的潜在损伤。肉眼观察到血管蒂在任何时候都是至关重要的。
- 必须小心确保血管蒂没有缠绕、扭曲或受压。
- 供区可以用植皮来闭合，有助于避免筋膜室综合征的发生。
- 在螺钉拧入部位行最低程度的骨膜剥离。必须避免损伤血管蒂。
- 仔细解剖腓骨近端有助于防止腓总神经损伤。腓总神经损伤可能导致足下垂、小腿外侧和足背感觉减弱、足踝和足部无力。

（牛峰 贺宇 译）

参考文献

1. Taylor IG, Miller GDH, Ham FJ. The free vascularized bone graft. Plast Reconstr Surg 1975;55(5):533–544
The authors provided a description of the first successful distant transfer of a composite fibular graft by microvascular anastomosis.
2. Gilbert A. Free vascularized bone grafts. Int Surg 1981;66(1):27–31
3. Hidalgo DA, Pusic AL. Free flap mandibular reconstruction: a 10-year follow-up study. Plast Reconstr Surg 2002;110(2):438–449
4. Hidalgo DA. Fibula free flap: a new method of mandible reconstruction. Plast Reconstr Surg 1989;84(1):71–79
Hidalgo described the first successful clinical series of free fibula transfer for mandibular reconstruction. The fibula flap is a reliable flap with good reconstructive and aesthetic outcomes and minimal donor site morbidity.
5. Mardini S, Wei FC, Lin CH, Jeng SF. Mandible reconstruction with vascularized fibula. Semin Plast Surg 2003;17(4):373–382
6. Beppu M, Han el DP, Johnston GHF, Carmo JM, Tsai TM. The osteocutaneous fibula flap: an anatomical study. J Reconstr Microsurg 1992;8(3):215–223
7. Anthony JP, Rawnsley JD, Benhaim P, Ritter EF, Sadowsky SH, Singer MI. Donor leg morbidity and function after fibula free flap mandible reconstruction. Plast Reconstr Surg 1995;96(1):146–152
8. Chaine A, Pitak-Arnnop P, Hivelin M, Dhanuthai K, Bertrand JC, Bertolus C. Postoperative complications of fibular free flaps in mandibular reconstruction: an analysis of 25 consecutive cases. Oral Surg Oral Med Oral Pathol Oral Radiol Endod 2009;108(4):488–945
9. Ferri J, Piot B, Ruhin B, Mercier J. Advantages and limitations of the fibula free flap in mandibular reconstruction. J Maxillofac Surg 1997;55(5):440–448; discussion 448–449
10. Garrett A, Ducic Y, Athre RS, Motley T, Carpenter B. Evaluation of fibula free flap donor site morbidity. Am J Otolaryngol 2006;27(1):29–32
11. Wei FC, Chen HC, Chuang CC, Noordhoff MS. Fibular osteoseptocutaneous flap: anatomical study and clinical application. Plast Reconstr Surg 1986;78(2):191–200
The authors defined septocutaneous perforators of the peroneal artery and discussed a new technique of elevating the fibular osteoseptocutaneous flap. This technique expanded composite tissue reconstruction.
12. Oxford L, Ducic Y. Use of fibula-free tissue transfer with preoperative 2-vessel runoff to the lower extremity. Arch Facial Plast Surg 2005;7(4):261–264; discussion 265
13. Wei FC, Seah CS, Tsai YC, Liu SJ, Tsai MS. Fibula osteoseptocutaneous flap for reconstruction of composite mandibular defects. Plast Reconstr Surg 1994;93(2):294–304; discussion 305–306
14. Wei FC, Santamaria E, Chang YM, Chen HC. Mandibular reconstruction with fibular osteoseptocutaneous free flap and simultaneous placement of osseointegrated dental implants. J Craniofac Surg 1997;8(6):512–521
15. Disa JJ, Cordeiro PG. The current role of preoperative arteriography in free fibula flaps. Plast Reconstr Surg 1998;102(4):1083–1088
16. Seruya M, Fisher M, Rodriguez ED. Computer-assisted versus conventional free fibula flap technique for craniofacial reconstruction: an outcomes comparison. Plast Reconstr Surg 2013;132(5):1219–1228
Retrospective review of a single surgeon's experience in craniofacial reconstruction comparing computer-assisted with conventional fibula free flap shaping techniques. Computer-assisted design and manufacturing decreases flap ischemic time and a more refined reconstructive result.
17. Strackee SD, Kroon FH, Spierings PT, Jaspers JE. Development of a modeling and osteotomy jig system for reconstruction of the mandible with a free vascularized fibula flap. Plast Reconstr Surg 2004;114(7):1851–1858

第 29 章

颧上颌复合体修复

Michael Sosin, Eduardo D. Rodriguez

颧骨及其上覆的软组织形成了面颊,并确定了面部美学的一个重要组成部分——颧突的投影。它的多个突起与额骨、颞骨、眼眶和上颌骨相衔接,在颅骨和上颌骨之间形成坚固的骨骼支撑。颧上颌复合体(ZMC)吸收面部冲击,并将能量分配到整个骨和其关节处。由于其突出的解剖位置,颧骨被指出是三个最常见的面部骨骼骨折之一,这取决于所引用的研究[1,2]。许多 ZMC 骨折模式取决于撞击的类型、撞击的位置和骨骼的薄弱区域。骨折可能是孤立的,也可能是软、硬组织损伤的一部分,这直接影响到修复 ZMC 骨折所选择的手术方法。

ZMC 骨折患者很容易出现面部畸形和功能障碍。了解畸形的模式有利于准确诊断和更有针对性的手术修复。骨折治疗的核心是恢复颧骨及其关节突的任何不稳定性,实现解剖对位,并提供固定。单纯性颧弓骨折通常通过颞部入路(Gillies 入路)进行有限的复位,不进行固定治疗。大约 25%的 ZMC 骨折移位很小,不需要手术干预。然而,大多数 ZMC 骨折是后内侧移位的,需要采用前牙龈颊部入路。在本章中,我们特别讨论了 Gillies 入路和口内入路,前者在发际线内的一个切口进入颧弓,后者使用一个不明显的上齿龈颊沟切口以进入颧骨内侧和中央的骨折。

目的

识别并评估颧上颌复合体骨折,进行骨骼复位和(或)固定。

相关外科解剖

骨骼/肌肉

ZMC 是一个四边形的骨头,角度接近 90°,沿眼眶边缘呈凹陷状,在侧面形成颧颞关节的位置呈凸形轮廓。在上方,颧突与额骨的外角突相衔接。沿着外侧眼眶,蝶骨大翼与颧突相连。颧颌关节在内侧形成下眶。在下方,它与上颌牙槽衔接。颧骨也形成了眶壁的前外侧半部分。上颌窦的形成可能有所不同,但通常颧骨形成上颌窦的上壁和侧壁。眶下颧孔在眼球直视时从眶下缘下方约 10mm 处穿出,与角膜内侧缘一致。眼眶的前部是一根管;这条管子成为沿下眼眶内侧和深处的眶下沟。

ZMC 包含几个肌肉附着点和重要的韧带结构。咬肌、颞肌、颧大肌和颧小肌,以及唇上肌的颧头都沿着颧骨附着。颧额缝下方约 10mm 处是 Whitnall 结节,该部位毗邻外侧泪小管附着处。与 Whitnall 小结相邻,与外侧眼眶相连的是 Lockwood 悬韧带。这条眼眶悬韧带沿着下眼眶走行,支撑着眼球、眼眶脂肪和下斜肌。

在采用 Gillies 和口内手术入路时,紧邻颧骨之外的结构也是必须考虑的。颞肌是一块扇形的薄肌,包裹在颞部筋膜内。该肌肉起于颞顶颅骨，向内侧穿过颧弓，沿内侧冠状突插入。上齿龈颊沟是牙龈黏膜向颊黏膜的过渡。沿着上颌牙槽的水平方向很容易触摸到这个浅沟。下层包括黏膜、黏膜下层、面部肌肉和骨膜。

神经血管

在 Gillies 和口内入路中，神经血管损伤相对罕见，但诱发性损伤可能会导致结构受损。眶下感觉神经是三叉神经的一个分支，从内侧到外侧穿过眶底，离开眶下孔。沿上颌窦的顶部可见该神经的一部分。三叉神经的其他分支包括颧颞部和颧面部感觉神经，它们穿过颞窝，分别支配眶周外侧皮肤和颧突。颞浅血管是颈外动脉的延伸，由颅静脉丛汇合而成，通向顶叶和额叶静脉分支，汇入颞浅静脉。这些血管位于颞浅筋膜的上方，从耳屏前向下延伸至颞窝上方，在颧弓上方约 20mm 处分叉[3]。

患者选择

患者选择取决于相关的合并疾病。面部创伤往往伴随着头部创伤和胸部、腹部和四肢的病理性损伤。在进行面部骨骼重建之前，必须使患者稳定下来，不受任何危及生命的伤害。我们在一个高容量的一级创伤中心的经验强调早期干预 ZMC 骨折，以促进骨折线上的早期成骨，尽量减少神经血管的损害，特别是在服用镇静剂或无反应的患者，并预防软组织肿胀。

适应证和禁忌证

适应证

如果 ZMC 的骨折影响了美观，或者功能受损，包括正常的张口、眼和眼外功能、眼眶功能和未解决的眶下神经功能，那么就应该进行手术矫正[4,5]。

Gillies 入路的适应证

Gillies 入路适用于有后方移位的单纯性颧弓骨折。

禁忌证

移位很小或没有移位的骨折可能不需要手术矫正，特别是在没有影响美学或功能障碍的情况下。对于老年或垂死的患者，如果遭受了威胁生命的伤害或复杂的颅面损伤，ZMC 骨折可以推迟，以后再重新评估手术矫正。如果面部不对称性较小，患者可以选择推迟手术矫正。

Gillies 入路的禁忌证

Gillies 入路的相对禁忌证包括先前的口周或颅骨重建，可能会扭曲与颞肌有关的解剖平面。绝对禁忌 ygh 包括粉碎性骨折、复位后不稳定的骨折和非孤立的颧弓骨折。

术前计划

面部不对称，特别是骨折一侧的颧突减小和面部宽度减少，在单纯性颧弓骨折的体检中经常可见。颞窝或关节窝受累可导致下颌骨运动受限和僵硬。然而，为了确保没有其他骨折，CT 扫描被认为是准确诊断和计划治疗 ZMC 骨折的基准方式[3]。对于可疑的复杂骨折或涉及重大移位的骨折，建议进行 CT 三维重建。

手术器械

口腔内入路和 Gillies(颞骨)入路所需的器械如图 29.1 所示。

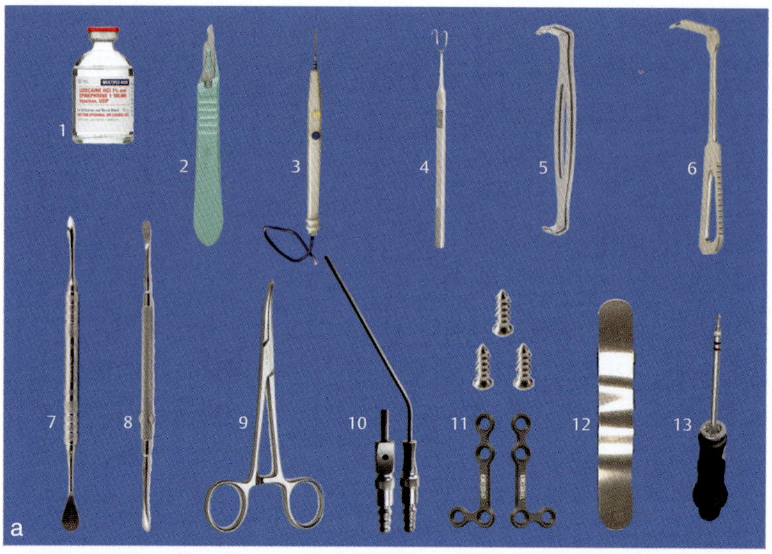

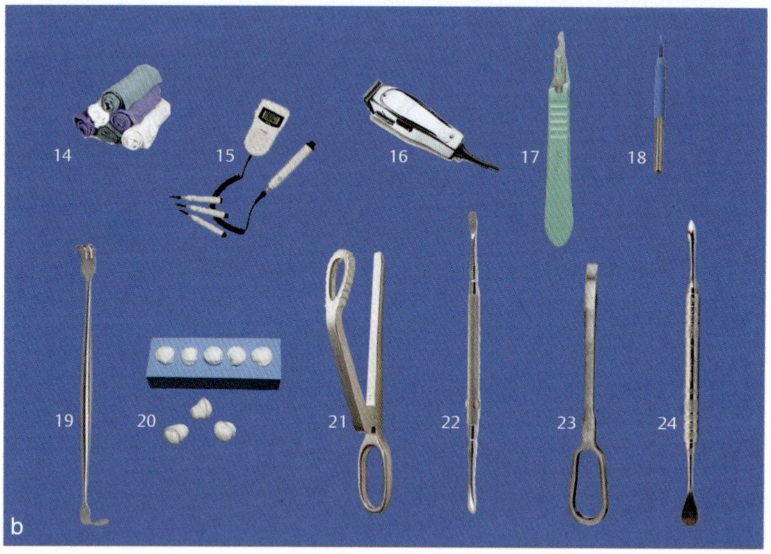

图 29.1 (a)用于口内入路。局麻药,1%利多卡因与 1:100 000 肾上腺素(1);15 号刀片手术刀(2);平头电刀(3);两把双叉(宽)皮钩(4);两把甲状腺拉钩(5);两把 Langenbeck(内束)拉钩(6);Molt 骨膜剥离子(7);Freer 剥离子(8);Kelly 钳(9);Yankauer 和 Frazier 吸引头(10);不锈钢板(11);可塑拉钩(12);螺丝刀(13)。(b)Gillies(颞部)入路。卷起的无菌手术巾形成一个“凸点”(14);多普勒探头(15);电动(摆动)剪毛器(16);15 号刀片手术刀(17);尖头电刀(18);两个 Senn 拉钩(19);Kittner 剥离器(20);Rowe 颧骨剥离子(21);Freer 剥离子(22);Bristow 的骨膜剥离子(23);Freer 剥离子(24)。

手术过程:技术细节

Gillies(颞部)入路

该手术可以在局部镇静或全身气管内麻醉下完成。无须剃除患者的头发,也不建议剃除。如果看到头发内有碎屑和其他潜在的污染物,可以用摆动剪在切口位置上去除一块半径为 10mm 的头发。在手术区域内应广泛准备头发区域和整个面部,以便能够观察到骨折的颧弓,以及在复位后与对侧进行比较。在使用局部消毒液之前,应该用多普勒探头对颞浅血管和分叉处进行追踪和标记,以避免误伤。通常情况下,切口为冠状曲线,位于颞浅分叉处上方 25~40mm。标出 ZMC 的轮廓有助于找到正确的切口位置。患者的头部应朝向骨折一侧的对侧。最后,应准备一个直径为 70~90mm 的蓝色手术巾卷。颞部入路方法的步骤详见图 29.2 至图 29.6。

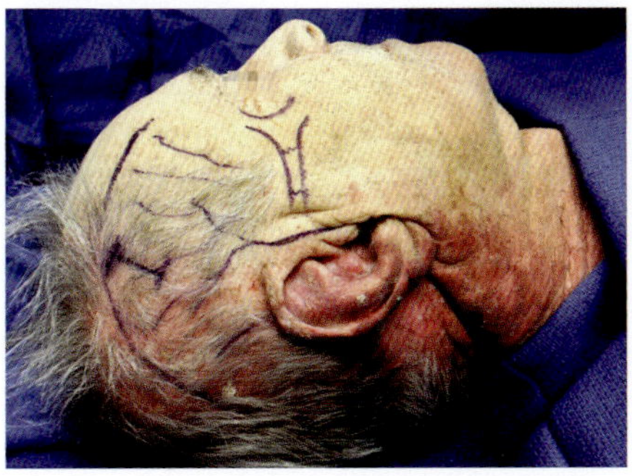

图 29.2 术前解剖标记描绘了颧骨、颧弓、眼眶边缘和颞肌。将头部转向骨折的相反方向，可以更好地观察到切口，切口位于骨折的 ZMC 的直接视野中。

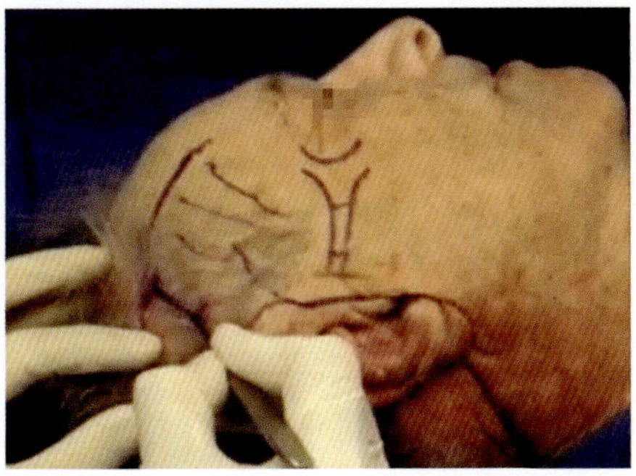

图 29.3 识别颞浅分叉决定了切口位置，以避免损伤血管。应在颞顶颅骨上方的颞肌上面做一个 30~50mm 的切口。

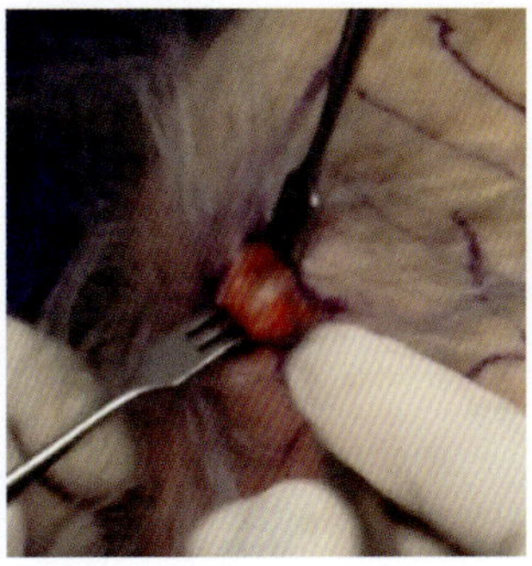

图 29.4 皮肤切开后，使用电灼将皮肤剥离至颞筋膜。

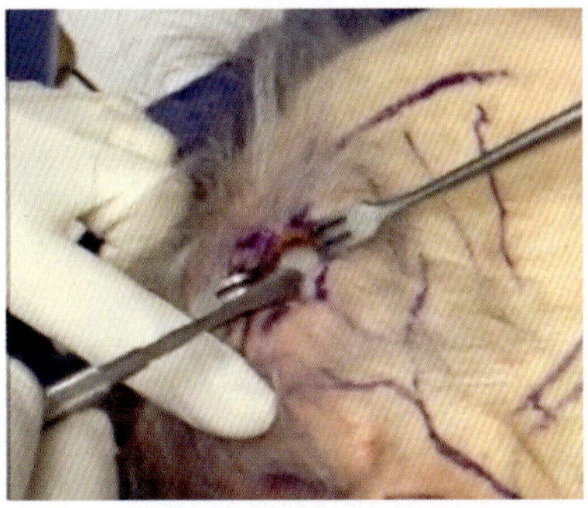

图 29.5 用 15 号手术刀切开颞筋膜的浅层和深层，到达颞肌。确定这个平面后，可以用一个薄的剥离子沿着颞肌向尾部滑向颧弓后部表面。如果筋膜与肌肉紧密粘连，可以使用 Kittner 剥离子来剥离筋膜。手术巾放在长剥离子后面，作为支点使用，以免在去骨时直接对头骨施加压力。剥离子轻微的杠杆力会使骨头弹出或有咔嚓一声（有时可以听到），恢复颧弓的解剖连续性。外科医生的另一只手可以指导适当的重新定位。

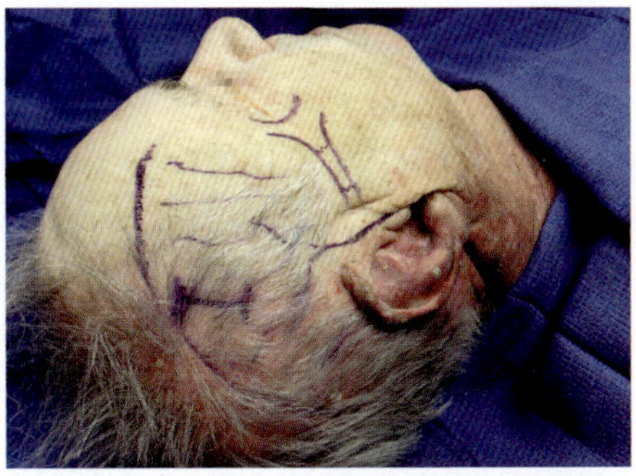

图 29.6 切口处多层闭合。深部真皮用可吸收缝线闭合，头皮用连续缝线或多次间断尼龙缝线闭合。

口内入路

患者取仰卧位。进行鼻气管插管和全身麻醉。双侧面部准备，包括耳朵，但避开毛发区域。整个面部包括在手术区域内，以便能够看到骨折的颧骨，并在复位和固定完成后与正常对侧进行比较。在皮肤上大量涂抹外用消毒液，口腔也用消毒液冲洗干净。然后用皮肤钩牵拉唇部皮肤和人中，以便暴露骨折同侧面部的上颊沟。在牙龈上方约 10mm 处，用记号笔规划切口，从中切牙到第一磨牙。步骤详见图 29.7 至图 29.9。

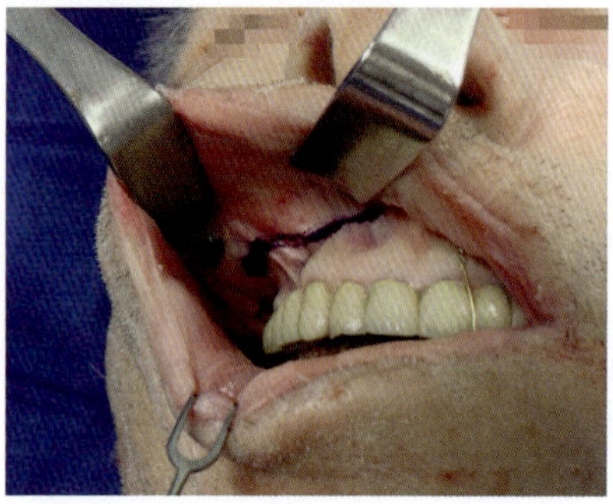

图 29.7 用甲状腺牵拉钩暴露口腔，并在距离齿龈颊沟约 1cm 处的颊黏膜上标出切口位置，以留出良好的黏膜断端，以便无张力闭合。用含有利多卡因和肾上腺素 1:100 000 的局部麻醉剂浸润计划的切口部位。

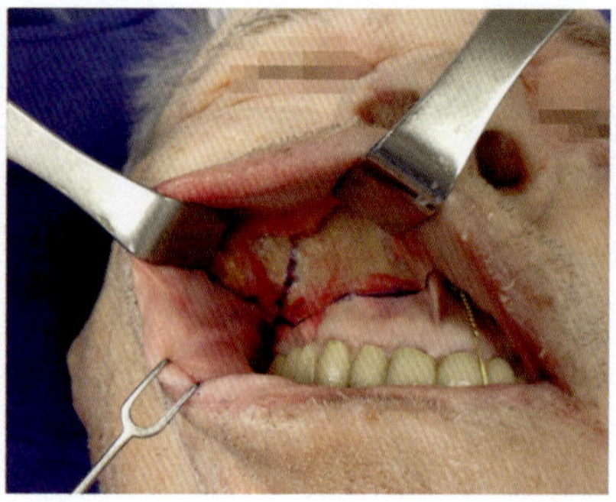

图 29.8 黏膜骨膜瓣的剥离。用 15 号手术刀或电刀沿着预先计划好的标记做一个牙龈颊部切口，并加深，以穿过颊部，直到上颌前壁的骨膜。应注意不要分离上唇系带。然后切开骨膜，将其作为黏膜骨膜瓣向头侧剥离。

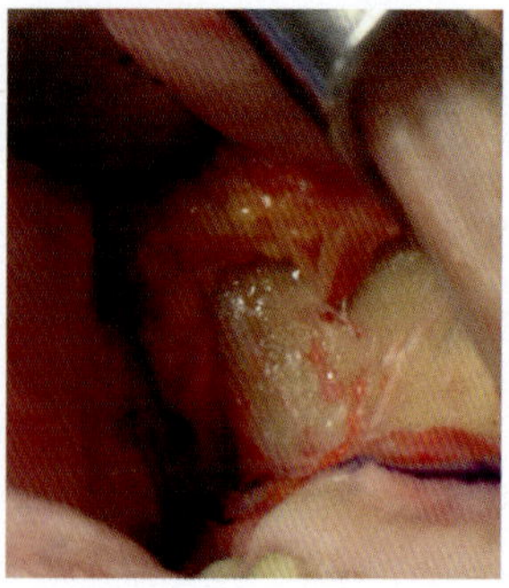

图 29.9 剥离可向内侧进行，以暴露梨状孔，并向头侧和外侧进行，以暴露下颌骨突出处的咬肌附着。剥离时应注意避免损伤眶下神经。该入路可沿颧颌突、颧骨下侧和体部、眶下缘和颧弓内侧暴露 ZMC 支撑结构。

此时，可采用多种技术对 ZMC 骨折进行复位固定。

如果暴露时发现骨折向内侧和后方移位，可以通过骨折的前壁插入 Kelly 钳或钝性剥离子，与后方的颧突相接。以类似于 Caldwell-Luc 术的方式，用轻柔的压力抬高颧骨的前外侧[5]。

根据骨折的形态，需要使用钢板固定以达到稳定。稳定的固定以两点或三点板固定为最佳。这必须在颧额关节、颧颌关节和眶下缘，以建立一个坚固的支撑点，能够承受颧骨的力量。

眶下缘钢板应采用五孔或七孔的钢板，骨折线应穿过中孔。首先对骨折的活动部分进行钢板固定，然后对颅骨的稳定部分进行固定[6]。

使用 1.5mm 或 2.0mm 系统的 L 形钢板来固定颧骨和下颌骨[6]。钢板应该沿着上颌骨的最后部分固定，因为这一区域的骨较厚，可以承受强大的固定力量。钢板脚固定在上颌骨齿槽的水平内侧。螺钉必须小心放置，以避开下方的牙根。钢板腿的其余部分穿过骨折处，固定在颧骨上。如果上颌骨前壁较薄，可能需要一个较长的钢板腿和更多的孔[5,6]。

固定后，将皮瓣放在中面部的解剖位置。黏膜切口用铬线缝合。

手术技巧

- 外科医生可以用剥离子探测凹陷的骨骼，用另一只手在外部触摸 ZMC 的凹陷。
- 剥离子的轻柔杠杆力可使骨头弹出或发出咔嚓声（有时可听到），恢复颧弓的解剖连续状态。医生的另一只手可以引导适当的重新定位。
- 当复位完成后，最重要的是重新定位头部，使其直接面对天花板，以评估对称性。对双侧 ZMC 的触诊有助于发现任何轻微的不对称现象。
- 用剥离子进行扫荡（从内侧到外侧），确保所有的骨段都被复位，并使医生能够确认颧弓的完全连续性。
- 尽管缝合的方法由医生自行决定，但还是推荐缝合。
- 所有的钻孔都需要用一个可塑拉钩来保护软组织和眶下孔内容物。

术后护理

■ 大多数患者可以通过 23 小时的观察进行治疗，一旦在充分控制疼痛的情况下可以忍受软食就可以出院。对于更复杂的骨折，在引入固体食物对颧骨和咀嚼肌造成压力之前，可能有必要让患者保持几天全流饮食。

■ 伴随 ZMC 骨折的严重损伤可能需要更长时间的住院治疗。

■ 通常情况下，床头略微抬高以减少肿胀。

■ 使用阿片类药物和非甾体类药物镇痛，同时服用止吐药，以避免患者的不适和任何潜在的下颌骨剧烈运动。

■ 根据一项随机对照试验[7]和一项系统综述[8]，术后预防性使用抗生素并不能改善疗效。因此，如果上颌窦没有受累，术后不使用抗生素。

■ 保持软食 3~4 周。

■ 在手术当天可进行活动，中间适当休息。

■ 建议患者避免在手术一侧睡觉。

■ 术后 4~6 周允许轻微运动。

临床病例

进行颧上颌复合体骨折修复的患者如图 29.10 和图 29.11 所示。

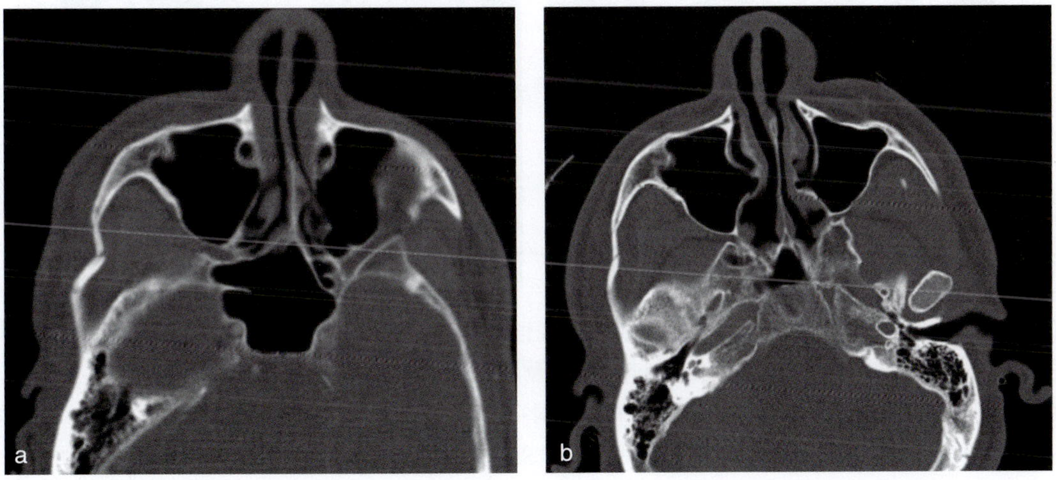

图 29.10 一名 27 岁男性的右面部受到钝性创伤。体检发现他的颧弓凹陷并伴有软组织肿胀。CT 扫描显示右侧颧弓凹陷性骨折。(a)术前 CT 扫描显示 ZMC 颧弓凹陷性骨折。患者第 2 天被送入手术室，使用 Gillies 入路进行闭合复位。(b)术后 CT 扫描证实用 Gillies 入路使骨折复位。患者康复后无并发症。

并发症

并发症可能是损伤机制的结果，也可能与手术本身有关。早期并发症可能包括出血、上颌窦炎、复视(很少是失明)和眶下麻木。晚期并发症的发生可能更难治疗，因为对已愈合的骨折进行移位可能会导致新的骨折线延伸。晚期并发症包括瘢痕脱发、骨不连或错位；钢板和螺钉脱落、移位或暴露；慢性上颌窦炎；口腔窦瘘；眶下

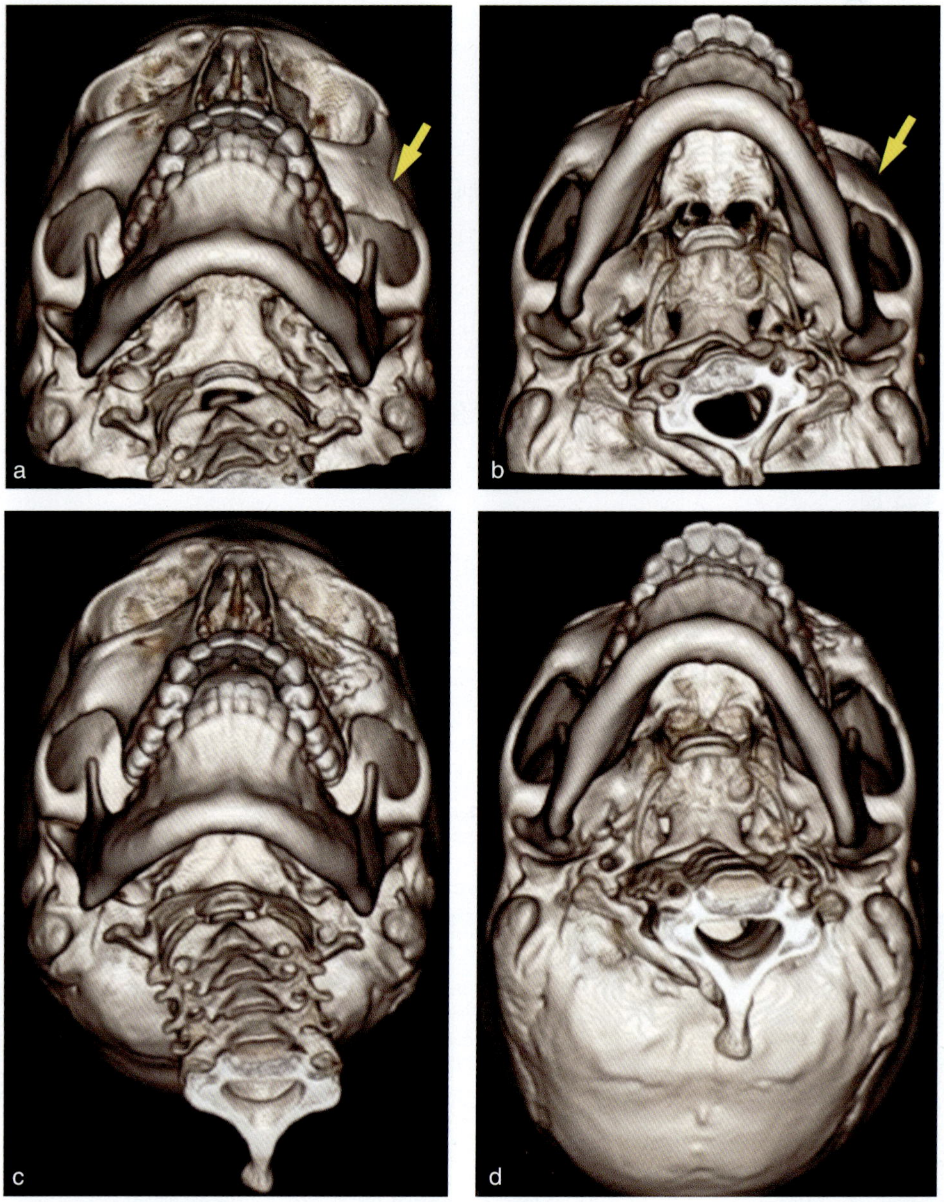

图29.11 一位42岁的女性在一次机动车碰撞中,左面部受到钝性创伤。体检发现眼眶血肿,在颧突和下眼眶边缘可触及台阶,颧骨向后内侧可触及移动。(a)术前3DCT重建显示左颧骨向后内侧移位,并伴有颧翼突、颧额突和颧颌突移位。(b)另一个角度的术前3DCT重建,显示出极不对称的后方移位,提供了更好的左颧骨-额部骨折的视觉效果。(c)在口内入路后,术后3DCT重建显示了骨折部位的复位和用钢板和螺钉的三点固定。(d)术后3DCT重建显示了一个较好的角度,来确认左颧骨骨折得到了充分的复位,尽管仍存在轻微的不对称性。

神经感觉减退和下颌骨强直。

早期的并发症,如上颌窦出血,通常表现为短时间的单侧鼻衄。这需要在术中大量冲洗血块,并清除前庭的骨碎片。ZMC骨折或修复后可能出现复视,而复视最常见的原因是眼外肌挫伤。通常,在受伤或手术后,患者可能有眶下神经感觉减退,这通常会随着时间的推移而改善。症状可能会让患者感到不安,但炎症和水肿的减少以及面部区域的自发神经再生和轴突发芽并通过眶下孔再生,随着时间的推移可以显示出改善。

密切的长期随访对于发现后期并发症是必要的。采用Gillies方法可能会出现瘢痕脱发,但瘢痕在邻近的头发下可不明显。骨不连或畸形愈合以及硬件定位可能会导致支撑力减弱,并改变颧突和眼眶的对称性。钢板或螺钉暴露或移位可导致感染、瘢痕和患者的不适(疼痛或对寒冷不敏感)。这就需要拆除硬件。在颧弓上观察到的突出的钢板通常是由颞肌萎缩引起的。应取出上颌牙槽处的螺丝钉。如果鼻窦沟通受阻,唇下区容易形成口腔窦瘘管。持续 6 个月以上的眶下神经感觉障碍或感觉减退,很可能是由严重的神经损伤引起的。探查眶下孔是否有骨性撞击或收缩性粘连是必要的。ZMC 移位到关节窝或在关节间隙内残留的骨碎片会导致强直,并影响下颌骨的运动范围。

结论

单纯性颧弓骨折可通过 Gillies 入路轻松复位。更复杂的 ZMC 骨折需要通过口腔内入路进行修复。

手术要点

- 放置在粉碎的骨骼中的螺钉不能提供固定,应予拆除。
- 眼眶下缘粉碎性骨折可以用两种不同的技术进行修复。
  - 钢板和螺钉固定在后床上,使用拔出的骨碎片并重新插入。
  - 或者钢板可以从骨的内侧跨越到外侧,将单个碎片固定在钢板上。
- 部分骨折或嵌入性骨折可以用骨凿穿过骨折线完成骨折,从而进行移位。
- 可以采用或结合其他方法来暴露 ZMC。

(周燕春 张紫薇 译)

参考文献

1. Kraft A, Abermann E, Stigler R, et al. Craniomaxillofacial trauma: synopsis of 14,654 cases with 35,129 injuries in 15 years. Craniomaxillofac Trauma Reconstr 2012;5(1):41–50
2. Septa D, Newaskar VP, Agrawal D, Tibra S. Etiology, incidence and patterns of mid-face fractures and associated ocular injuries. J Maxillofac Oral Surg 2014;13(2):115–119
3. Kim BS, Jung YJ, Chang CH, Choi BY. The anatomy of the superficial temporal artery in adult Koreans using 3-dimensional computed tomographic angiogram: clinical research. J Cerebrovasc Endovasc Neurosurg 2013;15(3):145–151
4. Marinho RO, Freire-Maia B. Management of fractures of the zygomaticomaxillary complex. Oral Maxillofac Surg Clin North Am 2013;25(4):617–636
5. Rodriguez ED, Dorafshar AH, Manson PN. Facial fractures. In: Neligan PC, ed. Plastic Surgery. Vol 3. 3rd ed. Craniofacial, Head and Neck Surgery and Pediatric Plastic Surgery. Philadelphia, PA: Elsevier; 2013:63–70
This chapter presented comprehensive and contemporary overview of facial fractures. Zygomaticomaxillary facial fractures are reviewed as isolated fractures and in the context of multiple facial fractures. The authors provided their experience in the management of complex facial fractures at a level 1 trauma center. Various surgical approaches and dynamic injuries of the facial skeleton were reviewed.
6. Cornelius CP, Gellrich N, Hillerup S, Kusumoto K, Schubert W. Midface zygomatic complex fracture: open treatment without orbital floor exposure—3 point fixation. AO Surgery Reference at https://www.aofoundation.org
The AO Foundation provides detailed guidance with regard to hardware selection and provides surgical images for the surgeon to visualize the various step-by-step management strategies of facial fractures This remains a highly cited technical guide.
7. Chole RA, Yee J. Antibiotic prophylaxis for facial fractures. A prospective, randomized clinical trial. Arch Otolaryngol Head Neck Surg 1987;113(1):1055–1057
8. Andreasen JO, Jensen SS, Schwartz O, Hillerup Y. A systematic review of prophylactic antibiotics in the surgical treatment of maxillofacial fractures. J Oral Maxillofac Surg 2006;64(11):1664–1668

第 6 部分

耳

第 30 章

自体肋软骨移植法耳再造

Robert J. Havlik

耳再造仍是整形外科中最具挑战性的工作之一。准确定位的再造耳放置区域、精雕细琢并合理组装的再造耳支架,以及覆盖于再造耳表面的薄且柔软的皮肤均是决定耳再造术能否成功的重要因素,必须合理处理好以上因素中的每一个环节才可获得一个令人满意的结果。耳再造术科也可减轻耳部形态异常的患者感受到的来自外界的排斥。以上种种困难也可解释为何对于整形外科医生来说,完成一次成功的耳再造术仍然是他们最愿付出的努力之一。再造的耳郭不仅要作为人类外表中一个重要的美学组成元件,代表了患者重归"正常",还要作为支撑眼镜腿、助听设备的平台。本章中描述的技术主要适用于先天性耳畸形(如小耳畸形)的重建,但也适用于创伤后耳缺损。在本章中,我将专注于使用自体肋软骨支架进行耳再造(参见第 31 章和第 32 章,了解其他耳再造技术)。

针对小耳畸形患者有几种不同方法为其进行耳再造,首先概述的步骤是 Tanzer[1] 和 Brent[2-7] 描述的经典四步法耳再造术,其中的每一次手术之间相隔 3~6 个月。但是,在许多情况下,可以以某种方式将第一阶段和第二阶段,或第二阶段和第三阶段结合起来,将四步法缩减为三步法耳再造术。以上调整,主要基于患者的实际临床状况,我也会简要讨论 Nagata[8-10]和 Firmin[11]等人青睐的替代手术方法。

目的

在头部两侧的前后和垂直的最佳位置完成效果令人满意的耳郭支架再造。耳再造术可分解为几个独立阶段,分别在不同手术中完成。每个阶段都有一些能够决定耳再造术能否成功的关键步骤。手术的第一阶段最为复杂,其中包括了如何获取肋软骨以完成耳郭支架的构建和在头部的一侧设计一个皮下囊腔以放置再造的耳郭支架。在第一阶段再造术中最为关键之处为:①获取能够完成构建再造耳耳郭支架的足量肋软骨;②构建细致入微的再造耳支架,其中包括雕刻肋软骨块的细节,如何组装耳郭支架并最终完成雕刻;③定位并制作一个位于头部一侧的可容纳再造耳支架的皮下囊腔。再造耳支架表面被覆的皮肤需柔软且结实,并能够在支架表面轻微滑动。尽管耳再造术后续的阶段可能略有不同,有时几个阶段也会被相互合并,但在 Tanzer[1]和 Brent[6,7]描述的经典耳再造术中,随后的步骤为耳垂转位,耳屏再造,以及通过植皮塑造颅耳沟完成耳郭支架的抬高。

相关外科解剖

耳再造术需分别了解两个手术部位的解剖——颞顶区域的头皮组织和胸壁的解剖。头皮侧和颅骨上的关键部位包括外耳道，颞浅动脉及静脉，颞嵴以及颞下颌关节。颞浅动脉和静脉应通过触诊或多普勒分析，并在手术开始前标记。若想将颞顶筋膜瓣用于修复重建或用于软骨外露创面的挽救性覆盖，则应尽可能地保留这些血管。此外，需要了解眉尾、外眦、鼻翼以及口角的位置才可准确地观察并定位再造耳支架放置的位置。利用这些定点，可基本确定出再造耳支架放置的垂直位置。

在胸壁处，作为外科医生必须能够辨认出肋缘和腹直肌鞘，准确辨认出腹直肌外缘将有助于随后术中对肋软骨的暴露和剥离。腹直肌可从标记的肌腱区域释放至腹直肌前鞘，使腹直肌可向内回缩，这可使其下的胸壁得以暴露。外科医生必须对第 6 肋、第 7 肋、第 8 肋以及其邻近结构的解剖了然于胸。由于再造耳支架的基座是以第 6、7 肋软骨联合处为中心，因此要提前鉴别出第 6、7 肋软骨之间具有部分还是完整的肋软骨联合，才可确保获得一个完整的再造耳支架的基座。外科医生必须详细了解下前胸壁、肋间肌、胸膜顶叶的前膈沟、膈肌和肺的解剖。当然，了解乳腺内动脉的位置也是至关重要的，因为在获取肋软骨联合处时，该动脉常需缝扎。负责取肋骨的医生还需具有处理突发气胸的能力，因为在取肋骨的过程中可能常伴此类情况出现。了解第 8 肋软骨的解剖也很有必要，因第 8 肋的肋骨与软骨交界处与处于其以上水平的肋骨相比更靠外侧，所以第八肋的全部软骨部分均可采取并用于雕刻为耳轮缘，以及可供雕刻再造耳支架其他部分时使用。

患者选择

耳再造适用于所有先天性或后天获得性耳缺损的患者，虽然本章内容无法涵盖与其相关的所有类型病变，但本章将重点讨论小耳畸形的耳再造术，其手术原则可适用于先天耳畸形以及某些特定的外伤后缺损。

适应证和禁忌证

适应证

耳再造术的适应证应延伸至患有先天性无耳或畸形的患者，或在外伤性缺损中耳部分或完全缺损的患者。本章内容主要关注为先天性耳缺损患者施行的耳再造术以及其正确时机的选择。耳再造最佳时机的选择是具有挑战性与争议性的，在做出选择时必须考虑到两个因素的平衡——儿童面临的同龄人的戏谑及遭受的社会性排斥、自体肋软骨再造耳支架的大小及生物相容性。普遍认为应至少等到患儿 6~7 岁左右，肋软骨成熟到能够采取并满足再造耳雕刻的需求时才可实施手术，此外，在单侧行耳再造术的患儿中，手术时机选择 6~7 岁也可满足健侧耳生长为接近成年大小并能作为一个合适的再造耳模板。Brent[12]根据他丰富的临床经验指出了美国的患儿面临的社会问题，他强调，如果耳再造术的时机选择晚于 6~7 岁，则会令患儿产生潜在的心理后果。许多整形外科医生更希望尽可能等待患儿成长至青少年时施行手术[5,8]，但在美国，患儿的家长和其他人出于怕患儿可能面临着同龄人的愚弄嘲笑及对社会因素的考虑，常希望在患儿开始上学(6~7 岁)不久后即实施手术。

禁忌证

耳再造术的禁忌证包括表面皮肤覆盖不足或破损。表面皮肤损伤可能由于手术、外伤或放射损伤(在肿瘤病例中多见)所致。另一个由其他原因导致的禁忌证是在伴有面部骨骼不对称(如半面短小综合征)的患儿在儿童期或青少年阶段早期可能会行下颌骨支重建或延长。对于这些患者最重要的首诊建议是，如果你没有咨询过将为患儿行耳再造术的医生的建议或在他不同意的情况下，请不要让患儿患侧面部有任何其他切口，因颞骨乳突部的皮肤的血供非常脆弱，任何在此不经慎重思考所做的切口都将严重破坏其血运情况。我们需要意识到，再造耳支架表面的皮肤必须严丝合缝地覆盖在支架上，当然这也为皮瓣提供了额外的张力及压力。如果有预先的额外切口干扰了这些必要条件，可能会导致再造耳支架的外露。利用颞浅筋膜瓣组织来修复这一问题，但其常会影响再造耳的术后美观。因此，如果情况允许，患侧皮肤应在放置再造耳支架之前尽可能确保完整。

术前计划

与患儿及其家属的首诊常在患儿出生后的前几个月中。在本次诊疗中,需要详细评估一些相关影响因素:颅骨是否有畸形;上颌骨、下颌骨、口部是否存在畸形;面神经功能的评估;眼部是否有异常;发际线及头皮是否有异常。同时,需告知患儿家属颞顶区皮肤的重要性以及其对能否成功施行耳再造术的重要性,需要向他们强调此处血供特点及在本区域内任何切口可能造成的影响,这有助于他们理解为何要在决定为患侧提前实施任何手术前要先联系咨询要为他们进行耳再造术的医生。此外,必须向患儿家属强调要好好保护健侧耳听力,以及如果健侧耳出现任何感染症状请速联系耳鼻喉科医生进行处理。以上两点必须使患儿家属彻底理解。如果患儿仅为单侧小耳畸形,那么患儿家属每隔 1~2 年带患儿来进行附加评估是非常有益的。

当患儿 6 岁时,可与患儿家属进行详细术前谈话及手术方案的细节讨论,这对完成成功的耳再造术十分重要。患儿常会住院 1~2 天,在此期间我们将会仔细对患儿家属进行围术期的宣教,宣教内容中包括耳再造术具体计划分几步进行,以及术后敷料及引流管也将对其详细描述。

术前将对侧耳位置、眉尾、外眦、鼻翼及口角处记录在定位用的透明胶片上。在术前访视中,通过翻转该模板至对侧,并按上述标志划线。在患侧的头面部可用可水洗的记号笔标记,在此时为计划放置再造耳支架的位置做标记是非常有帮助的。仔细注意发际线处是否有可能存在的不明显的外耳道以及耳垂遗迹。参考这些细节,再造耳支架的位置可以考虑作细微的调整。需要强调的是,再造耳支架放置的位置必须垂直地位于与对侧耳基本相同的高度,而前后的位置可根据面部形态适当调整。

此外,需准备两个描述不同耳部细节的耳片。第一个耳片较大,并包含耳部细节,其中包括耳轮缘。这个"全耳"的耳片用于再造耳支架雕刻及组装细节结构时参考使用。第二个耳片为"C"字形,记录了对耳轮、三角窝、耳舟等细节,在设计时故意在其中排除了耳轮缘和耳甲腔的细节。该"C"形模板用于术中标记及切取肋软骨并用于耳郭支架的基座雕刻参考。在术前访视中制作的耳片,后期可以进行细化修剪,但是整体耳郭的大小及形状需要保持不变。如同 Brent 指出的,耳片的用处在于使再造耳与对侧耳大小尽量精确地保持一致[12]。

在术前访视中检查胸部也很重要,应仔细注意瘢痕或其他潜在问题。我更偏好于使用对侧胸部的肋软骨,因为其曲线更适于雕刻再造耳支架基座。不过当有其他需考虑的因素时,也可改为取同侧肋软骨。患者可能因造瘘术后、胸壁畸形或出现在计划取肋骨的部位附近的其他问题而致改变取肋骨的部位,因此这些潜在的问题最好在术前访视时即探明。

手术器械

一期手术的三个主要组成部分所需的手术器械如图 30.1 所示:

1.肋软骨采取,以及闭合胸部切口。

2.再造耳支架的精细雕刻及组装。

3.将皮瓣从颞骨-乳突区掀起,并将再造耳支架插入皮下囊腔中。

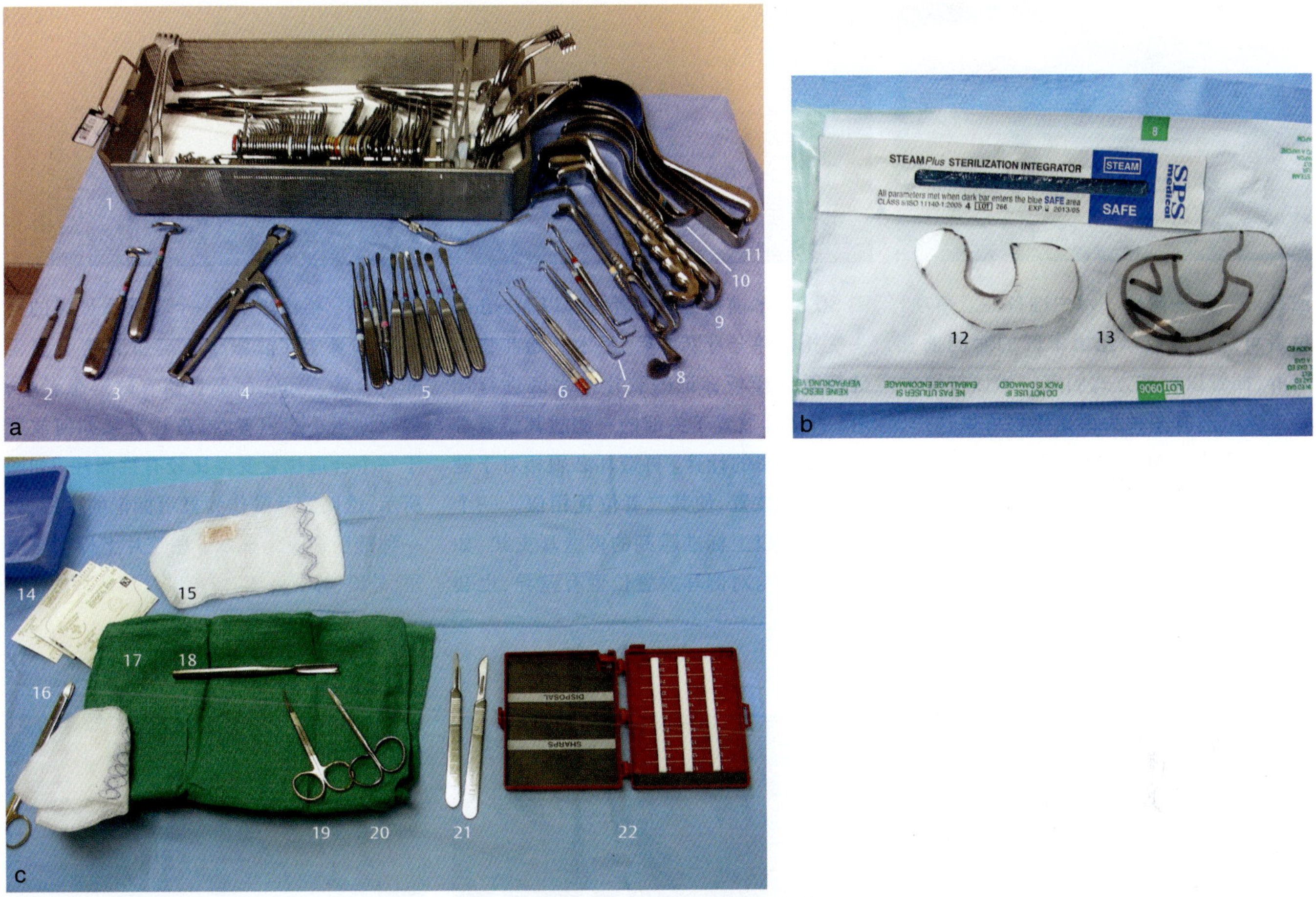

图 30.1 (a)肋软骨采取器械包括：一个手术用软组织托盘(1)；手术刀(2)；Doyen“猪尾”式剥离子(3)；肋骨切割器(4)图中为一个闭合式的肋软骨剪，但我更喜欢使用呈“C”字形开口的肋软骨剪；多种骨膜剥离子(5)；皮钩(6)；软组织牵开器(7~11)。(b)两个无菌耳片：内侧基座耳片(12)是依照耳舟、对耳轮和耳甲腔画成，然而较大的全耳耳片(13)则包括了耳轮缘。它们经过无菌消毒后留待术中使用。(c)耳郭支架的雕刻是在一个单独准备并铺好无菌巾的手术桌上进行并配有单独一套器械。这使得术者可以坐下并集中精力对再造耳支架精雕细琢后组装。用于进行再造耳支架雕刻的术中用具包括装在容器中的无菌生理盐水(未示)；钢丝或透明尼龙线(14)；Ray-tec 海绵(15)；钢丝剪或大剪刀(16)；无菌巾(17)；用于雕刻的多种凿子(18)；用于修剪肌肉及软骨膜的剪刀(19,20)；用于雕刻的手术刀(21)；持针器(22)。除此之外，冷光源、单极或双极电凝在肋软骨采取术中也同样重要。

手术过程：技术细节

自体肋软骨移植法耳再造术的步骤将在图 30.2 至图 30.37 中展示。

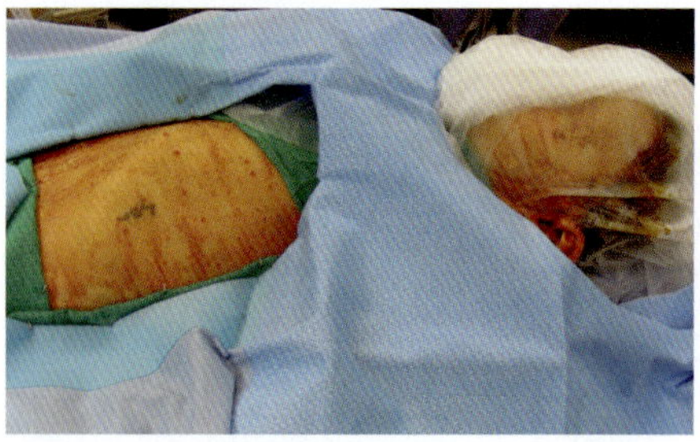

图30.2 第一阶段，术中准备注意事项：患者可通过鼻或口经由术区的对侧插管麻醉，插管以标准方式固定。术区按要求备皮。虽然有多种头部支撑物可供选择，但我偏爱使用Mayfield马蹄形头枕，它可使头部偏向一侧完全暴露术区。手术台应旋转90°以利同侧的胸部朝向麻醉医生。

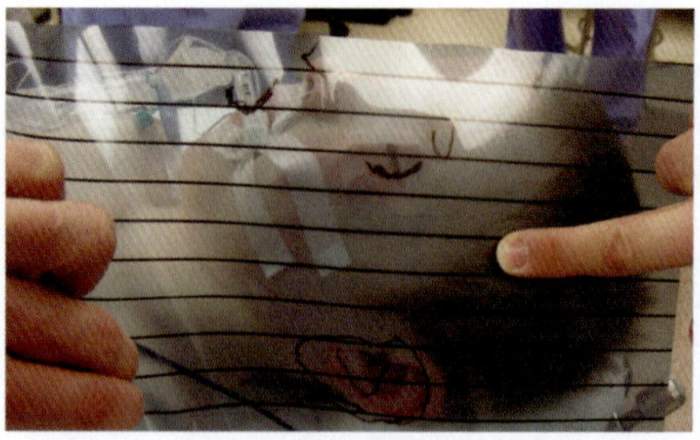

图30.3 术前标记。患者头部以Mayfield头枕托举并全身麻醉后，手术开始前将以健侧耳为模板标记的胶片在术区进行比对。再造耳放置于头部的一侧故其位置必须经过精密的计算。再造耳必须相对于健侧耳精确放置，使其二者位置相似。一个即使按照以上标准雕刻的再造耳支架，如果因为其与对侧耳放置位置有差异，也会为人诟病。

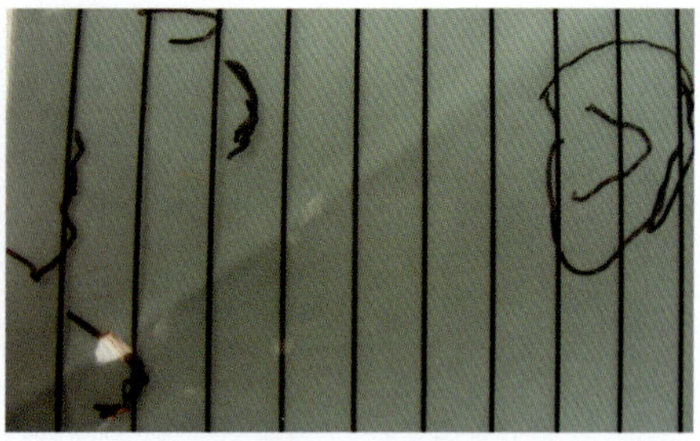

图30.4 相比之下，一个不那么显眼的再造耳如果能够放置于正确位置将会显得非常合适。而在面部骨骼有缺陷患者中，如半面短小症患者，再造耳支架如何放置于一个合适位置变得比较有挑战性。如图所示，透明胶片常作为显示标记的模板，另一种透明模板未显示。在胶片上标记有眉尾、外眦、鼻翼外侧、口角以及健侧耳位置。

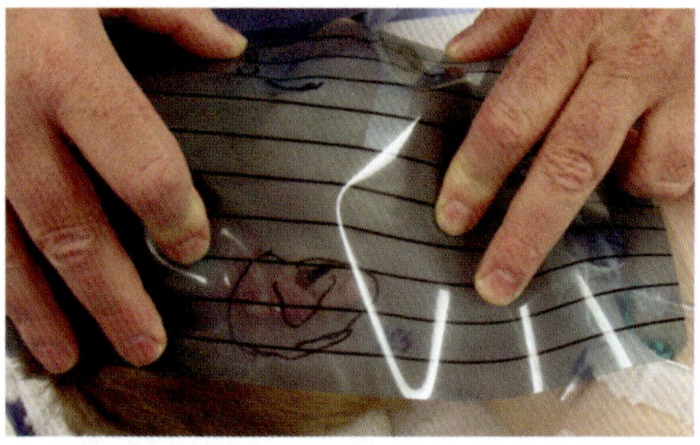

图30.5 将显示标记的透明胶片翻转，以眉尾、外眦、鼻翼、口角处的标记将再造耳支架放置于合适的水平及垂直位置处。若患者两侧的外眦与眉尾位置对称，则将为再造耳支架的垂直放置位置提供可靠的标志。眉尾常与再造耳支架最上极的延长线相对应，并且这一特点也适用于大部分半面短小综合征患者。

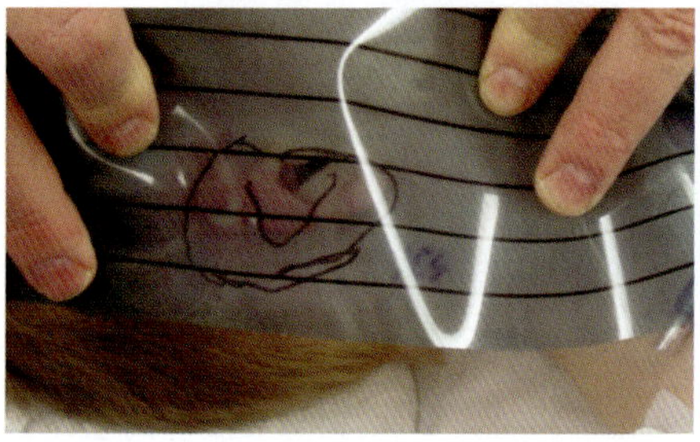

图30.6 另一个重要的值得考虑的因素是耳郭的倾斜角度，它比人们通常认为的要小。耳轮缘与耳垂的前缘仅展现出微小的倾斜角度而基本垂直。这一点需要仔细注意，因为在术中定位再造耳支架并行耳再造术时，耳轮脚前缘及再造耳支架的下极之间的关系最易确定。耳郭十分明显的倾斜是由较大的耳郭上部相对于较小较低的维度产生的。

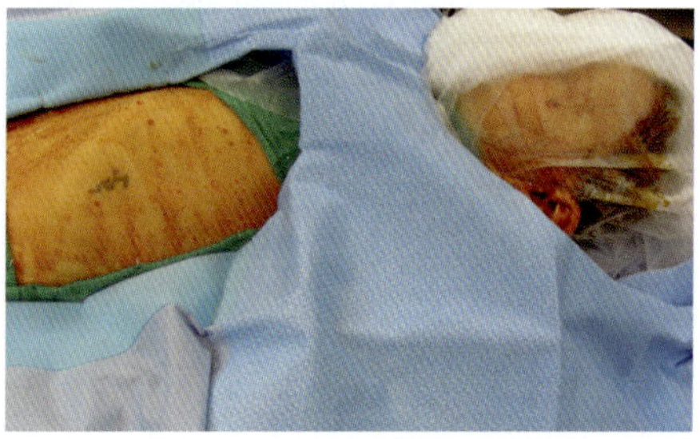

图30.7 如图所示，拟行耳再造侧及对侧的胸壁已进行完术前准备并铺巾，两只耳朵均需能够随时准备进入术野。在口鼻处覆盖无菌治疗巾避免其污染术野。此时，术前的标记常用术中使用的标记再重新画出，应特别注意清楚标记再造耳支架放置部位。在发际线的后方和上方均覆盖无菌治疗巾，并可以胶布进一步固定。将头部转向一侧暴露术区，常规消毒铺巾，如果有外耳道，应特别注意对其消毒。在对侧胸部的胸壁术区常规消毒铺巾(如右耳则为左胸部)。尽管可使用同侧胸壁，但对侧肋软骨的曲线更适于患耳的软骨支架雕刻。胸部消毒铺巾范围上至乳头下至脐部，两侧边界分别为肋软骨采取区域对侧的锁骨中线至同侧的腋中线。在这个临床病例以及我的其他许多病例中，两侧的耳朵通常都消毒以备进入术野，可增强对双侧的可视化。

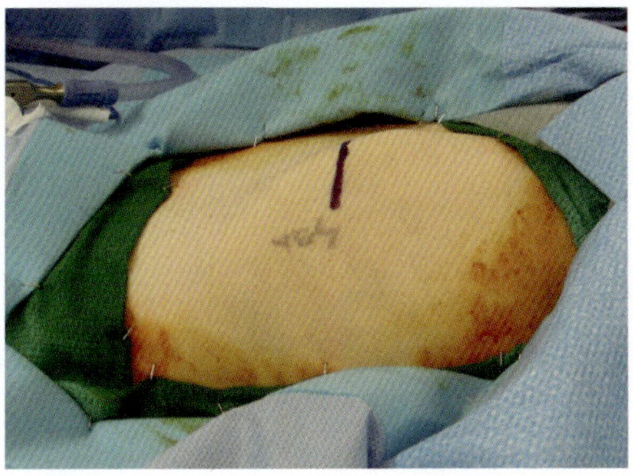

图 30.8 肋软骨采取。仔细触诊肋缘，肋缘与腹直肌鞘外缘交点在腹正中线外侧 7~10cm。在此点上方 5cm 做一横行切口，从腹直肌鞘外缘向内延伸 5~7cm，向外延伸 2~3cm。向下剥离至腹直肌鞘，并确定腹直肌鞘外侧缘与胸壁交点。

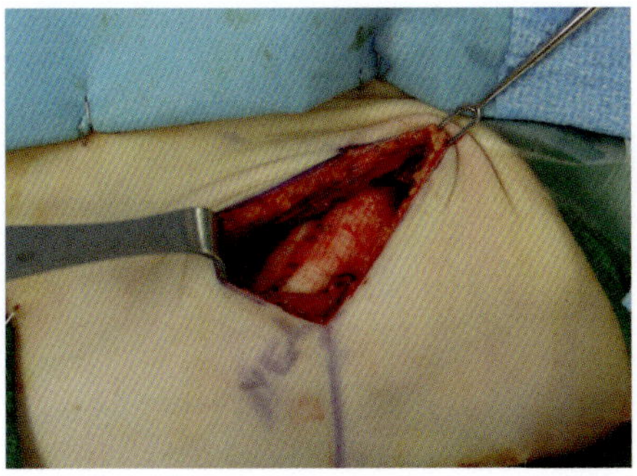

图 30.9 接下来，在腹直肌鞘外侧缘内侧约 2cm 处通过腹直肌筋膜做一个 7~8cm 的垂直切口，向下垂直离断纤连组织，辨认出腹直肌外侧缘并将其从腹直肌鞘内释放出来，随着肌肉向内收缩，其下方的肋软骨随即暴露出来。大多数情况下，推荐从腹直肌前鞘处沿腱划处切断腹直肌，这样有助于其回缩以显示术野。

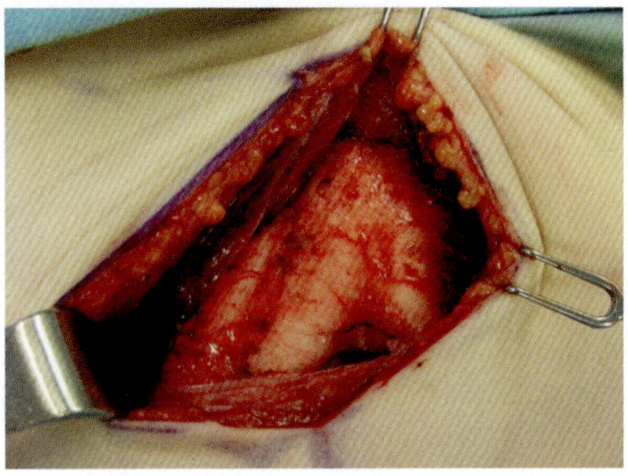

图 30.10 探查第 6、7 肋间是否有软骨联合。在肋缘处施加一个向前的牵引力，用大甲钩牵开以对抗腹直肌鞘的反张力。随后，胸壁内侧面的肌肉纤维得以释放。在解剖此处时，我建议麻醉医师降低潮气量，因为切割此处时常会进入胸膜腔。如何避免损伤肺部是一个重要问题。

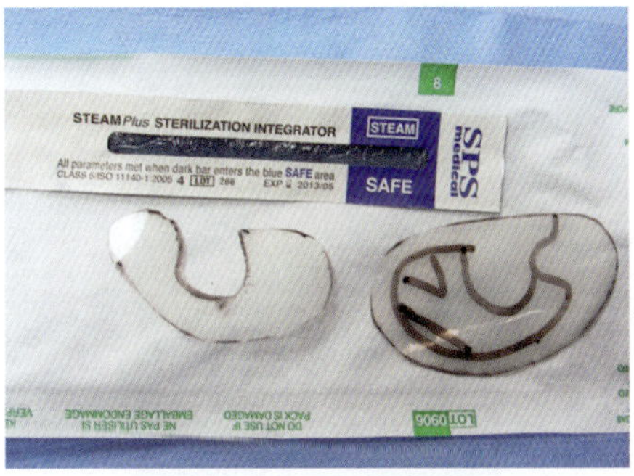

图 30.11 随后使用“C”形耳舟耳片标记计划取肋软骨的区域。由于耳舟耳片代表了雕刻后再造耳支架的大小，因此实际标记的取肋软骨范围要比其略大。

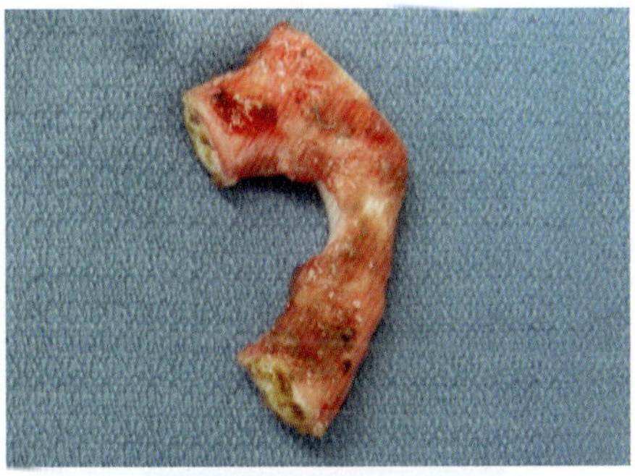

图 30.12 标记肋软骨联合处后，在胸廓内放置一个宽的可延展性牵开器以保护胸膜、肺和横膈。将肋间肌从待取的软骨块中剥离出来。一旦肌肉被释放，可用手术刀或剪将软骨块游离取下。切取软骨后，乳腺内动脉的分支可用 8 字形的 2-0 可吸收缝线缝扎止血。软骨块放置于盐水浸湿的纱布中，随后使用可吸收缝线尽可能修复胸壁肌肉。

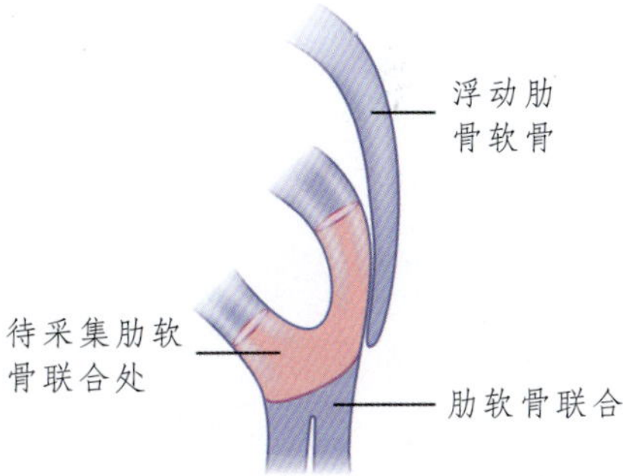

图 30.13 接下来，我们将注意力转移至如何获得再造耳耳轮缘软骨。为了获得一根最适软骨，首先要确定肋软骨联合处，随后通过肋软骨联合处的外缘处确定具有足够长度满足外耳轮再造的最适肋软骨。通常我们使用第 8 肋，或第 1 根浮肋。软骨由粗变细，将肋间肌沿其边缘从上到下剥离。在这个过程中要对这根肋骨严加保护。当软骨随后被修剪、削薄和塑形时，软骨上任何一个无意中造成的切口都会产生应力点。随后将肋软骨从骨-软骨交界处切取下，放置于湿盐水纱布中包裹。肋骨床以可吸收缝线缝合。

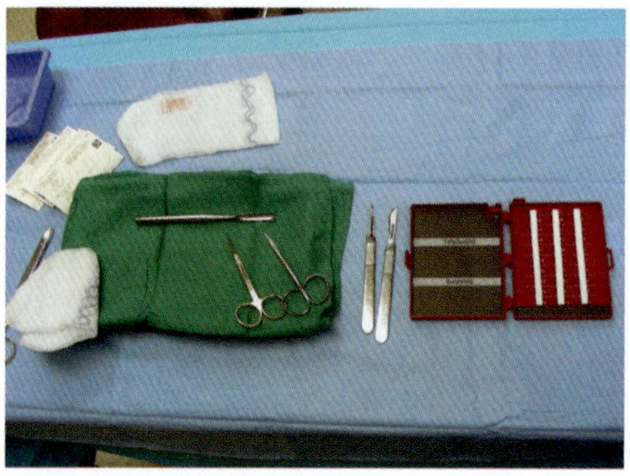

图 30.14 制作耳郭支架。在一个独立的无菌操作台上，按图 30.1 所示准备一套单独的器械。在进行这些操作时，肋软骨应保持湿润。我通常在无菌巾上快速画一个需要再造的左耳/右耳的草图并做上标记，以便对患侧耳进行再造。

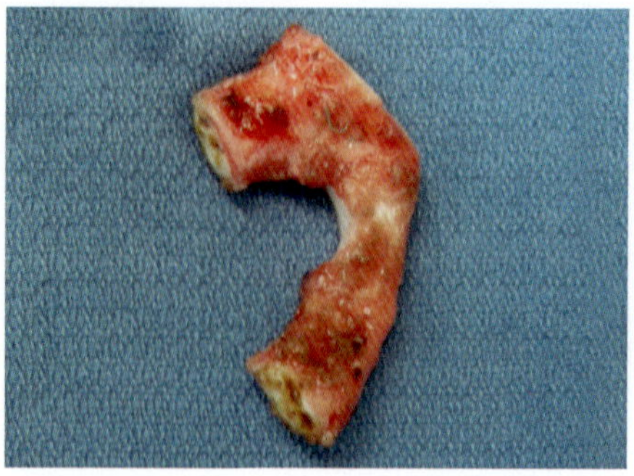

图 30.15 第一步是清除肋软骨联合、浮肋、软骨块上附着的肌肉组织。使用 Mayo 剪可以更轻松地完成这一步。肋软骨联合处用于做再造耳支架的基座，浮肋用于做外耳轮。做完这些后，肋软骨联合处即可稳定下来，如果有必要的话可使用两根钢丝以褥式缝合形式在软骨深层固定缝合。在软骨支架上划一些小刻痕以掩藏钢丝扭结处。

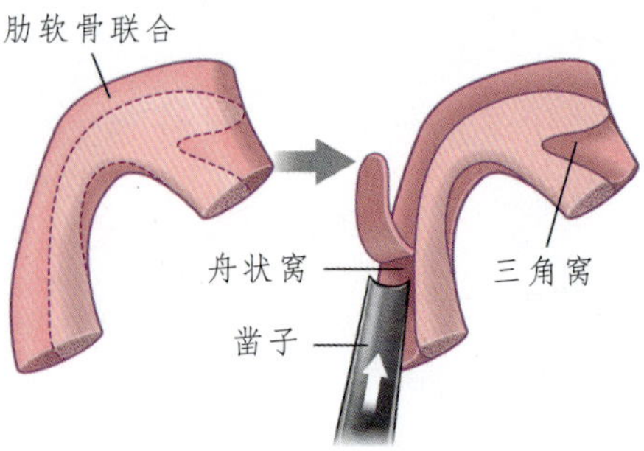

图 30.16 接下来，用手术刀在肋软骨联合内侧切开以塑造耳甲腔的外侧面。三角窝和舟状窝是通过凿子从软骨表面雕刻而成的。随后将软骨基座放置于浸有盐水的海绵中。

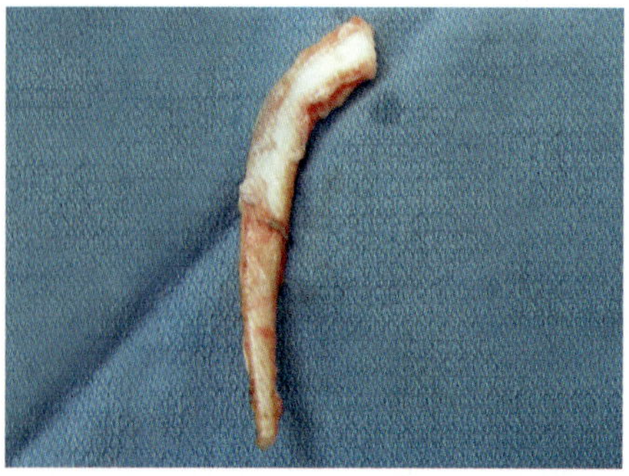

图 30.17 当软骨基座雕刻完成后，用手术刀削薄浮肋。最好是使用 10 号手术刀在湿润的软骨上长时间和缓地进行削划。当弯曲软骨并使其围在软骨基座外侧缘时，留有的任何凹槽都会产生应力点及潜在的骨折点。该软骨需上下表面(体内固有的前后表面)足够薄，直到可以完美适配基座的曲度。达到上述标准后，可用凿子在该软骨与基座相接面挖一个凹槽，但是要注意不要增加任何潜在的骨折点。

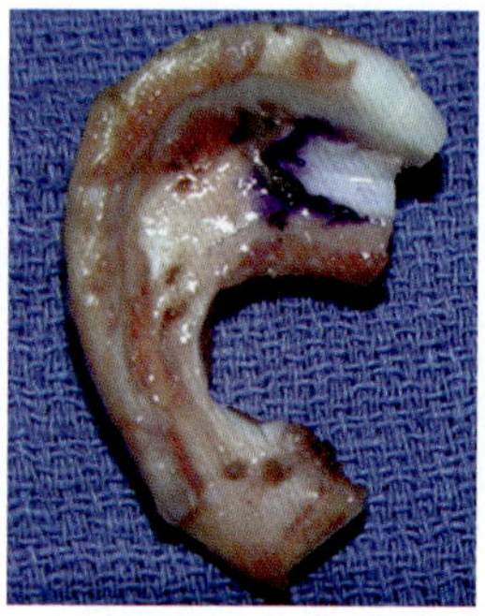

图 30.18 随后用直针将外耳轮与软骨基座相连，以这种方式配合第二个耳片可将外耳轮缘移动至一个满意位置，之后用 4-0 可吸收缝线或 4-0 透明尼龙线缝合固定，通常要缝合 5~6 针，并且打结应在软骨支架的深面。依旧在软骨表面轻划几处用于掩藏线结(特别是用钢丝固定时)，以防止其露出于外覆的皮肤表面。

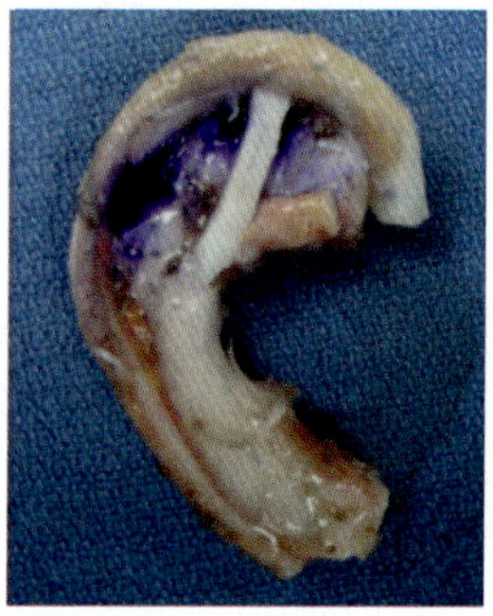

图 30.19 在基座的三角窝和对耳轮周缘上可用尼龙或钢丝缝线继续添加软骨条，这可使表面皮肤覆盖并愈合后，这些位置的细节得到凸显。

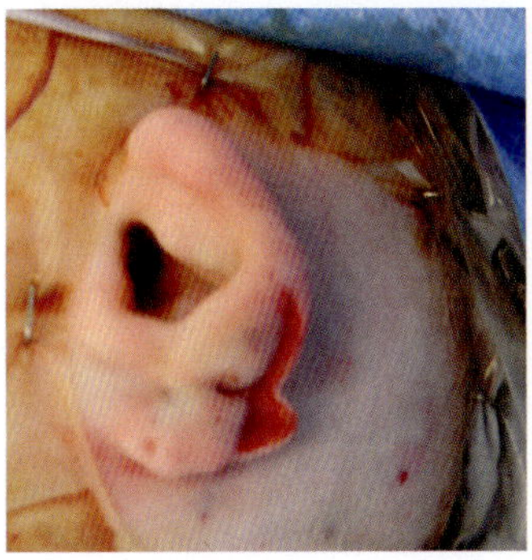

图 30.20 耳郭支架植入图。根据原生耳郭的发育情况，如果残耳发育较差，则在残耳前缘设计切口，若残耳发育较好，则在残耳耳郭边缘设计切口。我们使用了有限切口且未使用肾上腺素，以便评估在再造耳放置过程中进行调整时皮瓣的灌注情况。从残耳软骨上小心剥离皮肤及皮下组织，避免损伤皮下神经丛及皮肤穿孔。残耳软骨常因可能会干扰再造耳的外观而被移除。解剖以离心的方式向外进行，从皮下平面上掀起皮肤获得囊袋，以双极电凝彻底止血。一旦皮下囊腔充分分离，再造耳支架将以一种旋转的方式放入皮下囊腔中，放置完毕后应评估皮瓣血运情况。如有任何白斑出现，则需采取合适的方法处理：进一步松解皮下囊腔或减少软骨。

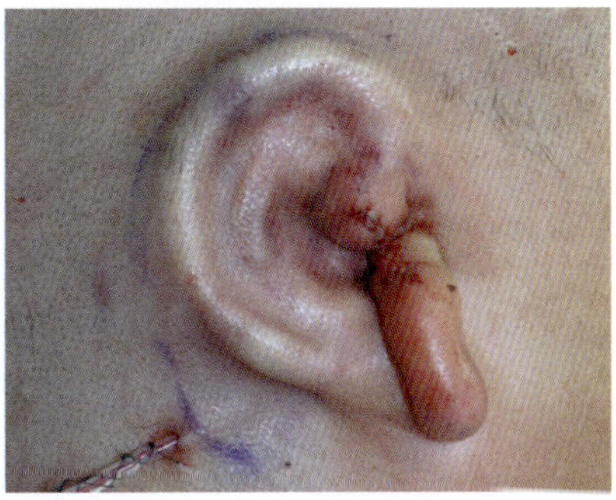

图 30.21 在确保再造耳支架放置位置及皮瓣灌注情况后，放置引流管并通过单独的切口引流。在固定引流管时应避免引流管侧孔堵塞。随后以可吸收线间断缝合皮下、5-0 快溶线缝合皮肤。切口处涂上凡士林或抗生素软膏，引流管连接负压。在耳甲腔处打包凡士林纱布以对其塑形。

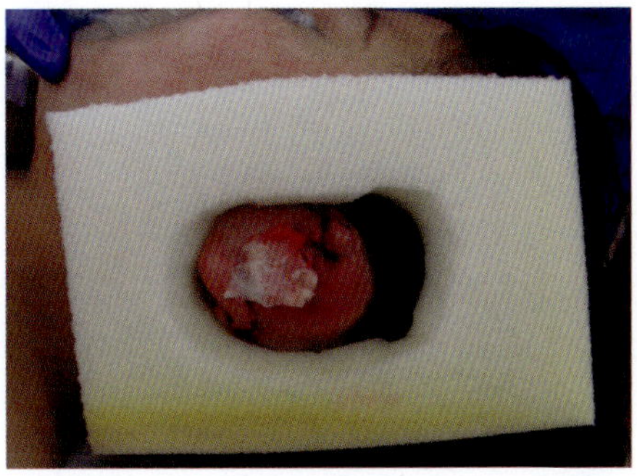

图 30.22 敷料十分重要。虽然可以使用很多敷料，但我更喜欢使用 1 英寸厚的莱斯顿泡沫板（3M，Maplewood，MN）。其黏附于头皮上，并在中心处掏出一个比再造耳略大的洞，在再造耳上方的空腔内放置 1~2 个松软的 4cm×4cm 纱布垫，其四周以 5 码纱布卷包绕头部。以上敷料原位包扎 3~5 天。在再造耳及皮瓣处应防止受压。患者在一阶段术后常需留观一整晚。

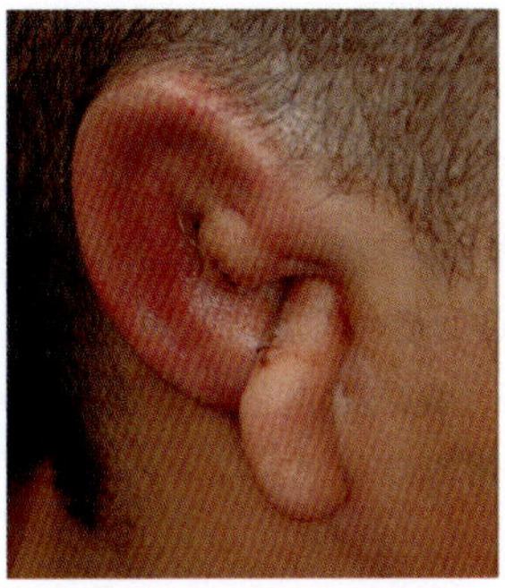

图 30.23 去除包扎敷料后对再造耳进行随访，目前还存在组织水肿。

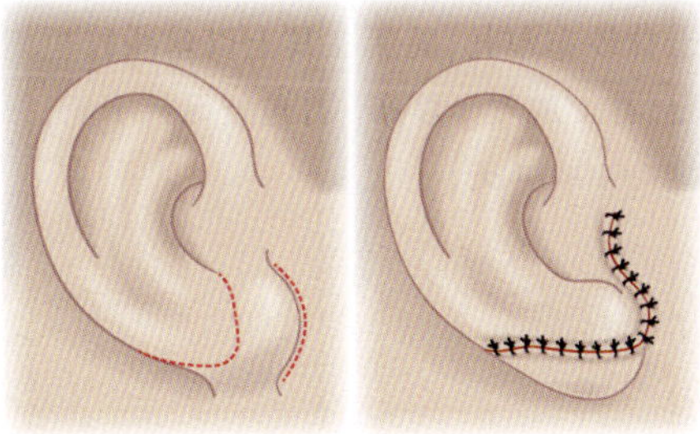

图 30.24 第二阶段，耳垂转位，尽管目前手术步骤及阶段多变，但在第二阶段手术中常涉及耳垂转位并与新的耳郭支架衔接。这一阶段手术在门诊即可完成，并可在第一阶段术后 8~12 周后即可开展。尽管可使用多种头部支具，但我更喜欢使用 Mayfield 头枕及一个马蹄形头枕。患者常只需在患侧进行术前准备。

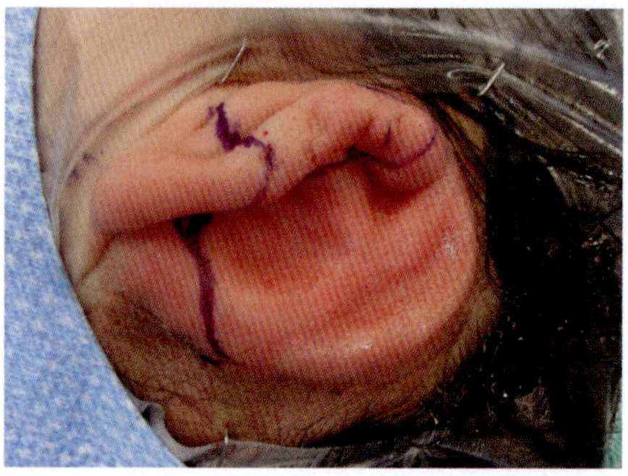

图 30.25 在第二阶段，残耳耳垂以其下部附着点为轴从异常位置释放并抬高。残耳耳垂保持其下端附着不动并沿其上部分的前后侧切开。随后以“双瓣法”制成一个皮肤囊袋，耳软骨支架的尾端插入此囊袋中，囊袋的顶端为再造耳的外耳轮缘范围。囊袋的后侧与耳垂后方的原位皮肤缝合固定，囊袋的前侧与耳前皮肤缝合固定。使用薄纱覆盖。

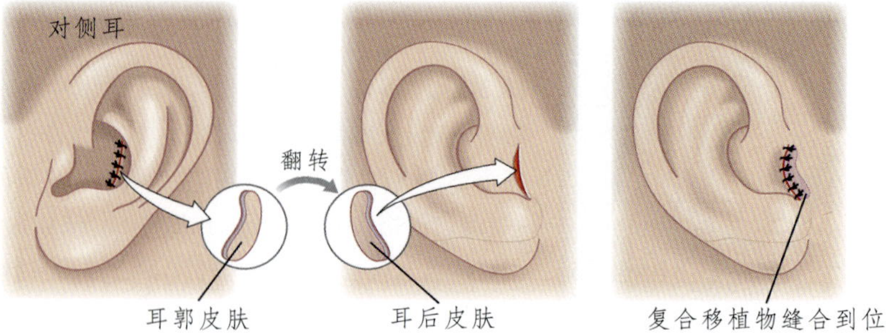

图 30.26 第三阶段，耳屏再造。通过采取对侧耳甲腔软骨和耳后皮肤形成一个囊袋以形成再造耳屏及耳屏下方的阴影。这一过程也可使对侧耳郭向后移位并减少其于头侧的投影。

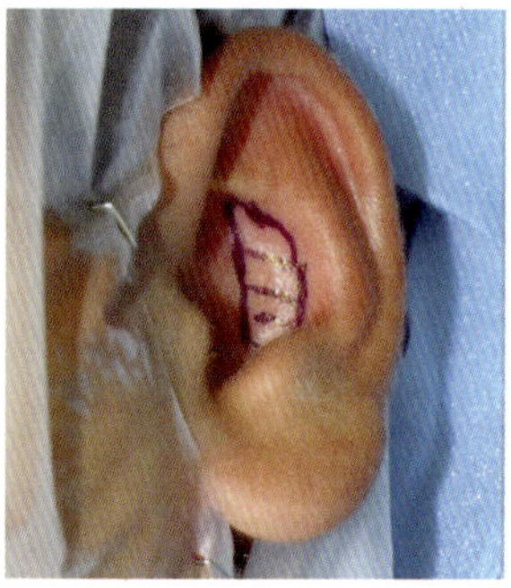

图 30.27 在耳后颅耳沟区域设计一椭圆切口并注射肾上腺素进行局部麻醉，在肿胀区域切取全厚皮片。随后在耳甲腔内从三角窝至对耳屏处设计一扁豆样切口，在该区域进行局部浸润麻醉，以 11 号手术刀于此处切取皮肤软骨全层移植物。耳甲腔处软骨以 5-0 Vicryl 缝线进行间断缝合。耳前皮肤以 5-0 或 6-0 快溶线缝合，耳后皮肤以不可吸收线连续缝合。

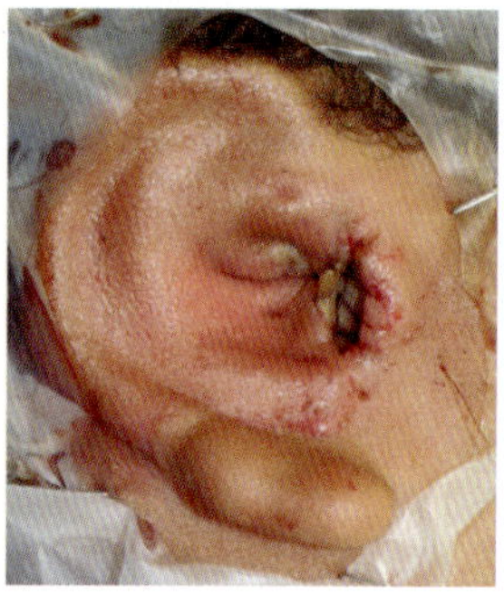

图 30.28 囊袋及内衬移植物构建完毕后，在耳轮脚及软骨支架尾端之间设计一曲线切口，曲线的凹面指向面部前方。在皮下平面钝性分离以暴露软骨支架。将软骨-皮肤复合物植入此处，使用留存的针线从内向外穿过，从而将复合物牵拉至合适位置，使从耳甲腔处切取的软骨与软骨支架上下固定。

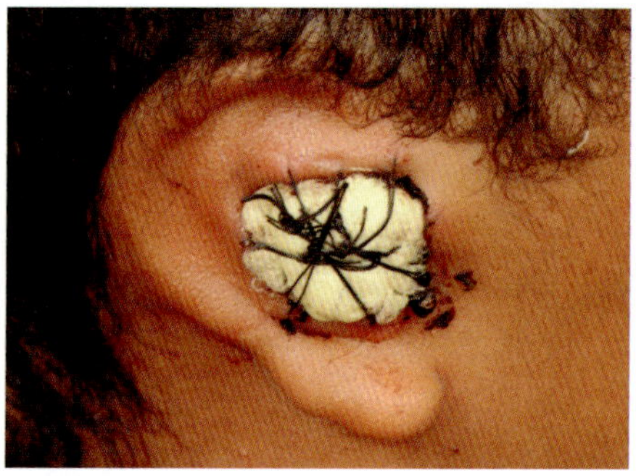

图 30.29 使用 Vicryl 缝线和快溶缝线缝合皮肤。耳甲腔及再造耳屏处以干燥的凡士林纱布包扎，随后在其上以丝线打包固定，其上放置干纱布。打包处保持干燥，并维持 10~14 天。

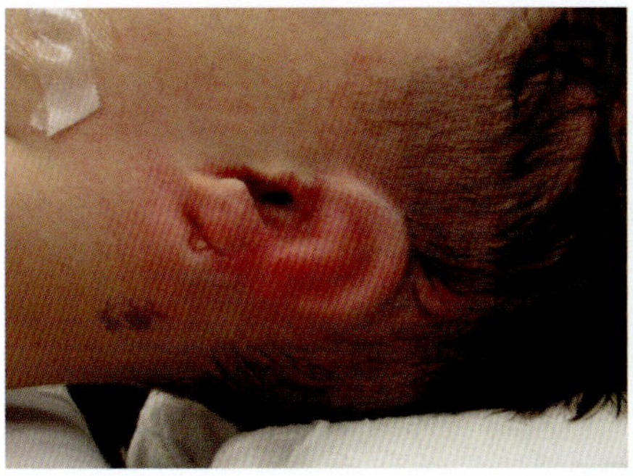

图 30.30 第四阶段，再造耳支架抬高及皮肤移植。这一阶段包括从患侧抬高耳软骨框架和颅耳沟成形。在这一阶段，理想的做法是在带毛发的头皮和非带毛发的皮肤的连接处做一个切口，随后小心掀起再造耳支架，过程中要避免使任何连接软骨支架的缝线或软骨块外露。如有外露，应该及时进行修复才可为随后的移植提供足够条件。

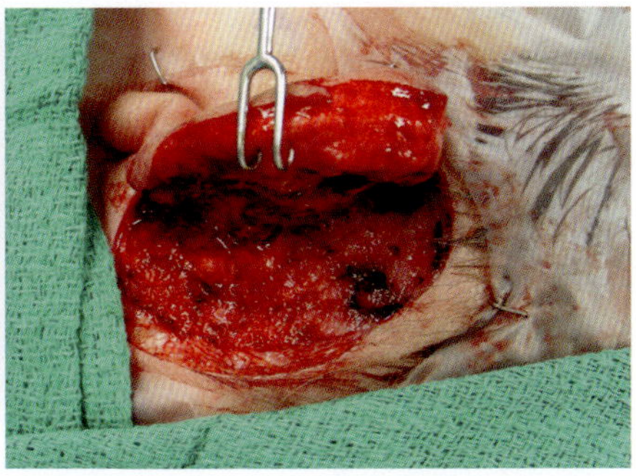

图 30.31 患侧再造耳支架提升至 60°~80°之间时，即可用模片记录一下目前创面大小。

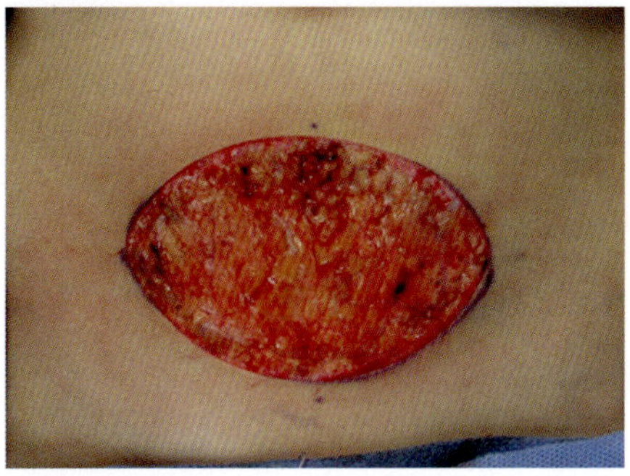

图 30.32 然后将模板转移到下腹壁或腹股沟皮肤上，并切取全厚皮。全厚皮的供区以拉拢缝合为主。移植物的尺寸约为 8cm×8cm。该区域通常要涂上一层丙烯酸胶，以保护创面。

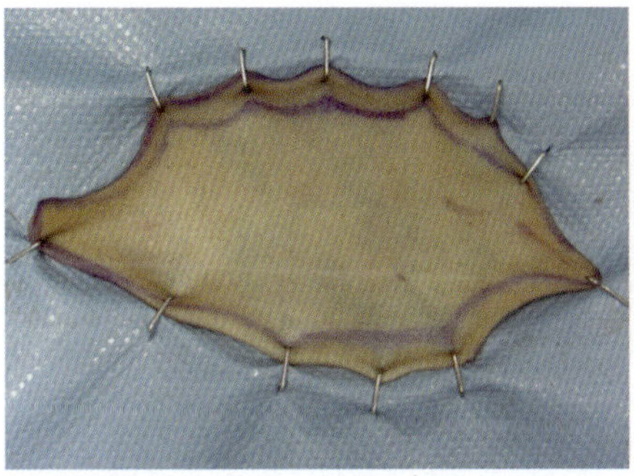

图 30.33 然后将全厚皮钉在 Mayo 支架盖的一次性无菌单上。

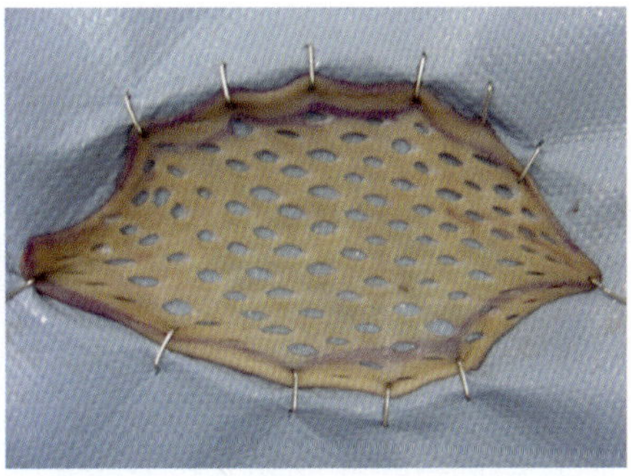

图 30.34 将移植物摊开并用 15 号手术刀切开，便于从移植物下方引流。

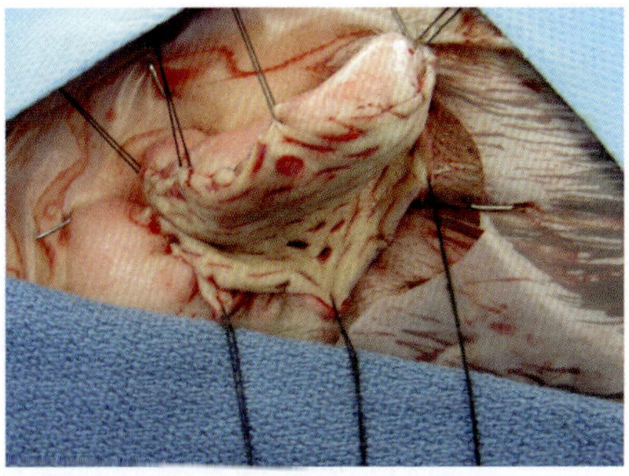

图 30.35 头皮切口的后方及上方的区域潜行分离，直到手指可以从上向后畅通划过。然后将此处头皮向颅耳沟推进，并用 3-0 PDS 缝合线固定。这一推进皮瓣防止了再造耳周围非毛发移植皮区域出现明显的不自然的“车轮孔”效果。然后使用可吸收缝合线将全厚皮片固定在颅耳沟上。用 8 条 4-0 丝缝合线将移植物和干燥的凡士林纱布片和棉条打包固定。

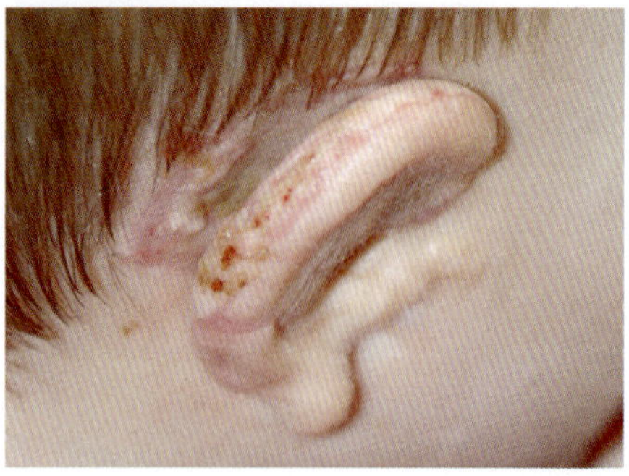

图 30.36 随后使该区域保持干燥 10~14 天，小心取出打包敷料，使全厚皮片在再造耳后形成新的颅耳沟。

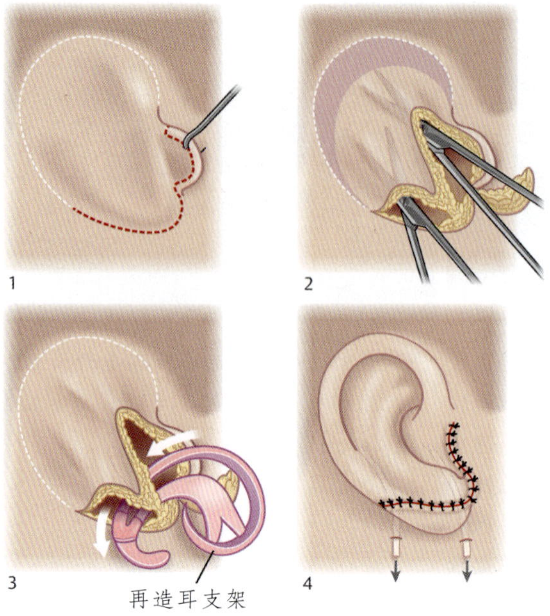

图 30.37 替代技术。目前所描述的四步法是一种传统的小耳畸形序列治疗。根据不同情况，手术步骤和顺序可调。不过我建议外科医生应在具有丰富小耳畸形耳再造术经验后再考虑进行任何改动。Nagata[8-10]和 Firmin[11]等人提出了实施成功耳再造术的其他途径，这两种方法都能提供良好的效果。简而言之，Nagata 技术可分两个阶段完成。在第一阶段，再造耳支架由耳屏延伸切口放入。分离皮下囊袋时仅保留乳突区皮肤与浅筋膜组织相连，有些人称之为皮瓣附着的蒂部。在第二阶段中，掀起再造耳支架并用颞浅筋膜瓣再造耳后区。

手术技巧

- 手术第一阶段中患者的体位对整个手术流程很重要。我更喜欢把手术台转动 90°，让患侧耳部朝向麻醉医生，从而让对侧胸部完全暴露以便负责取肋软骨的医生操作。
- 我更喜欢在雕刻再造耳支架的同时进行胸部切口的闭合。取肋骨处以及胸膜腔(如果开放)充满生理盐水，麻醉师在气道压力升高至 40cmH_2O 的情况下进行 Valsalva 操作。盐水中没有气泡出现证实没有肺损伤。如有胸壁缺损则在胸膜腔内放置一红色橡胶导管并将周围切口闭合。导管一直留置至手术结束，以防止进展为张力性气胸——患者的肺部在整个手术过程中进行气道正压通气，如果出现破损，就可能导致张力性气胸。在手术结束时，嘱给予患者 Valsalva 操作，并取出红色橡胶导管。我们检查了术后的 X 线片以确认没有气胸。
- 很多时候，肋软骨之间的软骨联合可能不稳固。如果是这样的话，我通过使用两个相反方向的钢丝水平褥式缝合来固定联合处。所有的钢丝打结处均在支架的背侧，并小心地埋入软骨中。这种钢丝缝合将有效增加整个软骨联合的稳定性，也增强了外耳轮软骨的附着稳定性。
- 掀起颞骨乳突区皮肤时必须仔细注意皮瓣的厚度和保护皮下神经丛。应使用双极电凝小心彻底止血，以避免损伤任何皮肤。在放置再造耳支架时，不应有活动性出血或渗血。
- 必须仔细评估皮瓣的灌注情况。任何一直缺血泛白的区域都必须得到解决，可通过进一步松解周围皮瓣或缩小软骨支架的轮廓来解决。
- 我通常使用两个引流管，因为小腔 TLS 引流管可能会堵塞。在缝合引流管时必须小心，以避免管壁折叠卷曲，因为这将导致梗阻。连接负压是必要的，需要让皮瓣附着到下面的再造耳支架上，防止液体积累和移植物损失。
- 所有后续阶段都可以作为门诊手术来完成。

(待续)

- 耳垂转位/插入需要精确地对准和插入，以避免在耳垂和再造耳支架之间的过渡点有缺口。
- 耳屏再造可使对侧耳向后移位并减小其在头皮处的投影，同时再造耳屏还可附带耳屏后的“阴影”。或者正如 Brent 和 Nagata 所指出的那样，耳屏再造可在第一阶段作为原始再造耳支架的一部分同期制作。
- 再造耳支架的高度形成了耳后的颅耳沟。在这一阶段，需将周围的组织潜行分离并推进到耳后，以免一圈无毛发的皮肤作为光环效应或车轮状围绕新的再造耳。潜行分离并推进的组织固定于颞深筋膜上。
- 全厚皮呈饼状，用于形成颅耳沟。它的质地随时间推移鲜少变化，这将形成一个稳定的颅耳沟。在切口周围的头皮组织推进之前，我制作了创面的模片。在头皮推进后，缺损会适当缩小。按照初始缺损取皮可保证颅耳沟处有足够的皮肤。
- 植皮处需打包固定，并维持 10~14 天，且必须保持干燥。
- 虽然可使用更长时间完成手术，但通常完成的最短时间大约是 1 年。

术后护理

- 在计划治疗时，每个人(外科医生、护理人员、家属和患儿)都必须了解耳再造第一阶段的重要性。
- 患者可进行的活动必须受限，以防止受伤。一般再造耳支架植入并与周围的组织融为一体需要 6~12 周，此后会相对安全些。
- 一旦该再造耳支架可成功与周围组织相容，所有后续阶段的风险都要小得多。
- 我试着通过放置适当的打包敷料和莱斯顿泡沫敷料来保护再造耳。这个 1 英寸厚的泡沫上有一个洞，这可以作为耳朵的保护区。这个空间用一个或两个松软纱布垫松散填充，然后用 5 码纱布卷围绕头部环向包扎。原位包扎需 5~7 天。在此期间，患儿应在父母的帮助下洗澡。
- 有必要注意术中引流。根据我的经验，传统的手术引流管的效果并不好。TLS 引流管具有合适的吸引耐受并可以连接到负压吸引器或等效的吸管上。
- 当患者住院过夜留观时，这两个耳旁引流管 4 小时内每小时更换一次，之后的 8 小时每 2 小时更换一次，随后每 4 小时更换一次。其原理是始终保持负压吸引，使皮肤与下层软骨支架结合。为了通过两个引流管来实现这一点，有必要指示家属滑动两个夹针关闭，更换两个负压吸引器，然后释放两个夹针。

临床病例

接受自体肋软骨耳再造的患者如图 30.38 至图 30.40 所示。

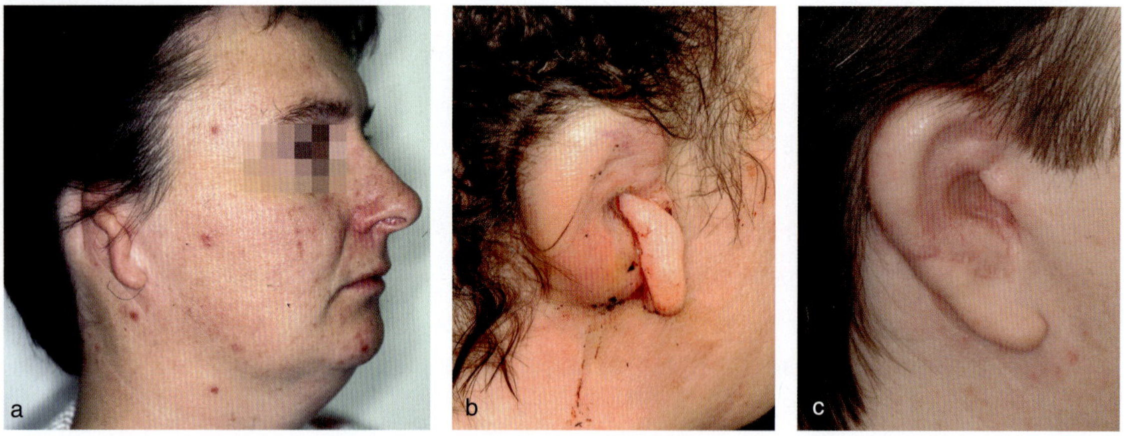

图 30.38 (a)30 岁女性患者,成人耳再造术后。她的面部较为对称并患有单侧小耳畸形。(b)患者在第一阶段放置再造耳支架术后 1 周。可见颞骨乳突部皮瓣明显水肿。(c)第四阶段重建 1 年后的近距离观察。

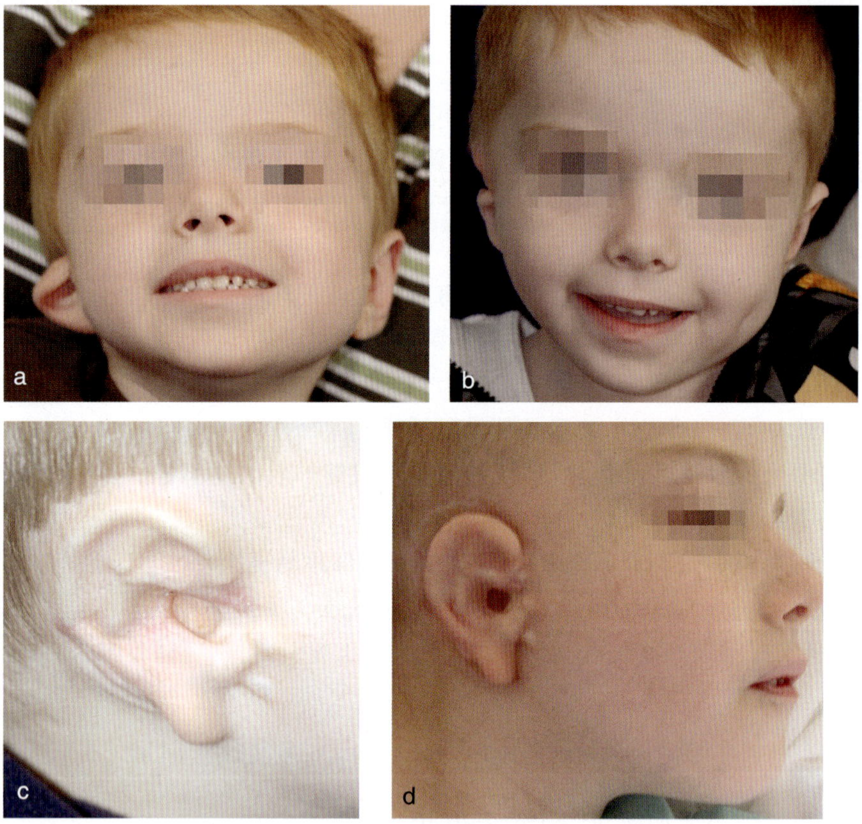

图 30.39 (a)该 6 岁男性患儿有多种先天性问题,包括右耳小耳畸形伴耳发育不全轻微下移位。(b)切除残耳并行一期耳再造术后 3 个月,再造耳支架的垂直位置可接受,两侧耳郭顶端与眉尾部齐平。(c)二期耳再造术后 3 个月,双侧耳较对称,两侧耳垂齐平。在皮瓣表面存在一些凹凸不平之处。(d)在第四阶段术后,掀起再造耳支架,颅耳沟区域植皮。再造耳显示出良好的轮廓和令人满意的细节结构。

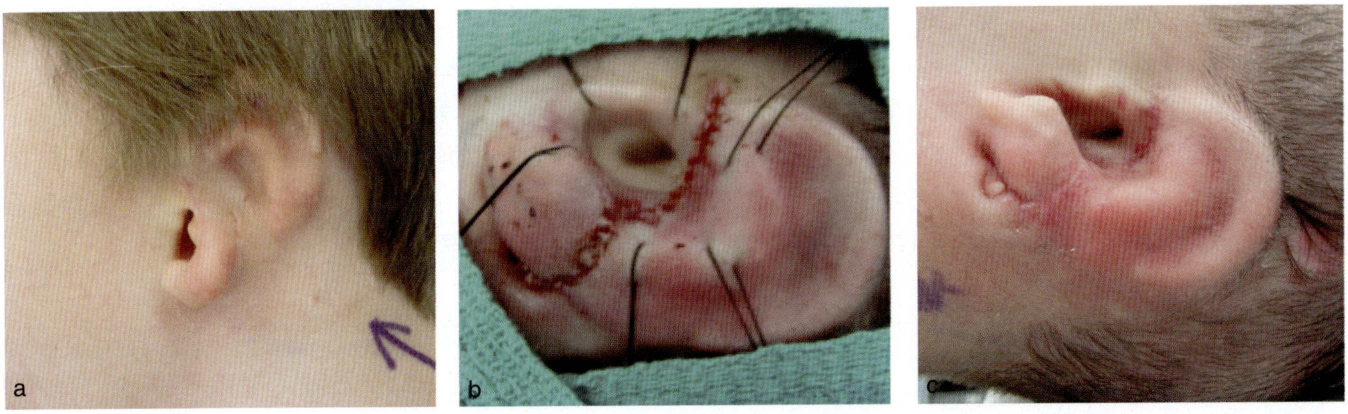

图 30.40 (a)此 8 岁男性患儿伴有外耳道低置。将再造耳支架放置于与对侧耳及眉尾齐平处。在放置支架时,并未尽力调整外耳道的位置。(b)第二阶段,切开外耳道的软骨部分,上下移动直至其位于再造耳耳甲腔处,同时也将耳垂与再造耳支架尾部相连。(c)前两个阶段耳再造术后 2 月余,外耳道与软骨支架相连。患者随后接受了再造耳支架抬高及颅耳沟区域的全厚植皮术。

并发症

耳再造术后的并发症与再造手术的手术阶段相关,有时可较严重。第一阶段的手术包括肋软骨采取和耳郭支架制作,这是最容易发生主要并发症的阶段。

在取肋骨时,较常见的并发症是胸膜破损。手术医生必须意识到这种可能性,并清楚如何评估:是单纯的胸膜破损或是否存在肺实质损伤。如果是前者,胸膜缺损可在进入胸膜腔时闭合。因为患者处于麻醉状态且为气道正压,我更倾向在手术过程中保留红色橡胶导管或小的开胸管。在手术结束前,我通常会将开胸管留在原位,以防止张力性气胸的发生。如果存在潜在的实质损伤并伴有漏气,则必须改变计划,在胸腔内保留导管直到该区域愈合。

在耳再浩的第一阶段,必须非常小心地仔细检查软骨支架表面覆盖的皮瓣。任何皮瓣的泛白都是不可接受的,它预示可能存在表面皮肤的缺血性溃疡和软骨支架的外露风险。必须在初始操作时解决这一问题,以防止出现这一系列事件。如果在术后评估期间表面皮肤有变色或即将外露的软骨支架,患者应返回手术室再次覆盖皮瓣,或行局部皮瓣转移术,严重者可考虑使用颞顶筋膜瓣覆盖。及时处理是必要的,以防止无血供的再造耳支架感染。如果发生感染,必须通过伤口培养、抗生素和尽可能对再造耳支架及皮肤囊腔进行冲洗来处理。这常会因皮肤囊腔的纤维化和再造耳支架的吸收而产生永久性的损伤。以上必须通过在手术初期密切注意表面覆盖的皮肤、防止溃疡和软骨支架暴露来避免。

虽然耳再造术中可能出现其他大问题,在术后前 2 周内再造耳支架外露和感染出现的风险最大。患者的临床情况在 3~6 个月的时间内仍然不稳定。在这段时间内,移植物周围组织的血运将会重建以保护移植物免于外露。患者或家属表达的任何担忧都必须及时评估。

第一阶段手术后 3~6 个月,移植物对局部伤口出现的问题具有较大的耐受性。在第二、三、四阶段之后出现的问题并不多,出现的问题都可以通过门诊手术有效完成。轻微的愈合问题可以很容易地处理。在颅耳沟区域使用全厚皮肤移植是可靠的,可减少伤口收缩。

结论

使用肋软骨移植耳再造是整形外科医生面临的最具挑战性的手术之一。经验是获得最佳结果的关键,在再造的每个阶段都有很多变数和抉择。

经验是无可替代的。注意细节是成功的关键。对于年轻的外科医生来说,最好是给一位有经验的外科医生做一段时间的学徒,逐步承担责任。虽然手术要求很高,通过阶段性完成耳再造并获得良好的结果也是令人非常欣慰的。接受自体肋软骨耳再造手术的患儿,随时间推移可保持较好的术后效果,再造耳表面皮瓣能够抵抗软骨外露且具有良好的颜色搭配,而且很可能终生都不需要进一步的干预。成年患者的耳再造术也为患者和外科医生带来了巨大的满足感。接受过耳再造术的成年患者对于这个手术都深表赞赏。

手术要点

- 耳再造的时机仍有争议。大多数在这方面有经验的外科医生会等到患者至少6岁。一些研究人员指出了等到青春期的好处。这必须考虑到对患儿的心理影响。在美国,很多外科医生会在儿童患者6岁或7岁的时候进行第一阶段的重建。
- 耳再造有两个关键的组成部分——再造耳支架的制作和表面皮肤的优化管理,这将在耳郭支架的定位中发挥关键作用。如果可能的话,在患侧头部的任何切口都应该推迟到再造耳支架就位之后,因为切口可能对术区皮肤的血液供应产生不良影响。
- 在初次会诊时,建议父母在对患儿患侧拟行手术产生切口之前,与后续为他们实施耳再造的外科医生联系。
- 采集肋软骨可以以一种直接可靠的方式完成。然而,熟悉胸壁手术的一些基本原则是必要的。
- 再造耳支架的精细雕刻和组装是成功的关键。手术前多次练习是很重要的。在再造耳支架制作过程中,同样需要非常小心。在这个手术中,注意细节至关重要,以获得最佳效果。最终术后效果的基础在于再造耳支架的成功制造。
- 在一个单独的无菌台上制作耳郭支架。正常(左或右)耳部的图像被画在桌子的无菌巾上,而对侧镜像不会画出以确保再造的是正确的耳郭。
- 支架表面覆盖的皮肤同样重要,支架放置后必须判断皮瓣灌注是否充足。在解剖皮肤囊腔时不能使用肾上腺素,以便观察血运。如果植入再造耳支架后皮肤有任何泛白之处都必须处理。要么必须对皮瓣进行松解,要么必须降低再造耳支架的高度。软骨支架外露是一个严重的问题,可能会严重影响患者预后。
- 再造的第一阶段是关键阶段,除了框架制作外,还必须注意皮肤、引流管和敷料。患者的活动必须受限,以防止受伤。一旦支架就位并与周围组织建立良好生物相容性后(6~12周),支架移位的概率很小。
- 手术后续阶段的风险要小得多,可以作为门诊手术进行。
- 在双侧小耳畸形的病例中,对于耳再造的第一阶段进行排序是有用的,以错开两侧耳部行第一阶段的时机。双侧肋软骨采取因术后胸带的限制及疼痛将显著限制肺部活动。最好是在一侧完成第一阶段,然后将一侧的第二阶段与对侧的第一阶段结合起来行第二次手术。后续各阶段可以以类似的交错方式完成。这减少了总的麻醉次数,同时保证了安全性。
- 如果小耳畸形患者有耳道,术前应进行耳道培养(常出现假单胞菌),并考虑预防性使用抗生素。

(潘博 顾洛莎 译)

参考文献

1. Tanzer RC. Total reconstruction of the external ear. Plast Reconstr Surg Transplant Bull 1959;23(1):1–15
   The initial paper in contemporary thought regarding reconstruction of the external ear.
2. Brent B. Ear reconstruction with an expansile framework of autogenous rib cartilage. Plast Reconstr Surg 1974;53(6):619–628
3. Brent B. The acquired auricular deformity. A systematic approach to its analysis and reconstruction. Plast Reconstr Surg 1977;90(4):475–485
4. Brent B. The correction of microtia with autogenous cartilage grafts: I. The classic deformity. Plast Reconstr Surg 1980;66(1):1–12
   This important paper described Brent's approach to microtia reconstruction. Clearly written, the article outlined patient assessment and preoperative planning, as well as an overview of patient management for the patient with a classic microtia deformity.
5. Brent B. The correction of microtia with autogenous cartilage grafts: II. Atypical and complex deformities. Plast Reconstr Surg 1980;66(1):12–22
   The second component of the previous article, in which Brent described the management of several common problems that occur in microtia reconstruction: skin problems, low hairline, deep skin pits, the presence of a conchal remnant, and severely constricted ears.
6. Brent B, Byrd HS. Reconstruction with cartilage grafts covered by axial, random, and free flaps of temporoparietal fascia. Plast Reconstr Surg 1983;72(2):141–151
7. Brent B. Auricular repair with autogenous rib cartilage grafts: two decades of experience with 600 cases. Plast Reconstr Surg 1992;90(3):355–374
   A comprehensive review of patient evaluation, treatment paradigm, and special clinical considerations in the management of microtia.
8. Nagata S. A new method of total reconstruction of the auricle for microtia. Plast Reconstr Surg 1993;92(2):187–201
9. Nagata S. Modification of the stages in total reconstruction of the auricle: Part IV. Ear elevation for the constricted auricle. Plast Reconstr Surg 1994;93(2):254–266; discussion 267–268
10. Nagata S. Secondary reconstruction for unfavorable microtia results utilizing temporoparietal and innominate fascia flaps. Plast Reconstr Surg 1994;94(2):254–265; discussion 266–267
11. Firmin F, Dusseldorp J, Marchac A. Auricular Reconstruction. Boca Raton, FL: CRC Press; 2016
12. Brent B. Technical advances in ear reconstruction with autogenous rib cartilage grafts: personal experience with 1200 cases. Plast Reconstr Surg 1999;104(2):319–334; discussion 335–338

第 31 章

合成材料耳再造

Robert J. Havlik

外耳再造是一项以恢复颅面部对称形态为目的的美容手术，该手术主要通过在软组织下方植入支架的方式构建耳部正常的外形和轮廓。1959 年,Tanzer[1]医生率先采用肋软骨支架进行外耳再造,该方法经过多次改良后已成为目前使用最为广泛的外耳再造手术方式。近年来,该方法出现了多种改良版本,尽管这些改良术式所需的手术次数较之前有明显减少[2-5],但其所需的软骨量有所增加,而软骨量的增加会延长患者的首次手术年龄。将先天性小耳畸形外耳再造的首次手术年龄推后至 10 岁会显著增加患儿及其家属的心理及生理负担;若手术的最终效果仍然不佳,那么如此长的治疗周期会让患儿及其家属感到得不偿失。

在耳再造方面,相较于肋软骨,以合成材料为基础的支架具有其独特的优势[6]:采用合成材料支架进行耳再造的首次手术年龄更早(研究显示,3.5 岁儿童的外耳大小便已达到成人外耳大小的 85%,因此,耳再造手术可在患者未成年时进行[7])、术后不适感更轻、清晰度和投影更好。

以合成材料为支架和以肋软骨为支架的耳再造手术方式有明显不同,因此,不能将肋软骨耳再造方法照搬至合成材料耳再造手术中。相较于肋软骨支架,合成材料支架直接置于皮下时更易导致支架外露;为了避免支架外露,合成材料支架应置于皮肤下方且包裹在筋膜中[8,9]。采用肋软骨进行耳再造时,肋软骨支架的切取和雕刻至关重要;而采用合成材料进行耳再造时,合成材料支架的植入位置才是重中之重。当植入位置恰当、皮肤张力合适、血管损伤较小时,以合成材料为支架的耳再造手术可显著降低术后并发症的发生。此外,以合成材料为支架的耳再造仅需在学龄前进行一次手术即可。

目的

矫正小耳畸形等患者的耳部异常形态,使患者颅面部恢复正常的对称形态。

相关外科解剖

颞浅筋膜紧贴于头皮下方,颞浅筋膜下方依次为帽状腱膜、骨膜、颞深筋膜、颞肌,详见图 31.1。颞顶浅筋膜是帽状腱膜在头顶成为更明确的分层。头皮的疏松乳晕层,又称帽状腱膜下筋膜,位于颞顶浅筋膜的正下方。其将颞顶浅筋膜与颞线上方的骨膜和覆盖颞线下方颞肌的颞深筋膜分开[8] 。

颞浅筋膜的血供来源于位置靠前的颞浅动脉和位置靠后的枕动脉(耳后动脉位于这二者之间)。颞浅动脉的前支与面神经颞支伴行,位于外耳道上方 12~13cm 处;在颞浅筋膜皮瓣手术中,保留颞浅动脉前支可增加皮瓣远端血供。

在大约 10%的小耳畸形患者中,颞浅动脉走行于残耳软骨下方。切除残耳软骨有助于实现耳再造术后更好的耳郭形态,但术前应通过触诊或多普勒超声检查确定小耳畸形患者是否存在该变异,以避免损伤颞浅动脉。

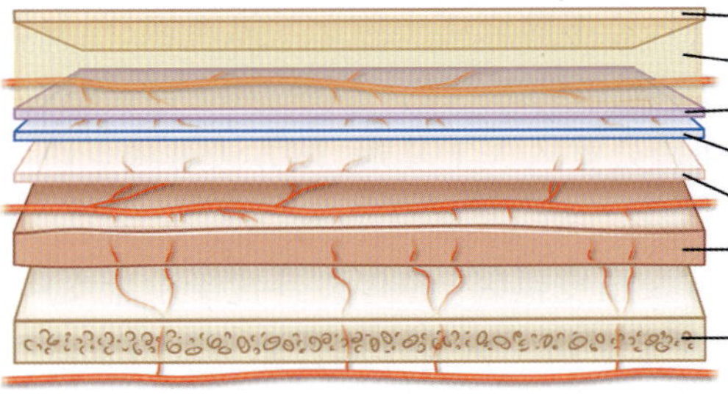

图 31.1 头皮解剖层次。(From Firmin FF, Dusseldorp J, Marchac A. Auricular Reconstruction. New York, NY: Thieme Publishers; 2016.)

患者选择

因先天性或后天性疾病导致单侧或双侧耳缺如的儿童和成人均可采用合成材料进行耳再造，但患者必须有足量的颞浅筋膜或枕筋膜以便将合成材料支架完全包裹在筋膜中。此外，患者必须有完整的颞浅动脉或枕动脉(可通过多普勒超声检查确定)以便保证包裹合成材料支架的筋膜拥有充足血供。但合成材料耳再造的手术禁忌证不包括：发际线过低、乳突处皮肤瘢痕、耳道闭锁手术史、人工耳蜗植入史。

患者年龄应不小于 3 岁、体重应不低于 14kg、应能耐受全身麻醉手术。只要能保证颞浅筋膜或枕筋膜血供，既往耳再造手术史患者亦可接受合成材料耳再造手术。但肥胖患者、年龄超过 60 岁的老年患者、颈部活动受限患者、因头皮外伤或手术导致颞浅筋膜或枕筋膜血供不足的患者均不宜接受该手术。耳部缺损不超过 1/3 的患者不宜接受该手术，应考虑肋软骨修复或局部皮瓣修复手术。

适应证和禁忌证

适应证

因先天性疾病(如先天性小耳畸形或术后形态不佳的继发畸形)或获得性疾病(如外伤、血管瘤、感染、烧伤、手术造成的耳部组织缺损)导致耳部严重畸形或完全缺如、希望通过手术治疗、拒绝使用义耳的患者，在保证颞浅筋膜或枕筋膜及其血供充足的情况下，均可接受合成材料耳再造手术。

禁忌证

发际线过低、乳突处皮肤瘢痕、耳道闭锁手术史是肋软骨耳再造的禁忌证，但若患者具有血供充足的颞浅筋膜或枕筋膜，仍可进行合成材料耳再造。采用合成材料进行耳再造的禁忌证包括：患者年龄<3 岁或>60 岁、严重肥胖、颞浅筋膜或枕筋膜血供不良、颈部活动受限。

术前计划

大多数的小耳畸形都伴有耳道闭锁或狭窄及由此导致的传导性听力障碍，因此，有必要向患儿及其家属告知小耳畸形可能导致的听力障碍及相关的治疗措施。对于单侧小耳畸形患者，尽管单耳正常也可实现正常的语言系统发育，但单侧小耳畸形导致的单侧传导性听力障碍仍会导致一些听力问题；这些听力问题在学龄前很难被发现，但当患儿上学后听力问题将日益凸显。研究表明，单侧传导性听力障碍可限制患儿听声辨位和排除噪音干扰的能力，这类儿童的语言和学习能力远低于健康儿童[10]。

患者颞骨完好时(可通过 CT 检查)，可通过矫正耳道闭锁的方式改善患者听力。若采用肋软骨支架进行耳再造，必须在耳再造术后才能矫正耳道闭锁；因为耳道闭锁矫正术会损伤乳突处的皮肤血供，导致无法使用该处皮肤包裹肋软骨支架[11,12]。若采用合成材料支架进行耳再造，最好在耳再造术前或术中矫正耳道闭锁；因为校正后的耳道能够帮助再造耳的定位，且耳道闭锁手术并不会损伤颞浅筋膜的血供。

若需植入人工耳蜗，可在合成材料耳再造术中切取颞筋膜的乳突切口处放入人工耳蜗，该方法可减少切口数量和瘢痕形成。

手术前一天，为患者拍摄照片，并和患儿及其家属讨论确定备皮区域及植皮供区。全厚皮片优于中厚皮片，因为在一期手术中需要使用足量的全厚皮片将再造耳完全包裹并形成正常皱褶。再造耳的背侧皮肤可见度较低，因此，可选用质地较厚、颜色较深的腹股沟皮肤；而再造耳腹侧皮肤的质地和颜色应尽量和耳垂或脸颊部皮肤的质地和颜色保持一致。大多数小耳畸形患者（若不伴有半侧颜面萎缩畸形）的残耳及乳突处无毛皮肤均可用于耳再造手术，这部分皮肤约占手术所需皮肤总量的70%，其余所需皮肤可选用质地和颜色均匹配的健侧耳后皮肤。

当小耳畸形患者的残耳大于正常耳垂或三度小耳畸形的残耳时，患者的残耳和乳突处皮肤便足以完全包裹再造耳。

双侧小耳畸形患者并没有可用于耳再造的健侧耳后皮肤，此时，可选用上臂内侧皮片、锁骨皮片或头皮皮片。发际线过低或伴有半侧颜面萎缩的小耳畸形患者，耳再造皮肤量常常不足，且为了保持对称，再造耳常位于含毛区域。

若小耳畸形患者伴有明显的面部不对称，可在耳再造术中向面部填充腹部脂肪以改善面部畸形。

手术器械

本手术所需的仪器如图31.2所示。

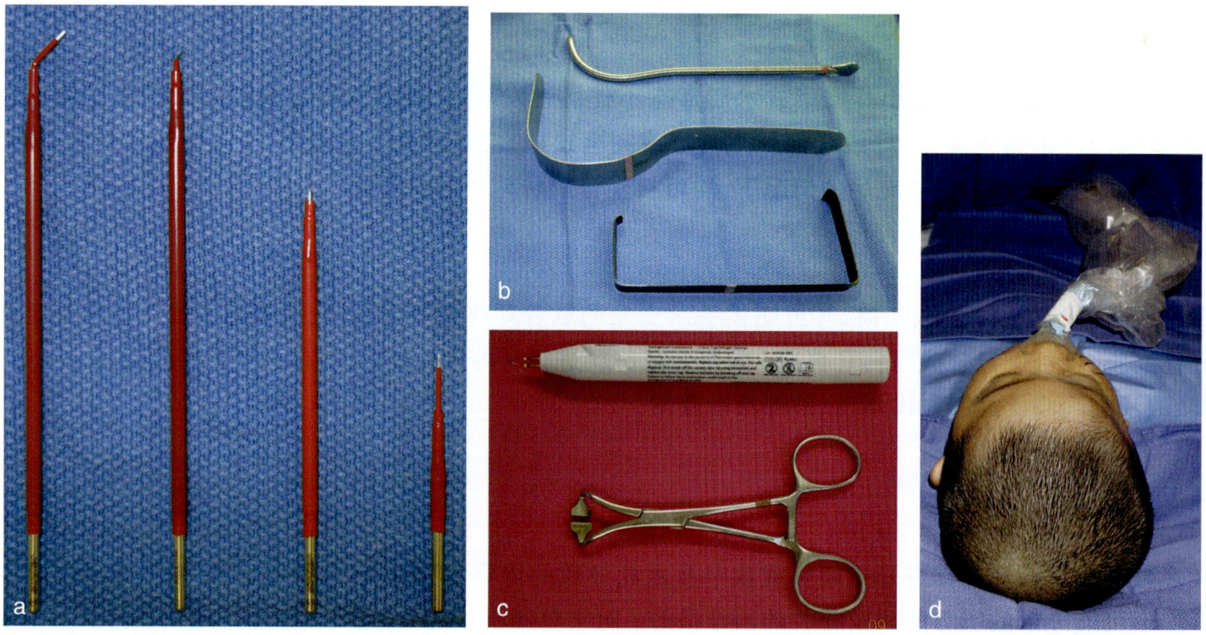

图31.2 (a)四种长度(cm)的Colorado直/弯尖针用于电切。(b)从下到上分别为Tessier牵开器、弯曲可塑性牵开器、22号子宫探子。(c)电池供电的高温烧灼器和Edna钳用于组装多孔高密度聚乙烯(pHDPE)耳框架的两个组件。(d)术前准备好的整个头部，气管插管和麻醉管放置在无菌罩中。

手术过程:技术细节

自体耳再造的步骤详见图 31.3 至图 31.33。请注意,在本节中使用了不同病例来描述该手术的各个步骤。

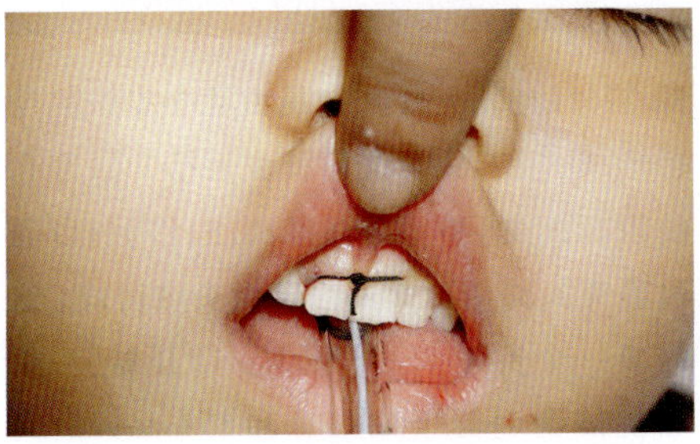

图 31.3 手术准备和标记。患者口服用药后被带到手术室。气管插管后,静脉通道建立并给予静脉注射类固醇和抗生素。手术台旋转 180°,气管插管用 2–0 丝线缝合到中央牙龈上侧。

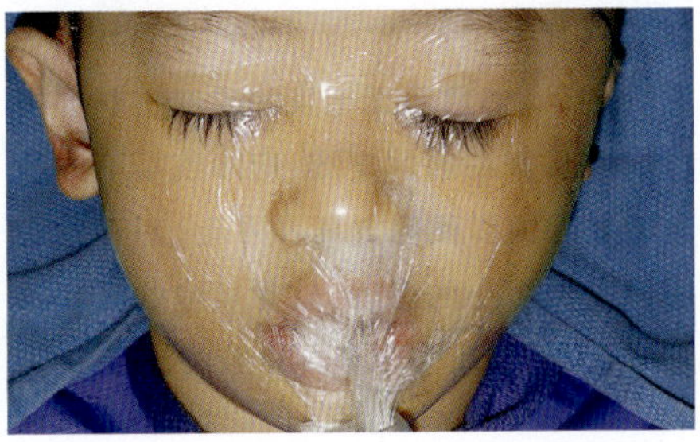

图 31.4 然后用黏性透明薄膜敷料(Tegaderm)覆盖眼睛、鼻和口腔,以密封并进一步固定气管内管。尿管置入后,患者摆体位以降低软组织受压可能性。剃除颞顶部头发。

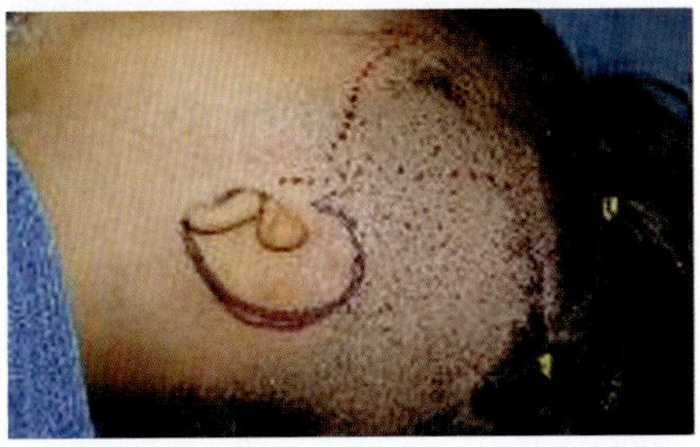

图 31.5 在幼儿中,通常可以触及颞浅动脉(STA)及其前分支。对于成人和一些儿童则需要进行多普勒检查。STA 和前支的走向用红色标记勾画出。对侧耳、健耳的大小和形状被标记在透明胶片上。在模板上记录从眼角水平的眶外侧缘到正常耳前缘的距离。

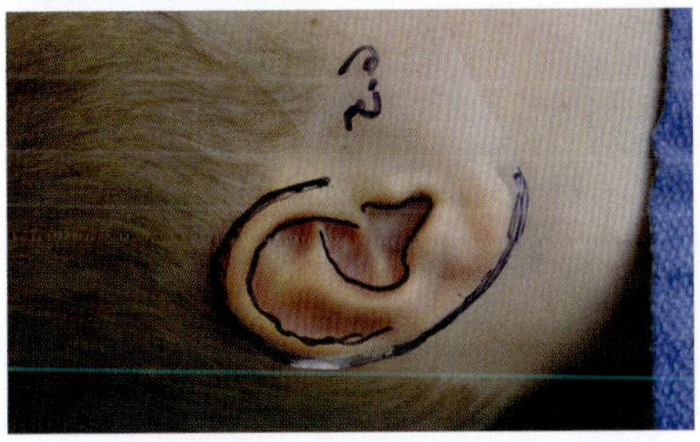

图 31.6 透明胶片沿耳轮廓切开。后将胶片翻转,用来标记再造耳的大小、形状和位置。

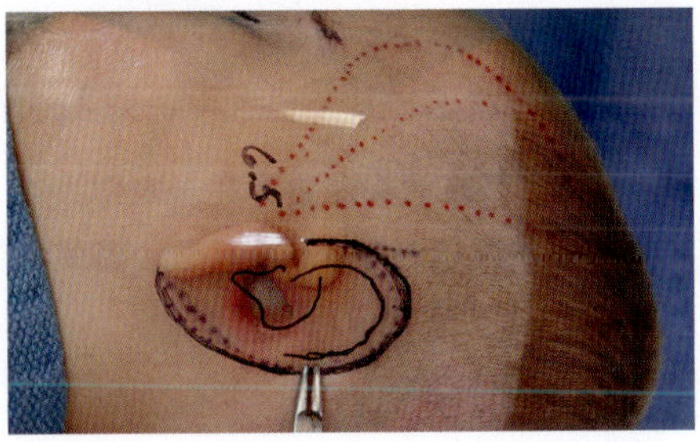

图 31.7 测量至眶外侧缘的距离,以确保与健侧测量值相等。如果模板的下部分与健侧位于同一水平,则放置耳垂的下方连接处。否则,应被放置在耳垂应该所在的水平线上。

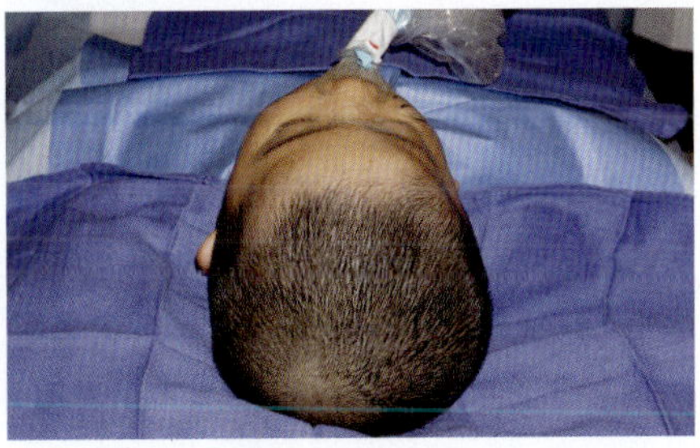

图 31.8 整个头都准备好以便手术从头部双侧入路进行。气管插管和麻醉管被放置在无菌罩中,放在患者的身上而不是在手术单下。这样可使头部移动时降低脱管风险。连接的麻醉管可以移动以便获取腹部脂肪进行面部填充或腹股沟取皮覆盖再造耳后创面。

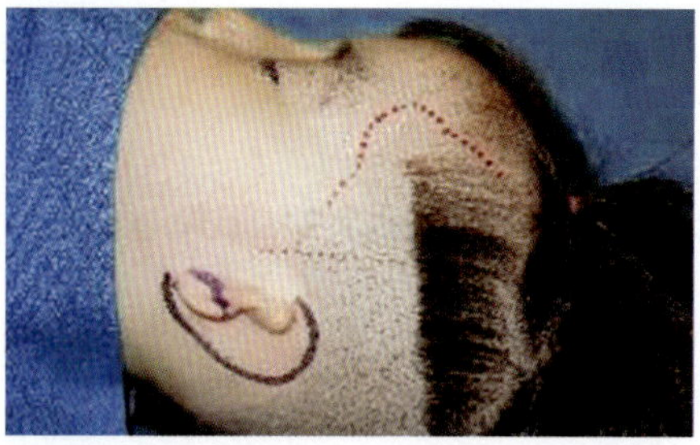

图 31.9 切口设计和暴露范围。耳垂处勾画一蒂在下的皮瓣。

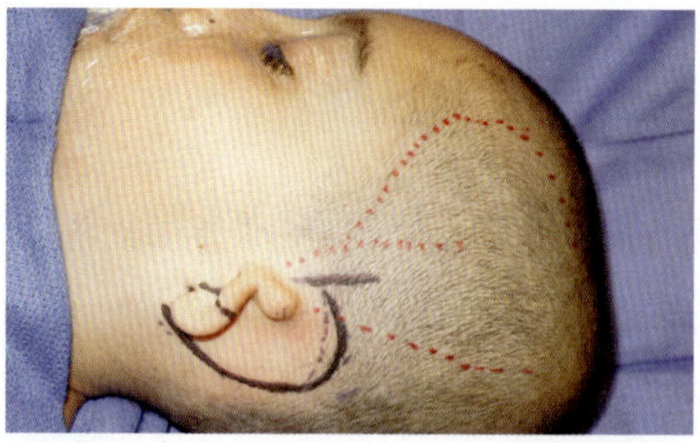

图 31.10 然后将无毛发的乳突皮肤上提做成薄且蒂在前的皮瓣，切除残耳下方的软骨并保留以便侧方耳屏再造。对于没有明显颜面短小的患者，软骨切除的区域预制一个凹面，成为未来耳甲腔的深度。

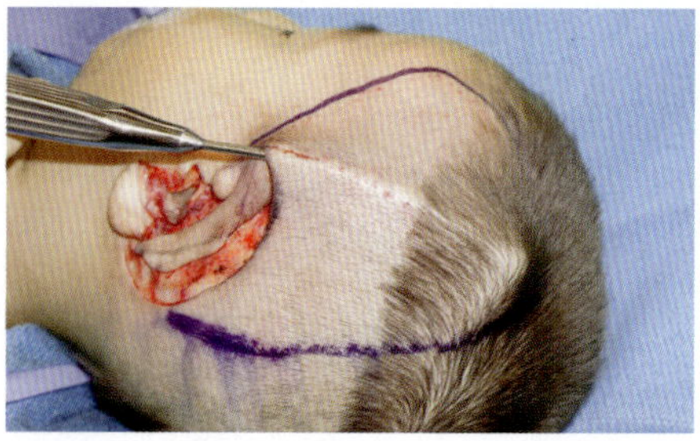

图 31.11 乳突处开口是由乳突皮肤前反折形成，用于从颞顶筋膜表面抬升颞部和前顶部头皮。整个颞浅筋膜(STPF)可以通过乳突入路切取而不需要做头皮切口。这需要一个头灯，一个 Tessier 牵开器，一个扁桃体吸引器吸取烟雾和 Colorado 的几种长度和形状的烧灼针。在头皮上勾画出 STPF 筋膜瓣的边界，以便掀起头皮。

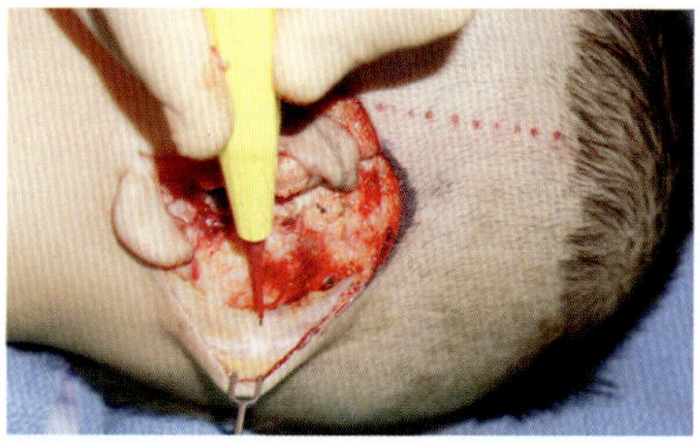

图 31.12 头皮剥离采用电切(20)和电凝(15)。这些设置可能随单个电凝单元而略有不同。应使用最低有效设置来减少组织损伤。儿童的切口切开可以是无出血的。没有必要进行肿胀浸润麻醉，其可导致出血，模糊术野。

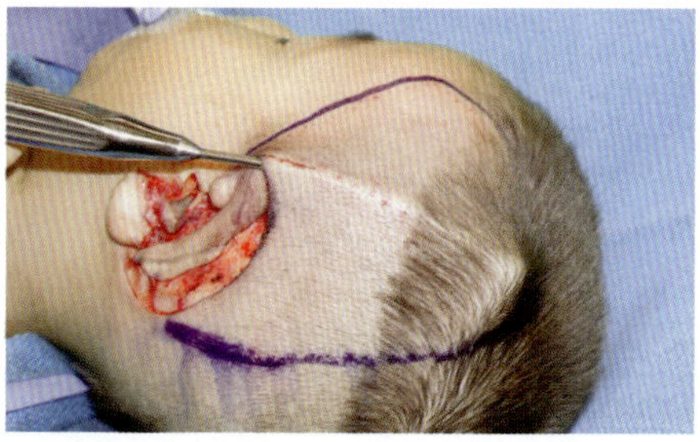

图 31.13 筋膜的头侧边界在未来作为隧道处的点的外侧延伸 13cm 以上。筋膜的前缘在 STA 前支的前面。

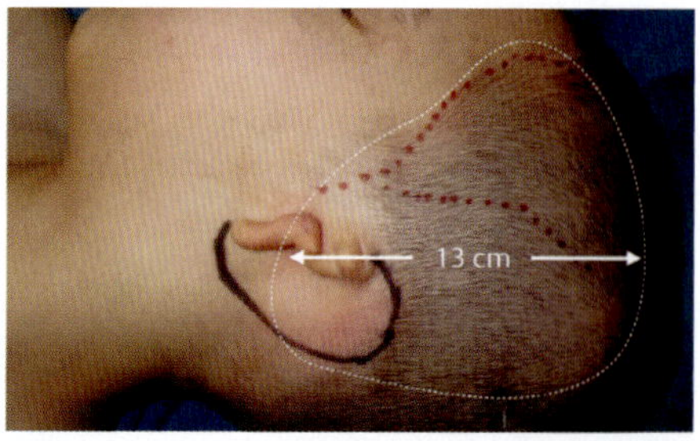

图 31.14 头皮皮下剥离的轮廓包括 STA 的前支(包括其上端横向部分，以为远端皮瓣提供更强健的血液供应)。

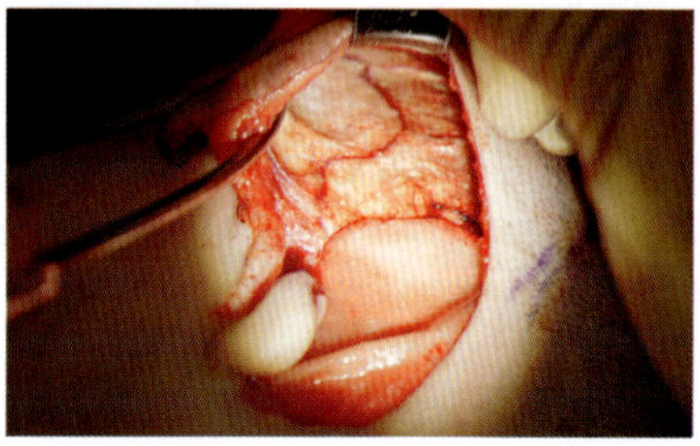

图 31.15 当将头皮从 STPF 表面掀起时，便开始制备 STPF 筋膜瓣并向下转位，用电刀在 STA 前支前方切开筋膜瓣的前缘以分离帽状腱膜下的蜂窝状结缔组织。切腱剪有助于剥离颞肌上的筋膜。直角钳有助于从颞深筋膜表面抬高筋膜和其下的松散蜂窝状结缔组织。

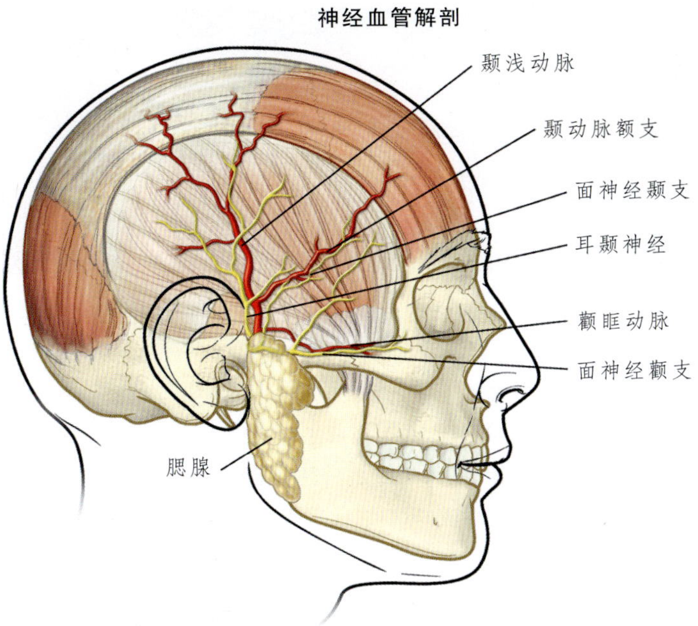

图 31.16 面神经的额支位于动脉前方，通常允许将前支纳入皮瓣而不损伤神经。如果前支离颞支太近，可以在 STA 前支的后侧切开 STPF 瓣的前缘。(From Zenn M，Jones G. Reconstructive Surgery：Anatomy，Technique，and Clinical Applications. New York，NY：Thieme Publishers；2012.)

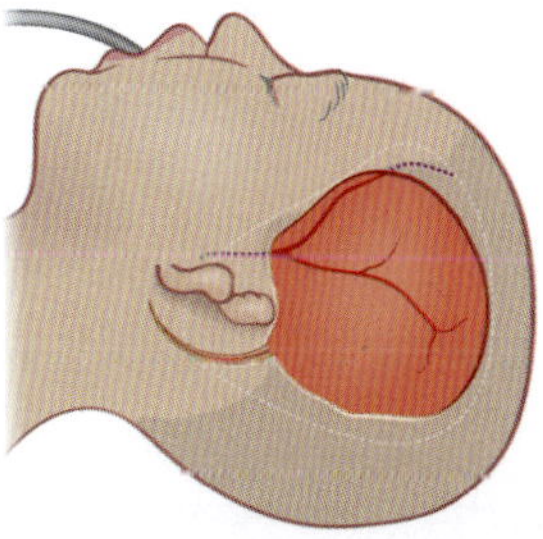

图 31.17 颞筋膜瓣后缘切口距前切口 10.5~12cm。当耳朵突出程度严重时，STPF 瓣的宽度需要更大一些。后切口位于颞肌后缘外侧，并向下剥离至骨膜。直角钳有助于将组织从骨膜上抬高。22 号子宫探子在 STPF 下形成隧道，同时用于剥离头皮、STPF 和附着于帽状腱膜下蜂窝状结缔组织。

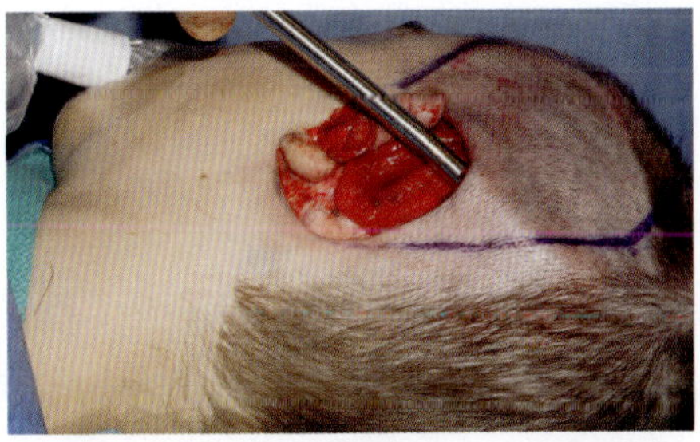

图 31.18 头皮和筋膜的钝性抬高便于 TPF 皮瓣的远端头侧缘从头皮下表面的分离，并确保了在皮瓣的远端中包含 STA 前支的横向部分。皮瓣的分割可以用一根长的弯的烧灼针将筋膜(在年龄较大的儿童和成人为帽状腱膜）从下表面分开，将这个切口与更下方的皮下剥离切口相连。这可获得一个额外 1cm 或 2cm 的垂直皮瓣长度。

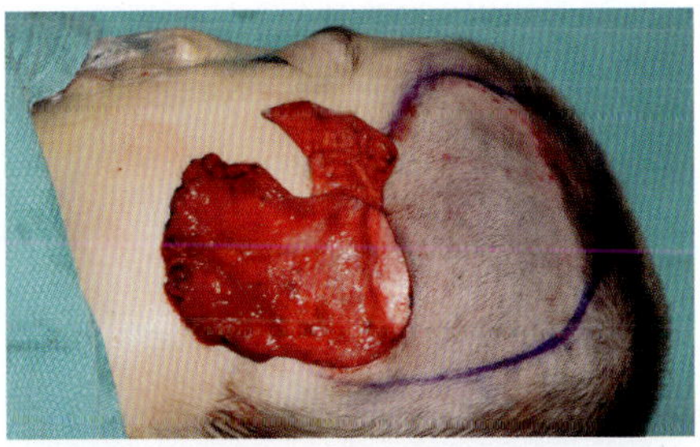

图 31.19 筋膜分离后可以与远端其下的骨膜和更近端覆盖颞肌的筋膜直接分离。然后将 STPF 瓣向下转位，通过乳突开口处的头皮下穿过。TPF 皮瓣的基部应该从耳轮边缘的预计位置以下几厘米处开始，以便在头部和再造耳之间有一个良好的上沟。重要的是 STPF 瓣要包括薄的帽状腱膜下筋膜。

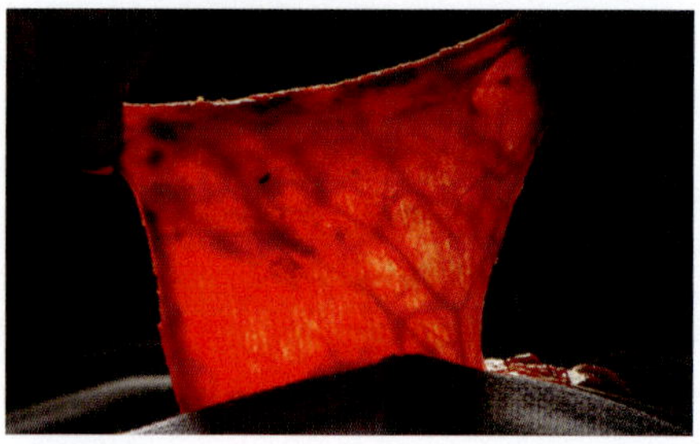

图 31.20 一旦 STPF 瓣向下翻转并通过乳突处切口，就可以将手术灯移动到手术台底部透光观察皮瓣内的血管。我们可以看到前支从 STA 上开口。皮瓣可以通过将其前缘切开，回至 STA 前支下方来延长。如果很难看到血管，可以将皮瓣放回头皮下方，用塑料包裹头部，加热皮瓣，使血管痉挛消退。

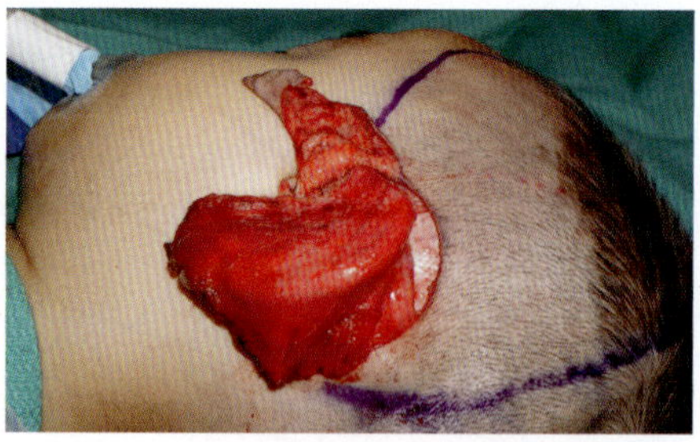

图 31.21 STPF 瓣应向下转位以覆盖整个移植体。皮瓣有足够的长度较容易到达移植物下极点十分重要。通过移植物下方的引流管进行吸引，可以收缩包裹植入物周围的皮瓣。确保 TPF 皮瓣具有足够的宽度和长度可覆盖外植体，此时无须缝合。

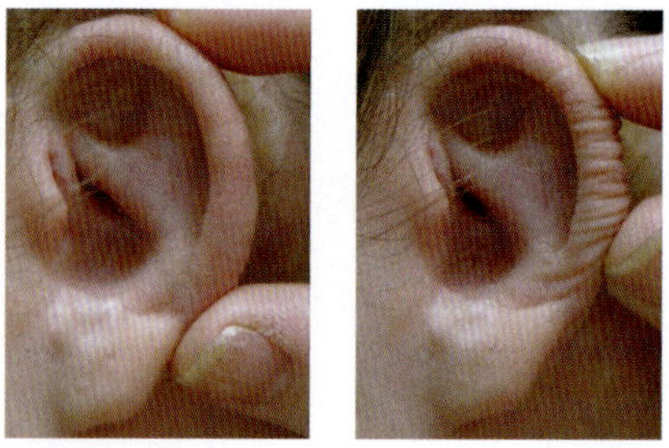

图 31.22 一旦 STPF 瓣向下转位，松散的蜂窝状结缔组织层成为皮肤放置的 TPF 皮瓣的外表面。此层组织允许皮肤在实际的 STPF 上移动，从而使其附着在多孔框架上。保持皮肤的灵活性是必要的，以防止后期移植物的暴露。

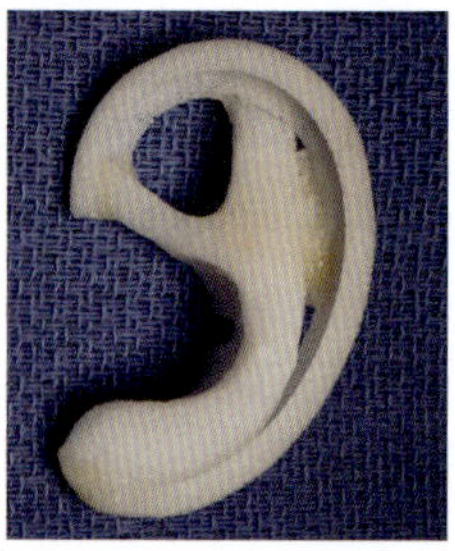

图 31.23 多孔高密度聚乙烯(pHDPE)植入物结构。此再造耳支架的位置与对侧耳位置相匹配。从耳轮脚到眶缘外侧的距离应与健侧相同。再造耳位置的高度应比对侧耳高 2~3mm，因术后最初的几个月再造耳支架有向尾侧下移的趋势。我们可以通过去除外植体内表面的材料来调整再造耳的投影，比如常从再造耳尾部的内侧面去除多余的材料。

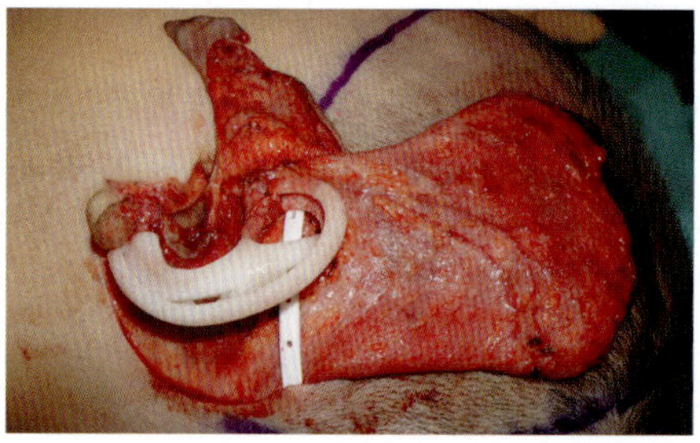

图 31.24 耳郭支架的位置。在此过程中使用了 2 个连接在套管针上的引流管。一个引流管放置于头皮后方的下侧，第二个引流管放置于耳郭支架预植入位置的下方。两个引流管均在再造耳后约 3cm 处的颞顶头皮处穿出。引流管没有缝合固定，因为它们将在耳部包扎后移除。

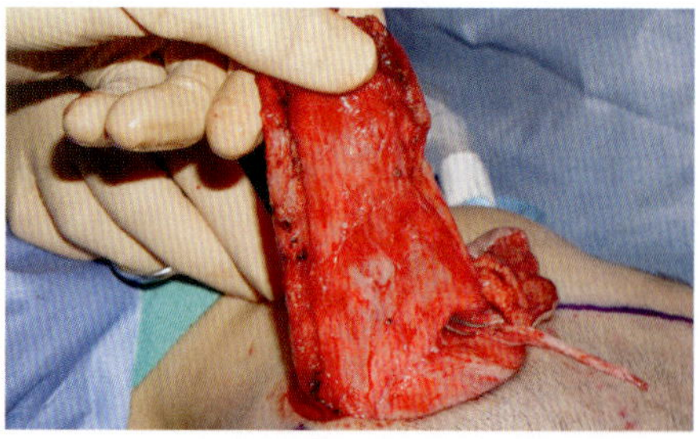

图 31.25 悬吊外植体以防止其向尾侧移位。为防止外植体向下移位，可以使用一个垂直方向的颞深筋膜(DTPF)瓣向下转位，穿过 TPF 皮瓣的基部并包裹在耳轮脚根部后缝合固定。

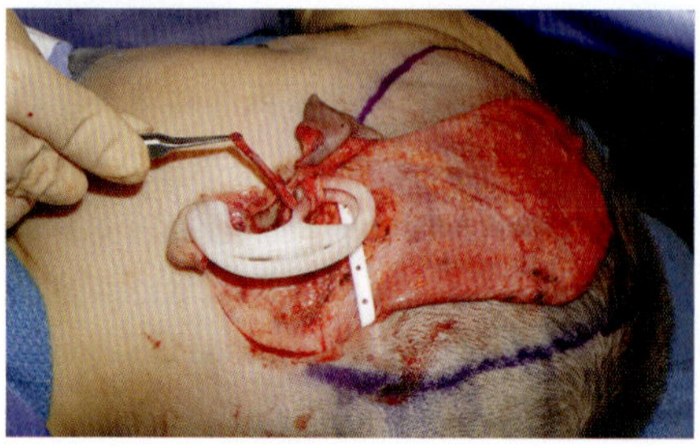

图 31.26 DTPF 瓣需约 1cm 宽，且其长度应至少为颞肌上可用筋膜的整个垂直长度。在其皮瓣基部血管蒂后方设计一个小隧道，血管蒂可由透光实验进行确认。

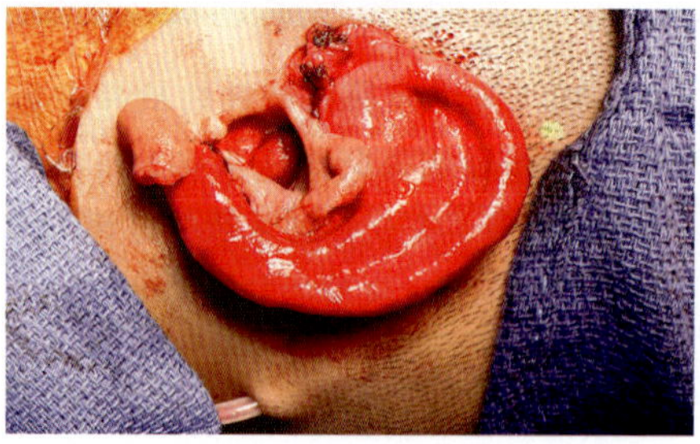

图 31.27 使用 DTPF 瓣固定外植体后，用 STPF 瓣覆盖。这是防止外植体顶破皮肤的关键步骤。(From Thornton J, Carboy J. Facial Reconstruction After Mohs Surgery. New York, NY: Thieme Publishers; 2018.)

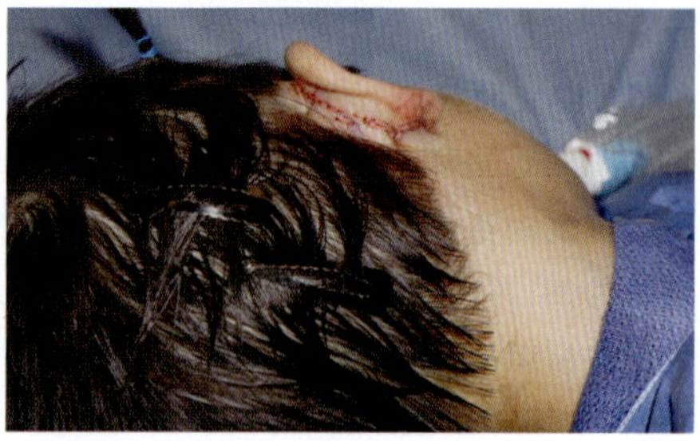

图 31.28 在外植体上覆盖的 STPF 瓣的覆盖范围。覆盖在再造耳外部的皮肤颜色应与耳垂及邻近颊面部肤色相近。同侧残耳与乳突区无毛皮肤也应具有与再造耳表面覆盖皮肤相似的颜色与厚度。此处的皮肤可脱脂并用作基底在前的非常薄的皮瓣，也可作为全厚皮肤移植物。

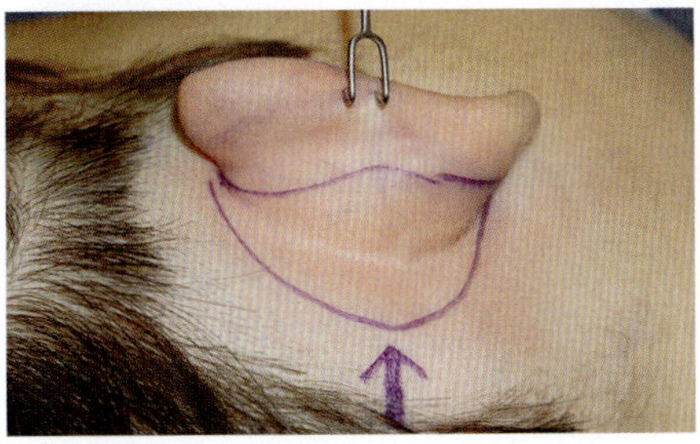

图 31.29 在大多数情况下，局部没有足够的皮肤可完全覆盖耳侧表面。对侧耳郭后的耳部皮肤与患侧耳部颜色相似，是理想的植皮供区。为保证对侧耳在植皮后在头皮区域的投影不变，对侧颞顶区域皮肤可潜行分离松解并向前推进。

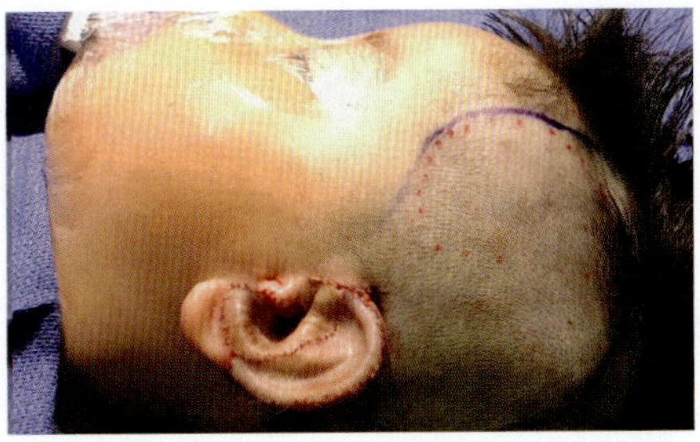

图 31.30 应切除乳突区的软组织以便向前推进的局部头皮可与乳突区筋膜以 3~4 针 8 字形的缝线缝合固定。随后可用 5-0 可吸收缝线在不改变对侧耳部原始投影的情况下缝合皮肤创面。

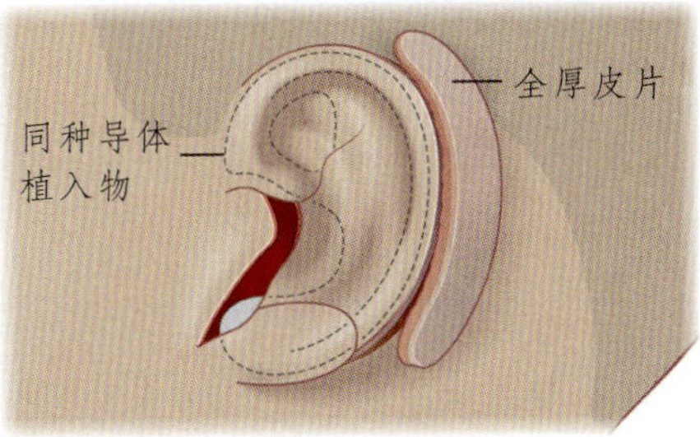

图 31.31 再造耳的耳后植皮来源于大腿上内侧及腹股沟外侧的全厚皮片。移植来的皮肤应足够大以能够轻松覆盖再造耳后创面并能够形成颅耳沟。在某些患者中，从大腿及腹股沟移植来的皮肤往往比耳部皮肤具有更多色素沉着，因此需要避免此处移植来的皮肤延伸出耳部范围。(From Jackson I. Local Flaps in Head and Neck Reconstruction. 2nd ed. New York, NY:Thieme Publishers;2007.)

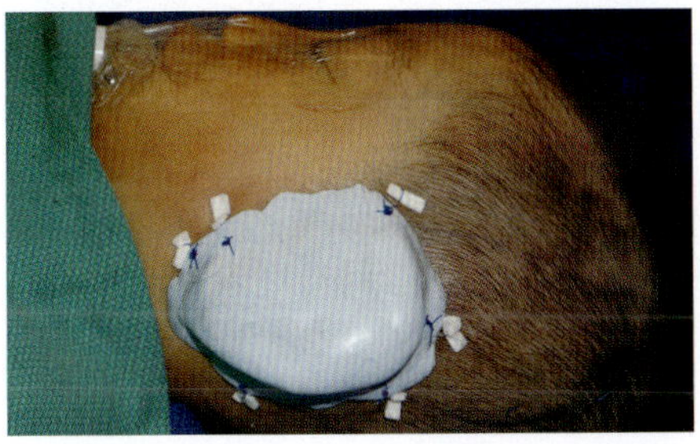

图 31.32 将硅胶印模材料扣至于整个耳部，使其可记录下耳郭的细节。一旦硅胶凝结，就用 6 针 2-0 聚丙烯线褥式缝合固定于头皮、面颊后侧及颈部上方，并在缝线中固定小纱布卷以减少对皮肤的压力。头皮下方的引流管以 0.25%普鲁卡因浸润。在每个缝合部位、对侧耳的耳后区域、大腿上侧以及腹股沟的供皮区及牙龈中央区域均浸润麻醉。当硅胶模具固定好之后，即移除引流管，然后用松软的吸水敷料包裹头部。

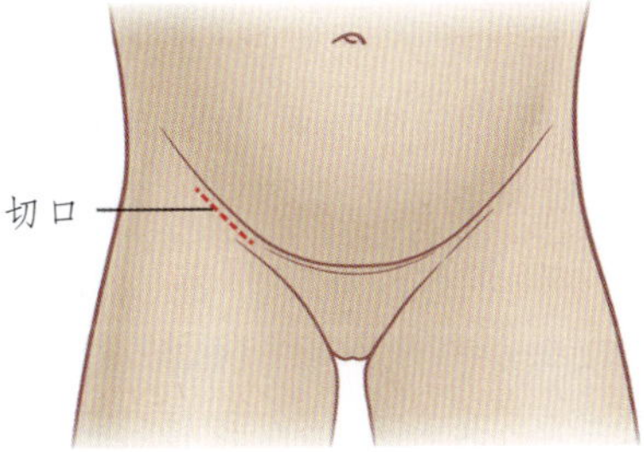

图 31.33 将局部皮肤黏合剂应用于腹股沟供区以闭合表皮，以便患者早期沐浴。

手术技巧

- 没有必要进行术前动脉造影,因为可以通过多普勒检查听到或触及血管。对血管近端的施压可以消除远端的脉搏。
- 在大约10%的病例中,STA起源于耳垂的后面,并紧邻残耳软骨的下方。在患儿全身麻醉时标记血管位置时发现此变异。
- 耳垂血管化良好,可保留一根小血管蒂后掀起。如果耳垂基部太靠头端,无法与另一只耳朵相匹配,则可以移动其蒂部以降低其旋转点。
- 异位残耳软骨体积总是比它看起来的要大。
- 颞浅动脉前支在外耳道上方12~13cm处向头侧转行,然后向后侧转行。如远端皮瓣中包含此血管,则可提高远端皮瓣的生存能力。
- 如果掀起头皮并通过乳突区创面获取下侧STPF瓣较困难,则可以做一个头皮横向切口。切口应垂直于发际线并距离缺失的外耳道10~11cm。通过这个切口,医生可以从下方进行解剖,以满足从乳突上进行的剥离。然后可以从头侧剥离头皮,到达皮瓣的远端上方。这个切口可以更容易地分割STPF瓣的上部,但会留下头皮瘢痕。如果头皮切口放置得太高,与发际线平行而不是垂直于它们,瘢痕就会非常明显。当外科医生通过掀起STPF瓣获得很多经验和信心时,可以放弃横切口。
- 在掀起头皮后,通过切取对侧耳后的皮肤移植物并组装耳架有助于延迟掀起STPF瓣。这可使筋膜内的STA恢复,并在头皮剥离引起一些血管收缩时变得更加明显。能够看到STA的前支是很重要的,因为它是STPF瓣前缘的标志。
- 在解剖头皮和TPF瓣时,外科医生使用带有脚踏板的手术椅来调整座位高度是有益处的。轻微调整座位高度可以提高一个人通过乳突区创面看到头皮下更深层次的能力。
- 由于手术时间很长,因此在手术过程中应注意患者的体位。周期性调整手术台的倾斜角度可以减轻对皮肤的压力。同样重要的是要记住,在手术中长时间保持肘部伸展的成年患者,术后可能会出现明显的肘部不适。同样,在解剖TPF皮瓣时,头部向一侧旋转可导致患者术后颈部疼痛和僵硬。这可以通过避免摆不自然的体位和在手术过程中定期将头部转向相反的一侧来预防。
- 当使用5-0和6-0可吸收缝合线缝合再造耳表面皮肤创口时,不需要拆线。较粗的缝合线固定于耳后表面,较细的缝合线固定于耳的前表面。对于年轻患者与医生来说,使用可溶性缝线使术后护理更简便。
- 虽然STPF瓣可以在植入物上收缩,但移植的皮肤却不可以。缝合在再造耳表面的多个缝线可将切口紧密闭合,使表面皮肤和下方STPF瓣可紧密贴合植入物。如果皮肤没有形成植入物的轮廓,应进行额外的缝合,直到多余的空气排除,耳舟、三角窝和耳甲腔的形态清晰可见。
- 如果使用断层皮片,在放置硅胶耳模之前,在移植物上使用0.05%甾体软膏有助于防止移植物收缩和起皱。

术后护理

- 如果麻醉恢复没有不良影响,患者可在术后1小时左右出院。
- 术后前5~7天给予口服抗生素。
- 由于布比卡因麻醉浸润,患者术后几乎不会立即出现不适。

■ 6 岁以下儿童术后第一天很少要求镇痛。年龄较大的儿童和成人有更多的不适，可能需要口服一两天的麻醉止痛药。

■ 术后 1~2 天可拆除吸水敷料。放置它仅为在去除引流管后吸收渗出的引流液。如果在取下敷料时发现头皮下面有液体，可以很容易地处理，因为获取皮下皮瓣使头皮目前处于麻木状态。

■ 硅胶耳模应放置 2 周，在此期间头部应保持干燥。术后患者不应侧睡，以避免压迫覆盖移植物的皮瓣。父母应该和年幼的患儿一起睡觉，以确保他们在睡觉时不会无意中转向手术部位。

■ 术后 2 周，取下缝合的硅胶耳模，清洗耳朵和头皮。父母应每天或每隔一天用手指轻轻地擦洗患儿耳部。新型硅胶耳夹板可以在晚上使用。接下来的一周使用夹板之前，先在耳朵上薄涂抗生素软膏。

■ 患者应在术后 3 周再次就诊，此时可以每天用纱布垫清洗，以去除可溶解的可吸收缝线。移植皮肤不再需要抗生素软膏润滑。

■ 向家长展示如何制作硅胶耳板，并要求家长在接下来的 4 个月里，晚上使用硅胶耳板来保持患儿耳部投影。原先的夹板也可以使用，但如果丢失，或者随着肿胀消退不再合适，可能需要重新制作。患儿家属应领取硅树脂印模材料。

临床病例

所有小耳畸形患儿的父母都希望孩子的疾病能以最少的不适和努力得到早期矫正。他们希望再造的耳朵美观，与另一只正常的耳朵相匹配。当婴儿出生时患有小耳畸形，父母就开始了一段艰难的再造旅程。这段旅程包括内疚、接受、理解、多次就医、害怕被欺负，以及多年的等待和多次手术。对于那些只关注手术技术细节的外科医生来说，这段漫长旅程所带来的心理影响是很容易被低估的。

同种异体耳再造可以简化小耳畸形再造的过程，在患儿上学之前只需他们承受最小的痛苦和努力。异源性耳再造在双侧小耳畸形的患儿中具有特别明显的好处。同种异体再造也可以帮助许多经历多次手术但对术后效果不满意的患者。

图 31.34 至图 31.36 显示了接受异体耳再造患者的例子。

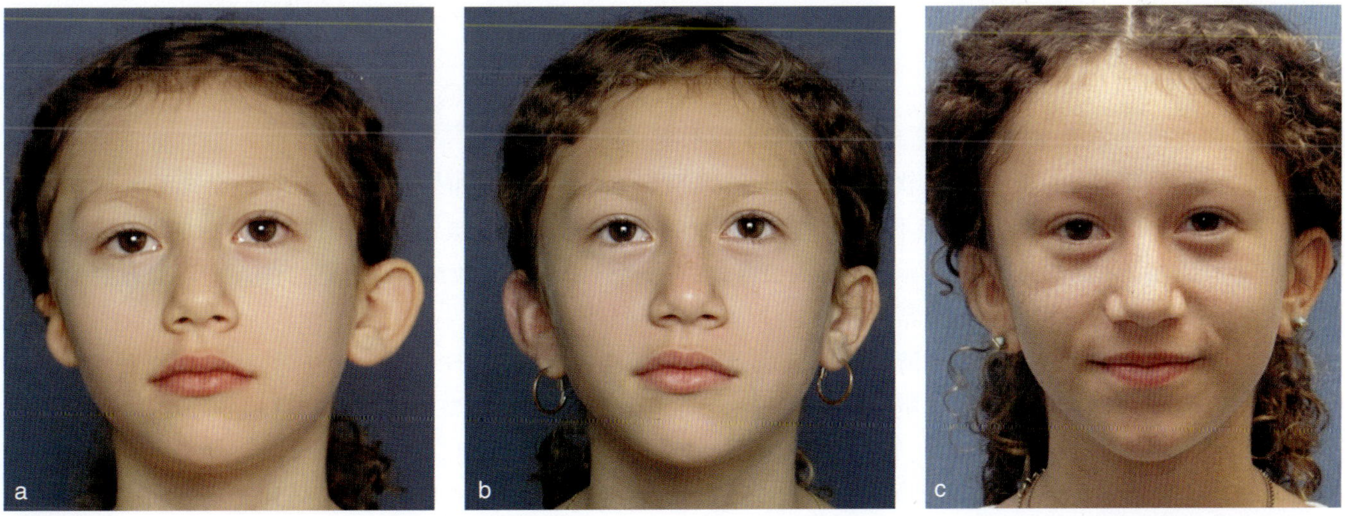

图 31.34 (a)9 岁女童在门诊进行异体耳再造之前的照片。(b)一期门诊同种异体耳再造术后 4 个月。(c)患者在耳再造 5 年后，14 岁时仍保持再造耳投影。

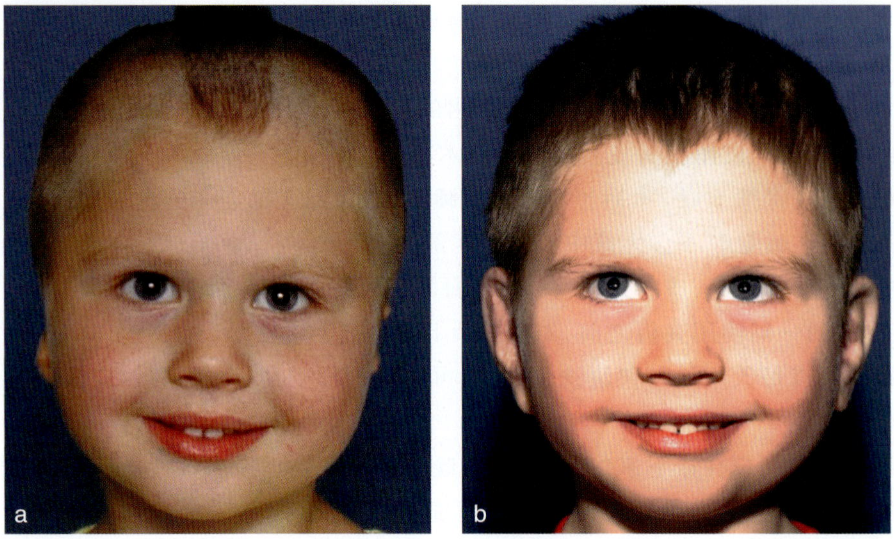

图 31.35 6岁男童双侧小耳畸形伴耳道闭锁,行左耳再造术后两年半及右耳再造术后2年。在患儿3岁时进行了成功的外耳道闭锁修复术后,在门诊分别行两侧的耳再造术。手术是在患儿上学之前做的。该患儿无须使用骨传导助听器。

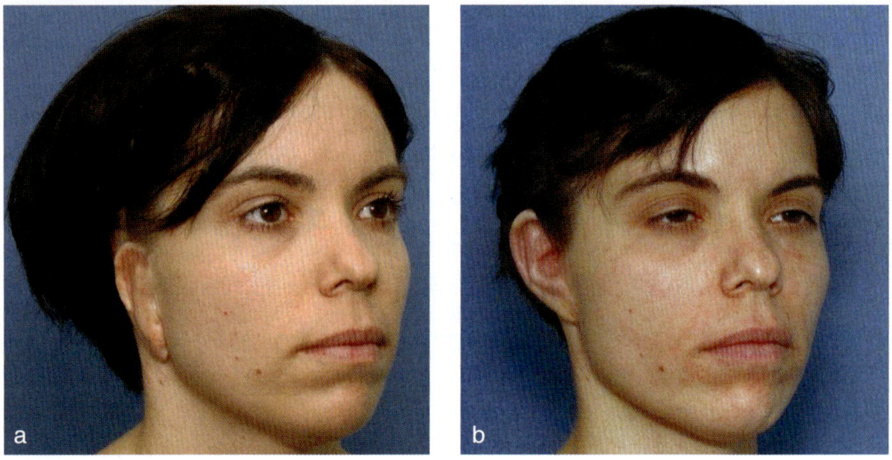

图 31.36 一名26岁女性患者,在8~10岁之间接受3次不满意的自体肋软骨耳再造术后,接受了右侧异体耳再造术。异体耳再造是在一次门诊手术中完成的。

并发症

并发症可较早见于术后4~6周,或较晚见于术后初期。

最严重的早期并发症是感染和软组织坏死。感染很少见(0.5%),但如果发生这种情况,会导致组织坏死或液化。抗生素可以暂时改善感染,但不能根除多孔异物的感染。需要移除被污染的再造耳支架,并刮除周围的肉芽组织才可成功治疗。在移除时必须放置新的植入物以防止软组织包膜收缩。被污染的植入物可以在酒精中浸泡,用生理盐水清洗,并用作模板来帮助制作一个类似大小的新植入物。

术后2~3周组织坏死明显。应清除坏死区域,用局部筋膜瓣和全厚植皮覆盖。外露的耳轮缘可以用颞深筋膜瓣和植皮覆盖。移植物下部的软组织小面积坏死区域可以用耳后筋膜瓣向前转位和移植物覆盖。

大面积的坏死需要去除移植物,等待愈合后用枕筋膜瓣进行二次重建。

如果有良好的软组织覆盖,后期暴露是不太可能的。如果外露,应更换移植物,用局部筋膜瓣和皮肤移植覆盖软组织缺损。

当耳道成形术后或同期行耳再造术时,移植物断裂较为常见。当有耳道存在时,耳的灵活性较低可能是造成这种并发症的原因。植入物断裂使耳郭外形扭曲,但很少需要紧急矫正。特别注意年少好动儿童的再造耳构造以预防晚期骨折。

结论

虽然在过去的半个世纪里，自体肋软骨移植耳再造术一直是耳再造的标准方法，但用这种方法获得的耳朵常常让患者和外科医生失望。使用薄筋膜瓣覆盖的同种异体植入物有许多优点。比如可在一次门诊手术中，在没有引流管或可见瘢痕的情况下，使患儿在学龄期前面部特征能够对称。由此产生的再造耳比使用肋软骨获得的再造耳有更好的投影和清晰度。在适当的软组织覆盖下，同种异体耳再造具有长期的寿命、低并发症和相对较短的医生学习周期。

手术要点

- 术后敷料是手术过程的关键部分，必须仔细和始终如一地进行。敷料可以最大限度地减少术后肿胀，保护耳朵免受外伤和无意的外部压力。
- 外科医生会发现，修复年幼儿童的小耳畸形比修复青少年和成人的小耳畸形效果更好。年轻的患者在手术中出血少，手术焦虑少，术后不适少，而且似乎恢复得更快。
- 人类耳朵的大小，就像人类的大脑和眼球一样，很早就能达到成人的大小。这是幸运的，因为这可使早期耳再造变得可行。3 岁单侧小耳畸形患者再造耳的垂直高度应比正常对耳高 6~7mm。在 5 岁时，再造耳的高度应该只比对侧耳高出 0~1mm。
- 一些家长对是否为患儿选择早期手术犹豫不决。他们更愿意等患儿长大后参与决定是否接受手术。然而，许多年龄较大的儿童对手术有明显的恐惧，只有当与众不同或受欺负的焦虑大于对手术的恐惧时，才会表现出想要进行耳再造的愿望。然而，为患儿做出明智的决定是为人父母的责任。早期手术缩短了再造的过程，并减轻了患儿在关键发育阶段感觉不同的负担。
- 再造后良好的耳朵不应引起注意，其必须有一个明确的耳轮缘和一个深的耳甲腔。获得正常耳朵的准确轮廓就不那么重要了。因为两只耳朵只能从正面看到，所以对称只涉及相似的垂直长度、位置和投影。
- 同种异体耳再造术和自体肋软骨移植耳再造术的区别不只在于支架的组成，而在于软组织覆盖的方法。如果患者乳突区皮肤菲薄则不可以自体肋软骨移植耳再造术代替同种异体耳再造术。
- 随着时间的推移，再造的同种异体耳趋于下降并失去投影。防止这些趋势的努力将带来更好的长期结果。
- 电刀切割与电凝混合使用有助于从头皮表面剥离 STPF 瓣。使用最低的电凝设置可以使头皮止血，而不会损伤覆盖头皮的毛囊或 STPF 瓣表面的浅层血管。
- 与所有皮瓣一样，覆盖框架所需的 STPF 瓣的大小必须大于直觉中的预期。过长的 STPF 瓣不仅包含远端血管桥，以提高远端生存能力，而且使皮瓣无张力地覆盖于外植体表面。健康的皮瓣是异体再造成功的关键。
- 0.25%布比卡因浸润麻醉于头皮引流处、腹股沟全厚植皮供区、对侧耳后全厚植皮供区、静脉注射区和上牙龈中央区，使患者术后醒来无疼痛，很少或不需要术后镇痛。
- 硅胶夹板作为术后敷料贴在耳朵上，最大限度地减少了术后肿胀，并为愈合的耳朵提供了一定程度的保护。一旦硅胶变硬，就可以移除负压引流管。
- 双侧小耳畸形患者，对侧耳后皮肤不可用。头皮的中厚皮片或上臂内侧或锁骨区域的全厚皮片为覆盖耳朵外表面的可获得颜色匹配合理的其他供体部位。根据患儿的年龄和头发的颜色（金发的皮肤更薄），如果使用从头皮上取下的中厚皮片，皮片厚度为 0.4~0.5mm。

（潘 博 顾洛莎 译）

参考文献

1. Tanzer RC. Total reconstruction of the external ear. Plastic Reconstr Surg Transplant Bull 1959;23(1):1–15
2. Brent B. The correction of microtia with autogenous cartilage grafts: 1. The classic deformity? Plast Reconstr Surg 1980;66(1):1–12
3. Nagata S, Fukuda O. A new reconstruction for the lobule type microtia. Jpn J Plast Reconstr Surg 1987;7:689
4. Firmin F. Ear reconstruction in cases of typical microtia. Personal experience based on 352 microtic ear corrections. Scand J Plast Reconstr Surg Hand Surg 1998;32(1):35–47
5. Kasrai L, Snyder-Warwick AK, Fisher DM. Single-stage autologous ear reconstruction for microtia. Plast Reconstr Surg 2014;133(3):652–662
6. Reinisch J. Ear reconstruction in young children. Facial Plast Surg 2015;31(6):600–603
7. Adamson JE, Horton CE, Crawford HH. The growth pattern of the external ear. Plast Reconstr Surg 1965;36(4):466–470
8. Tolhurst DE, Carstens MH, Greco RJ, et al. The surgical anatomy of the scalp. Plast Reconstr Surg 1991;87(4):603–612; discussion 613-614
9. Reinisch JF, Lewin S. Ear reconstruction using a porous polyethylene framework and temporoparietal fascia flap. Facial Plast Surg 2009;25(3):181–189
10. Jensen D, Grames L, Lieu J. Effects of aural atresia on speech development and learning: retrospective analysis from a multidisciplinary craniofacial clinic. JAMA Otolaryngol Head Neck Surg 2013;139(8):797–802
11. Roberson JB Jr, Goldsztein H, Balaker A, Schendel SA, Reinisch JF. HEAR MAPS a classification for congenital microtia/atresia based on the evaluation of 742 patients. Int J Pediatr Otorhinolaryngol 2013;77(9):1551–1554
12. Roberson JB Jr, Reinisch J, Colen TY, Lewin S. Atresia repair before microtia reconstruction: comparison of early to standard surgical timing. Otol Neurotol 2009;30(6):771–776

第 32 章

耳成形术

Walter M. Sweeney, Arun K. Gosain

耳成形术在整形手术中被广泛应用，在 2013 年就进行了 24 111 例耳成形术。不难看出，受"招风耳"影响的人大约占总人口的 5%[1]。很多耳成形术专注于软骨的扩张特性；对于此特性的深入理解可以保证成果的一致性[2]。相关技术包括软骨划痕法、褥式缝合法和耳郭切除或重定位法[3]。

目的

有效矫正"招风耳"，修复耳郭形态并保证美观特性。

外耳的发育

若要保证"招风耳"矫正术成功施行，需要了解耳部正常解剖结构、异常解剖结构及外耳与面部的关系，并需要知道以上三点的种族差异性。对于这些知识点的掌握，有助于术者对所有耳部畸形制订系统性的手术方案。

相关研究表明，3 岁时耳郭已完成 85%的发育。耳郭早期即发育成熟使耳畸形得以被早期发现[4]，且有助于选择治疗时机。一种假说认为，出生以后，高水平母体雌激素赋予了耳软骨高延展性和高顺应性。柔软的耳软骨使得非手术性的耳郭矫正成为可能。耳郭矫正的治疗窗口比较短暂，因为新生儿的母体雌激素水平会在出生后 3 天之内达到高峰，并于 6 周时恢复至正常水平[5,6]。耳郭矫形非手术治疗的有效治疗时机为出生后 3~4 个月，年龄越大成功率越低，因为母体雌激素的水平随年龄增长而降低[7]。

相关外科解剖

成年人耳朵长 5.5~6.5cm，位于眼眶外侧约一耳距离(6.5~7.5cm)[8]。耳宽为其长度的 50%~60%。耳纵轴为向后倾斜 15°~30°，平均约 20°[9]。耳朵的位置应大致为上与眉齐平，下至鼻小柱水平。外耳于颞部投影可用三分法描述：耳轮上 1/3 投影 1~1.2cm；中部 1/3 为 1.6~1.8cm；耳垂据颞部最远，距乳突 2~2.2cm[8]。耳郭斜率也需要考虑，因为中耳轮上部为最向外突出的部位，也是外耳最突出的结构(框 32.1)。

外耳前侧组织由皮肤与软骨膜组成，后侧则由皮肤、软骨膜和少量皮下脂肪层组成。耳郭形态凹凸不平。解剖结构包括耳郭、对耳轮、三角窝、耳舟、耳甲、耳垂、耳屏、对耳屏、屏间切迹、耳轮脚以及耳轮下极(图 32.1)。耳郭起于外耳道内侧上缘，然后形成一个圆弧，终止于耳垂处。紧靠前且平行于耳郭的是对耳轮。随着对耳轮继续向上，它分为上脚和下脚；对耳轮上脚与下脚之间的凹陷就是三角窝。在对耳轮和耳郭之间的凹陷是耳舟。耳甲

框 32.1 耳部美学比例

- 耳朵的长轴从垂直方向以大约20°的角向后倾斜。
- 耳轴通常不与鼻梁平行(角差约为15°)。
- 耳朵位于眶外侧边缘后方约一个耳长(5.5~7cm),位于与眉毛和鼻小柱水平之间。
- 其宽度为长度的50%~60%(3~4.5cm,长度为5.5~7cm)。
- 耳轮的前外侧以21°~30°角突出于头皮。
- 耳轮的前外侧距离头皮1.5~2cm(尽管存在大量的种族和性别差异)。
- 耳垂和对耳轮位于一个与乳突倾斜的平行平面上。
- 耳轮投影应该比正面视图上对耳轮多出2~5mm。

From Janis JE. Essentials of Aesthetic Surgery. New York, NY: Thieme Publishers; 2018.

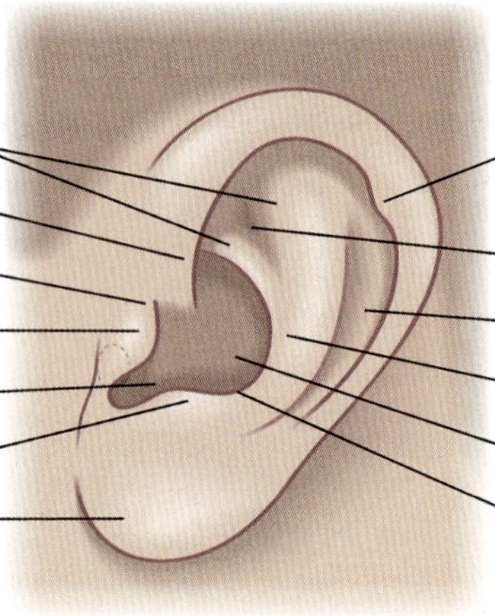

图 32.1 耳美学标记。

是外耳最深的凹陷,其又可分为两部分:耳甲艇和耳甲腔。耳甲艇为耳甲的上部,位于对耳轮下脚和耳轮脚之间。耳甲腔为耳甲的下部,位于耳屏和对耳屏之间。对耳屏正对着耳屏;耳屏和对耳屏之间的间隔是屏间切迹。耳垂是耳朵的下部,没有软骨,只有皮下脂肪与皮肤[10]。

耳朵的审美比例有固定的比例关系和角度,这些角度和比例关系的改变会导致“招风耳”。有5个参数可以用来客观地描述“招风耳”(框 32.2):

1.颅耳角,由一条与颞骨平行的切线和一条与耳郭平行的线形成;正常颅耳角平均为30°。

2.舟甲角是由与耳舟平行的一条线和与耳甲后表面平行的第二条线相交形成的。

3.对耳轮与耳轮的关系是:耳轮在正面完全可见,并从对耳轮向侧面延伸2~5mm。

4.耳朵长度与头皮的关系取决于从耳郭最外侧到颅骨上垂点的水平距离。

5.耳甲的深度应<1.5cm。虽然存在种族差异,但上述参数应作为参考[11-14]。

框 32.2 耳凸点的测量

1.颅耳角。

2.舟甲角。

3.对耳轮与耳轮的关系。

4.耳郭最外侧到颅骨上垂点的水平距离。

5.耳甲的深度。

“招风耳”的病因

大多数“招风耳”病例，除了其他常见特征外，还表现出对耳轮的消失[10]。常见的“招风耳”的形态学特征包括以下几点（图 32.2）：

- 耳甲腔过深。
- 过度明显的耳轮脚。
- 耳缩窄畸形。
- 乳突增大继发耳侧移位。
- 斯塔尔耳。
- 巨耳症。
- 对耳屏过度突出。
- 耳垂过度突出。
- 达尔文结节过度突出。

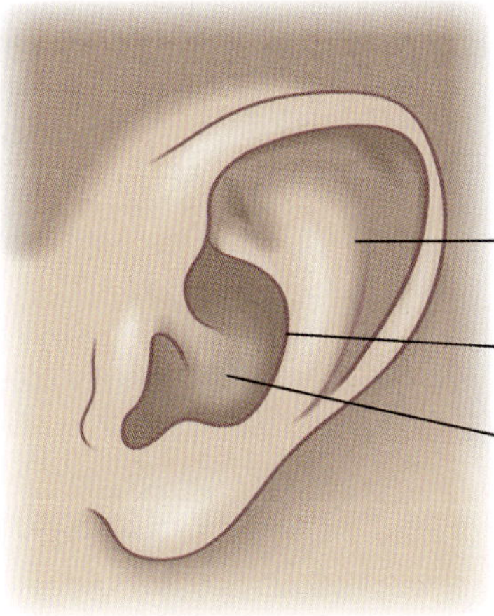

图 32.2 招风耳的形态学与比例。

患者选择

患者满足以下“招风耳”条件的，应视为合适的耳成形术候选者。“招风耳”通常涉及耳甲腔深度、颅耳角及耳甲腔异常凸起，但制订手术计划需要详尽的病史及体格检查。

适应证和禁忌证

适应证

“招风耳”可能是一些解剖学上的异常造成的，若要保证最佳治疗结果，则每一种异常都必须加以处理。普遍认为，符合下列标准的 4~6 岁的患儿，适合手术：

- 对耳轮缺失或减弱。
- 颅耳角<90°。
- 耳甲腔深度>1.5cm。

禁忌证

“招风耳”矫正术的主要禁忌证是手术前患儿的年龄。这在下一章中会详细介绍。任何其他的禁忌证都与可能妨碍手术干预或麻醉安全的潜在医疗条件有关。

手术时机

手术时机的选择仍有争议,传统的建议是推迟到 5 岁之后[15,16]。这一建议是基于对耳郭发育的考虑,耳郭发育在前 10 年最快。然而,生长曲线最陡的部分出现在第一年,耳郭会在第一年达到 75%的长度和 88%~94%的宽度[16]。作为参考,Gosain 等人[16]证明了对于 3~5 岁的患者通过外科手术矫正“招风耳”畸形并避免主要由生长所致的发育障碍在技术上是可行的。早期干预还包括大量的心理社会方面的益处:在患儿达到学龄之前矫正,有助于避免负面的身体形象感知。

术前计划

术前计划最重要的方面是为正确的诊断进行彻底的临床检查。以上检查将确保在手术过程中矫正亟须解决的问题。术者应同时分析下列客观因素:

- 颅耳角。
- 舟甲角。
- 对耳轮与耳轮的关系。
- 耳郭最外侧到颅骨上垂点的水平距离。
- 耳甲的深度。

手术器械

所需器械如图 32.3 所示。

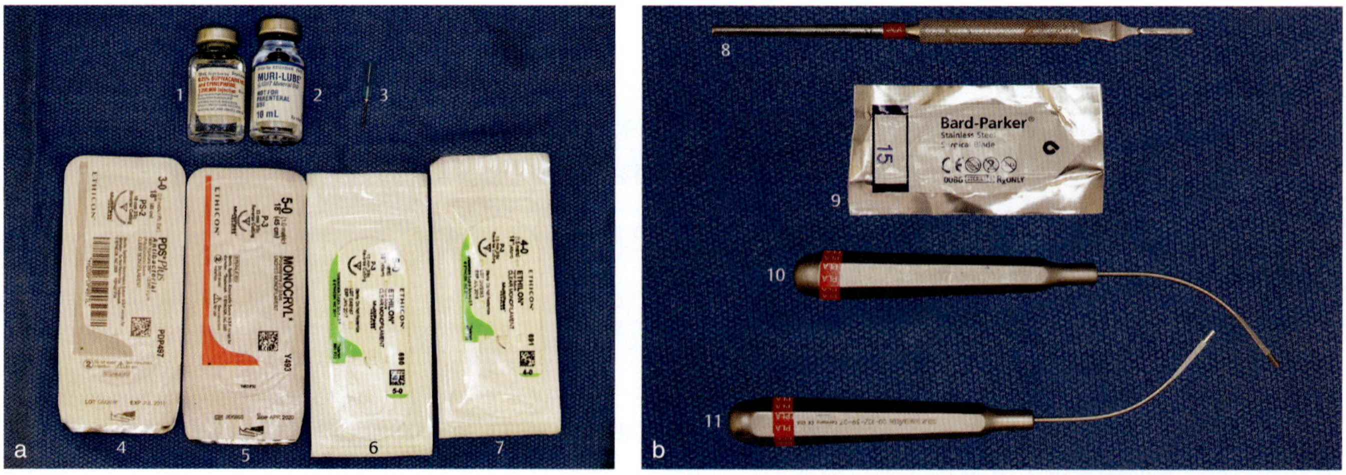

图 32.3 (a)布比卡因加肾上腺素 0.25%~1:200 000(1);矿物油,10mL(2);25 号针(3);3–0 PDS 缝线(4);5–0 缝线(5);5–0 透明尼龙缝线(6);4–0 透明尼龙缝线(7)。(b)圆刀柄(8);15 号刀片(9);耳成形刀(10);耳整形锉刀(对侧)(11);使用磨刀,但此处未显示。

传统术式

Mustardé 法

对于“招风耳”最常用的术式是 Mustardé 法(图 32.4)。经典的 Mustardé 技术采用舟甲褥式缝合,以在没有软骨划痕的情况下重建对耳轮。避免软骨划痕是为了防止软骨边缘的轮廓异常。然而,资深术者会在 Mustardé 缝合处使用全层软骨缝合术。这可以提高软骨的柔韧性,并允许全层缝合。使用这些全层软骨划痕不会增加缝合线牵拉或轮廓变形[17]。

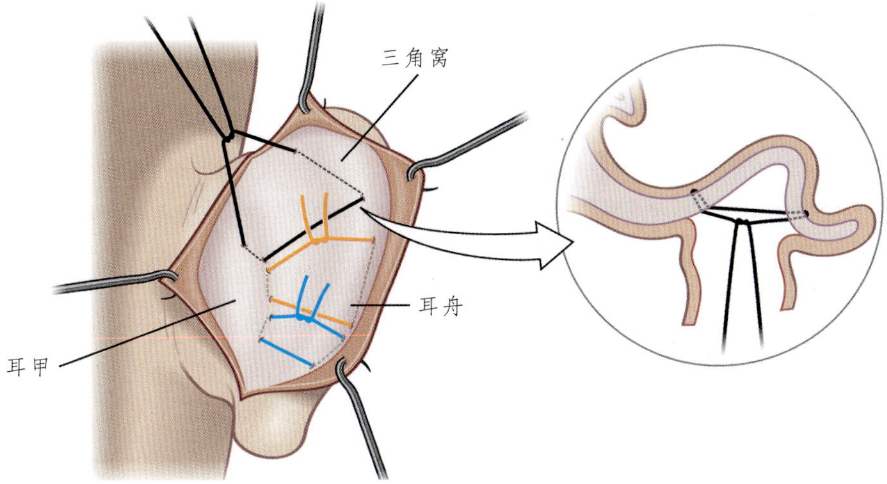

图 32.4 Mustardé 缝合法。

Stenstrom 法

Stenstrom 法包括暴露软骨的前表面,然后在前表面需要对耳轮的地方锉削软骨;特别注意的是利用软骨的特性,以手术方法削弱表层并使之弯曲,以此削弱将要作为对耳轮的部位[3]。资深术者会削弱对耳轮的相应位置,但不会固守 Stenstrom 原则,以避免剖开前侧软骨。我们发现,一旦软骨在任何一个表面被削弱,就会在这里形成对耳轮。因为软骨的背侧被剖开,所以我们的技术习惯于在后表面刻划软骨。至此,可用 Mustardé 缝合法,创造所需的折叠,折叠的角度可以通过控制每个 Mustardé 打结的张力来精确地控制。该技术在刻划软骨前侧的时候,无须额外的前侧分离;Stenstrom 术式提倡的是不依赖于不受控制的软骨翘离划痕表面。削弱软骨的方法通常用于 4 岁以上的患者或当额外刻划软骨可更好的重建对耳轮时。

Furnas 耳甲后缩术式

耳甲后缩术式可在直接软骨切除的情况下,通过耳甲乳突缝合来减小颅耳角(图 32.5)。如果不切除软骨,就有可能压迫外耳道,从而导致不佳的外观结果。资深术者通常使用软骨保留技术来重建对耳轮,除非是耳甲深度大于 2.5cm,则需切除耳甲软骨[18](表 32.1)。

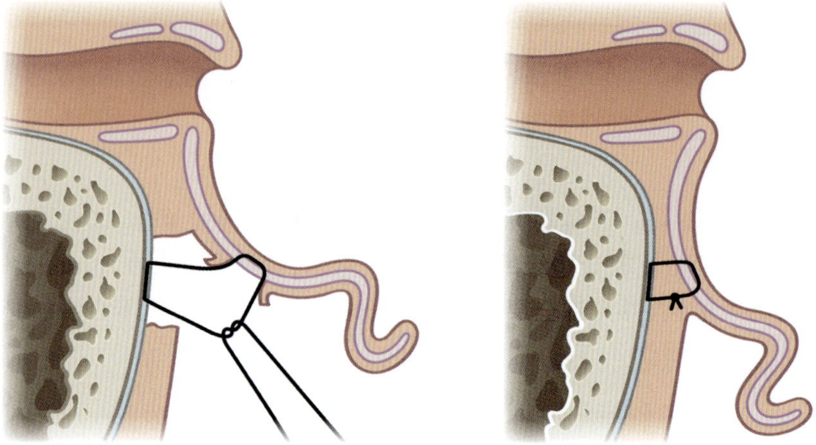

图 32.5 Furnas 耳甲后缩术式。

表 32.1 修复对耳轮、耳甲及耳垂的常用术式

对耳轮	1.Mustardé 法	该术式在耳中部、三角窝与耳舟中间以及耳甲与耳舟之间,采用褥式缝合
	2.Stenstrom 方法	该方法在前表面对将要作为耳轮折叠的地方锉削软骨,使之从被磨损的软骨膜部位翘起
耳甲	1.Furnas 耳甲后缩术式	该术式在耳中部,在耳甲乳突中间采用褥式缝合
	2.耳甲直接切除术	前入路或后入路切除部分耳甲
	3.耳甲瓣扭转	该术式将侧方耳甲瓣缝合至乳突骨膜
耳垂	1.耳轮尾的处理	该术式将耳轮尾与耳甲边缘缝合,通过控制耳轮尾来调整耳垂的位置
	2.表皮与乳突或真皮与乳突缝合	该术式通过将耳垂的表皮或真皮与乳突筋膜缝合以使耳垂位置后缩

手术过程:技术细节

资深术者所采用的耳成形术的基本方法是矫正任何过深的耳甲腔,重建对耳轮,将耳甲乳突角往后推,最后重新定位耳垂[19,20]。

首先要决定是使用局部麻醉还是全身麻醉,这主要取决于外科医生。一般规则是,资深术者更倾向于使全身麻醉辅以局部组织肿胀,用 0.25%布比卡因混合 1:200 000 肾上腺素来改善止血效果。

在临床病例中,显示了一位患有右单侧"招风耳"伴达尔文结节的 9 岁女童的术前、术中和术后照片。患者体格检查显示:

1.右达尔文结节。

2.耳甲腔过深及耳甲乳突角增宽。

3.对耳轮缺失及上耳轮腿缺失。

4.中等突出的耳垂。

这种手术技术在以前的文献中已经详细介绍过。操作顺序如下[19,20]:

1.后路直接切除达尔文结节(图 32.6 至图 32.15)。

2.使用 Mustardé 缝合术及改良的软骨管塑形技术以建立对耳轮(图 32.16 和图 32.17)。

3.以耳甲乳突缝合术式通过切除过深的耳甲腔以调整耳甲腔深度(图 32.18)。

4.耳垂后缩(图 32.19 至图 32.29)。

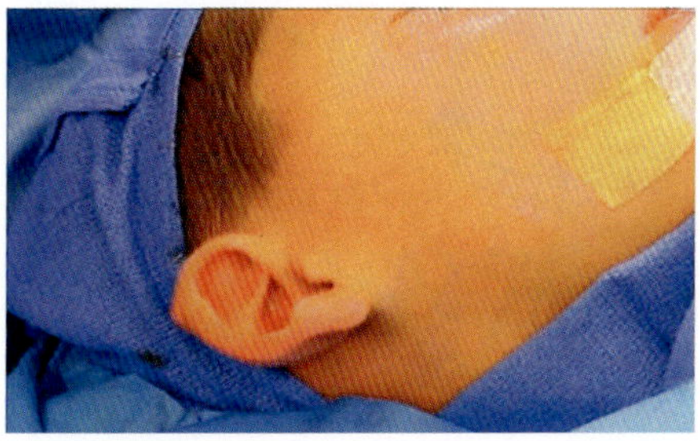

图 32.6 在手术室中做任何标记或切口之前，要手动对对耳轮和耳轮进行反转。这种评估有助于评估耳朵的哪些部分主要增加了耳郭突出及耳甲腔加深的程度。

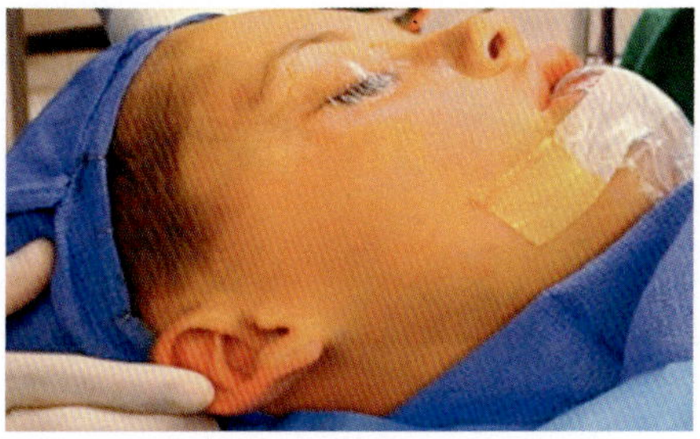

图 32.7 用手翻转以评估造成"招风耳"畸形的主要因素。

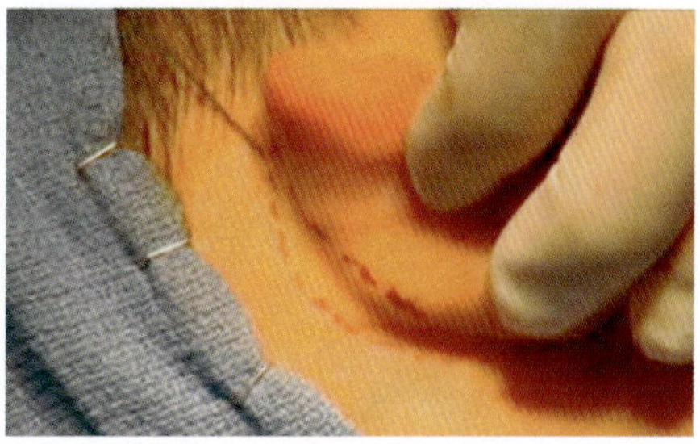

图 32.8 耳后沟局部麻醉注射情况。在手术开始前，用 0.25%布比卡因和 1:200 000 肾上腺素混合注入切口部位使其肿胀。

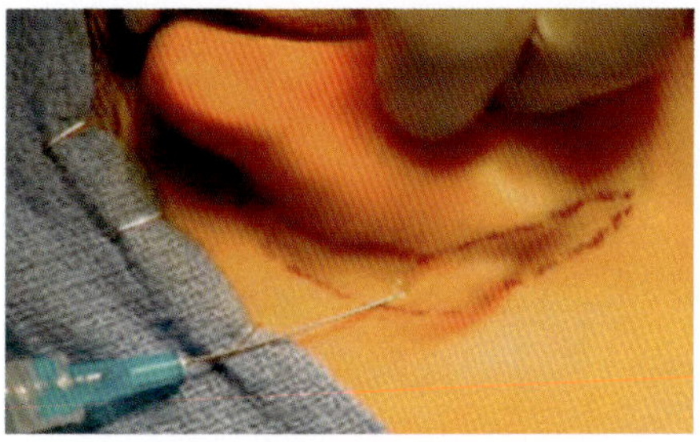

图 32.9 皮肤切口位于整个耳后沟的中央。如果不提示耳垂后退，则切口下部可缩短 1~2cm。皮肤切除的范围是通过将耳后折叠并标记耳后皮肤和耳后沟颞部皮肤之间的连接来确定的。如果不确定皮肤切除量，最好保守一些，因为积极过度切除皮肤会导致耳后皮肤收缩。

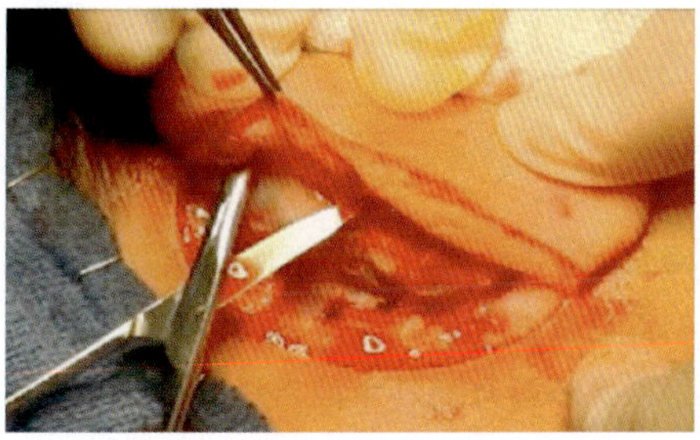

图 32.10 耳后皮肤切除宽度通常为 5~10mm。标记出多余皮肤后，就在内缘做一个全层切口，最初只对外缘进行修剪。从软骨膜表面分离内侧表面皮肤，并将皮瓣包裹至外耳轮缘。耳后皮瓣也是从软骨膜表面分离。

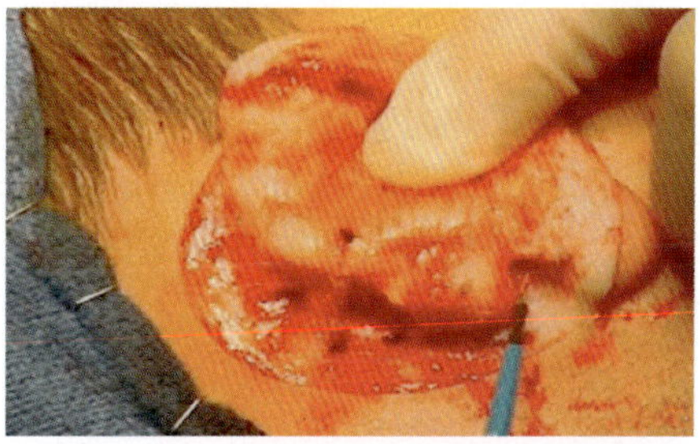

图 32.11 暴露软骨后掀起皮瓣。

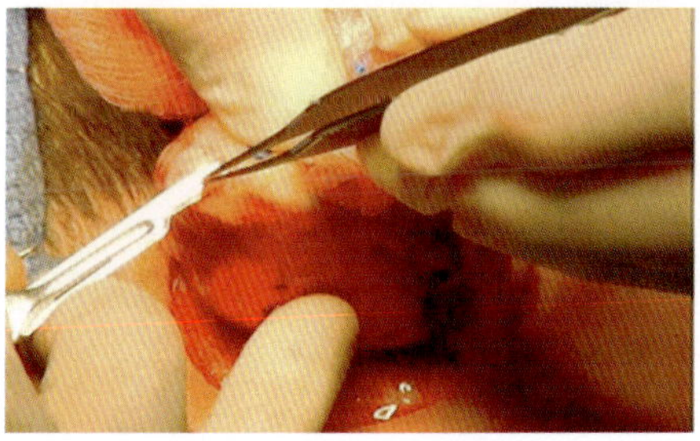

图 32.12 该患者有达尔文结节，用 15 号手术刀通过后入路切除达尔文结节。

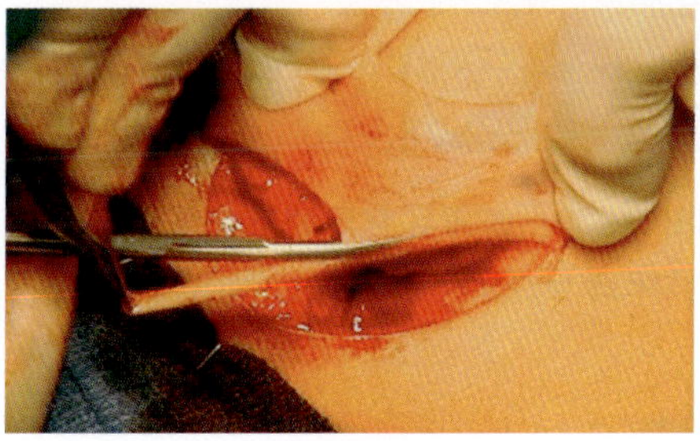

图 32.13 从软骨膜表面掀起皮瓣后，在修剪外侧切口时切除多余的皮肤。

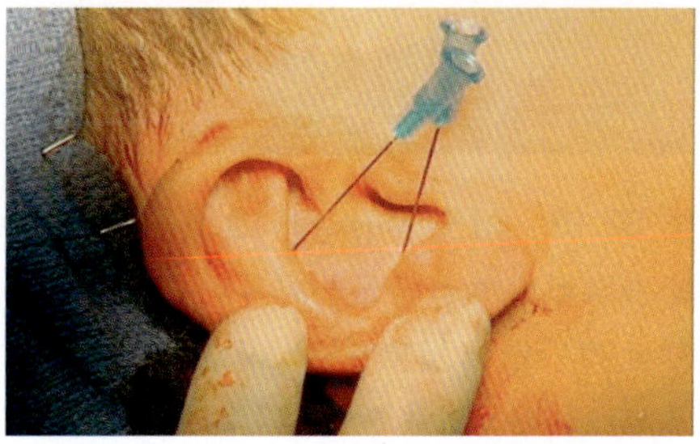

图 32.14 随后折叠耳软骨，以估计对耳轮的位置。确定其位置后，以 25 号针穿刺以引导 Mustardé 法切开全层软骨。

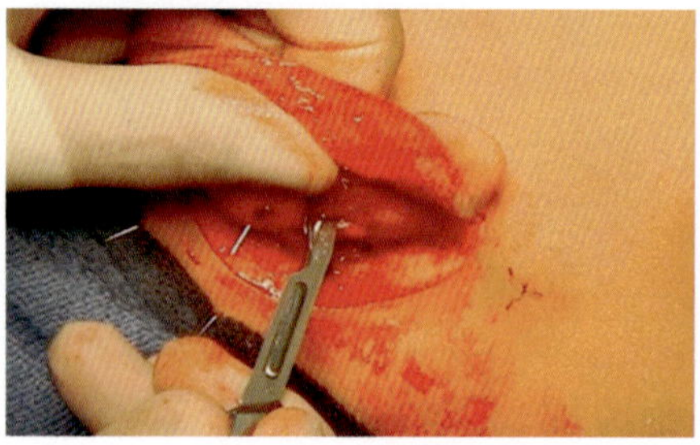

图 32.15 切开软骨，便于使用 Mustardé 缝合法。传统方法中，对耳轮管状塑形时，皮肤的全层切口是连续的，但资深医生可使用间断切开的技术处理此切口。全层软骨中断切开减少了软骨缘不规则的尖锐边缘导致的轮廓异常的可能性，并有助于维持耳郭软骨的强度。

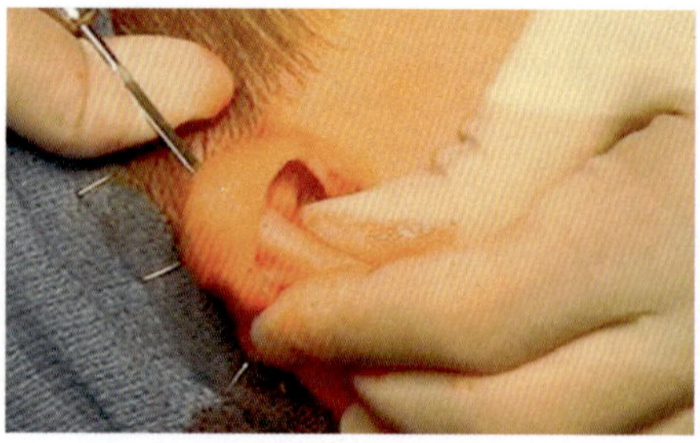

图 32.16 轻轻打磨再造的对耳轮缘，以改善轮廓。局限的切口可以增加对对耳轮形成的控制，并可在使用 Mustardé 缝线法时能够直视软骨层次，便于进行软骨的全层缝合塑形。4 岁以上的患儿需要通过曲面的耳成形锉来磨削软骨背侧以克服刚性。

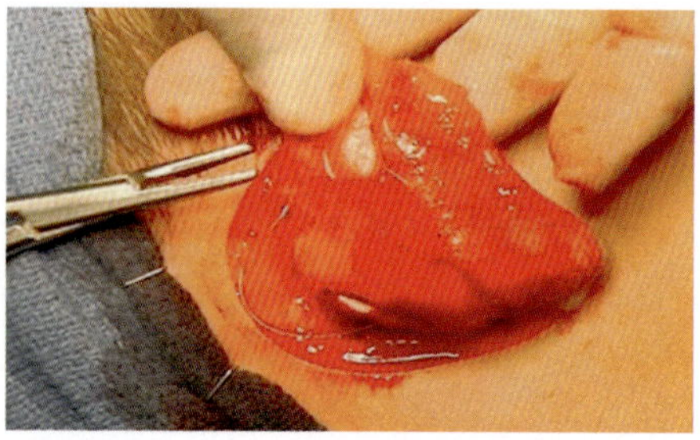

图 32.17 耳舟耳甲处的缝合线(Mustardé 缝合线)图。使用 Mustardé 缝合法以 5–0 号透明尼龙线在直视下缝合全层软骨，这些缝合线不用打结。

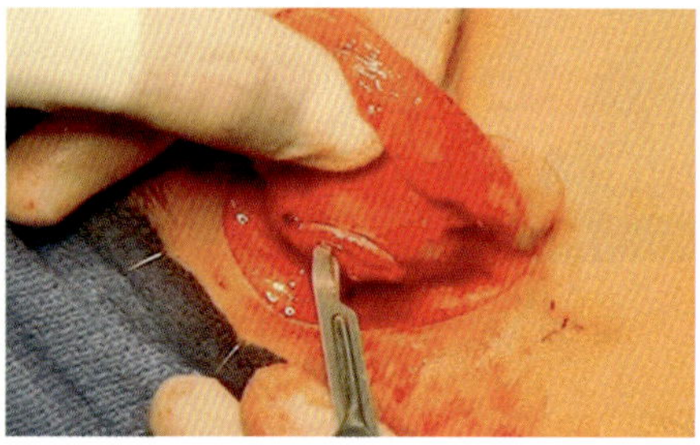

图 32.18 软骨切除重建耳甲腔。从耳舟到三角窝的单针缝合形成对耳轮上脚，然后需要从耳舟至耳甲腔再缝合 1~3 次，以形成对耳轮的近端部分。为了进行软骨复位，通过后入路从耳甲软骨上取出一个椭圆形软骨，然后用 5–0 单丝缝合修复。

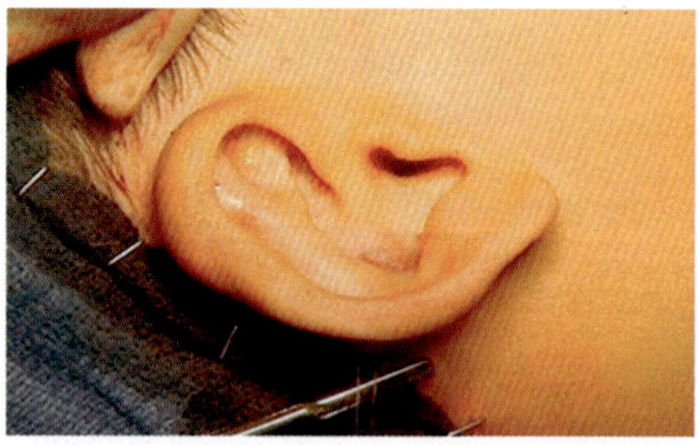

图 32.19 调整 Mustardé 缝线的角度和张力以形成形态满意的对耳轮。在耳甲腔侧壁和后壁离颅侧壁最远处行耳甲腔切开术[21]。切开耳甲腔后，以 Mustardé 缝合法闭合创面。

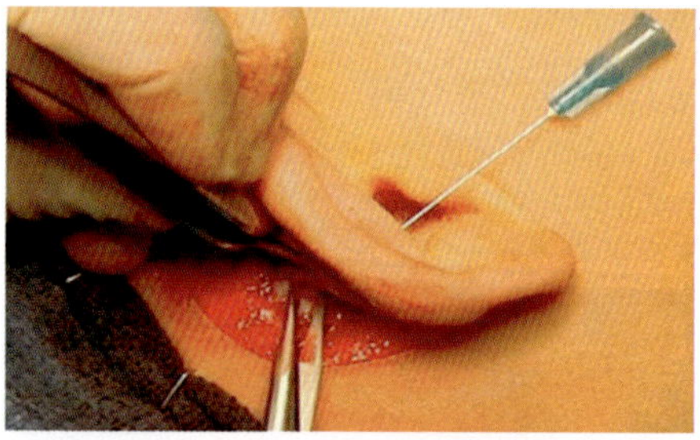

图 32.20 暴露乳突区筋膜并采用 Furnas 技术缝合。

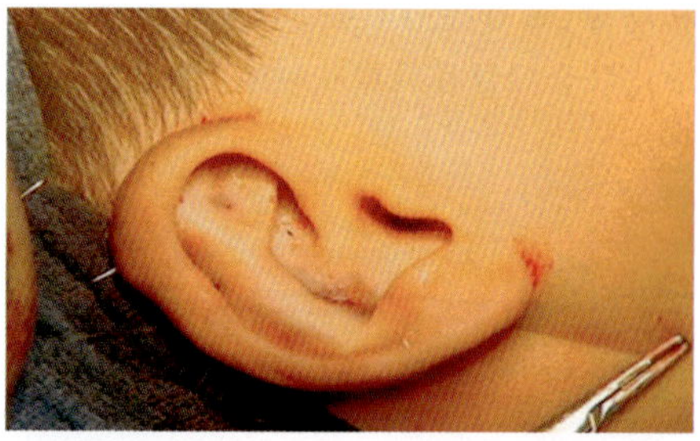

图 32.21 Furnas 缝合法。以 Furnas 法使用 4–0 透明尼龙线将耳甲腔软骨固定于乳突区筋膜上以将耳甲腔后移。

耳垂突出矫正

资深术者开发了一种耳垂后缩的术式，这是“招风耳”矫正术的最后一步[20]。在对耳轮成形及耳甲腔缩小之后，耳垂应该顺应耳郭的形状。如果耳垂相对于重新定位的耳郭框架仍然突出，则其位置也应被矫正。

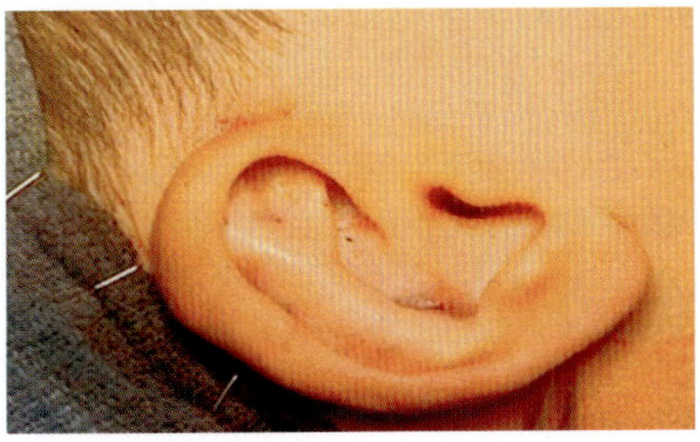

图 32.22 确保耳甲腔后移点合适。首先，评估耳垂最适定点。通过调整耳后沟皮肤至耳轮缘处皮肤以重新定位一个位置合适的耳垂(此点称为“控制点”)。这也可使耳郭前皮肤产生最少形变。

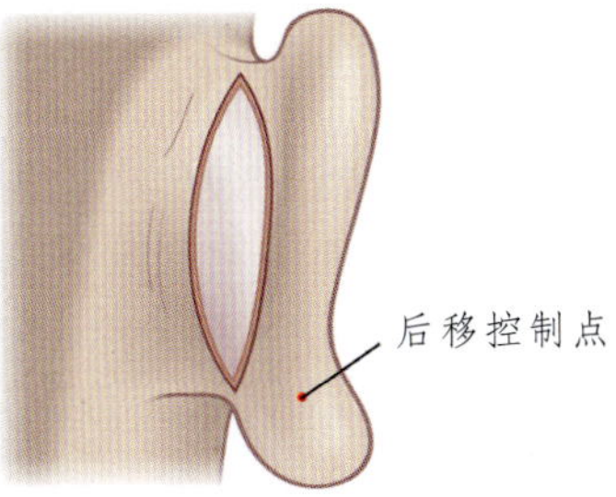

图 32.23 耳垂后移的切口设计及穿刺针定点。可对耳垂前后表面进行轻微松解以矫正耳垂前部皮肤的轻微变形。在操作此处皮肤时，应仔细寻找任何潜在的耳垂移位。

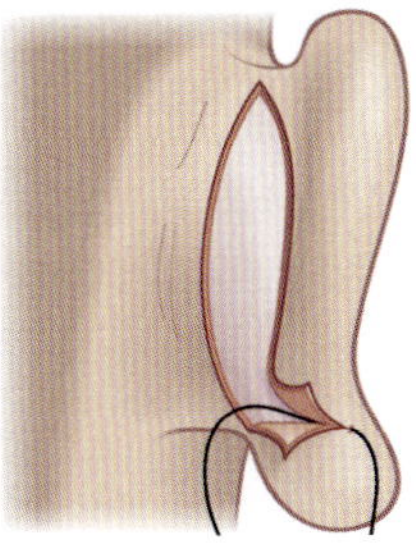

图 32.24 在进行耳垂后移位时，离耳垂尖端越远，耳后沟产生裂口的可能性越小。当后移距离确定后，从后移点向内侧做一个垂直的切口，并延伸到之前的耳后切口。

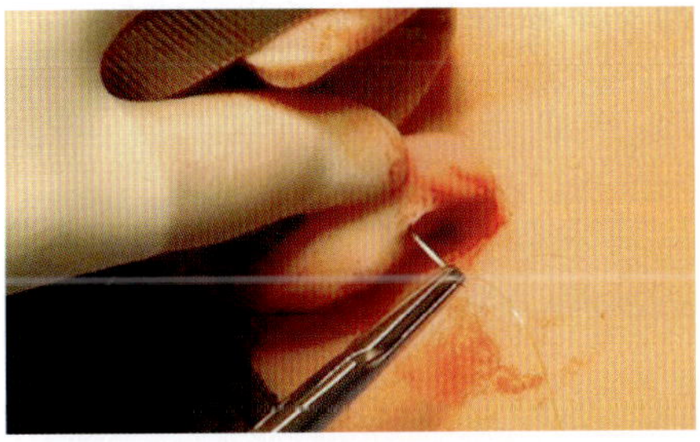

图 32.25 耳垂再定位的穿刺针位置。在 PS-2 针上穿 3-0 PDS 线在耳垂后的“控制点”穿过皮肤固定于乳突区筋膜，缝线暂不打结。

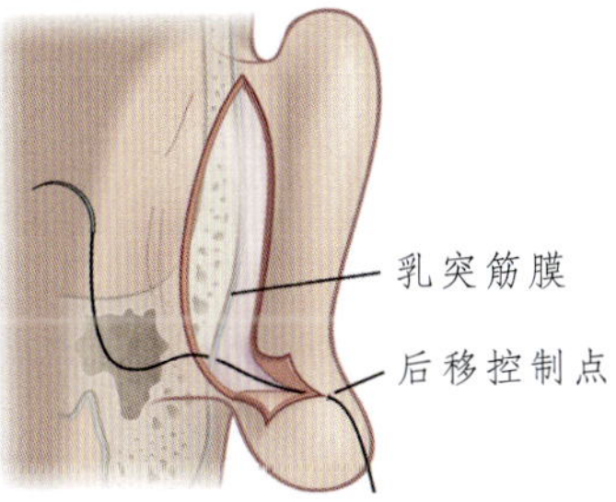

图 32.26 切除控制点周围耳垂多余的皮肤，将针穿过耳后切口的中侧。

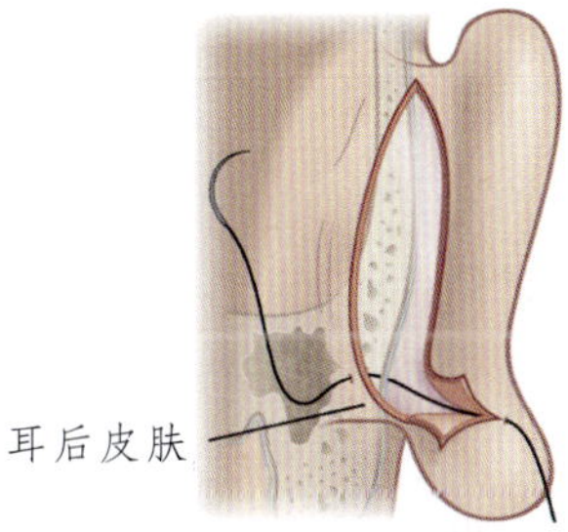

图 32.27 耳垂、乳突筋膜和耳后皮肤处放置的三向针线的精确位置。

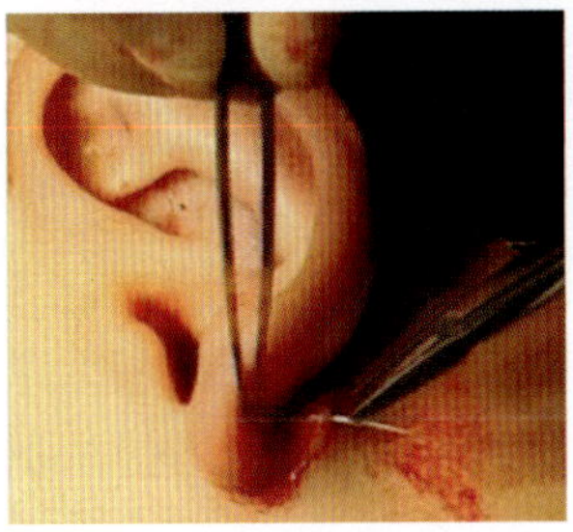

图 32.28 耳垂后移的三向针放置图。

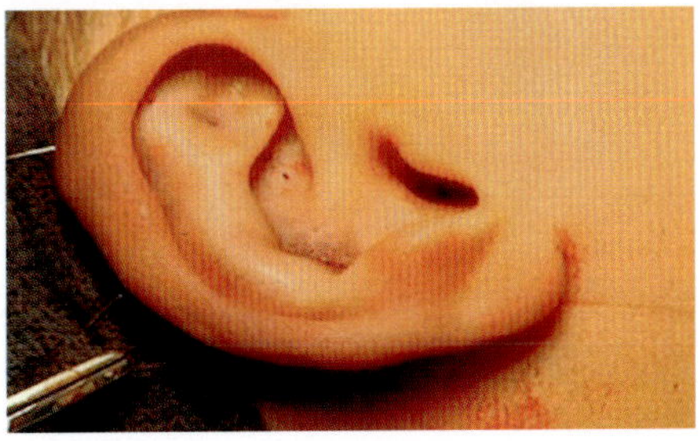

图 32.29 连接三向针，实现耳垂的适度后移。必须避免过度剥离乳突筋膜，只暴露针线摆放的位置。这就避免了在该区域可能发生的过度出血。然后缝线打结，调整缝线的张力，以正确定位耳垂的角度。从耳后切口下方到后移点，采用 5-0 单丝缝合切口。在后移点上方的任何多余的皮肤都可以切除，剩余的切口用 5-0 单丝缝合。

手术技巧

- 为了防止去除多余的皮肤,我们建议在手术结束时再切除皮肤,因为这样更容易评估多余的皮肤量。
- 在手术开始时,不要切除皮肤,而是将其作为“提手”,以帮助牵拉和观察。然后切除这个“皮肤提手”,留下无标记的皮肤最后缝合。
- 限制切除的皮肤量,这将减少不自然的耳后沟轮廓和缝线外露的可能性。
- 在再造对耳轮时:
  - 不要做一个连续的软骨切口来建立对耳轮,这会造成耳朵不自然的外观。
  - 不要过度弱化对耳轮部位的软骨,过度弱化会造成不正常的轮廓和狭窄的结构。
  - 不要忘记处理过深的耳甲腔。为了恢复耳朵的美学比例,有必要的缩小耳甲腔。

术后护理

- 患者以敷料包扎,首先用矿物油浸过的棉花包裹耳后沟、耳甲和耳舟。当矿物油干燥后,敷料在耳朵周围会形成一种模子,可以保持耳朵的形状。
- 在乳突和耳部放置蓬松纱布,直到术后第5天。在此基础上,建议使用弹性绷带固定3~6周。在这段时间之后,建议在任何可能使耳朵受到创伤的活动中以及在睡眠中佩戴头带。
- 有经验的术者在术后5天用软性头套包裹住患者头部,随后在患者睡觉或接触活动时佩戴耳成形术护具进行保护,直到术后1个月。

临床病例

耳成形术临床病例如图32.30和图32.31。

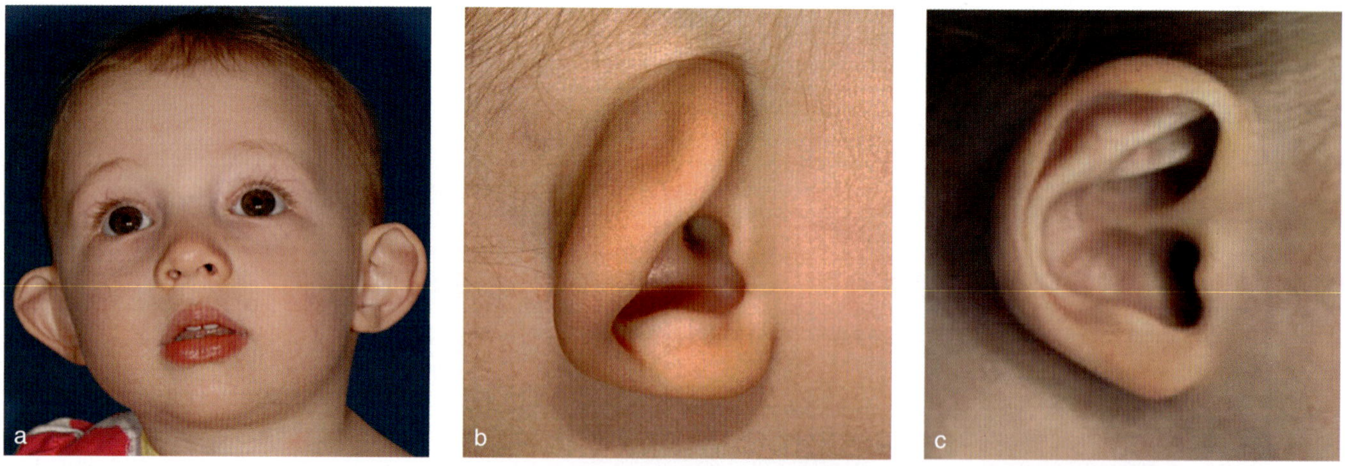

图32.30 (a)2岁女性患儿,在“招风耳”矫正术术后2年(4岁)随访照片。(b)该患儿耳甲腔较深,对耳轮不清晰,右耳上部折叠区域较多,双耳显著不对称。她的父母因不同家庭成员的评论非常担心,他们更倾向于在患儿很小的时候做手术,以尽量减少对孩子自我形象的影响。根据资深作者经验,我们在患儿2岁时行“招风耳”畸形矫正术[16]。手术矫正过程包括切除耳甲腔最突出部分及以Mustardé缝合法重塑对耳轮。(c)术后2年(4岁),患者通过佩戴耳部矫形器矫正耳郭上极,对耳轮发育,耳甲腔深度缩小。

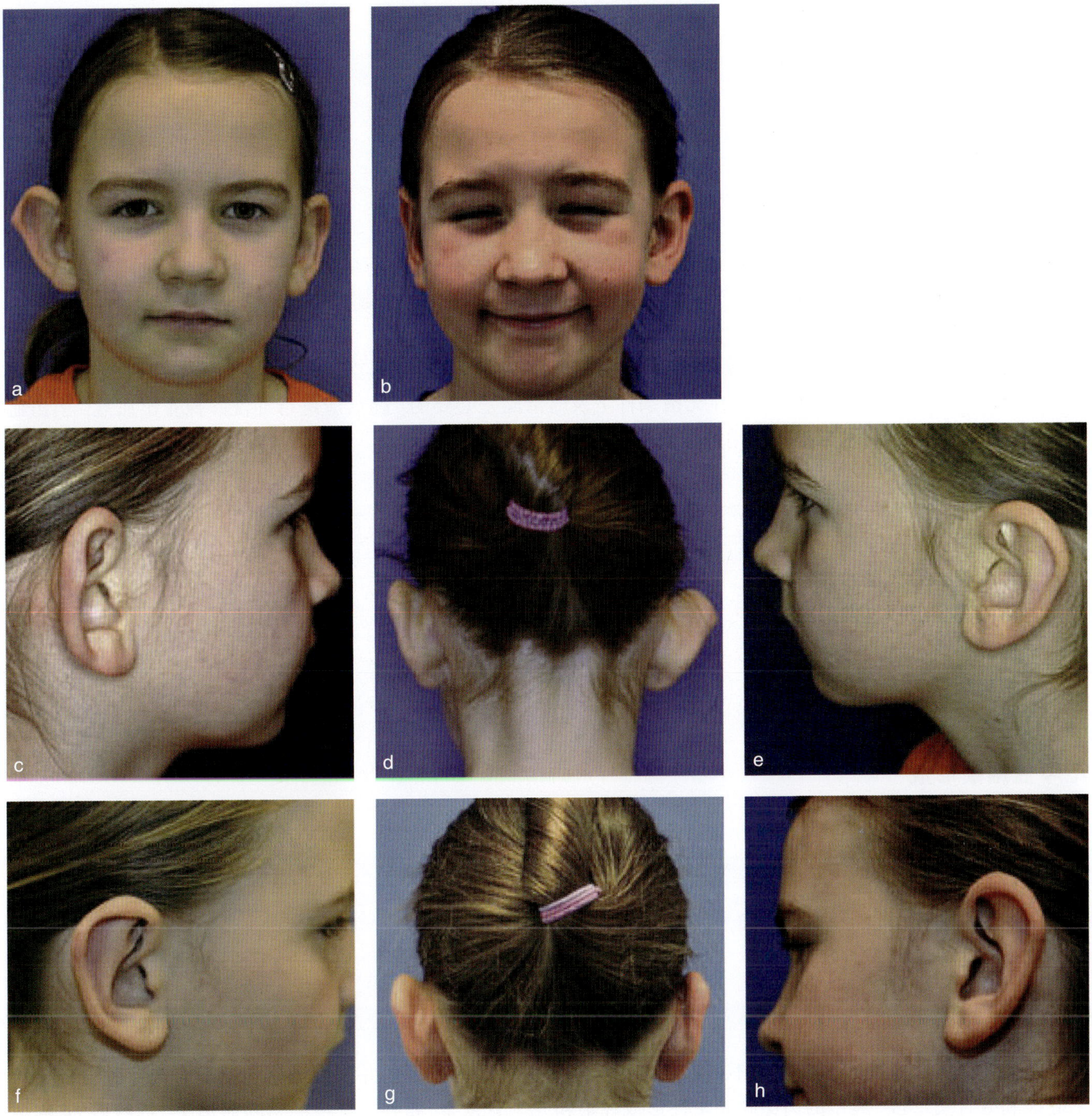

图 32.31 (a)9 岁“招风耳”女性患儿术前正视图。(b)术后 3 个月的正视图。(c)术前右视图。(d)术前后视图。(e)术前的左视图。(f)术后右视图。(g)术后后视图。(h)术后左视图。

并发症

耳成形术的并发症相对较轻,具有可重复性的结果和较高的患者满意度。当回顾上述技术时,应该注意到最常见的并发症是矫正不足和畸形复发。畸形复发对患者来说显然是一个不好的结果。

早期并发症

血肿

常见原因：

- 技术性错误，如切口不精确。
- 止血不充分。
- 通常由疼痛引起的术后高血压。
- 易出血体质。
- 肾上腺素作用停止后的血管舒张。

血肿的典型表现是敷料被血浸透、肿胀和严重的急性疼痛。在检查耳朵的时候会有清晰度丧失，触诊时有压痛，可能有瘀斑。与所有血肿一样，在无菌条件下及时清除是必要的。随后应进行冲洗并探查出血点。当出血已解决，及时应用敷料；术后推荐使用抗生素。

伤口感染

常见原因：

- 未严格执行无菌术。
- 渗液潴留造成继发感染。
- 血肿。
- 切口裂开。
- 后部皮瓣缺血。

肥厚性瘢痕形成

常见原因：

- 遗传倾向。
- 缝合过紧。

晚期并发症

缝合相关并发症

缝合相关的并发症大多与使用不可吸收的缝合线有关。这些类型的并发症通常包括缝合肉芽肿、挤压、可见缝线和缝合窦形成。典型的肉芽肿和窦性形成在最初几个月发生，随着缝合线的移除而消失。拆线后，若瘢痕形成不足则有复发的风险。

畸形复发

10%~30%的患者会出现需要手术干预的复发。尽管畸形复发的程度不同，但也很难通过二次矫正全部解决。残留或复发的畸形通常可见于术后6个月，有下列情况：

- 对耳轮上脚异常弯曲。
- 异常轮廓。
- 对耳轮僵硬。
- 窄耳。
- 耳舟冗余。

每一种复发性畸形都可以通过缝线复位来重建适当的轮廓。

结论

“招风耳”是患儿难以克服的心理障碍之一，也是他们不安全感的来源。对耳轮的缺失是造成这种畸形最常见的原因，但在某些病例中，为了达到完全矫正，可能需要处理耳甲腔和耳垂。为了确定所有导致“招风耳”的因素，在手术干预之前应进行仔细的体格检查。手术应该根据患者的具体需求进行调整。然而，即使对其进行十分周密的手术，也应告知患者和家属，畸形有复发的可能。

手术要点

- 为减少耳轮后方增厚、缝线露出和耳后收缩的发生，应尽量控制切除的皮肤量。
- 实现整个耳朵的均衡比例外观可适当调整耳甲及加深耳甲腔。
- 当软骨有刮擦的迹象时，如老年患者，应避免剧烈刮擦，否则会减弱软骨强度并形成一个尖锐的、不自然的对耳轮。
- 当进行 Mustardé 缝合时，不要使用连续的全层软骨切口，否则对耳轮边界将非常不自然。
- 双侧招风耳患者，应先纠正突出较严重的患耳。这样，在为不太有挑战性的患耳实施手术时，将更容易做对称。

（潘 博 顾洛莎 译）

参考文献

1. Bardach J. Congenital ear deformities. Surgery for congenital and acquired malformation of the auricle. In: Cummings CW, ed. Otolaryngology: Head and Neck Surgery. St Louis, MO: CV Mosby; 1986
2. Gibson T, Davis WB. The distortion of autogenous cartilage grafts: its cause and prevention. Br J Plast Surg 1957;10:257–274
3. Stenstrom SJ. A “natural” technique for correction of congenitally prominent ears. Plast Reconstr Surg 1963;32:509–518
4. Adamson JE, Horton CE, Crawford HH. The growth pattern of the external ear. Plast Reconstr Surg 1965;36(4):466–470
5. Tan ST, Shibu M, Gault DT. A splint for correction of congenital ear deformities. Br J Plast Surg 1994;47(8):575–578
6. Tan ST, Abramson DL, MacDonald DM, Mulliken JB. Molding therapy for infants with deformational auricular anomalies. Ann Plast Surg 1997;38(3):263–268
The focus of this article is the surgical correction of prominent ears, but certain congenital auricular deformities can be successfully managed with molding therapy. Operative correction involves sutural modeling, wedge, excision, and reorganizing cartilage segments. In this study several auricular anomalies were treated with splints, including eight prominent ears. In treatment of the prominent ears the helical–mastoid distance decreased from an average of 16.8 to 12.2 mm after an average of 13 weeks of splinting.
7. Matsuo K, Hayashi R, Kiyono M, Hirose T, Netsu Y. Nonsurgical correction of congenital auricular deformities. Clin Plast Surg 1990;17(2):383–395
8. Farkas LG. Anthropometry of normal and anomalous ears. Clin Plast Surg 1978;5(3):401–412
9. Tolleth H. Artistic anatomy, dimensions, and proportions of the external ear. Clin Plast Surg 1978;5(3):337–345
10. Janis JE, Rohrich RJ, Gutowski KA. Otoplasty. Plast Reconstr Surg 2005;115(4):60e–72e
This is a comprehensive and definitive publication on various auricular deformities. There are several techniques used to correct a multitude of congenital auricular deformities, including prominent ear, cryptotia, constricted ear, and Stahl's deformity. This article reviews the history of otoplasty, the underlying anatomy of these deformities, varying treatments for each deformity, and potential complications.
11. Rubin LR, Bromberg BE, Walden RH, Adams A. An anatomic approach to the obtrusive ear. Plast Reconstr Surg Transplant Bull 1962;29:360–370
12. Adamson PA, Litner JA. Otoplasty technique. Otolaryngol Clin North Am 2007;40(2):305–318
13. Smith HW. Calibrated otoplasty. Laryngoscope 1979;89(4):657–665
14. McDowell AJ. Goals in otoplasty for protruding ears. Plast Reconstr Surg 1968;41(1):17–27
15. Wolfe SA. Timing of otoplasty for prominent ears. Plast Reconstr Surg 2006;117(2):680; author reply 680–681
16. Gosain AK, Kumar A, Huang G. Prominent ears in children younger than 4 years of age: what is the appropriate timing for otoplasty? Plast Reconstr Surg 2004;114(5):1042–1054
This is a pivotal study by the senior author of this chapter to assess the long-term outcome of otoplasty performed in children younger than 4 years of age. This was a two-part study: (1) a survey sent to 481 members of the American Association of Plastic

Surgeons to ask their opinion on the timing of otoplasty, and a consecutive series; (2) a consecutive series of 12 patients ranging in age from 9 months to 3 years at the time of otoplasty. It was shown that while 57% of plastic surgeon survey respondents waited until 5 years or older to perform otoplasty, all the families of the patients that received otoplasty before 4 years of age would have opted to have the procedure again. In addition, there was only one noticeable recurrence in the 12-patient series.

17. Mustardé JC. The treatment of prominent ears by buried mattress sutures: a ten-year survey. Plast Reconstr Surg 1967;39(4):382–386
18. Foustanos A, Panagiotopoulos K. A useful refinement of cartilage-sparing (Mustardé and Furnas) otoplasty. Plast Reconstr Surg 2012;129(3):566e–567e
    This is a simple modification of suture techniques that can be used to strengthen the repair of a prominent ear. The patients in this study typically received a row of three or four 3–0 Prolene to re-create the fold in the antihelix, and a Prolene suture placed between the concha and mastoid periosteum. With the sutures that were used to create the antihelix fold, another bite was taken on the mastoid periosteum and tied until the optimal contour was achieved.
19. Gosain AK, Recinos RF. Otoplasty in children less than four years of age: surgical technique. J Craniofac Surg 2002;13(4):505–509
    This article describes the senior author's techniques in treating prominent ears in children younger than 4 years of age. The approach is a stepwise approach to address the underlying causes of prominent ears, including lack of the antihelical fold, conchal excess, an abnormal conchomastoid angle, and the need for a lobular setback. This study analyzed the results of 12 patients and showed a recurrence of 8% and a high level of satisfaction among patients.
20. Gosain AK, Recinos RF. A novel approach to correction of the prominent lobule during otoplasty. Plast Reconstr Surg 2003;112(2):575–583
    This is the original article in which the senior author first described his technique to correct the prominent lobule during otoplasty. Most techniques have focused on re-creating the antihelical fold and restoring the concha in terms of size, position, and location relative to the helix. This paper focused on the aesthetic importance of the relationship between the lobule and the remaining auricle.
21. Kelley P, Hollier L, Stal S. Otoplasty: evaluation, technique, and review. J Craniofac Surg 2003;14(5)643–653

第 7 部分

唇腭裂修复

第33章

单侧唇裂修复

Richard E. Kirschner

(艺术品效果)产生所有差别的最后几毫米完全依赖于雕塑家和他手中的陶土。
——D. Ralph Millard(1957)

60多年前，当时驻守韩国的年轻美国海军医生Millard为一个10岁单侧唇裂男孩首次使用旋转推进方法修复了唇裂,目前在全球这项技术仍旧是唇裂修复的主要方法[1,2]。从那时起,这项技术有了许多改变,对旋转推进技术Millard和许多医生介绍了不同改进以改善手术效果[3-15]。就其本质而言,这项技术应用时允许术者操作时可有较大的变动,使有经验的外科医生参照健侧上唇形态更接近重塑上唇美观及鼻尖解剖(以健侧外形作为指导)。但对一个新手来说,这种技术的多变性可能就有明显的缺点,唇裂修复是否完美就成了相差几毫米的游戏,一个定点或划线可以导致手术成功,也可能导致失败。

本章阐述了如何运用改良的旋转推进技术修复单侧唇裂。需要牢记的是尽管手术原则是相同的,但技术细节需差异化满足每个单侧唇裂畸形修复的需要。

目的

修复单侧唇裂隙、鼻畸形,恢复唇鼻正常外观、平衡和功能。

相关外科解剖[16]

上唇解剖

肌肉组织

口周肌肉组织的复杂分布使肌肉可行使开闭口、发音、面部表情及社交等功能(图33.1)。口轮匝肌是负责上唇功能的主要肌肉,起源于口角蜗轴的固有肌肉,肌肉纤维在中线处交叉。在上唇矢状面上口轮匝肌由表层部分走行于红唇下方(口轮匝肌缘部)和位于真皮与黏膜之间的深层部分(口周部)组成,口周部向上附着于鼻前嵴和鼻翼基底。唇部牵引肌肉较少受唇裂的影响,对口周肌肉有较大影响,在面部表情变化方面起着重要作用。上唇牵引肌肉呈放射状分布,包括颧大肌、颧小肌和上唇方肌,这些肌肉都处于浅层,而口角提肌位于深层。

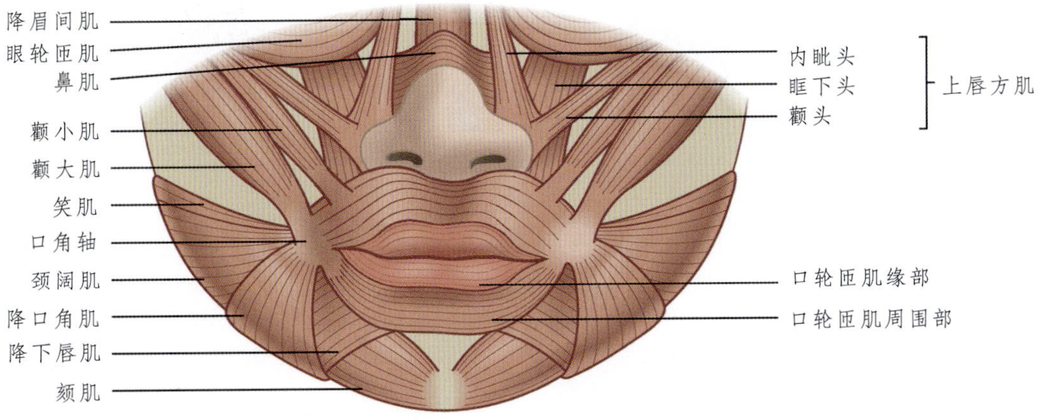

图 33.1 唇部肌肉解剖。

动脉血供

上唇的血液供应主要来自面动脉的上唇分支(图 33.2)。上唇动脉起自口角蜗轴走行于颧大肌深面,进入口轮匝肌，最后和对侧的分支在肌肉深面靠近红唇游离缘的部位融合。上唇动脉的鼻中隔支向上供给鼻小柱血液,最终与前筛窦动脉的终末分支融合。

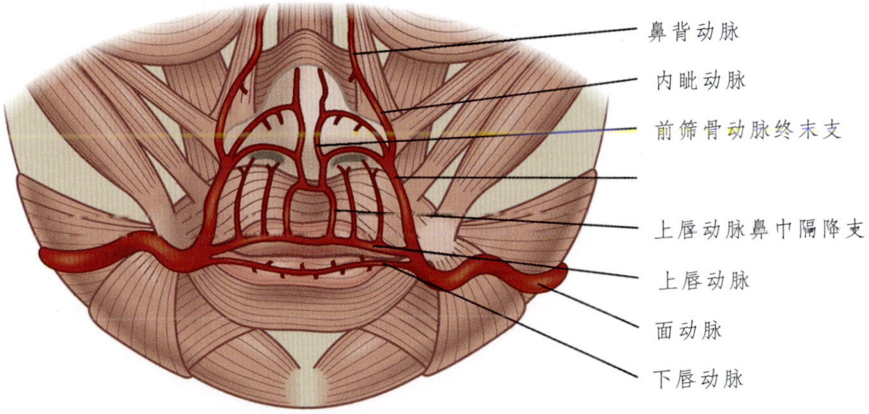

图 33.2 上唇动脉供应。

神经分布

上唇感觉神经来自三叉神经上颌支的眶下神经分支,运动神经来自面神经的颧支和颊支(图 33.3)。

面部表面特征

理解上唇的复杂表面解剖对唇裂畸形的美学修复重建是非常重要的(图 33.4)。在红唇皮肤交界处是白唇嵴,丰满,宽度一般为 1~2mm,沿着上唇曲线走行。上唇白唇嵴在中线处明显,逐渐变细直至口角处。中央部分的特点是存在丘比特弓,弓的最低点对应着红唇的唇珠,上方皮肤是人中凹陷和起自唇峰至于鼻底门槛成对人中嵴。种族和性别方面对表面特征有较大影响。聪明的外科医生参照非裂隙侧结构重建裂隙侧上唇。

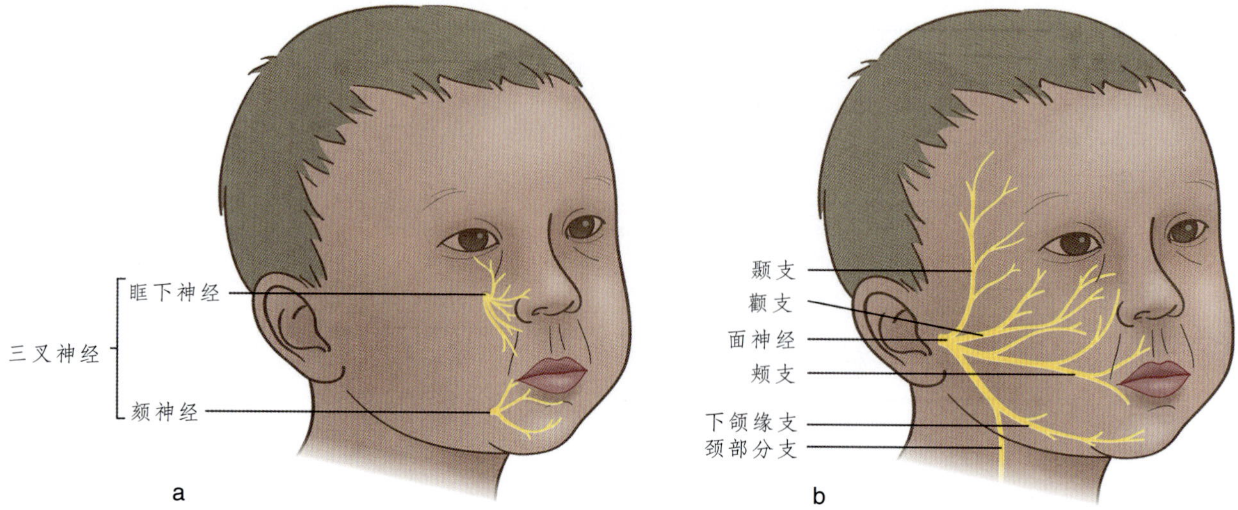

图 33.3 (a)上唇感觉神经。(b)上唇运动神经。

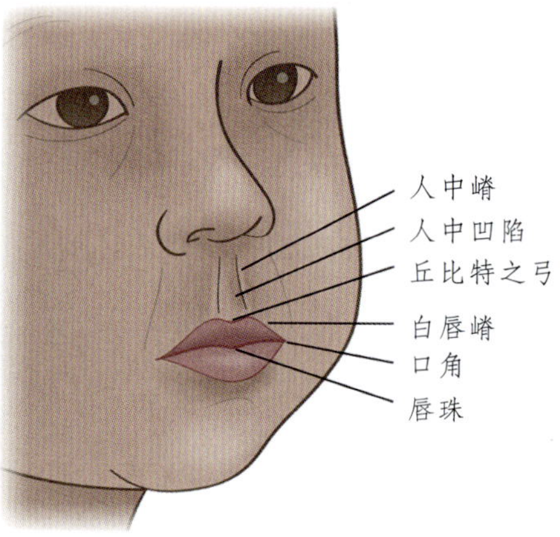

图 33.4 上唇表面特征。

鼻尖解剖[17,18]

唇裂畸形的鼻畸形因裂隙程度差异较大。微型、不完全和完全唇裂的鼻部解剖外形存在不同程度改变。单侧唇裂鼻畸形特点汇总如下：

- 裂隙侧鼻小柱变短。
- 裂隙侧的下外侧软骨向后下移位。
- 裂隙侧的下外侧软骨和鼻翼变得扁平。
- 鼻底、鼻槛中断或变细。
- 鼻翼根部向后外移位。
- 鼻中隔尾侧向健侧鼻前庭移位。
- 鼻中隔偏向裂隙侧。

裂隙侧上颌骨的发育不良及移位也是鼻畸形的原因。

患者选择

所有的唇裂患者都是手术修复对象，有严重合并疾病影响全身麻醉下外科手术安全的宜推迟手术。

适应证和禁忌证

适应证

本章描述和展示的旋转推进的手术方法适合单侧唇裂畸形，包括微型、轻型、不完全型、完全型唇裂。

禁忌证

存在危及生命的先天性畸形，有全身麻醉禁忌的。

术前计划

术前进行标准的正面照和仰面照有助于术前设计。

手术器械

唇裂手术器械选择常取决于外科医生个人喜好。下面器械是作者的选择，作者认为其可以进行精准设计和外科操作(图 33.5)。

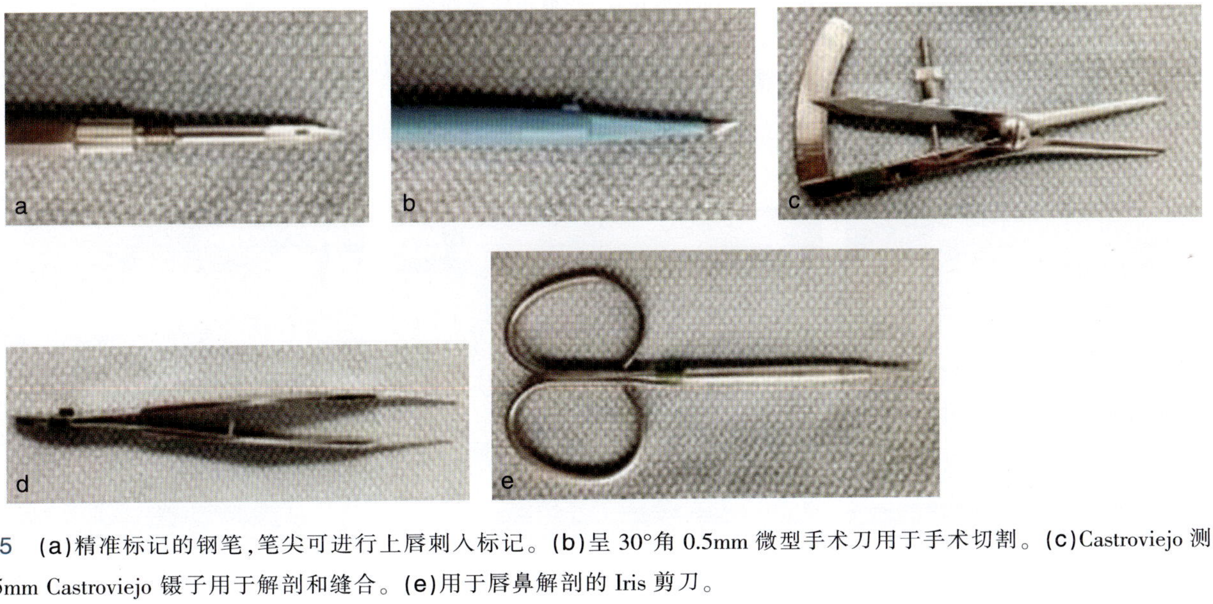

图 33.5 (a)精准标记的钢笔，笔尖可进行上唇刺入标记。(b)呈 30°角 0.5mm 微型手术刀用于手术切割。(c)Castroviejo 测量尺。(d)0.5mm Castroviejo 镊子用于解剖和缝合。(e)用于唇鼻解剖的 Iris 剪刀。

手术过程：技术细节

唇裂修复通常在患儿 3~6 月龄进行，术前可以先行胶布粘上唇、术前正畸(鼻牙槽塑形)或唇粘连术[3-21]。唇部标记、解剖分离、修复过程每步细节详细描述在图 33.6 至图 33.37。

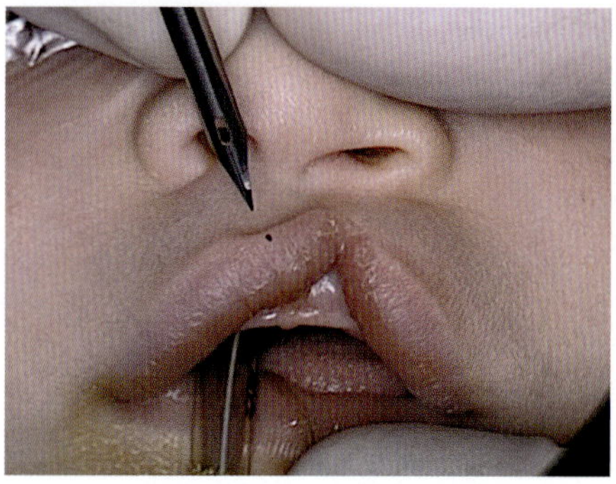

图 33.6 唇部标记。在红白唇交界处的丘比特弓最低点标记。

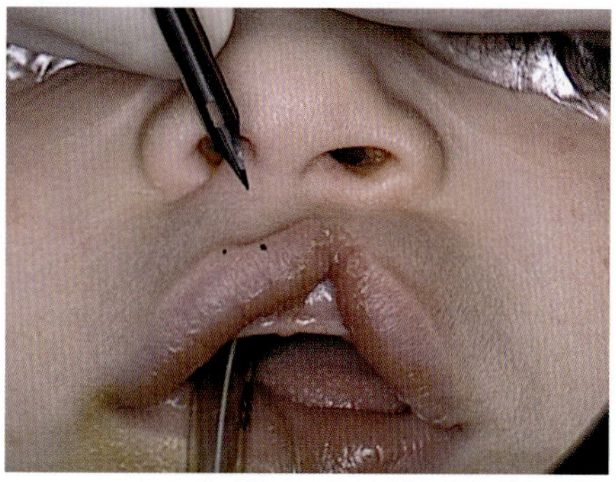

图 33.7 在健侧唇丘比特弓的唇峰点标记。

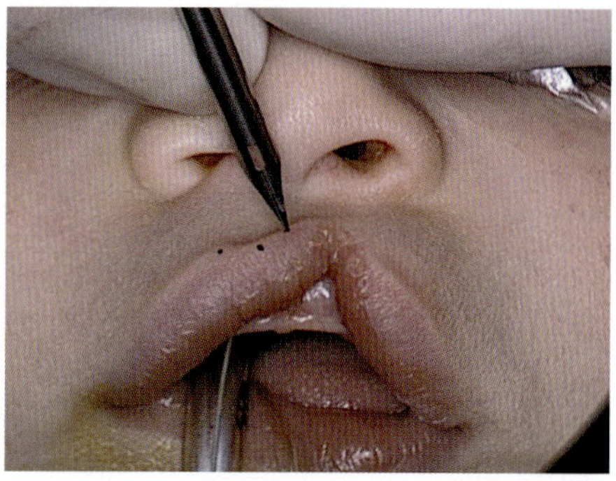

图 33.8 在裂隙侧丘比特弓唇峰点标记。该点与丘比特弓的人中点距离等同于健侧唇峰点与人中点的距离。

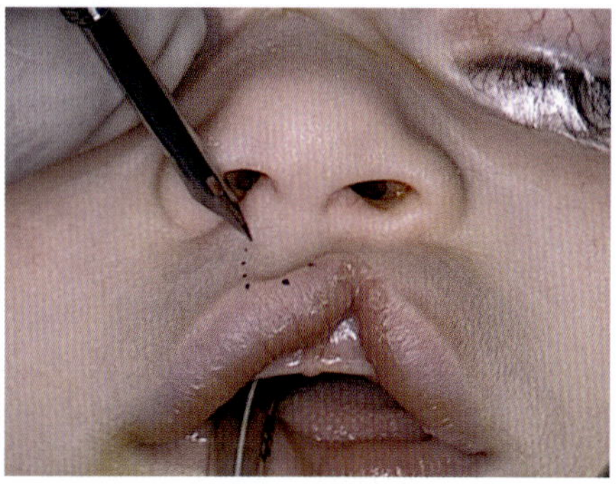

图 33.9 标出健侧唇人中嵴。

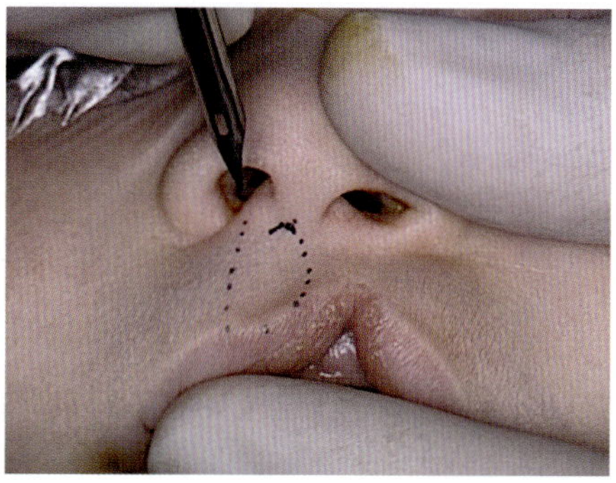

图 33.10 标出的裂隙侧旋转切口线，与健侧人中嵴形成镜像，在鼻小柱根部标出弯曲切口线，在患侧唇峰上划出回切线，用来接纳患侧白唇嵴上三角瓣。

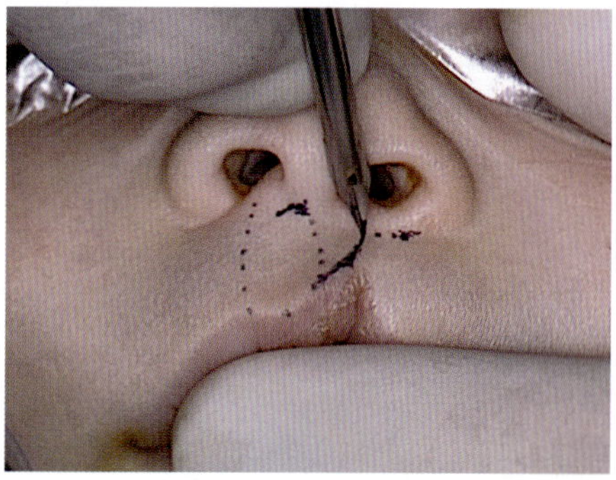

图 33.11 标记出 C 瓣，用于延长裂隙侧鼻小柱和鼻孔内侧。

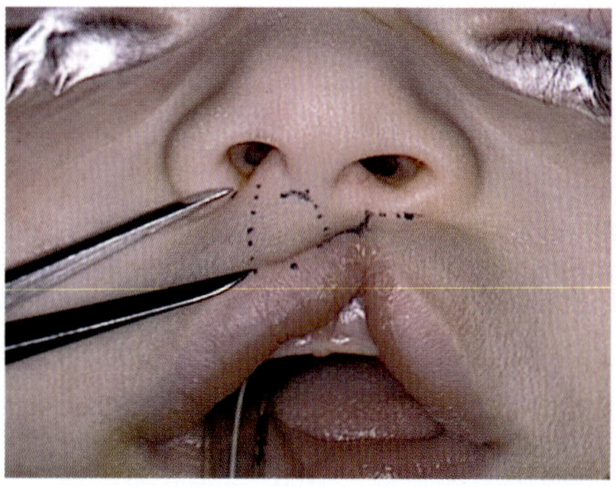

图 33.12 测量健侧唇高度（从鼻翼基底到健侧唇峰）。

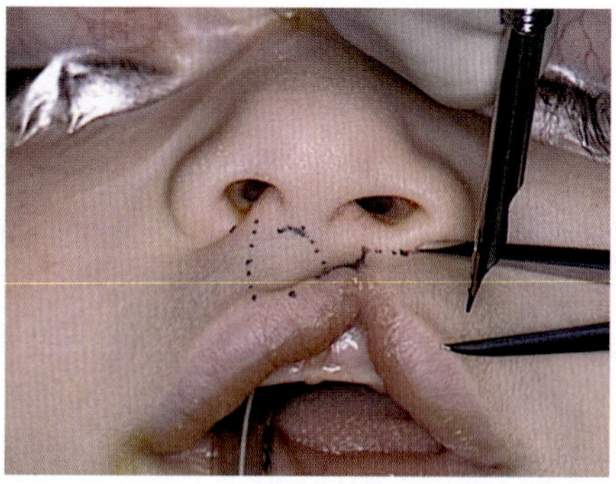

图 33.13 以健侧唇高在患侧红白唇交界处确定患侧唇峰，一般应在患侧红唇最厚处。

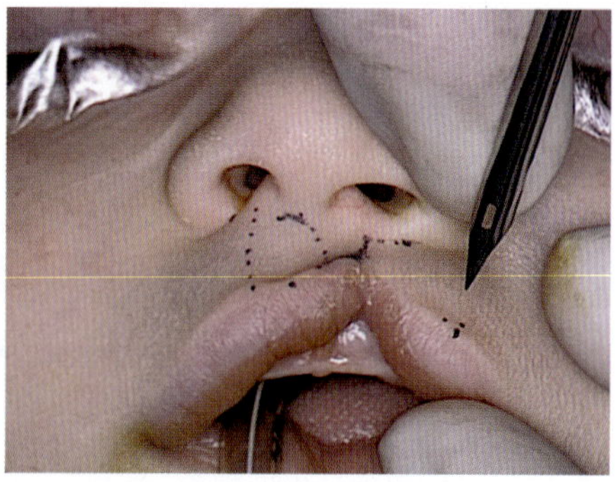

图 33.14 在患侧唇峰上标记一点，确定等边三角形大小。

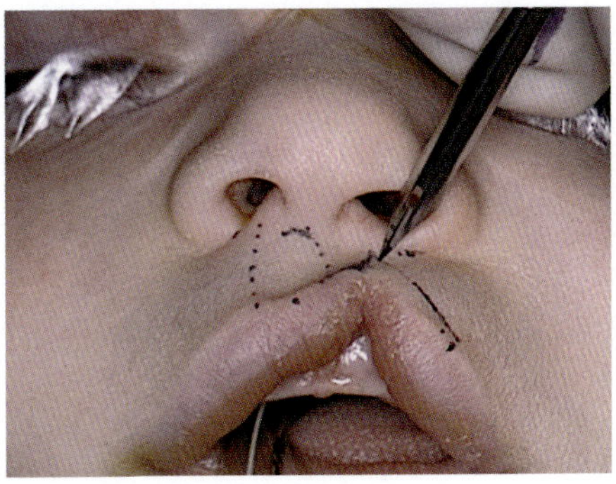

图 33.15 推进瓣切口线略弯曲，延伸到患侧白唇三角瓣基底点。

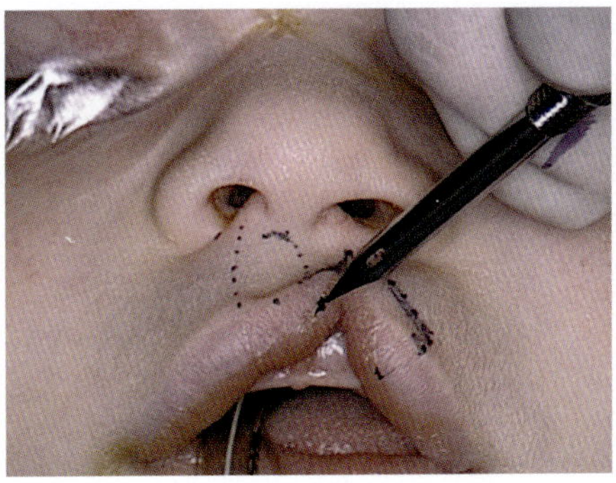

图 33.16 在裂隙侧唇峰点下方红唇线做标记点。

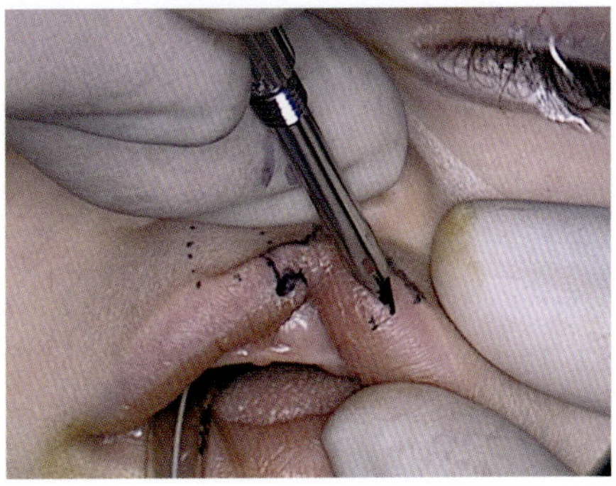

图 33.17 在患侧唇峰下方红唇上标记，标记点距唇峰的距离与裂隙侧红唇标记点至唇峰点距离相同。

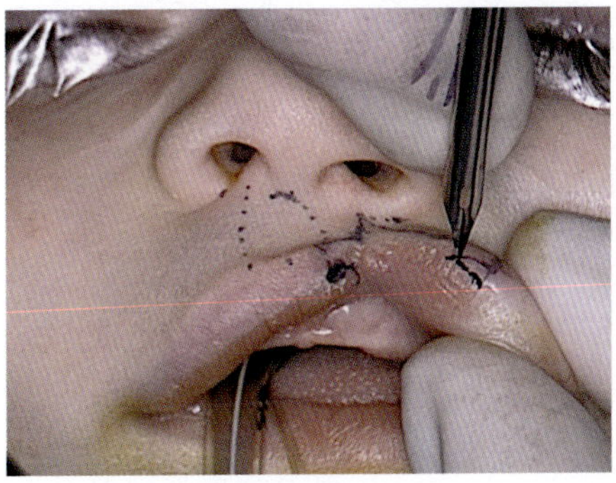

图 33.18 在侧唇红唇点下方设计等腰三角形，三角形底部用来恢复裂隙侧红唇的宽度。

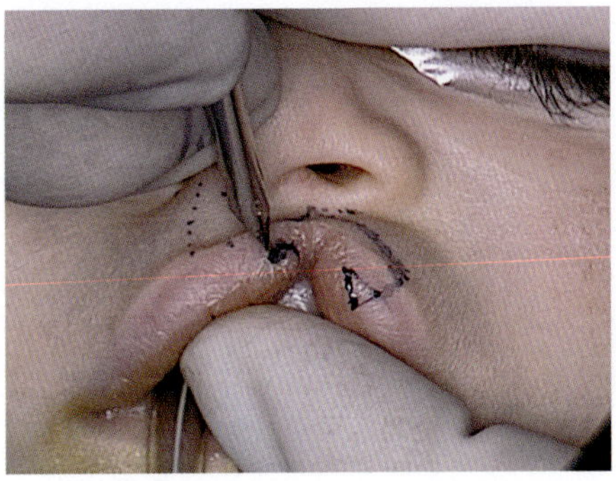

图 33.19 在裂隙侧红唇线内做回切口，切开末端至中线，用于接纳侧唇的红唇三角瓣。

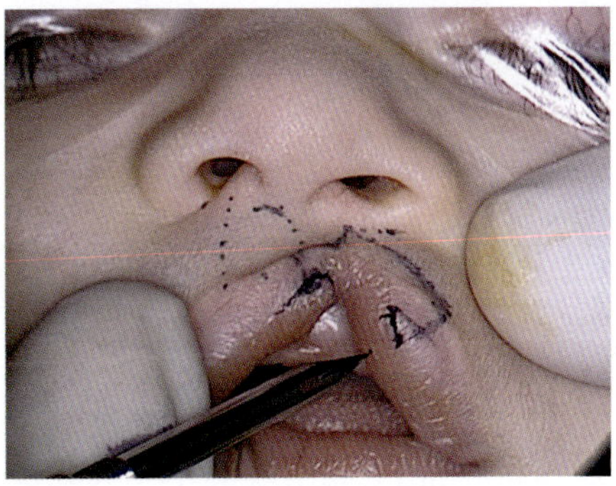

图 33.20 侧唇黏膜上定点 A，距离红唇线 3mm。

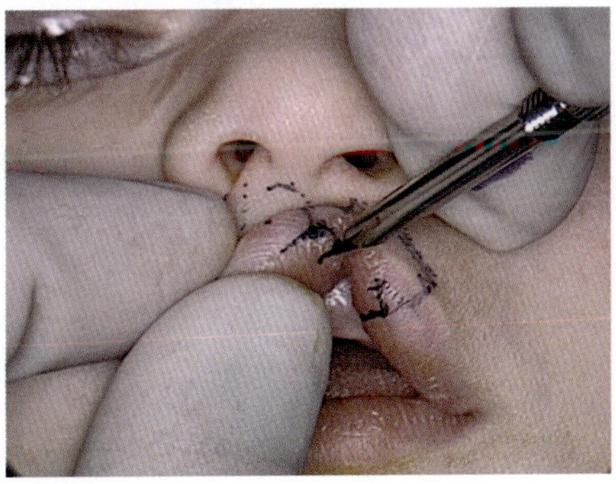

图 33.21 在裂隙侧红唇黏膜定点 A，距离红唇线 3mm，与侧唇 A 点对应。

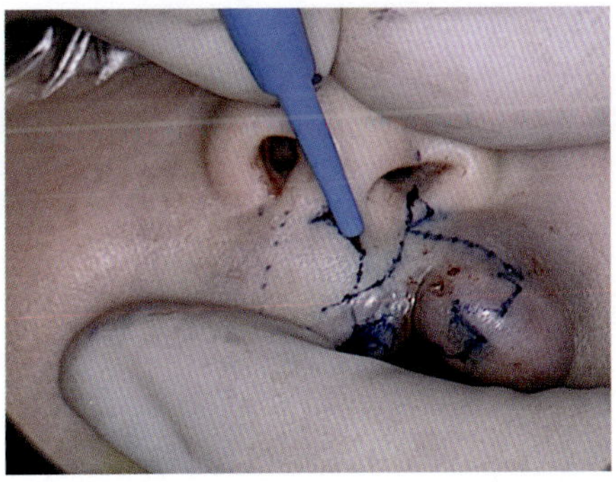

图 33.22 局部注射 1% 利多卡因和 1∶100 000 肾上腺素，沿上唇划线用尖刀片切开患侧上唇。

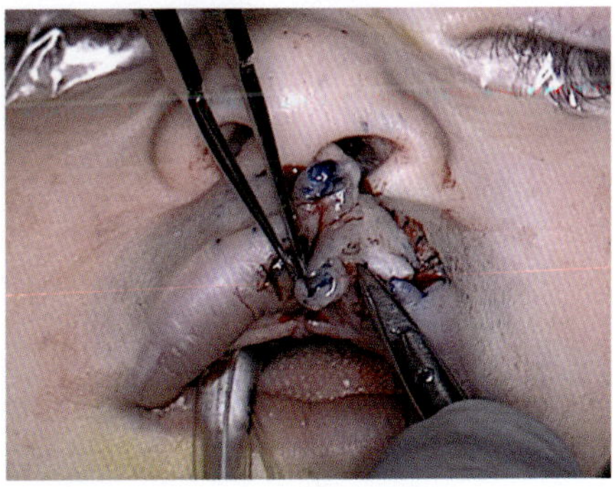

图 33.23 切口线内侧的裂隙多余组织给予切除。

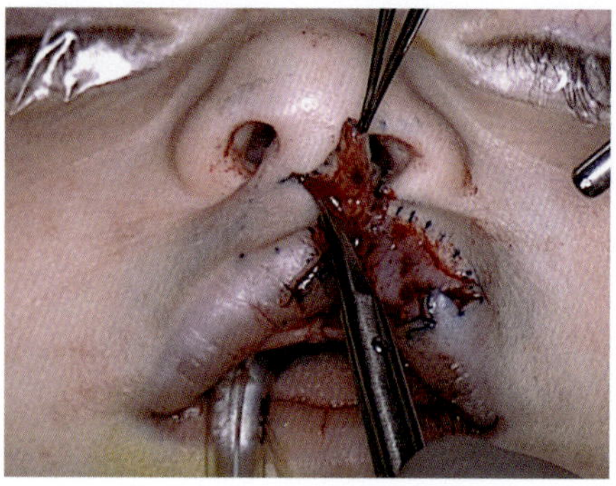

图 33.24 C 瓣从皮下平面翻起。

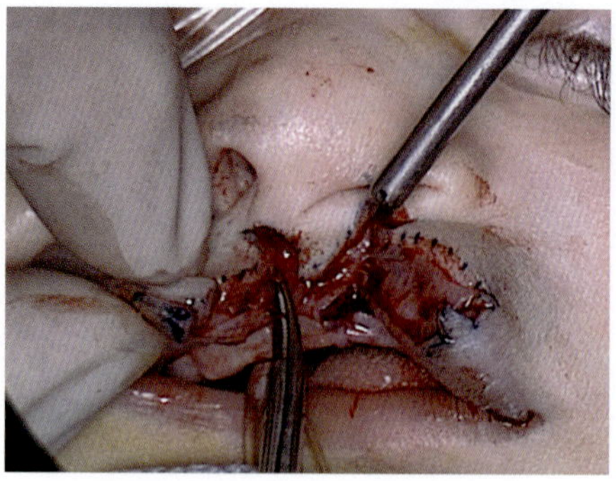

图 33.25 沿旋转切口切开肌肉层，允许上唇向下旋转。

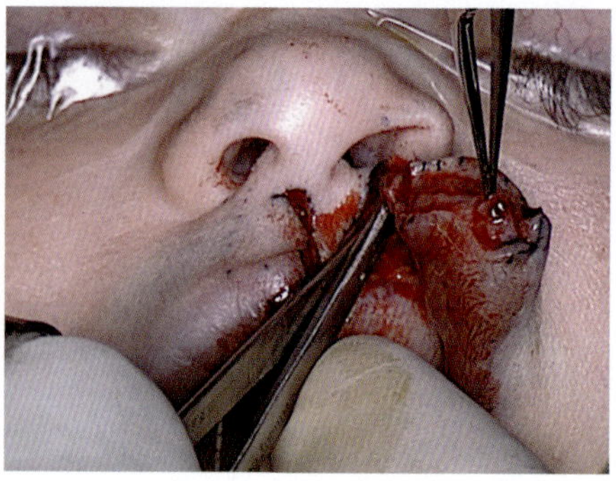

图 33.26 在侧唇上颊前庭沟做切口，把整个鼻翼上唇复合体从上颌骨分离下来。

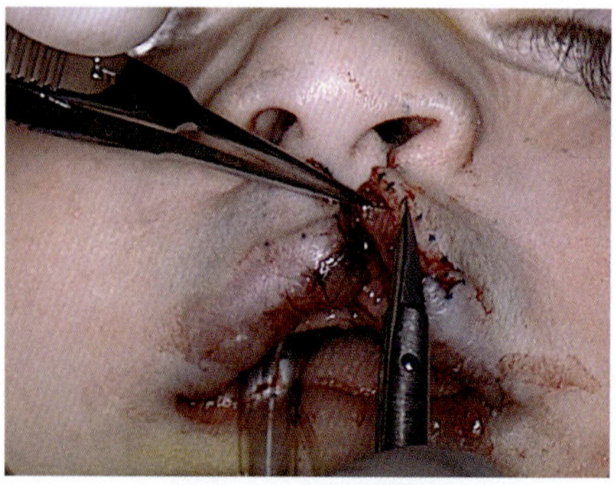

图 33.27 用 Iris 剪刀或 15 号刀片分离侧唇口轮匝肌。

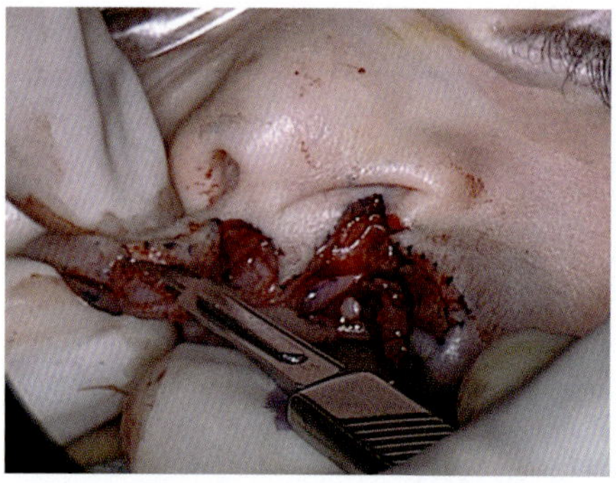

图 33.28 裂隙侧口轮匝肌分离到中线。

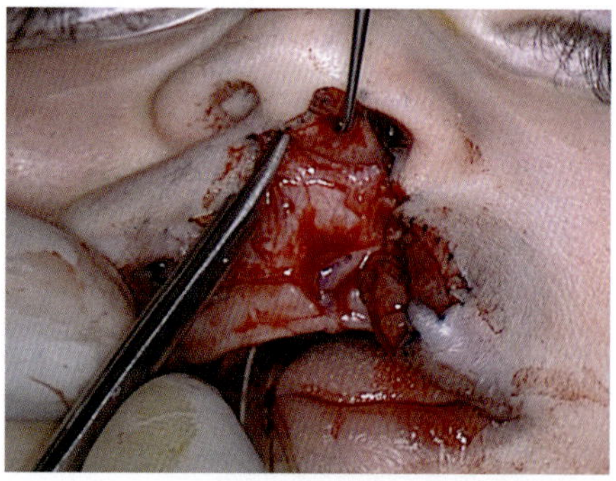

图 33.29 用 Iris 剪刀分离裂隙侧鼻腔穹隆。

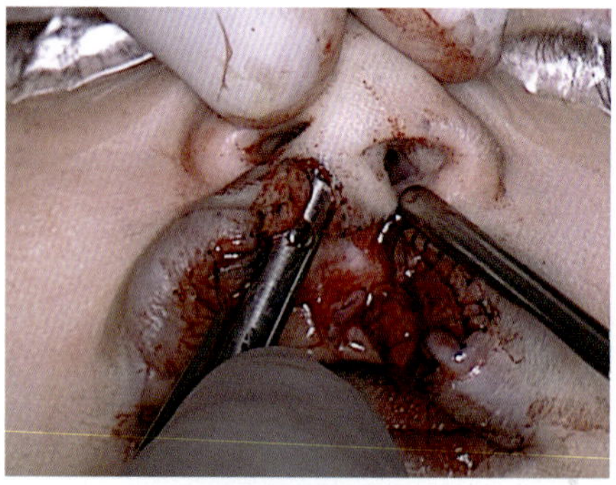

图 33.30 继续在鼻翼穹隆上方分离。

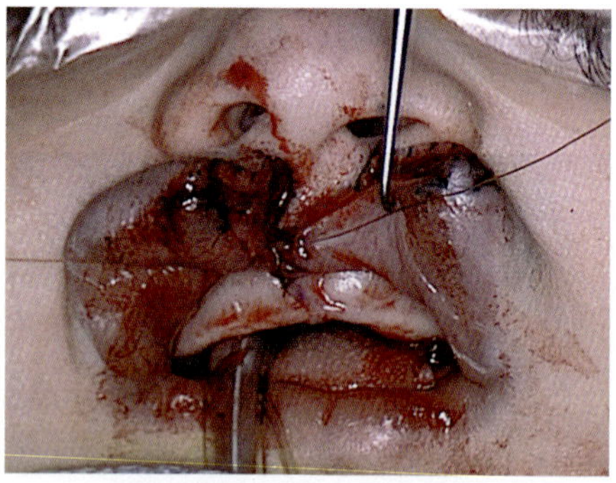

图 33.31 缝合伤口。旋转瓣的黏膜尖端插入伤口，用 5–0 铬线缝合固定。

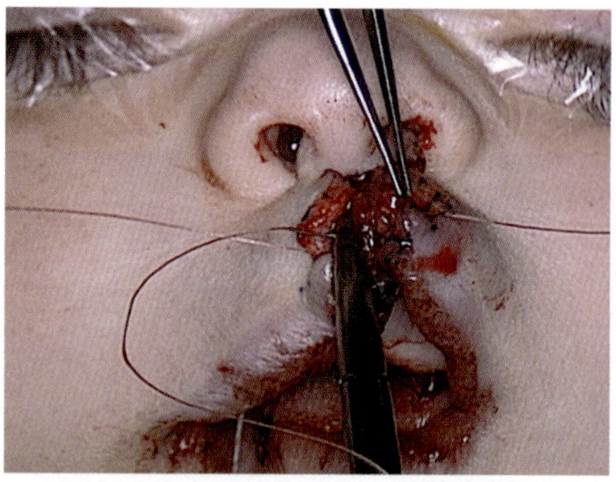

图 33.32 口轮匝肌用 5–0 的微乔缝线水平褥式间断缝合。

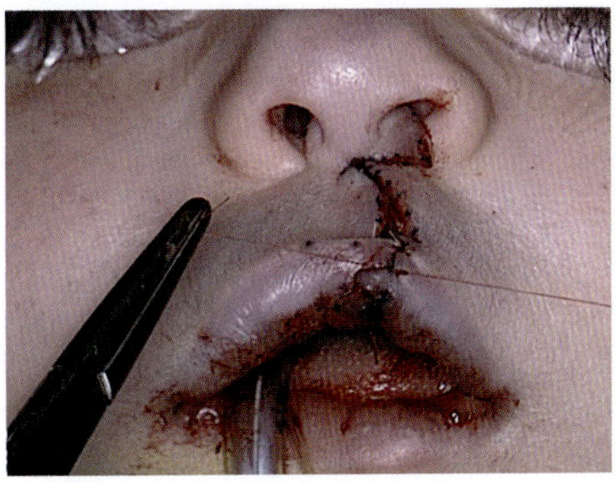

图 33.33 红唇用 6-0 铬线缝合。侧唇红唇三角瓣插入裂隙侧红唇回切的切口内。

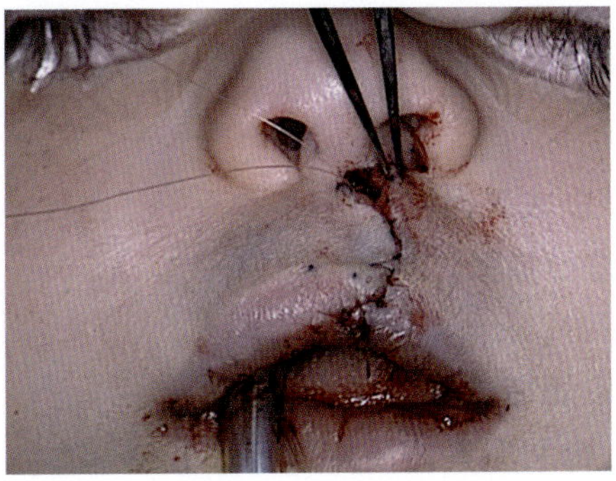

图 33.34 侧唇推进瓣插入到裂隙侧间隙内，用 6-0 聚卡普隆 25 做真皮下缝合（单股），侧唇的白唇嵴上三角瓣插入患侧唇峰上方的回切口内。

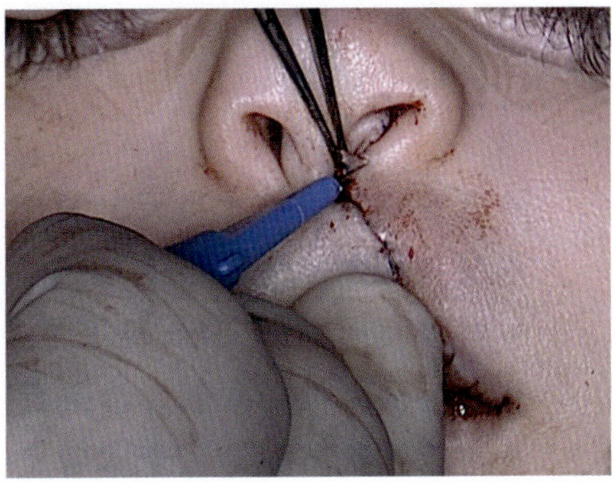

图 33.35 如果侧唇过长，可在侧唇上方做楔形切除。

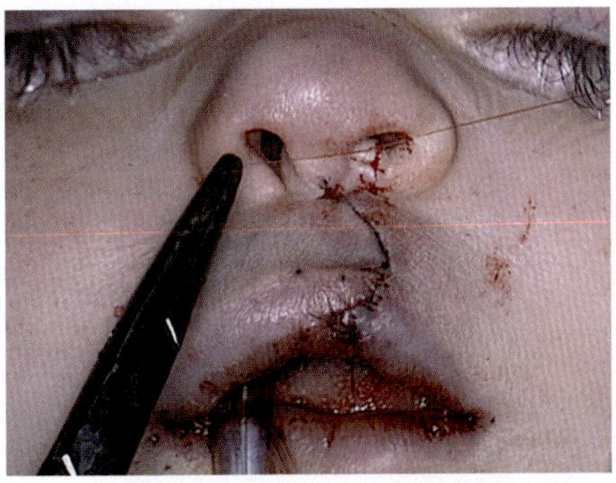

图 33.36 C 瓣转移与鼻翼基底瓣缝合，重建鼻槛。C 瓣近中部分可以延长裂隙侧鼻小柱的皮肤。

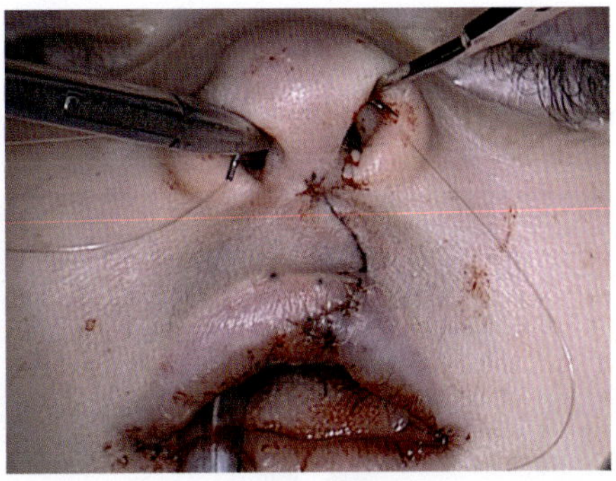

图 33.37 用单股 PDS 缝线穿过双侧鼻腔、皮下经过鼻尖的皮下组织，褥式缝合将鼻翼穹隆缝合在一起。

手术技巧

- 用钢笔可以精准定点，钢笔尖端可以刺入皮肤黏膜关键点标记。
- 皮肤标记用亚甲蓝，黏膜标记用外科用标记笔更方便。
- 用健侧唇长度确定患侧唇唇峰位置，可以保证修复后唇的对称性。
- 黏膜切口与皮肤表面切口一致。
- 切开时要保留皮肤黏膜的亚甲蓝标记点，以便后面对位缝合。
- 所有皮肤切开一定垂直皮肤表面，避免真皮层切口斜切。
- 轻夹唇部皮肤，用 15 号刀片分离口轮匝肌的深浅层。
- 鼻尖部下外侧软骨表面脂肪组织去除干净，用褥式穿通缝合保证双侧鼻翼对称。
- 真皮下缝合，皮肤表面使用胶水，避免皮肤拆线。
- 口轮匝肌的水平褥式缝合有利于患侧人中嵴重建。
- 推进瓣由下而上缝合，如果皮肤过长，可在上缘做楔形切除。

术后护理

- 患者可以于手术当天出院,也可以次日出院。
- 没有必要使用胶布或 Logan 弓进行减张。
- 可以使用肘部夹板,但不是必需的。
- 术后没有喂养限制。清醒后可以奶瓶或母乳喂养。
- 对乙酰氨基酚常用于术后止痛,个别患者需要麻醉药品止痛。
- 使用皮肤胶水后伤口无须清洁或特殊照护。
- 真皮层埋藏式缝合和使用胶水避免了皮肤缝线。
- 瘢痕按摩在术后 4 周开始。

临床病例

图 33.38 至图 33.40 展示了单侧唇裂修复的病例。

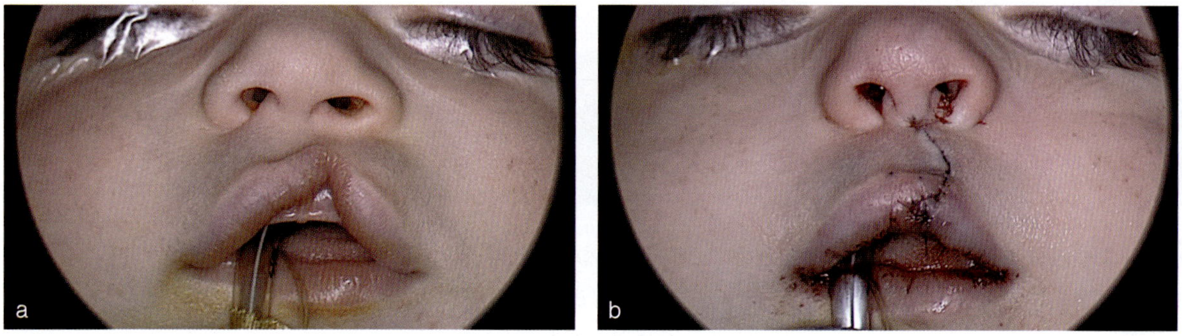

图 33.38 (a)单侧不完全裂的患儿术前照(该患儿即为上面展示每步手术过程中的患者)。(b)术后即刻效果。

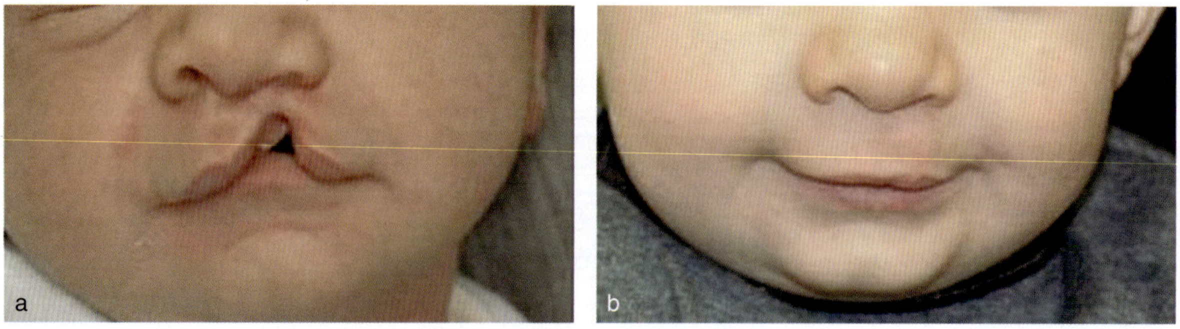

图 33.39 (a)不完全唇裂的术前患儿。(b)唇裂修复后 1 年。

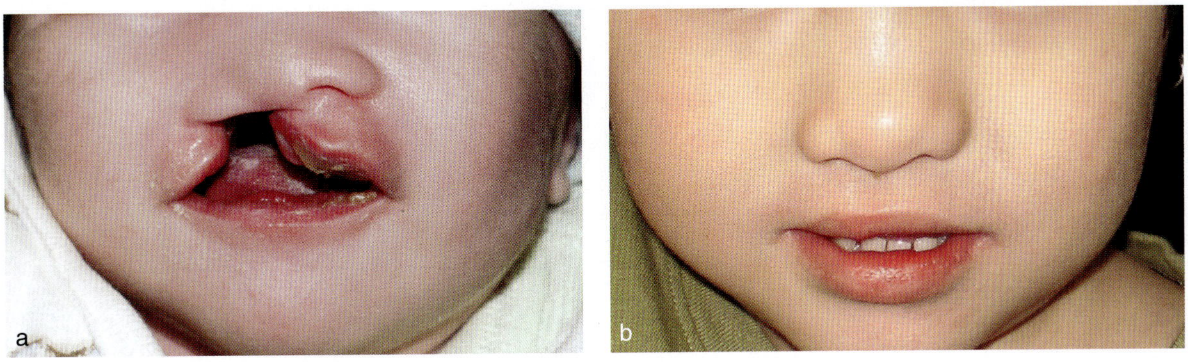

图 33.40 (a)右侧完全性唇裂术前。(b)患者术后 2 年。

并发症

唇裂术后并发症包括伤口裂开、伤口感染是比较少见的。

唇裂术后皮肤瘢痕增生始于术后 4~6 周。瘢痕成熟需 12~18 个月,瘢痕逐渐变轻。偶尔会出现瘢痕增生严重、瘢痕变宽、上唇变短。一天 2 次瘢痕按摩可以预防瘢痕过度增生,极少数情况下可能需要注射皮质类固醇来减轻瘢痕。

二期需要较大唇畸形修改是比较少见的,轻微唇畸形修复包括削薄来自侧唇多余黏膜组织。尽管早期进行了鼻畸形矫正术,但由于患侧一直存在或因复发导致下外侧软骨错位,鼻畸形再修复可以在学龄期进行。完全性鼻中隔鼻整形术要推迟到骨骼成熟后。届时如果有必要,可以行上颌骨前移术。

结论

有了细致的设计和仔细的外科操作,改良的 Millard 旋转推进技术在完全/不完全唇裂修复中可以获得完美的手术效果。重要的是外科医生要牢记每位患者唇裂畸形都是个性化的,对于每位患者所实施的手术技术需做相应适当变化以更好反映出健侧的外形。

时刻仔细评估手术效果,包括未来年龄、发育对外观的最终影响,外科技术的持续精进,这都是那些把这项工作当作艺术的医生毕生神圣的使命。

我一直还在学习中。

——Michelangelo

手术要点

- 术前干预(包括贴胶布、牙槽塑形、唇粘连)有助于改善唇鼻的对称性,以更好地平衡唇部和鼻尖的修复。
- 每个唇裂都是一个独特的挑战,外科医生要避免千篇一律的修补方法。要参照健侧上唇外形结构来修复患侧畸形。
- 轻微缩窄丘比特弓可以减轻健侧与患侧唇长度的差异,有助于获得更好的对称。
- 裂隙侧唇峰上方插入侧唇白唇三角瓣可增加患侧上唇的长度,避免红白唇瘢痕收缩造成继发性畸形。
- 裂隙侧干性红唇是不足的,来自侧唇的红唇三角可以恢复裂隙红唇的宽度。

- 鼻孔下方的横向切口仅限于不完全唇裂需要缩短长度的情况下使用，完全唇裂则不需要。
- 侧唇肌肉游离不超过患侧鼻翼基底，以便肌肉近中移动鼻翼基底。
- 裂隙侧肌肉游离不超过中线，避免破坏人中凹陷。
- C 瓣的近中部分可以用来重建患侧鼻小柱。
- 早期按摩有助于减少唇裂术后瘢痕的持续性增生。

（丁桂聪 译）

参考文献

1. Millard DR Jr. A primary camouflage of the unilateral hare-lip. In: Skoog T, Ivy RH, eds. Transactions of the International Society of Plastic Surgeons. Baltimore, MD: Williams & Wilkins; 1957:160
   The first written report of the Millard rotation-advancement technique.
2. Millard DR Jr. A radical rotation in single harelip. Am J Surg 1958;95(2):318–322
3. Cutting CB, Dayan JH. Lip height and lip width after extended Mohler unilateral cleft lip repair. Plast Reconstr Surg 2003;111(1):17–23; discussion: 24–26
4. Kirschner RE, LaRossa D. Cleft lip and palate. Otolaryngol Clin North Am 2000;33(6):1191–1215
5. McComb H. Primary correction of unilateral cleft lip-nasal deformity: a 10-year review. Plast Reconstr Surg 1985;75(6):791–799
   One of the first long-term accounts of the outcomes of primary nasal tip rhinoplasty.
6. McComb H. Primary repair of unilateral cleft lip nasal deformity. Oper Tech Plast Reconstr Surg 1995;2:200–205
7. Millard DR Jr. Refinements in rotation-advancement cleft lip technique. Plast Reconstr Surg 1964;33:26–38
8. Millard DR. Cleft Craft. The Evolution of Its Surgery. Vol 1: The Unilateral Deformity. Philadelphia, PA: Lippincott Williams & Wilkins; 1976
   The essential, classic tome, written by the master of the rotation-advancement repair. The historical accounts found herein are timeless.
9. Millard DR Jr, Latham RA. Improved primary surgical and dental treatment of clefts. Plast Reconstr Surg 1990;86:856–871
10. Mohler LR. Unilateral cleft lip repair. Plast Reconstr Surg 1987;80(5):511–517
    The first report of Mohler's modification of the Millard rotation-advancement, one in which the design of the rotation incision is altered to best match the shape of the philtrum.
11. Mulliken JB, Martinez-Pérez D. The principle of rotation advancement for repair of unilateral complete cleft lip and nasal deformity: technical variations and analysis of results. Plast Reconstr Surg 1999;104(5):1247–1260
12. Noordhoff MS. Reconstruction of vermilion in unilateral and bilateral cleft lips. Plast Reconstr Surg 1984;73(1):52–61
13. Noordhoff MS, Chen Y, Chen K, et al. The surgical technique for the complete unilateral cleft lip-nasal deformity. Oper Tech Plast Reconstr Surg 1995;2:167–174
14. Salyer KE. Primary correction of the unilateral cleft lip-nose: a 15-year experience. Plast Reconstr Surg 1986;77(4):558–568
15. Stal S, Brown RH, Higuera S, et al. Fifty years of the Millard rotation-advancement: looking back and moving forward. Plast Reconstr Surg 2009;123(4):1364–1377
16. Huang MH, Lee ST, Lee SJ. Anatomy of cleft lip and palate. In: Losee JE, Kirschner RE, eds. Comprehensive Cleft Care. New York, NY: McGraw-Hill; 2009:223–239
17. Blair VP. Nasal deformities associated with congenital cleft of the lip. JAMA 1925;84:185–187
18. Li AQ, Sun YG, Wang GH, Zhong ZK, Cutting C. Anatomy of the nasal cartilages of the unilateral complete cleft lip nose. Plast Reconstr Surg 2002;109(6):1835–1838
19. Grayson BH, Cutting CB. Presurgical nasoalveolar orthopedic molding in primary correction of the nose, lip, and alveolus of infants born with unilateral and bilateral clefts. Cleft Palate Craniofac J 2001;38(1):193–198
    The first written report of this important technique of presurgical infant orthopaedics.
20. Millard DR, Latham R, Huifen X, Spiro S, Morovic C. Cleft lip and palate treated by perisurgical orthopedics, gingivoperiosteoplasty, and lip adhesion (POPLA) compared with previous lip adhesion method: a preliminary study of serial dental casts. Plast Reconstr Surg 1999;103(6):1630–1644
21. Randal P. Lip adhesion. Oper Tech Plast Reconstr Surg 1995;2:164–166

第 34 章

双侧唇裂唇鼻修复术

Philip Kuo-Ting Chen

过去双侧唇裂修复后会出现以下畸形：人中又宽又短、前颌骨前突、鼻小柱短小、鼻孔扁平且鼻孔朝天、鼻尖变宽[1-5]。这些畸形都是前颌骨与侧方颌骨不平衡和鼻小柱变短引起的。近来唇裂修复技术取得较好的效果，主要是术前正畸(NAM)后消除颌骨骨段错位，鼻小柱牵拉再进行一期鼻唇修复[6-12]。在 Chang Gung 颅面中心使用的技术是一套组合技术，包括 NAM、手术改进、术后硅胶鼻膜维持等[13-18]。

目的

重建一个对称、平衡、比例协调唇鼻外形。

相关外科解剖

前唇

从解剖上看前唇并不存在口轮匝肌和明显的白唇嵴，前唇动脉供给来自鼻小柱动脉，鼻小柱动脉与侧鼻及鼻背动脉吻合[2,19,20]。

侧唇

中断的口轮匝肌附着于鼻翼基底，造成鼻翼向外下移位。这样引起侧唇的水平及垂直不对称，方向紊乱的肌束在侧唇有时候表现出肌肉凸起。

红唇和白唇嵴

通常前唇的红唇和白唇嵴是模糊不好辨认的，但是在侧唇上比较明显。

前颌骨

双侧完全性唇裂的前颌骨见图 34.1。

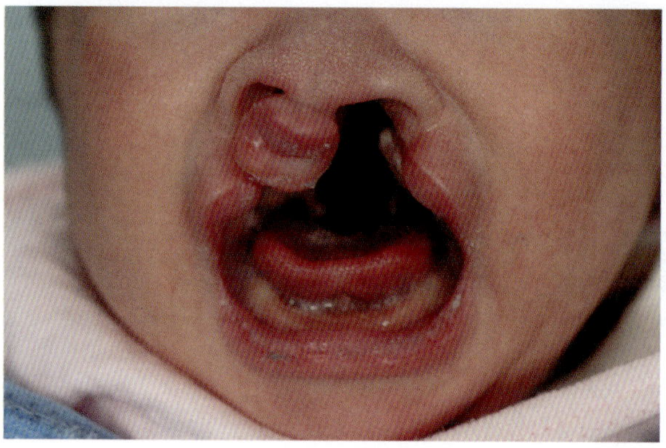

图 34.1 前颌骨前突、偏斜甚至扭转，双侧牙槽裂隙常常不对称。注意这个病例是典型的双侧唇裂外观，前颌骨前突、过小的前唇、鼻小柱短小、鼻尖扁平、鼻翼向侧方下方移位。

患者选择

患者的选择没有特殊要求，只要患儿足够健康耐受手术就可以。这类患儿不仅面临着唇腭的功能重建，也存在着心理问题。唯一引起争议的是比较轻微的唇裂，外科手术好处存疑时。

适应证和禁忌证

适应证

所有双侧唇裂足够年龄患儿及身体健康且耐受手术。

禁忌证

主要是全身状况或麻醉问题，比如患儿有复杂先天性心脏病且心肺功能障碍或存在严重脑病且预期寿命较短。

术前计划

仔细标记上唇，准确测量上唇的高度和长度（图 34.2）。

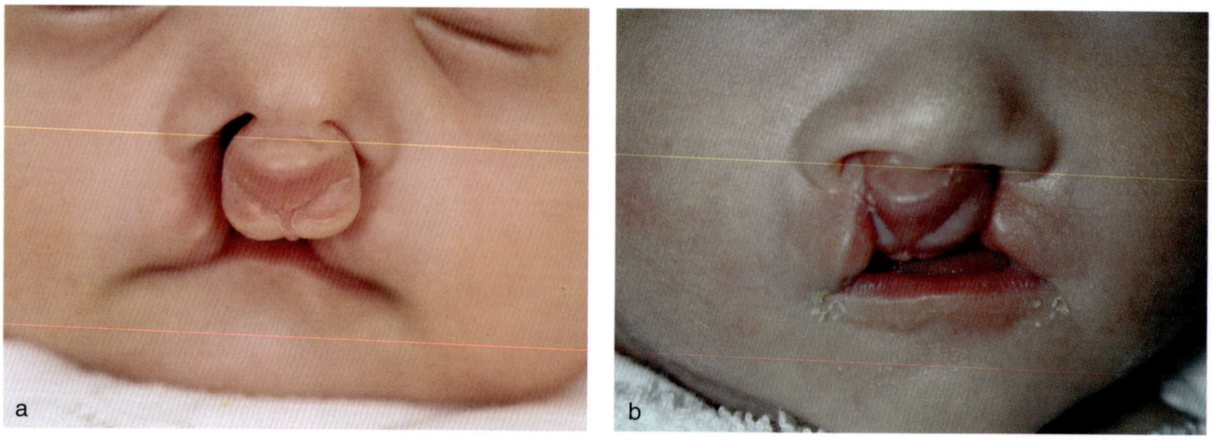

图 34.2 (a)面裂患儿可供修复上唇的组织（骨、软骨、皮肤、肌肉、黏膜）数量和质量差异多种多样。所有的唇裂在三维上都有一定程度的不对称；要仔细标注上唇，准确测量上唇高度和宽度以便评估可能存在的不对称，注意前唇和侧唇垂直高度的差异。(b)不完全双侧唇裂不对称畸形，患儿左侧完全裂，右侧不完全裂。

手术器械

唇裂修复器械相对简单，作者个人偏好的器械如图 34.3。

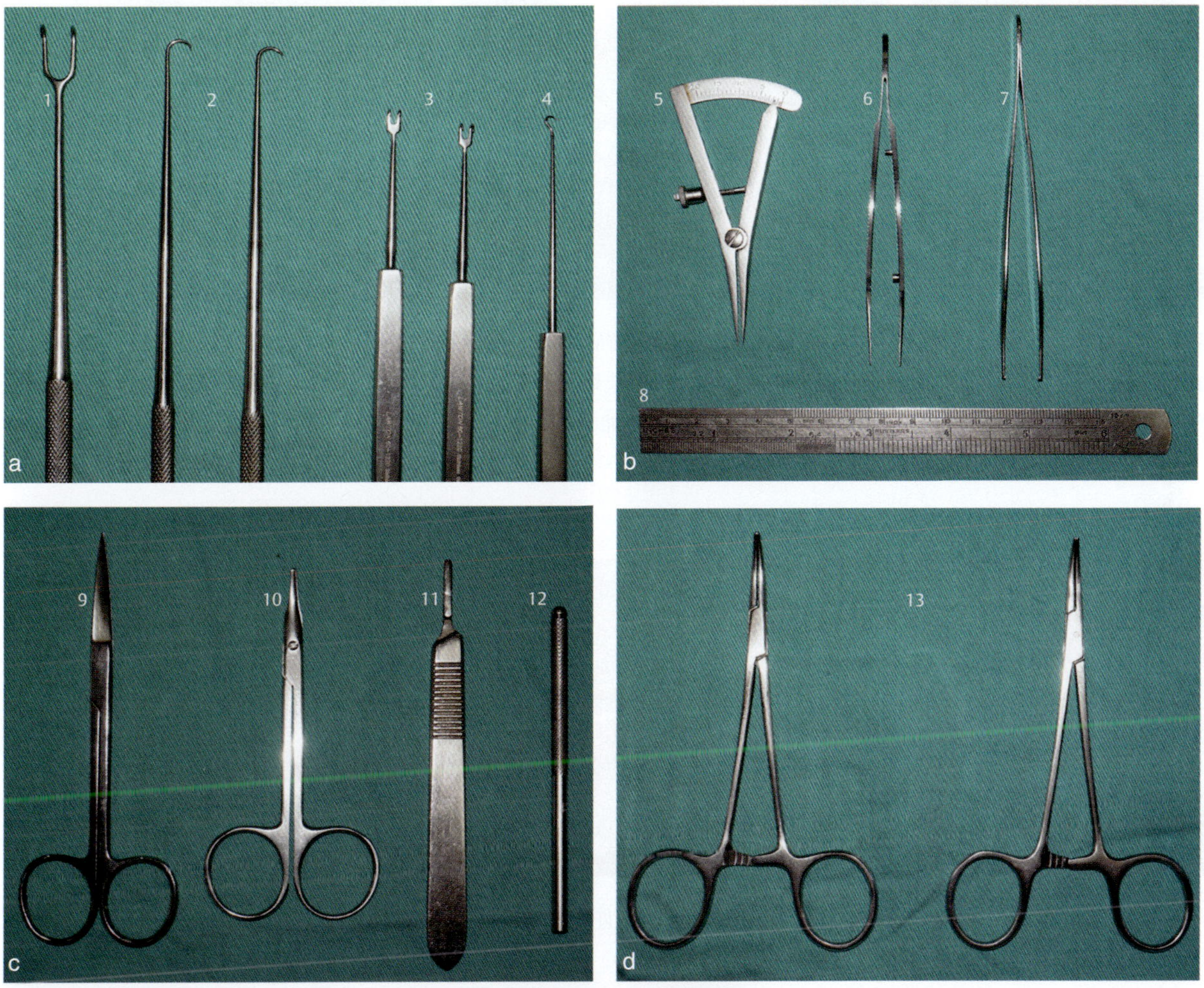

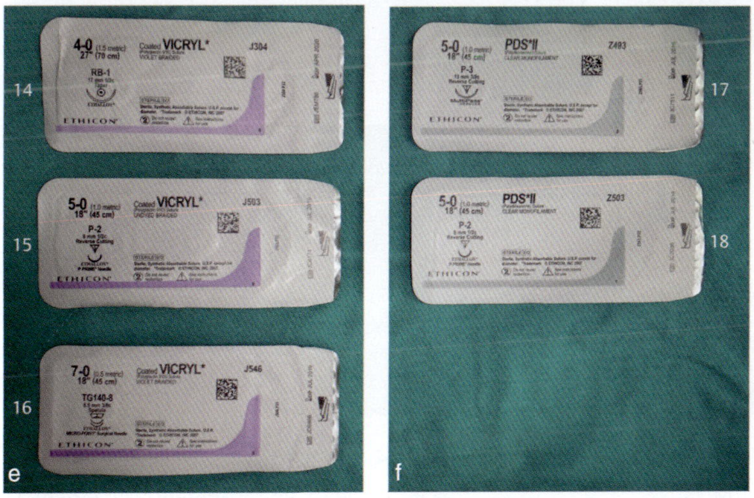

图 34.3 (a)大双钩(1)；大单钩(2)；小双沟(3)；小单钩(4)。(b)测量尺(5)；细头 Adson 镊子(6)；Adson 镊子(7)；直尺(8)。(c)线剪(9)；钝头剪(10)；手术刀柄(11)；连接 6700 刀片的刀柄(12)。(d)蚊式血管钳。(e)缝合材料 4–0 Vicryl 910（RB–1 针，17mm，1/2 弧形，圆针）(14)；5–0 Vicryl(P–2 针，8mm，1/2 弧形，反型角针)(15)；7–0 Vicryl 针（TG140–8 针，6.5mm，3/8 弧形，铲针）(16)。(f)5–0 PDS(P3，13mm，3/8 弧形，反型角针)(17)；5–0 PDS(P2，8mm，1/2 弧形，反型角针)(18)。

手术过程：技术细节

双侧唇裂修复步骤详见图 34.4 至图 34.60。

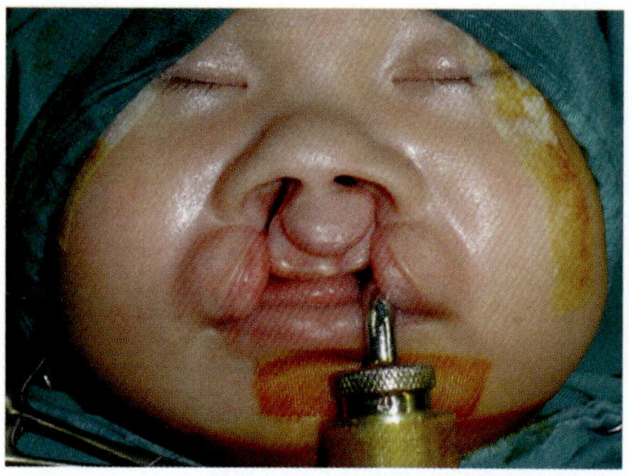

图 34.4 全身麻醉和插管。在我们机构，采用带角度的金属接头插管麻醉。由于插管无气囊，需要咽喉填塞，随后消毒铺巾。

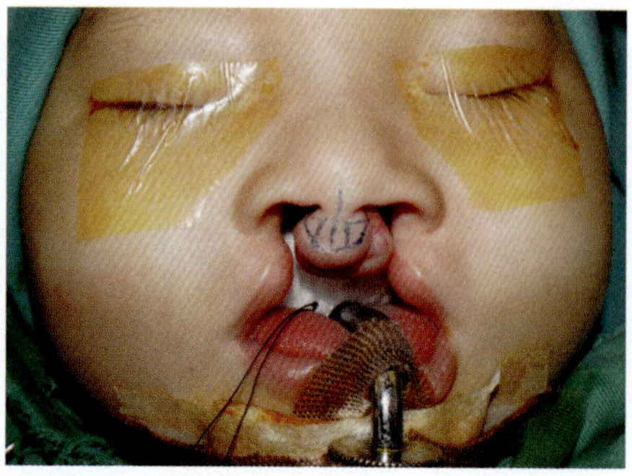

图 34.5 前唇标记如图，前唇唇峰之间距离设计为 4mm，每侧人中点到唇峰距离为 2mm。人中在鼻小柱基底缩窄到 3mm。

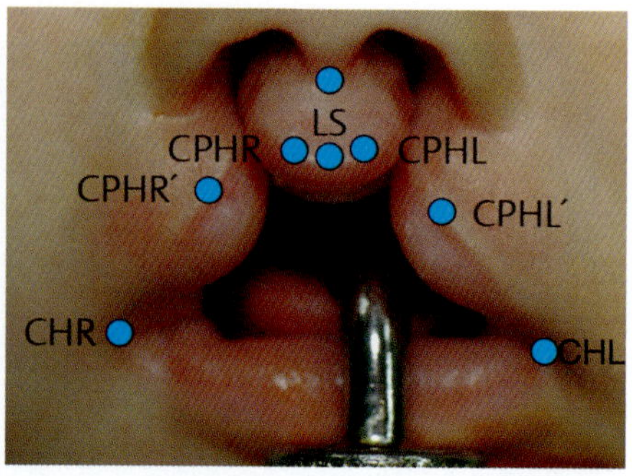

图 34.6 侧唇标记点如图所示。侧唇唇峰点（CPHR′和 CPHL′）设计在红唇最宽的唇嵴处，这点离红唇聚合处通常为 4~5mm。这些标记点全部落在白唇嵴上。

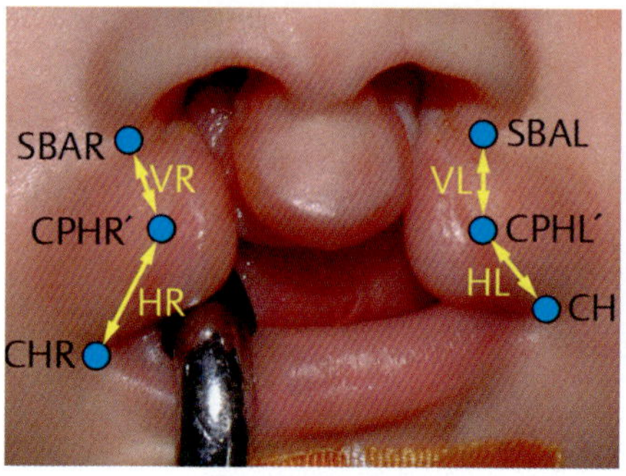

图 34.7 上唇双侧垂直和水平长度需确认对称，如果双侧数据差别超过 3mm，CPHR′和 CPHL′需要调整。

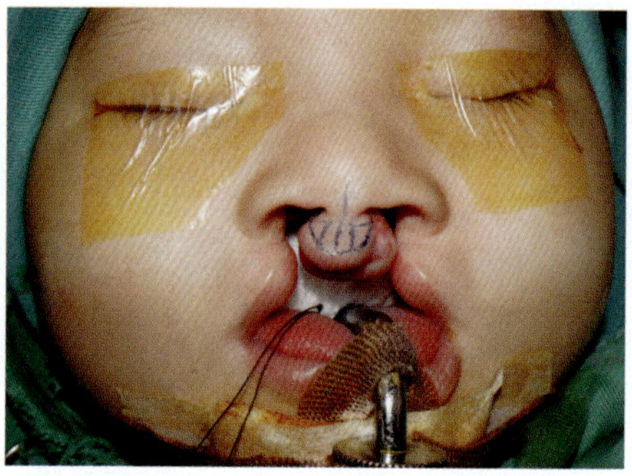

图 34.8 前唇垂直切口是直线，下方切口位于唇嵴之上，两次唇峰点 CPHR、CPHL 要高于人中点，以便创造出 V 形唇弓，叉形瓣设计在鼻底。

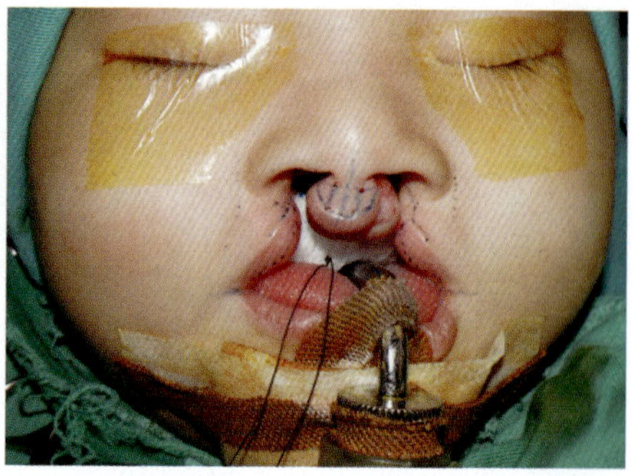

图 34.9 侧唇切口向下延伸至离唇缘嵴 2mm，形成含白唇嵴缘的游离唇缘瓣，长度不超过 5mm，用于丘比特弓的重建。

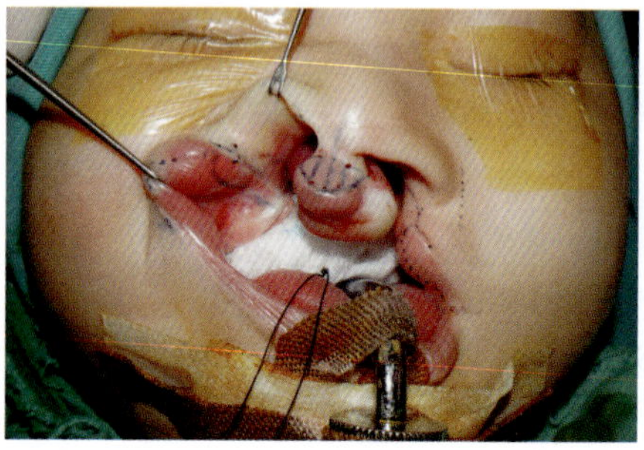

图 34.10 基底位于牙槽的 L 形黏膜瓣设计用于鼻底重建，瓣宽约 0.5cm，瓣长度因侧唇长度而变化，瓣上端切口至梨状孔的皮肤黏膜交界处的下鼻甲。

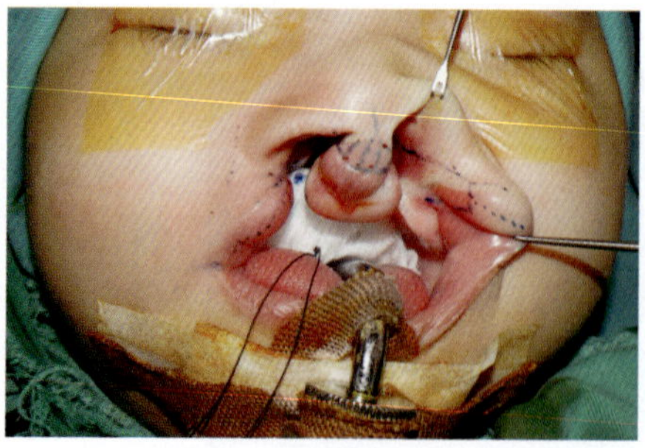

图 34.11 下鼻甲瓣设计上端位于下鼻甲，宽约 5mm，长 15mm。

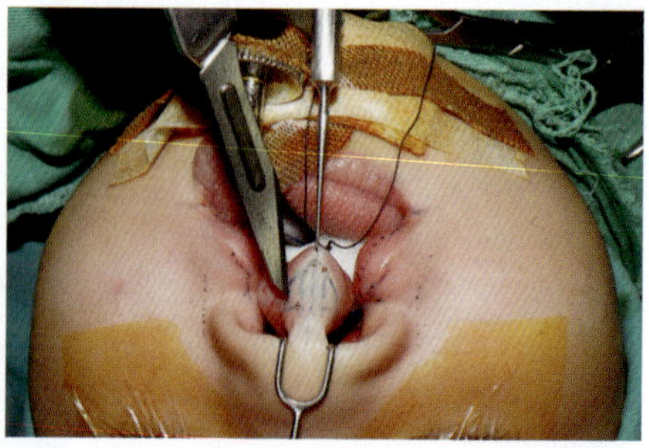

图 34.12 前唇切口。大双钩勾住鼻翼穹隆，小单钩勾住红唇最低点以方便用 11 号刀片直线切开，两个侧方叉形瓣向鼻小柱后方延伸至穹隆。

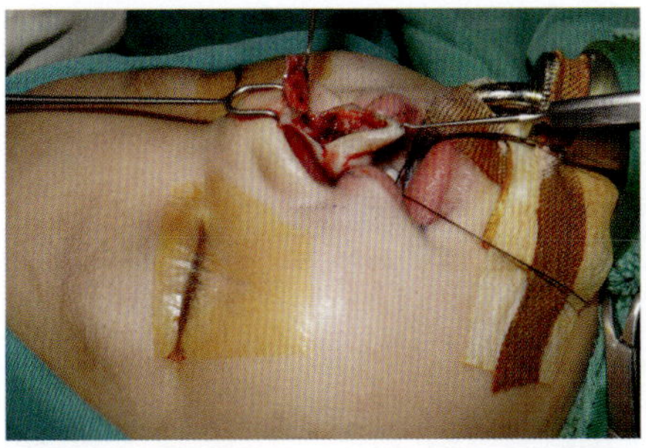

图 34.13 正中人中瓣及叉形瓣、鼻小柱向上作为整体翻起，用大双钩拉向上方，所产生的间隙用于容纳口轮匝肌，表面为人中瓣。

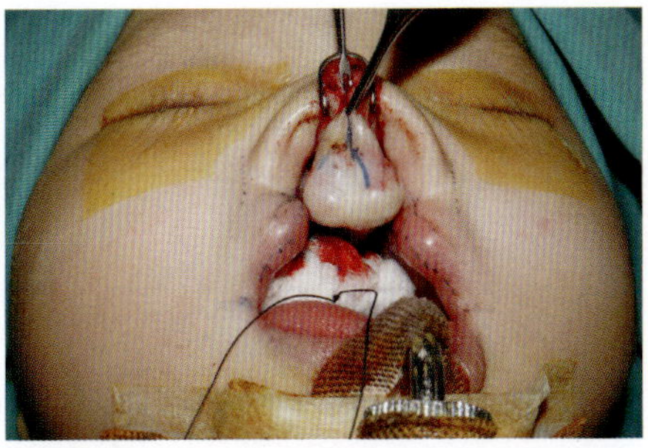

图 34.14 前颌骨的前庭沟要加深到侧唇一样的深度，通常只需要一小部分黏膜即可重建前唇的前庭沟。

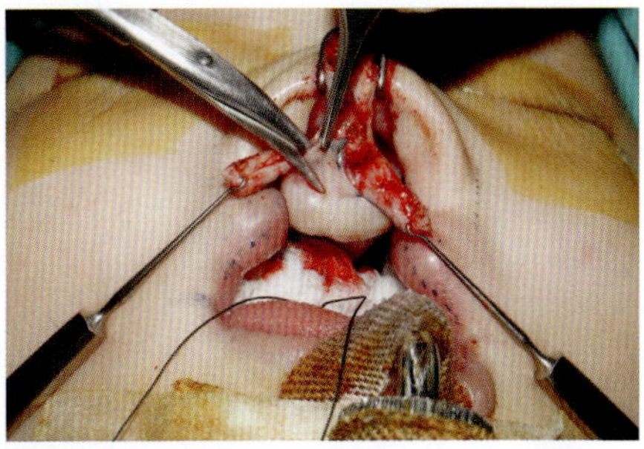

图 34.15 前唇的红唇和黏膜可以分为三部分，最下方中央瓣作为衬里用于重建前庭沟，侧方黏膜瓣（小拉钩牵引的部分）用于重建鼻底。

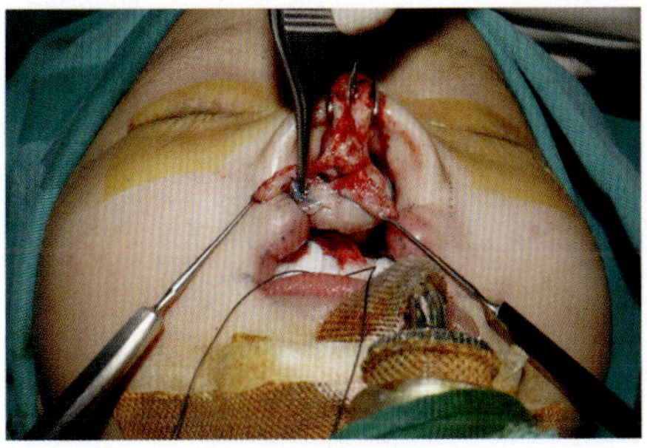

图 34.16 侧方黏膜瓣牵向侧方，去掉多余的黏膜组织。

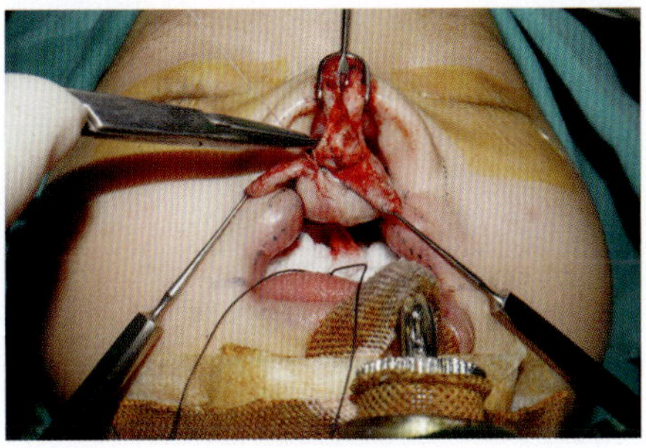

图 34.17 中份黏膜瓣缝合固定在前颌骨的组织面上。

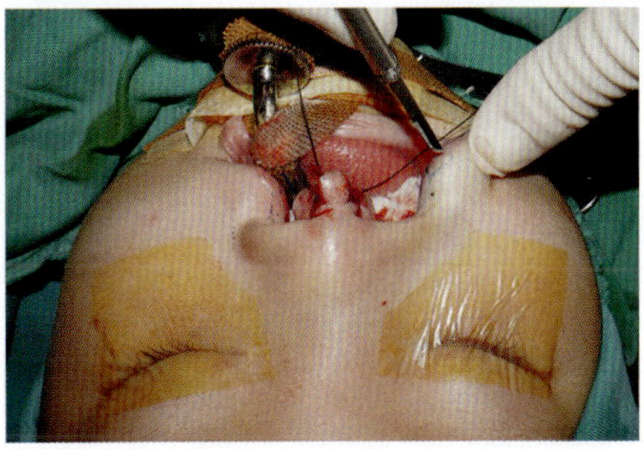

图 34.18 侧唇切口用 6700 刀片切开，从患侧唇峰点开始沿着裂隙缘切开，起点在白唇嵴之上。

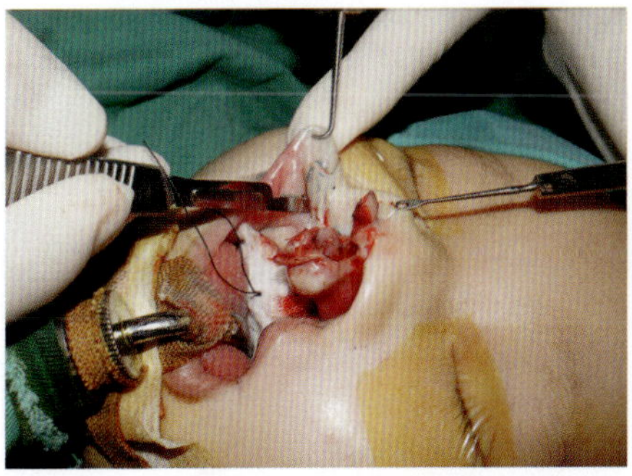

图 34.19 侧唇 L 形黏瓣用 15 号刀片翻起，上方切口继续沿着鼻底皮肤黏膜交界处进入鼻腔，止于下鼻甲处。

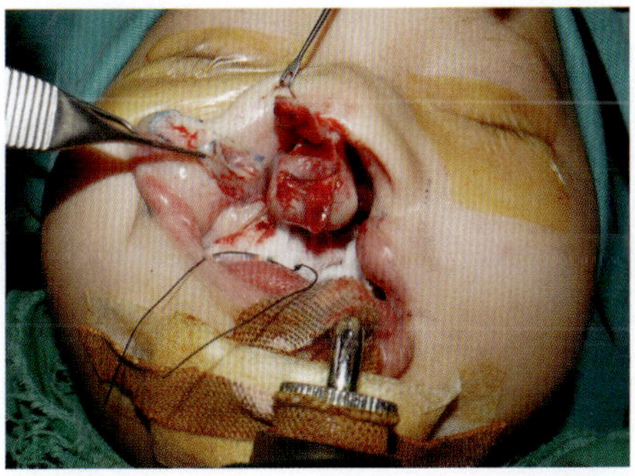

图 34.20 用钝头剪翻起黏膜瓣，黏膜上保留部分肌肉，以保持瓣的血液供给。

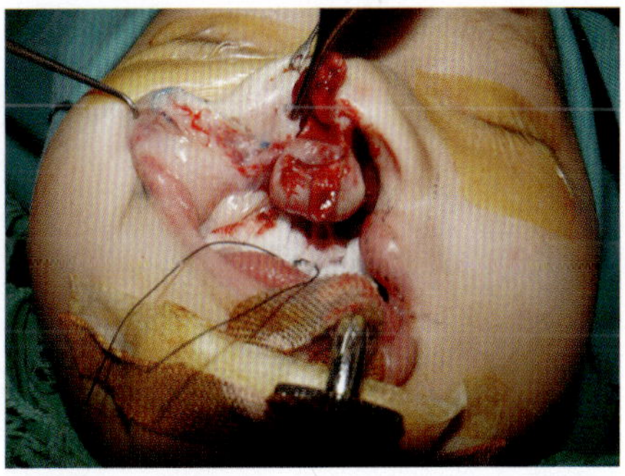

图 34.21 L 瓣用于鼻底重建，翻转跨过裂隙。

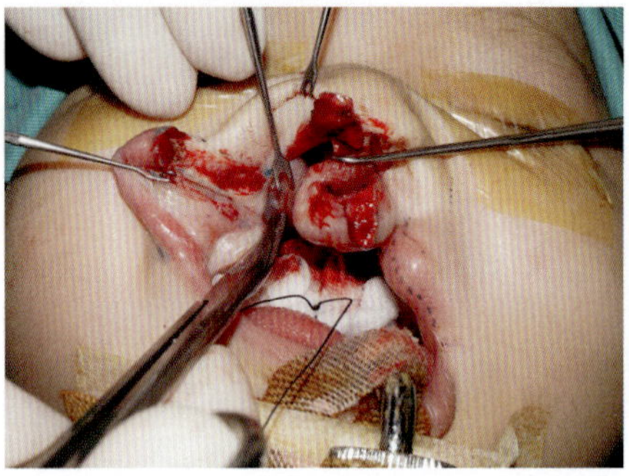

图 34.22 在下鼻甲表面做切口，形成蒂在上方的下鼻甲瓣。用钝头剪翻起，该瓣长约 15mm。

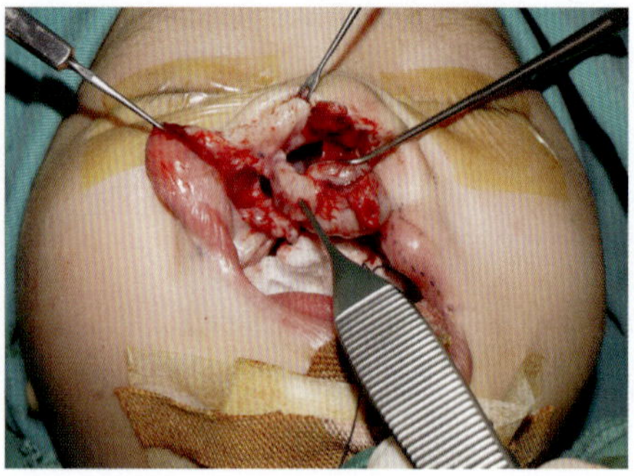

图 34.23 下鼻甲瓣翻起，蒂在鼻前庭。

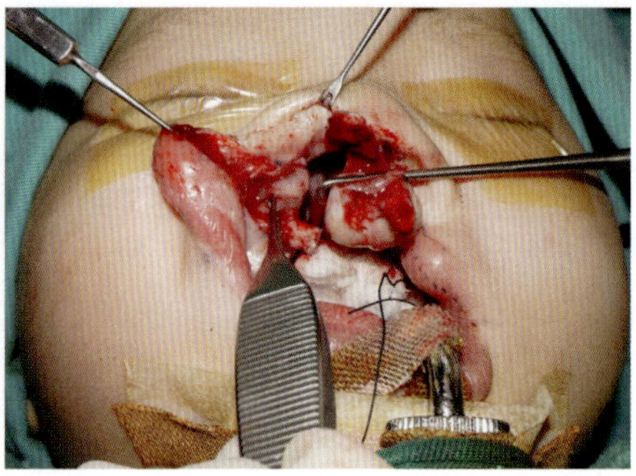

图 34.24 下鼻甲瓣翻转 90°用来修复牙槽裂隙。

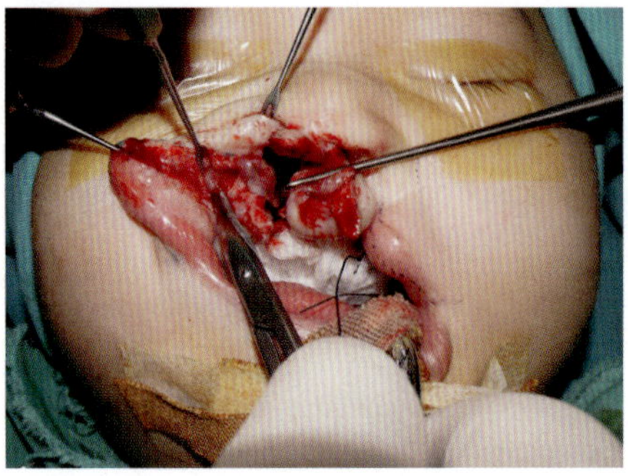

图 34.25 侧唇部分在骨膜上分离，移动上唇和鼻翼基底。

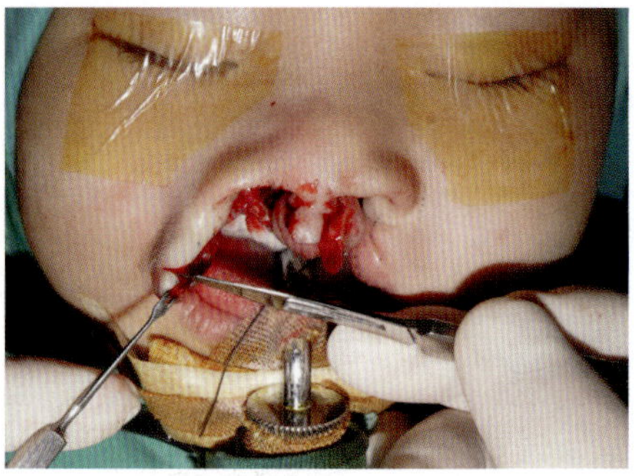

图 34.26 侧唇切口继续向下，切口包含白唇缘的游离唇缘瓣用于重建丘比特弓，刀片斜切包含较多的唇肌肉，增加唇弓重建组织的丰满度。

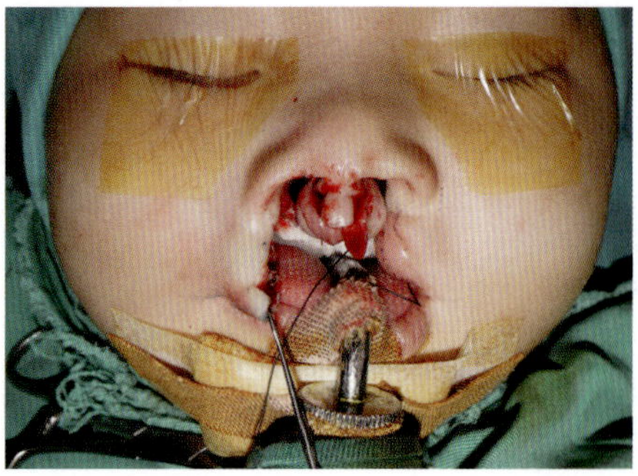

图 34.27 用小双钩牵拉唇瓣检查瓣的厚度，游离边缘平滑意味着唇瓣厚度是足够的，值得注意是，鼻底及鼻翼基部没有切口。

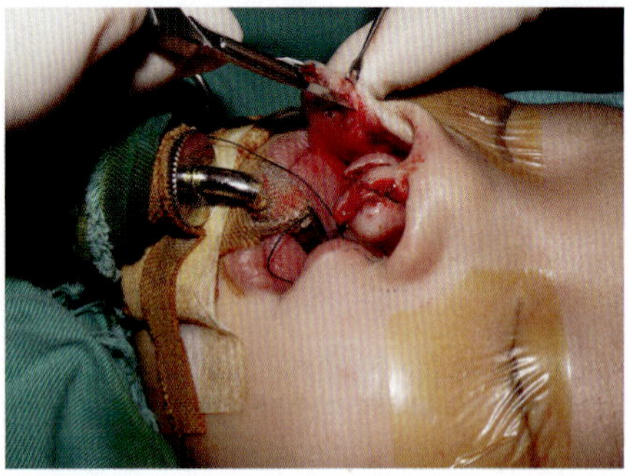

图 34.28 侧唇黏膜层肌肉游离 2mm，皮肤与肌肉间游离范围较广，皮肤切开边缘保留部分肌肉层使边缘较厚，较厚皮肤边缘有助于患侧人中重建。

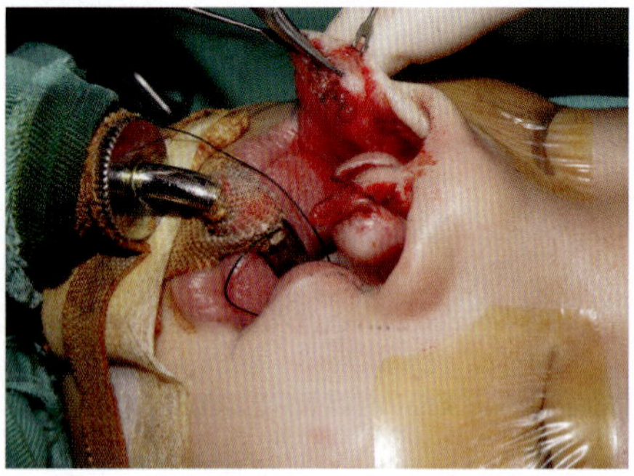

图 34.29 用钝头剪刀继续分离肌肉至鼻翼基底，分离肌肉在鼻翼基底附着。

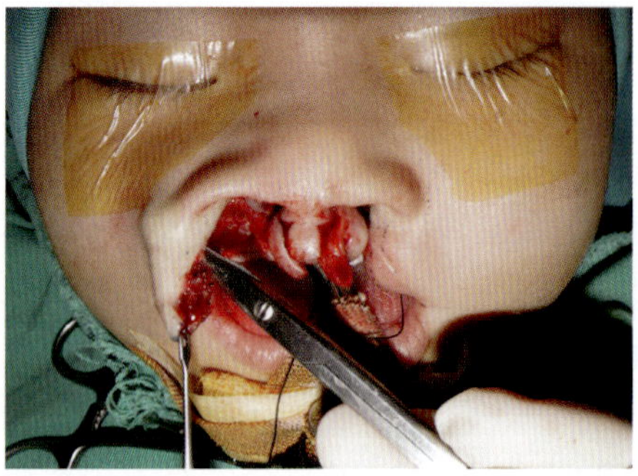

图 34.30 角动脉走行与鼻翼基底侧方，可以作为肌肉向上向外游离范围的标记，肌肉松解充分可以允许双侧肌肉在前颌骨表面缝合，这种肌肉从皮肤分离可以保证侧唇高度。

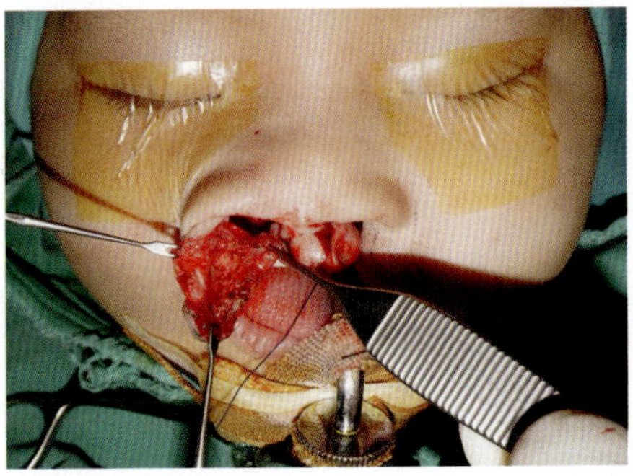

图 34.31 非常重要的是分离鼻翼基底所有异常肌肉附着，这可以预防二期鼻畸形时常见的鼻翼基底向侧方和下方移位。

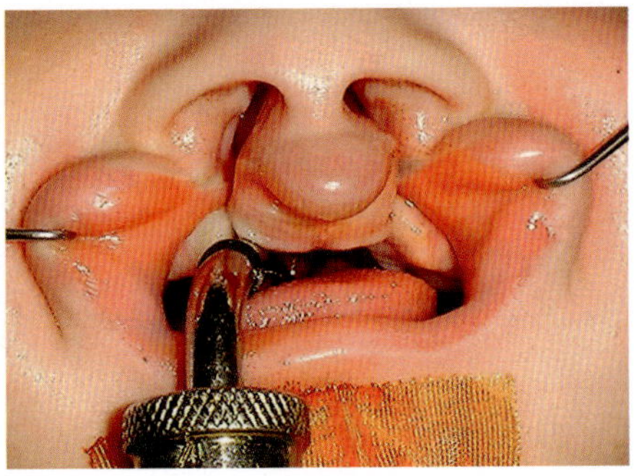

图 34.32 在裂隙窄的患者，L 瓣重建鼻底已经足够了。L 瓣缝合于鼻中隔处切口，上端缝合于梨状孔下缘，前唇黏膜瓣(PM 瓣)缝合于 L 瓣下缘，尖端缝合于 L 瓣根部关闭鼻底。下鼻甲瓣在这些类型病例中是不需要的。

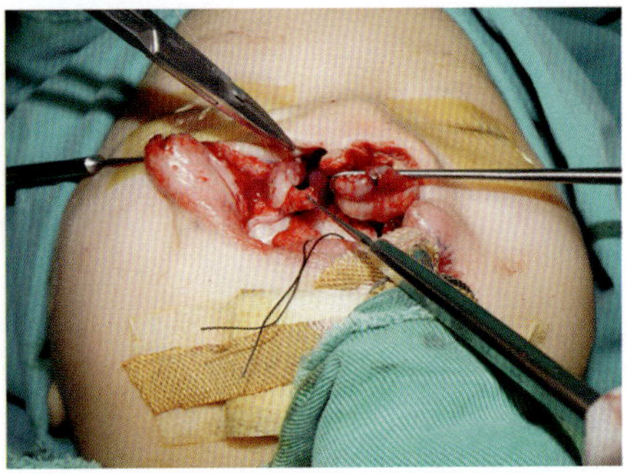

图 34.33 下鼻甲瓣缝合于梨状孔下缘切口。

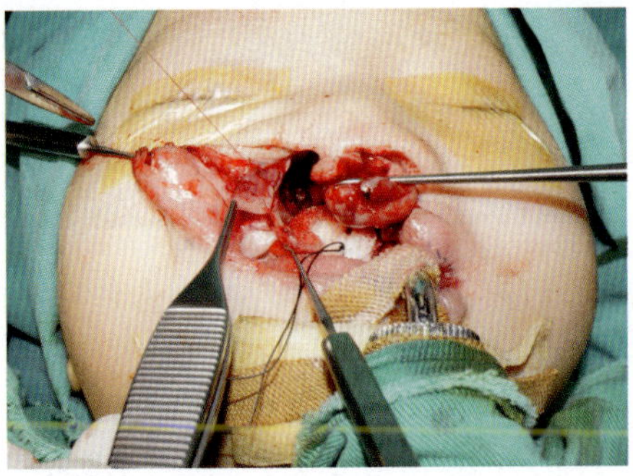

图 34.34 梨状孔下缘切口完全关闭。

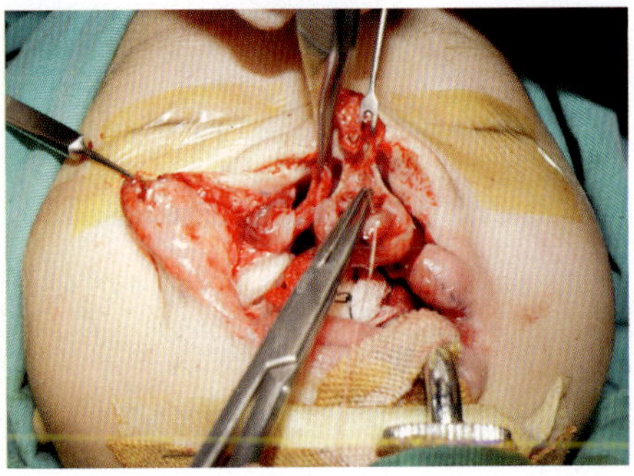

图 34.35 L 瓣跨过裂隙，缝合于鼻中隔处切口。

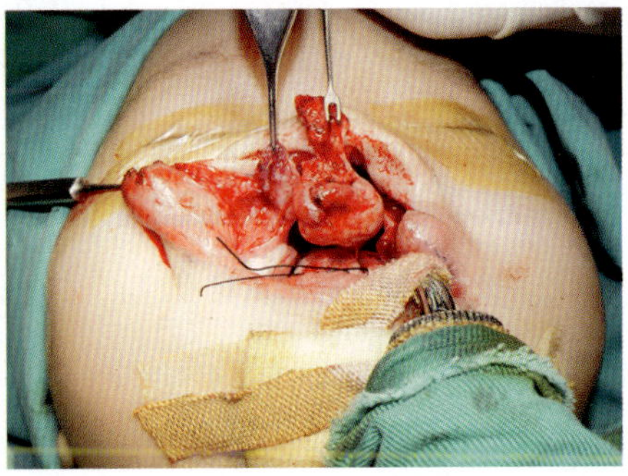

图 34.36 对中等到宽的裂隙采用下鼻甲瓣是必要的，可以给予鼻腔裂隙侧方提供额外的黏膜衬里。下鼻甲瓣旋转 90°，瓣的上缘缝合于梨状孔切口的下缘，下鼻甲瓣下缘与 L 瓣的上缘缝合。

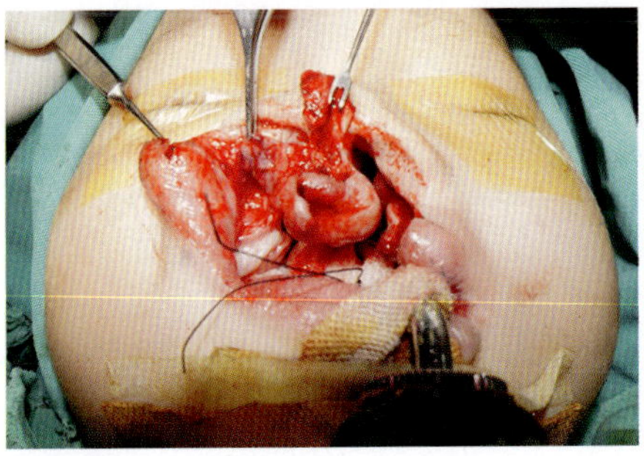

图 34.37 鼻底及梨状孔边缘的缺损完全黏膜封闭，下鼻甲瓣、L 瓣、PM 瓣提供充足的黏膜组织修复鼻底及鼻腔侧壁，保证了鼻底的高度。

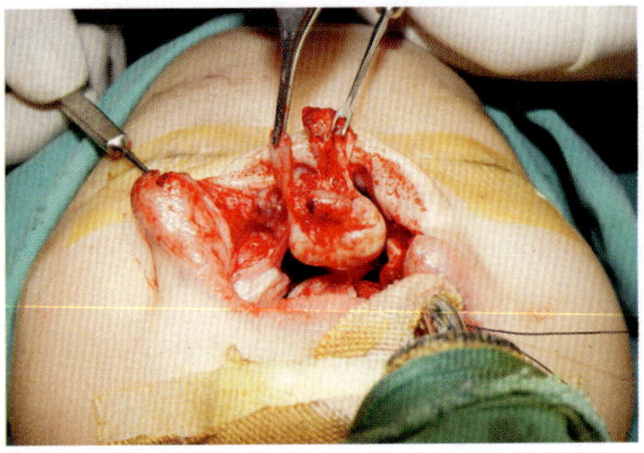

图 34.38 PM 瓣跨过裂隙。

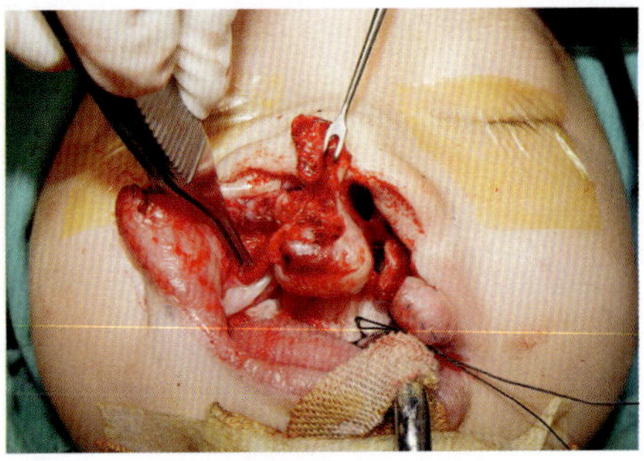

图 34.39 PM 瓣缝合于 L 瓣的下缘，尖端固定于 L 瓣的基底，组成鼻底的内衬。

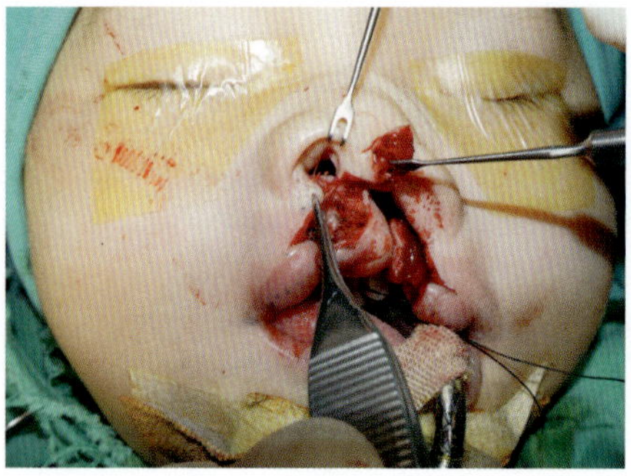

图 34.40 鼻翼向内侧推进，梨状孔切口与下鼻甲瓣的上缘缝合。

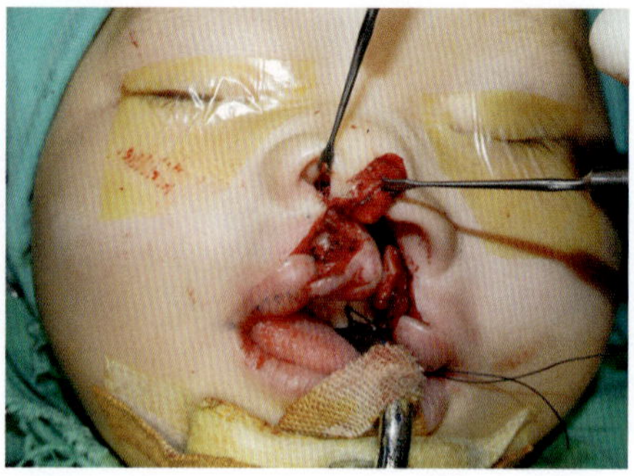

图 34.41 注意保持鼻孔宽度在 6~8mm，鼻面沟在鼻底关闭后需要加强。

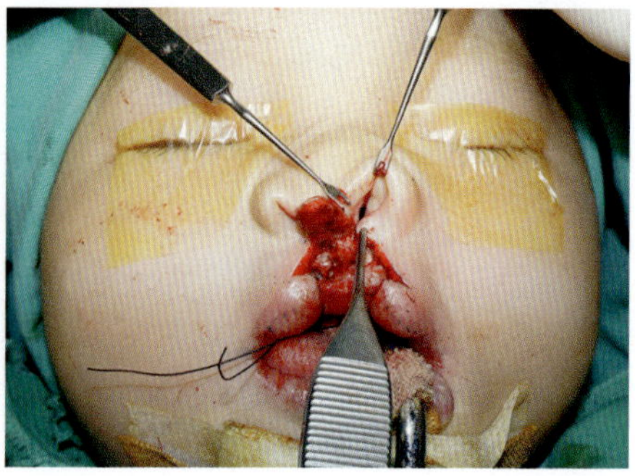

图 34.42 裂隙的另一侧进行同样的操作。

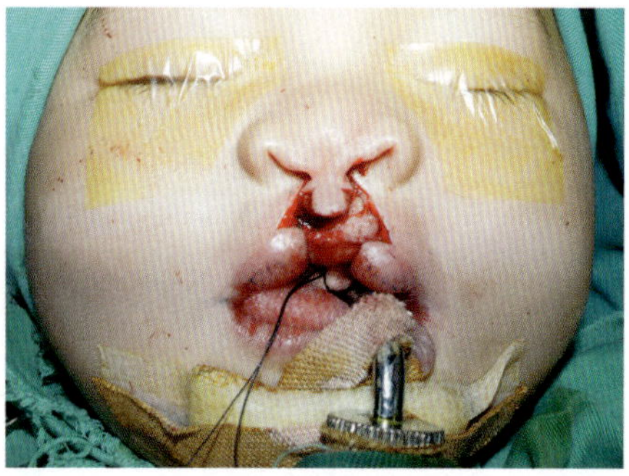

图 34.43 鼻底重建完成。

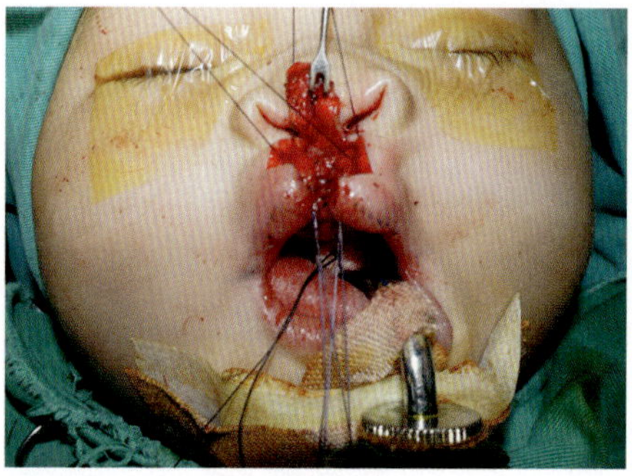

图 34.44 通过对肌肉黏膜垂直褥式缝合进行肌肉的重建。

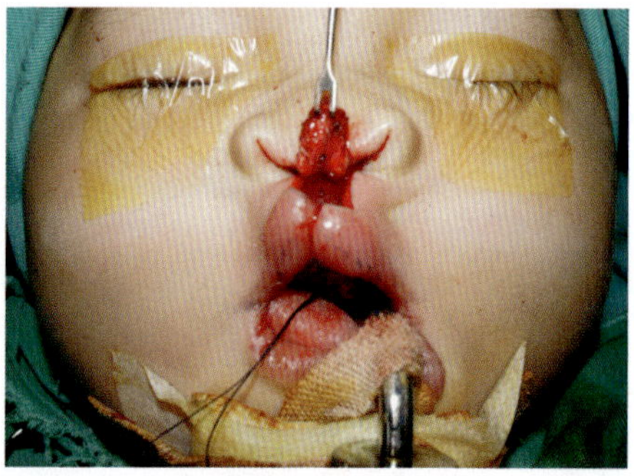

图 34.45 两侧的口轮匝肌用 4-0 Vicryl 缝线缝合在一起，低位口轮匝肌采用单一层次垂直褥式缝合。上颊沟以上高位肌肉进行简单缝合，最上缘缝线固定于鼻中隔以防止术后唇部下垂。通常需要 4 针完成唇部肌肉重建，肌肉不重叠。

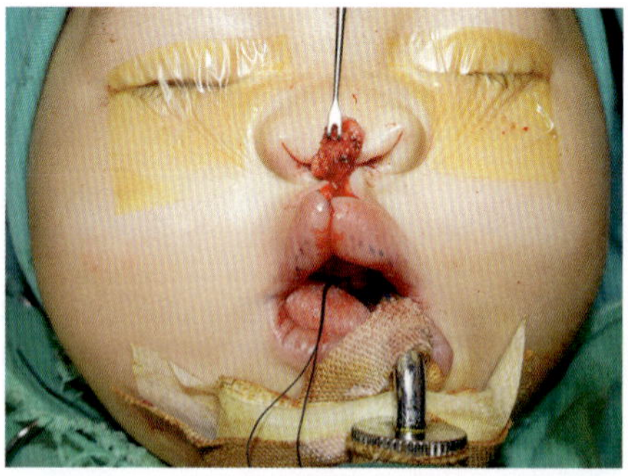

图 34.46 双侧肌肉缝合后双侧皮肤边缘已经非常靠近，任何鼻孔大小和垂直高度不对称这时候都可以调整，通过切除鼻底组织或近中推进鼻翼基部缩小鼻孔到 6~8mm。

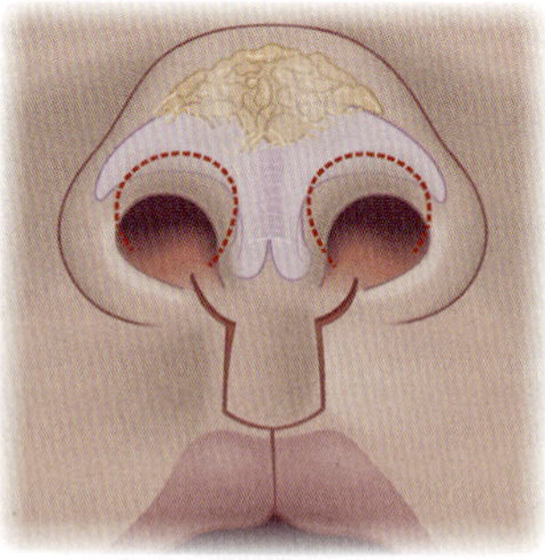

图 34.47 鼻部重建设计方案 1：鼻小柱高度一般，有两种方式进行鼻小柱重建，方式取决于鼻底修复和肌肉缝合后鼻小柱的高度。如果鼻小柱高度一般，可以采用半开放的鼻成形术，鼻翼边缘做田岛(Tajima)切口，倒 U 形切口成为新的鼻翼边缘。

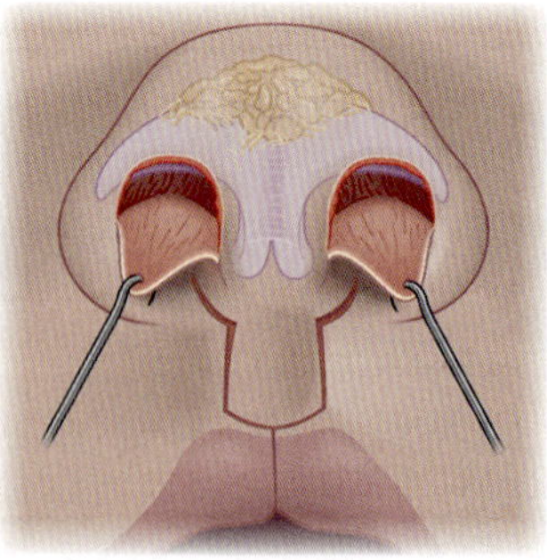

图 34.48 通过这个切口下外侧软骨的尾端很容易暴露。

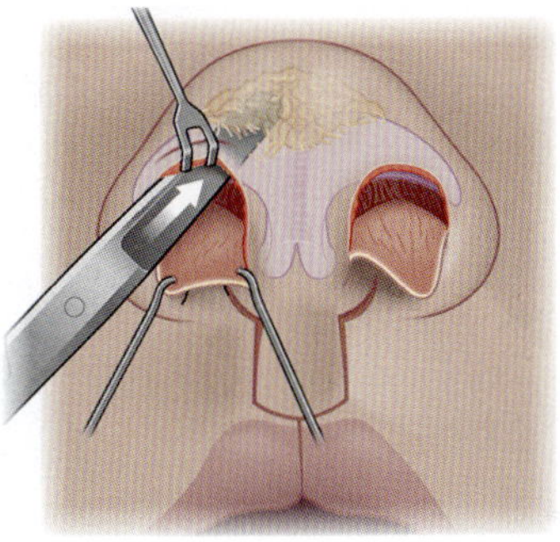

图 34.49 下外侧软骨在直视下解剖，将纤维脂肪组织从软骨表面分离，下外侧软骨在离穹隆外侧 3mm 处进行缝合进行过矫正，反向 U 形切口下方皮肤可以用于重建鼻小柱。

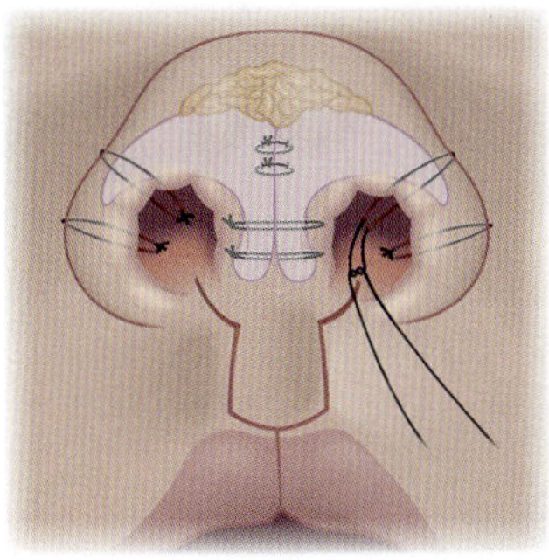

图 34.50 用 5-0 PDS 缝线通过鼻翼颜面沟做穿通缝合，关闭鼻翼基部的无效腔，减少前庭区的内衬塌陷，而且能够对下外侧软骨的外侧角提供额外支撑，恢复鼻面沟。

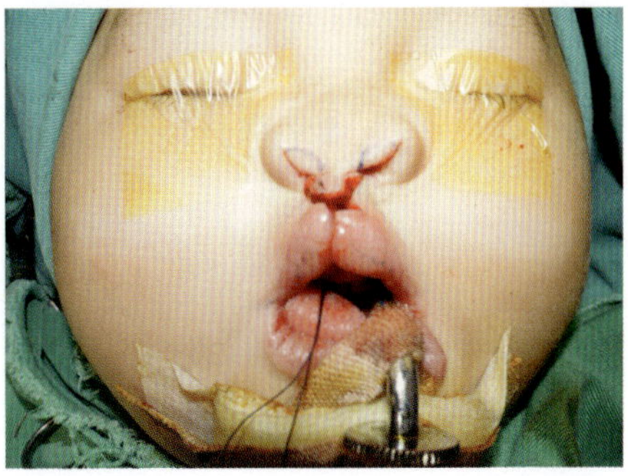

图 34.51 鼻翼重建设计方案 2 如果鼻小柱高度很短，需采用开放性鼻成形术式，倒置的 U 形切口设计如前。

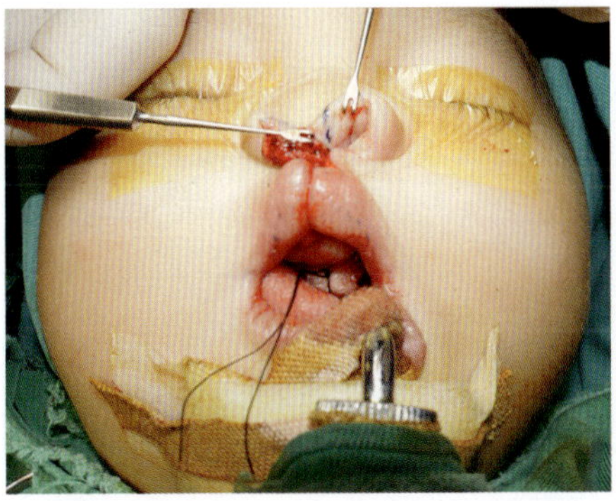

图 34.52 倒置的 U 形切口下端与前唇的鼻小柱后方到穹隆切口连在一起。

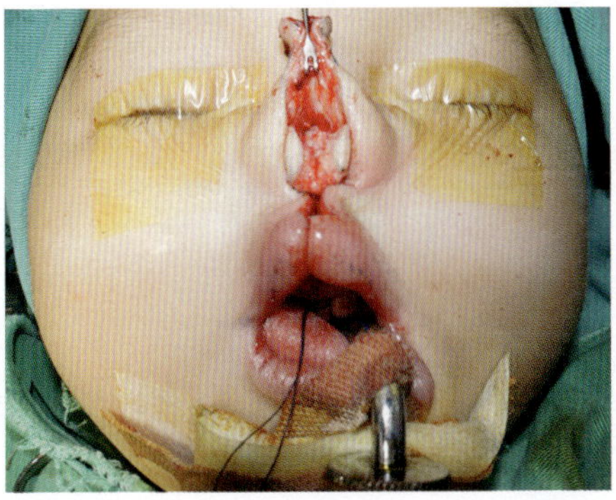

图 34.53 前唇鼻小柱复合组织向上翻起行开放性鼻成形术。解剖平面从下外侧软骨中间角后开始，当分离推进到中间角前面和鼻尖顶部时在鼻小柱上部横断下外侧软骨中间角。

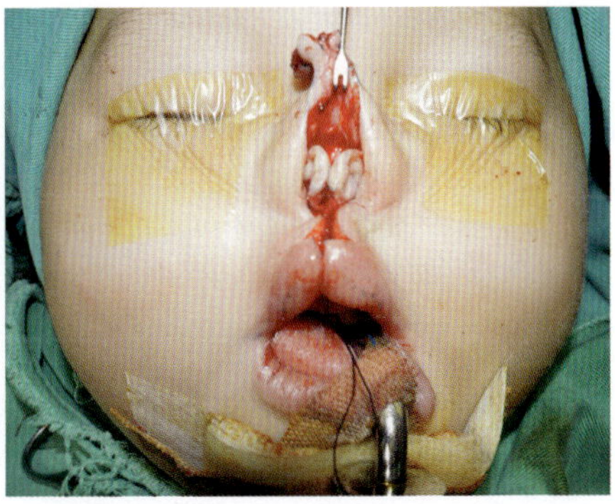

图 34.54 直视下用 5-0 PDS 缝线将下外侧软骨做褥式缝合。

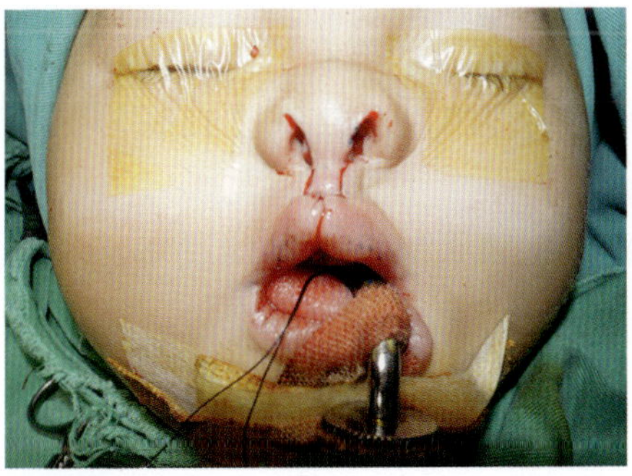

图 34.55 将鼻尖、鼻小柱、前唇重新复位到丘比特唇弓，皮肤缝合与半开放鼻整形相似，开放性鼻成形术利用加固的鼻尖使软组织重置，解决鼻小柱过短问题，倒置 U 形切口下方皮肤翻转形成鼻小柱后方衬里。

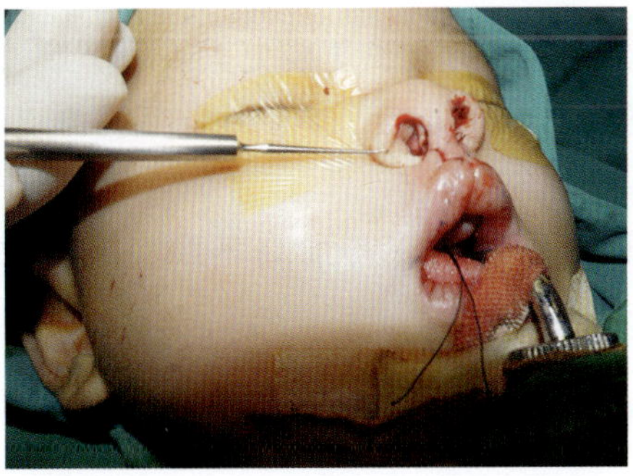

图 34.56 鼻底和鼻唇角的恢复。将叉状瓣往后缝合至鼻中隔，可以让因掀起前唇瓣而变钝的鼻唇角恢复术前的角度。最后将鼻底多余组织修剪并完成鼻底缝合，确保鼻底宽度为 6~8mm。

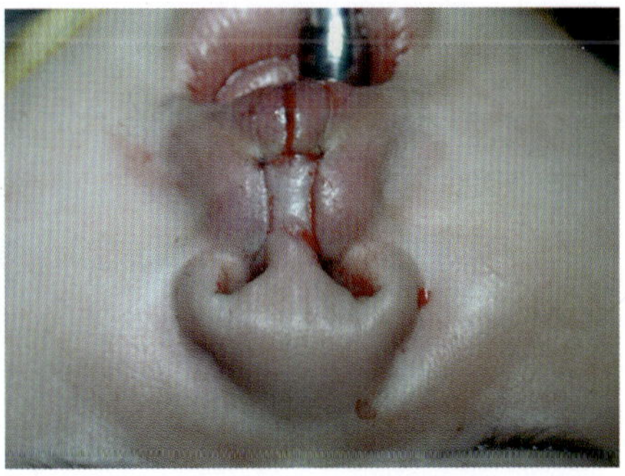

图 34.57 丘比特弓的重建. 前唇皮肤与侧唇缝合在一起，用皮下缝合精准对位双侧唇峰点非常重要，侧唇全厚唇缘瓣在中线缝合，重建丘比特弓的白唇嵴。

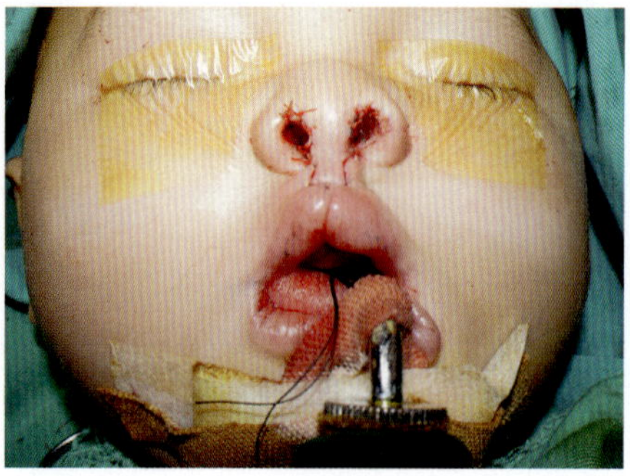

图 34.58 双侧的唇缘瓣长度略长于前唇的丘比特弓长度，额外长度中央聚合可造成前唇微翘，再造唇珠。我通常将侧唇游离唇缘瓣保留 5mm，多余的 3mm 黏膜瓣在中线形成噘嘴状，避免了口哨畸形。

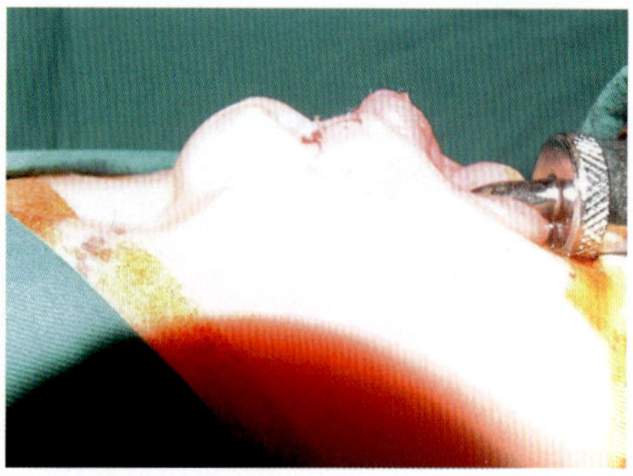

图 34.59 侧面观显示中线凸起的唇珠。

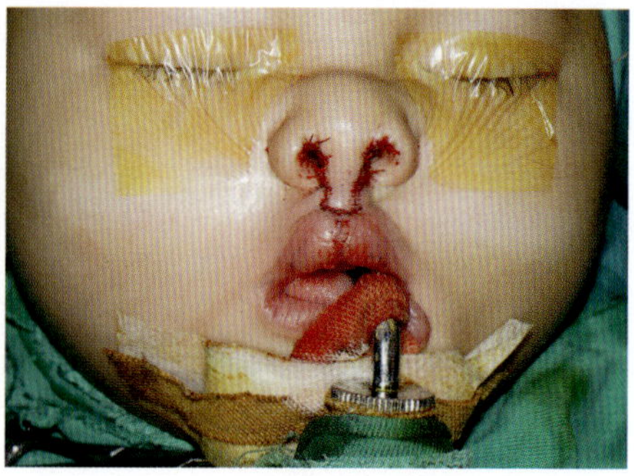

图 34.60 关闭黏膜皮肤切口。上唇皮肤用 7-0 Vicryl 缝线做连续缝合。红唇在红唇线以上用 7-0 Vicryl 缝线做褥式缝合，下方黏膜用 5-0 Vicryl 缝线缝合。

手术技巧

- 前唇皮瓣要窄。
- 鼻底宽度应窄。
- 口轮匝肌在中线处缝合。
- 用侧唇的唇缘瓣重建上唇丘比特弓。
- 开放或半开放的鼻成形术需清除下外侧软骨间纤维脂肪组织，并将软骨缝合在一起。

术后护理

- 唇鼻伤口外用抗生素药膏，伤口肿胀渗出较重的，可以用生理盐水湿敷。
- 术后 5~7 天，在门诊用口服水合氯醛镇静的情况下进行拆线，使用微孔胶布和硅胶片 6~9 个月预防瘢痕。
- 硅胶鼻膜使用 6~9 个月，不建议随着年龄增长更换更大一号鼻膜，因为这可能增大鼻孔的宽度。
- 家长通常被指导每两周逐渐增加鼻膜的高度，通常每个鼻膜可以增加 3~4 层硅胶层（每层 1mm 厚），这有助于维持已经延长的鼻小柱高度。
- 最近生产出增高型鼻膜，家长可以使用逐步加高鼻膜而不需靠垫高鼻膜来维持鼻翼的过矫正（图 34.61）。

临床病例

4 位唇裂患儿和长期随访结果（图 34.62 至图 34.65）。

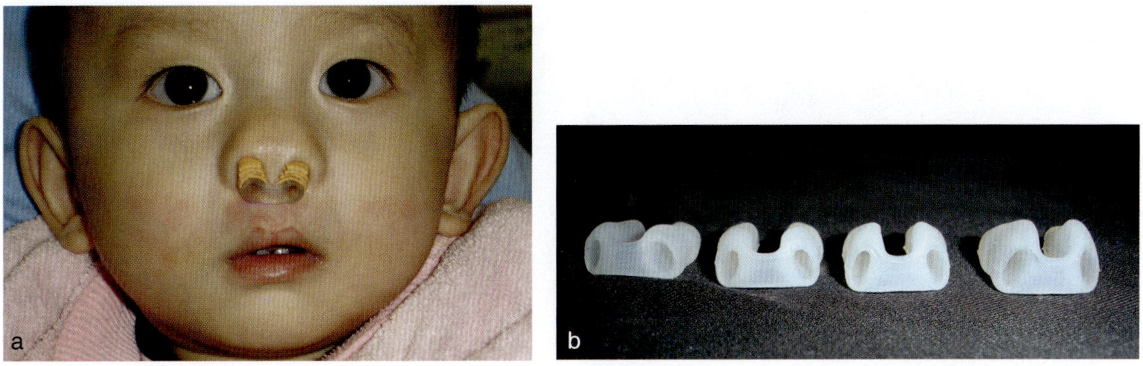

图 34.61 (a)通过逐渐在鼻膜上增加硅胶层来维持过矫正。(b)系列增高型鼻膜。

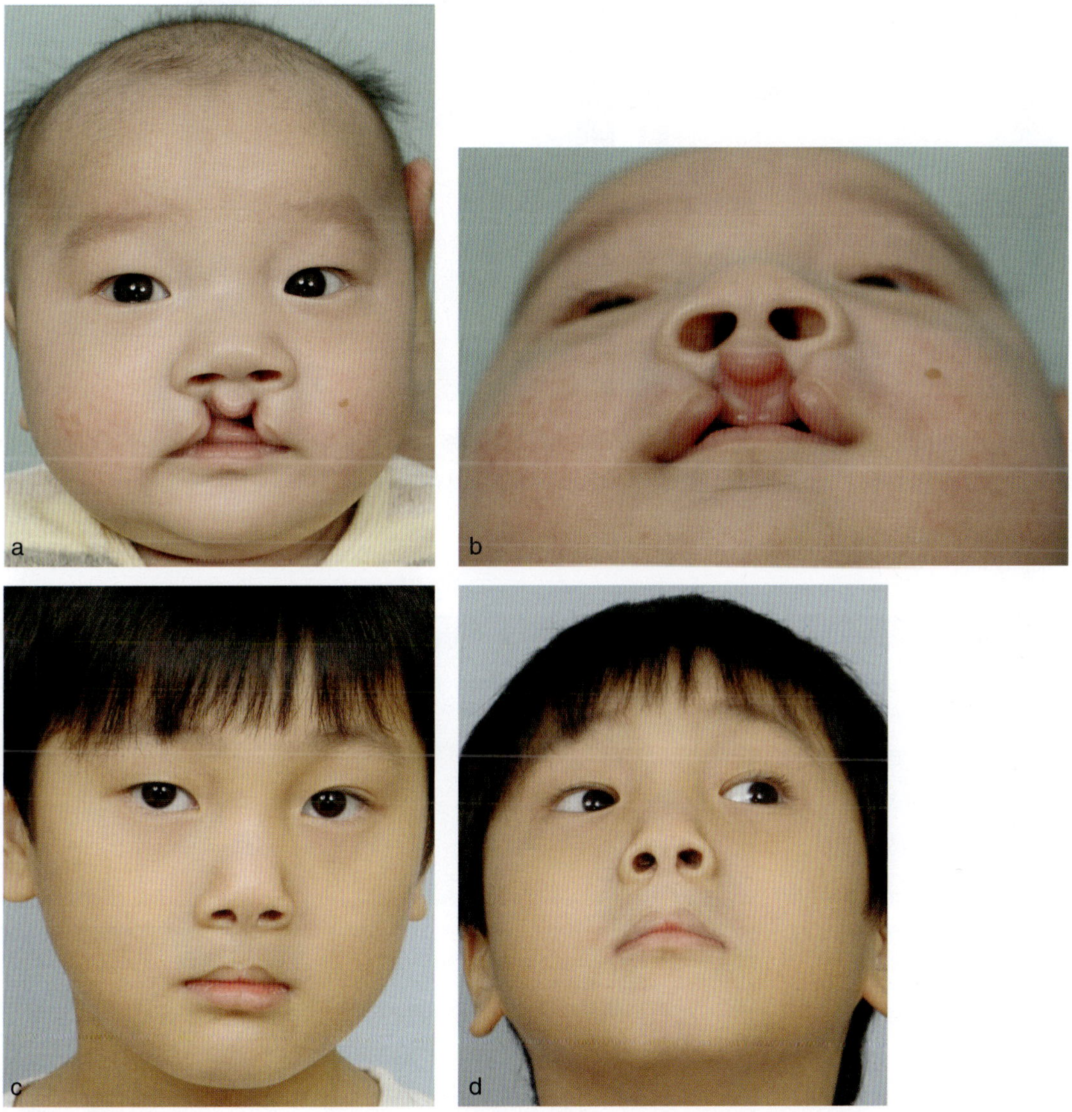

图 34.62 (a)男童有双侧不完全唇裂和牙槽突裂,用鼻膜进行了术前塑形。(b)鼻塑形后仰面观,手术在 3 个月时进行。(c)6 岁随访,患儿鼻唇外观良好。(d)6 岁时仰面观。

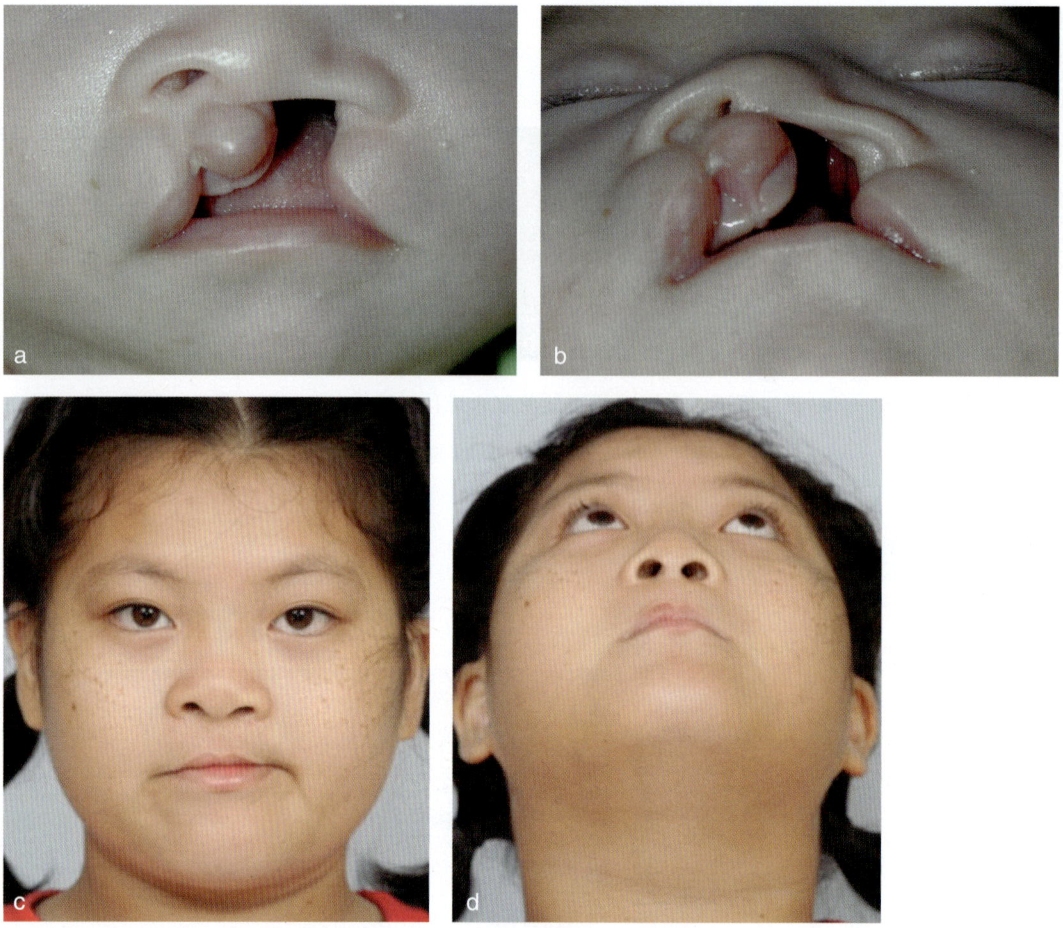

图 34.63 (a)女童右侧不完全裂、左侧完全性唇腭裂,NAM 术前正畸,但矫正效果不佳。(b)3 月时进行唇裂修复。(c)11 岁随访,鼻唇外观可以接受,存在一些不对称,右侧上唇较左侧略长。(d)11 岁复诊时仰面观。

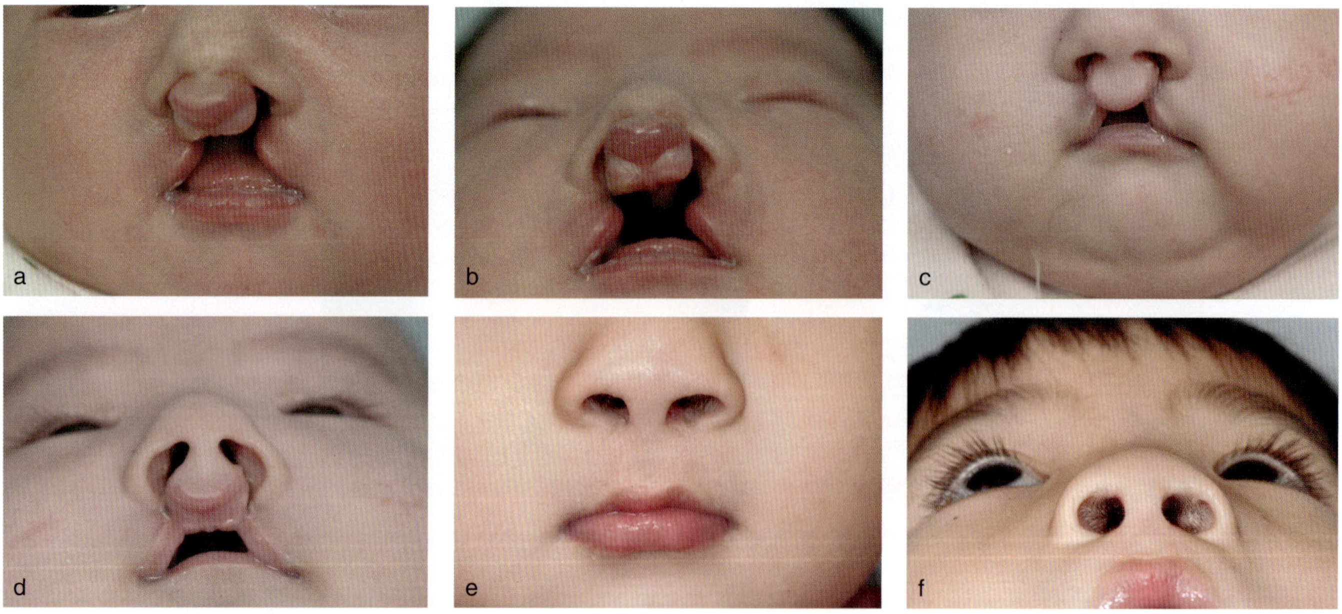

图 34.64 (a)双侧完全性唇腭裂女童。(b)使用 NAM 前仰面观。(c)NAM 术前正畸后,3 月接受手术。(d)术前正畸后仰面观。(e)7 岁复诊面部外观可接受,面中份轻微后缩。(f)7 岁复诊时仰面观。

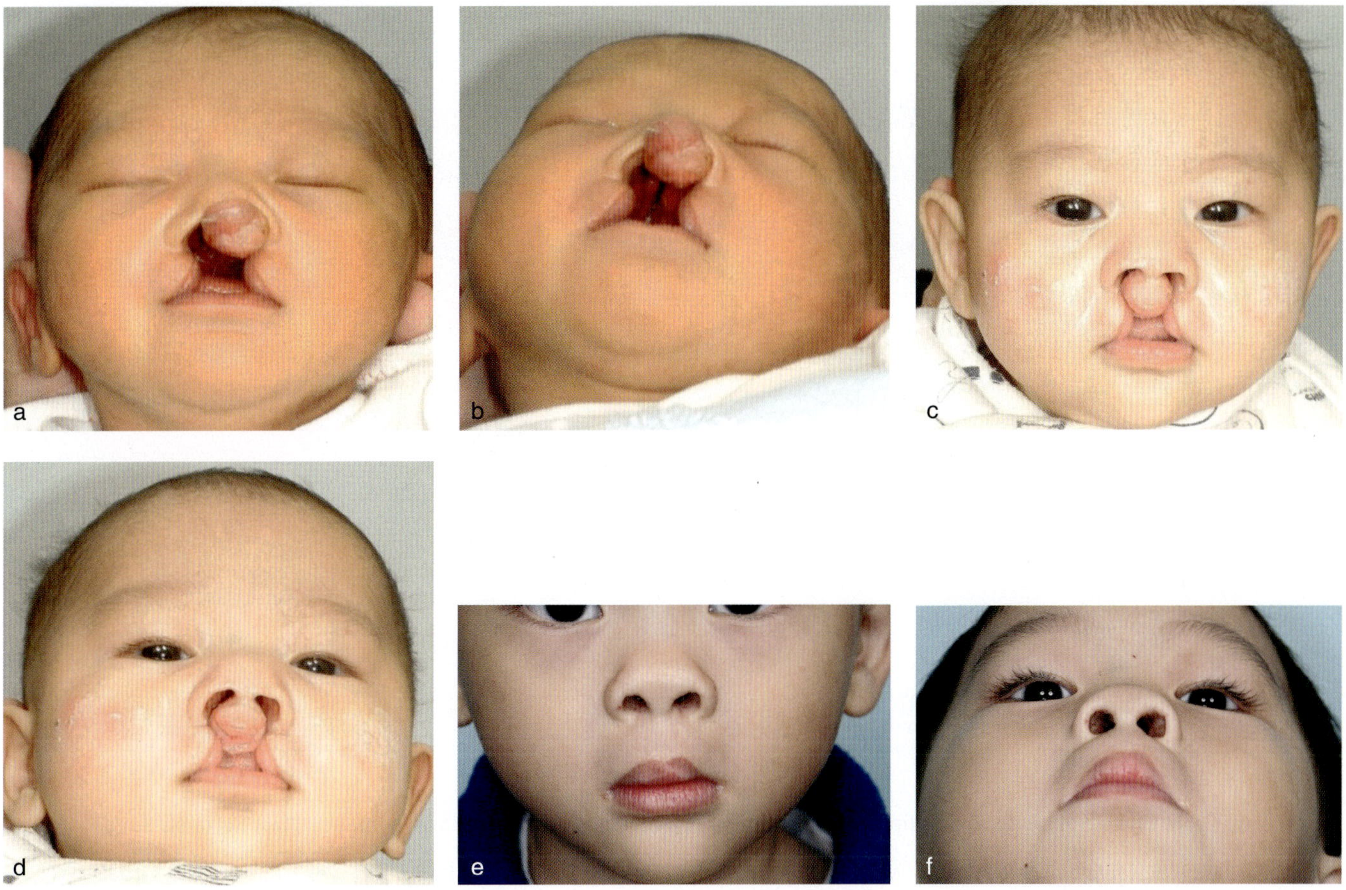

图 34.65 (a)双侧完全性唇腭裂男童。(b)术前正畸时仰面观。(c)NAM 治疗后正面观,3 月时接受手术。(d)NAM 治疗后仰面观。(e)7 岁复诊时患者鼻唇外观可接受,面部外形良好。(f)7 岁复诊时仰面观。

并发症

对 2006—2008 年在 Ghang Gung 颅面中心接受双侧唇裂修复术 54 例患者术后并发症进行评估。1 例患者发生伤口裂开,伤口护理后伤口修复,未进行手术;1 例鼻底轻微裂开;1 例在丘比特弓人中处有小裂口;3 例缝线感染;10 例存在一定程度鼻部不对称。

结论

术前正畸为外科医生进行双侧唇裂修复提供了较好骨骼基础,手术的目的是复位移位的组织,重建肌肉动态平衡,用侧唇重建丘比特弓,纠正过宽的鼻孔,延长鼻小柱并维持其术后高度。通过上述改进,作者在过去 20 年里已经取得日益改善的手术效果。

手术要点

- 在不影响血供的条件下保证前唇宽度变窄些。
- 向上推进前唇鼻小柱复合体，为口轮匝肌重建创造空间。
- 用不同的 L 瓣修复鼻底。
- 将口轮匝肌从上颌骨表面充分游离。
- 利用前唇黏膜加深前庭沟。
- 重建口轮匝肌，并固定于鼻中隔。
- 利用侧唇组织重建唇弓、红唇和唇珠。
- 调整侧唇的高度，但不在鼻翼基部做切口。
- 通过田岛切口维持和延长鼻小柱高度。
- 松解、重置下外侧软骨，使它处于过矫正位置。
- 维持术前的鼻唇角。

（丁桂聪 陈国鼎 译）

参考文献

1. Millard DR Jr. Closure of bilateral cleft lip and elongation of columella by two operations in infancy. Plast Reconstr Surg 1971;47(4):324–331
2. Millard DR Jr. The bilateral deformity. In: Millard DR Jr, ed. Cleft Craft—The Evolution of Its Surgery. Vol 2. Boston, MA: Little Brown; 1976
3. Cronin TD. Lengthening columella by use of skin from nasal floor and alae. Plast Reconstr Surg 1958;21(6):417–426
4. Noordhoff MS. Bilateral cleft lip and nasal repair. In: Cohen MS, ed. Masters of Surgery. Vol 1. Boston, MA: Little Brown; 1994
5. Noordhoff MS. Bilateral cleft lip reconstruction. Plast Reconstr Surg 1986;78(1):45–54
6. Mulliken JB. Correction of the bilateral cleft lip nasal deformity: evolution of a surgical concept. Cleft Palate Craniofac J 1992;29(6):540–545
   The author introduced his personal evolution of surgical concept in repairing bilateral cleft lips from staged repair to synchronous repair of the lip and nose.
7. Mulliken JB. Bilateral complete cleft lip and nasal deformity: an anthropometric analysis of staged to synchronous repair. Plast Reconstr Surg 1995;96(1):9–26
8. Mulliken JB. Primary repair of bilateral cleft lip and nasal deformity. Plast Reconstruct Surg 2001;108(1):181–194
9. Trott JA, Mohan N. A preliminary report on one stage open tip rhinoplasty at the time of lip repair in bilateral cleft lip and palate: the Alor Setar experience. Br J Plast Surg 1993;46(3):215–222
   The authors introduced a technique of synchronous repairing of lip and nose in bilateral clefts using an open rhinoplasty approach.
10. Cutting C, Grayson B, Brecht L, Santiago P, Wood R, Kwon S. Presurgical columellar elongation and primary retrograde nasal reconstruction in one-stage bilateral cleft lip and nose repair. Plast Reconstr Surg 1998;101(3):630–639
    The authors introduced a technique of synchronous repairing of lip and nose in bilateral clefts using an open rhinoplasty approach and retrograde dissection and repositioning of the displaced lower lateral cartilages.
11. Grayson BH, Santiago PE, Brecht LE, Cutting CB. Presurgical nasoalveolar molding in infants with cleft lip and palate. Cleft Palate Craniofac J 1999;36(6):486–498
    The authors demonstrated the technique of nasoalveolar molding and the improvement in their nasal outcomes in cleft lip repair.
12. Figueroa A. Orthodontics in cleft lip and palate management. In: Mathes SJ, Hentz VR, eds. Plastic Surgery. 2nd ed. Philadelphia, PA: Elsevier; 2006
13. Noordhoff MS, Chen PKT, Liou EJW, et al. Recent advances in the treatment of the complete bilateral cleft lip-nasal deformity. In: Habal MB, Himel HN, Lineaweaver WC, et al, eds. Key Issues in Plastic and Cosmetic Surgery. Vol 17. Basel, Switzerland: Karger; 2001
14. Chen PKT, Noordhoff MS. Treatment of complete bilateral cleft lip-nasal deformity. In: Shenaq SM, Hollier LHJ, Williams JK, eds. Seminars in Plastic Surgery. Cleft Lip Repair: Trends and Technique. Vol 19. New York, NY: Thieme Publishers; 2005
15. Chen PKT, Noordhoff MS, Liao YF, et al. An integrated approach to the primary lip/nasal repair in bilateral cleft lip and palate. Syllabus and DVD. Taipei, Taiwan: Noordhoff Craniofacial Foundation; 2008
16. Chen PKT, Noordhoff MS. Bilateral cleft lip and nose repair. In: Losee JE, Kirschner RE, eds. Comprehensive Cleft Care. New York, NY: McGraw-Hill; 2009
17. Liou EJ, Subramanian M, Chen PK. The progressive change of columella length and nasal growth after nasoalveolar molding in bilateral cleft patients: a 3-year follow-up study. Plast Reconstr Surg 2007;119 (2):642–648
    The authors presented their long-term follow-up of the nasal shape after repair of bilateral cleft lips. Although both presurgical nasoalveolar molding and primary cheiloplasty lengthened the columella in bilateral cleft lip–cleft palate patients. However, there was a relative relapse in columellar length because of the differential growth between the columella and the rest of the nose in the first and second years postoperatively.

18. Chang CS, Liao YF, Wallace CG, et al. Long-term comparison of the results of four techniques used for bilateral cleft nose repair: a single surgeon's experience. Plast Reconstruct Surg 2014;134(6):926–936e
The authors compared the nasal outcome after repairing bilateral cleft lips in four different techniques. Among these techniques, presurgical nasoalveolar molding and surgical overcorrection plus postsurgical maintenance in overcorrected shape gave the best outcome.
19. Rohrich RJ, Gunter JP, Friedman RM. Nasal tip blood supply: an anatomic study validating the safety of the transcolumellar incision in rhinoplasty. Plast Reconstruct Surg 1995;95(5):795–799; discussion 800-801
The authors used cadaver dissection to demonstrate the blood supply in nasal tip area that comes from the lateral nasal arteries then anastomoses with columellar arteries that are continuous with the superior labial arteries.
20. Muller AA, Schumann D, Reddy RR, et al. Intraoperative vascular anatomy, arterial blood flow velocity, and microcirculation in unilateral and bilateral cleft lip repair. Plast Reconstruct Surg 2012;130(5):1120–1130

第 35 章

唇裂粘连术

Peter J. Taub, Michael J. Ingargiola

完全理解唇裂修复需要对唇的正常解剖有深入的理解，这些解剖知识包括唇部皮肤、肌肉、人中嵴形状及高度、丘比特弓。面裂常常造成唇及鼻部扭曲变形，在唇裂修复术前改善骨骼、软骨和软组织的关系会对唇裂修复的总体结果有显著的好处。这个建议由 Walker 和他同事们提出[1,2]，他们注意到功能完整的上唇对牙槽骨段有潜在的生理塑形效果。为了这个目标，曾使用了许多方法，但每种方法都有其优缺点，也取得不同程度的成功。唇粘连术是一种已经被公认的对单侧或双侧唇腭裂牙弓靠拢有效的方法。它具有以下优点：牙弓塑形，患侧鼻翼复位，便于早期喂养，降低最终唇裂修复时的张力[3]。唇粘连术后由于在将来唇裂修复手术时软组织需要剥离范围变小对颌骨生长发育干扰也就减少[4]。此外，唇粘连术已经被证明可以增加口轮匝肌的厚度，在最终修复时可提供额外的肌肉组织用于人中嵴的重建[5]。在双侧唇裂中，唇粘连术可以回收前颌骨，扩张软组织，延长发育不足的前唇，最终修复唇裂时降低缝合张力避免伤口裂开[6,7]。

唇粘连术于 1960 年由 Johanson 和 Ohlsson[8]介绍用来靠拢牙槽突裂两侧骨段为早期植骨做准备。从那时起该技术被广泛接受，并做了不少改进[9]。全部技术和目的是一样的，利用多个黏膜瓣修复裂隙，这些黏膜瓣需要避开最终唇裂修复时要用的标记点。1965 年，Randall[10]医生描述了他的粘连术，使用了较宽的三角瓣。最近，Vander Woude 和 Mulliken[11]医生建议在唇粘连术时将鼻翼复位（下外侧软骨），并命名为鼻唇粘连术。他们注意到裂隙较宽的单侧、双侧唇裂行粘连术有潜在的优点：牙槽骨的塑形、改善鼻外形、增加口轮匝肌、增加侧唇及裂隙侧唇的高度。这些优点在他们的面部测量研究中已经得到部分证实[11]。

这项技术缺点如下：额外增加一次手术、可能出现伤口裂开、导致瘢痕、出血、切除了部分可能最后修复时所需组织。由于这些固有的缺点，一些外科医生使用了其他方法。1983 年，Osborn 和 Kelleher[12]医生报道仅较小比例的整形外科住院培训项目会将唇粘连术作为常规唇裂修复的计划的一部分进行教学。Bardach 和 Salyer[13]医生比较了使用和不适用唇粘连术修复唇裂的效果，发现一步法修复唇裂的患儿最终修复效果更优。作者把唇粘连术效果不佳部分原因归于唇粘连术后容易造成瘢痕。

可供选择的其他策略是应用口内装置，也可以获得相似的腭弓移动。Latham[14]设计使用一个用钉子固定于上颌骨上的主动矫正器，旋转螺丝扩弓[15]。其他人修改了这个理念，使用一个不需要固定于上颌的矫正器，靠侧方力量改变来塑形牙弓，这些装置有助于改善唇裂术后唇鼻对称性[16]。这两种方法不可避免地需要家长主动配合，患者需频繁地到医生诊室就诊，进行矫正器的试戴和调整，且费用昂贵。对于存在经济、地域、财务或其他限制性因素的有些家庭，口内矫正器意味着是一种较重的负担。对这些患者，这种先行唇粘连术的分阶段外科手术方法具备实用且可获益的优点。许多医生认为如果就医方便且可以早期进行牙槽骨正畸治疗，就没有必要做唇粘连术；也有其他人认为除了牙槽骨塑形外，唇粘连术还可以带来其他好处。不管怎样，唇粘连术被证明在协助完全性唇裂修复方面有价值，应当纳入颅面外科医生治疗的序列表单中。

目的

靠拢不同的颌骨骨段，降低裂隙唇缝合张力，进而改善唇鼻修复的美学效果。

相关外科解剖

唇部肌肉包括口轮匝肌和提上唇肌（图 35.1）。正常情况下口轮匝肌纤维在中线处交叉，附着于对侧人中嵴皮下真皮层。提上唇肌起自眶下缘，至于上唇白唇嵴，有助于丘比特弓唇峰和上唇上提。

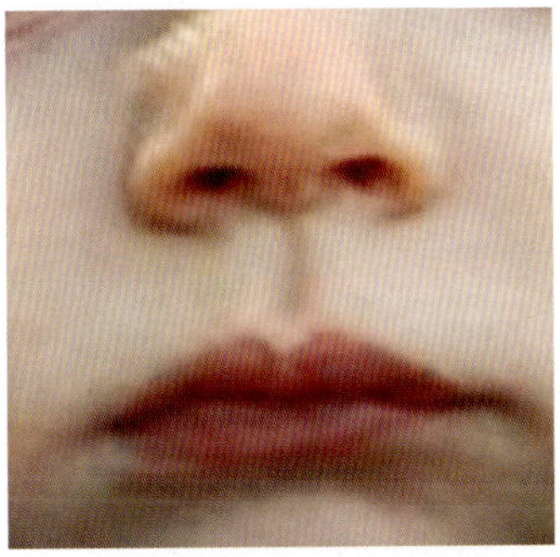

图 35.1 唇鼻复合体的正常解剖。

在单侧完全性唇裂，裂隙侧的丘比特弓倾斜向上一直到鼻小柱的基部（图 35.2）。侧唇唇峰点，又称罗慧夫点，位于红唇与皮肤交界处，从这个点开始红唇开始向内侧变窄。口轮匝肌的表层与裂隙平行，附着于患侧鼻孔边缘[5]。

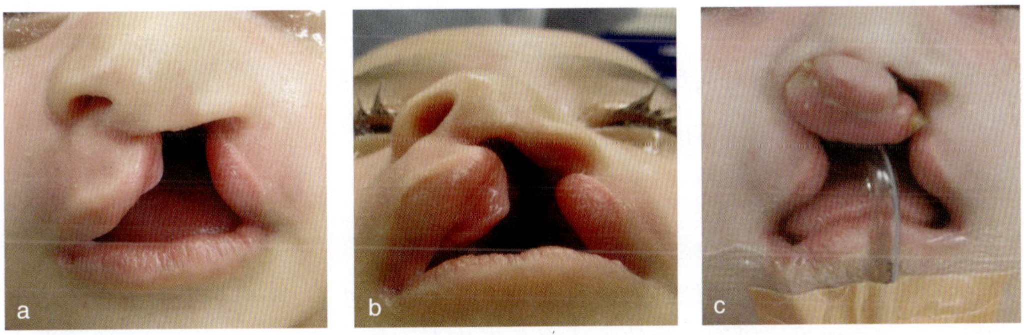

图 35.2 (a,b)单侧唇裂解剖形态。(c)双侧唇裂解剖形态。

在单侧完全性唇裂中，异常的骨结构是由较大的颌骨骨段前突并向外侧旋转造成的，伴有患侧颌骨向后移位。裂隙侧与侧唇之间裂隙的程度各异。

单侧完全性唇裂鼻畸形的鼻翼在唇裂侧较长，鼻尖偏向健侧。鼻翼向后移位、鼻小柱基部及鼻中隔尾侧向健侧偏移。由于裂隙侧颌骨发育不全，同侧的鼻翼基底向外后方下移位。鼻中隔向裂隙侧凸出，下外侧软骨向尾侧移位。近中侧方角呈钝角，而侧方角被拉长并向侧方移位，鼻面角呈扁平状。

在双侧唇裂中,前唇和前颌骨与侧方上颌骨是分离的。前唇不存在人中嵴和白唇嵴,红唇高度不足、缺乏口轮匝肌、前颌骨表面向前旋转,侧唇情况与单侧唇裂类似。双侧唇裂鼻翼畸形通常双侧对称,鼻翼变宽、鼻小柱短小。鼻尖变宽变低,鼻翼软骨形成穹隆向后外移位。

上唇血供来自面动脉分支上唇动脉,在黏膜与肌肉之间走行于唇缘。唇动脉与对侧同名动脉吻合,形成了上唇的丰富血供。其中一个主要的分支形成人中嵴的表面和深部分支,同时发出唇珠分支。人中嵴的浅层与深部分支向上供应鼻小柱和鼻中隔的尾侧。对于这个区域丰富血供,外科医生应该清醒认识到因裂隙畸形血供分布会异常。虽然裂隙造成动脉供给中断,但不会影响功能。上唇动脉在鼻孔内侧走向浅面,然后并入面动脉。

患者选择

单双侧唇裂患儿都可以从术前正畸中获益。对于缺乏术前正畸合格医生和因各种原因无能力配合进行术前正畸的家庭唇粘连术是适合的。唇裂裂隙越大,进行术前正畸或唇粘连术获益就越大。许多唇裂裂隙较窄,缝合张力小,并不需要行唇粘连术。许多医生将术前正畸与唇粘连术结合起来使用,发现好处更多[15]。何时开始唇粘连术存在争议,需根据患儿的身体状况,粘连术通常在患儿2~3月龄时进行。最后修复手术通常在患儿6月龄时进行,这为手术留下了充足的愈合时间。

适应证和禁忌证

适应证

唇粘连术一般用于裂隙较宽、缝合张力较大的唇裂患儿。如果无法进行术前正畸,唇粘连术就是可取的。虽然有些外科医生更愿意采用主动或被动的术前正畸,唇粘连术仍可以作为一种辅助手段,在单侧或双侧唇裂修复中有其用途。

禁忌证

唇粘连术对于很短的唇裂是无益的,反而会影响最后唇裂手术时的定点。也禁用于全身合并疾病且进行较短时间外科手术也有风险的患者。

术前计划

对拟进行唇粘连术的患儿术前必须经过多学科会诊。在患儿出生后,这个小组会被介绍给患儿家庭,小组成员包括整形外科医生和其他关注唇裂治疗的临床医务工作者。如儿童耳鼻喉科医生、遗传学家、儿童牙科医生、儿科医生、口腔外科医生、语音病理专家、听力专家、心理专家及社工等有兴趣参与医疗的人员。他们协同工作,评估喂养情况,提供遗传咨询,制订治疗计划,并为患者可能需要的多次手术做好准备。团队协作、术前正确规划是手术取得成功的关键。

手术器械

图35.3用于唇粘连术的儿童整形外器械包。这个器械包通常与真正的腭裂包是不同的,用于腭裂的各种骨膜剥离器在这个手术中是不需要的,用于骨手术的器材也不需要。

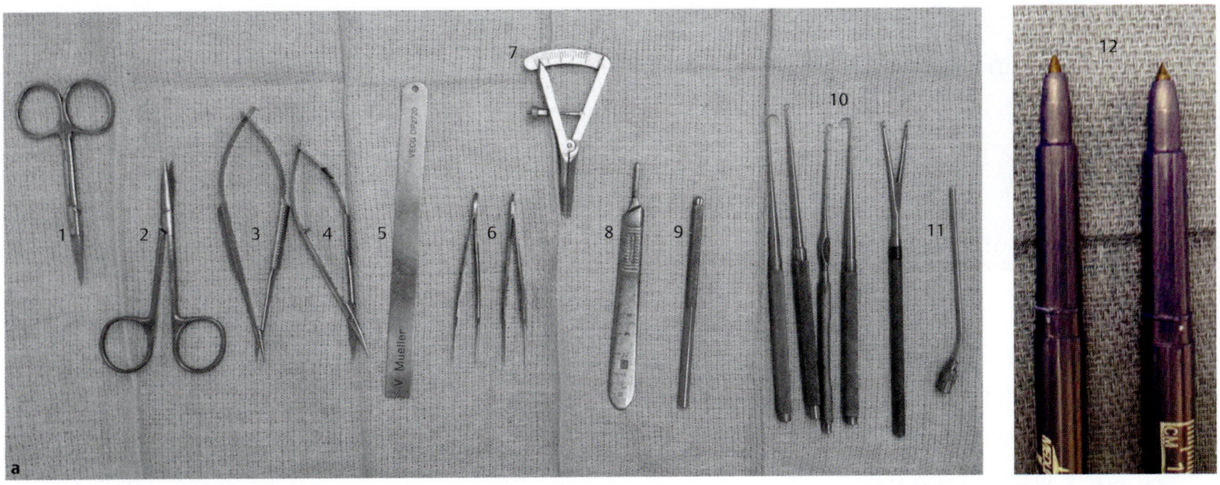

图 35.3 (a)小剪刀(1,2);短、长持针器(3,4);尺子(5);Bishop-Harmon 镊子(6);卡尺(7);可上小刀片的各种刀柄(8,9);各种单、双小拉钩(10);小吸引器头(11)。(b)一次性尖头标准外科记号笔(12)。

手术准备

手术高效进行的注意事项:

- 确保上述精细器械随时可用。
- 手边事先准备所需缝线。
- 选择好手术需要的器械。如果消毒铺巾前要做标记和局部浸润麻醉,所需相应工具先准备好。

手术过程:技术细节

颅面外科医生需要了解清楚唇粘连术是用于较宽唇部裂隙,目的是减轻过大的缝合张力。

麻醉诱导和固定好气管插管后,先标出唇裂修复的常规标记点并用亚甲蓝标定,这项工作可以用重复使用的钢笔,也可以用一次性尖头记号笔或一个削尖的棉签(图 35.4)。主要的标记点需要标示出来,确保在施行唇粘连术时最后用来修复唇裂的组织不会破坏。需要特别注意的是鼻翼基底和鼻翼面部凹槽都有标记。

在行唇裂粘连术时特别注意要保证重要标记点在水平和垂直向上的对称性。如果粘连术完成后鼻翼基底水平和垂直方向上存在不对称,后期修复唇裂时会变得比较困难。唇裂粘连术的详细步骤见图 35.4 至图 35.13。

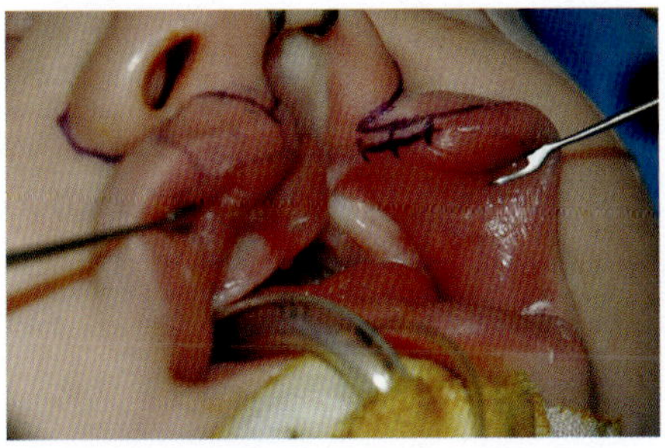

图 35.4 单侧唇裂的裂隙侧、侧唇或双侧唇裂的前唇、侧唇画出 1cm 长方形书页型黏膜瓣的镜像观。

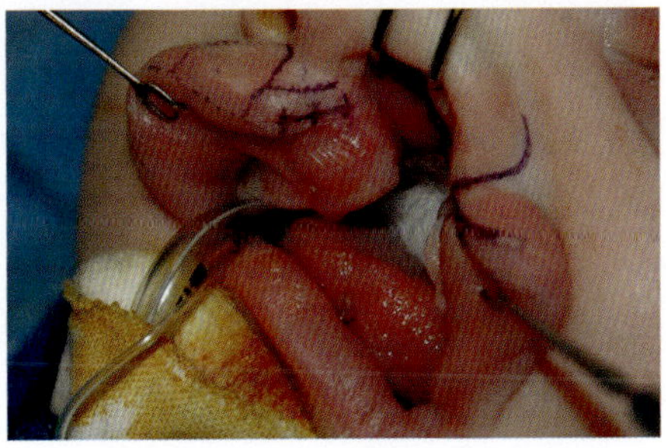

图 35.5 切口常放在皮肤黏膜交界处,一般长 10mm。在侧唇、近中裂侧唇切口位置对称,从鼻孔至唇部切口距离相同。此外,对称的切口可以使得双侧鼻翼基底在水平和垂直方向对称。用肾上腺素盐水对设计切口区浸润,同时对双侧眶下神经进行阻滞。

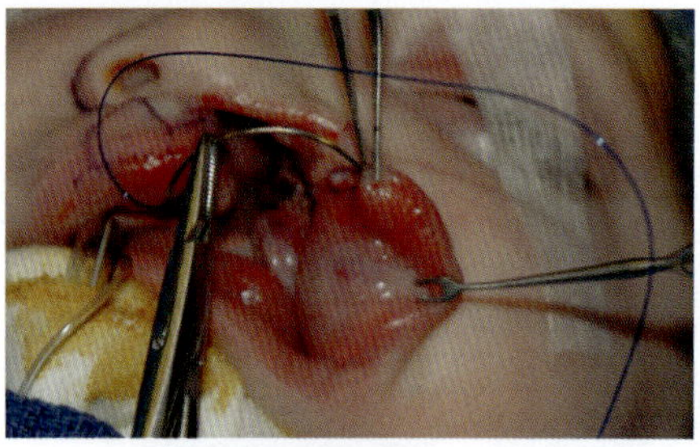

图 35.6 缝合固定。在缝合粘连术伤口前，用一根 2-0 Prolene 缝线做褥式缝合承担粘连术时黏膜瓣的缝合张力，这根永久性水平褥式缝合把侧唇和近中裂隙唇缝合在一起，支撑了粘连术伤口愈合过程。在最后修复唇裂时可以找到缝线再把它去除。

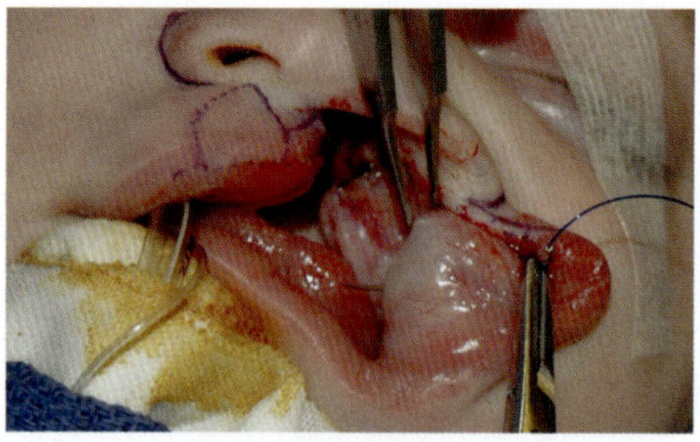

图 35.7 缝线在侧唇瓣上方的较深层面穿过唇颊组织。永久性缝线进入颊部深面穿过肌肉从远离切口的黏膜侧穿出。

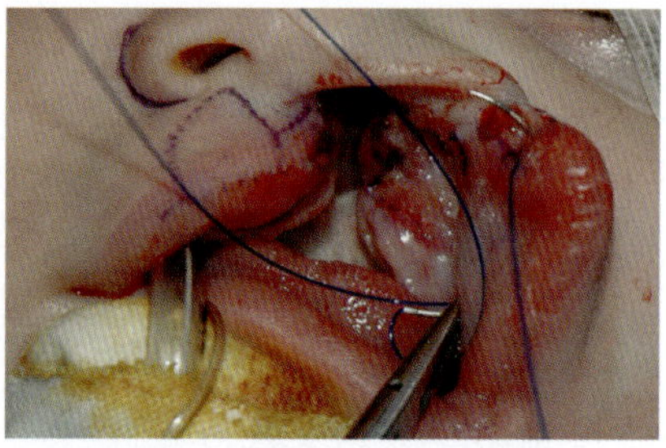

图 35.8 在出针的口腔黏膜面做小切口，让缝针从这个小切口返回肌肉层，缝针在颊部穿过不同组织从同侧切口下部穿出。侧唇口轮匝肌包括缝线内(水平褥式缝合的 1/2)。

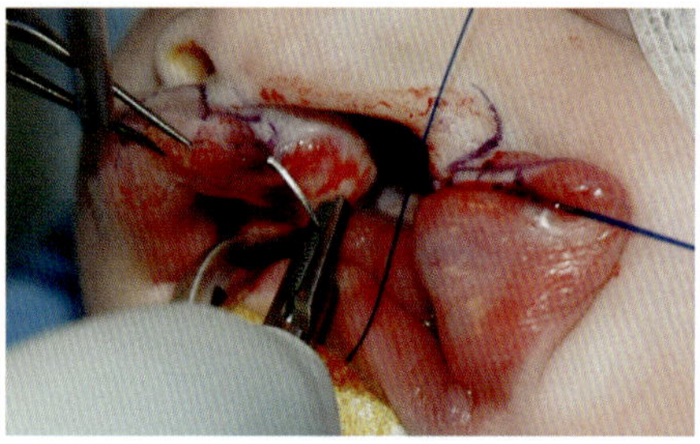

图 35.9 同样过程在裂隙侧唇组织进行。缝针穿过裂隙侧唇切口。

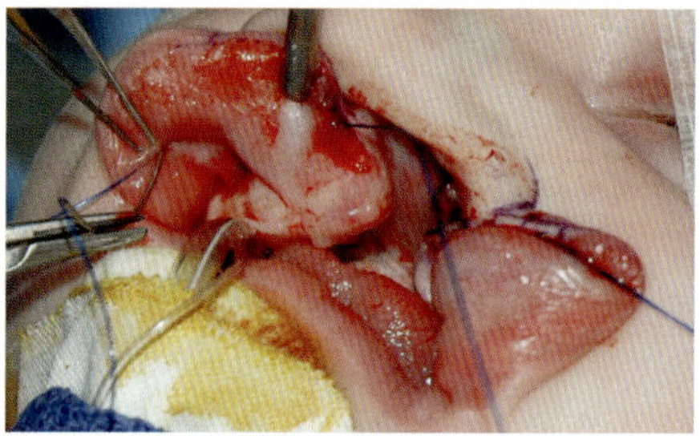

图 35.10 缝针从裂隙侧黏膜穿出。

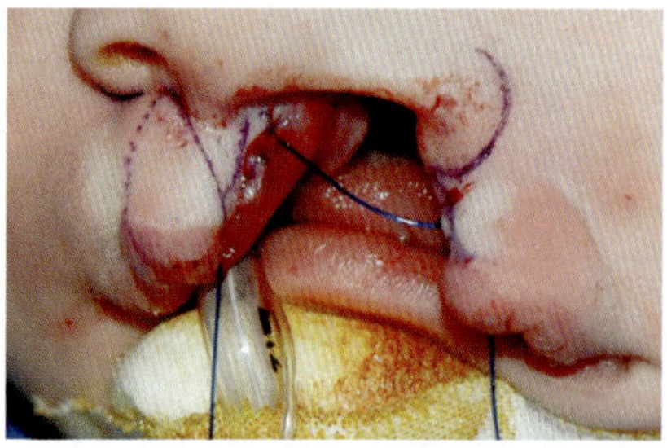

图 35.11 水平褥式缝合固定缝线穿行完成，侧唇及裂隙侧口轮匝肌包绕在水平褥式缝合线内(水平褥式缝合的两部分)。

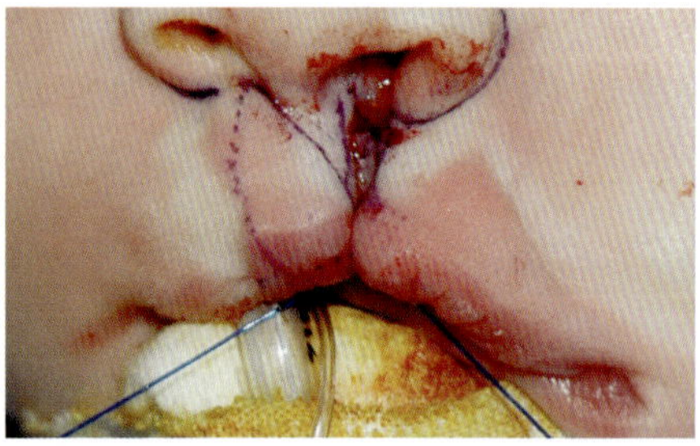

图 35.12 水平褥式缝合线端从侧唇及裂隙侧切口下方穿出小血管钳固定先不打结。当缝线打结后，口轮匝肌、颊部、唇、鼻就能靠拢了。

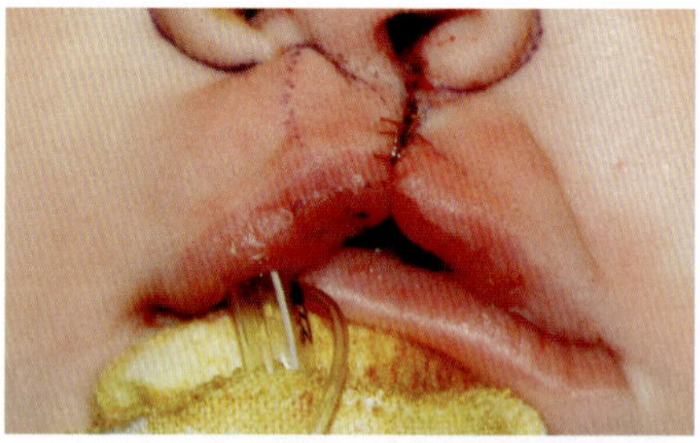

图 35.13 关闭伤口。侧唇近中推进颊沟用 4-0 铬线间断缝合，唇鼻处粘连伤口后方的书页型黏膜瓣用 5-0 Vicryl 缝线缝合。至少需要用 5-0 Vicryl 缝线对口轮匝肌做水平褥式缝合 3 针关闭肌层，然后将 2-0 Prolene 固定缝线打结后埋入组织内。值得注意的是固定缝线打结后，颊部皮肤可能出现小凹陷，随着时间推移皮肤凹陷会逐渐消失，前面的皮肤领状皮瓣用 6-0 快吸收缝线缝合。

切口

用 67 号刀片按设计切口切开，在口轮匝肌表面翻开黏膜。在侧唇侧在前庭沟做切口，向上到鼻腔前庭，继续沿着梨状孔处切开至下鼻甲上方。这个切口是为了侧唇及鼻翼充分松动，以便鼻翼及侧唇复位。这种在骨膜上解剖分离对减少粘连术时缝合张力是很关键的。

通过梨状孔附近松解切口在下外侧软表面经皮下游离鼻尖，这有利于下外侧软骨向上内侧复位。但有些外科医生担心鼻尖区分离会导致鼻尖区形成瘢痕，更倾向于粘连术时不游离鼻尖区组织。

对于较宽的裂隙，如双侧唇裂并前颌骨移位，上唇颊沟的回切有助于侧唇近中推进。如果有必要，上颊沟切口沿着梨状孔边缘进入鼻腔前庭，继续到达下鼻甲顶，切口也可以扩展到鼻翼软骨间，完全松解鼻翼，便于鼻翼基底及侧唇向近中推进。

手术技巧

- 在设计唇粘连术黏膜瓣时先画出最后阶段修复唇裂的组织瓣是有益的，避免在行唇粘连术时破坏了将来修复唇裂时使用的组织瓣。
- 提前标出鼻翼基底是重要的，可以确保在 Prolene 固定缝线在打结时鼻翼基底是在水平及垂直方向复位对称。这点在粘连术缝合前必须得到确认。
- 在直视下缝合肌肉组织完成之前，缝合固定的 Prolene 缝线先不要打结。

术后护理

- 仔细止血并关闭创口后，表面应用抗生素药膏。
- 软魔术贴限制板限制肘部活动，减少触碰伤口。
- 可以放置鼻膜，一直使用到下次手术为止。鼻膜帮助鼻翼成形并延长患侧鼻小柱，有时外科医生需等待几天到 1 周，让伤口愈合后再使用鼻膜。
- 随后的 3~4 个月鼻膜需加高，通常用胶布固定；用缝线固定容易造成鼻小柱损伤。
- 术后即刻用无菌条带或胶带给予伤口额外支持，减张一段时间以帮助伤口愈合。
- 患儿术后转到麻醉复苏室，清醒后转到监护区过夜，术后第 1 天如果进食足够就可以离院。
- 奶瓶喂养习惯无须改变。
- 肘部约束板制动 2~4 周。
- 抗生素药膏持续应用 1 周，术后第 1 天起用棉签蘸取稀释一半浓度的过氧化氢清洁伤口和鼻膜。
- 术后 1 周到外科医生或治疗团队处复诊检查和拆线(如果皮肤用了不可吸收缝线)。
- 术后第 1 周随访，指导患儿照护者取下鼻膜，清洁鼻膜，每日至少摘戴鼻膜 1 次。
- 最终唇裂修复安排要尽早，通常在 4~6 月龄进行，手术时需切除粘连术产生的唇鼻处瘢痕，同时拆除组织内固定的 2-0 Prolene 缝线，唇鼻修复按照标准模式进行。

临床病例

这里展示了唇粘连术的单侧唇裂的重建(图 35.14)和双侧唇裂重建(图 35.15)。

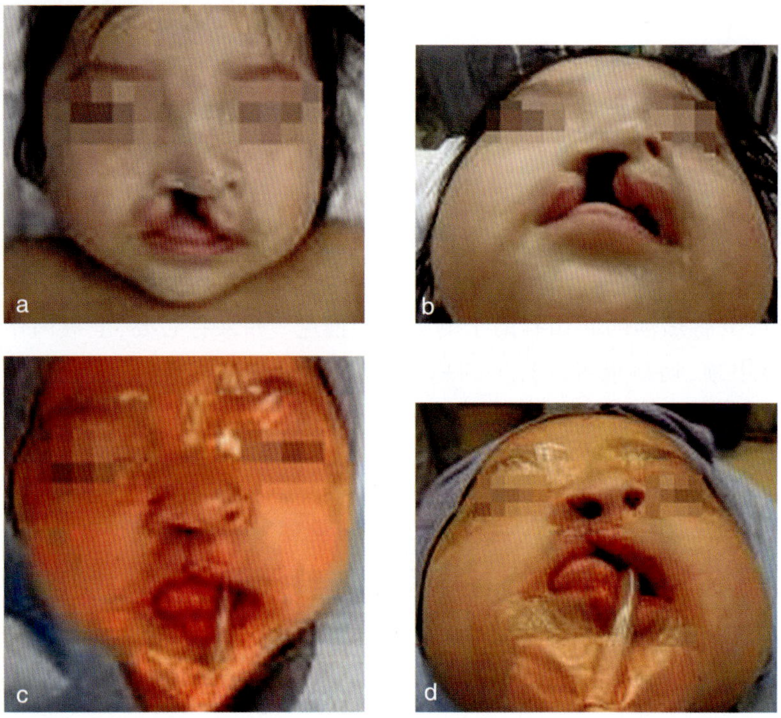

图 35.14 (a)正面照 3 月单侧唇裂患儿,唇、鼻、腭裂隙较宽。(b)仰面照。(c)术后即刻正面照。(d)术后即刻仰面照。

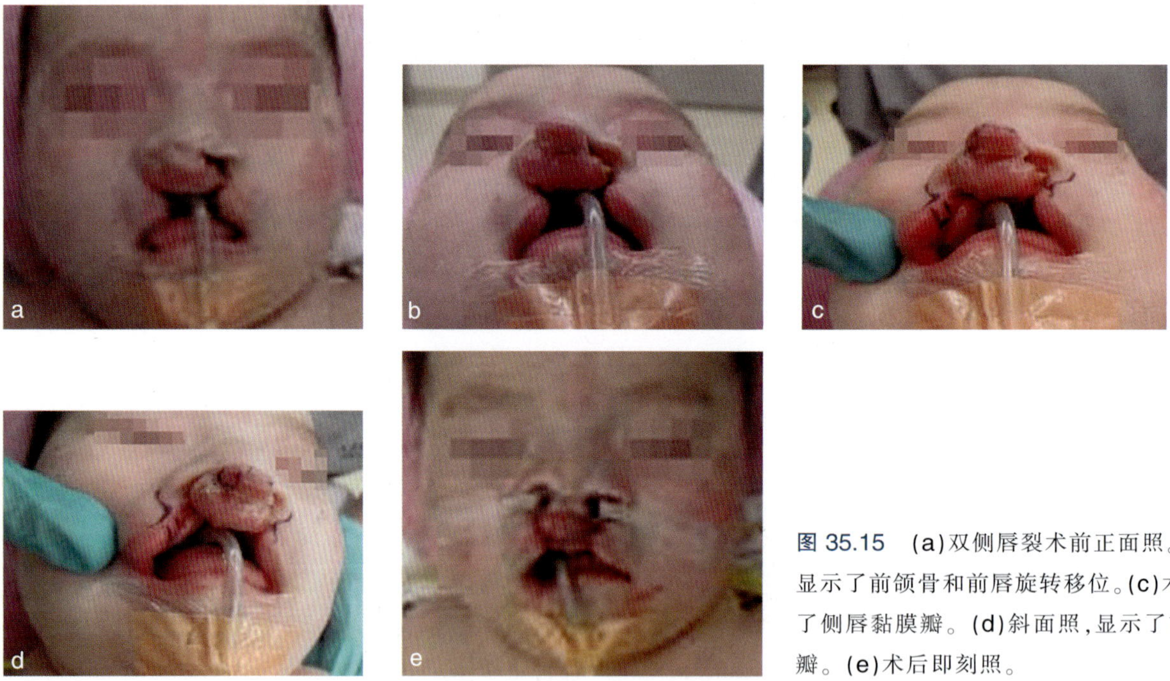

图 35.15 (a)双侧唇裂术前正面照。(b)术前仰面照显示了前颌骨和前唇旋转移位。(c)术中仰面照,显示了侧唇黏膜瓣。(d)斜面照,显示了前唇近中的黏膜瓣。(e)术后即刻照。

并发症

唇粘连术并发症包括伤口裂开、出血、瘢痕增生、多切除了最终修复所需要的组织。口腔感染相对较少。最常见的并发症是伤口部分裂开,完全裂开情况较少,且多由于上唇过度活动和肌肉牵拉所致。2-0 Prolene 固定缝线可以减少复裂的程度,完全畸形矫正需要留待最后步骤的唇裂修复。在唇粘连术时注意不要过多切除组织以免影响最终的唇裂修复，术前要标记好最终唇裂修复所需组织可以避免过度切除组织。唇粘连术可能造成瘢痕增生。仔细设计和操作可以确保瘢痕组织在将来在最后修复唇裂时会被切除掉的组织内。粘连术的瘢痕在最后修复唇裂时切除，不会影响最后美学效果。正是瘢痕的原因，有些外科医生在唇粘连术时不做鼻部广泛剥离。

结论

在治疗患有完全唇裂的患儿时，常常希望在最终修复唇裂时裂隙变窄。对于那些裂隙较宽的单侧或双侧唇裂患儿如果没有条件进行术前正畸，唇粘连术可以带来明显的益处。唇粘连术可以靠拢牙槽骨段，复位鼻翼软骨。一个质量高的唇粘连术可以减轻畸形，为得到较美观的初期鼻唇裂修复效果创造机会。

手术要点

- 唇腭裂的患儿应该由团队诊治和随访。
- 唇粘连术适应于无法直接正常修复或修复后张力较大的唇裂患儿。
- 唇粘连术是一个替代术前正畸的技术，如同序列治疗团队各个步骤一样。
- 唇的标记应在局部浸润注射前以防组织变形。
- 在设计唇粘连瓣前先标记正常唇裂修复术的标记点，避免唇粘连术时牺牲有价值的皮肤黏膜。
- 在做瓣之前要核查两次，确保一个瓣蒂在前，另一个瓣蒂在后。
- 龈颊沟切开松弛移动上唇，是为了避免唇粘连术时过大的缝合张力。
- 用 2–0 Prolene 缝线做水平褥式缝合是为了减轻黏膜承受的张力，这个缝线在下次做唇裂修复时会拆除。
- 口轮匝肌要用缝线水平褥式缝合。
- 鼻部处理通常推迟到最后唇裂修复时进行。

（丁桂聪 译）

参考文献

1. Walker DH. Minimal closure in cleft lip and palate surgery. J S Afr Speech Hear Assoc 1966;13(1):44–49
2. Walker JC Jr, Collito MB, Mancusi-Ungaro A, Meijer R. Physiologic considerations in cleft lip closure: the C-W technique. Plast Reconstr Surg 1966;37(6):552–557
In these articles, the authors provided the first descriptions of the lip adhesion technique. They suggested the potential physiologic molding of the alveolar segments by the intact lip and how this aids in the restoration of skeletal, cartilaginous, and soft tissue relationships.
3. Hamilton R, Graham WP III, Randall P. The role of the lip adhesion procedure in cleft lip repair. Cleft Palate J 1971;8:1–9
4. Millard DR Jr, Latham RA. Improved primary surgical and dental treatment of clefts. Plast Reconstr Surg 1990;86(5):856–871
In this article, the authors discussed steps they use for improving their outcomes with clefts. They described that the "positioning of the alveolar segments, dissection of mucoperiosteum out of the cleft, and union of mucoperiosteum across the alveolar and anterior hard palate cleft" help close the bone gap and aid in bone formation. They also employ the use of lip adhesion to reduce tension of the primary lip closure and to assist in molding of the arch.
5. Ridgway EB, Estroff JA, Mulliken JB. Thickness of orbicularis oris muscle in unilateral cleft lip: before and after labial adhesion. J Craniofac Surg 2011;22(5):1822–1826
6. Randall P. Lip adhesion. Oper Tech Plast Reconstr Surg 1995;2:164–166
7. Bitter K. Repair of bilateral clefts of lip, alveolus and palate. Part 1: A refined method for the lip-adhesion in bilateral cleft lip and palate patients. J Craniomaxillofac Surg 2001;29(1):39–43
8. Johanson B, Ohlsson A. [Osteoplasty in the late treatment of harelip and cleft palate] Langenbecks Arch Klin Chir Ver Dtsch Z Chir 1960;295:876–880
This article was the first description of the lip adhesion procedure. It was used at that time for moving the alveolar segments in preparation for early primary bone grafting.
9. Nordin KE. Freie Knochentransplantation bei Defekten im Alveolarkamm nach Kieferorthopadischer Einstellung der Maxilla bie Lippen-Kiefer-Gaumenspalten. Fortschr Kiefer Gesichtschir 1955;1:168

10. Randall P. A lip adhesion operation in cleft lip surgery. Plast Reconstr Surg 1965;35:371–376
In this article, the author modified the original lip adhesion procedure by using interdigitating triangular flaps used from this tissue that was planned to be discarded during the final repair. In doing this, the author described he was able to transform the complete cleft into an incomplete, mold the maxillary dental arch, reposition the ala, and release tension across the upper lip.
11. Vander Woude DL, Mulliken JB. Effect of lip adhesion on labial height in two-stage repair of unilateral complete cleft lip. Plast Reconstr Surg 1997;100(3):567–572; discussion 573–574
In this article, the authors termed the lip adhesion procedure "lip–nasal adhesion" because when repositioning the lower lateral they showed an improvement in nasal contour assisting in definitive repair. The authors also showed in this study the added benefit of an increased vertical height of the cleft labial segment.
12. Osborn JM, Kelleher JC. A survey of cleft lip and palate surgery taught in Plastic Surgery Training Programs. Cleft Palate J 1983;20(2):166–168
13. Bardach J, Salyer K. Surgical Technique in Cleft Lip and Palate. 2nd ed. St Louis, MO: Mosby-Year Book; 1987:9
14. Latham RA. Orthopedic advancement of the cleft maxillary segment: a preliminary report. Cleft Palate J 1980;17(3):227–233
15. Bitter K. Latham's appliance for presurgical repositioning of the protruded premaxilla in bilateral cleft lip and palate. J Craniomaxillofac Surg 1992;20(3):99–110
16. Grayson BH, Santiago PE, Brecht LE, Cutting CB. Presurgical nasoalveolar molding in infants with cleft lip and palate. Cleft Palate Craniofac J 1999;36(6):486–498

第 36 章

舌唇粘连术

Brittany Behar, Donald R. Mackay

舌唇粘连术是 Robin 序列征患者最早需要接受的手术干预。在 Douglas 证明接受该手术的 Robin 序列征患者的死亡率显著降低后，它开始变得流行起来[1,2]。

目的

通过将舌体前下表面缝合到下唇来将舌体向前牵拉，从而打开舌根后部的气道。

相关外科解剖

Robin 序列征患者患有小颌畸形。由于口内空间受限，舌体被迫向上和向后移位。舌根的后移（舌下垂）会阻塞气道，在严重的情况下将可能是致命的[3-6]。

手术中黏膜瓣从舌体的前下表面和下唇的内侧面掀起。掀起皮瓣可暴露出舌前下部的颏舌肌和唇内侧面的口轮匝肌[6-8]。

患者选择

Robin 序列征患者需在床边接受缺氧和气道困难度评估。在缺氧情况下应首先尝试俯卧位，此处缺氧定义为氧饱和度低于 80%或低于 90%并持续 5%或更长时间[9]。如果俯卧位还不够，则应对婴儿进行额外的多级气道异常检查，这些异常可能导致持续缺氧。

多学科团队联合治疗至关重要，需要耳鼻喉科、肺科，可能还需要麻醉科会诊。患者需接受鼻内镜检查和支气管镜检查，寻找任何可见的阻塞，包括声门/声门下阻塞（例如，喉软化或气管软化）和舌根阻塞。存在明显的喉软化或气管软化的患者可能需要进行气管切开术。如果没有发现明显的阻塞，可以由小儿神经科医生对患者进行中枢神经系统病理学评估，并由小儿肺科医生对所有肺部病理表现进行评估。如果患者有孤立的舌根梗阻，则提示可能需接受舌唇粘连术[9]。

适应证和禁忌证

适应证

■ 舌唇粘连术适用于患有舌下垂的 Robin 序列征患者，其气道阻塞不能通过俯卧位得到纠正，或通过俯卧位通气得到改善，但在进食时继续阻塞[8]。

■ 由宫内生长受限所导致的 Robin 序列征患者的小颌畸形是该术式的理想选择，他们在其他方面多是正常的。这些患者可表现出下颌骨的追赶性生长。在最初的临床表现中，它们可能难以被识别出来[7,8,10]。

■ 选择正确患者实施舌唇粘连术可以避免不必要的气管切开[7,8,11-14]。

禁忌证

■ 患有严重喉软化和气管软化或其他多级气道病变的患者[8]。

■ 中枢性呼吸暂停患者。

■ 患有严重小颌畸形的患者，但下颌骨未出现“追赶性”生长表现的(例如，其他综合征性疾病伴发的 Robin 序列征等)，是舌唇粘连术的相对禁忌证[7,8]。

术前计划

术前检查应包括完整的病史和体格检查、喉镜检查、支气管镜检查以及多导呼吸睡眠监测。检查应确定适合舌唇粘连术的候选者，但更重要的是，排除那些不会从手术中受益的患者。

必须确保有经验的小儿麻醉师参与这些患者的管理。这是一些最难插管的患者，气道安全控制至关重要。

手术器械

此手术的器械很简单(图 36.1)。术中应有小儿整形手术和腭裂器械托盘。应包括以下内容：

■ 15 号手术刀。

■ Bovie 电凝。

■ 精细组织剪。

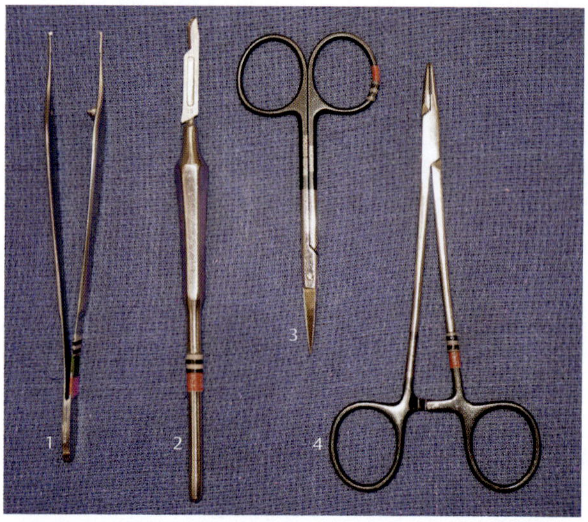

图 36.1 细齿钳(1)；15 号手术刀(2)；精细虹膜剪刀(3)；持针器(4)。

- 硬膜下穿刺针。

此外,术中使用以下缝合线。

- 2-0 丝线:作为牵引线。
- 3-0 尼龙线:舌根部的永久缝线。
- 4-0 和 5-0 薇乔。
- 6-0 染色线。

手术过程:技术细节

术前告知并获得家属同意。应与患者家属讨论 Robin 序列征的严重性及其伴随的气道困难,以及分阶段手术的必要性,包括未来的粘连"拆除"和腭裂修复,这一点至关重要。还应强调患者术后持续气道受损的可能性和气管切开术的潜在需求。

患者被送入手术室,由小儿颅面外科医生和小儿麻醉师接手。小儿耳鼻喉科医生应备班,以便进行抢救性气道操作(例如,气管切开术)。麻醉团队应了解 Robin 序列征及其伴随的气道困难的可能性,这点至关重要。手术室应当是温暖的,可以使用强制暖风毯。患者取仰卧位并在插管前预氧合。舌唇粘连术的详细步骤见图 36.2 至图 36.12。

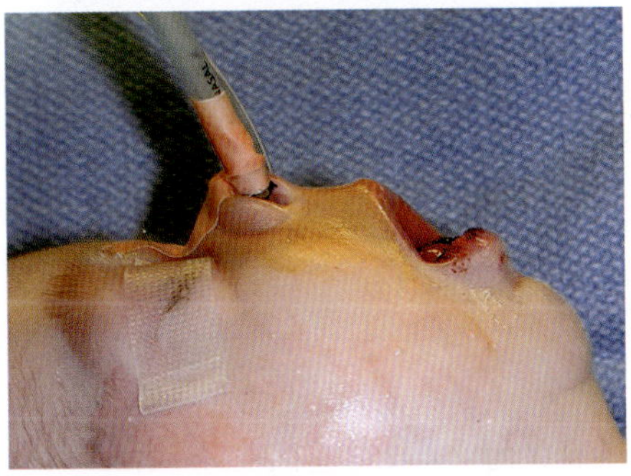

图 36.2 插入鼻气管导管。

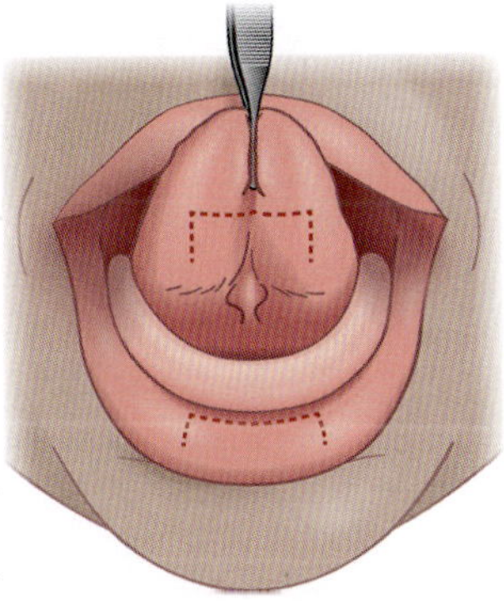

图 36.3 标记切口,用肾上腺素局部麻醉药浸润颏前沟、邻近唇黏膜和舌下表面。

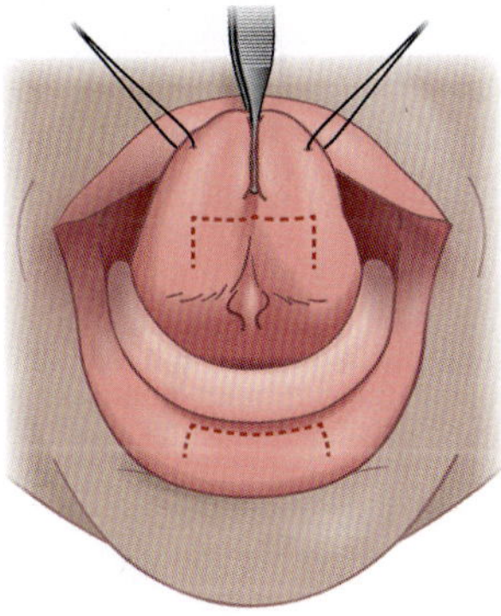

图 36.4 牵引缝线穿过舌的左侧和右侧,距离尖端约 5mm。

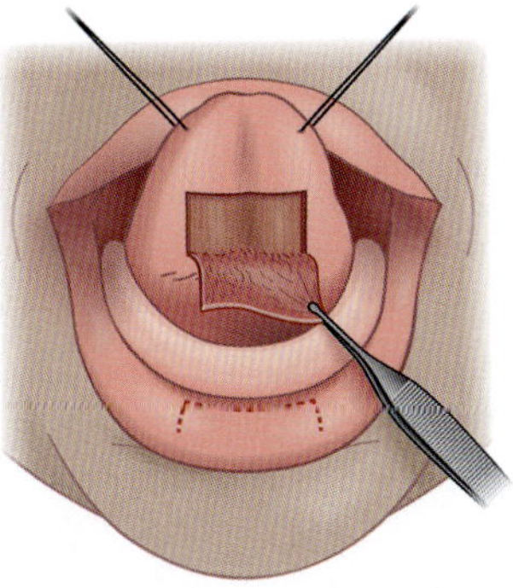

图 36.5 将后位蒂的舌黏膜瓣从舌下表面掀起,露出深面的颏舌肌。

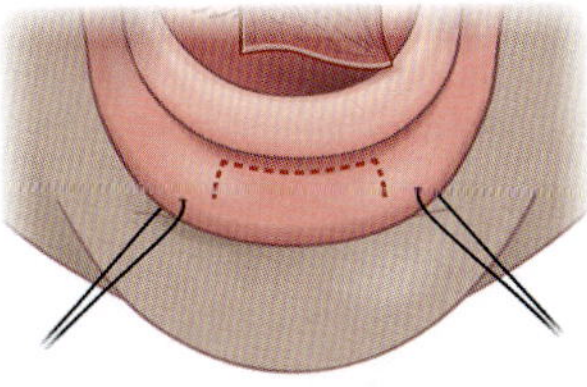

图 36.6 牵引缝线穿过唇部全层,位于中线的左右两侧,相距约 3cm。

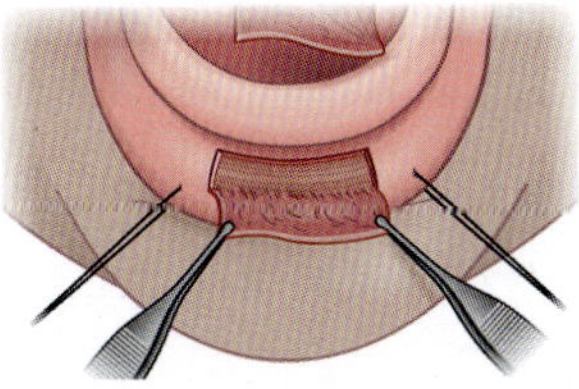

图 36.7 从下唇的内侧面掀起一个前上方蒂的黏膜瓣。

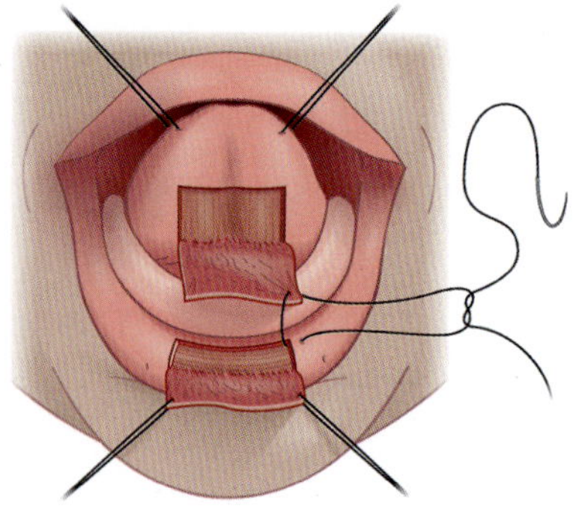

图 36.8 后位蒂的舌黏膜瓣通过间断的可吸收缝线缝合到下唇颊沟的黏膜切口边缘（在本例中使用了圆针 4-0 Vicryl 缝线）。

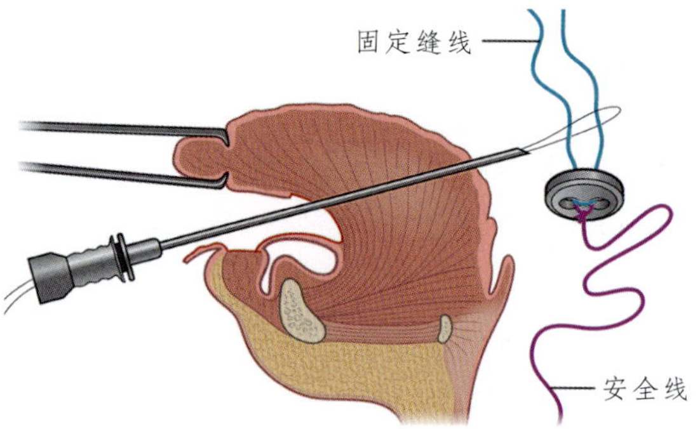

图 36.9 然后安放留置缝合线。手术前制作准备一个带有永久缝线的纽扣，一条线系在其正面，第二条线系在其反面。纽扣反面的缝线为固定缝线，纽扣正面的缝线是"安全线"。用一根硬膜下穿刺针穿过舌体，从裸露的舌下表面刺入并在舌根处穿出。用一根细钢丝（28 号）弯曲成环形穿过硬膜下穿刺针。钢丝环抓住纽扣反面固定缝线的两个尾端，并通过舌体拉出。

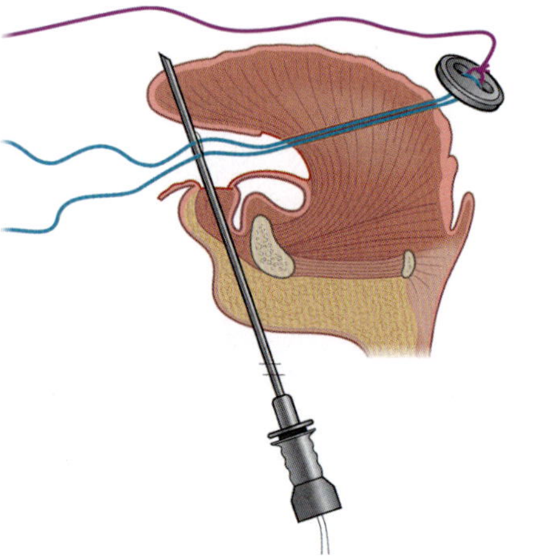

图 36.10 然后将硬膜下穿刺针从颏部下颌骨前方穿入，从唇内的裸露创面穿出。同样将纽扣反面固定缝线向前绕过下颌骨并从颏下方引出。固定缝线的两端最终将系在颏下方的第二个纽扣上（待缝合了舌与唇之间的肌肉后放置）。将纽扣正面的"安全线"缝合线从口腔中拉出并贴在颏部。如果系在颏下方的固定缝线断裂，可以用这条安全线将纽扣从气道中移除。

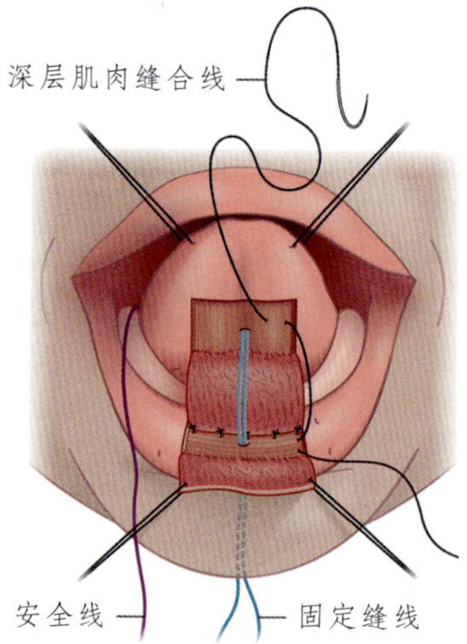

图 36.11 缝合深部的舌肌与下唇的口轮匝肌。

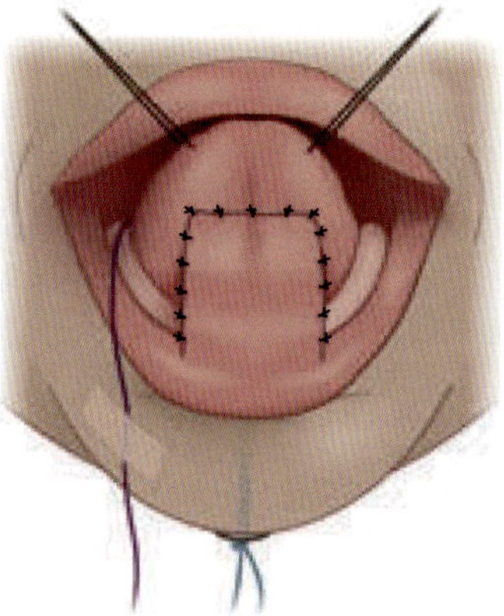

图 36.12 现在可以将上唇黏膜瓣缝合到舌下表面黏膜缺损的前缘了。

手术技巧

- 患者面临的最大风险是上呼吸道梗阻。有一位经验丰富的小儿麻醉师参与患者的护理至关重要。
- 舌肌和口轮匝肌之间的缝合线必须结实，并且保证足够的舌唇肌肉粘连。
- 如果舌体完全拉不动，应该考虑将颏舌肌附着在下颌骨上。
- 在位于颏下方的纽扣深面放置一层或两层水凝胶贴，以防止皮肤受刺激及破裂。

术后护理

- 在患者拔管之前，必须放置鼻咽通气管并切割成适合患者的长度。舌根水肿可在术后 24~48 小时出现，因此，在氧饱和度降低的情况下，必须始终保证鼻咽通气管在位。
- 患者可在手术室中拔管并监测缺氧情况，然后转移至 PACU，以防需要紧急插管。
- 由于口腔运动协调困难，这些患儿的营养可能摄入不足。通常需要给予数天至数周的鼻饲喂养，以确保足够的营养摄入。
- 必须密切监测患儿生长和体重增加情况。

临床病例

图 36.13 展示了一例接受舌唇粘连术的小颌畸形患者。

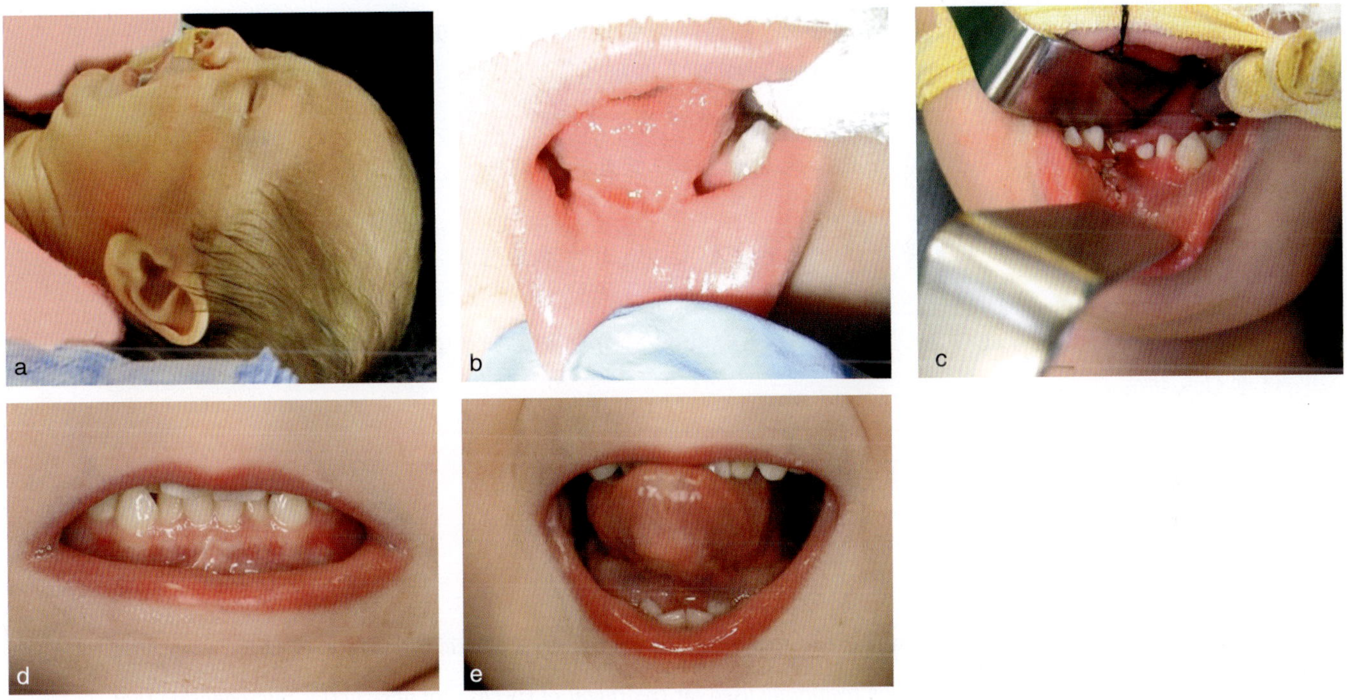

图 36.13 (a)患儿，女性，2 月龄，有明显的小颌畸形，照片为舌唇粘连术前。(b)患儿 18 月龄时，她的舌唇粘连仍可见。(c)舌唇粘连松解术中，在这个阶段可见下切牙移位。(d)舌唇粘连松解 9 个月后，下切牙已直立于可活动的舌和唇之间。(e)舌唇粘连松解 9 个月后，舌体下表面的典型瘢痕。

并发症

粘连裂开是舌唇粘连术的主要并发症。可靠的肌肉缝合、增加操作者经验、释放颏舌肌和安置留置缝线将降低发生这种并发症的可能性。

另一个潜在的并发症是舌唇粘连无法缓解上气道阻塞。这通常是患者选择不当的结果。综合征性患者和因舌下垂以外的原因导致呼吸暂停的患者不适合进行此手术。

结论

Robin 序列征患者的治疗需要多学科团队联合开展。应评估患者的综合征性表现以及多级气道受损的其他迹象。如果气道阻塞仅仅来自舌下垂和(或)小颌畸形,则可能需要进行舌唇粘连术。

在经验丰富的麻醉团队的帮助下,患者被送入手术室并接受手术,将舌体固定在下唇上,可将其用留置缝线固定在下颌骨周围,并将舌体固定在更靠前的位置。如果没有其他禁忌证,患者可以在术后拔管并开始实施口饲喂养方案。该手术的成功与否很大程度上取决于适当的患者筛选。

一旦患者年龄足够大,就可以进行腭成形术,随后松解舌唇粘连,而长期影响其实很小甚至没有。该手术可以在对症的患者中挽救生命。

手术要点

- 患者筛选是取得手术成功的关键。
- 在尝试舌唇粘连术之前,应采用多学科方法,包括耳鼻喉科医生和肺科医生来评估气道阻塞的其他原因。
- 患者应接受鼻内镜检查和支气管镜检查作为检查的一部分。
- 这些患者的气道极其困难。经验丰富的小儿麻醉师是必不可少的。
- 舌肌和口轮匝肌之间必须进行牢固的肌肉缝合,以降低裂开的风险。
- 需要使用不可吸收的留置缝线。
- 术后气道监测至关重要,尤其是在拔管后和 PACU 中,因为术后可能会出现舌体肿胀并造成气道紧急情况。
- 术后即刻应避免直接母乳喂养。相反,需要采用注射器喂食或鼻饲喂食,以避免对新修复的创面造成任何牵引或伤害。

(俞哲元 译)

参考文献

1. Douglas B. The treatment of micrognathia associated with obstruction by a plastic procedure. Plast Reconstr Surg 1946;1(3):300–308
Initial publication of a tongue–lip adhesion technique used for treatment of six cases of obstructive micrognathia that demonstrated a significant decrease in mortality.
2. Douglas B. Further report on the treatment of micrognathia with obstruction by a plastic procedure: results based on reports from 21 cities. Plast Reconstr Surg 1950;5(2):113–122
3. Robin P. A fall of the base of the tongue considered as a new cause of nasopharyngeal respiratory impairment: Pierre Robin sequence, a translation. 1923. Plast Reconstr Surg 1994;93(6):1301–1303
This is an English translation of Dr. Robin's first publication on the anatomy, complications, and management of Robin sequence. He introduced the term "glossoptosis" and emphasized the respiratory complications here. Cleft palate was not part of his definition of the sequence.
4. Routledge RT. The Pierre-Robin syndrome: a surgical emergency in the neonatal period. Br J Plast Surg 1960;13:204–218
5. Randall P, Krogman WM, Jahins S. Pierre Robin and the syndrome that bears his name. Cleft Palate J 1965;36:237–246
6. Latham RA. The pathogenesis of cleft palate associated with the Pierre Robin syndrome. An analysis of a seventeen-week human foetus. Br J Plast Surg 1966;19(3):205–214
Analysis of a 17-week-old fetus with Pierre Robin sequence revealing that associated cleft palate is secondary to glossoptosis and retrognathia, leading to displacement of palatal tissue.
7. Parsons RW, Smith DJ. A modified tongue-lip adhesion for Pierre Robin anomalad. Cleft Palate J 1980;17(2):144–147
8. Kirschner RE, Low DW, Randall P, et al. Surgical airway management in Pierre Robin sequence: is there a role for tongue–lip adhesion? Cleft Palate Craniofac J 2003;40(1):13–18
9. Freed G, Pearlman MA, Brown AS, Barot LR. Polysomnographic indications for surgical intervention in Pierre Robin sequence: acute airway management and follow-up studies after repair and take-down of tongue-lip adhesion. Cleft Palate J 1988;25(2):151–155

10. Mackay DR. Controversies in the diagnosis and management of the Robin sequence. J Craniofac Surg 2011;22(2):415–420
This article reviews the diagnostic criteria and treatment options for Robin sequence patients, stressing a multidisciplinary team. Operative management for those who do not improve with positioning alone or who need tracheostomy are discussed in depth.
11. Long REJ. Growth patterns in and the growth effects of treatment in the Pierre Robin sequence. Presented at ACPA Pre-Conference Symposium. The Pierre Robin Sequence: Diagnostic and Treatment Challenges for the Cleft Team. Scottsdale, AZ, April 20, 2009
12. Moyson F. A plea against tracheostomy in the Pierre-Robin syndrome. Br J Plast Surg 1961;14:187–189
13. Schaefer RB, Gosain AK. Airway management in patients with isolated Pierre Robin sequence during the first year of life. J Craniofac Surg 2003;14(4):462–467
14. Parsons RW, Smith DJ. Rule of thumb criteria for tongue-lip adhesion in Pierre Robin anomalad. Plast Reconstr Surg 1982;70(2):210–212
Retrospective review of patients with Robin sequence at one institution over 10 years, reviewing patients managed either with tongue–lip adhesion and nonoperatively. The authors established a rule of thumb for when to surgically intervene when a patient is unable to show progressive weight gain after 7 days of nonoperative intervention or who cannot be extubated after 3 days.

第 37 章

腭裂修复术

Sanjay Naran, Joseph E. Losee

腭成形术首先是一种语音修复手术，因此，其治疗目的应在于修复动态生理结构的功能，以使这些结构协同工作，将呼吸道发出的气压转变为可被理解的语音。

目的

重建腭咽功能以产生的正常语音。这一目标可以通过正确定位提肌和实施无张力、水密性的上腭修复来实现，从而最大限度地减少后续的瘢痕和瘘管形成，避免继发性发育障碍的风险。

相关外科解剖

初腭包括门齿孔（前颌骨）前面的所有结构。位于门齿孔后部的硬腭与软腭一起构成次腭。肌性腭（软腭）位于硬腭后方。次腭中线骨裂隙可导致犁骨与硬腭分离[1]。软腭的“运动”源于腭帆提肌（LVP），它的肌肉带占据了软腭中部的50%[2,3]。腭帆提肌起源于咽鼓肌软骨和骨段交界处的后内侧。左、右提肌在腭中线相互交织，形成一条束带，将软腭悬吊在颅底腭中线位置，成为腭咽闭合的主要膜性运动组成[3]。软腭中部其余50%肌肉来自腭咽肌，其上头起源于提肌鼻面，下头起源于提肌口腔面，向下延伸为扁桃体后柱[3,4]。腭舌肌起源于提肌的背外侧横纤维，成为扁桃体前柱向头侧行进，然后呈扇形散开插入软腭中段50%，是软腭最表层的肌肉[4-7]。软腭前部的25%是相对静止的。腭帆张肌起源于蝶骨大翼和咽鼓管的上外侧，几乎垂直下降钩住翼钩的前部，插入软腭前25%的纤维张肌腱膜[2]。腭咽肌、腭舌肌和悬雍垂肌构成软腭后部的25%（图37.1）。悬雍垂肌起源于张肌腱膜，向后行进构建成一对中线结构，终止于悬雍垂的基部[8]。

患者选择

任何有明显腭裂的患者将无法获得正常腭咽功能，从而导致语音异常。腭裂修复通常在婴儿学习言语之前。一些患有黏膜下腭裂（SMCP）和更多隐匿性软腭裂的患儿也能受益于腭成形术以治疗其腭咽功能不全（VPI）。Veau 分类系统详见表 37.1。

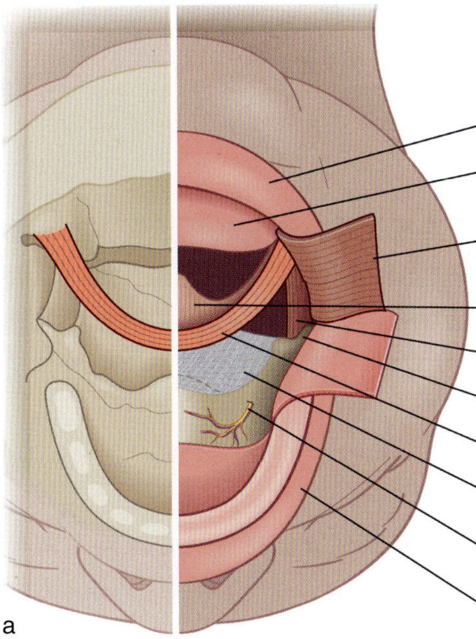

a

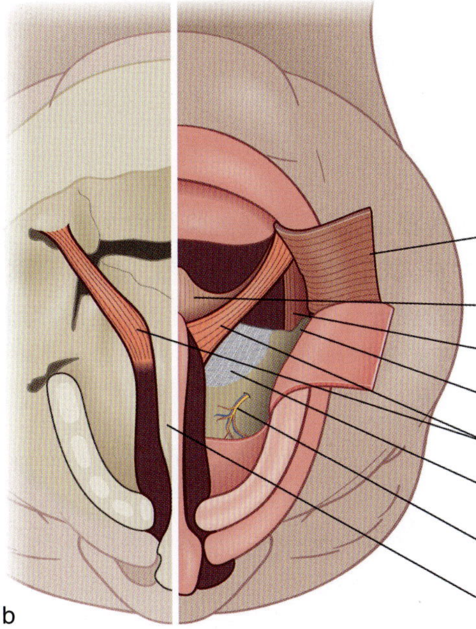

b

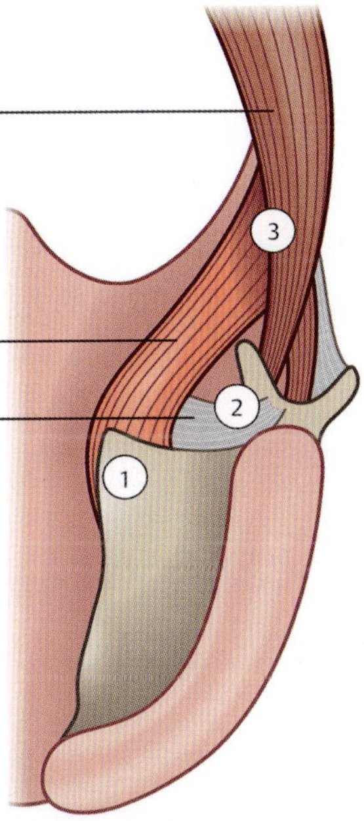

c

图 37.1 (a)正常软腭可分为三个部分:前部 25%、中部 50%和后部 25%。(b)在正常的上腭中,提肌形成肌肉带,有利于在腭咽闭合过程中对软腭进行颅侧、后侧和侧向拉力。在正常情况下,提肌呈横向走行,在软腭中间 50%内水平运动。然而,在腭裂中,裂开的提肌位于矢状位,从后向前延伸,插入硬腭后缘。异常裂开的结构将防止提肌施加向上、向后和横向的拉力。(c)腭裂时,提肌有三个异常解剖,必须在修复中解决:①附着于硬腭后内侧边缘的纤维;②与腭帆张肌腱膜交织;③与咽上缩肌粘连。

表 37.1 Veau 分类系统(1931)

分类	描述
Ⅰ	仅软腭
Ⅱ	软腭及硬腭裂开,不超过门齿孔
Ⅲ	完全性单侧软腭裂、硬腭裂,可合并唇裂和牙槽嵴裂
Ⅳ	完全性双侧软腭裂、硬腭裂,可合并唇裂和牙槽嵴裂

这些描述可以用不完全、右、左、1/3 等字词加以修饰。

适应证和禁忌证

适应证

如果患者病情稳定，显性腭裂的修复应在患儿学习语言之前进行。对于隐匿性腭裂和 SMCP，诊断 VPI 时才需要进行腭成形术。我们的标准做法是在 10~12 月龄时一期修复显性腭裂。选择在出生后第一年内开展一期腭成形术是为了优先促进正常语音的发育。我们觉得尚没有足够证据表明面中部生长潜力的受损是继发于早期腭成形术的，不可据此牺牲正常的语音发展机会，亦无必要改用两阶段修复方案，后者会增加额外的相关并发症及成本[9–14]。

禁忌证

手术修复没有特定的禁忌证，只要患者符合安全、低风险的标准（即患儿在其他方面排除医疗风险），即可进行半选择性手术。

术前计划

团队联合治疗有益于唇腭裂儿童；团队联合治疗应包括整形外科医生、正畸医生、耳鼻喉科医生、语音病理学家、儿科医生和社会工作者的评估和意见。需考虑的重要因素还包括注意喂养，而这通常需要特殊的奶瓶[15]。耳鼻喉科医生应评估患者是否存在多级气道疾病的任何表现，因为腭咽手术和（或）导致腭咽肿胀的术后操作可能会引起气道受阻。应详细调查患儿的喂养和睡眠史[16]，这在 Pierre Robin 序列征（PRS）的儿童中尤其值得关注[17,18]。

手术器械

图 37.2 中所列出的是作者的首选工具。

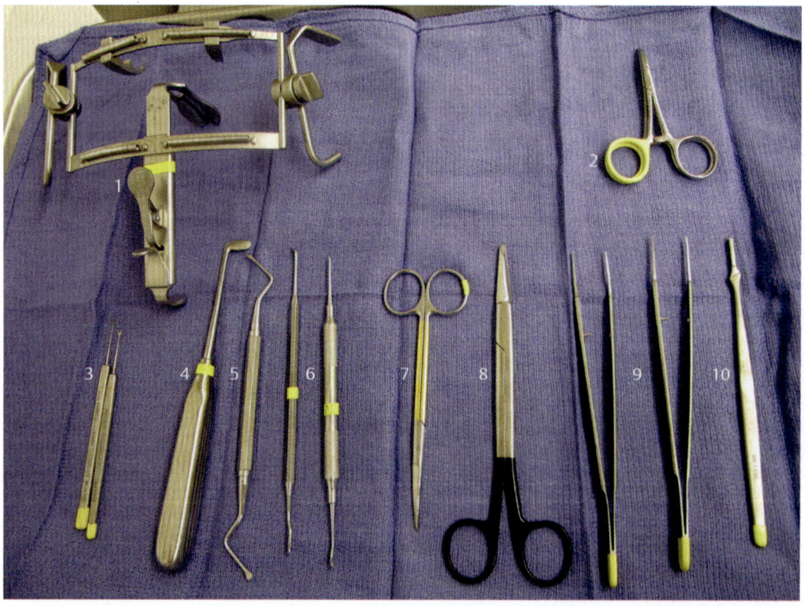

图 37.2 Dingman 张口器（1）用于挡开舌头和口腔侧壁；精细止血钳（2）用于牵拉长蒂组织；小双爪拉钩（3）；Blair 剥离子（4）；一组牙科剥离子（5 和 6）；长柄肌腱剪刀（7）；组织剪刀（8）；长镊（9）；手术刀柄 （10）。我们首选的针持是长柄 Castroviejo 针刺（未图示）。我们也经常在手术开始放置鼻通气管（未图示），并在术后继续留置，直到术后 1 天移除。

腭裂修复术简述

硬腭修复

硬腭修复可分为采用双蒂和(或)单蒂黏骨膜硬腭瓣的技术。根据裂隙的形态,组织瓣可以是单蒂、双蒂或没有外侧松弛切口的(图 37.3 至图 37.5)。给定病例的组织瓣可以是不同类型的:双蒂黏骨膜瓣,如 von Langenbeck 法,其血供来源于由前方的门齿孔蒂和后方的腭大血管束;单蒂皮瓣,如 Veau-Wardill-Kilner 法(VWK 或 VY 后推)和两大瓣法,完全基于腭大血管束[13,19]。

von Langenbeck 设计了双蒂黏骨膜瓣,其中采用了 Dieffenbach 早期引入的外侧松弛切口设计[13]。这种组织瓣的外侧边界是附着龈和硬腭之间的松弛切口,内侧则沿着裂隙边缘,在口腔和鼻腔黏膜之间做切口。鼻黏膜瓣在中线缝合,修复鼻腔侧缺损,这一鼻腔黏膜修复通常包含犁骨瓣[19]。双蒂硬腭瓣向内推进以闭合缺损的口腔侧创面。由于活动度较差,双蒂皮瓣通常在闭合较宽裂隙以及前部缺损方面会受到一定限制。无松弛切口的硬腭瓣(从内侧裂缘掀起)可用于狭窄的或高拱形的裂隙。鉴于双蒂皮瓣需要较少的剥离,硬腭没有广泛暴露,可能会减轻上颌发育受限的后果。

VWK 法和两大瓣法则基于双侧单蒂瓣,在设计上类似于 von Langenbeck 法,但组织瓣前方蒂被断开并充分剥离。有些人认为硬腭骨膜的大范围剥离可能会影响面中部的生长。另一些人则认为,硬腭的 VY 后推延长了软腭,因为单蒂硬腭黏骨膜瓣可以向后推进,由此提高腭咽功能[19]。

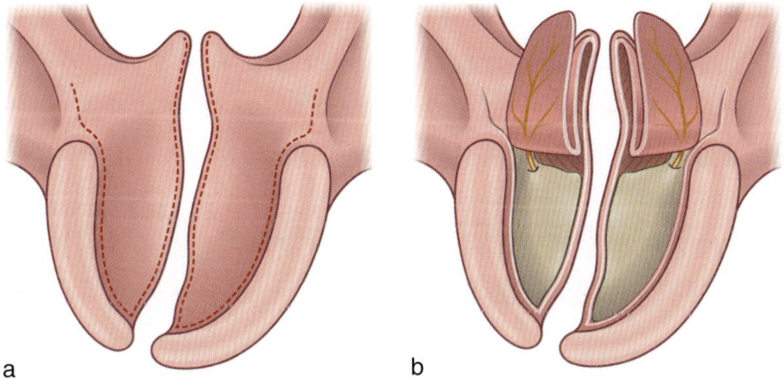

图 37.3 (a)双侧单蒂硬腭黏骨膜瓣,硬腭侧向松弛切口与内侧裂缘切口在前方交汇。(b) 组织瓣被掀起,解剖出腭大神经血管束为蒂。此方法可增加组织瓣的活动度和转位能力,以供鼻腔和口腔面缺损修复,其代价是血供可能更为脆弱。在原发性单侧完全性腭裂中(Veau Ⅲ 型),可在健侧设计双蒂瓣而患侧设计单蒂瓣修复。

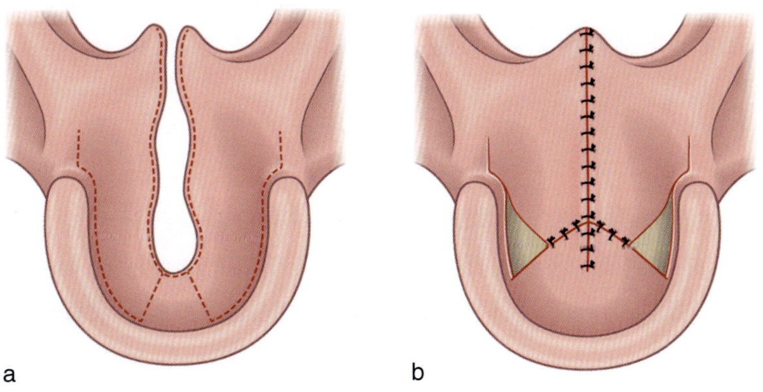

图 37.4 (a)Veau Ⅱ 型腭裂中,单蒂皮瓣后推修复硬腭。(b)组织瓣以 VY 方式插入前上颌黏骨膜。

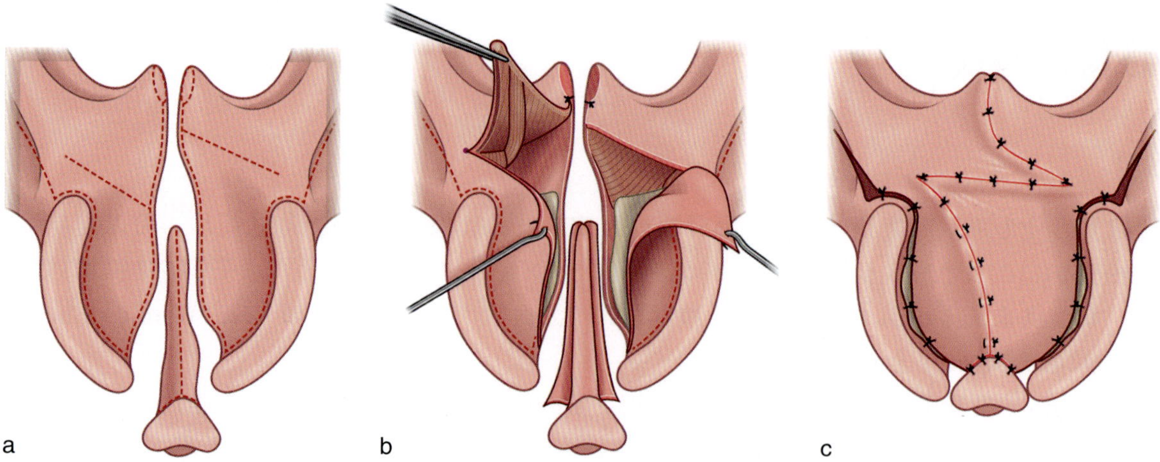

图 37.5 (a)双侧完全性腭裂的手术设计。犁骨瓣用于闭合硬腭鼻侧。设计线为软腭的 Furlow 腭成形术。(b)在 Veau Ⅳ型腭裂中，犁骨在中线切开并用于帮助关闭切口。犁骨瓣用于协助闭合鼻侧黏膜，以提供两层的硬腭修复。在 Veau Ⅲ型腭裂中(此处未显示)，可以沿硬腭黏骨膜与健侧的犁骨交界处切开犁骨瓣，将其翻转并插入患侧的鼻黏膜瓣。(c)最终切口闭合与软腭的 Furlow 腭成形术缝合一起完成。在双侧完全性腭裂(Veau Ⅳ)中，可以将单蒂皮瓣缝合到前上颌黏骨膜上，以修复门齿孔处缺损。

软腭修复

与固定的硬腭不同，软腭需要活动其结构以改变腭咽腔的孔径并调节语音。Von Graefe 和 Roux 在 19 世纪初首次接触软腭修复，他们的工作重点在于关闭双侧裂隙[20]。Kriens 在 1969 年起开展了功能性腭肌成形术(IVVP)，是第一个关注腭裂动力学解剖基础的人[20]。通过 IVVP，裂开的 LVP 悬吊得以重建，使其从病理的矢状向状态重新定位为生理性的水平走行。Furlow 在 1986 年提出了他的“双反 Z 成形术”，使用配对 Z 成形术，组织瓣可同时修复提肌悬吊并延长软腭[21]。IVVP 的概念被引入了 Furlow 法，通过将提肌附着在带血运的肌肉黏膜瓣上，无须将其从鼻和口腔黏膜上完全解剖出来。通过将异常提肌从矢状向改到水平走行，它们可最大限度地重叠并构建功能性的张力带以重建提肌悬吊。在通过 Z 成形术延长软腭时，Furlow 腭成形术会缩短横向组织，从而缩小腭咽闭合。因此，双反 Z 成形术可同时用作腭成形术和咽成形术。

两阶段腭成形术

将硬腭修复和软腭修复分为两个阶段的实践有着完善的报道。唇裂和软腭修复在患儿 3~6 月龄进行，然后在 15~18 月龄时再进行硬腭修复[9]。报道认为，唇部和软腭的独立修复可重塑前牙槽弓段和后牙槽弓段，进而缩小硬腭裂隙，有助于进行无张力修复，可在第二阶段最小化黏骨膜剥离(以减少对面中部生长受限的影响)[9]。

手术过程：技术细节

了解 Furlow 腭成形术的技术细节有助于外科医生理解腭裂修复的原理。与往常一样，皮瓣的设计和缝合方法因患者而异。双反 Z 改形包括两个口腔侧瓣和两个鼻腔侧瓣。这些皮瓣包括两个基于前部蒂的黏膜瓣和两个基于后部蒂的肌肉黏膜瓣。按照惯例，基于后部的口腔肌肉黏膜瓣设计在患者的左侧。Furlow 腭成形术操作步骤显示在图 37.6 至图 37.25 中。

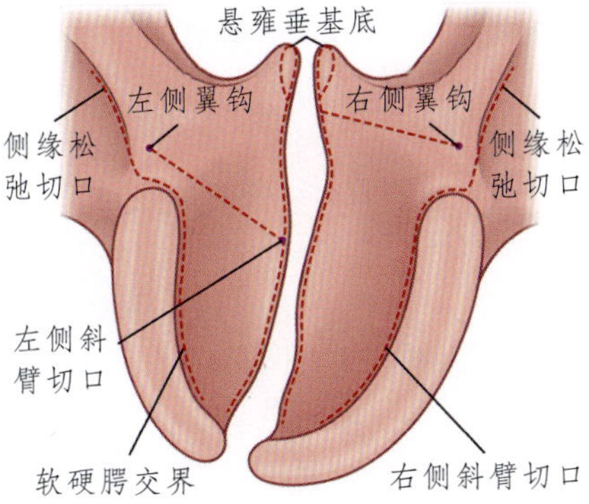

图 37.6 首先在垂直颊侧壁和水平软腭交界处的折痕处绘制外侧软腭松弛切口，从上颌结节向后延伸到下颌磨牙后三角区。在前方，设计线沿着附着龈延伸到硬腭上。然后标记双侧硬腭、悬雍垂基底和“正常”连接处的硬腭和软腭。内侧悬雍垂表面被标记为去黏膜。

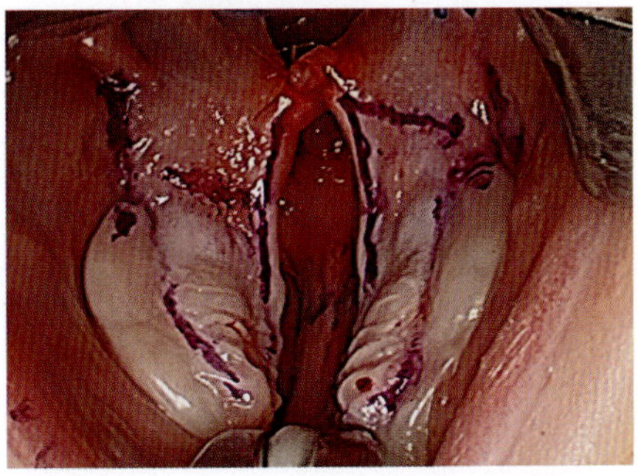

图 37.7 图 37.6 所示标记的术中照片。左方后位蒂口腔肌肉黏膜瓣的斜行切口是通过将左侧翼钩标记外侧连接到内侧硬腭和软腭的“正常”交界处来设计的，形成大约 60°的皮瓣。右侧前位蒂口腔黏膜瓣的斜行切口是通过将右侧悬雍垂基部内侧连接到右侧标记的翼钩外侧来设计的，形成 60°~90°的皮瓣。在这一侧需要一个接近 90°的皮瓣，因为它是一个仅有黏膜的皮瓣，是通过将外侧翼钩部分向后移动 1~3mm 来创建的。

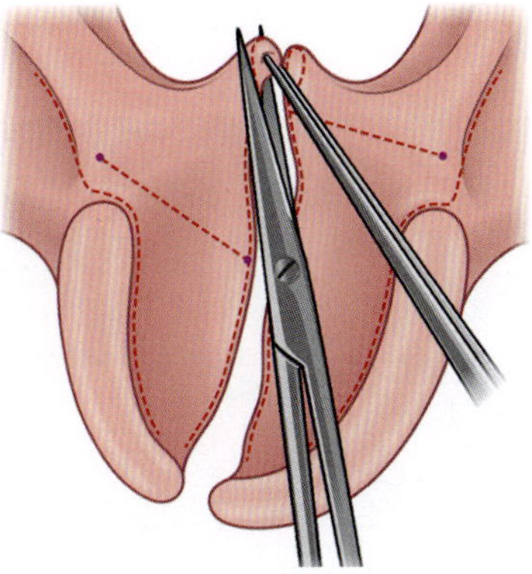

图 37.8 内侧悬雍垂表面去黏膜化并在双侧远端的尖端缝合标记。

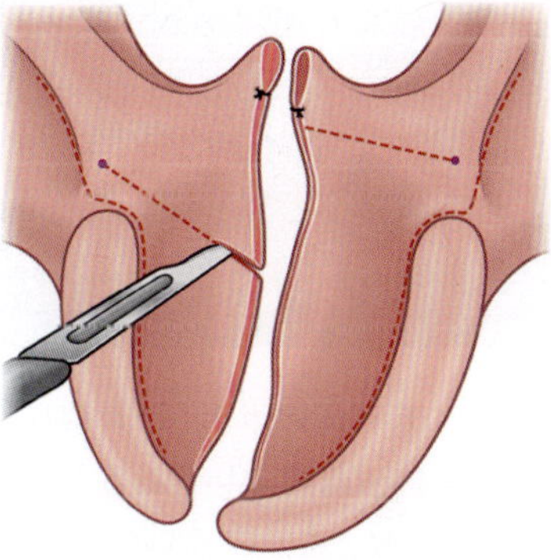

图 37.9 制作左方后侧口腔黏膜皮瓣的左侧裂缘切口和斜行切口。内侧裂缘切口略偏在裂缘的口腔侧，以节省额外的组织用于鼻腔面修复。分离从左侧硬腭和软腭交界处开始，提肌从其硬腭后缘附着处的内侧被解剖出来。

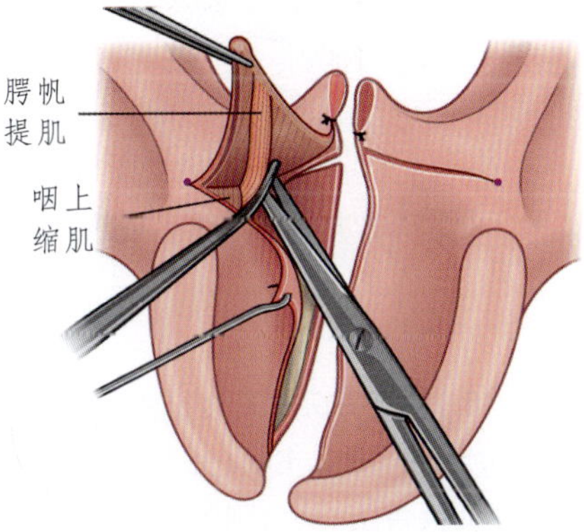

图 37.10 然后在左侧腭帆提肌和鼻黏膜之间的平面进行锐性分离。解剖需保留鼻黏膜。提肌需从硬腭后缘、异常发育的腭腱膜以及咽上缩肌上释放出来。

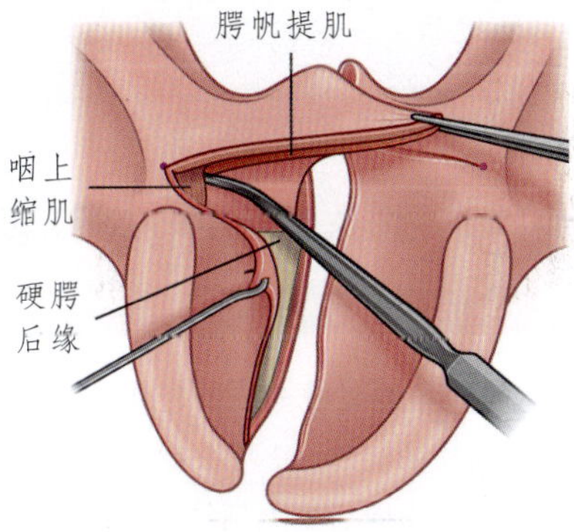

图 37.11 在左侧提肌和鼻黏膜之间继续向后剥离，直到到达悬雍垂和软腭的交界处，留下黏膜下层和鼻腔黏膜。提肌需彻底松解与咽上缩肌的任何剩余粘连，并从根本上恢复到其自然解剖的横向方向，彼此接近 90°角。左侧后部口腔肌肉黏膜瓣的尖端用牵引线标记。此时，提肌应完全从其异常附着中游离，并且必须看到其在浅层张肌上方退出颅底。

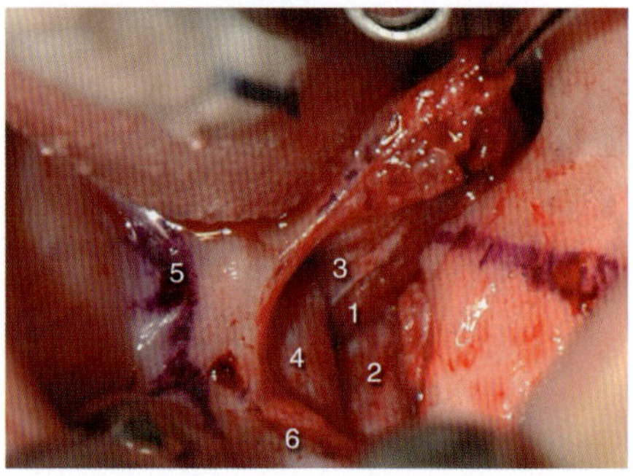

图 37.12 术中示意左侧后部口腔肌肉黏膜瓣，显示腭帆提肌(1)、鼻黏膜(2)、切开的张肌腱膜(3)、咽上缩肌(4)、横向松弛切口的标记线(未切开)(5)、硬腭后缘(6)和左侧后部口腔肌肉黏膜瓣的远端尖端被牵引线牵开(7)。同样，重要的是要注意离开颅底的腭帆提肌，它完全从其异常附着中游离出来。

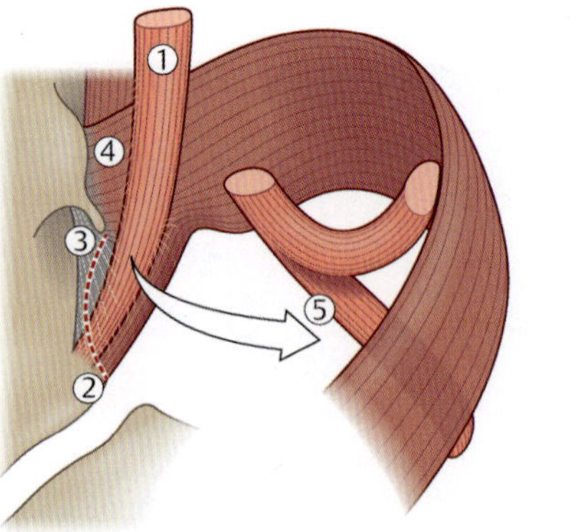

图 37.13 左图为腭帆提肌(1)的病理走行和异常附着，包括硬腭后缘(2)、张肌腱膜(3)、咽上缩肌(4)。虚线表示将腭帆提肌从其异常附着中释放的切口，使其能够彻底后移以占据其生理位置（软腭中部50%)及水平方向走行，如图右所绘(5)。

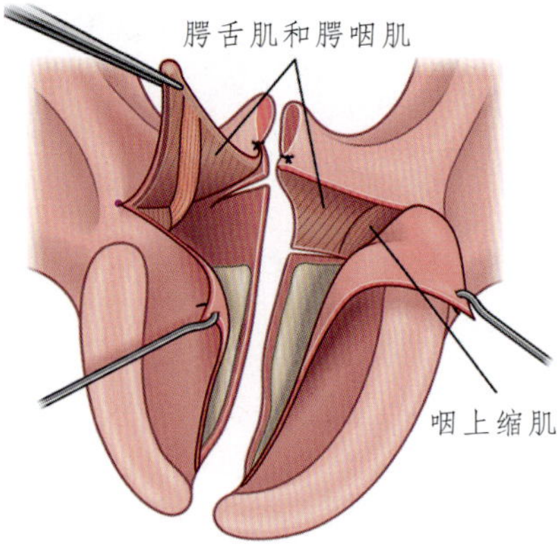

图 37.14 接下来切开右侧裂缘切口和右侧斜行切口。右侧前方蒂为基础的口腔黏膜瓣被剥离，并保留黏膜下层。必须在松弛切口和斜行切口之间保留黏膜桥。

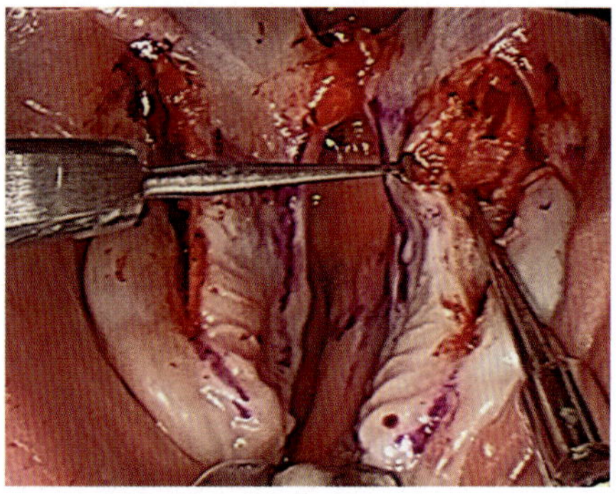

图 37.15 当裂缝宽度较宽时，可以充分地剥离松弛切口。软腭松弛切口是从下颌磨牙后三角向后到上颌结节前面。为避免侧向暴露颊侧脂肪，刀片应平行于垂直面颊并垂直于水平面颊。切口需在上颌结节周围行进，并在硬腭黏膜和附着龈之间的折痕内到达硬腭。注意将刀片角度改变为更垂直于硬腭切口，这个动作可以保护神经血管束。

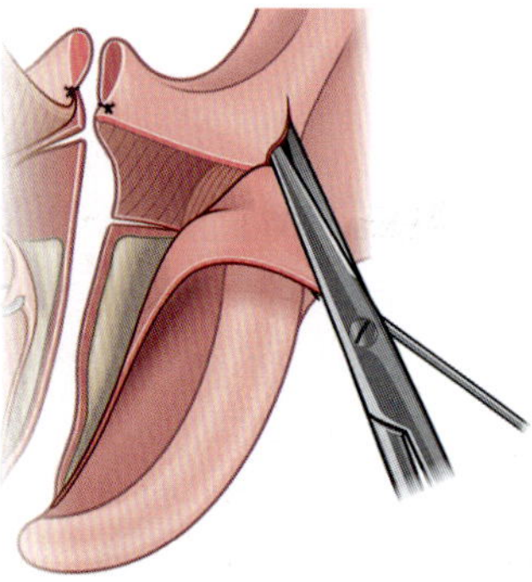

图 37.16 用剪刀尖端通过松弛切口触及翼钩，并将尖端推入 Ernst 腔数毫米。沿硬腭后缘继续解剖，从内到外，从外侧松弛切口与先前的解剖部位交汇。在这一盲视的解剖和松解过程中，必须小心保护神经血管束，保持用剪刀尖端紧贴硬腭的后缘。

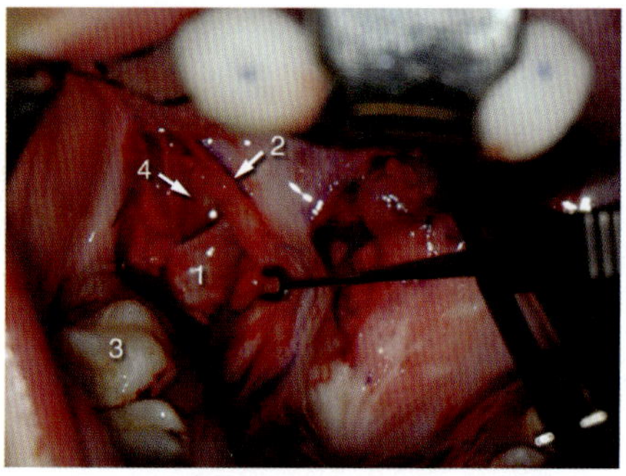

图 37.17 术中张力来自(1)翼钩周围附着的组织。这一张力由切开的左外侧缘松弛切口(2)松解。还可以看到第一磨牙(3)和 Ernst 腔(4)，位于咽上缩肌的内侧。张肌腱膜在翼钩内侧展开。有些外科医生提出在松解前将张肌腱膜固定在翼钩上，认为这有助于维持咽鼓管功能[22]。

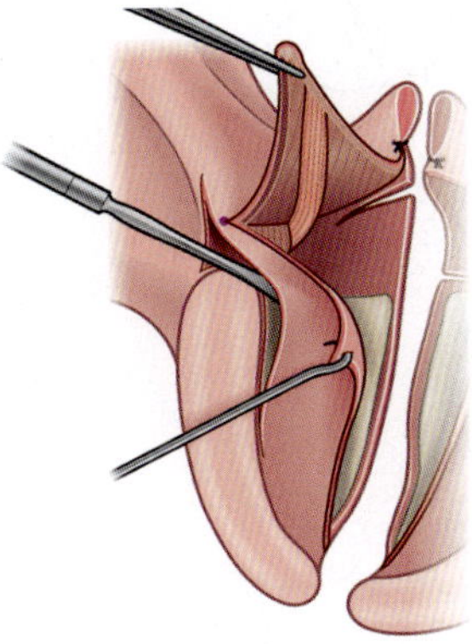

图 37.18 接下来，通过外侧松弛切口用小的骨膜剥离子触及硬腭后缘，如图所示，剥离软组织。硬腭黏骨膜瓣在骨膜下从翼钩侧向游离，直至硬腭和软腭交界处的中线裂隙缘。将 Blair 侧向剥离子（图中未显示）放置在硬腭外侧松弛切口内，就在腭大孔前，将它向内旋转，暴露出神经血管蒂并掀起硬腭黏骨膜瓣。

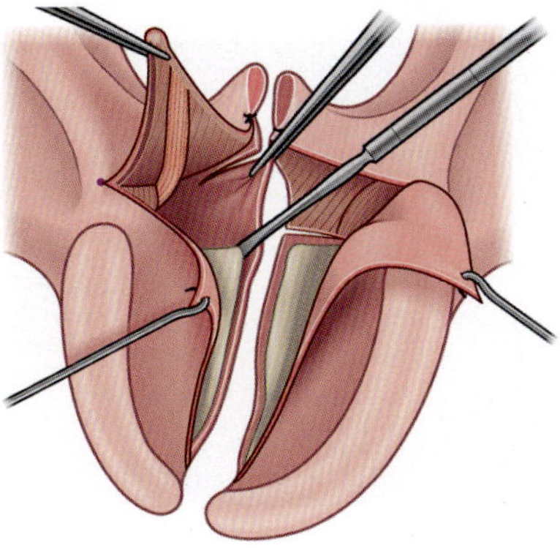

图 37.19 沿内侧裂缘将鼻腔黏膜从硬腭的鼻侧表面做骨膜下剥离。在翼钩和神经血管蒂区域做进一步解剖，在这期间可能需要环向松解腭大神经血管束根部以确保无张力闭合缺损。经常需要对腭大孔边缘进行 360°环形骨膜下剥离。有时，可能需要对骨孔后内侧进行截骨以增加组织瓣的活动度。

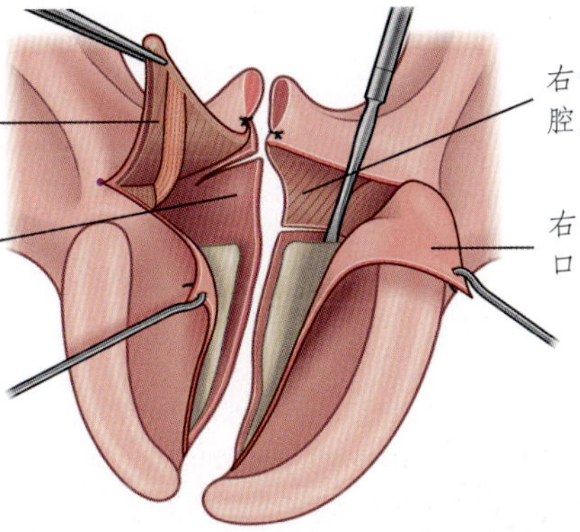

图 37.20 左侧前位蒂的鼻黏膜瓣设计在左侧，与后位蒂的口腔肌肉黏膜瓣方向相反。该切口从内侧开始于悬雍垂基部和软腭的交界处，并向外侧延伸至左侧提肌离开颅底的位置。这个切口构建了一个左侧前位蒂约 60°的鼻黏膜瓣。

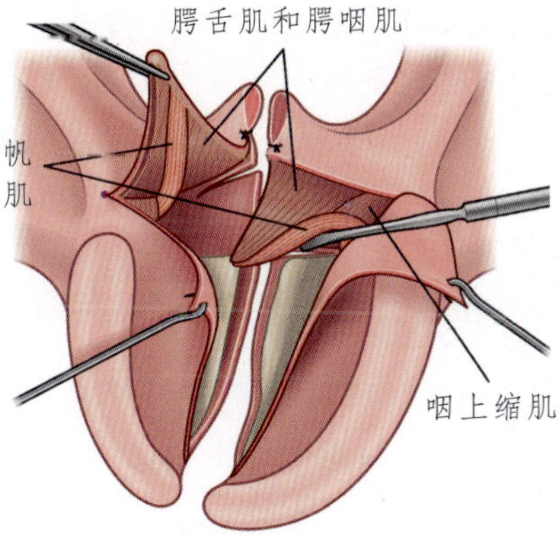

图 37.21 右侧后位蒂鼻腔黏膜肌肉瓣通过从硬腭后缘内侧以及外侧张肌腱膜和咽上缩肌松解提肌来构建。骨膜下剥离右侧硬腭后缘。非常重要的是要注意，切口从内侧硬腭和软腭的交界处开始，只需横向延伸到足以让右侧后位蒂鼻腔黏膜肌肉瓣的尖端穿过裂隙并修补左侧颅底的鼻腔黏膜缺损即可。控制切口长度可减小缺损面积，这个缺损必须由左侧前位蒂的鼻黏膜瓣修补。

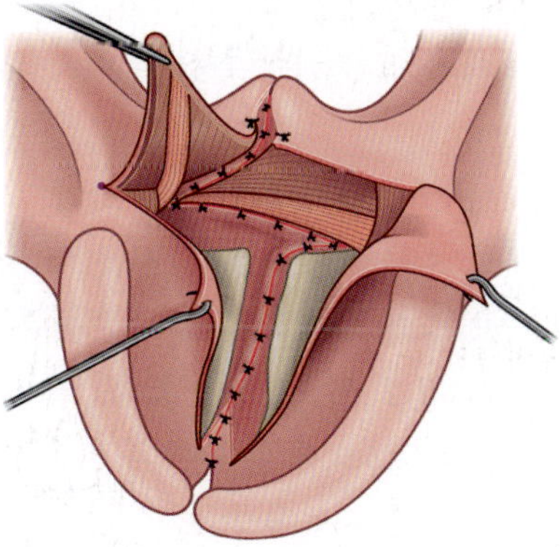

图 37.22 图中未展示的是，此时应放置鼻咽通气管。在悬雍垂的鼻侧和口腔侧使用 1mm 间距的缝合实现悬雍垂重建。在皮瓣交错和缝合期间对悬雍垂的中线牵引对于确保悬雍垂保持正中很重要。

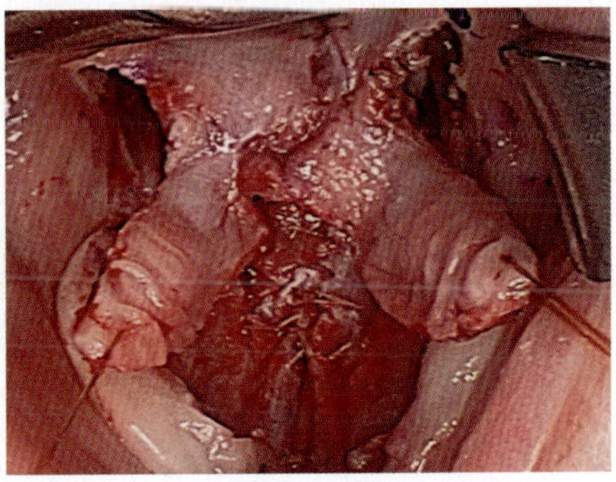

图 37.23 如果无法在硬腭和软腭交界处进行无张力的鼻腔黏膜修复，如图所示，可以放置一片薄的脱细胞真皮基质(ADM)、颊脂肪或颊肌黏膜瓣作为覆盖[23-23]。这些植入物仅限于正常张肌腱膜区域，而不能缝合到提肌悬吊上。注意用缝线牵开的双侧单蒂硬腭黏骨膜瓣。

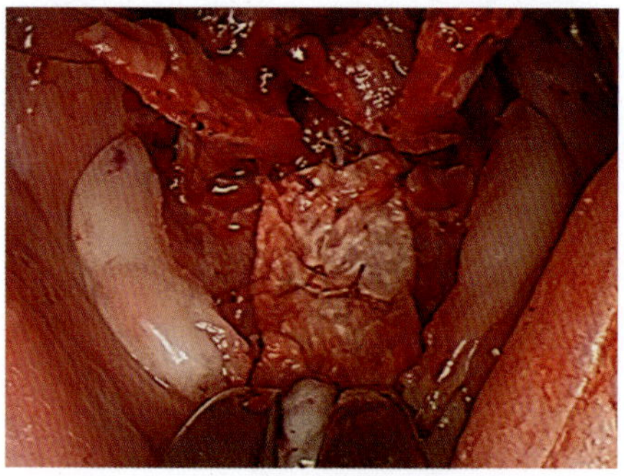

图 37.24 植入物也可以覆盖硬腭鼻腔黏膜修复以增加强度。特别是在双侧腭裂中，如图所示，将 ADM 放置在原腭和次腭交界处的鼻腔面修复位置，可以降低术后瘘的风险。鼻腔黏膜继续向前缝合。必要时使用犁骨瓣。

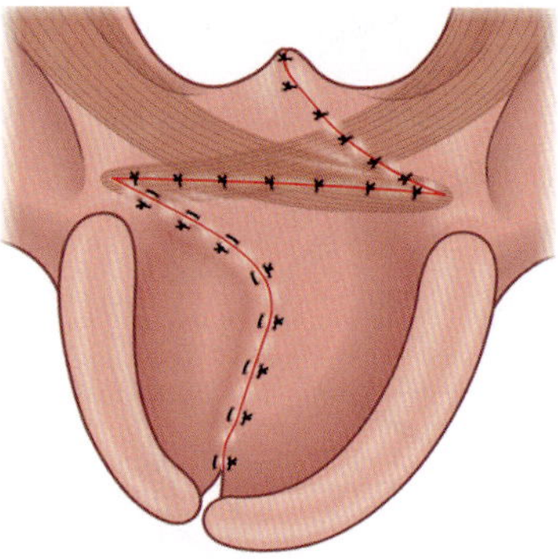

图 37.25 最终将注意力转向口腔侧组织瓣。左侧后位蒂口腔肌肉黏膜瓣的尖端缝合一针，需带有少量口腔黏膜较牢靠的深层，将其插入缝合至右侧缺损尖端。少量的口腔黏膜和较多的深层组织缝合有助于组织健康愈合，以完成提肌悬吊的重建，可最大限度地重叠提肌以提供功能性张力。

关于根治性功能性腭肌成形术(IVVP)的注意事项

必须强调不完全 IVVP 和完全性 IVVP 之间的区别。腭帆提肌在腭裂状态下有 3 处异常附着：病理性附着于硬腭后内侧，异常附着于腭帆张肌腱膜，以及与外侧咽上缩肌的异常粘连。在不完整的 IVVP 中，仅处理第一个异常附着：将提肌从硬腭后缘剥离。尽管这种操作可以使提肌可以通过中线固定到对侧的提肌上，但由此产生的提肌悬吊仍保持在其正常解剖位置的前方，并且提肌保持大致的矢状走向。

手术技巧

- 腭帆提肌的三处异常附着需完全游离，从而允许提肌在解除与硬腭、张肌腱膜和咽上缩肌的异常粘连后从其病理矢状方向彻底复位到其正常水平走行。在本解剖完成时，腭帆提肌可直视下退出颅底位置。
- 右侧后位蒂鼻黏膜肌肉瓣从内侧硬腭和软腭交界处开始切开，向外侧对着翼钩区域延长。注意：此切口横向延伸仅需足以松解皮瓣并保证其转位后可插入到提肌离开颅底的对应左侧位置。通过横向限制该切口长度，产生的缺损将更小，更容易被对位的左侧前位蒂鼻黏膜瓣修补。
- 另一个有用的设计是在右侧硬腭后缘留下 5mm 的鼻黏膜，以帮助转位的左侧前位蒂鼻黏膜瓣的插入与缝合。最后，需将 1mm 或 2mm 的提肌从右侧后位蒂鼻黏膜肌肉瓣的深层黏膜中分离出来，以便在插入和缝合期间将线缝合在黏膜边缘而不累及肌肉。

如果提肌的所有异常附着都没有完全游离，那么肌肉悬吊就不能从根本上重新定位到它在软腭中部 50% 的生理水平方向。这一断言得到了以下观察结果的支持：当作者在从之前直线腭成形术改为实施 Furlow 腭成形术以解决持续性腭咽闭合不全时，他们在术中直视下发现，原先的 IVVP 中提肌在硬腭后缘几乎都形成了直线瘢痕。在这些不完全 IVVP 病例中，尽管已经重建了提肌悬吊，但提肌仍保持矢状位方向并异常地位于生理位置前方，结果导致持久的腭咽闭合不全。本质上，以不完全 IVVP 进行的腭成形术会导致形成黏膜下腭裂。在一组将直线 IVVP 患者转为 Furlow 腭成形术的病例中，作者报告在以 Furlow 法修复原有的 IVVP 后，患者的匹兹堡加权语音评分(PWSS)及该评分的每个单独组成部分的统计结果均显著改善[26]。

文献已经证实了根治性 IVVP 在实现腭咽功能方面的重要性，当 IVVP 与不同的腭闭合方式结合使用时，结果更佳[27-30]。当插入后位蒂肌肉黏膜瓣以将裂隙部的提肌从矢状方向重新定向到水平方向后，Furlow 法的双反向 Z 成形修复手段包含了强大的 IVVP 效果。此外，后位蒂肌肉黏膜瓣的最大重叠效果能在功能性张力下重建提肌悬吊，解决了对提肌过长的担忧。由于在 Furlow 法修复过程中，提肌不需要从鼻腔或口腔黏膜上游离下来，所以可以防止瘘口复发[21,31]。

术后护理

- 如果没有舌体肿胀或气道问题，则在当天晚些时候(对于清晨手术的病例)或术后第 1 天早上移除鼻咽通气管。
- 常规使用手臂约束装置。患者需床边监控其脉搏和血氧饱和度。
- 患者苏醒后，允许立即从杯子中喝水。
- 24~48 小时后，患者可通过杯子进食全流质饮食，直到第 1 周结束。
- 口中不得放入东西(如吸管、喂食工具)。
- 经口饮食充足且没有气道阻塞迹象时即可出院，通常在术后第 1 天。
- 患者在手术后 5~7 天返回诊所，此时可以开始进软食。
- 如果伤口完全愈合，术后 10~14 天可以开始正常饮食。
- 手术后 3 个月进行团队回访以进行全面评估治疗效果，包括语音评估。

临床病例

图 37.26 和图 37.27 展示了 Furlow 法腭成形术的临床病例。

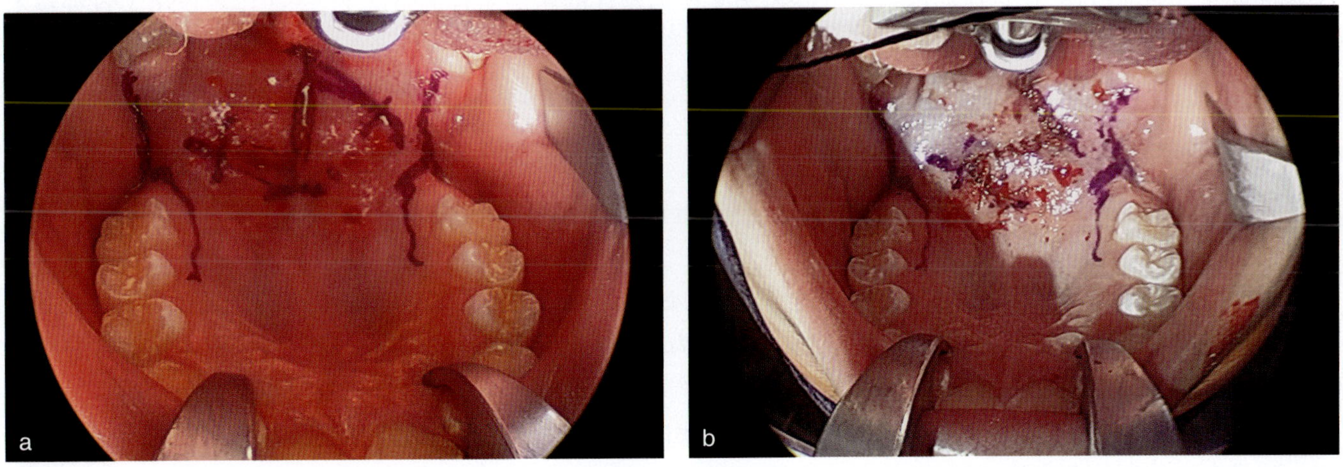

图 37.26 (a)一例患有黏膜下腭裂患者的术前照片，该患者计划行 Furlow 双反向 Z 成形术。(b)同一患者腭成形术后照片。

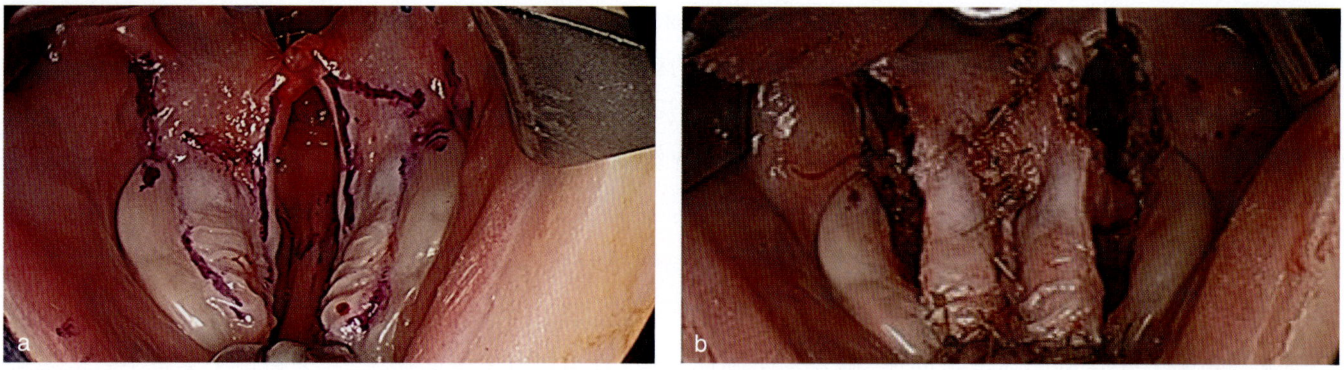

图 37.27 (a)Veau Ⅳ型腭裂患者的术前照片,标记线为包括双侧松弛切口的 Furlow 双反向 Z 成形术设计。(b)使用 Furlow 双反向 Z 成形技术进行腭成形术后同一患者的术后照片,术中以 ADM 加强鼻腔黏膜,并使用了双侧松弛切口。

并发症

早期并发症包括舌体和口底肿胀以及出血导致气道受阻。出血很少见,通常在充分注意止血的情况下可以避免。在腭成形术期间,术前局部浸润高剂量肾上腺素(10μg/kg)可以作为安全的收缩血管的手段。此外,最大剂量 10μg/kg,按需每隔 30 分钟给药一次,未发现会显著增加血流动力学不稳定、术中并发症或术后并发症的风险[32]。

气道受阻可能是由于水肿、积血或 Dingman 张口器压迫舌体造成肿胀引发。除了在手术过程中每小时松开一次 Dingman 张口器,一些手术医生还会放置舌牵引线,以便在气道受阻时可以直接拉起舌体。我们已经放弃了使用舌牵引线,改为常规使用鼻咽通气管,以确保在术后舌体/口底肿胀发生时能有足够的呼吸通道。

其他并发症通常与伤口愈合及语言障碍有关。预防腭瘘本身就是一个关键目标,因为这种顽固性病变可能导致液体和食物反流,并导致腭咽闭合不全[23,33,34]。因此,可靠地评估和记录腭成形术后的语音质量和腭的完整性非常重要。如前所述,在自体局部组织可能无法实现水密性的两层闭合的情况下,一些作者使用了各种技术来帮助降低瘘管发生的风险[23–25]。

疗效

语音疗效

正常语音需要口鼻共振的受控平衡。这种平衡是通过软腭和咽壁的协调运动来维持的[35]。总的来说,腭咽器官能够通过其复杂功能充分完成闭合动作的能力被称为腭咽功能。VPI 是全球描述特定腭成形术在语音结果方面成功或失败的最常用评估指标。

VPI 的测量需要评估从语音样本和体检结果中收集的多个变量。数据采集需要经过专门培训的语音病理学家。除了合格的评估者之外,对 VPI 的有效评估还要求患儿足够大,能够:①开始有组织的语言表达;②配合评测。这些标准往往要到 2.5~3 岁间才能得到满足。

鉴于评估 VPI 的复杂性,出现了多种方法来量化这些评估指标也就不足为奇了。我们机构选择的方法是 PWSS。这个经过验证的工具对五类感知性语言症状进行评分:鼻通气量、面部动作、鼻音严重度、发声能力和语音清晰度[36]。虽然其各个组成部分都是定性评估指标,但加权综合评分提供了具有比较和判断预后价值的定量数据,这在确定二次言语手术的必要性中起到重要的作用[26]。

腭完整性

腭成形术的另一个关键结果是修复的完整性,这在口内检查中很容易发现,即存在或不存在腭瘘和(或)过度瘢痕。过度瘢痕将使软腭的活动度低于腭咽功能所需的活动能力(图 37.28)。瘘管还可能表现为鼻音重(某些说法认为这是最常见的症状)、由被卡顿的食物颗粒引起的口臭或鼻涕渗漏[37,38]。

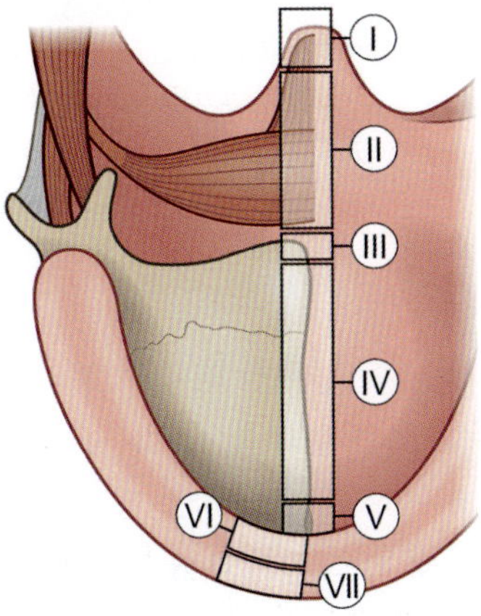

图 37.28 为了使报告标准化,我们中心描述并使用了匹兹堡瘘管分类系统(PFCS)[34]。

PFCS 由 7 种瘘管类型组成。Ⅰ型瘘管位于悬雍垂水平或可能代表悬雍垂裂。软腭瘘管称为Ⅱ型瘘管。Ⅲ型瘘管位于软腭和硬腭的交界处。硬腭瘘管为Ⅳ型。Ⅴ型瘘管位于门齿孔(初腭和次腭的交界处),仅发生在 Veau Ⅳ型腭裂的情况下。Ⅵ型瘘管是舌侧牙槽,Ⅶ型瘘管是唇侧牙槽。由于报告的历史变更和命名法不一致,很难对腭成形术后瘘管发生率进行简明总结[34]。一项包含 2505 名儿童的 11 项研究的荟萃分析报告了 4.9%的瘘管发生率,并显示 Veau Ⅳ型腭裂患者发生口鼻瘘的风险显著增加[39]。此外,当瘘管确实发生时,其最常发生在软腭和硬腭交界处(Ⅲ型)[39]。

结论

腭裂修复需要了解正常的语音解剖结构,以便可以解剖性地修复腭裂。腭成形术需要修复软腭使其保持运动能力,使腭帆提肌在功能性张力下从其病理矢状走行重新定向到其生理水平方向。这将恢复从颅底悬挂软腭的动态提肌悬吊,并优化了腭咽功能。

手术要点

- 腭成形术首先是语音手术,因此,人们必须以修复动态物理结构的功能为目标,这些结构协同工作,将呼吸道发出的气压转变为可理解的语音。
- 腭裂患者术前可能存在由相关的多级气道疾病引起的气道损害。这在 Pierre Robin 序列征的患儿中尤为重要。
- 早期喂养可能会因腭裂的存在而受到挑战,外科医生必须意识到要为腭裂患儿的父母提供适当的营养教育。
- 在腭裂中,腭帆提肌转位与修复缺损时必须解决的三个异常解剖:硬腭后内侧边附着插入、与腭帆张肌腱膜的粘连以及与咽上缩肌间的粘连。

- 由于上颌骨的生长和语音发育不是同时发生的，因此，对于与正常语音发育最相容且不损害中面部生长的腭成形术手术时机存在分歧。我们的标准做法是在10~12月龄时通过一期手术修复腭裂。
- 腭成形术术前和术中局部浸润大剂量肾上腺素可安全用作收缩血管的手段。剂量最大10μg/kg，按需要每隔30分钟给药一次，未发现会显著增加血流动力学不稳定、术中并发症或术后并发症的风险。
- 对于Furlow法腭成形术，按照惯例，后位蒂的口腔肌黏膜瓣设计在患者的左侧。
- 必须仔细解剖提肌以避免损伤，应轻柔分离其与腭帆张肌腱膜的异常粘连和咽上缩肌的侧向粘连。
- 在硬腭皮瓣的盲切和剥离过程中，外科医生必须用剪刀尖顶住硬腭后缘，以保护腭大神经血管束。
- 腭大孔周边骨膜下环形剥离，或者腭大孔后内侧截骨术将提供更大的皮瓣后向和内侧向活动度，促进软、硬腭交界处的无张力闭合。
- 在软、硬腭交界处，必须进行横向松弛切口，同时完全释放软组织附着(腭大孔的后部和外侧，以及翼钩的前部和内侧)，以允许腭瓣所需的内侧活动度，可以帮助无张力修复。
- 右侧后位蒂鼻黏膜肌肉瓣切口仅横向延伸到足以松解皮瓣并足以供其转位插入提肌离开颅底的对侧。通过横向限制该切口长度，产生的缺损将更小，并且更容易用对侧的左侧前位蒂鼻黏膜瓣填充。
- 如果鼻腔黏膜的短缺影响了软、硬腭交界处和(或)左侧前位蒂鼻黏膜瓣，可以用一片脱细胞真皮基质、颊侧脂肪或颊侧的肌肉黏膜瓣移植以帮助行无张力修复。此外，犁骨瓣可用于帮助闭合鼻腔黏膜面。
- 在垂直面颊侧壁和水平软腭交界处的皱襞中进行松弛切口，从下颌磨牙后三角区向后延伸，向前至上颌结节，然后在皱褶处到达后硬腭在附着龈和硬腭黏膜之间。为避免侧向暴露颊侧脂肪，刀片需平行于垂直面颊并垂直于水平面颊。当裂缝较宽时，这些切口会被广泛使用以确保无张力缝合。
- 气道受阻可能是由于水肿、积血或Dingman张口器压迫舌体造成肿胀引发。除了在手术过程中每小时松开一次Dingman张口器，使用鼻咽通气管有助于确保足够的呼吸通道。

(俞哲元 译)

参考文献

1. Friedman O, Wang TD, Milczuk HA. Cleft lip and palate. In: Cummings CW, ed. Otolaryngology: Head and Neck Surgery. Philadelphia, PA: Saunders Elsevier; 2005:4052–4082
2. Huang MH, Lee ST, Rajendran K. A fresh cadaveric study of the paratubal muscles: implications for Eustachian tube function in cleft palate. Plast Reconstr Surg 1997;100(4):833–842
3. Huang MH, Lee ST, Rajendran K. Anatomic basis of cleft palate and velopharyngeal surgery: implications from a fresh cadaveric study. Plast Reconstr Surg 1998;101:613–627
4. Dayan JH, Smith DM, Oliker A, Haring J, Cutting CB. A virtual reality model of eustachian tube dilation and clinical implications for cleft palate repair. Plast Reconstr Surg 2005;116(1):236–241
5. Fara M, Dvorak J. Abnormal anatomy of the muscles of palatopharyngeal closure in cleft palates: anatomical and surgical considerations based on the autopsies of 18 unoperated cleft palates. Plast Reconstr Surg 1970;46(5):488–497
6. Graivier MH, Cohen SR, Kawamoto HK Jr, Fromwiller S. A new operation for velopharyngeal insufficiency: the palatoglossus myomucosal pharyngoplasty. Plast Reconstr Surg 1992;90(4):707–710
7. Reed GM, Sheppard VF. Basic Structures of the Head and Neck: A Programmed Instruction in Clinical Anatomy for Dental Professionals. Philadelphia, PA: Saunders; 1976
8. Huang MH, Lee ST, Rajendran K. Structure of the musculus uvulae: functional and surgical implications of an anatomic study. Cleft Palate Craniofac J 1997;34(6):466–474
9. Rohrich RJ, Gosman AA. An update on the timing of hard palate closure: a critical long-term analysis. Plast Reconstr Surg 2004;113(1):350–352
10. Rohrich RJ, Rowsell AR, Johns DF, et al. Timing of hard palatal closure: a critical long-term analysis. Plast Reconstr Surg 1996;98(1):236–246
11. Rohrich RJ, Love EJ, Byrd HS, Johns DF. Optimal timing of cleft palate closure. Plast Reconstr Surg 2000;106(2):413–421; discussion 423–425
12. Koberg W, Koblin I. Speech development and maxillary growth in relation to technique and timing of palatoplasty. J Maxillofac Surg 1973(1);1:44–50
13. Millard DR. Cleft Craft: The Evolution of Its Surgery. Boston, MA: Little Brown; 1976
14. Robertson NR, Jolleys A. The timing of hard palate repair. Scand J Plast Reconstr Surg 1974;8(1–2):49-51
15. Musgrave RH. General aspects of the unilateral cleft lip repair. In: Grabb WC, Rosenstein SW, Bzoch KR, eds. Cleft Lip and Palate: Surgical, Dental, and Speech Aspects. Boston, MA: Little Brown; 1971:175–194

16. Schaefer RB, Stadler JA III, Gosain AK. To distract or not to distract: an algorithm for airway management in isolated Pierre Robin sequence. Plast Reconstr Surg 2004;113(4):1113–1125
17. Randall P, Hamilton R. The Pierre Robin syndrome. In: Grabb WC, Rosenstein SW, Bzoch KR, eds. Cleft Lip and Palate: Surgical, Dental, and Speech Aspects. Boston, MA: Little Brown; 1971:559–570
18. Fink SC, Hardesty RA. Craniofacial syndromes. In: Bentz ML, ed. Pediatric Plastic Surgery. Stanford, CT: Appleton & Lange;1998:1–45
19. Sadove AM, van Aalst JA, Culp JA. Cleft palate repair: art and issues. Clin Plast Surg 2004;31(2):231–241
20. LaRossa D. The state of the art in cleft palate surgery. Cleft Palate Craniofac J 2000;37(3):225–228
21. Furlow LT Jr. Cleft palate repair by double opposing Z-plasty. Plast Reconstr Surg 1986;78(6):724–738
Furlow outlined the method of repair and documented outcomes in 22 infants. Eight patients had unilateral cleft lip and palate, eight had bilateral cleft lip and palate, and six had cleft palate. The author found that Z-plasties facilitate effective dissection and redirection of the palatal muscles to produce an overlapping muscle sling and lengthen the velum without using tissue from the hard palate, which permits hard palate closure without pushback or lateral relaxing incisions. Of the 20 children old enough for speech evaluation, 18 had no velopharyngeal insufficiency. Two had very mild velopharyngeal insufficiency. None required a pharyngeal flap.
22. Flores RL, Jones BL, Bernstein J, Karnell M, Canady J, Cutting CB. Tensor veli palatini preservation, transection, and transection with tensor tenopexy during cleft palate repair and its effects on eustachian tube function. Plast Reconstr Surg 2010;125(1):282-289
23. Losee JE, Smith DM, Afifi AM, et al. A successful algorithm for limiting postoperative fistulae following palatal procedures in the patient with orofacial clefting. Plast Reconstr Surg 2008;122(2):544–554
Within this series, 268 palatal procedures were performed: (1) 132 primary Furlow palatoplasties yielding one symptomatic post-Furlow palatoplasty fistula (0.76%) (acellular dermal matrix was used in 39.4% of primary palatoplasties); (2) 55 oronasal fistula repairs yielding two symptomatic postoperative fistulas (3.6%) (acellular dermal matrix was used in 90.9% of fistula repairs); and (3) 81 secondary palatoplasties for velopharyngeal insufficiency resulting in no postoperative fistulas. Acellular dermal matrix was used in 14.8% of secondary palatoplasties for velopharyngeal insufficiency. No recommendations for speech surgery followed palatoplasty. Utilizing this series, the authors offered their algorithm through which they achieved the lowest reported incidence of postoperative fistulas in all forms of palatal procedures, including the lowest incidence (0.76%) of symptomatic palatal fistulas following primary Furlow palatoplasty.
24. Levi B, Kasten SJ, Buchman SR. Utilization of the buccal fat pad for congenital cleft palate repair. Plast Reconstr Surg 2009;123(3):1018–1021
25. Gupta R, Kumar S, Murarka AK, Mowar A. Some modifications of the Furlow palatoplasty in wide clefts—a preliminary report. Cleft Palate J 2011;48(1):9–19
26. Noorchashm N, Dudas JR, Ford M, et al. Conversion Furlow palatoplasty: salvage of speech after straight-line palatoplasty and "incomplete intravelar veloplasty." Ann Plast Surg 2006;56(5):505–510
27. Brown AS, Cohen MA, Randall P. Levator muscle reconstruction: does it make a difference? Plast Reconstr Surg 1983;72(1):1–6
28. Andrades P, Espinosa-de-los-Monteros A, Shell DH IV, et al. The importance of radical intravelar veloplasty during two-flap palatoplasty. Plast Reconstr Surg 2008;122(4):1121–1130
29. Dreyer TM, Trier WC. A comparison of palatoplasty techniques. Cleft Palate J 1984;21(4):251–253
30. Marsh JL, Grames LM, Holtman B. Intravelar veloplasty: a prospective study. Cleft Palate J 1989;26(1):46–50
31. Kirschner RE, Wang P, Jawad AF, et al. Cleft palate repair by modified Furlow double-opposing Z-plasty: the Children's Hospital of Philadelphia experience. Plast Reconstr Surg 1999;104(7):1998–2010
32. Kinsella CR Jr, Castillo N, Naran S, et al. Intraoperative high-dose epinephrine infiltration in cleft palate repair. J Craniofac Surg 2014;25(1):140–142
A total of 102 patients who underwent consecutive primary palatoplasties performed by a single surgeon were reviewed. After the induction of anesthesia and before incision, the patients received an initial epinephrine infiltration (without local anesthetic) up to a maximum of 10 μg/kg. The average total dose of epinephrine administered during palatoplasty was 12.8 μg/kg (range 3.2–75.0 μg/kg). Doses up to a maximum of 10 μg/kg were administered as needed at 30-minute intervals. No instances of clinically unstable tachycardia or hypertension occurred. A total of 21.6% of the patients (22/102) experienced an instance of hypertension, and only 13.7% of these (14/102) were related to epinephrine administration. One (1%) postoperative fistula was identified. The authors concluded that locally infiltrated high-dose epinephrine during palatoplasty can be safely used as a means of vasoconstriction. Doses reaching a maximum of 10 μg/kg, administered as needed at 30-minute intervals, do not seem to be a significant risk for hemodynamic instability, intraoperative complications, or postoperative complications.
33. Muzaffar AR, Byrd HS, Rohrich RJ, et al. Incidence of cleft palate fistula: an institutional experience with two-stage palatal repair. Plast Reconstr Surg 2001;108(6):1515–1518
34. Smith DM, Vecchione L, Jiang S, et al. The Pittsburgh Fistula Classification System: a standardized scheme for the description of palatal fistulas. Cleft Palate Craniofac J 2007;44(6):590–594
Given the lack of a standardized fistula classification system, the authors devised an anatomically based numerical fistula classification system: type I, bifid uvula; type II, soft palate; type III, junction of the soft and hard palate; type IV, hard palate; type V, junction of the primary and secondary palates (for Veau IV clefts); type VI, lingual alveolar; and type VII, labial alveolar. The authors encourage the clinical adoption of a standardized classification system, which may prospectively clarify ambiguities in the literature and facilitate future cleft palate research and clinical practice.
35. Kummer AW, Baylis AL. Assessment of velopharyngeal function. In: Losee JE, Kirschner RE, eds. Comprehensive Cleft Care. New York, NY: Thieme Publishers; 2015
36. McWilliams BJ, Morris HL, Shelton RL. Cleft Palate Speech. Philadelphia, PA: BC Decker; 1990
37. Amaratunga NA. Occurrence of oronasal fistulas in operated cleft palate patients. J Oral Maxillofac Surg 1988;46(10):834–838
38. Wilhelmi BJ, Appelt EA, Hill L, Blackwell SJ. Palatal fistulas: rare with the two-flap palatoplasty repair. Plast Reconstr Surg 2001;107(2):315–318
39. Bykowski MR, Naran S, Winger DG, Losee JE. The rate of oronasal fistula following primary cleft palate surgery: a meta-analysis. Cleft Palate Craniofac J 2015;52(4):e81–e87
This meta-analysis included 11 studies comprising 2,505 children. The rate of oronasal fistula development was 4.9% (95% confidence interval, 3.8–6.1%). When analyzing a larger cohort, there was a significant relationship between Veau classification and the occurrence of a fistula ($p < 0.001$), with fistulas most prevalent in patients with a Veau IV cleft. The most common location for a fistula was at the soft palate–hard palate junction. One study used decellularized dermis in cleft repair, with a fistula rate of 3.2%.

第 38 章

咽括约肌成形术

Yash J. Avashia, Alexander C. Allori, Jeffrey R. Marcus

语音是由呼气期间腭咽括约肌中组织的复杂关节连接所产生的。引起腭咽功能异常的原因可分为三类:结构异常(解剖)、运动异常(肌神经)、学习异常(行为)或以上任意组合。说话时腭咽瓣膜的不完全闭合被定义为腭咽功能障碍(VPD)。在这个包罗万象的术语下,有更具体的术语来描述 VPD 的类型并暗示 VPD 之所以产生的因果关系。VPI 是其中一个术语,用于描述阻碍腭咽瓣完全关闭的结构缺陷。相比之下,VPI 用于描述导致腭咽运动无力或不协调的异常神经生理学病变。腭咽失学习(VPM)是第三个术语,指的是一种发音障碍,尽管患者解剖学和神经生理学正常,但发音不恰当。对该主题的文献回顾证实,在使用这些术语及其常用缩写来描述异常腭咽功能方面存在不一致的情况[1]。通过使用 Marsh、Kummer 和 Witt 所描述的术语腭咽功能障碍,可避免名词不一致,并避免了与缩写 VPI 相关的混淆[2-4]。

目的

使用动态肌肉括约环来治疗咽侧壁运动受损或缺失的患者,以恢复正常语音的腭咽功能。

相关外科解剖

腭咽包括从硬腭的后方延伸到咽后壁的范围。说话时,软腭抬高并向后移动,可与咽后壁产生接触。此外,咽后壁和外侧壁的运动也有助于腭咽通道的关闭。咽外侧壁向中线的运动和软腭后部运动的结合可以确保该括约环的闭合[5]。咽后壁向前运动也提供了少量贡献。

使用 Dingman 张口器后,可以在前后视图中识别部分解剖标志。口咽两侧有扁桃体窝,位于扁桃体前柱和扁桃体后柱之间。前柱接受腭舌肌的固定,而腭咽肌为后柱提供固定。扁桃体是由咽基底筋膜形成的致密囊袋。在其深面是咽上缩肌。在其浅层,硬腭向后过渡到肌性腭或软腭,后者终止于悬雍垂。这些结构的后方是后咽,沿咽后部可触及颈椎。

在侧视图中,最重要的是要注意腭咽括约肌的位置。该括约肌位于硬腭水平鼻咽和口咽之间的过渡处。第一颈椎齿状突的突起,为咽括约肌成形术中双侧腭咽肌肉的附着提供了一个可触及的标志。相关解剖如图 38.1 所示。

咽上缩肌是重要的薄扇形肌肉,形成鼻咽和口咽的上外侧和后咽壁。该肌肉在硬腭水平使侧壁向内运动,其纤维在侧壁内分叉,在中线向后汇合形成咽缝,并在上方附着于软腭。

腭咽肌包含在扁桃体后柱内(图 38.2)。它在该部位为垂直走行的肌肉纤维。它起始于软腭,终止于咽侧壁。该肌肉还包含沿咽侧壁向后走行的横向纤维。

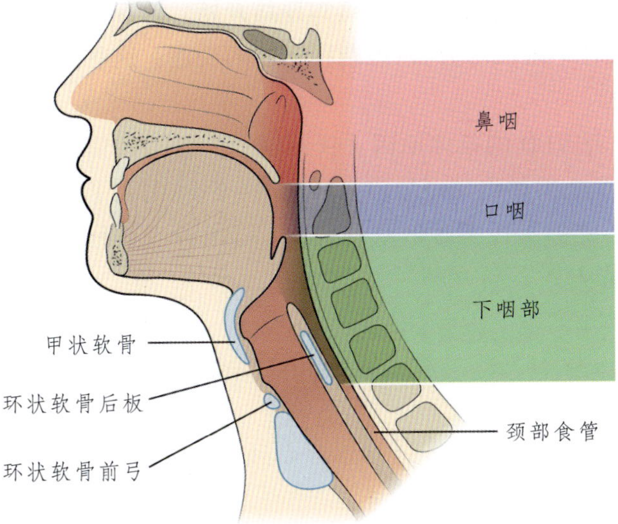

图 38.1 腭咽侧视图，显示了咽括约肌成形术的相关解剖标志。(From Janis JJ. Essentials of Aesthetic Plastic Surgery. New York,NY: Thieme Publishers;2018.)

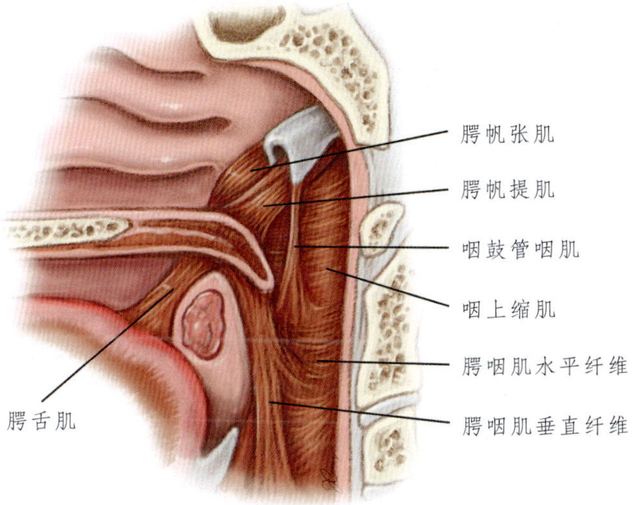

图 38.2 腭咽肌群。了解有助于形成腭咽的各种肌肉的肌肉纤维的解剖方向非常重要。注意腭咽肌的横向和垂直纤维的方向。在咽括约肌成形术过程中，垂直纤维需向上旋转 90°以形成横向排布。(From Losee J,Kirschner. R. Comprehensive Cleft Care. 2nd ed. New York,NY:Thieme Publishers;2015.)

咽括约肌成形术

VPD 的治疗在过去几十年中不断发展[6]。咽括约肌成形术适用于缺乏咽侧壁运动导致冠状间隙、领结间隙、大型中央间隙或无动力的 VPD[7]。该手术最初由 Hynes 报道，并于 1968 年由 Orticochea 重新改良[8]。他的技术的一个重要改进包括同期手术的咽后壁瓣和双侧腭咽肌黏膜瓣。

1987 年，Riski 等人[8]定义了与 Orticochea 皮瓣相关的次优结果，发现其预后不良的原因是由于皮瓣在咽后壁上的低位插入[9,10]。皮瓣插入应尽可能选择高位，最好在齿状突水平，这一观点现在被认为是该手术中的关键步骤。Ian Jackson 发表了对咽括约肌成形术技术的完备描述[4]。

患者选择

异常的语音在早期即可被识别出来。语音障碍的正式评估是涉及多学科的，包括语音和语言病理学家、遗传学家、放射科医生、内镜医生和外科医生的评估[4]。初步评估应从对患者言语的感知评估开始。语音病理学家在这部分诊断中扮演着特殊的角色。检查者分析患者语音的各个组成部分,以推断腭咽瓣的功能。这些声学组成包括共振、口腔气压和鼻腔通气、语音产生及发音效果。

虽然听觉感知语音评估可以识别VPD,但它不能识别患者VPD的具体原因。仪器辅助的腭咽评估提供了腭咽功能的可视化检查手段,这使临床医生能够确定腭咽的哪个组件出现了故障。虽然现今已经引入了多种检查设备,但视频透视和鼻内镜可以说优于其他方式,因为它们能够提供实时诊断评估[2,3]。这两种工具都有助于根据每位患者的特定VPD的原因从而为其量身定制手术治疗方式。

适应证和禁忌证

适应证

基于括约肌的残余间隙大小和闭合形状的VPD差异管理已被充分记录[2,11]。在仪器评估中观察到的闭合模式包括冠状、矢状、圆形和领结形。咽括约肌成形术专门用于手术治疗继发于明显受损或缺乏侧咽壁运动的VPD患者。VPD差异管理流程如图38.3所示。

禁忌证

适用于咽瓣手术的禁忌证也适用于括约肌咽成形术:

- 存在/怀疑存在潜在气道阻塞的证据。
- 语音治疗有效的腭咽关闭不全。
- 临床评估和影像学评估的诊断结果不完整。
- 患者或父母拒绝手术治疗。

尽管22q11.2(腭心面)综合征患者可出现颈内动脉异常,沿咽后壁可见搏动,但这并不妨碍患者接受咽括约肌成形术。鉴于异常的血管系统可能增加医源性损伤和术中出血的风险,可通过MRI、CT或血管造影进行术前影像学检查以帮助制订手术计划。术前影像学检查并不会改善患者预后或改变手术方式,最终来说,外科医生对术前和术中安全性的判断才会影响实际预后。

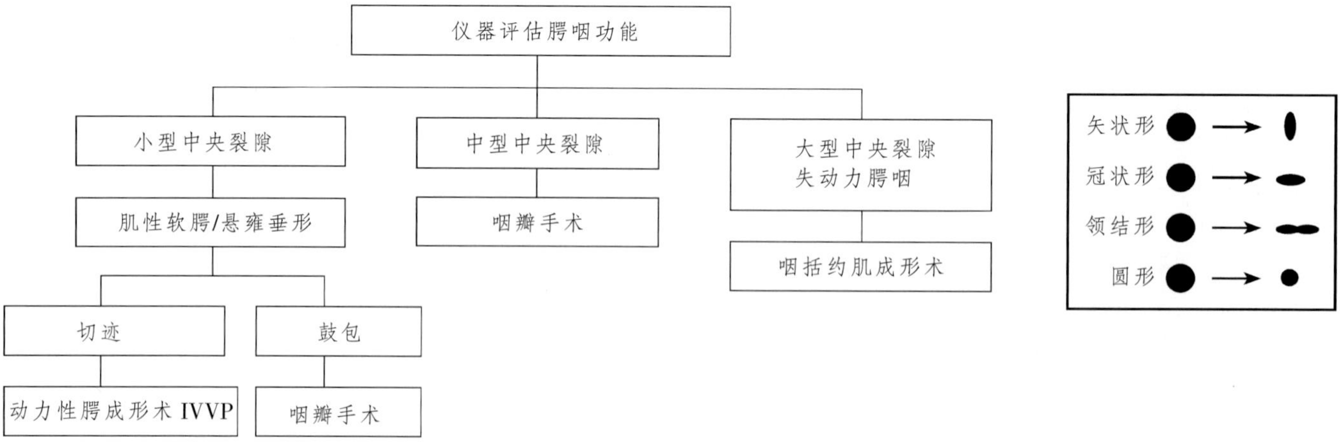

图38.3 腭咽功能障碍管理算法和腭咽闭合模式。Marsh[11]描述的该流程根据仪器评估期间看到的剩余间隙大小和形状为VPD提供差异化管理。

术前计划

适合进行咽括约肌成形术的患者应已通过以下所有仪器设备的组合进行了详细的多学科评估：

- 标准感性语音筛选录像。
- 鼻内镜。
- 鼻咽测量。
- 空气动力学检测。
- 透视下语音评估。

在对腭咽功能进行这些听觉感知和仪器评估后，可以制订治疗计划。与患者和（或）父母的沟通是术前计划的重要步骤。应向患者和父母介绍手术的获益、并发症和替代选择。在为父母提供咨询时，重要的是要区分动态腭咽通道关闭的手术目标与发音的关系，发音的改善将由语音病理学家在术后训练。

在临床检查期间，外科医生应注意到以下所有畸形：腭瘘、扁桃体肿大、腺样体肥大、沿咽后壁的异常颈动脉搏动、悬雍垂裂、腭切迹。如果看到异常颈动脉搏动，我们会进行血管成像。尽管存在对异常血管结构的医源性损伤的担忧，但咽括约肌成形术已被证明是一种安全且有效的方法，可用来治疗腭心面综合征患者的腭咽功能障碍。

对于导致阻塞性睡眠呼吸暂停的扁桃体肥大患者，可能需要进行术前扁桃体切除术和（或）腺样体切除术。扁桃体增大也可能影响咽后壁的暴露，使尽可能高地放置双侧肌肉黏膜瓣受到限制，这已被证明会影响手术效果。如果进行扁桃体切除术/腺样体切除术，耳鼻喉科医生必须保留扁桃体柱以利于进行咽括约肌成形术，后者通常发生在 3 个月后进行。扁桃体柱的消失将导致致密的瘢痕组织，使最终的手术非常具有挑战性。有 VPD 症状的患者应推迟扁桃体切除术和腺样体切除术，直到患者确定了诊断和治疗计划。应告知患者和（或）父母，腺样体切除术后 VPD 的临床症状可能会恶化。

手术器械

进行咽括约肌成形术所需的器械如图 38.4 所示。

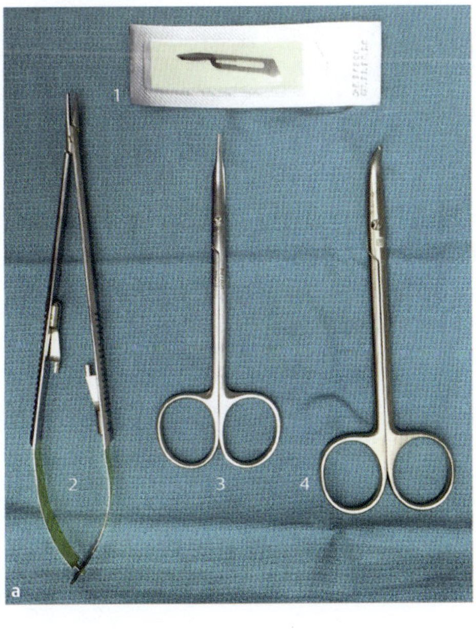

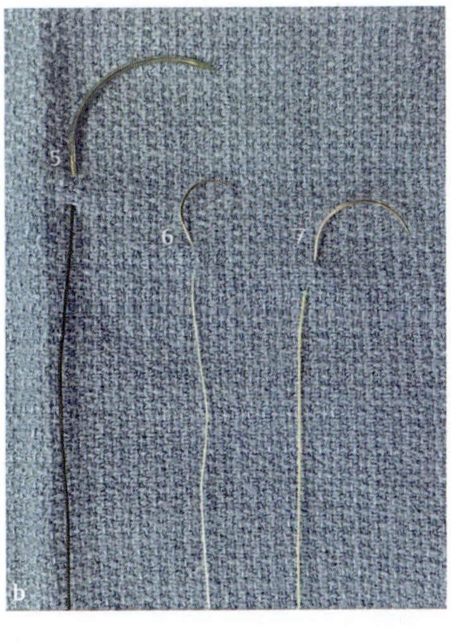

图 38.4 (a)15 号刀片(1)；Castroviejo 针持(2)；Metzenbaum 剪(3)；直角剪(4)。(b)缝合线：2-0 丝线(5)；5-0 薇乔（角针）(6)；4-0 薇乔(7)。

手术过程:技术细节

进行咽括约肌成形术的操作步骤如图 38.5 至图 38.22 所示。

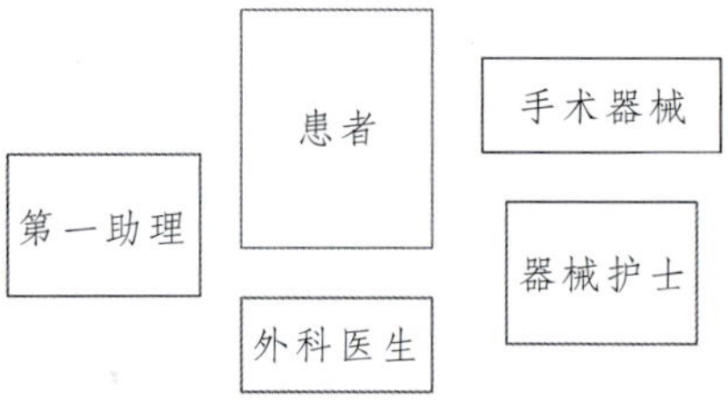

图 38.5 患者体位。首先通过气管插管固定患者的气道。患者仰卧在手术台上,呈头低足高位。如果计划体位较为陡峭,应稳妥固定患者以避免向头侧滑动。第一助理应位于外科医生的左侧,而器械护士应位于外科医生的右侧。

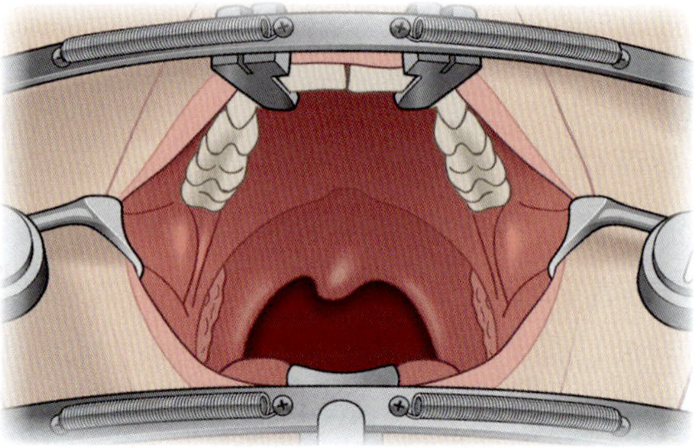

图 38.6 暴露后咽部。插入 Dingman 张口器以暴露手术部位。有好几种方法可用来暴露后咽部。可从口腔侧放置一条可弯曲的牵开器以压回颅侧的软腭,从而暴露后咽部的上侧。

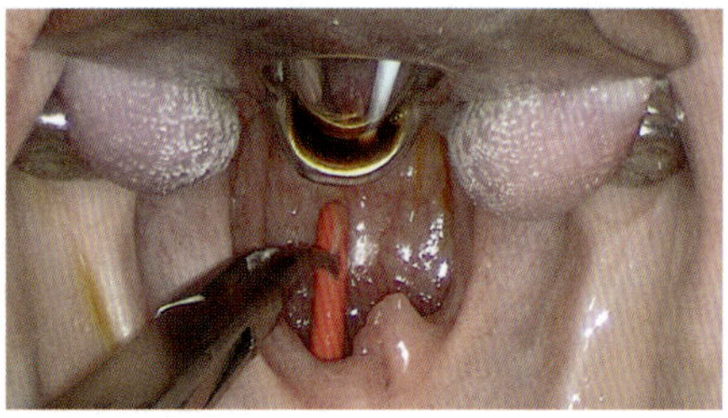

图 38.7 或者,可以将红色橡胶导管从两个鼻孔分别放入后咽部。

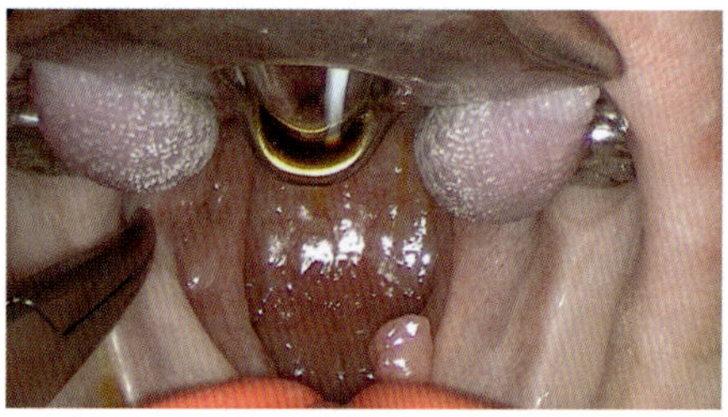

图 38.8 抓住导管,然后从嘴里拉出来,每根导管的两端分别拉到一起;然后固定到牵开器的横向边缘。腭扁桃体(此处未显示)可能会阻碍外科医生对后咽部的观察。为了更好地暴露,可以沿着后扁桃体柱放置静脉牵开器或用 4–0 牵引缝线横向拉紧。

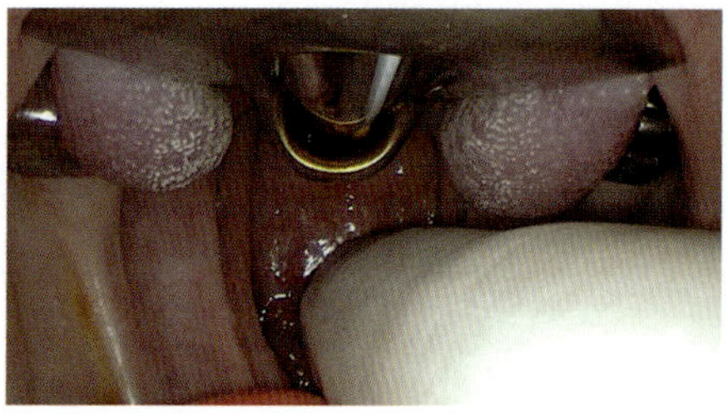

图 38.9 接下来触摸齿状突以识别皮瓣插入的适当部位。检查咽后壁是否有搏动,这可能代表着扩张的颈动脉。这在22q11微缺失综合征患者中最为常见。颈动脉扩张并不是咽括约肌成形术的禁忌证。但是,其确实存在必须仔细考量的风险。

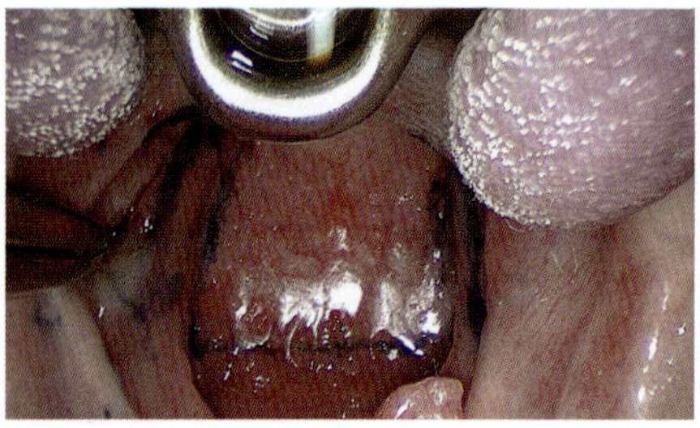

图 38.10 皮瓣设计。腭咽肌黏膜瓣在咽后壁的最佳插入水平是在 C1 腹侧环水平。在扁桃体后柱腹面与扁桃体床的交界处构建双侧肌肉黏膜瓣。蓝色标记显示了用于抬高上方肌黏膜瓣的切口轮廓以及咽后壁横向切口。

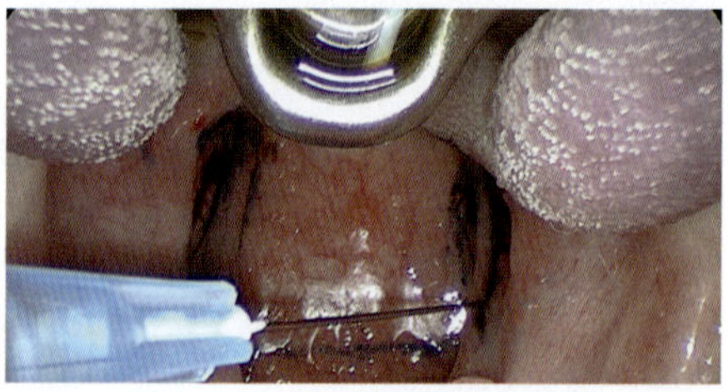

图 38.11 在切口部位注射局部麻醉剂,例如 0.25%布比卡因和 1:200 000 肾上腺素。留足时间让止血效果发挥作用。

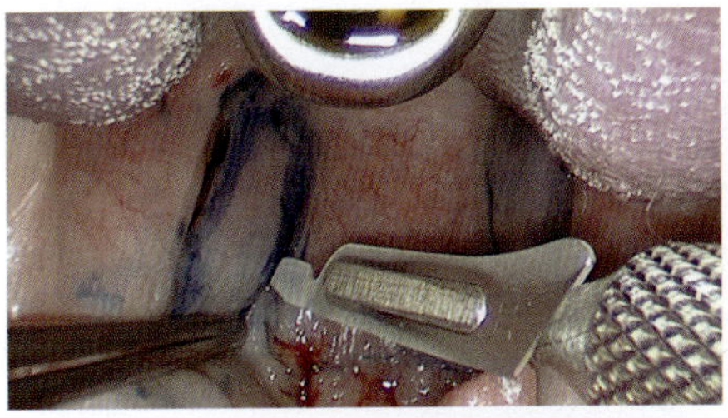

图 38.12 用 12 号或 15 号刀片切开此交界黏膜。我们更喜欢用 15-C 型刀片，它是一种混合型刀片，既有 15 号刀片弯曲的腹部，又有 11 号刀片锋利的刀尖。使用 Stevens 剪，将腭咽肌及其上覆盖的黏膜直接从扁桃体床上切下。

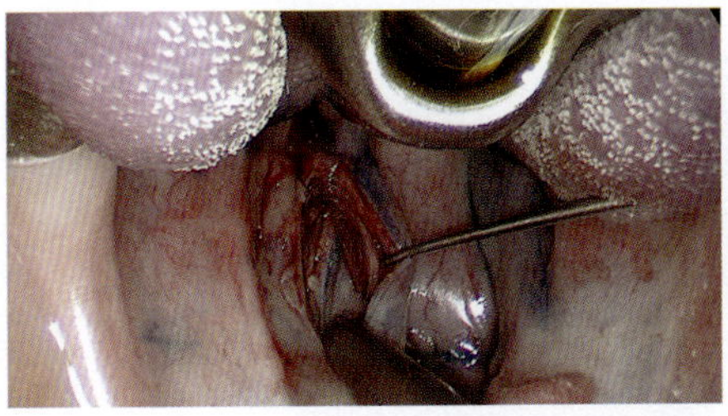

图 38.13 通过将黏膜切口垂直延伸到咽后壁插入部位水平高度来创建一个上位蒂的皮瓣。肌肉黏膜瓣前缘的垂直长度基于受区部位的横向长度。现在使用弯曲的直角剪刀切开皮瓣的后部，切开位置位于后柱与咽后壁的交界处。

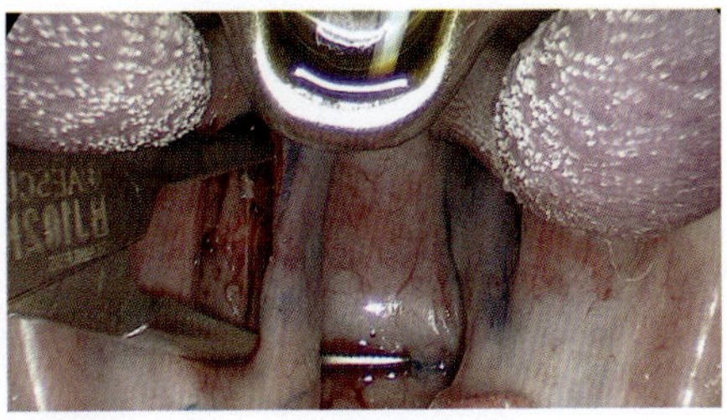

图 38.14 沿扁桃体后柱切开前后纵切口后，将腭咽肌从椎前筋膜上分离出来，并掀起皮瓣。可以使用双极电凝止血。

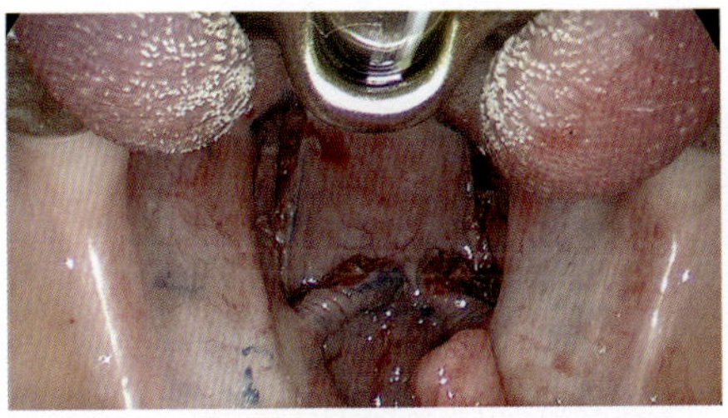

图 38.15 同样步骤掀起双侧肌肉黏膜瓣。

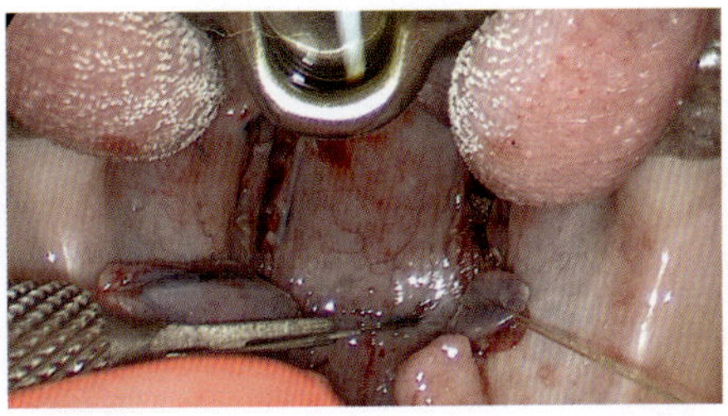

图 38.16 将皮瓣的后上缘切口与咽后壁的横向切口相连，形成受区。注意此处仅切开黏膜，并尽量减少剥离底层肌肉，以避免皮瓣在插入后向后移位。请注意，如果不适当牵回悬雍垂，则无法暴露该切口的水平高度。

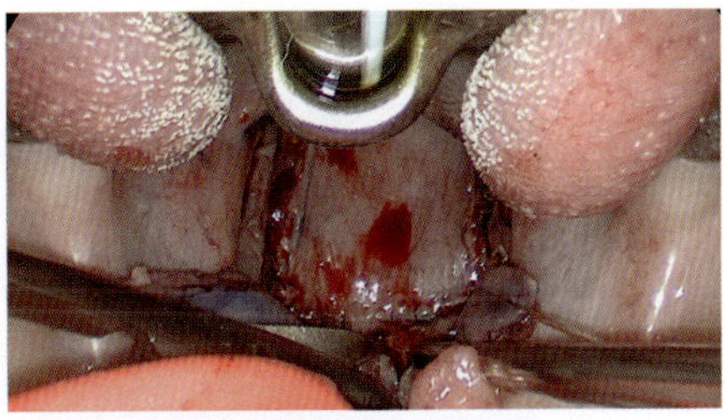

图 38.17 如果存在腺样体肥大，可能很难在皮瓣插入时实现最佳垂直高度。横向切口可能累及到局部麻醉剂浸润后的腺样体肿块。可以将切口延伸至咽基底筋膜，然后深层、浅层分别解剖以掀起腺样体组织。

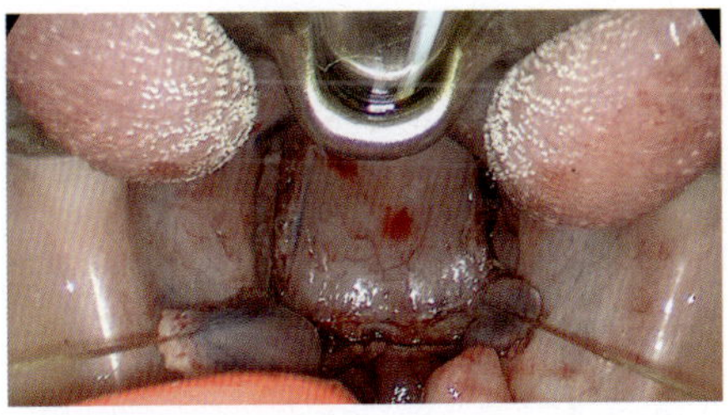

图 38.18 在皮瓣插入时，其上缘固定在咽上缩肌上，下缘固定在咽基底筋膜上。由于腺样体组织脆嫩易碎的特性，缝合将颇有难度。

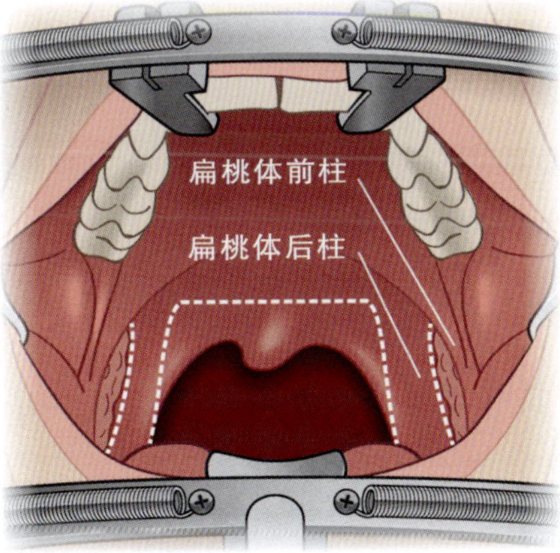

图 38.19 咽括约肌成形术的皮瓣设计。

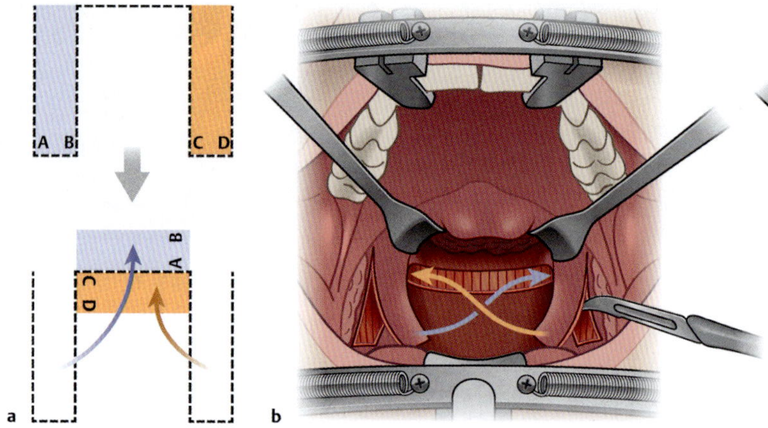

图 38.20 后部肌肉黏膜瓣向咽后壁旋转 90°。在扁桃体后柱和扁桃体床之间的交界黏膜处进行腭咽肌的前垂直切口。在扁桃体后柱和咽后壁之间的连接黏膜处做后垂直切口。每幅图左侧的技术表示提供了切口(a)和转位(b)的描述。注意当沿咽后壁插入时皮瓣旋转和定向的细节。

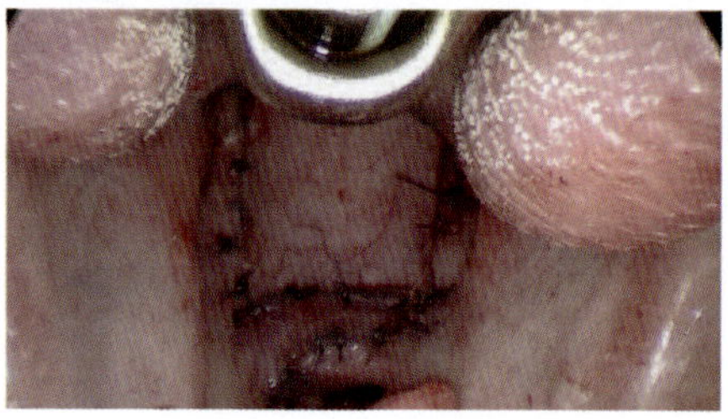

图 38.21 转位后,皮瓣从上到下严密缝合。这张图片显示了两个皮瓣的转位及其供区部位的关闭。使用带有角针(如 TF)的 4–0 Vjcryl 缝线,将缝线从 Z 形图案的头端缝合到尾端,在皮瓣缝合之前释放创面上的张力。之后缝线沿 Z 形依次缝合头侧和尾侧。供区部位用 4–0 Vjcryl 关闭。

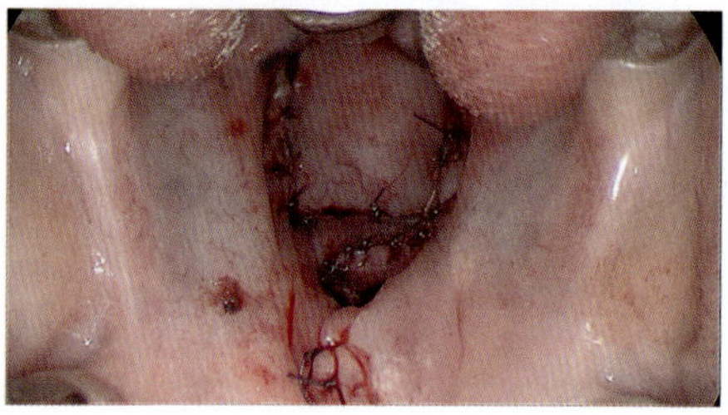

图 38.22 咽括约肌成形术的最终结果。腭咽通道直视可见。注意隆起的肌肉黏膜瓣。这些皮瓣构建了一个动态括约肌,可以在收缩时增加咽侧壁的运动。

手术技巧

- 双侧上位蒂黏膜肌肉瓣设计来合并扁桃体后柱的组织。必须确保在皮瓣中完全包括腭咽肌组织。
- 咽后壁的横切口应置于软腭以上,可触及齿状突水平。
- 为防止咽括约肌成形术后皮瓣下陷,在做横切口后只应掀起受区部位的上部,以便为交叉指状皮瓣腾出空间。
- 外科医生必须小心设计,不要将皮瓣插入得太紧,否则会造成鼻腔呼吸道不足。

术后护理

- 此手术没有特别限制。利用肘部约束器将有助于防止患者将硬物放入口中。患者可能会在大约 2 周后返回学校或日托中心。
- 使用的缝线都应该是可吸收的。凡士林或类似的软膏可用来为患者的嘴唇提供水分。每顿饭后,患者可以用少量温水漱口清洁口腔。

■ 大多数患者会抱怨喉咙痛和(或)颈部疼痛。在前 2 天或 3 天可提供处方止痛药。此后,患者可以根据体重使用相应剂量的布洛芬。

■ 患者应吃软食约 14 天。软食包括液体、果泥、冰沙和任何无须咀嚼即可吞咽的软性固体。不允许使用运动瓶、吸管或“吸管杯”。这些需要吮吸,会给患者的伤口愈合带来张力。需要求家属在喂患者进食时将勺子放在口腔前部,以避免与上腭接触。

并发症

咽括约肌成形术的并发症包括出血、异常颈内动脉损伤的风险、皮瓣裂开和上气道阻塞或急性阻塞性睡眠呼吸暂停。根据临床评估和客观语音评估,约有 10% 的病例需要进行二次手术修复。修复手术的结果是有益的。一项包含 50 例患者的前瞻性随机试验显示,阻塞性睡眠呼吸暂停在接受咽括约肌成形术后 1 年内是一种很罕见的并发症[10]。一项对单中心 58 次咽括约肌成形术后急性阻塞性睡眠呼吸暂停的回顾性研究表明,术后气道功能障碍的患者通常有 Pierre Robin 序列征或小颌畸形,而其他人则有围生期呼吸困难和喂养困难的病史,但没有遗传性疾病史[12]。

结论

正如术前评估和影像学评估所证明的那样,对于患有 VPD 且咽侧壁运动不足的患者来说,咽括约肌成形术是一种可靠的选择。该手术的最终目标是通过使用动态的括约肌来恢复正常语音的腭咽功能。双侧腭咽皮瓣需在咽后壁后方的第 1 颈椎水平处尽可能高地掀起和转位。术前评估应注意鉴别咽后壁异常搏动,以识别异常的颈内动脉解剖。并发症包括出血、皮瓣裂开和上气道阻塞,大约 10%的病例需要二次修复手术。该手术在术后没有具体限制。患者语音能力的进步有赖于语音病理学家在术后尽职尽责地训练。

手术要点

- 咽括约肌成形术适用于以下情况的 VPD 患者:①对语音治疗效果不佳;②有证据表明咽侧壁活动受限;③有导致空气横向逸出的腭咽闭合。
- 对于小型中央缺损,可以考虑进行咽括约肌成形术。
- 术前检查应包括检查颈动脉搏动,因为颈动脉 22q11.2 微缺失综合征患者中是扩张的。
- 当怀疑有颈动脉移位时,需要进行术前造影。咽括约肌成形术可在颈动脉扩张的情况下进行。然而,如果患者真要进行手术,外科医生必须明智地考虑到这种风险。
- 在咽括约肌成形术之前可能需要进行扁桃体切除术以利术中暴露。然而,扁桃体后柱必须小心保留。
- 插入切口的位置必须位于软腭上方,大约在可触及齿状突的水平。在完成后的口内直视检查中,其应该几乎看不到。
- 为防止咽括约肌成形术皮瓣下陷,在横切口后只应掀起受区部位的上部,以便为交叉指状皮瓣腾出空间。
- 皮瓣是双侧设计的,结合了扁桃体后柱的上层肌肉黏膜组织。必须确保将皮瓣中的肌肉组织完全包括在内。
- 腭咽通道的孔径由后扁桃体肌肉黏膜瓣的长度及这些瓣的重叠程度控制。
- 皮瓣不能插入得太紧,以免造成括约肌的通气道孔径不足,从而可能影响鼻呼吸。
- 在呼吸暂停或鼻呼吸受限的情况下,可能需要修整括约肌以增加通气道尺寸。

■ 如果证明括约肌术后闭合不充分，导致继发持续性鼻漏及语音治疗失败，则需要重复鼻内镜检查以确定原因。在某些情况下，可能需要修整括约肌以减小通道尺寸。

■ 大多数患者有短暂的过度鼻音和打鼾，但随着肿胀消退会快速改善，这通常是自限性的。在所有情况下，术后语音治疗都是必要的，以辅助患者最大限度地利用起新的解剖关系。

（俞哲元 译）

参考文献

1. Folkins JW. Velopharyngeal nomenclature: incompetence, inadequacy, insufficiency, and dysfunction. Cleft Palate J 1988;25(4):413–416
Folkins provides a detailed discussion of the nuances associated with commonly misunderstood differences between the terms used to describe velopharyngeal abnormalities: insufficiency, inadequacy, and incompetence. Historically there have been four pathologic findings that have been inconsistently described: (1) velopharyngeal structures cannot produce full closure of the port; (2) the velopharyngeal system is structurally inadequate for production of good speech; (3) the structure of velopharyngeal system or neuromotor control is inadequate for production of good speech; and (4) an individual's speech is perceived as showing characteristics associated with disorder of the velopharyngeal system.
2. Kummer AW. Speech evaluation for patients with cleft palate. Clin Plast Surg 2014;41(2)241–252
Kummer provides a comprehensive overview of both perceptual and instrumental evaluation of patients with velopharyngeal dysfunction. The article provides a lucid description of the anatomy and physiology of VPD. The images and diagrams depict the concepts explained in its text. The author relates the importance of a proper speech evaluation by speech pathologists who are often an integral part of multidisciplinary cleft teams.
3. Gart MS, Gosain AK. Surgical management of velopharyngeal insufficiency. Clin Plast Surg 2014;4(2):253–270
This article provides a full review of velopharyngeal dysfunction, from its preoperative assessment to its postoperative complications. It details the various causes of VPD and provides clear illustrations of the common techniques used to repair VPD. Double opposing Z-plasty, posterior pharyngeal flap, and the dynamic sphincter phargynoplasty (sphincter pharyngoplasty) are discussed.
4. Jackson IT. Sphincter pharyngoplasty. Clin Plast Surg 1985;12(4):711–717
This is a comprehensive reference on the topic of sphincter pharyngoplasty. It recounts the historical context of the technique along with diagnostic imaging with cineradiography and nasoendoscopy. Jackson provides a detailed account of the operative technique with clear images that depict the musculomucosal flap incision, elevation, and insertion.
5. Orticochea M. Construction of a dynamic muscle sphincter in cleft palates. Plast Reconstr Surg 1968;41(4):323–327
This article by Miguel Orticochea is one of the first descriptions of a sphincter pharyngoplasty. The main difference between this technique and the one commonly performed today is Orticochea's concomitant use of posterior pharyngeal flap along with bilateral palatopharyngeus musculomucosal flaps for his sphincter pharyngoplasty. Note that the level of insertion as described here is the second cervical vertebrae which was later found to be too low and associated with higher failure rates.
6. Pryor LS, Lehman J, Parker MG, Schmidt A, Fox L, Murthy AS. Outcomes in pharyngoplasty: a 10-year experience. Cleft Palate Craniofac J 2006;43(2):222–225
In this retrospective review, the authors confirm the association between low insertion of palatopharyngeal flaps and failed outcomes. Fifty percent of pharyngoplasty revisions had evidence of poor velopharyngeal closure and associated hypernasality resulting from low placement of sphincter. This confirms findings from Riski et al in 1984 and 1992. The authors further make note of the need to consider adenoidectomy preoperatively if adenoid tissue is limiting the level at which flaps are inserted.
7. Riski JE, Ruff GL, Georgiade GS, Barwick WJ. Evaluation of failed sphincter pharyngoplasties. Ann Plast Surg 1992;28(6):545–553
This article from Duke University is a detailed review of 30 failed sphincter pharyngoplasties. The surgeons' technique evolved over the course of 15 years in regard to the level of insertion of flaps. They initially followed the technique described by Orticochea and later incorporated the technique described by Hynes. Five possible causes for failure were defined, of which three were surgical: low flap insertion (50%), flap dehiscence, or flaps not approximated in the midline. Techniques for managing large adenoid tissues are described, along with proper insertion of flaps.
8. Riski JE, Serafin D, Riefkohl R, Georgiade GS, Georgiade NG. A rationale for modifying the site of insertion of the Orticochea pharyngoplasty. Plast Reconstr Surg 1984;73(6):882–894
This study identified the primary concern with Orticochea's sphincter pharyngoplasty: low flap positioning. The modification described is a high vertical insertion of musculomucosal flaps at the posterior prominence of C1 vertebrae. Postoperative EMG studies were performed to evaluate contraction of the sphincter. Active contraction was found in patients when superiorly based lateral flaps were wide and placed high under minimal tension. Excessive tension and low placement was proposed as the cause of promoting musculomucosal flap ischemia, which resulted in loss of active contraction and in wound dehiscence.
9. Witt P, Cohen D, Grames LM, Marsh J. Sphincter pharyngoplasty for the surgical management of speech dysfunction associated with velocardiofacial syndrome. Br J Plast Surg 1999;52(8):613–618
The authors reported on the safety and effectiveness of sphincter pharyngoplasty in the velocardiofacial (VCF) syndrome population. Typically presenting at a later age compared with the postpalatoplasty non-VCF patient, surgical outcomes based on perceptual speech assessment showed elimination of hypernasality. Furthermore, instrumental assessment showed 100% port closure, and nasal emission and turbulence. The authors concluded that sphincter pharyngoplasty is a safe option for this patient population. There were no reports of ectopic carotid arteries in the posterior pharynx.
10. Ysunza A, Pamplona C, Ramírez E, Molina F, Mendoza M, Silva A. Velopharyngeal surgery: a prospective randomized study of pharyngeal flaps. Plast Reconstr Surg 2002;110(6):1401–1407

Prospective study comparing selection of the pharyngeal flap versus the sphincter pharyngoplasty for patients based on findings on videonasopharyngoscopy and multiview videofluoroscopy. Results were comparable with nonsignificant differences in success rates. Preoperative closure gaps were not significantly different. Results show that both techniques are good options for patients with residual hypernasality from VPI depending on the diagnostic imaging findings.

11. Marsh JL. Management of velopharyngeal dysfunction: differential diagnosis for differential management. J Craniofac Surg 2003;14(5):621–628; discussion 629
This article is a detailed review of a single surgeon's 20-year experience at a single cleft center of managing velopharyngeal dysfunction (VPD). Marsh described screening, assessment, and management options for the four broadly categorized pathologies associated with VPD: (1) anatomical deficiency; (2) myoneural deficiency; (3) both 1 and 2; and (4) neither 1 nor 2. Indications for prosthetic management of VPD are reviewed. For patients who do not meet criteria for prosthetic management, one of four surgical options are provided, depending on the underlying mechanism of the patient's VPD. These surgical options include "radical" intravelar veloplasty, Furlow double opposing Z-plasty, narrow to moderate width pharyngeal flap, and sphincter pharyngoplasty.
12. Witt PD, Marsh JL, Muntz HR, Marty-Grames L, Watchmaker GP. Acute obstructive sleep apnea as a complication of sphincter pharyngoplasty. Cleft Palate Craniofac J 1996;33(3):183–189

第 39 章

咽后壁瓣

Matthew R. Greives, Russell R. Reid

清晰的语言表达是腭裂患者手术后成功与否的标志。虽然腭裂的一期闭合对于阻隔口腔和鼻部气流至关重要,但是完全重建腭咽括约肌并不一定可以做到。即使软腭完全闭合,仍然有 5%~20%的患者会出现 VPI[1-4],主要表现为鼻音过重、鼻腔气流残留、面部扭曲和鼻腔气流湍流样改变,因此,许多患者出现代偿性构音,他们通过声门或咽部发力来阻止或改变气流,使得他们能够模仿正确发音所需的、因腭咽括约肌开放而无法发出的声音,从而克服无法清晰说话的问题[5]。

咽后壁瓣(PPF)是治疗腭裂修补术后出现 VPI 患者的有效手术方式。

目的

通过 PPF 的应用可以在口咽和鼻腔之间形成一个阻塞性的或“静止的”气流屏障。这与腭咽括约肌重建后动态的腭咽闭合动作形成对比。因为 PPF 具有阻塞性的作用,所以在应用前要选择合适的患者以及术后需要长时间观察气道阻塞情况。

相关外科解剖

在咽的正常解剖结构中,软腭自硬腭向后延伸,并将鼻腔与口咽分开。成对的腭帆提肌(LVP)将软腭收紧并抬高到咽后壁,从而关闭腭咽括约肌[6]。咽外侧壁由成对的腭咽肌和上咽缩肌组成,它们从咽后缝穿过,沿咽外侧壁绕翼钩止于硬腭后缘,这两块肌肉的收缩有助于腭咽腔的关闭[7]。软腭的抬高阻止了气流进入鼻腔通道,从而使气流在口腔内共振和发声。腭咽括约肌的结构异常可以导致软腭周围持续的气流进入鼻腔,以致鼻音过重和构音不清。相关的咽部解剖结构如图 39.1 所示。

在设计咽后壁瓣时,必须仔细注意颈动脉的位置。往往在咽后壁椎体的两侧,偶尔变异在咽后壁椎体前方(22q11.2 缺失综合征),可以扪及动脉搏动。咽后壁瓣在椎前筋膜前疏松结缔组织层向上进行游离,对于创面一些作者建议缝合以防止疼痛和出血,而另一些作者提出,即使不关闭,其也可以自行再黏膜化[1,8,9]。

咽后壁瓣可以设计成蒂在上或蒂在下。蒂在下的咽后壁瓣有来自咽升动脉的轴向血供,从而血供更保证[10]。然而,由于它无法到达腭后部,以及会增加咽后部的阻塞,它的使用已不太常见。而且蒂在下的咽后壁瓣会使软腭被向下拉入咽部,而不是向上或向后拉,这使得关闭腭咽口更加困难[9,11]。

蒂在上的咽后壁瓣是一个相对随意性较大的黏膜肌皮瓣。当蒂位置足够高时(在硬腭平面、高于软腭),理论上它允许软腭向后和向上拉。这使 PPF 远离后口咽,减少了咽下梗阻的问题。在正常功能的腭咽关闭过程中,腭帆提肌抬高软腭,这种向上闭合的运动被认为是取代了正常闭合模式。

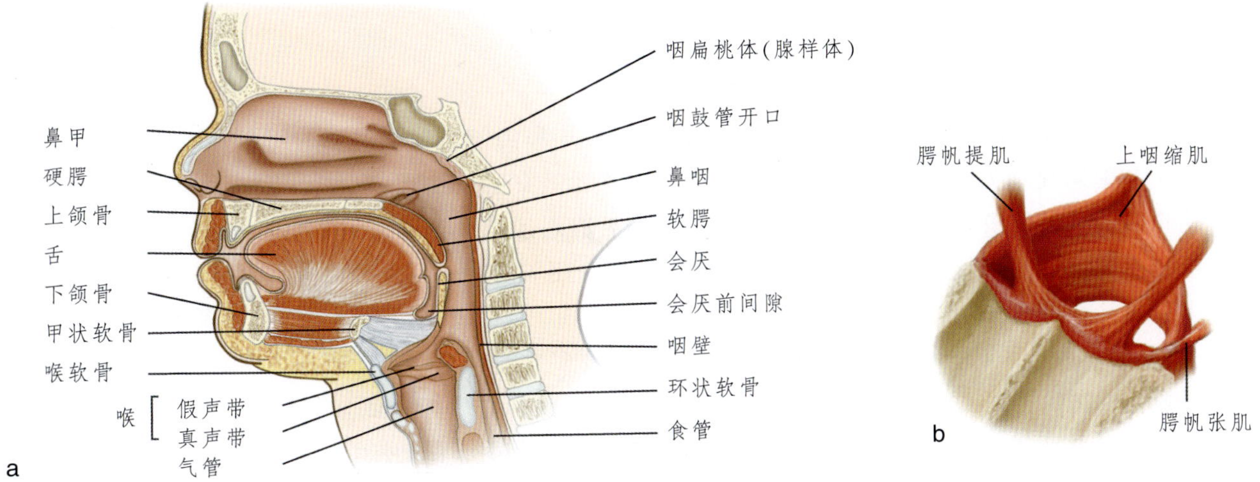

图 39.1 (a)咽部正常解剖图。(b)咽后壁瓣是一个在咽后壁区垂直的矩形肌肉黏膜瓣。此瓣的上部将一部分的上咽缩肌抬起,其横向边界是咽侧壁。(a from Losee J,Kirschner R.Comprehensive Cleft Care. 2nd ed. New York,NY:Thieme Publishers;2015.)

咽后壁瓣手术的技术挑战之一是在不影响鼻咽部气道的情况下测量皮瓣的宽度。理想的方法包括抬高和插入足够宽的皮瓣,以减少鼻腔气流的逸出,改善腭咽功能障碍,但不会阻塞鼻咽到有害的程度。在 20 世纪 70 年代,Hogan[12]从鼻腔和口腔气流动力学的研究中引入了"侧气道控制"的概念。针对这一改进,在皮瓣抬高过程中,鼻咽通道插入 10mm^2(10Fr)红色橡胶导管,以确定皮瓣的边界和残余开口,以便术后进行适当的鼻腔共振。这种侧气道控制的概念已经受到几位研究者的支持[13–15]。可以使用鼻内镜来确定鼻咽导管的开口大小。

患者选择

进行咽后壁瓣手术的理想患者是有过重的鼻音以及鼻咽纤维镜检查发现有较大的腭咽间隙,而且两边的咽外侧壁内聚活动良好。

适应证和禁忌证

适应证

VPI 的诊断由一名受过训练的语音病理学家进行感觉语音检查[16]。存在鼻音过重、语言清晰度下降、鼻腔漏气或发音功能障碍提示应进行进一步专科评估。听觉问题的可视化确认由受过训练的语音病理学家使用鼻内镜完成。通过灵活的鼻内镜检查 VP 括约肌及评估其闭合方式。表现出矢状面闭合、侧壁活动强烈但软腭长度不足的患者是咽后壁瓣手术的理想人选。对于软腭可以良好地接触后咽且外侧壁活动不佳或冠状面闭合的患者,最好采用腭咽肌瓣成形术[17]。虽然有一定的辐射,但是荧光吞咽也可以作为补充检查[18]。

禁忌证

咽后壁瓣禁止用于鼻气道阻塞或阻塞性睡眠呼吸暂停(OSA)的患者。相对禁忌证包括咽侧壁运动缺失或受限。

术前计划

一般来说，检查 VPI 的成因是术前准备的主要内容。使用鼻内镜来确认腭咽的闭合方式是手术决策的关键。如前所述,PPF 对显示为矢状面闭合、侧壁活动良好的患者最有用。这种横向活动有助于在发声过程中关闭横向残留的腭咽腔。如果没有横向关闭,由 PPF 形成的前后静态连接不足以关闭腭咽腔。

手术前,应筛查患者是否存在 OSA。因为这是与使用 PPF 相关的主要并发症之一,因此,对这种情况的早期诊断应该引起关注。通常,这些儿童有多余的扁桃体或腺样体组织,需要先行处理。这将有利于手术的进行,降低术后 OSA 的发生率。严重的睡眠呼吸暂停的表现可能需要多导睡眠监测来充分评估阻塞的原因和程度。

对于诊断为 22q11.2 缺失综合征(也称为 DiGeorge 综合征或腭心面综合征)的患者,可能需要进行额外的影像学检查。它是与腭裂相关的最常见的综合征,几乎 80%的患者都有某种类型的腭裂和 VPI。与该综合征相关的其他异常包括心脏畸形、胸腺和甲状旁腺异常改变及颜面部异常。这些患者可能有腭裂,无论是显性的还是隐性的,即使修复得当,由于普遍的张力过低,仍有较高的 VPI 发生率。在这些患者中,颈内动脉的异常走行是进行 PPF 手术的外科医生需要考虑的一个问题。异常走行的颈内动脉可行至咽后壁中部,直接置于抬高的黏膜瓣深面[19]。

术前可使用 CTA 或 MRA 来帮助手术设计,以避免损伤血管[20]。

手术器械

PPF 的手术不需要任何腭裂修补术外的特殊器械。视野的充分暴露是至关重要的,可通过口腔开口器(如 Dingman 口腔牵开器)、照明(帽灯、显微镜或内镜)和牵开器来完成。皮瓣通常用扩展 Bovie 电刀游离制备,并用可吸收缝线缝合。已有作者报道了用于两侧后鼻腔特定类型的鼻支架[2,3],但它们在很大程度上由外科医生自行决定。进行 PPF 手术所需的器械如图 39.2 所示。

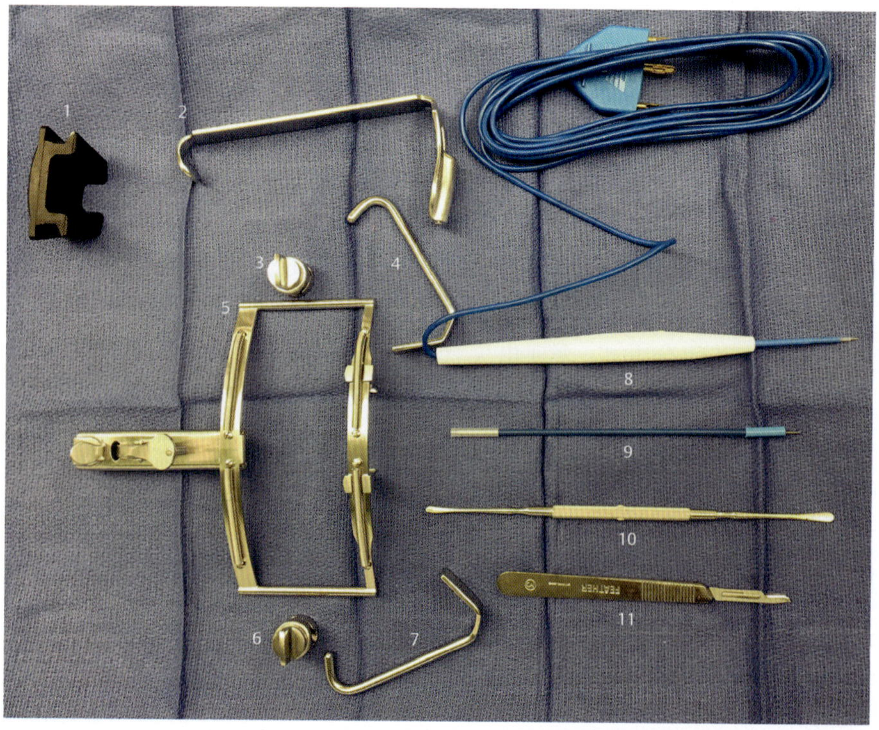

图 39.2 使用的器械包括橡胶咬块(1);Dingman 开口器及其零部件(2~7);普通针尖的 Bovie 电刀(8);延长针尖(9);剥离器(10);15 号手术刀片(11)。

手术过程:技术细节

麻醉师将口腔 RAE 管固定于下唇中线,对患者进行麻醉诱导及气管插管后,放置 Dingman 开口器并置入咽部填塞物。冲洗口腔,用 0.5%利多卡因加 1:200 000 稀释肾上腺素浸润软腭和咽后壁。浸润前仔细触诊咽后壁是非常重要的,这可以帮助确认大血管的位置,以避免将局部麻醉药注入动脉。PPF 修复手术步骤见图 39.3 至图 39.6。

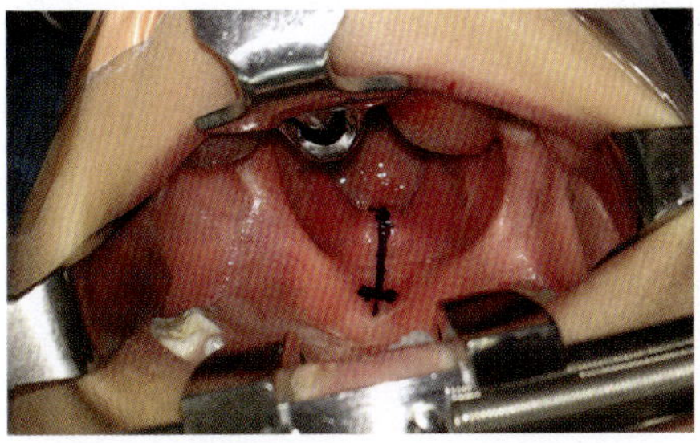

图 39.3 患者做好术前准备并铺巾后,在中线上分开软腭。使用 4–0 Vicryl 缝线轻轻抬起软腭并打开后咽。

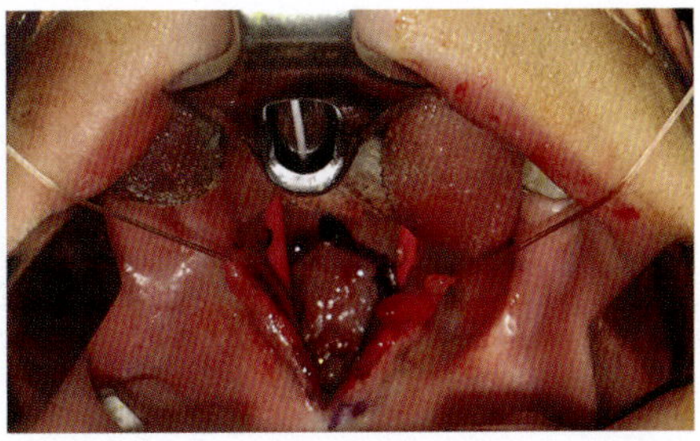

图 39.4 使用 Bovie 电刀向上游离黏膜瓣,其蒂部大致位于 C1 寰椎结节或硬腭平面。咽后壁瓣采用锐性和钝性分离结合的方式从椎前筋膜前游离。

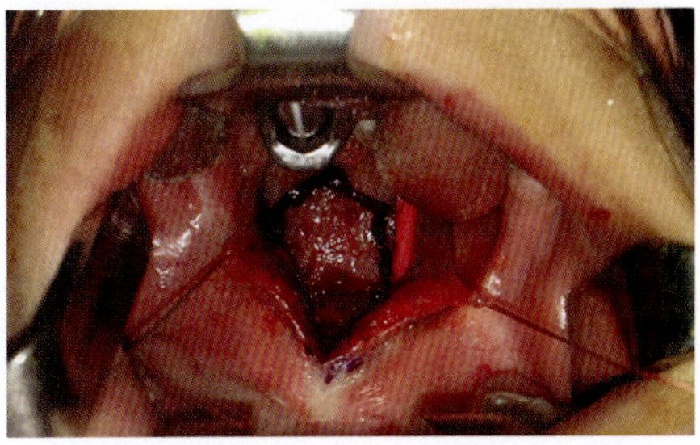

图 39.5 PPF 插入分开的软腭中。用可吸收的缝线缝合 PPF 的口腔黏膜至软腭的鼻衬里上。缝合软腭的口腔衬里,并插入 PPF 的创面上。

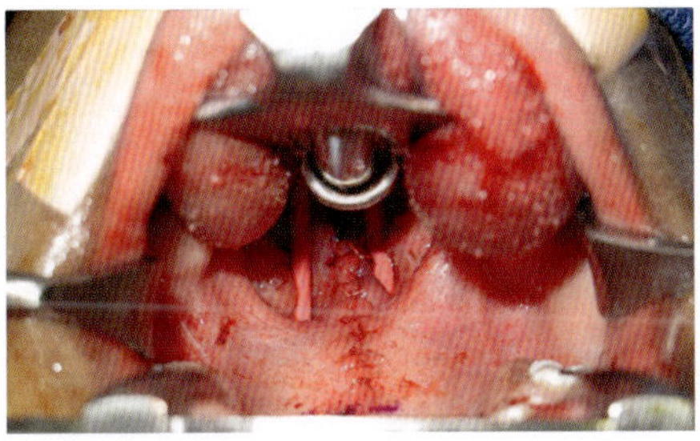

图 39.6 PPF 供区缝合关闭。可见红色的橡胶导管穿过每个侧孔。

Hogan 改良术

为了防止因皮瓣创面暴露而导致的 PPF 管状化和挛缩,作者描述了用鼻衬里下翻皮瓣覆盖 PPF 创面的方法[13,14]。这种技术被称为 PPF Hogan 改良术。采用 Hogan 改良术进行 PPF 修复的详细操作步骤见图 39.7 至图 39.10。

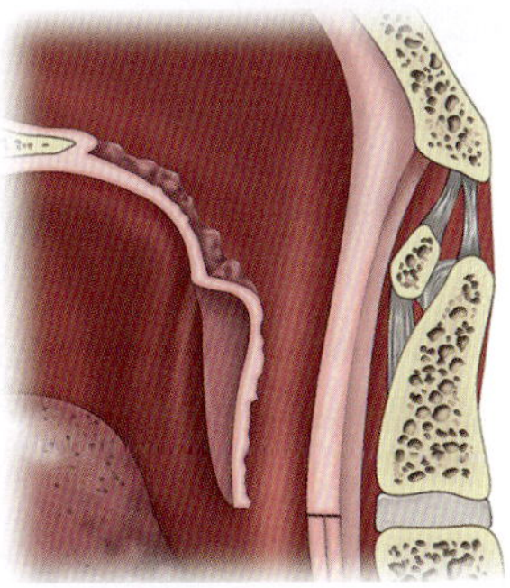

图 39.7 游离鼻衬里黏膜,蒂位于软腭后游离缘。这样就在软腭的鼻侧形成一个创面。(From Losee J,Kirschner R. Comprehensive Cleft Care. 2nd ed. New York,NY:Thieme Publishers;2015.)

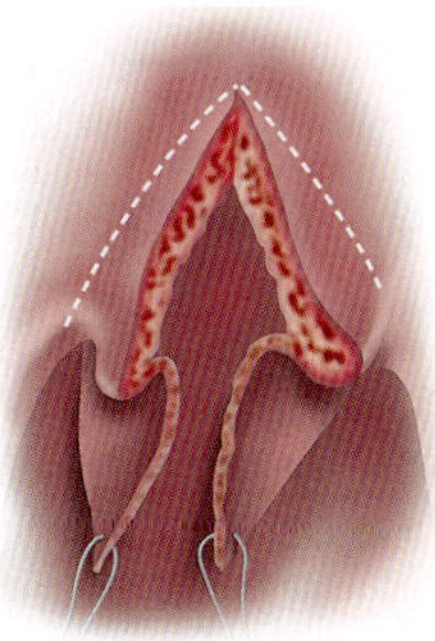

图 39.8 鼻侧黏膜瓣切口(虚线)。缝线牵引鼻黏膜皮瓣。(From Losee J,Kirschner R. Comprehensive Cleft Care. 2nd ed. New York,NY:Thieme Publishers;2015.)

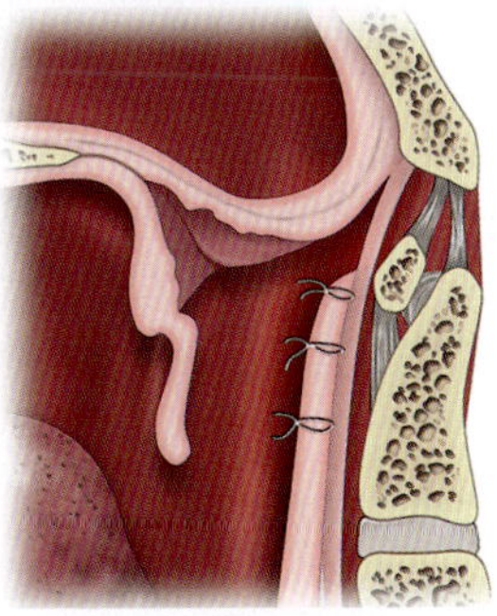

图 39.9 PPF 创面插入至软腭鼻侧的创面上。(From Losee J,Kirschner R. Comprehensive Cleft Care. 2nd ed. New York,NY:Thieme Publishers;2015.)

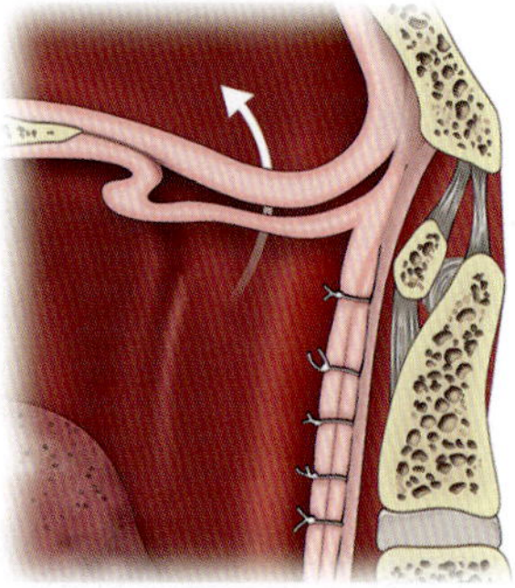

图 39.10 将鼻衬里的翻转黏膜瓣缝合在 PPF 剩余的创面上。(From Losee J, Kirschner R. Comprehensive Cleft Care. 2nd ed. New York, NY: Thieme Publishers; 2015.)

鱼嘴式改良术

用鱼嘴式改良术进行 PPF 修复的操作步骤详见图 39.11。

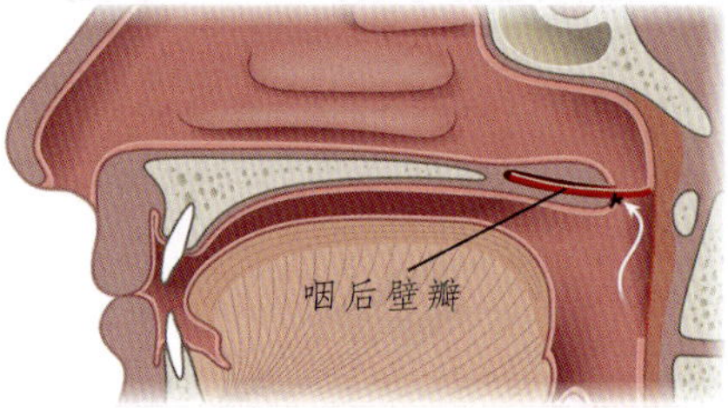

图 39.11 另一种插入 PPF 的方法是鱼嘴式改良术。这种技术将软腭后游离边缘水平或横向切开,形成"鱼嘴"。然后将软腭从后至前进行剥离,在鼻腔和口腔黏膜边缘间形成一个腔。这导致软腭分开,形成有上部的鼻衬里和下部的口腔黏膜衬里。上方的 PPF 被拉进软腭,并使用水平褥式缝合固定在软腭的口腔侧。

信箱改良术

用信箱改良术进行 PPF 修复的操作步骤详见图 39.12 和图 39.13。

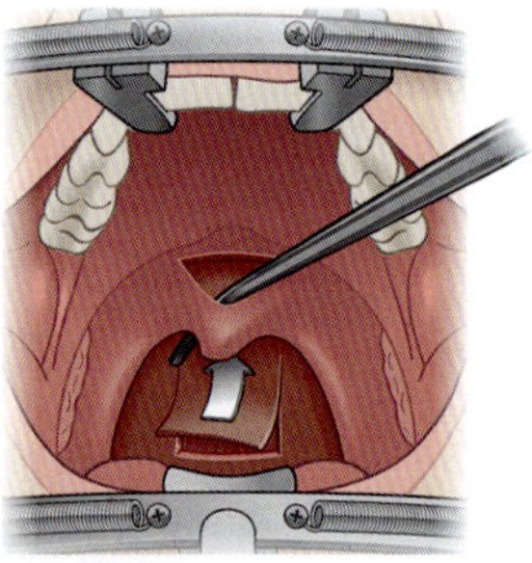

图 39.12 前文所描述的 PPF 插入导致破坏了腭帆提肌和(或)悬雍垂,但是信箱改良术允许在皮瓣插入到提肌悬吊前,使悬雍垂完好无损。在硬腭/软腭外侧的口腔黏膜上做一个水平切口。切口向后方移动并穿过软腭。信箱式切口使软腭的鼻衬里比口腔侧的更靠后。

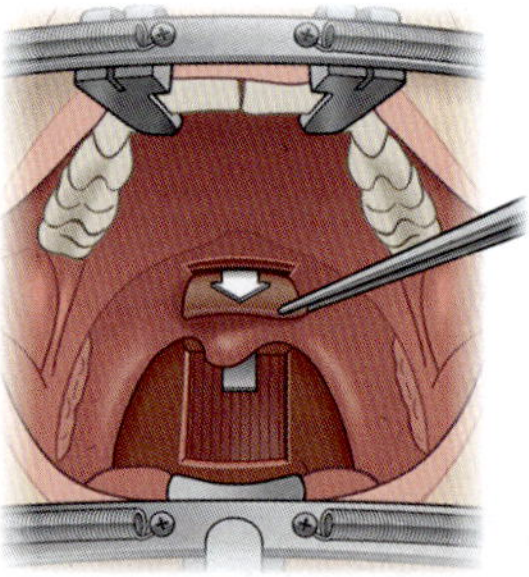

图 39.13 如上所述,蒂在上的咽皮瓣被抬高并沿切线方向穿过软腭,进入衬里切口并离开口腔黏膜切口[2,3]。用可吸收缝合线插入口腔黏膜。有趣的是,使用鱼嘴改良术和信箱改良术均可插入 PPF,埋在软腭内的部分 PPF 黏膜可以自行愈合。

手术技巧

- 辅助灯光可使手术视野暴露的更清晰(帽灯/放大镜和手术显微镜)。
- 采用 8 个或 10 个 Fr 红色橡胶导管或鼻内镜放置在后鼻孔以防止两侧后鼻孔过小。
- 咽后壁瓣蒂的位置要尽量高，以取得最好的术后语音效果。位置不应低于 C1 结节或硬腭平面的水平。在手术完成后,应看不到 PPF。
- PPF 的创面可衬以从软腭鼻侧翻转的黏膜皮瓣,以防止继发性收缩及 VPI 复发。
- PPF 供区优选缝合关闭,从而减少术后不适。

术后护理

- PPF 手术的患者在观察病房过夜,以监测气道阻塞的情况。术后黏膜瓣、腭部和咽壁本身的肿胀可导致呼吸系统的损伤。
- 抬高床头可减少黏膜瓣的水肿,并可将咽后壁供体部位或黏膜瓣的渗液引流到食管。
- 在抽吸患者的口咽时务必小心,以免破坏皮瓣或供区。
- 术后提倡患者保持几天的流质饮食,以防 PPF 蒂部出现的任何机械性损伤。
- 术后提倡使用氯己定漱口水保持口腔卫生。当观察到出现足够的愈合迹象时,允许缓慢过渡到软机械性饮食。在愈合 2 周后,可完全恢复正常饮食。

并发症

在不阻塞气道的情况下,如何建立一个血运良好的黏膜瓣来关闭腭咽是一个困难的操作。约 9%的咽壁瓣的病例发生 OSA[21-23]。尽管如此,完全性阻塞及需要再处理黏膜瓣是相对少见的并发症。更常见的情况是由于皮瓣太窄或衬里皮瓣不足分别导致的残余或复发性鼻音过重。

最严重的并发症之一是手术过程中颈动脉损伤引起的出血。当出血发生时,通常可以通过压迫止血和(或)填塞口咽来控制。介入治疗可以明确出血位置并加以栓塞。幸运的是,即使是在血管系统异常的患者中,这也是一种可避免的罕见并发症。

这就提出了一个问题:22q11.2 缺失综合征患者出现颈动脉血管异常走行是否应该是咽壁瓣手术的绝对禁忌证。一篇文献表明,这个问题的答案显然是“不”。Witt 等[24]报道,在 39 例连续的病例中,10 例患者在鼻内镜下发现颈动脉明显可见,这排除了影像学检查的需要,导致在这一系列的研究中没有发病率的结果。此外,该研究还包括了一项针对 30 名腭裂外科医生的调查,27 名受访者中的大多数称他们从未为综合征患者进行术前影像学检查。这支持了腭咽手术可以在血管异常的情况下进行的事实。Mehendale 和 Sommerlad[25]在 43 例连续的 Hynes 咽成形术中未发现一例异常血管损伤,其中 5 例术前有可检测到的搏动迹象。这些作者主张对手术进行轻微的修改,以简单避免这些结构。

综上所述,提高咽后壁瓣游离的安全性和可视性将对手术和整体语言效果产生持久的积极影响。按照这些原则,正如 Sommerlad 和他的同事们[26,27]在首次腭裂修复术、二次腭裂修复术和腭咽手术中所倡导的那样,手术显微镜是一个被低估的工具,它应该在所有类型的腭咽手术中加以考虑。资深作者一直在使用手术显微镜来增加可视性(这有助于避免异常颈动脉和大血管损伤),加强培训外科医生的教学,并改进黏膜瓣的处理,这进而可以改善黏膜瓣的血管。这种显微镜另一个明显的好处是符合人体工程学,因为它可以减轻外科医生常常由标准的头灯手术镜装备引起的疲劳和颈部损伤。

展望未来，Smartt 等[28]引入了机器人辅助腭咽手术的概念。在一项尸体研究中，这些作者成功地使用达·芬奇机械人进行了蒂在上的 Hogan 改良咽后壁瓣手术。这项手术改进了人体工程学，没有损伤周围的关键结构。然而，这种方法的局限性包括缺乏腭裂专用的器械，需要精细的触觉来合理处理组织，这徒增了学习难度和成本。

结论

综上所述，咽后壁瓣手术的成功需要四个因素：

1.适当的患者选择。

2.高位置的咽后壁瓣应用。

3.在黏膜瓣的创面衬以黏膜，以防止黏膜瓣的收缩。

4.控制两侧后鼻孔开口，避免鼻咽阻塞、鼻共振不良和鼻气道阻塞。

手术要点

- 患者的选择是咽后壁瓣手术成功的关键。矢状面闭合模式、侧壁活动良好但软腭长度不足的患者是 PPF 手术的理想选择。
- 对于不能耐受鼻内镜检查的患儿，最好通过电视透视检查或腭部运动研究进行成像。
- 所有患者在 PPF 术前筛查 OSA 是必要的。
- DiGeorge 综合征或 22q11.2 缺失综合征的患者可能有向中间延伸的肌黏膜瓣深面的颈动脉。在游离黏膜瓣时必须小心，以避免损伤这些结构。
- 两侧后鼻孔开口的大小可以通过使用红色橡胶导管来保留。
- 无论使用何种改进术式，PPF 的插入位置都必须尽可能高，以优化术后语音结果和尽量减少口咽部的阻塞。
- 使用软腭翻转黏膜瓣修复 PPF 的创面可以防止皮瓣挛缩及大小、位置的变化。
- 关闭后咽供区可减少该区域的出血和疼痛。
- 使用手术显微镜可以优化皮瓣的游离。机器人在腭咽手术领域可能是一个值得发展的方向。
- PPF 术后必须采用积极的语音治疗，以最大限度地提高患者的语音功能。

（董晨彬 译）

参考文献

1. Fisher DM, Sommerlad BC. Cleft lip, cleft palate, and velopharyngeal insufficiency. Plast Reconstr Surg 2011;128(4):342e–360e
2. Jackson O, Stransky CA, Jawad AF, et al. The Children's Hospital of Philadelphia modification of the Furlow double-opposing Z-palatoplasty: 30-year experience and long-term speech outcomes. Plast Reconstr Surg 2013;132(3):613–622
3. Koh KS, Kim SC, Oh TS. Management of velopharyngeal insufficiency using double opposing z-plasty in patients undergoing primary two-flap palatoplasty. Arch Plast Surg 2013;40(2):97–103
4. Inman DS, Thomas P, Hodgkinson PD, Reid CA. Oro-nasal fistula development and velopharyngeal insufficiency following primary cleft palate surgery—an audit of 148 children born between 1985 and 1997. Br J Plast Surg 2005;58(8):1051–1054
5. Riski JE. Articulation skills and oral-nasal resonance in children with pharyngeal flaps. Cleft Palate J 1979;16(4):421–428
6. Huang MH, Lee ST, Rajendran K. Anatomic basis of cleft palate and velopharyngeal surgery: implications from a fresh cadaveric study. Plast Reconstr Surg 1998;101(3):613–627; discussion 628–619
7. Kuehn DP. Velopharyngeal anatomy and physiology. Ear Nose Throat J 1979;58(7):316–321
8. Mercer NS, MacCarthy P. The arterial basis of pharyngeal flaps. Plast Reconstr Surg 1995;96(5):1026–1037
The arterial basis of pharyngeal flaps is unknown. Injection and dissection studies have been used in 41 adult human cadavers to study the arterial supply of pharyngoplasties in current use. Superiorly based posterior pharyngeal flaps are "random" in nature, inferiorly based posterior pharyngeal flaps may include an "axial" vessel, laterally based posterior pharyngeal flaps will include an "axial" vessel, and laterally based "sphincter" pharyngoplasties, although supplied segmentally, will contain an "axial" vessel

if raised up to but not beyond the upper pole of the tonsil.
9. Wattanawong K, Tan YC, Lo LJ, Chen PK, Chen YR. Comparison of outcomes of velopharyngeal surgery between the inferiorly and superiorly based pharyngeal flaps. Chang Gung Med J 2007;30(5):430–436
10. Hogan VM. A clarification of the surgical goals in cleft palate speech and the introduction of the lateral port control (l.p.c.) pharyngeal flap. Cleft Palate J 1973;10:331–345
11. Warren DW. Velopharyngeal orifice size and upper pharyngeal pressure-flow patterns in cleft palate speech: a preliminary study. Plast Reconstr Surg 1964;34:15–26
12. Warren DW, Devereux JL. An analog study of cleft palate speech Cleft Palate J 1966;3:103–114
13. Kummer AW, Briggs M, Lee L. The relationship between the characteristics of speech and velopharyngeal gap size. Cleft Palate Craniofac J 2003;40(6):590–596
This investigation revealed that some information regarding velopharyngeal gap size may be predicted from the speech assessment alone. Confidence in the prediction is strongest if the patient has nasal rustle, suggesting a small gap, or if the patient has moderate to severe hypernasality, which is more commonly associated with a large opening.
14. Conley SF, Gosain AK, Marks SM, Larson DL. Identification and assessment of velopharyngeal inadequacy. Am J Otolaryngol 1997;18(1):38–46
15. Sommerlad BC. Evaluation of VPI-assessment with videofluoroscopy and nasoendoscopy. Br J Plast Surg 2005;58(7):932–933
16. Dudas JR, Deleyiannis FW, Ford MD, Jiang S, Losee JE. Diagnosis and treatment of velopharyngeal insufficiency: clinical utility of speech evaluation and videofluoroscopy. Ann Plast Surg 2006;56(5):511–517; discussion 517
17. Ysunza A, Pamplona MC, Molina F, Hernandez A. Surgical planning for restoring velopharyngeal function in velocardiofacial syndrome. Int J Pediatr Otorhinolaryngol 2009;73(11):1572–1575
18. Baek RM, Koo YT, Kim SJ, Kim JH, Kim JY, Kim BK. Internal carotid artery variations in velocardiofacial syndrome patients and its implications for surgery. Plast Reconstr Surg 2013;132(5):806e–810e
The authors report that in their velocardiofacial syndrome patients, medial dislocation of the internal carotid artery was common, and the minimum distance to the pharyngeal wall was short compared with the control group. However, in most of the authors' patients, the course of the cervical portion of the internal carotid artery is irrelevant to pharyngeal flap surgery. They conclude that preoperative vascular imaging study is not cost effective in velocardiofacial syndrome patients but that intraoperative use of ultrasound imaging is still valuable for planning pharyngeal flap surgery.
19. Arneja JS, Hettinger P, Gosain AK. Through-and-through dissection of the soft palate for high pharyngeal flap inset: a new technique for the treatment of velopharyngeal incompetence in velocardiofacial syndrome. Plast Reconstr Surg 2008;122(3):845–852
The authors describe restoration of velopharyngeal competence in a consecutive series of patients with velocardiofacial syndrome who presented with severe velopharyngeal incompetence. They attribute this outcome to the development of a reliable technique for high inset of the pharyngeal flap using through-and-through dissection of the soft palate, facilitating direct visualization of flap placement.
20. Gart MS, Gosain AK. Surgical management of velopharyngeal insufficiency. Clin Plast Surg 2014;41(2):253–270
The primary goal of cleft palate repair is to create an anatomically and functionally intact palate while minimally affecting maxillary growth and development. To produce normal speech, a child must have velopharyngeal competence, defined as the ability to completely close the velopharyngeal sphincter that separates the oropharynx and nasopharynx. The absence of this ability, called velopharyngeal insufficiency (VPI), is seen in a wide range of patients following primary cleft palate repair. This article discusses patient assessment, treatment options, and the surgical management of VPI. Recent trends and future directions in management are also presented.
21. Wells MD, Vu TA, Luce EA. Incidence and sequelae of nocturnal respiratory obstruction following posterior pharyngeal flap operation. Ann Plast Surg 1999;43(3):252–257
22. Sirois M, Caouette-Laberge L, Spier S, Larocque Y, Egerszegi EP. Sleep apnea following a pharyngeal flap: a feared complication. Plast Reconstr Surg 1994;93(5):943–947
23. Ysunza A, Garcia-Velasco M, Garcia-Garcia M, Haro R, Valencia M. Obstructive sleep apnea secondary to surgery for velopharyngeal insufficiency. Cleft Palate Craniofac J 1993;30(4):387–390
24. Witt PD, Miller DC, Marsh JL, Muntz HR, Grames LM. Limited value of preoperative cervical vascular imaging in patients with velocardiofacial syndrome. Plast Reconstr Surg 1998;101(5):1184–1195; discussion 1196–1189
25. Mehendale FV, Sommerlad BC. Surgical significance of abnormal internal carotid arteries in velocardiofacial syndrome in 43 consecutive hynes pharyngoplasties. Cleft Palate Craniofac J 2004;41(4):368–374
26. Mehendale FV, Birch MJ, Birkett L, Sell D, Sommerlad BC. Surgical management of velopharyngeal incompetence in velocardiofacial syndrome. Cleft Palate Craniofac J 2004;41(2):124–135
27. Sommerlad BC. The use of the operating microscope for cleft palate repair and pharyngoplasty. Plast Reconstr Surg 2003;112(6):1540–1541
28. Smartt JM Jr, Gerety P, Serletti JM, Taylor JA. Application of a robotic telemanipulator to perform posterior pharyngeal flap surgery: a feasibility study. Plast Reconstr Surg 2013;131(4):841–845

第 40 章 牙槽突裂植骨术

Jesse Goldstein, Michael R. Bykowski

牙槽突裂是与唇腭裂相关的骨骼畸形，它会导致承载着牙齿的上颌骨的骨质不连续。尽管唇腭裂护理的主要目标之一是通过修复软组织来优化外观和功能，但牙槽突裂的治疗对于其美学和功能康复也是至关重要的。上颌骨的骨质缺损会导致上唇的外观扁平，加重唇部修复术后的瘢痕，并加剧持续存在的鼻部不对称，从而进一步突出与唇腭裂相关的畸形特征。牙槽突裂的重建有助于正畸和口腔裂隙修复后的康复。

牙槽突裂重建的目标是为与裂隙(通常是侧切牙或尖牙)相关的恒牙列的萌出提供支持，闭合口鼻瘘，并获得牙槽连续性和上颌稳定性。这种稳定性有助于防止上颌横向塌陷，并为将来的正颌手术提供支撑，此外，它还有助于支撑鼻部软组织，并有利于在青少年时期及以后进行最终的鼻整形修复手术[1]。

目的

这项手术的目的是用从远处获取的骨来填充牙槽突的缺损，并修复持续性的口鼻瘘。成功的牙槽突裂植骨术的三个关键要素是：①鼻腔软组织的紧密闭合；②口腔黏膜的紧密覆盖，使移植骨与口腔菌群分离；③用移植骨在两个牙槽突裂隙段之间建立一个连续的桥梁，并使其最终生长成熟为单个牙弓。

相关外科解剖

牙槽突的骨解剖学

牙槽突结构的解剖(图 40.1a)使得较小裂隙节段定位常见于后位、侧位和下位，以及前鼻棘和鼻中隔的偏曲。然而，牙槽裂的程度和唇腭裂相似，也有很大的波动范围——可见于从牙槽突上的缺口到牙槽段之间的大间隙(图 40.1b)。

牙槽突裂不仅涉及牙槽突，还包括鼻基底和梨状孔边缘的骨畸形。前鼻棘会偏离裂隙侧。鼻中隔的软骨和骨也会受到影响，它们会在鼻腔上方偏向裂隙一侧，而在下方远离裂隙。外侧的梨状孔缘也通常会发育不全。此外，上颌牙列的位置形态是难以预测的，通常出现多余的、发育不良的或畸形的牙齿，这些牙齿可能会挤入裂隙中。

牙槽突的血管解剖学

上颌的动脉血供来自颈外动脉的直接或间接分支——主要是：①上颌动脉(发出腭降动脉和鼻腭动脉)；②腭升动脉(面动脉的分支)；③咽升动脉；④上颌动脉的牙槽分支(图 40.2)。在双侧裂患者中，由于前上颌骨的血液供应来源于犁骨和颊黏膜，这对于规划前上颌骨后移手术很重要。

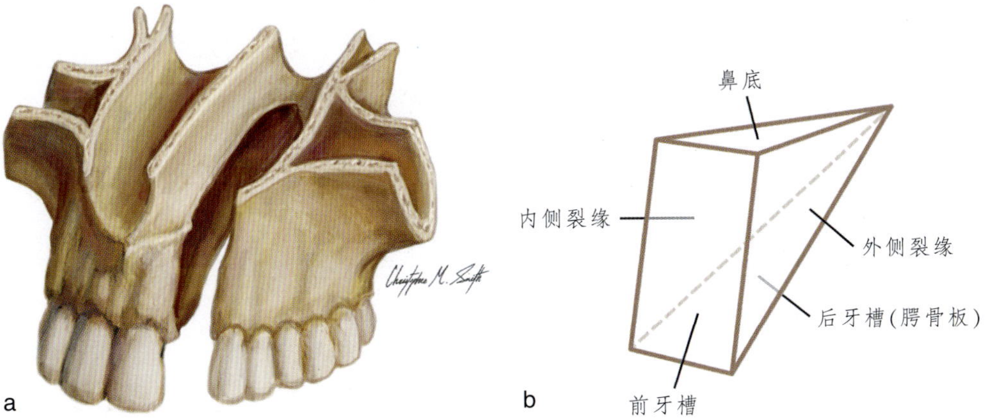

图 40.1 (a)在大裂隙段和小裂隙段(侧切牙和尖牙)之间,骨性的牙槽突裂从上颌骨牙槽表面向头部延伸到梨状孔。(b)牙槽突裂缺损在三维上可视为金字塔。前牙槽为金字塔的底。而金字塔的四壁如下:鼻底为上壁;腭底向后延伸成为下壁;裂隙的内侧和外侧边缘分别构成内侧壁和外侧壁。

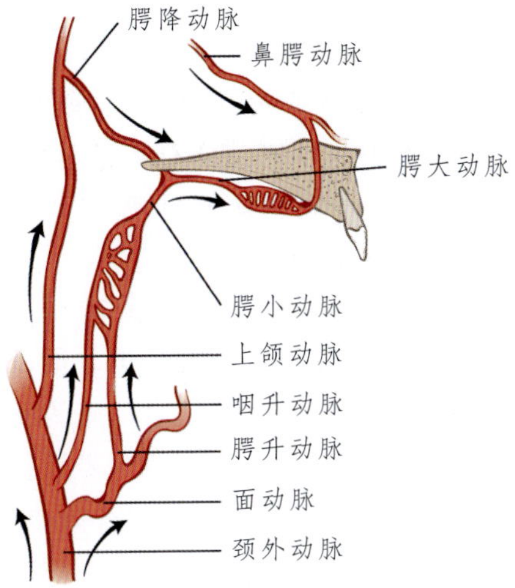

图 40.2 上颌骨由起源于颈外动脉的动脉网络供血。上颌动脉发出腭降动脉和鼻腭动脉。面动脉发出分支进入腭升动脉,而腭升动脉与咽升动脉汇合形成一个小网络。最后,上颌动脉发出几个牙槽动脉分支。

髂嵴的骨解剖学

骨移植的来源包括自体骨、同种异体骨和异种骨,以及近期的骨形态发生蛋白相关材料[2]。自体骨材料包括髂嵴、肋骨、颅骨、下颌联合骨和胫骨。大多数外科医生倾向于首选髂嵴骨移植,下文主要讨论这种移植方式。

髂嵴是双侧髂骨最上缘的部分,同时含有皮质骨和松质骨(图 40.3)。它的上缘呈弯曲状,以一个骨性突起[髂前上棘(ASIS)]开始,沿着髂骨的上缘向后延伸成为一条扁平的嵴。这条嵴向后变窄并终止于髂后上棘。

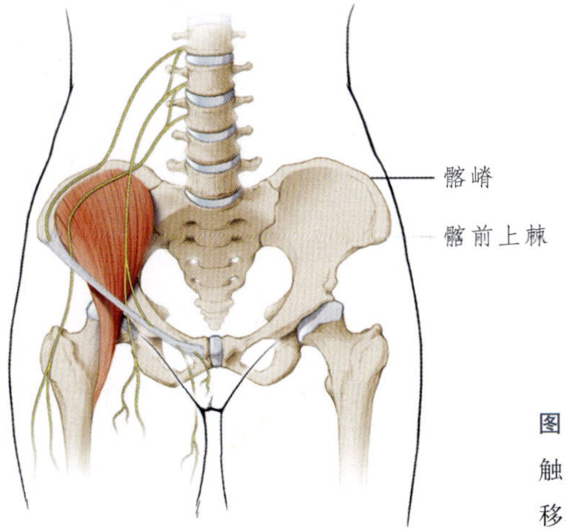

图 40.3 髂嵴是髂骨翼的上边界,它最前部的标志是髂前上棘,这是一个较为容易触及的骨突,之后向后延伸为相对平坦的表面。而髂嵴的前半部分最常被用于获取移植骨。

髂嵴的血管解剖学

髂嵴动脉的血供通常来自由腹股沟韧带上方的髂外动脉分支而来的旋髂深动脉(DCIA)(图 40.4)。

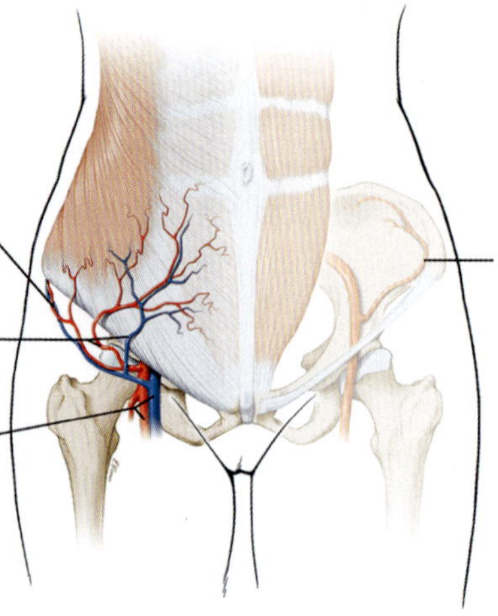

图 40.4 旋髂深动脉起源于位于腹股沟韧带的深处和上方的髂外动脉,然后沿着髂骨的内侧朝向髂前上棘上升,之后分成升支和横支,在腹横肌和腹内斜肌之间的平面行进。

患者选择

牙槽突裂植骨术对几乎所有唇腭裂患者都是有益的。然而,一些患者有足够的牙槽骨储备来支持恒牙的萌出和正畸处理。虽然手术的时机一直存在争议,但大多数唇腭裂外科医生在患者 9~12 岁时进行“植骨”,来为侧切牙和(或)尖牙的萌出做准备。牙槽突裂植骨术有助于改善骨骼裂隙上方的上颌骨局部突出问题,并为鼻翼提供结构支撑。尽管大多数患者没有与牙槽相关的有症状的瘘管,但在行骨移植修复裂隙时可以同时闭合瘘管。唇腭裂患者通常具有异常的牙列和多生牙,在进行牙槽突裂植骨术之前,患者多通常会拔除多长的牙齿和延伸到牙槽裂的牙齿,也会接受正畸扩弓手术以及上颌骨大小裂隙段的对齐。

适应证和禁忌证

适应证

大多数唇腭裂合并牙槽突持续性中断的患者将需要牙槽突裂植骨术。这些患者通常有牙槽弓形态的塌陷和较小的节段塌陷,因此,在牙槽突裂植骨术之前可能需要扩张上颌骨。

牙槽突裂植骨术的适应证包括:

- 缺乏未来牙齿萌出所需的骨基质。
- 缺乏用于恒牙正畸操作的骨基质。
- 上颌骨节段不稳定,尤其是患有双侧裂。
- 需要前上颌骨后移的双侧唇裂患者。
- 与牙槽裂相关的牙列缺失。
- 鼻翼软骨支撑不良。
- 有症状的牙槽突裂相关的口鼻瘘。
- 无法单独用正畸治疗的持续性前牙或后牙反颌。
- 局部上颌发育不良。

禁忌证

有牙槽切迹或其他接近正常牙槽形态的患者可能需要也可能不需要进行牙槽突裂植骨术。适用单独传统正畸治疗的患者也不需要牙槽突裂植骨术。

这种手术的相对禁忌证包括：

- 牙齿萌出——一个重要的考虑因素和相对禁忌证(在术前计划中进一步讨论)。
- 牙齿卫生较差。
- 恶病质。
- 一般医疗条件带来的风险大于牙槽突裂植骨术所带来的益处。
- 有全身麻醉禁忌证。
- 依从性差的患者。

术前计划

手术时机

如前所述,牙槽突裂植骨术的时机仍有争议。挑战主要在于需要为牙齿萌出提供足够的骨质,同时由于在患者关键的生长期,应尽量把手术相关的瘢痕最小化。尽管有些人仍然主张早期植骨,但大多数人主张在 9~12 岁之间进行修复,来为侧切牙和(或)尖牙萌出做准备[3-6]。

修复可分为一期修复和二期修复。一期修复通常称为牙龈骨膜成形术,发生在出生到 2 岁之间,通常在初次唇裂修复期间或随后在腭裂修复期间进行。二期骨移植术进一步细分为早期、过渡性或晚期,分别发生在 2~6 岁、8~12 岁或 12 岁以上。正如 Boyne 和 Sands 最初所报道的,最广泛被接受的二期骨移植术时机(也是我们的选择偏好)是 8~12 岁[7,8]。

正畸的准备工作

当在规划牙槽突裂植骨术时,正畸医生和唇腭裂/颅面外科医生之间的相互沟通是必不可少的。正畸治疗的主要目标是扩张上颌骨塌陷的较小片段,塑造上颌前牙弓,缩小牙槽间隙,对齐和平整现有的牙列[9]。因为双侧牙槽突裂患者的前颌骨可能会过度前伸,这些目标对于他们尤其重要。正畸医生和外科医生应该留出 6~12 个月的时间来规划和执行正畸治疗方案。牙槽突裂中存在的发育不足的乳牙或恒牙可在植骨前 6 周拔除。

一旦牙槽突裂植骨术完成,就应更换上颌扩张器以稳定外侧裂隙段,直到骨移植物有足够的时间成熟。如果不更换扩张器,那么外侧段仍将是可移动的,这将使移植物吸收的风险提高,并且牙槽骨也将处于塌陷的风险中。

手术器械

经口气管插管固定,进行全身麻醉(图 40.5)。常规术区消毒铺巾。

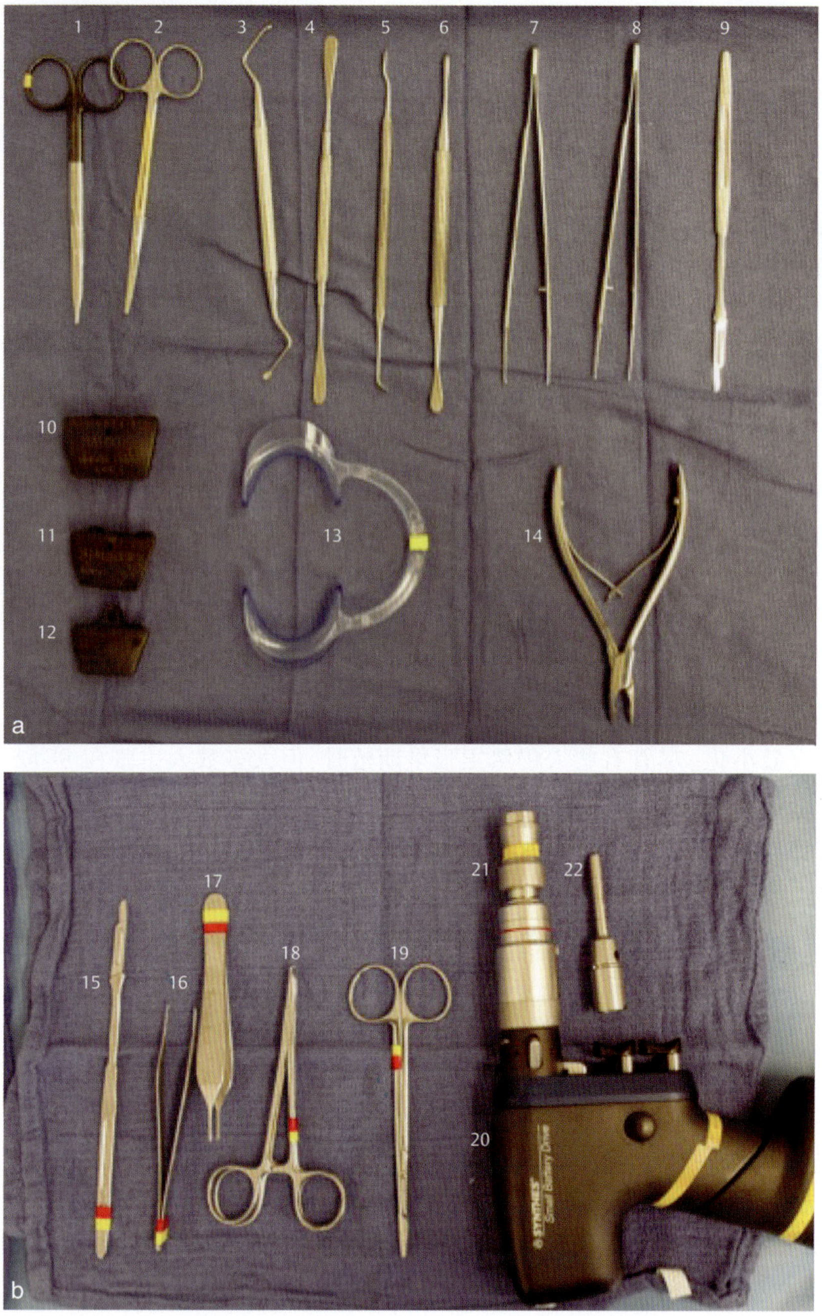

图 40.5 (a)长肌腱切开剪(1);钝剪刀(2);双头刮匙(3);FREER 双头黏膜剥离器(4);Woodson 黏膜剥离器(5);9 号剥离器(6);Gerald 有齿镊子(7 和 8);7 号刀柄和 15 号刀片(9);开口器(10~12);口角撑开器(13);咬骨钳(14)。(b)7 号刀柄和 15 号刀片 (15);Adson-Brown 镊子(16 和 17);持针器(18);长肌腱切开剪(19);合成小型电池驱动器 (20);Hudson 接头钻头适配器和 Jacobs 夹盘钻头适配器 (21); 空心环柱形骨锯(22)。

手术过程:技术细节

牙槽突裂植骨术的操作步骤如图 40.6 至图 40.18 所示。

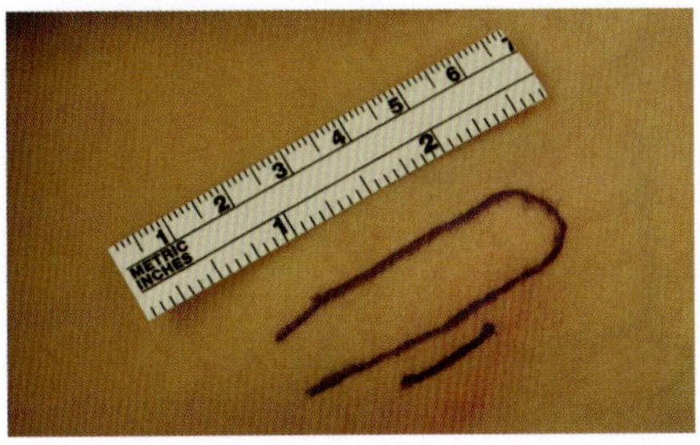

图 40.6 触诊并标记髂前上棘(ASIS)。在ASIS 后方和外侧 1cm 处并平行于髂前骨的翼部,画出 1~1.5cm 的切口。

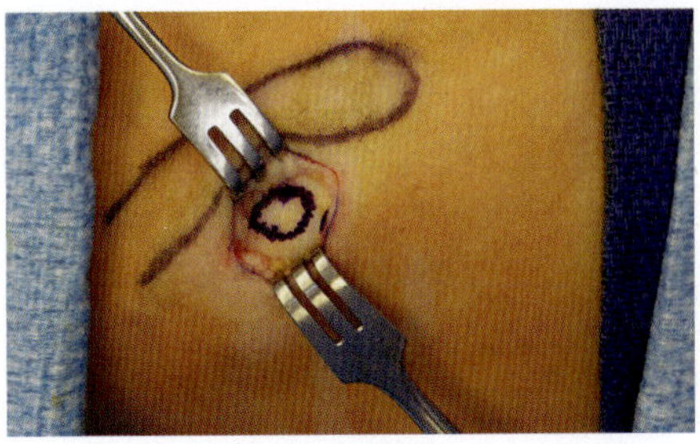

图 40.7 将含 5mL 0.25%肾上腺素的布比卡因术区局部注射浸润。然后用 15 号手术刀切开皮肤。针式电刀切开皮下组织、筋膜及软骨区域。

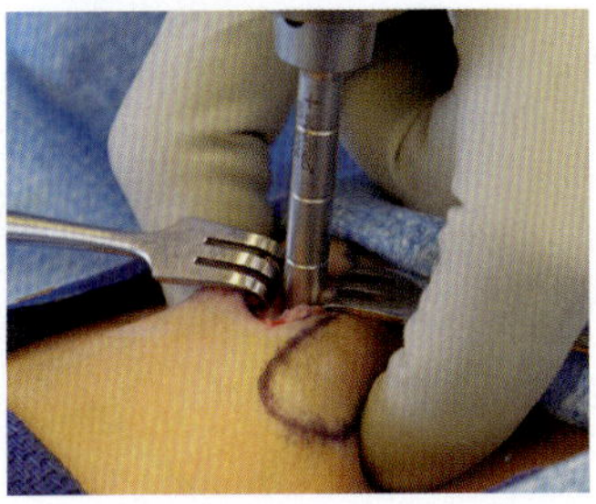

图 40.8 无须从嵴上剥离肌肉组织。烧灼一小圈软骨以契合环钻。根据髂翼的大小,使用 6 号或 8 号环钻钻头多次取出松质骨,非钻孔手的示指和拇指固定髂翼。

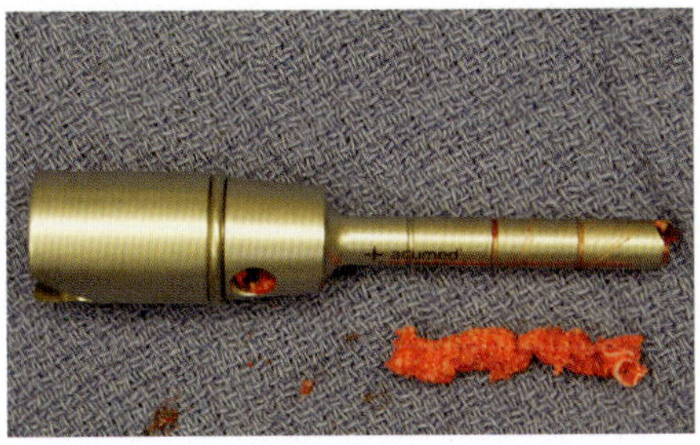

图 40.9 从钻头中取出髂嵴的软骨与松质骨混合的材料。

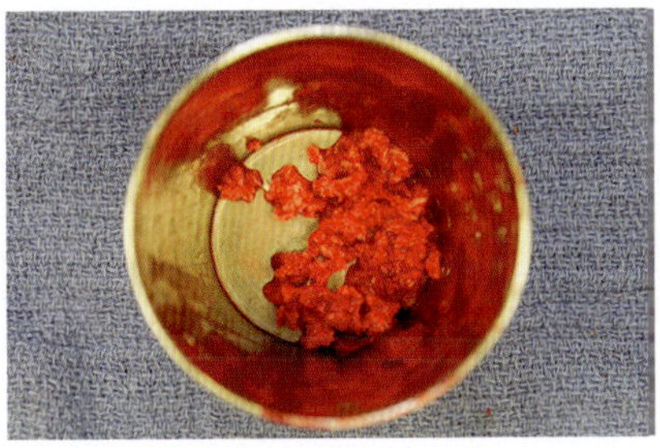

图 40.10 将采集的材料放入标本杯中,取出软骨。

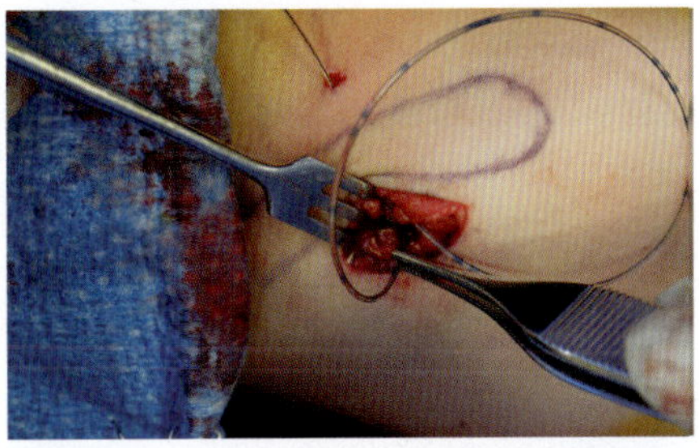

图 40.11 冲洗手术部位。之后用电刀止血,将吸收性明胶海绵置于骨质缺损处。在闭合前,将含有 2%罗哌卡因的输液导管直接放入骨环钻孔中,另取皮肤切口引出。

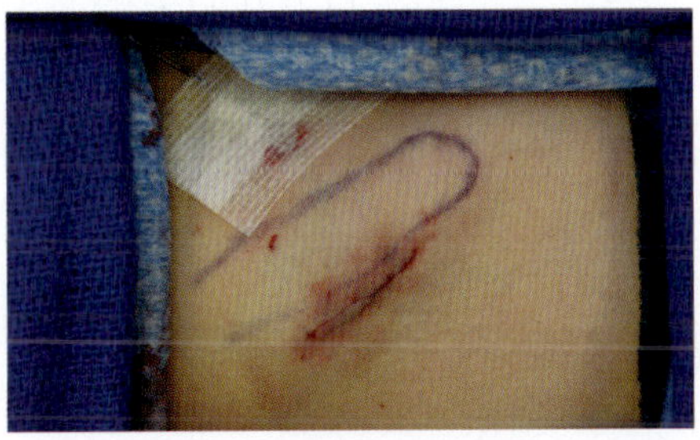

图 40.12 切口分层闭合,肌肉中使用 4–0 Vicryl 缝线(如果需要的话),接着在真皮中也使用 4–0 Vicryl 缝线,皮肤中使用 4–0 单乔可吸收缝线并在皮下缝合。然后使用皮肤黏合剂(Dermabond)和外科免缝胶带(Steri–Strips)。再用透明敷料(Tegaderm)将输液管固定在皮肤上。

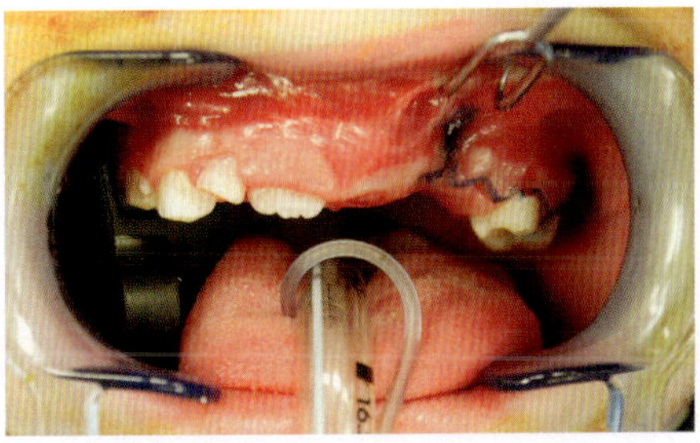

图 40.13 安置口角撑开器暴露手术视野。在术区注射浸润麻醉(通常是 1%利多卡因 1:100 000 肾上腺素),标记牙龈切口。

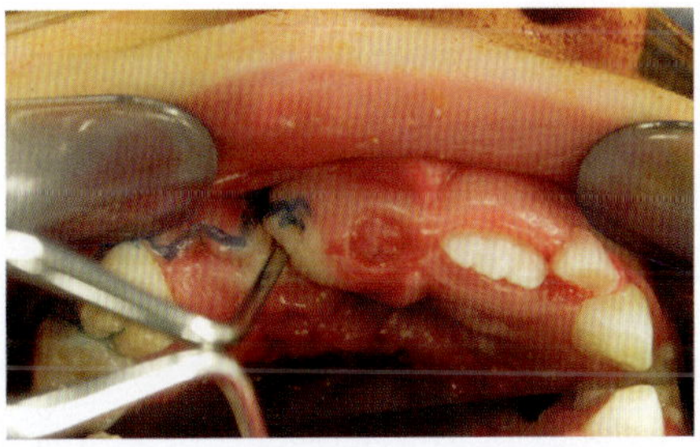

图 40.14 使用骨膜剥离器,在骨膜下平面将附着的牙龈从小段的牙槽和上颌骨剥离出来(这张照片是在镜子里拍的)。

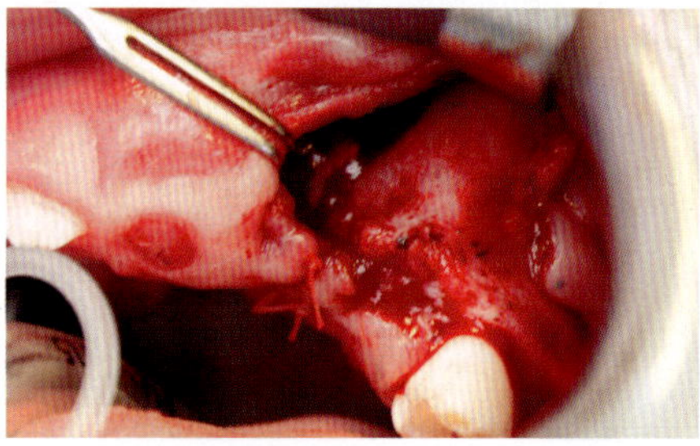

图 40.15 从外侧向内侧进行解剖以暴露裂隙的近中边缘。以类似的方式,裂隙的近中边缘(较大段的)骨膜下剥离,动作轻柔以避免上颌前段的血运破坏过多。暴露口鼻瘘并用 5–0 Vicryl 缝线缝合,这一步完成了裂隙金字塔上壁的闭合。接下来用 4–0 Vicryl 缝线闭合裂隙的后壁/下壁,同时包括闭合任何残留的腭瘘。

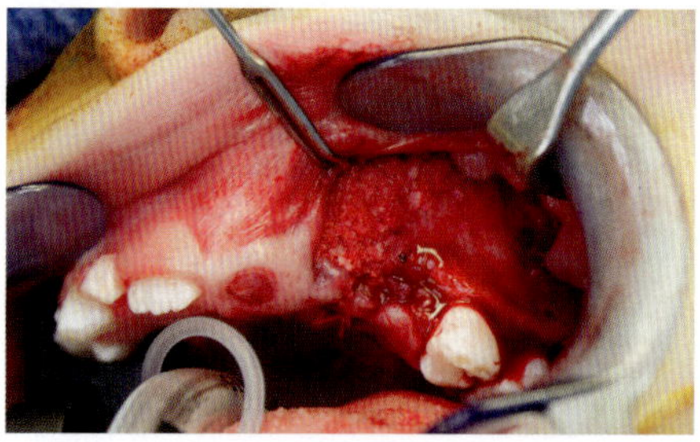

图 40.16 在填塞骨移植物之前,在压力下将亚甲蓝染色稀释溶液注入同侧鼻孔,以了解有无渗漏。现在,除了唇侧的伤口外,所有的裂隙都被完全重建,并且骨移植物已被放置并填充到牙槽突裂中。如果骨移植物不够充足,可以将采集的移植物以 1:1 的比例与脱矿骨基质或冻干尸体松质骨移植物混合,以增加移植物的体积。可以在骨移植物上喷涂一层薄薄的纤维蛋白止血胶(Tisseel)来固定。

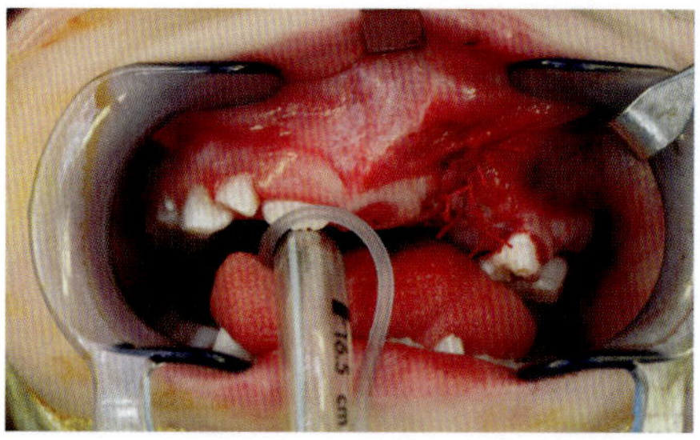

图 40.17 将牙龈骨膜瓣在缺损处推进并用 4–0 Vicryl 缝线水平褥式紧密缝合。通常需要在第一磨牙水平处进行后切,以允许该牙龈骨膜瓣向近中方向推进。

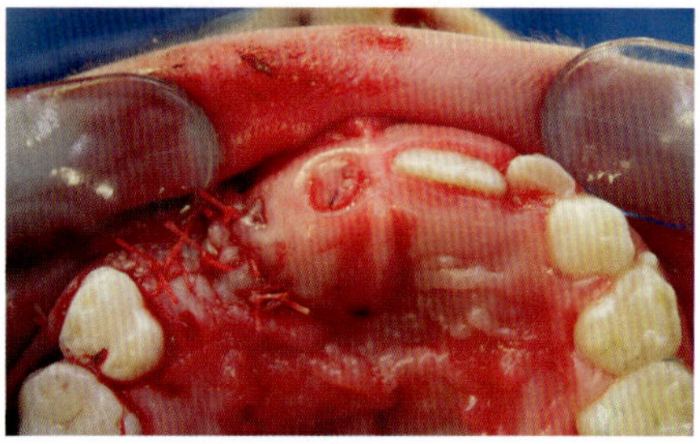

图 40.18 牙龈骨膜瓣缝合后的上腭面视图。

手术技巧

- 在裂隙边缘骨膜下的剥离过程中,裂隙的后壁/下壁可能含有数量不等的瘢痕组织,必须小心地将其移除,以便为骨移植物提供空间,同时保持留有足够的组织来接近裂隙的后缘。
- 经同侧鼻孔加压注入亚甲蓝染色的生理盐水,以证实口鼻瘘完全修复。
- 为使移植骨表面软组织无张力的闭合,通常需要在第一磨牙水平进行后切,以便将牙龈骨膜瓣向近中推进。如果需要的话,可将骨膜间断切开增加延展性。
- 如果存在骨移植物不足的情况,可以将采集的移植物以 1:1 的比例与脱矿骨基质或冻干尸体松质骨移植物混合,以增加移植物的体积。可以在骨移植物上喷涂一层薄薄的纤维蛋白止血胶(Tisseel)以促进填塞。
- 手术完成后,应使用 0.12%葡萄糖酸氯己定彻底冲洗口腔。

术后护理

- 患者术前在手术室应开始使用氨苄西林和舒巴坦(Unasyn;Pfizer),并在住院期间继续静脉注射抗生素。

- 术后 48 小时清流质饮食，之后 1 周维持流质饮食。
- 对于能够进行刷牙漱口行为的儿童(通常为 5 岁及以上)，术后使用葡萄糖酸氯己定漱口水(Peridex)，每天至少 4 次。
- 患者只能使用没有吸管的开口杯。
- 根据患者需要用昂丹司琼治疗恶心。在 24 小时内，每隔 6 小时通过静脉注射泰诺控制疼痛，然后每隔 6 小时通过口服泰诺控制疼痛。羟考酮(Roxicodone；Mallinckrodt Pharmaceuticals)每 6 小时按需用于剧烈疼痛。按需静脉注射吗啡来控制突破性疼痛。以 0.25mg/(kg·h)的速率连续输注含有 2% 罗哌卡因的经皮镇痛泵。
- 患者术后接受 24 小时观察，大多数患者在术后第 1 天出院。极少数情况下为了确保足够的经口摄入，可能需要额外住院 1 天。
- 出院后，患者将在 2~3 周内到诊所进行随访。
- 持续全流质饮食 1 周，然后进入软质饮食阶段直至复诊。
- 活动限制包括禁止游泳、擤鼻涕或剧烈活动。
- 完成为期 3 周的阿莫西林/克拉维酸钾(Augmentin)疗程。术后第 3 天，家属可以在家中取出罗哌卡因镇痛泵。取出镇痛泵后，患者可以淋浴。家属应接受有关罗哌卡因中毒迹象(如口腔感觉异常、耳鸣或精神状态改变)的教育，并学会立即夹住并取出泵。

临床病例

这个 8 岁男童在唇腭裂修复后仍有左侧不完全唇裂和软硬腭 Veau Ⅱ裂病史，且合并牙槽突裂(图 40.19)。他接受了术前正畸手术来矫正他的左侧横向反颌和前牙反颌。正畸治疗包括放置一个扩张的上颌保护牙齿矫正器和一个上颌扩张器。植骨前 5 周，裂隙治疗小组的牙医拔除了他的四颗牙齿，包括左上主中切牙、两个左上主侧切牙(一个近唇，一个近腭)和左上主尖牙。该步骤的目的是闭合持续存在的口鼻瘘并将骨移植到牙槽突裂中。使用微创技术获取来自右侧髂骨的骨移植物，并在分层缝合之前放置止痛泵。对牙槽突裂缘进行骨膜下整体分离。口鼻瘘采用 4-0 Vicryl 缝线修补。将亚甲蓝染色的生理盐水加压灌入左侧鼻孔，以确保其缝合严密。将获取的松质骨填充到牙槽突裂的缺损中。对骨膜进行间断切开，以使上外侧牙龈粘骨膜瓣能以较小的张力缝合。患者接受了术后护理，几乎没有出现供体部位疼痛，并在短期随访中表现良好。

并发症

与牙槽突裂植骨术相关的常见并发症包括：

- 出血。
- 感染。
- 髂骨嵴骨折。
- 短期疼痛和步态障碍[10]。
- 部分/全部骨移植吸收。
- 需要翻修(23%~41%[11,12])。
- 拔牙。
- 股外侧皮神经损伤并随后出现麻木(1%[13])。
- 潜在的罗哌卡因毒性。

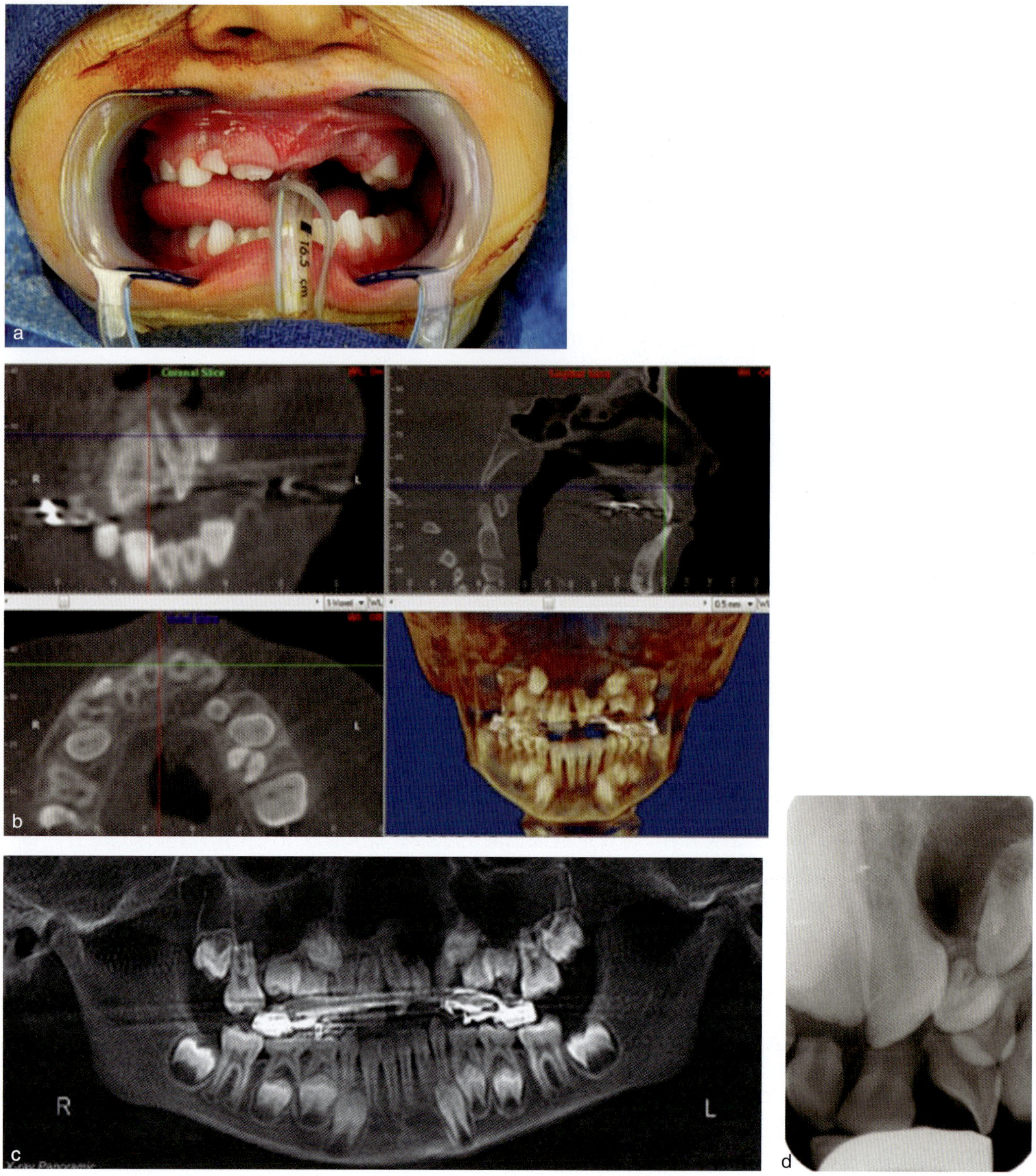

图 40.19 (a)常规消毒铺巾，固定口角撑开器以暴露左侧牙槽突裂。(b)锥形束 CT 图像显示左侧单侧牙槽突缺损和相邻的牙列。(c)全景片显示左侧牙槽突缺损和混合牙列。(d)放大视图显示左侧牙槽突缺损和相邻牙列。

结论

牙槽突裂植骨术是一种可靠的手术，它可以用于支持牙列的萌出，获得牙槽稳定性和连续性，并促进上颌正常生长。它的长期成功率大于 80%[14]。稳定牙槽裂隙段可达到最佳的正畸治疗效果，从而改善牙齿的功能和美学效果。此外，该步骤很容易与修复牙槽口鼻瘘相结合，以分离口腔和鼻腔，来改善言语和喂养问题。尽管仍存在争议，但新出现的共识支持在 8~12 岁之间的混合牙列阶段进行牙槽突裂植骨术，以配合侧切牙和（或）尖齿的萌出。随着微创髂骨移植技术和使用止痛泵进行术后镇痛技术的进步，供体部位疼痛问题已被最小化[15]。随着多学科的牙槽突裂植骨术的展开，现在取得了极好的结果。

手术要点

- 如果在手术前安装了上颌扩张器，正畸团队应移除该装置，以便外科医生进入手术区域。
- 如果非恒牙位于牙槽突裂中或有挤压到裂隙中的危险，则应根据外科医生的意见在术前 6 周或植骨过程中拔除。
- 如果可用的牙槽突的移植物不足，可使用脱细胞供体骨移植物来加强修复[16,17]。
- 特别是对于需要进行前上颌骨后移处理的双侧裂隙患者，大部分血流从前上颌骨颊黏膜流向前上颌骨，因此，必须加以保护。
- 当存在大的口鼻瘘（尤其是在双侧裂患者中），我们发现对手术进行分期是非常有效的。第一阶段包括关闭所有瘘管并在 4~6 周内返回进行牙槽突裂植骨术。
- 为了提高手术速度，两个团队可以同时工作——一个团队在牙槽突裂处进行操作，另一个团队采集髂骨移植物。
- 使用经皮的罗哌卡因镇痛泵可大大减少术后供区的疼痛。

（董晨彬 译）

参考文献

1. Lee W, Park HJ, Choi HG, Shin DH, Uhm KI. Nostril base augmentation effect of alveolar bone graft. Arch Plast Surg 2013;40(5):542–545
2. Francis CS, Mobin SS, Lypka MA, et al. rhBMP-2 with a demineralized bone matrix scaffold versus autologous iliac crest bone graft for alveolar cleft reconstruction. Plast Reconstr Surg 2013;131(5):1107–1115
3. Enemark H, Sindet-Pedersen S, Bundgaard M. Long-term results after secondary bone grafting of alveolar clefts. J Oral Maxillofac Surg 1987;45(11):913–919
   This study was an evaluation of 224 cleft patients who underwent secondary bone grafting with follow-up evaluation of more than 4 years. Three groups were included: (1) a group who underwent grafting prior to eruption of canine; (2) a group who underwent grafting after eruption of canine (mean age of 13 years); and (3) a group older than 16 years. Overall, it was shown that grafting prior to canine eruption (group 1) led to a higher success rate compared with the other groups.
4. Hall DH, Posnick JC. Early results of secondary bone grafts in 106 alveolar clefts. J Oral Maxillofac Surg 1983;41(5):289–294
5. Bergland O, Semb G, Abyholm F. Elimination of the residual alveolar clefts by secondary bone grafting and subsequent orthodontic treatment. Cleft Palate J 1986;23(3):175–205
   This study evaluated 378 consecutive patients who underwent secondary alveolar bone grafting. The most optimal outcomes were observed for those patients who underwent grafting before eruption of the permanent maxillary canine between 9 and 11 years of age.
6. Jia YL, Fu MK, Ma L. Long-term outcome of secondary alveolar bone grafting in patients with various types of cleft. Br J Oral Maxillofac Surg 2006;44(4):308–312
7. Boyne PJ, Sands NR. Secondary bone grafting of residual alveolar and palatal clefts. J Oral Surg 1972;30(2):87–92
8. Boyne PJ. Use of marrow-cancellous bone grafts in maxillary alveolar and palatal clefts. J Oral Surg 1974;53(4):821–824
   Early work with primary alveolar bone grafting demonstrated adverse facial growth, making bone grafting cleft defects a controversial topic. However, Boyne introduced delayed grafting between 8 and 12 years of age, with the understanding that by this age maxillary growth was nearly complete. With Boyne's contributions, alveolar bone grafting during the mixed-dentition age is largely considered a critical aspect of cleft care.
9. McIntyre GT, Devlin MF. Secondary alveolar bone grafting (CLEFTSiS) 2000-2004. Cleft Palate Craniofac J 2010;47(1):66–72
10. Matsa S, Murugan S, Kannadasan K. Evaluation of morbidity associated with iliac crest harvest for alveolar cleft bone grafting. J Maxillofac Oral Surg 2012;11(1):91–95
11. Shirani G, Abbasi AJ, Mohebbi SZ. Need for revision surgery after alveolar cleft repair. J Craniofac Surg 2012;23(2):378–381
12. Goudy S, Lott D, Burton R, Wheeler J, Canady J. Secondary alveolar bone grafting: outcomes, revisions, and new applications. Cleft Palate Craniofac J 2009;46(6):610–612
    The authors report a retrospective study of 103 patients who underwent alveolar bone grafting. Each patient underwent orthodontic reduction of the cleft alveolus to appose the alveolar segments. Revision grafting was determined as an alveolar ridge with insufficient bone stock for tooth movement and retention based on dental radiographs. Overall, 23% of patients required revision surgery. Patients with unilateral cleft were less likely to require revision surgery (18 versus 32%).

13. Swan MC, Goodacre TE. Morbidity at the iliac crest donor site following bone grafting of the cleft alveolus. Br J Oral Maxillofac Surg 2006;44(2):129–133

This study was a retrospective analysis aimed to investigate complications following iliac crest bone graft over an 11-year period. The median hospital stay was 3 days, and the time it took the child to walk "normally" was 7 days. The infection rate was 3%. Harvesting bone from the iliac crest is shown to have a low infection rate and is well tolerated by patients. Of note, patients did not have a percutaneous pain pump, which—in the authors of this chapter's experience—decreases hospital stay, postoperative pain, and hastens return to activities of daily living.

14. Meyer S, Molsted K. Long-term outcome of secondary bone grafting in cleft lip and palate patients: a 10-year follow-up cohort study. J Plast Surg Hand Surg 2013;47(6):503–508

15. Sharma S, Schneider LF, Barr J, et al. Comparison of minimally invasive versus conventional open harvesting techniques for iliac bone graft in secondary alveolar cleft patients. Plast Reconstr Surg 2011;128(2):485–491

16. Macisaac ZM, Rottgers SA, Davit AJ III, Ford M, Losee JE, Kumar AR. Alveolar reconstruction in cleft patients: decreased morbidity and improved outcomes with supplemental demineralized bone matrix and cancellous allograft. Plast Reconstr Surg 2012; 30(3):625–632

A retrospective review was conducted comparing traditional open iliac crest bone graft alone and minimal access iliac crest bone graft plus demineralized bone matrix (DBM) and cancellous allograft. Addition of supplemental DBM and cancellous allograft is associated with low morbidity, shorter operative times, and higher rates of bone graft survival.

17. Sivak WN, Macisaac ZM, Rottgers SA, Losee JE, Kumar AR. Management of failed alveolar bone grafts: improved outcomes and decreased morbidity with allograft alone. Plast Reconstr Surg 2014;133(2):345–354

索 引